Inhaltsübersicht

Grauer Teil: Grundlagen

Grüner Teil: Therapieprinzipien

Blauer Teil: Intensivmedizinisch relevante Krankheitsbilder

Roter Teil: Medikamente

Wichtige Definitionen: SIRS, (schwere) Sepsis, septischer Schock

SIRS („Systemic inflammatory response syndrome")
- Körperkerntemperatur ≥ 38 °C oder ≤ 36 °C
- Tachykardie ≥ 90/min
- Tachypnoe ≥ 20/min oder $PaCO_2$ ≤ 33 mmHg
- Leukozyten ≥ 12 000/µl, ≤ 4 000/µl oder ≥ 10 % unreife Neutrophile

Sepsis: SIRS (2 oder mehr Punkte) mit **vermuteter** oder **nachgewiesener** Infektion

Schwere Sepsis (wenigstens eine durch Infektion verursachte Organdysfunktion):
- akute Enzephalopathie (eingeschränkte Vigilanz, Desorientiertheit)
- kardiovaskulär (Hypotension, Katecholaminpflicht)
- renal (Diurese ≤ 0,5 ml/kg/h für min. 2 h, Kreatinin > 2,0 mg/dl [176,8 mol/l])
- respiratorisch (paO_2/FiO_2 ≤ 250)
- hepatisch (Bilirubin >2 mg/dl [34,2 mol/l])
- hämatologisch (Thrombozyten ≤ 100 G/L oder Abfall um > 30 % innerlhalb eines Tages)
- metabolisch (pH ≤ 7,30 oder Basendefizit ≥ 5 mmol/l und Laktat > 1,5fach über Referenzwert)

Septischer Schock: Sepsisinduzierte Hypotension (systolischer art. Blutdruck ≤ 90 mmHg oder mittl. art. Blutdruck ≤ 65 mmHg über mind. 1 h trotz adäquater Volumenzufuhr, zusammen mit Veränderungen der Perfusion (Laktazidose, Oligurie, Verwirrtheit) oder Vasopressoreinsatz

Multiple Organ Failure Score – Punktesystem für die Bewertung der Schwere eines Multiorganversagens

	normale Organfunktion (0 Punkte)	**Organdysfunktion (1 Punkt)**	**Organversagen (2 Punkte)**
ZNS	normal	verminderte Ansprechbarkeit	schwer gestörte Ansprechbarkeit
Lunge	Spontanatmung	Beatmung mit PEEP ≤ 10 cm H_2O und FiO_2 ≤ 0,4	Beatmung mit PEEP ≥ 10 cm H_2O oder FiO_2 ≥ 0,4
Herz	RR_{sys} > 100 mmHg	RR_{sys} ≥ 100 mmHg und niedrigdosiert Vasopressor	zeitweise RR_{sys} < 100 mmHg und/oder hoch dosiert Vasopressor
Leber	Bilirubin und ASAT im Referenzbereich	ASAT ≥ 25 U/l; Bilirubin ≥ 2 mg/dl (≥ 34 mmol/l)	ASAT ≥ 50 U/l; Bilirubin ≥ 6 mg/dl (≥ 100 mmol/l)
Niere	Serum-Kreatinin < 2mg/dl (176 µmol/l)	Serum-Kreatinin ≥ 2 mg/dl (176 µmol/l)	Dialyse (Verfahren unerheblich)
GI-Trakt	normal	Stressulkus, akalkuläre Cholezystitis	blutendes Ulkus, nekrotisierende Enterokolitis und/oder Pankreatitis; Gallenblasenperforation
Blut	Werte im Referenzbereich	Leukozyten ≥ 30 Tsd./µl Thrombozyten ≤ 50 Tsd./µl	Leukozyten ≥ 60 Tsd./µl oder < 2,5 Tsd./µl

Bewertung: Mortalität abhängig von Zahl und Dauer der Organversagen; Patienten mit 5 und mehr Punkten haben ein erhöhtes Risiko zu versterben; keine Bewertung von ZNS und GI-Trakt bei unsicherer Beurteilbarkeit (Einschränkung durch den Autor).

Thieme

Checklisten der aktuellen Medizin

Begründet von
F. Largiadèr, A. Sturm, O. Wicki

Checkliste Intensivmedizin

M. Leuwer, G. Marx, H.-J. Trappe, O. Zuzan

unter Mitarbeit von

H. A. Adams, P. M. Baier, J. Bardutzky, T. Bein, U. Birkenhauer, R. Dembinski, Ch. Gratzke, W. Gross-Weege, G. Haeseler, J. Hadem, J.-M. Hahn, H. J. Heppner, H. B. Huttner, B. Kallmünzer, M. Karst, K. F. Klotz, G. Köhn, M. Köhrmann, R. Kollmar, R. Kopp, J. Kuramatsu, A. Limbourg, M. P. Manns, M. Max, K. Mayer, W. A. Osthaus, H.-C. Pape, Th. R. Payk, S. Piepenbrock, J. Rathgeber, H.-P. Reiffen, S. Rex, E. Rickels, K. Richter, K.-P. Riesener, H. Ruschulte, F. Salomon, M. Salomon, S. Scheithauer, H. J. Schlitt, T. Schürholz, T. H. Schürmeyer, M. U. Schuhmann, B. Sedemund-Adib, F. Setzer, T.-P. Simon, C. G. Stief, P. M. Vogt, A. Voiculescu, I. Welters, M. Winterhalter, B. Zwißler

Mitarbeiter früherer Auflagen:
M. André, M. Bertram, B. Grabensee, J. Heine, M. Jankowski, K. Kattenbeck, E. Keller, C. Knothe, E. R. Kuse, F. Largiadèr, M. Lumpe, R. Rossaint, H. Rückholdt, G. F. W. Scheumann, P. Schmucker, K. Schulze, S. Schwab, S. Schwarz, M. Strüber, P. Thum, R. Vangerow, P. Weismüller

4., aktualisierte Auflage

116 Abbildungen

Georg Thieme Verlag
Stuttgart · New York

Bibliografische Information Der Deutschen Bibliothek

Die Deutsche Bibliothek verzeichnet diese Publikation in der Deutschen Nationalbibliographie; detaillierte bibliografische Daten sind im Internet über http://dnb.ddb.de abrufbar.

Ihre Meinung ist uns wichtig! Bitte schreiben Sie uns unter

www.thieme.de/service/feedback.html

1. Auflage 1999
2. Auflage 2004
3. Auflage 2010

Wichtiger Hinweis: Wie jede Wissenschaft ist die Medizin ständigen Entwicklungen unterworfen. Forschung und klinische Erfahrung erweitern unsere Erkenntnisse, insbesondere was Behandlung und medikamentöse Therapie anbelangt. Soweit in diesem Werk eine Dosierung oder eine Applikation erwähnt wird, darf der Leser zwar darauf vertrauen, dass Autoren, Herausgeber und Verlag große Sorgfalt darauf verwandt haben, dass diese Angabe **dem Wissensstand bei Fertigstellung des Werkes** entspricht.

Für Angaben über Dosierungsanweisungen und Applikationsformen kann vom Verlag jedoch keine Gewähr übernommen werden. **Jeder Benutzer ist angehalten,** durch sorgfältige Prüfung der Beipackzettel der verwendeten Präparate und gegebenenfalls nach Konsultation eines Spezialisten festzustellen, ob die dort gegebene Empfehlung für Dosierungen oder die Beachtung von Kontraindikationen gegenüber der Angabe in diesem Buch abweicht. Eine solche Prüfung ist besonders wichtig bei selten verwendeten Präparaten oder solchen, die neu auf den Markt gebracht worden sind. Jede Dosierung oder Applikation erfolgt auf eigene Gefahr des Benutzers. Autoren und Verlag appellieren an jeden Benutzer, ihm etwa auffallende Ungenauigkeiten dem Verlag mitzuteilen.

Geschützte Warennamen (Warenzeichen) werden **nicht** besonders kenntlich gemacht. Aus dem Fehlen eines solchen Hinweises kann also nicht geschlossen werden, dass es sich um einen freien Warennamen handelt.

Unsere Homepage: http://www.thieme.de

Zeichnungen: Karin Baum, Paphos, Zypern; Barbara Gay, Stuttgart
Umschlaggestaltung: Thieme Verlagsgruppe
Umschlagfoto: Studio Nordbahnhof, Stuttgart
Satz: medionet Publishing Services Ltd, Berlin
gesetzt in: 3B2
Druck: L.E.G.O. s.p.A., in Lavis (TN)

ISBN 978-3-13-116914-3 1 2 3 4 5 6
Auch erhältlich als E-Book und EPub:
eISBN (PDF) 978-3-13-153744-7
eISBN (EPub) 978-3-13-176484-3

Vorwort zur 4. Auflage

Liebe Leserinnen und Leser,

vor Ihnen liegt die 4., komplett aktualisierte Auflage der Checkliste „Intensivmedizin“.
Wie schon in den Vorauflagen ist es unser ambitioniertes Ziel, Kollegen aus allen Fachdisziplinen, die in die Betreuung von Intensiv-Patienten involviert sind, unmittelbaren, umfassenden Zugriff auf die im klinischen Alltag benötigten, zuverlässig aktuellen Informationen zu bieten.
An dieser Stelle danken wir allen unseren Mitautoren, die sich der enormen Herausforderung, dies unter Beibehaltung des bewährten Kitteltaschen-Formats zu gewährleisten, mit großem Erfolg gestellt haben.
Unser spezieller Dank gilt den Mitarbeitern des Thieme Verlags, insbesondere Annabel Wolpensinger, die das Entstehen des Buches in gewohnter Art und Weise kenntnisreich und effektiv begleitet sowie den Leserinnen und Lesern, die uns mit Anregungen und konstruktiver Kritik unterstützt haben.
Wir sind stolz auf die Tatsache, dass die Checkliste „Intensivmedizin" seit nunmehr 15 Jahren das Ergebnis einer im wahrsten Sinne des Wortes kontinuierlichen interdisziplinären Zusammenarbeit von Praktikern für Praktiker zum Nutzen unserer Patienten darstellt.
Die Bewahrung dieser Tradition erfordert konstante Bereitschaft zur Weiterentwicklung. Wir freuen uns daher, dass es uns auch für die 4. Auflage gelungen ist, einige Vertreter einer neuen Generation von engagierten Autoren zu gewinnen, die die Vorauflagen als hilfreich für ihre eigene Arbeit und Weiterbildung erinnern.
Abschließend wünschen wir Ihnen wieder intellektuellen Gewinn beim Lesen sowie praktischen Erfolg bei der Umsetzung und freuen uns auf Ihre Rückmeldungen.

Martin Leuwer, Liverpool
Hans-Joachim Trappe, Herne
Oliver Zuzan, Liverpool
Gernot Marx, Aachen

Anschriften

Prof. Dr. H. A. Adams
Stabsstelle für Interdisziplinäre Notfall- und Katastrophenmedizin, Medizinische Hochschule Hannover
Carl-Neuberg-Str. 1, 30625 Hannover

Dr. P. M. Baier
Frauenklinik am Ketteler Krankenhaus
Lichtenplattenweg 85,
63071 Offenbach

Prof. Dr. J. Bardutzky
Neurologische Universitätsklinik
Freiburg Neurozentrum
Breisacher Str. 64,
79106 Freiburg im Breisgau

Prof. Dr. T. Bein
Klinik für Anästhesiologie und Chirurgie, Operative Intensivstation
Universitätsklinikum Regensburg
Franz-Josef-Strauß-Allee 11,
93053 Regensburg

Dr. U. Birkenhauer
Klinik für Neurochirurgie,
Universitätsklinikum Tübingen
Hoppe-Seyler-Str. 3, 72076 Tübingen

Prof. Dr. R. Dembinski
Klinik für Intensivmedizin und Notfallmedizin, Klinikum Bremen Mitte
St. Jürgen-Str. 1, 28177 Bremen

PD Dr. Ch. Gratzke
Urologische Klinik und Poliklinik,
Klinikum der Universität München,
Campus Grosshadern
Marchioninistr. 15, 81377 München

PD Dr. W. Gross-Weege
KKRN Katholisches Klinikum Ruhrgebiet Nord GmbH, Klinik für Allgemein- und Viszeralchirurgie,
Betriebsstätte St. Elisabeth-Krankenhaus Dorsten
Pfarrer-Wilhelm-Schmitz-Str. 1,
46282 Dorsten

Prof. Dr. G. Haeseler
Klinik für Anästhesiologie, Operative Intensivmedizin und Schmerztherapie, KKRN Katholisches Klinikum Ruhrgebiet Nord GmbH
Pfarrer-Wilhelm-Schmitz-Str. 1,
46282 Dorsten

Dr. J. Hadem
Klinik für Gastroenterologie, Hepatologie und Endokrinologie, Zentrum Innere Medizin, Medizinische Hochschule Hannover
Carl-Neuberg-Str. 1, 30625 Hannover

Dr. J.-M. Hahn
Tropenklinik Paul-Lechler-Krankenhaus
Paul-Lechler-Straße 24,
72076 Tübingen

Prof. Dr. H. J. Heppner
Geriatrische Klinik und Tagesklinik,
Lehrstuhl für Geriatrie, Universität Witten/Herdecke
Dr.-Moeller-Straße 15,
58332 Schwelm

PD Dr. H. B. Huttner
Neurologische Klinik, Universitätsklinikum Erlangen
Schwabachanlage 6, 91054 Erlangen

Dr. B. Kallmünzer
Neurologische Klinik, Universitätsklinikum Erlangen
Schwabachanlage 6, 91054 Erlangen

Prof. Dr. M. Karst
Klinik für Anästhesiologie und Intensivmedizin, Schmerzambulanz, Medizinische Hochschule Hannover
Carl-Neuberg-Str. 1, 30625 Hannover

Prof. Dr. K. F. Klotz
Klinik für Anästhesiologie und Intensivmedizin, Universitätsklinikum Schleswig-Holstein, Campus Lübeck
Ratzeburger Allee 160, Haus 13,
23538 Lübeck

Dr. G. Köhn
Abteilung für Anästhesie, operative Intensivmedizin und Schmerztherapie, Johanniter Krankenhaus Geesthacht
Am Runden Berge 3,
21502 Geesthacht

PD Dr. M. Köhrmann
Neurologische Klinik, Universitätsklinikum Erlangen
Schwabachanlage 6, 91054 Erlangen

Prof. Dr. med. R. Kollmar
Klinik für Neurologie und Neurogeriatrie
Grafenstraße 9, 64283 Darmstadt

Dr. R. Kopp
Klinik für Operative Intensivmedizin und Intermediate Care,
Uniklinik RWTH Aachen
Pauwelsstraße 30, 52074 Aachen

Dr. J. Kuramatsu
Neurologische Klinik, Universitätsklinikum Erlangen
Schwabachanlage 6, 91054 Erlangen

Prof. Dr. M. Leuwer
The University of Liverpool, Department of Molecular & Clinical Pharmacology, Institute of Translational Medicine
Liverpool, L69 3GA, United Kingdom

Dr. A. Limbourg
Klinik für Plastische, Hand- und Wiederherstellungschirurgie, Medizinische Hochschule Hannover
Carl-Neuberg-Str. 1, 30625 Hannover

Prof. Dr. M. P. Manns
Klinik für Gastroenterologie, Hepatologie und Endokrinologie, Zentrum Innere Medizin, Medizinische Hochschule Hannover
Carl-Neuberg-Str. 1, 30625 Hannover

PD Dr. M. Max
Centre Hospitalier de Luxembourg, Service des Soins Intensifs
4, rue Ernest Barblé,
1210 Luxembourg

Prof. Dr. G. Marx
Klinik für Operative Intensivmedizin und Intermediate Care, Univeristätsklinikum der RWTH Aachen
Pauwelsstraße 30, 52074 Aachen

Prof. Dr. K. Mayer
Universitätsklinikum Gießen und Marburg GmbH, Medizinische Klinik und Poliklinik II
Klinikstr. 33, 35392 Gießen

PD Dr. W. A. Osthaus
Klinik für Anästhesiologie und Intensivmedizin, Medizinische Hochschule Hannover
Carl-Neuberg-Str. 1, 30625 Hannover

Prof. Dr. H.-C. Pape
Klinik für Unfall- und Wiederherstellungschirurgie, Universitätsklinikum Aachen
Pauwelsstraße 30, 52074 Aachen

Prof. Dr. Dr. Th. R. Payk
Waldstr. 71, 53177 Bonn

Prof. Dr. S. Piepenbrock
Birkenweg 19, 30657 Hannover

Prof. Dr. J. Rathgeber
Albertinen-Krankenhaus/Albertinen-Haus gGmbH, Klinik für Anästhesiologie und Operative Intensivmedizin
Süntelstraße 11a, 22457 Hamburg

Dr. H.-P. Reiffen
Klinik für Anästhesiologie und Intensivmedizin, Medizinische Hochschule Hannover
Carl-Neuberg-Str. 1, 30625 Hannover

Prof. Dr. S. Rex
Department of Anesthesiology, UZ Leuven & Department of Cardiovascular Science, KU Leuven
Herestraat 49,
3000 Leuven, Belgien

Prof. Dr. E. Rickels
Abteilung für Neurochirurgie, Allgemeines Krankenhaus Celle
Siemensplatz 4, 29223 Celle

Dr. K. Richter
Neurologische Klinik, Kreisklinikum Siegen GmbH
Weidenauer Str. 76, 57076 Siegen

PD Dr. K.-P. Riesener
KKRN Katholisches Klinikum Ruhrgebiet Nord GmbH, Klinik für Allgemein- und Viszeralchirurgie, Betriebsstätte Marien-Hospital Marl
Hervester Str. 57, 45768 Marl

Dr. H. Ruschulte
Klinik für Anästhesiologie und Intensivmedizin, Medizinische Hochschule Hannover
Carl-Neuberg-Str. 1, 30625 Hannover

Prof. Dr. F. Salomon
Tulpenweg 21, 32657 Lemgo

M. Salomon
Humboldtstraße 42, 44137 Dortmund

PD Dr. S. Scheithauer
Zentralbereich für Krankenhaushygiene und Infektiologie, Universitätsklinikum der RWTH Aachen
Pauwelsstraße 30, 52074 Aachen

Prof. Dr. H. J. Schlitt
Klinik und Poliklinik für Chirurgie, Universitätsklinikum Regensburg
Franz-Josef-Strauß-Allee 11, 93053 Regensburg

PD Dr. T. Schürholz
Klinik für Operative Intensivmedizin und Intermediate Care, Univeristätsklinikum der RWTH Aachen
Pauwelsstraße 30, 52074 Aachen

Prof. Dr. T. H. Schürmeyer
Klinikum Mutterhaus der Borromäerinnen, Abteilung Innere Medizin II
Feldstr. 16, 54290 Trier

Prof. Dr. M. U. Schuhmann
Klinik für Neurochirurgie,
Universitätsklinikum Tübingen
Hoppe-Seyler-Straße 3,
72076 Tübingen

Dr. B. Sedemund-Adib
Klinik für Anästhesiologie und
Intensivmedizin, Universitätsklinikum
Schleswig-Holstein, Campus Lübeck
Ratzeburger Allee 160, Haus 13,
23538 Lübeck

Dr. F. Setzer
Klinik für Anästhesiologie und
Intensivtherapie
Universitätsklinikum Jena
Erlanger Allee 101, 07747 Jena

Dr. T.-P. Simon
Klinik für Operative Intensivmedizin
und Intermediate Care, Universitäts-
klinikum der RWTH Aachen
Pauwelsstraße 30, 52074 Aachen

Prof. Dr. C. G. Stief
Urologische Klinik und Poliklinik,
Ludwig-Maximilians-Universität
München, Klinikum der Universität
Marchioninstraße 15, 81377 München

Prof. Dr. H.-J. Trappe
Medizinische Klinik II, Universitäts-
klinik Marienhospital,
Ruhr-Universität Bochun
Hölkeskampring 40, 44625 Herne

Prof. Dr. P. M. Vogt
Klinik für Plastische, Hand- und
Wiederherstellungschirurgie der
Medizinischen Hochschule Hannover
Carl-Neuberg-Str. 1, 30625 Hannover

Prof. Dr. A. Voiculescu
Brigham and Women's Hospital,
Renal Division
75 Francis Street, MRB4 Boston,
MA 02115, USA

Prof. Dr. med. I. Welters
University of Liverpool, Institute of
Ageing and Chronic Disease, Depart-
ment Obesity and Endocrinology
The Duncan Building, Daulby Street,
Liverpool, L69 3GA, United Kingdom

PD Dr. M. Winterhalter
Klinik für Anästhesiologie und
Schmerztherapie
Klinikum Bremen-Mitte gGmbH
St.-Jürgen-Str. 1, 28177 Bremen

Dr. O. Zuzan
Royal Liverpool University Hospital
Department of Anaesthesia, 12th Floor
Prescot Street, Liverpool, L7 8XP,
United Kingdom

Prof. Dr. B. Zwißler
Klinik für Anaesthesiologie, Klinikum
der Universität München
Marchioninstraße 15, 81377 München

Inhaltsverzeichnis

Grauer Teil: Grundlagen

Grüner Teil: Therapieprinzipien

Blauer Teil: Intensivmedizinisch relevante Krankheitsbilder

Roter Teil: Medikamente

Anhang

1 Körperliche Untersuchung

H.-J. Trappe

1.1 Körperliche Untersuchung

Grundlagen

- **Formen der körperlichen Untersuchung:** Prinzipiell muss man bei der körperlichen Untersuchung des intensivpflichtigen Patienten unterscheiden zwischen:
  - Einer **notfallmäßigen Aufnahmeuntersuchung**, wenn stabilisierende Therapiemaßnahmen zunächst im Vordergrund stehen.
  - Einer **ausführlichen Aufnahmeuntersuchung**.
  - Der **regelmäßigen Kontroll- und Verlaufsuntersuchung** zur frühzeitigen Erfassung pathologischer Befunde und/oder klinischer Veränderungen (2-mal täglich vormittags und nachmittags vor und/oder während der Visiten).
- **Immer Dokumentation** der erhobenen Befunde im Krankenblatt!
- Bei **desorientierten oder bewusstseinsgestörten Patienten** sollte **ergänzend eine Fremdanamnese** eingeholt werden (Angehörige, Pflegepersonal).
- Hilfreich ist ein **klar strukturierter systematischer Untersuchungsablauf** („individueller Untersuchungsplan").
- Nach der (Aufnahme-)Untersuchung Dokumentation und **Festlegung des weiteren diagnostischen und therapeutischen Vorgehens:**
  - Nahrungskarenz, parenterale Ernährung (geplante OP, invasive Diagnostik)?
  - Analgesie (*Cave:* Symptomverschleierung), Sedierung?
  - Beatmung, Intubation? – BGA, Kriterien (S. 196).
  - Spezielles Monitoring?
  - Welche Untersuchungen müssen schnell durchgeführt werden (Rö, CT, MRT, Angio? → anmelden!)?
  - Dokumentation über erfolgte Aufklärung zu diagnostischen und/oder therapeutischen Maßnahmen.
  - Weitergabe besonderer Informationen an das Pflegepersonal, z. B. Patient ist blind, taub, hört schlecht, ist orientierungslos; ganz wichtig ist auch weiterzugeben, wenn für den Patienten ein Betreuer zuständig ist.

Notfallmäßige Aufnahmeuntersuchung

- **Pat. wach, schläfrig, komatös?**
- **Bewusstseinszustand** orientiert zu Ort, Zeit, Person?
- **Allgemeinzustand (AZ)/Ernährungszustand (EZ)** gut, reduziert, schlecht?
- **Äußere Auffälligkeiten** wie Ödeme, äußere Verletzungen, Hämatome, schmerzverzerrtes Gesicht, auffällige Körperhaltung, Atemnot?
- **Auffälliger Geruch** nach Alkohol, Obst/Azeton (diabetische Ketoazidose), Bittermandel (Zyanidvergiftung), Leber (Leberkoma), Urin (Urämie)?
- **RR-Messung, Herzauskultation** (Rhythmus, Geräusche?), **Pulse tasten** (A. carotis, peripher inkl. Fußpulse).
- **Auskultation der Lunge:** Seitengleich belüftet? Rasselgeräusche?
- **Palpation und Auskultation des Abdomens:** Druckschmerz? Abwehrspannung? Darmgeräusche hochgestellt, metallisch (mechanischer Ileus), totenstill (paralytischer Ileus)? Gefäßgeräusche periumbilikal als Hinweis auf Nierenarterienstenose?
- **Lichtreaktion der Pupillen, Meningismus, Paresen, Reflexe.**
- **Parallel Erhebung der Anamnese, falls möglich; ansonsten Fremdanamnese:** Beginn und Verlauf der Symptomatik, Vorerkrankungen, Allergien, Vormedikation.
- **Festlegen der primär notwendigen Diagnostik und stabilisierenden Therapie.**
- Bei stabilem Zustand ausführliche Aufnahmeuntersuchung.

Ausführliche Aufnahmeuntersuchung

- **Allgemein:**
  - *AZ und EZ* gut, reduziert, schlecht?
  - *Körperhaltung* liegend, sitzend, entspannt, angespannt, Fehlhaltungen der Extremitäten?
  - *Bewusstseinszustand* orientiert zu Ort, Zeit, Person?
  - *Auffälliger Geruch* nach Alkohol, Obst/Azeton (diabetische Ketoazidose), Bittermandel (Zyanidvergiftung), Leber (Leberkoma), Urin (Urämie)?
  - *Fieber?*
  - *Ödeme:* Prätibial, periorbital, sakral, einseitig, beidseitig, Anasarka?
  - *Palpation der Pulse* (A. carotis, radialis, femoralis): Beurteilung von Qualität, Frequenz (> 100/min = Tachykardie, < 50/min = Bradykardie) und Rhythmus (regelmäßig, unregelmäßig, Pulsdefizit)?
  - RR-Messung an beiden Armen und am Bein: Seitendifferenz > 20 mmHg ist pathologisch und abklärungsbedürftig!
- **Haut und Schleimhäute:**
  - *Exsikkose?* „Stehende" Hautfalten, trockene Haut, trockene Schleimhäute, borkige Zunge, weiche Augenbulbi, flacher Puls, Hypotonie?
  - *Anämie?* Blasse Hautfarbe, blasse Konjunktiven bei Hb < 9 g/dl.
  - *Ikterus?* Ikterisches Hautkolorit, Sklerenikterus ab Bilirubin > 1,5 mg/dl.
  - *Zyanose* (= Konzentration des reduzierten Hb im Kapillarblut > 5 g/dl)? Zyanotische Hautfarbe + rosige Zunge = periphere Zyanose; zyanotische Hautfarbe + zyanotische Zunge = zentrale Zyanose.
  - *Patient kaltschweißig?*
  - *Pigmentierung, Spider naevi, Enantheme, Exantheme, Petechien?*
- **Kopf und Hals**:
  - *Äußerlich erkennbare Veränderungen* wie Frakturen, periorbitales Hämatom, Monokelhämatom, neurologische Zeichen?
  - *Meningismus?* Passive Kopfbeugung → Schmerz und Nackensteifigkeit; *Brudzinski-Zeichen* = zusätzlich Anbeugen der Beine; *Kernig-Zeichen* = Schmerzen beim passiven Strecken der Beine in den Kniegelenken bei zuvor 90°-Beugung in Hüften und Knien.

  Cave: u. U. fehlender Meningismus bei Bewusstlosigkeit!
  - *Augen:*
    - Konjunktiven gerötet, ikterisch?
    - Pupillenreaktion: Isokorie, Licht- und Konvergenzreaktion?
    - Augenhintergrund (**Cave:** Keine Mydriatika bei Glaukomgefahr!): Hypertensive, diabetische Retinopathie, neurologische Erkrankungen, vor Liquorpunktion (Stauungspapille)?
  - *Liquorrhö* = Austritt von Liquor aus Nase und/oder Ohr?
  - *Druck- und Klopfschmerzhaftigkeit von Nervenaustrittspunkten?*
  - *Mundhöhle und Zunge:* Farbe, Feuchtigkeit, Motilität, Atrophie, Beläge, Ulzera, Aphthen, Soor, Tonsillen, Zahnstatus, Uvuladeviation, Foetor ex ore?
  - Vergrößert tastbare *Lymphknoten, Struma*?
  - *Halsvenen:*
    - Stauung?
    - Pulsationen?
    - „Froschzeichen" (eine simultane Kontraktion von Vorhöfen und Kammern führt zu einer „Propfung" im Bereich der lateralen Halsvenen, was den Patienten wie einen Frosch aussehen lässt, der sich aufbläst) bei Tachykardien mit schmalem QRS-Komplex (QRS-Breite < 0,12 s) = Hinweis auf AV-Reentry-Tachykardie bzw. Tachykardie bei akzessorischen Leitungsbahnen?
    - *Strömungsgeräusche*?
  - *Temporalarterien* schmerzhaft, verhärtet, geschlängelt?

- **Hände**:
  - *Braunfärbung der Endglieder* = Raucherfinger?
  - *Palmarerythem* als Hinweis auf Leberzirrhose?
  - *Trommelschlegelfinger, Uhrglasnägel* als Hinweis auf chronische Hypoxämie?
  - *Dupuytren-Kontraktur* als Hinweis auf Leberzirrhose?
  - *Tremor* (rhythmische Oszillationen mit einer Frequenz von 8–12 Hz).
    - Ruhetremor (z. B. bei M. Parkinson).
    - Aktionstremor (z. B. bei psychogenen Erkrankungen).
    - Intentionstremor (z. B. bei chronischem Alkoholabusus).
  - *Gelenkschwellungen?*
  - *Einsenkung der Nagelplatte (Koilonychie)* als Hinweis auf Eisenmangelanämie?
  - *Petechien, Blutungen, Knötchen?* Beispielsweise **Splinter-Blutungen** unter den Nägeln, **Osler' Knötchen** = linsengroße schmerzhafte rötliche Knötchen, besonders an Fingern und Zehen, **Janeway-Läsionen** = hämorrhagische Läsionen im Bereich von Handfläche/Fußsohlen.
- **Lunge, Thorax:** *Beurteilung von* Form und Beweglichkeit des Thorax (Zeichen von Fassthorax oder Trichterbrust?), Atemfrequenz (normale Atemfrequenz: 8–20 Atemzüge/min) und Analyse des Atmungstyps (z. B. paradoxe Atmung, Schnappatmung, Kussmaul-Atmung und Atemfrequenz; Abb. 1.1).

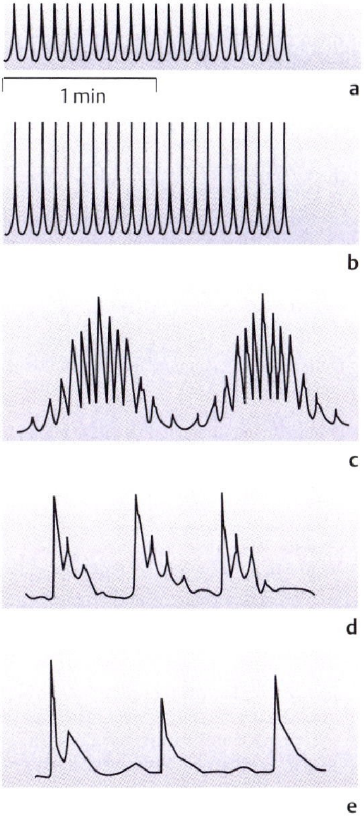

Abb. 1.1 • Spirogramme pathologischer Atemtypen (aus Lorenz J., Checkliste XXL Pneumologie, Thieme 2009). **a** normale Atmung **b** Kussmaul-Atmung **c** Cheyne-Stokes-Atmung **d** Seufzeratmung (Pickwickier-Syndrom) **e** Biot-Atmung.

- *Palpation* des knöchernen Thorax (Rippen, BWS, HWS), Lymphknoten, Mammae, Herzspitzenstoß, Stimmfremitus, Pulse.
- *Perkussion zur:*
  - Beurteilung des Klopfschalls im Bereich der Lunge (sonor, gedämpft, hypersonor, tympanitisch?).
  - Analyse der Atemverschieblichkeit und Bestimmung der Lungengrenzen.
  - Festlegung der Herzgröße; dazu jedoch besser: Echokardiografie (S. 67).
- *Auskultation:*
  - Atemgeräusch: Vesikulär (normal), abgeschwächt (verminderte Entfaltung, Infiltration), fehlend (Pleuraerguss, Pneumothorax), verschärft (beginnende Infiltration), pfeifend (Einengung der oberen Atemwege), Bronchialatmen (Infiltration oder Lungenfibrose)?
  - Trockene Rasselgeräusche: Pfeifen, Giemen, Brummen (Asthma bronchiale, obstruktive Bronchitis).
  - Feuchte Rasselgeräusche: a) grobblasig = tieffrequent (akutes Lungenödem, Bronchiektasen), b) feinblasig = hochfrequent (chronische Linksherzinsuffizienz, Lungenstauung), c) klingend = ohrnah (Infiltration), d) nichtklingend = ohrfern (Stauung).

▶ **Herz**:
- *Grundlage der Herzauskultation:*
  - Systematische Auskultation im Liegen, Linksseitenlage, Sitzen, in Exspiration und in Inspiration.
  - Charakterisierung der Herzgeräusche in Lautstärke, Punctum maximum, Frequenzcharakter (hochfrequent, mittelfrequent, tieffrequent), Geräuschcharakter (z. B. spindelförmig, bandförmig, decrescendo, crescendo, Fortleitung).
  - Hilfreich: Geräusch grafisch darstellen und Beziehung zum 1. und 2. Herzton festlegen (systolisch, diastolisch).

  Tipp: Eine strikte Systematik hilft Herzgeräusche richtig einzuordnen!
- *Herztöne:* Systematische Beurteilung der Auskultationsphänomene im II., III., IV. und V. ICR rechts und links parasternal (Abb. 1.2).

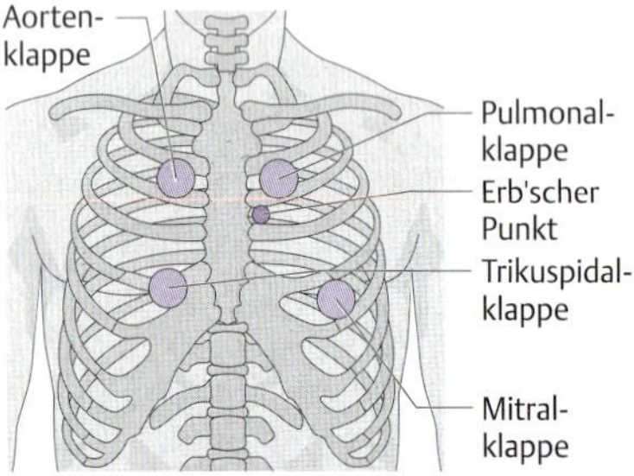

Abb. 1.2 • Auskultationsareale bei der Herzauskultation (aus Hahn J.-M., Checkliste Innere Medizin, Thieme 2010).

  - *1. Herzton* (Schlusston der Atrioventrikularklappen): Paukend bei Mitralstenose; gedämpft bei Linksherzinsuffizienz, Myokarditis, Myokardinfarkt, Perikarderguss; gespalten bei Schenkelblock; laut bei erhöhtem Herz-Zeit-Volumen (z. B. Fieber, Anämie, Schwangerschaft).
  - *2. Herzton* (Schlusston der Semilunarklappen): Laut (arterielle Hypertonie oder Aortensklerose); gedämpft (Aortenstenose); fixiert gespalten (Vorhofseptumdefekt); paradoxe Spaltung (Linksschenkelblock, arterielle Hypertonie); physiologische Spaltung (verstärkte Inspiration).
  - *3. Herzton* (bei Erwachsenen pathologischer Extraton in der frühen Diastole, bei Kindern und Jugendlichen häufig physiologisch): Linksventrikuläre Funktionsstörung: Schwere Herzinsuffizienz, Mitralinsuffizienz.

- *4. Herzton* (niederfrequenter Vorhofkontraktions- und Myokardfüllungston kurz vor dem 1. Herzton; bei Erwachsenen pathologisch, bei Kindern und Jugendlichen häufig physiologisch): Arterielle Hypertonie, Aortenstenose, Myokardinfarkt, Herzinsuffizienz.
- *Herzgeräusche* (Zuordnung nach Auskultationspunkten [„Punctum maximum"] und Lautstärkegraden [1/6–6/6-Geräusch]):
  - Systolische Geräusche (zwischen 1. und 2. Herzton): Aortenstenose, Mitralinsuffizienz, Pulmonalstenose, Ventrikelseptumdefekt, Vorhofseptumdefekt, offener Ductus Botalli, Aortenisthmusstenose, Trikuspidalinsuffizienz.
  - Diastolische Geräusche (zwischen 2. und 1. Herzton): Mitralstenose, Aorteninsuffizienz, Pulmonalinsuffizienz, Trikuspidalstenose.
  - Systolisch-diastolische Geräusche (Perikardreiben).
  - Jeder Auskultationsbefund (dokumentieren!) muss Beschreibung der gehörten Herztöne, Lautstärke und Lokalisation von Herzgeräuschen, Punctum maximum und Fortleitungen der Herzgeräusche umfassen.

▶ **Abdomen:**
- *Inspektion:* Sichtbare Pulsationen? Aufgetriebenes Abdomen: Aszites, Tumor, Luftansammlung? Zeichen der Lebererkrankung („Abdominalglatze"), Venenzeichnungen? Sichtbare Lymphknoten?
- *Palpation:* Bauchdecken: Form und Beschaffenheit, Bruchpforten? Tastbare Resistenzen (Courvoisier-Zeichen)? Druckschmerzhafte Areale? Abwehrspannung? Palpation von Leber und Milz (Größe, Form, Konsistenz), rektale Untersuchung. Tastbare Lymphknoten? (verschieblich? verbacken? derb? weich? Lokalisationen?)
- *Perkussion:* Lebergrenzen (Kratzauskultation), Abschätzung der Flüssigkeitsmenge bei Aszites (Perkussion und Palpation der fortgeleiteten Flüssigkeitswelle), Analyse des abdominellen Klopfschalls (normal, tympanitisch, gedämpft?).
- *Auskultation:* Darmgeräusche hochgestellt, metallisch (mechanischer Ileus); totenstill (paralytischer Ileus)? Gefäßgeräusche (periumbilikal; Hinweis auf Nierenarterienstenose).

▶ **Niere und ableitende Harnwege:**
- *Inspektion des äußeren Genitale:* Sichtbare Veränderungen (Tumoren)?
- *Palpation:* Pathologische Resistenzen, Klopfschmerzhaftigkeit des Nierenlagers?

▶ **Wirbelsäule:** Form und Beweglichkeit, Stauchungs-, Bewegungs- und/oder Klopfschmerz?

▶ **Extremitäten:** Muskelverspannungen? Trophische Störungen? Ödeme? Temperatur- und Umfangsmessung, Palpation, Auskultation der Gefäße.

▶ **Nervensystem:**
- Die neurologische Untersuchung ist obligater Bestandteil der Untersuchung jedes Intensivpatienten! Befunde bei z. B. zerebralen Durchblutungsstörungen, Embolien bei Vorhofflimmern usw. können nur bei sorgfältiger täglicher (!!) Untersuchung aufgedeckt werden! Vergleich der Befunde gestern – heute!! Eine **systematische Untersuchung** ist zwingend notwendig!
- *Inspektion:* **Körperhaltung** normal oder Abweichungen im Sitzen und Stehen? **Kopfhaltung** normal, Deviation conjugée? **Gangbild** normal oder Hinken, Abweichen zur einen oder anderen Seite? **Spontanbewegungen** normal oder Tremor, hyperkinetische Bewegungen, Hypokinese (als Hinweise auf Parese)? **Stimmung** manisch, depressiv, aggressiv?
- *Prüfung der Hirnnerven I–XII* (Tab. 1.1).

Tab. 1.1 • **Hirnnerven – Funktion und klinische Untersuchung.**

Hirnnerv		Funktion	klinische Untersuchung
I	**N. olfactorius**	Riechen	aromatische Riechstoffe
II	**N. opticus**	Sehen	Visus-Testtafel oder Text lesen lassen
		Gesichtsfeld	orientierend Fingerperimetrie
		Augenhintergrund	Funduskopie
III	**N. oculomotorius**	Augenmotilität, Pupillenreaktion	Augenfolgebewegungen, Frage nach Doppelbildern, Pupillenmotorik prüfen
IV	**N. trochlearis**	Augenmotilität	Abduktion und Blicksenkung
VI	**N. abducens**	Augenmotilität	Abduktion
V	**N. trigeminus**	Sensibilität im Gesichtsbereich, motorisch Kaumuskulatur	Sensibilität im Gesicht prüfen (inkl. Kornealreflex), zubeißen lassen
VII	**N. facialis**	mimische Muskulatur, Geschmack vordere 2/3 der Zunge	Stirn runzeln, Nase rümpfen, Mund spitzen, Backen aufblasen, Zähne zeigen, "Fazialislähmung" *peripher:* Lagophthalmus, Bell-Phänomen, Stirnast betroffen *zentral:* kein Lagophthalmus oder Bell-Phänomen, Stirnast intakt
VIII	**N. vestibulocochlearis**	Hören, Gleichgewicht	orientierende Hörprüfung, Nystagmus, Augenfolgebewegung
IX	**N. glossopharyngeus**	Würgreflex, Pharynxsensibilität, Geschmack/Sens. hinteres 1/3 der Zunge	Berührung der Rachenhinterwand
X	**N. vagus**	Würgreflex, Schlucken	s. N. IX + Schluckversuch
XI	**N. accessorius**	M. sternocleidomastoideus, M. trapezius	Kopfdrehung zur Gegenseite, Schulterhebung
XII	**N. hypoglossus**	Zungenmotilität	Herausstrecken der Zunge (Symmetrie, Atrophie, Faszikulationen?)

- *Hirnstammreflexe:*
  - Okulozephaler Reflex: Passive Kopfbewegung horizontal und vertikal führen zu gegenläufig konjugierten Bulbusbewegungen. Wird vom wachen Patienten unterdrückt („negativ"); bei Sopor „positiv"; in tieferen Komastadien wieder Ausfall („negativ") als Ausdruck einer Mittelhirn- oder Hirnstammläsion.
  - Vestibulookulärer Reflex (VOR): Der VOR verknüpft Afferenzen aus dem Vestibularorgan über die Stellung und die Bewegungen des Kopfes im Raum mit dem okulomotorischen System im Hirnstamm. Er ermöglicht die kompensatorische Augenbewegung in Gegenrichtung einer Kopfbewegung, um das Fixationsobjekt halten zu können.
  - Pupillenreaktion: Der Reflexbogen für den Lichtreflex der Pupillen nimmt den Verlauf von der Retina auf den N. opticus. Dort verlaufen außer den Fasern, die visuelle Informationen vermitteln, spezielle pupillosensorische Fasern, die im Chiasma zur Hälfte auf die andere Seite kreuzen. Über die nichtgekreuzten Fasern kommt der direkte Reflex der belichteten, über die gekreuzten Anteile der konsensuelle Reflex der nicht belichteten Pupille zustande. Beim akuten Mittelhirnsyndrom finden sich mittelweite oder weite Pupillen mit träger oder

fehlender Lichtreaktion sowie eine fehlende Spontanbewegung der Bulbi. Bei einem akuten Bulbärsyndrom sind die Pupillen weit und lichtstarr.

- *Pyramidenbahnzeichen:*
  - Babinski-Reflex (Bestreichen der lateralen Fußsohle): Bei einer „positiven" Reflexantwort kommt es zur Dorsalflexion der großen Zehe.
  - Gordon-Reflex (Kneten der Wadenmuskulatur) → wie „positiver" Babinski-Reflex (s. o.).
  - Oppenheim-Reflex (kräftiges Streichen entlang der Tibiakante von proximal nach distal) → wie „positiver" Babinski-Reflex (s. o.).
- *Muskeleigen- und Fremdreflexe:* Tab. 1.2.
- *Grobe Kraft:* Systematische Untersuchung für die wichtigsten Bewegungen der Extremitäten und des Rumpfes. Kraftgrade und Koordination (s. u.) sind wichtige Parameter für die Beurteilung zentraler oder peripherer Paresen. Paresegrade: Tab. 1.3.

Tab. 1.2 • **Physiologische Muskeleigen- und Fremdreflexe; allgemeine pathologische Reaktionen.**

Reflex	Wurzel
Muskeleigenreflexe	
Patellarsehnenreflex (PSR)	L 3–4
Achillessehnenreflex (ASR)	S 1–2
Adduktorenreflexe (ADDR)	L 2–4
Bizepssehnenreflex (BSR)	C 5–6
Radiusperiostreflex (RPR)	C 5–6
Trizepssehnenreflex (TSR)	C 7–8
Fremdreflexe	
Kornealreflex	N. V (Afferenz), N. VII (Efferenz)
Bauchhautreflex (BHR)	Th 6–12
Kremasterreflex	L 1–2
Analreflex	S 3–5

Pathologische Reaktionen: *Funktionsstörungen der Pyramidenbahn führen zur Steigerung, periphere Nervenschädigungen zur Abschwächung der Eigenreflexe. Fremdreflexe sind bei spastischen Lähmungen oder bei Sensibilitätsstörungen gemindert oder erloschen.*

Tab. 1.3 • **Kraftgradskala – Parese.**

Grad	klinische Kriterien
0	keine Muskelaktivität
1	sichtbare Kontraktion ohne Bewegungseffekt
2	Bewegung nur unter Ausschaltung der Schwerkraft möglich
3	Bewegung gegen die Schwerkraft möglich
4	Bewegung auch gegen leichten Widerstand möglich
5	normal

- **Sensibilitätsprüfung** (Einteilung der Befunde nach Dermatomen, Abb. 1.3).
- **Koordinationsprüfung** (Finger-Nase-Versuch = FNV, Knie-Hacke-Versuch = KHV, Diadochokinese): Koordination ist die Zusammenfassung von einzelnen Innervationen zu geordneten, fein dosierten oder zielgerichteten Bewegungen. Sie kann durch verschiedenartige Funktionsstörungen (Lähmungen, Funktionsstörungen in den Stammganglien oder im Zerebellum, Ausfall der Tiefensensibilität) beeinträchtigt sein.

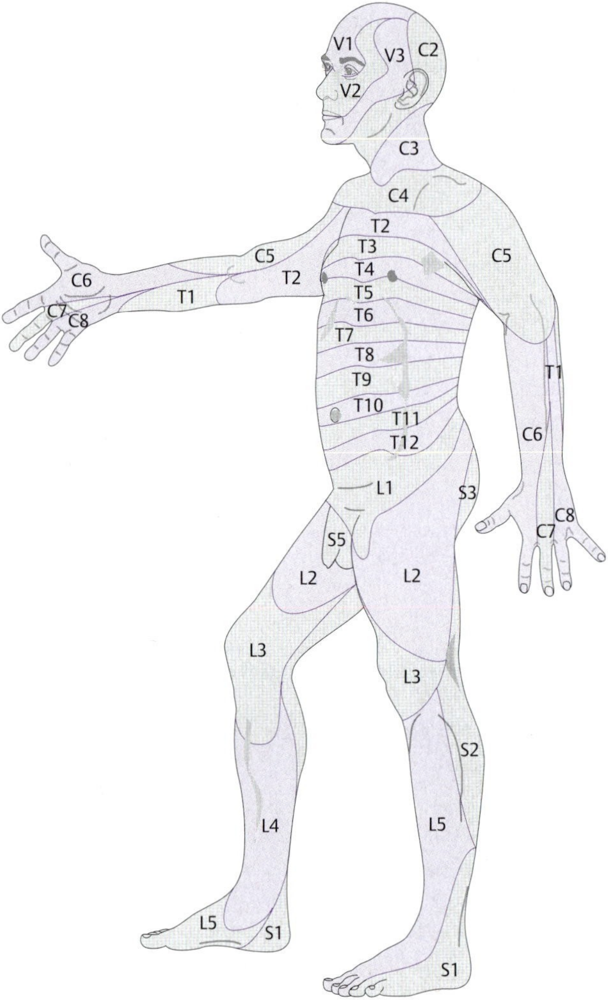

Abb. 1.3 • Dermatome (aus Hahn J.-M., Checkliste Innere Medizin, Thieme 2010).

- **Suche nach latenten zentralen Paresen** mittels Armhalte- und Beinhalteversuch:
  - Armhalteversuch: Die Arme werden bei geschlossenen Augen supiniert nach vorne gehalten; Pronation und einseitiges Absinken spricht für zentrale Parese.
  - Beinhalteversuch: Die Beine werden auf dem Rücken liegend hoch gehalten; einseitiges Absinken bei zentraler Parese.
- **Trophik** (z. B. Atrophien, Faszikulationen?), **Kraft-/Motorikprüfung** (seitengleiche Beurteilung; Tab. 1.3).

Regelmäßige Kontroll- und Verlaufsuntersuchung

- **2-mal tägliche Kontroll- und Verlaufsuntersuchungen vormittags und nachmittags** vor und/oder während der Visiten sind bei intensivpflichtigen Patienten unerlässlich.
- **Ziel:** Frühzeitiges Erfassen von Veränderungen im klinischen Status des Patienten; Schwerpunkte der Untersuchung sind die krankheitsspezifischen pathologischen Befunde; Beispiele: Neu aufgetretenes Ventrikelseptumdefekt-Geräusch bei einem Infarktpatienten deutet auf eine schwere Komplikation hin; neu aufgetretene feinblasige Rasselgeräusche sind Zeichen einer Lungenstauung.

Tipp: Unerlässlich ist die genaue Dokumentation (Datum, Uhrzeit) aktuell erhobener Befunde und deren Vergleich mit früher erhobenen Befunden. Nur was schriftlich dokumentiert ist, zählt!

2 Monitoring: Grundlagen

H.-J. Trappe

2.1 Grundlagen des Monitoring

Grundprinzipien und Indikationen

- **Grundprinzipien:**
  - Überwachung *möglichst nicht invasiv, automatisiert, kontinuierlich* mit Verlaufsdarstellung der gemessenen Parameter, Menge der überwachten Parameter abhängig von der klinischen Situation.
  - *Alarmmeldung optisch und akustisch*, nach Dringlichkeit der Störung abgestuft.
  - *Übersichtliches Monitorsystem*, adaptierbar an spezielle Fragestellungen.
  - *Keine Überversorgung in der Überwachung!*

  Wichtig: Adäquates hämodynamisches und respiratorisches Monitoring und richtige Interpretation der Messdaten durch das zuständige ärztliche und Pflegepersonal!
- **Indikationen:**
  - *Grundüberwachung* (Basismonitoring) bei **jedem** intensivmedizinischen Patienten!
  - *Erweitertes Monitoring:*
    - Kardiovaskulär: Bei **kardiovaskulären Erkrankungen** und **kardialem Risikopatienten**, z. B. Myokardinfarkt und Infarktanamnese in den letzten 3 Monaten, Herzinsuffizienz, Lungenembolie, Rhythmusstörungen, Oberbaucheingriffe, intrathorakale Eingriffe, Eingriffe, die ein Abklemmen der Aorta erfordern, Patienten mit Polytrauma im Schock, Patienten mit instabilem Kreislauf bei Sepsis, Patienten mit schwerer respiratorischer Insuffizienz. Eckpfeiler sind die verschiedenen Methoden zur Bestimmung des Herz-Zeit-Volumens und der daraus abgeleiteten Größen (Kap. 3.9).
    - Respiratorisch: v. a. Erfassen von **Atemfrequenz und Pulsoxymetrie** mithilfe vernetzter Monitore und einer Netzwerkzentrale zur zentralen Analyse aller Vitalparameter.
    - Neurologisch (apparativ): v. a. intrakranielle **Druckmessung bei schwerem Schädel-Hirn-Trauma**, nach **Kraniotomie**, bei **Verdacht auf Hirnödem**. *Beachte:* Keine intrakranielle Druckmessung ohne therapeutische Konsequenz!

Grundüberwachung (Basismonitoring)

- *EKG-Monitoring* (S. 29): Frequenz + Rhythmus (kontinuierlich, mit Alarmgrenzen): Basis jeden kardiovaskulären Monitorings. Besonders wichtig zur Erfassung von myokardialen Ischämien und von Rhythmusstörungen. Frühzeitige Erfassung von QT-Zeit-Verlängerungen bei Antiarrhythmikagabe (Vermeidung von Proarrhythmien!).
- *Blutdruck* (S. 43): Mindestens stündliche messen. Neben der Herzfrequenz die am meisten gemessene Regelgröße des Herz-Kreislauf-Systems. Monitoring des arteriellen Blutdrucks = Effizienz des Herzens als Pumpe + Überblick über die Nachlast des linken Ventrikels.
- *Atemfrequenz* (kontinuierlich): Messung über nasale Temperatursensoren oder thorakale Impedanzmessung.
- *Temperatur* (S. 601): Bei Fieber 2-stündlich, sonst 6-stündlich.
- *Urinausscheidung:* Stündlich; Normalwert: 50–100 ml/h.
- *Flüssigkeitsbilanz* (S. 52): 12-stündlich; Siehe auch Kap. 18.2.
- *Blutgasanalyse* (S. 81): Bei Beatmung stündlich, sonst 6–12-stündlich.
- *Pulsoxymetrie* (S. 81): Kontinuierlich.

- *Röntgen-Thorax* (S.115): Je nach Klinik und Grunderkrankung; Herzform, -größe, Lungenzeichnung, -perfusion, -infiltrate usw.
- Evtl. Gewichtskontrolle (24-stündlich).
- *Labor*: Kreatinin, Elektrolyte, BB, BZ, Gerinnung (täglich). Weitere Parameter inkl. Kontrollintervalle je nach Krankheitsbild (s. bei der jeweiligen Erkrankung).

Erweitertes Monitoring

- **Kardiozirkulatorisch (hämodynamisch):**
  - *Echokardiografie* (S.67): Transthorakal, transösophageal; Beurteilung von Herzhöhlen, linksventrikulärer Pumpfunktion, Herzklappen (Beurteilung durch Doppler-Echokardiografie), intraatriales/interventrikuläres Septum. Unverzichtbar, da nichtinvasiv und beliebig oft wiederholbar! Voraussetzung: Adäquate Durchführung und fundierte Kenntnisse! („Was man nicht kennt, erkennt man nicht!"). Gute Dokumentation der erhobenen echokardiografischen Befunde (quantitativ und qualitativ)!
  - *Intraarterielle RR-Messung* (S.44): Kontinuierlich.
  - *Messung des zentralvenösen Drucks* (S.52): Informationen über Füllungszustand des venösen Systems im thorakalen Segment und indirekt über den Druck im rechten Ventrikel. Unterscheidung zwischen Volumenmangel und Stauungsinsuffizienz. Grobe Abschätzung des ZVD durch Beobachtung der Halsvenenfüllung.
  - *Pulmonalarteriendruck* (PAP) und pulmonalkapillärer Wedge-Druck (PCWP) – Pulmonalarterienkatheter (S.54).
  - *Messung des Herzzeitvolumens* (S.63): Beurteilung des Ausmaßes einer Herzinsuffizienz, z.B. nach Myokardinfarkt oder großen kardiochirurgischen Eingriffen. Differenzierung verschiedener Schockzustände. Errechnung von systemischem und pulmonalem Gefäßwiderstand (differenzierte Katecholamintherapie).
  - *PiCCO-System* (S.65): Kombination von arterieller Pulskonturanalyse und transkardiopulmonaler Thermodilution. Berechnung des Schlagvolumens unter Berücksichtigung der individuellen aortalen Compliance über einen Algorithmus aus der Pulskontur.
  - *Intrakranielle Druckmessung* (S.108): kontinuierlich.
- **Respiratorisch:**
  - *Pulsoxymetrie* (S.81): Transkutan, unblutig (Aussagen über Sauerstoffsättigung im Blut [S_aO_2]).
  - *Gasaustausch* (S.81): Bestimmung der Blutgase, Überwachung der Oxygenierung (p_aO_2) und der alveolären Ventilation (p_aCO_2).
  - *Überwachung der Zusammensetzung des Atemgases* (S.79): Überwachung der inspiratorischen Sauerstoffkonzentration zur Vermeidung einer Hyperoxie.
  - *Atemmechanik*: Bestimmung der Lungenfunktion mit Erfassung der Vitalkapazität und des forcierten Einsekundenexspirationsvolumens (FEV1) (Screening zur Aufdeckung von restriktiven und obstruktiven Ventilationsstörungen).
  - *Compliance*: Erfassung von Druckdifferenzen zwischen Alveolarraum und Umgebungsluft
  - *Resistance*: Erfassung des Widerstandes, der einem Fluss entgegensteht. Bedeutung findet die Resistance z.B. bei der Wahl des jeweiligen Trachealtubus, da dieser im System den größten Einzelwiderstand darstellt und möglichst groß gewählt werden sollte.
  - *Transpulmonaler Druck und Atemarbeit*: Transpulmonaler Druck = Summe aus appliziertem Atemwegsdruck (P_{AW}) und des vom Patienten aufgebrachten Pleuradrucks (P_{PL}). Atemarbeit ist das Produkt aus transpulmonalem Druck (PTP) und Zugvolumen (V_T).
- **Überwachung der Körpertemperatur** (S.601): Besonders wichtig bei narkotisierten oder sedierten Patienten zur Vermeidung einer Unterkühlung oder zur Erfassung hoher Temperaturen (> 39 °C). Besonders wichtig auch bei Kindern, Patienten mit

Fieber und bei Eingriffen mit kontrollierter Hypothermie sowie bei hyperthermiegefährdeten Patienten.

- **Neurologisch:**
  - *Intrakranielle Druckmessung* (S. 108).
  - *Zerebrale Sauerstoffversorgung* (S. 110).
  - *EEG* (S. 110).
  - *Evozierte Potenziale* (S. 111).
  - *Transkranielle Dopplersonografie = TCD* (S. 111).

3 Herz-Kreislauf-Monitoring

3.1 EKG – Grundlagen

H.-J. Trappe

EKG-Ableitungen und Anlegen der Elektroden

- **EKG-Ableitungen:** Möglichst 12 Kanal-EKG-Gerät. 6 Extremitäten-Ableitungen nach Einthoven (Frontalebene), 6 Brustwandableitungen nach Wilson (Horizontalebene).
- **Anlegen der Elektroden:**
  - *Extremitätenableitungen:*
    - Rotes Kabel → rechter Arm.
    - Gelbes Kabel → linker Arm.
    - Grünes Kabel → linkes Bein.
    - Schwarzes Kabel (Erdung) → rechtes Bein.
  - *Brustwandableitungen* (Abb. 3.1):
    - V_1: 4. ICR rechts parasternal.
    - V_2: 4. ICR links parasternal.
    - V_3: Zwischen V_2 und V_4.
    - V_4: 5. ICR Medioklavikularlinie links.
    - V_5: 5. ICR vordere Axillarlinie links.
    - V_6: 5. ICR mittlere Axillarlinie links.
  - *Zusätzliche Ableitungen:*
    - V_7: Hintere Axillarlinie links.
    - V_8: Mittlere Skapularlinie.
    - V_9: Paravertebrallinie links.
    - $V_3R–V_6R$: Spiegelbildlich zu den entsprechenden linksseitigen Ableitungen.
  - *Nach Nehb (bipolar):* Rote Elektrode → 2. ICR rechts parasternal; grüne Elektrode → Herzspitze; gelbe Elektrode → untere Spitze der linken Skapula.

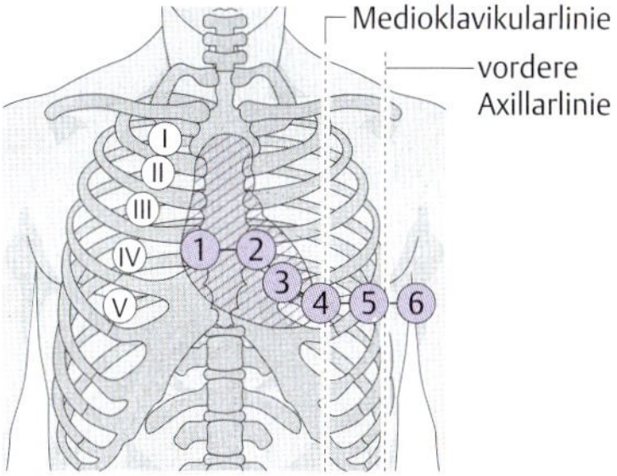

Abb. 3.1 • Ableitungspunkte der Brustwandelektroden (aus Hahn J.-M., Checkliste Innere Medizin, Thieme 2010).

Grundlagen der EKG-Befundung und Interpretation

- **Allgemein:** Auf Schreibgeschwindigkeit achten (meist 50 mm/s), kalibriertes EKG-Papier verwenden (10 mm = 1 mV), systematische EKG-Befundung und Analyse aller aufgezeichneten EKG-Ableitungen (P-Welle, PQ-Zeit, QRS-Komplex, ST-Strecke, T-Welle und QT-Zeit; Abb. 3.2).
- **Rhythmus:** Sinusrhythmus, regelmäßig, unregelmäßig (= Variabilität > 10 %)?
- **Herzfrequenz:** Tachykardie (> 100/min), Bradykardie (< 50/min)?

- **Lagetyp** (aus QRS-Komplexen der 6 Extremitäten-Ableitungen im Cabrera-Kreis, Abb. 3.3): Die **elektrische Herzachse** weist ungefähr in Richtung der Ableitung, die die höchste R-Zacke aufweist).
- **Niedervoltage:** QRS-Komplex-Amplitude < 0,6 mV (z. B. bei Perikarderguss, Lungenemphysem, Adipositas).
- **Zeitwerte:** Normwerte: Abb. 3.2, frequenzabhängige QT-Zeit: Tab. 3.1 (normal 0,25–0,4 s).

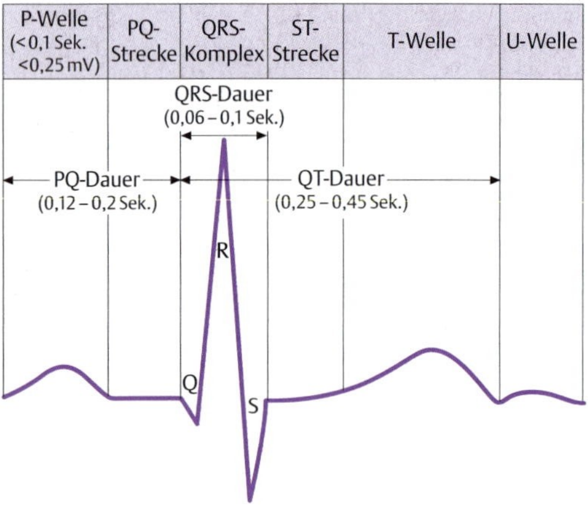

Abb. 3.2 • Normales EKG (aus Hahn J.-M., Checkliste Innere Medizin, Thieme 2010).

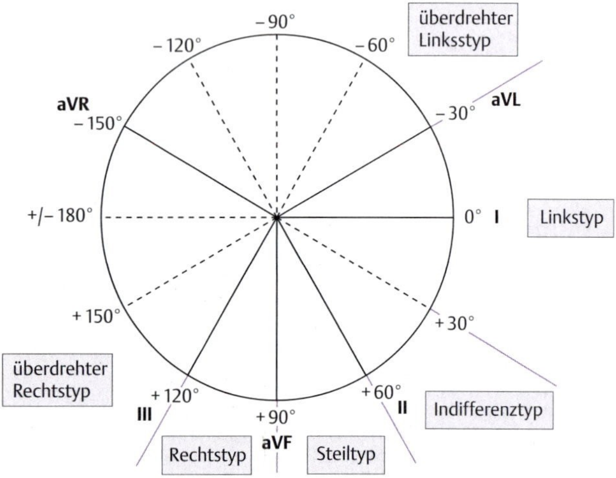

Abb. 3.3 • Lagetypen und EKG-Ableitungen der Frontalebene im Cabrera-Kreis (aus Hahn J.-M., Checkliste Innere Medizin, Thieme 2010).

Tab. 3.1 • **Herzfrequenz und QT-Zeiten (in ms) (nach Hegglin und Holzmann).**

HF	untere Grenze (80 %)	Mittelwert	obere Grenze (120 %)
40	385	480	576
50	344	430	516
60	312	390	468
70	288	360	432
80	272	340	408
90	256	320	384
100	240	300	360
110	232	290	348
120	224	280	336
130	216	270	324
150	200	250	300
160	192	240	288

3.2 EKG-Differenzialdiagnose

H.-J. Trappe

P-Welle

- **Normwerte:** Höhe 0,25 mV, Dauer (Breite) ≤ 100 ms. Am besten in Ableitung II und V_2 beurteilbar.
- **Normabweichungen und ihre Bedeutung:** Tab. 3.2.

Tab. 3.2 • **P-Welle – Normabweichungen und ihre Bedeutung.**

Normabweichung	Ausdruck von:	Vorkommen bei:
hohe P-Welle – P dextroatriale/P-pulmonale (Höhe ≥ 0,25 mV in II, III, aVF, > 0,15 mV in V_1)	• Überlastung des *rechten* Vorhofes	• chronisches Cor pulmonale • pulmonale Hypertonie • Lungenembolie • kongenitales Vitium • Pulmonal-, Trikuspidalvitium • Thoraxdeformitäten (vegetativ)
breite P-Welle		
• *P-sinistroatriale* (Dauer > 110 ms; in I, II doppelgipflig; in V_1, (V_2) breite negative 2. Welle)	• Überlastung des *linken* Vorhofes	• Kardiomyopathien • Mitralvitium, Aortenvitium • deutlich eingeschränkter linksventrikulärer Funktion • akuter atrialer Druck- u. Volumenbelastung
• *P-biatriale* (= P-cardiale; Dauer in I/II > 110 ms bzw. in III > 200 ms, Höhe ≥ 0,25 mV in II, III, aVF; > 0,15 mV in V_1)	• Überlastung *beider* Vorhöfe	• Mitralstenose mit pulmonaler Hypertonie • biventrikulärer Hypertrophie

Tab. 3.2 • **Fortsetzung**

Normabweichung	Ausdruck von:	Vorkommen bei:
negative P-Welle in Ableitung I	• *linker Vorhofrhythmus* (= ektope Reizbildung im linken Vorhof): P in I und V_6 negativ, in V_1 von flachpositiv nach steilpositiv ansteigend	
	• *falscher Polung:* P negativ in I, tiefes S in I, hohes R in III durch Vertauschen der Kabel an den Extremitäten	
	• *Situs inversus cordis:* P negativ in I, tiefes S und negatives T in I, hohes R in III, häufig auch in V_1 – in V_5, V_6 jedoch klein, normale Zeitintervalle	
negative P-Welle in II, III und aVF	• *basaler Vorhofrhythmus* (früher: oberer AV-Knotenrhythmus): Negative P-Welle in II, III und aVF; P in V_1 spitz positiv	+ kurze PQ-Zeit: • Myokarditis • Mitralklappenprolapssyndrom • KHK • vegetativ
	• *AV-junktionaler-Rhythmus:* P-Welle im QRS-Komplex verborgen oder negative P-Welle in II, III und aVF *nach* dem QRS-Komplex	
	• *„Wandernder Schrittmacher"* (Vagusreiz bei Bradykardie): P in II, III und aVF zunächst positiv, dann Negativierung und PQ-Verkürzung; dieser Vorgang ist auch umgekehrt möglich	
P-Welle nicht erkennbar	• SA-Block II. oder III. Grades	
	• *hoch frequentes Vorhofflimmern;* auf unregelmäßige RR-Abstände achten!	
	• *AV-junktionaler Rhythmus; AV-Knoten-Reentrytachykardie*	
	• *Fusion von P-und T-Welle bei Sinustachykardie* (v. a. bei AV-Block I)	

PQ-Zeit, PQ-Strecke

▶ **Normwerte:**
- *PQ-Zeit* (frequenzabhängig): Beginn P-Welle bis Beginn QRS-Komplex, normal 120–200 ms. Am besten in II, V_1 abgrenzbar.
- *PQ-Strecke:* P-Ende bis Beginn QRS-Komplex, normal 20–100 ms.

▶ **Normabweichungen und ihre Bedeutung:** Tab. 3.3.

Tab. 3.3 • **PQ-Zeit, PQ-Strecke – Normabweichungen und ihre Bedeutung.**

Normabweichung	Vorkommen bei:
Verkürzung der PQ-Zeit < 120 ms	• Wolff-Parkinson-White-Syndrom (WPW-Syndrom), Präexzitationssyndrome
Verlängerung der PQ-Zeit > 200 ms	• Normvariante (selten) mit Normalisierung der PQ-Zeit bei leichter Belastung • AV-Block I • Therapie mit Digitalis, β-Blockern, anderen Antiarrhythmika • kongenitale Vitien (v. a. ASD)

PQ-Strecke klinisch nicht relevant.

Q-Zacke

- **Normwerte:** Breite ≤ 40 ms; Tiefe ≤ 0,3 mV bzw. ≤ ¼ der maximalen R-Amplitude in den Extremitätenableitungen.
- **Lagetyp und normale (physiologische) Q-Zacken** (nicht obligat):
  - *Linkstyp:* Physiologisch in Ableitung I und aVL.
  - *Steiltyp:* Physiologisch in Ableitung II, III und aVF.
  - *Indifferenztyp:* Ggf. kleine Q-Zacke in allen Extremitätenableitungen.

  Hinweis: Die Q-Zacke tritt normalerweise *nie* in den Ableitungen V_1–V_2 auf.
- **Normabweichungen und ihre Bedeutung:** Tab. 3.4.

Tab. 3.4 • **Q-Zacke – Normabweichungen und ihre Bedeutung.**

Normabweichung	Ausdruck von:	Vorkommen bei:
Pardée-Q: > ¼ der R-Amplitude, ≥ 40 ms		• Myokardinfarkt
Sagittaltyp: Q in I, II und III (< 40 ms und < ¼ der R-Amplitude)		• Cor pulmonale • rechtsventrikulärer Hypertrophie • Trichterbrust • Asthenikern
S_IQ_{III}-Typ: S in I, Q in III (im Verlauf!)	*Rechtsherzbelastung* (Befund impliziert V. a. **akute** Rechtsherzbelastung)	
betonte Q-Zacken in den Ableitungen V_1, V_2, V_3–V_5 (jedoch meist schmaler als das Infarkt-Q)	*Hypertrophie* (sog. Hypertrophie-Q)	
Q in V_1–V_3bzw. in II, III und aVF	*Hemiblock*	• LAH → evtl. Q in V_1–V_3 • LPH → ggf. Q in II, III und aVF

R-Zacke, S-Zacke

- **R-Zacke** (erste positive Schwankung des QRS-Komplexes nach der Q-Zacke; bei fehlender Q-Zacke nach dem Ende der PQ-Strecke).
  - *Normabweichungen und ihre Bedeutung:* **In V_1 erhöht (> 0,7 mV) bei Rechtshypertrophie, in V_5, V_6 erhöht (> 2,6 mV) bei Linkshypertrophie** (Tab. 3.5).
- **S-Zacke** (erste negative Schwankung des QRS-Komplexes nach der R-Zacke):
  - *Normwerte:* Dauer: ≤ 60 ms, Tiefe: a) Extremitäten: Variabel je nach Lagetyp, b) Brustwand: Fließender Übergang mit tiefsten S-Zacken in V_1 und V_2.

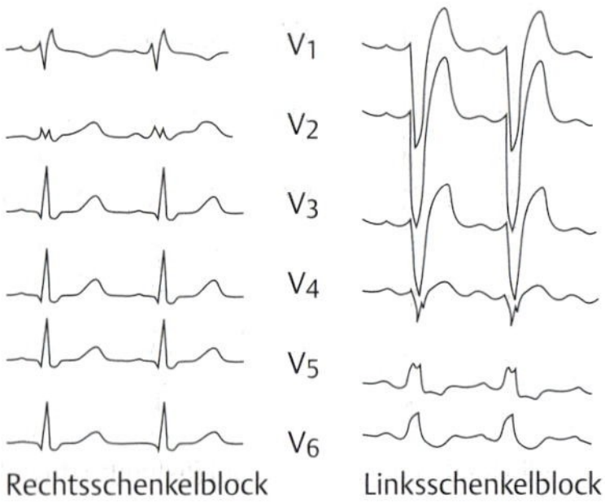

Abb. 3.4 • Rechts- und Linksschenkelblock im EKG (aus Hahn J.-M., Checkliste Innere Medizin, Thieme 2010).

- *Normabweichungen und ihre Bedeutung:* **Inkompletter/kompletter Rechtsschenkelblock** (RSB; Tab. 3.5; Abb. 3.4), **rechts- und linksventrikuläre Hypertrophie** (Tab. 3.5), **S_IQ_{III}-Typ** (Tab. 3.4); **Sagittaltyp** (Tab. 3.4).

QRS-Komplex

▶ **Nomenklatur und Normwert**:
- *Normale Breite des QRS-Komplexes:* 80–100 ms.
- *Große/kleine Amplituden = große/kleine Buchstaben.* Eine zweite R- bzw. S-Zacke wird mit R bzw. S bezeichnet. Ausschließlich negative Komplexe werden als QS-Komplexe bezeichnet.
- *Oberer Umschlagpunkt (OUP)* = Beginn der endgültigen Negativitätsbewegung. Gemessen wird vom Beginn der Q-Zacke bis zum OUP.
- *QRS-Knotung* = kleine „Kerbung" des QRS-Komplexes, physiologisch bei normaler QRS-Breite.
- *QRS-Ausrichtung* (→ RS-Umschlag, d. h. Bereich, in dem R größer wird als S): Normal in V_3–V_4, in den Extremitätenableitungen lagetypabhängig.

▶ **Normabweichungen und ihre Bedeutung:** Tab. 3.5.

Tab. 3.5 • **QRS-Komplex – Normabweichungen und ihre Bedeutung.**

Normabweichung	Ausdruck von/Vorkommen bei:
verspäteter OUP	• *Erregungsverspätung*, häufig erstes Zeichen eines beginnenden Schenkelblockbildes
QRS-Knotung bei verlängerter QRS-Dauer bzw. Fokalblock (= Kerbung in max. 2 Ableitungen)	• *beginnender intraventrikulärer Erregungsleitungsstörung*
QRS-Amplitude ↓	
• in Ableitung I, II und III je ≤ 0,5 mV	• *peripherer Niedervoltage* (low voltage)
• in Ableitung I, II und III je ≤ 0,5 mV + zusätzlich in den Brustwandableitungen ≤ 0,6 mV	• *zentraler Niedervoltage*
QRS-Amplitude ↑	• erhöhtem Sympathikotonus • Asthenikern (physiologisch) • Hypertrophie bei vorliegender links- und rechtsventrikulärer Hypertrophie (pathologisch)

Tab. 3.5 • **Fortsetzung**

Normabweichung	Ausdruck von/Vorkommen bei:
wechselnde QRS-Amplitude (QRS-Alternans): QRS-Amplitude (Höhe der R-Zacke) wechselt bei erhaltener elektrischer Achse und Grundfrequenz von einer Aktion zur anderen	• *Perikarderguss* („swinging-heart-syndrome") • *orthodromen Reentry-Tachykardien bei Wolff-Parkinson-White (WPW)-Syndrom* (Herzfrequenz > 100/min) • *AV-Knoten-Tachykardien* (AVNRT; Herzfrequenz > 100/min)
in V_1 R > 0,7 mV und S < 0,3 mV; Steil- bis Rechtstyp; P dextroatriale; Repolarisationsstörungen *Sokolow-Lyon-Index:* $R_{V1} + S_{V5} > 1{,}05$ mV (selten erreicht!)	• *Rechtsherzhypertrophie*
hohes R in I, aVL, V_5, V_6, tiefes S in V_1–V_3; Linkstyp; Repolarisationsstörungen *Sokolow-Lyon-Index:* $R_{V5} + S_{V1} > 3{,}5$ mV	• *Linksherzhypertrophie*
QRS-Komplex-Dauer ≥ 120 ms	• *komplettem Schenkelblock*
• v. a. in V_1 QRS-Aufsplitterung (rSR, RsR, rR); in V_5, V_6 schlankes R • S in I, aVL, V_5, V_6 breit und plump • oberer Umschlagspunkt (OUP) in V_1 > 30 ms • ST-Senkung, T-Negativierung (v. a. in V_1, V_2)	• *Rechtsschenkelblock* (RSB; Abb. 3.4) (Rhythmus und Frequenz sind normal)
• ausgeprägte Kerbung bzw. M-förmige Aufsplitterung • OUP > 50 ms in V_4–V_6 • tiefes S in III, aVF, V_1–V_3, V_{r3} und V_{r4} • ST-Streckensenkung/-hebung, negatives T	• *Linksschenkelblock* (LSB; Abb. 3.4) (Rhythmus und Frequenz sind normal)
QRS-Komplex-Dauer ≥ 100 und < 120 ms	• *inkomplettem Schenkelblock*
• EKG-Kennzeichen wie bei komplettem RSB mit weniger ausgeprägten Erregungsrückbildungsstörungen	• *inkomplettem RSB*, häufige Normvariante!
• EKG-Kennzeichen wie bei komplettem LSB mit weniger ausgeprägten Erregungsrückbildungsstörungen	• *inkompletter LSB*
normale QRS-Dauer (< 100 ms), qR in I und aVL, rS in II, III und aVF, niedriges R in V1–V3, evtl. Q in V1–V3; Repolarisationsstörungen (ST-Strecke ↑/↓, T-Wellen-Veränderungen); überdrehter Linkstyp (DD z. B. Linkshypertrophie, Hinterwandinfarkt)	• *linksanteriorem Hemiblock (LAH);* kongenital, bei KHK
normale QRS-Dauer; rS in I und aVL; qR in II, III und aVF, OUP in aVF > 0,045 s; überdrehter Rechtstyp, Rechtstyp (evtl. Lagetypänderung; DD Rechtsherzbelastung!)	• *linksposteriorem Hemiblock (LPH)*
kombinierte EKG-Abweichungen aus LAH + RSB	• *bifaszikulärem Block* (bei normaler linkspost. Leitung nur selten höhergradige Blockierung)

Tab. 3.5 • **Fortsetzung**

Normabweichung	Ausdruck von/Vorkommen bei:
kombinierte EKG-Abweichungen aus LPH + RSB	• *bifaszikulärem Block* (schlechte Prognose)
kombinierte EKG-Abweichungen aus LPH + LSB	• *bifaszikulärem Block*
kombinierte EKG-Abweichungen aus bifaszikulärem Block + AV-Block (AV-Block I/II + LSB *oder* AV-Block I/II + RSB + LAH *oder* AV-Block I/II + RSB + LPH)	

ST-Strecke

- **Norm:** Isoelektrische Linie (Nulllinie). *J-Punkt:* Ende der S-Zacke (= „Knickpunkt" am Übergang zur ST-Strecke)!
- **Physiologische Normvarianten:**
  - Horizontale ST-Strecken-Senkung in den Extremitätenableitungen ≤ 1 mm (0,1 mV), in V_4–V_6 ≤ 5 mm (0,5 mV) unterhalb der PQ-Strecke (als Referenz).
  - Aszendierende ST-Strecken-Senkung bei Sinustachykardie bzw. unter Belastung.
  - ST-Streckenhebung mit erhöhtem Abgang der ST-Strecke aus dem J-Punkt v. a. bei jungen Patienten bzw. vegetativ bedingt. Bei jeder ST-Strecken-Hebung muss man an einen ST-Strecken-Hebungs-Infarkt (STEMI) denken!! *Tipp:* Wenn möglich, Vergleich zu Vor-EKGs! Genaue EKG-Analyse ist zwingend notwendig, keine „Blickdiagnose"!
- **Normabweichungen und ihre Bedeutung:** Tab. 3.6.

Tab. 3.6 • **ST-Strecke – Normabweichungen und ihre Bedeutung.**

Normabweichung	Vorkommen bei:
horizontale ST-Strecken-Senkung > 1 mm	• KHK • Belastung • unter Digitalis
deszendierende ST-Strecken-Senkung	• KHK • Hypertrophie • Blockbildern • K^+ ↓ • unter Digitalis
konvexbogige ST-Senkung	• Blockbildern • Hypertrophie
plateauförmige ST-Streckenhebung ausgehend vom absteigenden Schenkel von R	• Myokardinfarkt (ST-Strecken-Hebungsinfarkt = STEMI)
konkave ST-Streckenhebung ausgehend vom aufsteigenden Schenkel der S-Zacke	• Perikarditis (selten > 0,2 mV)
konvexe ST-Streckenhebung (T negativ; breite, tiefe Q-Zacken)	• Myokard-Aneurysma

T-Welle

- **Norm:** Entspricht der Repolarisation des rechten und linken Ventrikels, normal ist der Anstieg flacher als der Abfall (→ asymmetrisch).
- **Normvarianten:**
  - *Flach:* Physiologisch bei Untrainierten; unter Digitalismedikation.

- *Positiv:* Physiologisch in II, III, aVL, aVF und V_1–V_3 positiv.
- *Negativ:* Physiologisch in aVR, als präterminal negative T-Wellen in nur einer Ableitung, gelegentlich bei jungen Frauen, nach Hyperventilation, nach Tachykardien (Posttachykardie-Syndrom).
- *Präterminal negativ in nur einer Ableitung:* Physiologisch.

▶ **Normabweichungen:** Tab. 3.7.

Tab. 3.7 • **T-Welle – Normabweichungen und ihre Bedeutung.**

Normabweichung	Vorkommen bei:
gleichschenklig negative T-Wellen	*kardial:* • akuter Angina-pectoris-Anfall (Vergleich zum Vor-EKG!) • akuter Myokardinfarkt • akute Lungenembolie • Schenkelblock • Perikarditis • Myokarditis • hypertrophe obstruktive Kardiomyopathie • Mitralklappenprolaps • Wolff-Parkinson-White (WPW)-Syndrom *extrakardial:* • akute Pankreatitis • Hämodialyse • zerebrovaskulär (Hirndruck, Blutungen) • endokrin (Hypothyreose) • neuromuskulär (Friedreich-Ataxie), Kollagenosen
hoch positiv	
• asymmetrisch	• Vagotonie • Bradykardie
• symmetrisch	• Hyperkaliämie • als Erstickungs-T im initialen Herzinfarktstadium (nur selten bei akutem Infarkt zu sehen!) • Linksherzhypertrophie
diskordant (andere Ausrichtung als der QRS-Komplex)	• nach Myokarditis oder im Rahmen des Zwischenstadiums eines akuten Myokardinfarktes
flach	• Hypokaliämie • Myokarditis/Myokardschäden • Myokardbeteiligung bei Systemerkrankungen oder Speicherkrankheiten • Koronarinsuffizienz • orthostatische Dysregulation
terminal negativ	• Zwischenstadium des Myokardinfarktes (gleichschenkelig negativ) • Myokarditis • Perikarditis • Intoxikationen
präterminal negativ in > 1 Ableitung	• Linksherzhypertrophie • Koronarinsuffizienz • orthostatische Dysregulation

QT-Zeit

▶ **Norm:** Beinhaltet die Depolarisation und Repolarisation der Kammern, normal ist sie HF-abhängig → Frequenzkorrektur nötig (→ QT_c). Formel nach Bazett zur Frequenzkorrektur:

$$QT_c = \frac{QT - Zeit[ms]}{\sqrt{RR - Abstand}}$$

- QT_C-Normwert: 350–440 ms (Tab. 3.1).

▶ **Normabweichungen:** Tab. 3.8.

Tab. 3.8 • **QT-Zeit – Normabweichungen und ihre Bedeutung.**

Normabweichung	Vorkommen bei:
QT-Zeit ↑	*angeboren:* • Romano-Ward-Syndrom (ohne kongenitale Taubheit) • Jervell-Lange-Nielsen-Syndrom (mit kongenitaler Taubheit) *erworben:* • Medikamente: Antiarrhythmika der Klassen I und III, Phenylamin, tri- und tetrazyklische Antidepressiva, Phenothiazine, Antihistaminika, Antibiotika (strenge Überwachung der QT-Zeit bei Gabe von Antiarrhythmika und/oder Antibiotika!). ***Tipp:*** Bei jeder Einstellung mit Antiarrhythmika muss die QT-Zeit *täglich* bestimmt werden! Gefahr von Torsades-de-pointes-Tachykardien bei Verlängerung der QT-Zeit > 500 ms! • Elektrolytstörungen (Ca^{2+} ↓, K^+ ↓) • kardial: Myokarditis, Perikarditis, Linkshypertrophie, Schenkelblock • sonstiges: Erkrankungen des ZNS, Vagotonie, Hypothyreose
QT-Zeit ↓	• Ca^{2+} ↑ • Digitalis • Sympathikotonus (z. B. Fieber, Hyperthyreose)

U-Welle

▶ Fakultative Schwankung nach der T-Welle, am besten erkennbar in II, aVL, V_2–V_3 (gleiche Polarität wie T-Welle; häufig als TU-Verschmelzungswelle). Die genaue QT-Zeit-Bestimmung ist dann erschwert. Vorkommen bei QT-Syndromen, Vagotonie, Bradykardien, Hypokaliämie, Mitralklappenprolaps, Subarachnoidalblutung, Hirntumor.

▶ **Klinische Bedeutung:** Im Wesentlichen bei verlängerter QT-Zeit.

3.3 Telemetrie

H.-J. Trappe

▶ **Prinzip:** Kontinuierliche EKG-Registrierung mit drahtloser Übermittlung eines EKGs von Normalstation auf Überwachungs- oder Intensivstationen oder über größere Distanzen (bis zu 20 km) an ein Registriersystem. EKG-Veränderungen während Ruhe und/oder körperlicher Aktivitäten werden fortlaufend beobachtet.

▶ **Indikationen:**

- Supraventrikuläre/ventrikuläre Rhythmusstörungen.
- Überwachung nach interventionellen Eingriffen (z. B. Ballondilatation, Katheterablation).
- Spezielle Fragestellungen aus dem Bereich Notfall-, Katastrophen- und Raumfahrtmedizin.

- Überwachung eines Arrhythmiepatienten und Einleitung einer Antiarrhythmikatherapie (Beurteilung der QT-Zeit und Vermeidung von Proarrhythmien!).

▶ **Voraussetzungen:**

- Sorgfältige Platzierung der Elektroden und des Sendesystems,
- Überprüfung des abgeleiteten EKGs (möglichst großer QRS-Komplex, Amplitude der T-Welle möglichst klein (bei Artefakten Elektroden und Kabel überprüfen).
- Geschultes pflegerisches und ärztliches Personal zur EKG-Analyse.
- Sofortige und kontinuierliche Auswertung übertragener Signale.
- Schnelle Kommunikationsmöglichkeit zwischen Sende- und Registriereinheit.
- Gute Organisation bei Auftreten schwer wiegender pathologischer Befunde (Asystolie, Kammerflimmern) → Reanimationsteam.
- Wichtig: Sorgfältige Analyse der registrierten Elektrokardiogramme!

▶ **Material:**

- EKG-Elektroden mit Kabelverbindungen und transportablem Sender.
- Batterien für Sendeeinheit.
- Stationärer Empfänger.
- Oszilloskop (Monitor) zur EKG-Aufzeichnung.
- Registriereinheit zur Dokumentation wichtiger Episoden.

Tipp: Jedes angebrachte Telemetrie-EKG muss hinsichtlich seiner Qualität überprüft werden! Bei Artefakten: andere EKG-Positionen. *Wichtig:* Festlegen und Überprüfen der Alarmgrenzen (in der Regel < 50/min und > 100/min). Akustischer Alarm darf am Registriersystem nicht ausgestellt werden!! Sonst ist eine Telemetrie-Überwachung sinnlos!

▶ **Durchführung:**

- *Vorbereitungen zur Elektrodenplatzierung* (am besten über knöchernen Strukturen): Haare entfernen, Haut mit Alkohol reinigen.
- *Anlegen der Elektroden* (Abb. 3.5; mit Pflaster gut befestigen!):
  - Rotes Kabel → rechte Schulter (Arm).
  - Gelbes Kabel → linke Schulter (Arm).
  - Grünes Kabel → linke untere Thoraxhälfte.

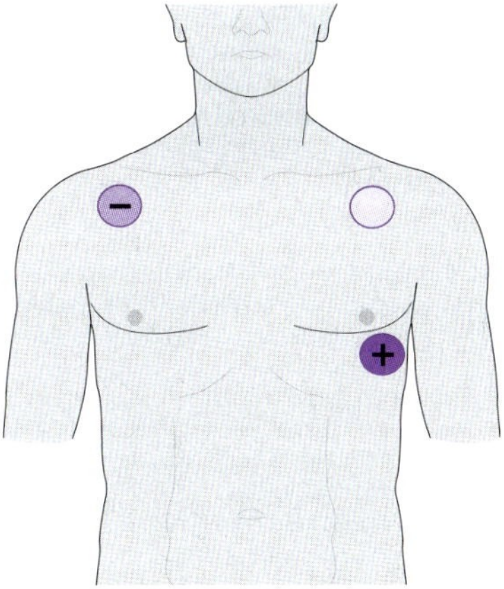

Abb. 3.5 • Elektrodenpositionierung zur Telemetrie.

▶ **Probleme:**

- Bei Einkanal-EKG-Übertragung häufig nur mäßige EKG-Qualität, Ausfall der Übertragung bei erschöpften Batterien.
- Fehlinterpretationen bei artefaktreichen EKGs.

- Keine/schlechte EKG-Aufzeichnung bei mangelnder Fixation von EKG-Elektroden, Kabelsystem und Sendeeinheit.
- Mangelnde Organisation im Ablauf bei Auftreten schwerwiegender EKG-Veränderungen.
- Nur visuelle Beobachtung und Beurteilung des Empfängeroszilloskopes.
- Mangelnde Aufmerksamkeit des Untersucherteams.
- Ungenügende EKG-Kenntnisse bei ärztlichem und nicht-ärztlichem Personal (Was man nicht kennt, erkennt man nicht!).

3.4 Arterielle Kanülierung

O. Zuzan

Grundlagen

- **Indikationen:**
  - *Kontinuierliche invasive Blutdruckmessung* (hämodynamisch instabile Patienten, größere operative Eingriffe mit Volumenverschiebungen, Risikopatienten, Schock).
  - Anlage eines *PiCCO-Katheters* für erweitertes hämodynamisches Monitoring – PiCCO-Monitoring (S. 65).
  - Gewinnung *arterieller Blutproben* für Blutgasanalysen.
- **Kontraindikationen:**
  - Infektion/Wunde im Bereich der Punktionsstelle.
  - Erhöhte Blutungsneigung (relative Kontraindikation!).
- **Risikofaktoren:** pAVK, endogene oder medikamentöse Vasokonstriktion, arterielle Embolien.
- **Geeignete Punktionsstellen und Bewertung:**
  - A. radialis: Guter Kollateralkreislauf.
  - A. femoralis: Höheres Infektionsrisiko.
  - A. dorsalis pedis (Rarität): Überhöhung der systolischen Werte, *Cave:* Diabetiker!
  - A. brachialis: Schlechtere Kollateralisierung, deshalb nur, wenn kein anderes Gefäß punktiert werden kann.
  - A. axillaris: Alternative zur A.-femoralis-Punktion bei der Anlage eines PiCCO-Katheters – PiCCO-Monitoring (S. 65).
- **Liegedauer:** Es gibt kein zeitliches Limit; Katheter erst wechseln bei Infektionszeichen, Anhalt für distale Ischämie oder Funktionsverlust (nicht mehr rückläufig, kein Drucksignal).

Allgemeines Vorgehen, Seldinger-Technik

- Information und Aufklärung des wachen Patienten.
- Hautdesinfektion, sterile Handschuhe, steriles Abdecken mit Lochtuch.
- Bei wachen Patienten ausreichend Lokalanästhesie (z. B. 2 ml Lidocain 2 %) durch Hautquaddel.

Beachte: Zu große Lokalanästhesie-Depots schaffen unübersichtliche Verhältnisse!

- Spezielles Vorgehen bei den einzelnen Gefäßen s. u.
- **Hinweise für korrekte intravasale Lage:**
  - Pulsierender Blutfluss.
  - Kein Widerstand beim Vorschieben des Seldinger-Drahtes durch die Kanüle (mit dem weichen Ende voran).
- Kanüle über Seldinger-Draht zurückziehen und entfernen.
- Katheter auf Seldinger-Draht auffädeln.
- Den Katheter erst einführen, wenn das äußere Ende des Seldinger-Drahtes während des Kathetervorschubes sicher zu fassen ist.
- Sorgfältige Fixierung, ggf. annähen.

Wichtig: Deutliche Kennzeichnung als **arterieller** Zugang mithilfe eines Aufklebers!

A. radialis

- Vor dem Eingriff Blutdruck an beiden Armen messen.
  - Bei signifikanter Druckdifferenz den Arm mit dem höheren Blutdruckwert bevorzugen, sonst den *nichtdominanten Arm* (bei Rechtshändern also den linken).
  - Einseitig erniedrigter Blutdruck ist bei AVK-Patienten nicht selten, i. d. R. aber poststenotisch und somit falsch-niedrig.
- Supinierte Hand überstrecken und durch Unterlegen von Zellstoff fixieren (z. B. mit Klebeband).
- A. radialis in ihrem Verlauf mit der Spitze des Zeige- und Mittelfingers der nicht punktierenden Hand proximal des Radiusköpfchens palpieren (Abb. 3.6).

Beachte: Möglichst weit distal punktieren, um bei einem Fehlversuch nochmals weiter proximal punktieren zu können!

- Kanüle (20 G) in einer gedachten Verlängerung der A. radialis nahe dem Lig. carpale in einem Winkel von 30–40° langsam auf die Arterie vorschieben.
- Sobald arterielles Blut zurückfließt (pulsatiler Fluss), sofort Kanüle senken (Einstichwinkel verkleinern). Weiteres Vorschieben der Nadel ist nicht erforderlich.
- Weiteres Vorgehen in Seldinger-Technik (S. 40).

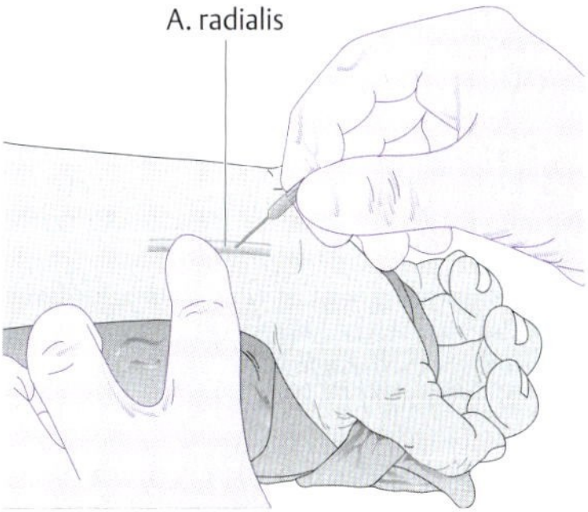

Abb. 3.6 • Punktion der A. radialis (aus Hahn J.-M., Checkliste Innere Medizin, Thieme 2010).

A. femoralis

- Bein in der Hüfte strecken, Oberschenkel leicht abduzieren und außenrotieren, ggf. Rasur.

Tipp: Rechtshänder tun sich leichter, wenn sie bei der Punktion an der rechten Seite des Patienten stehen.

- A. femoralis mit Zeige- und Mittelfinger der nicht punktierenden Hand unterhalb des Lig. inguinale in ihrem Verlauf palpieren (*IVAN* = *I*nnen, *V*ene, *A*rterie, *N*erv).
- Ultraschallgesteuerte Punktion erhöht die Erfolgsrate und vermeidet Fehlpunktionen.
- Kanüle (20 G, 18 G) im 45°-Winkel von distal aus auf die A. femoralis vorschieben.
- Die A. femoralis liegt meist in 3–5 cm Tiefe.
- Weiteres Vorgehen in Seldinger-Technik (S. 40).

Hinweis: Bei Punktionsversuchen oberhalb/proximal des Leistenbandes kann es zu einem retroperitonealen Hämatom kommen. *Diagnose:* Abfall der Hämoglobinkonzentration, Hypotonie/Schock, abdominelle Schmerzen im korrespondierenden Quadranten oder in der Flanke.

- Wenn sehr großlumige Katheter eingeführt werden (z. B. für extrakorporale Verfahren), sollte man sich vorher mittels Ultraschall Klarheit über die Position der A. femoralis communis, A. profunda femoris und A. femoralis superficialis verschaffen und idealerweise ultraschallgesteuert punktieren.

A. brachialis

Achtung: Endarterie, keine Kollateralisierung! Nur indiziert, wenn die Punktion anderer Arterien nicht möglich ist!

- Nichtdominanten Arm bevorzugen, Arm abduzieren und leicht überstrecken.
- A. brachialis in ihrem Verlauf mit Zeige- und Mittelfinger der nicht punktierenden Hand in der Ellenbeuge palpieren.
- Kanüle in spitzem Winkel auf die A. brachialis zuführen.
- Sobald arterielles Blut zurückfließt, Seldinger-Draht einführen (bei korrekter intravasaler Lage leicht und widerstandslos möglich).
- Weiteres Vorgehen in Seldinger-Technik (S. 40).

Komplikationen

- **Blutung:** Bildet sich während der Punktion an der Eintrittsstelle ein Hämatom, Kanüle sofort entfernen und Punktionsstelle mit sterilem Tupfer komprimieren. Nach einigen Minuten erneuter Versuch proximal oder andere Arterie wählen.
- **Thrombose:** Die Inzidenz steigt mit Liegezeit, Katheterlumen, fehlender kontinuierlicher Spülung. *Maßnahmen:* Katheter unter Aspiration entfernen, Vollheparinisierung, engmaschige Überwachung auf Ischämiezeichen; bei Ischämie evtl. Thrombolyse oder chirurgische Intervention erwägen.
- **Arterieller Verschluss** mit ischämischen Nekrosen → siehe Thrombose.
- **Infektion.**
- **Verletzung** benachbarter Strukturen (Nerven, Venen).
- **Aneurysma** (insbesondere bei Punktion der A. femoralis mit großlumigen arteriellen Schleusen wie z. B. nach Herzkatheter).
- **Diskonnektion:** *Cave:* Erhebliche Blutverluste durch unbemerkte Diskonnektion eines arteriellen Katheters möglich!
- **Intraluminaler Verlust** von Katheterfragmenten oder Führungsdraht: Dringliches gefäßchirurgisches Konsil, ggf. operative Entfernung.
- **Zerebrale Luftembolie:**
  - Durch Spülung mit hohem Volumen und Druck können Luftblasen retrograd in den Aortenbogen gelangen.
  - Bei Vorhof- oder Ventrikelseptumdefekt können Luftblasen eine paradoxe arterielle Embolie verursachen (*Cave:* Nicht diagnostiziertes offenes Foramen ovale).

! *Versehentliche intraarterielle Injektion:*

- *Klinik:* Abblassen der Extremität, kein Pulsoxymetersignal, Schmerzen, Parästhesien.
- *Vorgehen:*
  - Kanüle/Katheter zunächst belassen.
  - Intraarterielle Lidocain- und/oder Kortisongabe erwägen (Lidocain → lokalanästhetischer Effekt distal des Injektionsortes).
  - Ausschaltung der sympathischen Innervation durch Plexusblockade (Plexus brachialis bei A. radialis) erwägen.
  - Sofortige Kontaktaufnahme mit Gefäßchirurgie (konsiliarische Mitbetreuung, Dopplersonografie, ggf. weitere Maßnahmen).

3.5 Arterielle Blutdruckmessung

O. Zuzan

Grundlagen

- **Definitionen, altersabhängige Normwerte:**
  - *Systolischer arterieller Druck (SAP):* 100–150 mmHg.
  - *Diastolischer arterieller Druck (DAP):* 60–90 mmHg.
  - *Arterieller Mitteldruck (MAP):* Produkt aus Herzzeitvolumen (Cardiac output, CO) und systemischem Gefäßwiderstand (SVR): MAP = CO × SVR. Normwerte: 80–100 mmHg (näherungsweise: DAP + [SAP – DAP] ÷ 3). Der MAP ist maßgeblich für die Organperfusion verantwortlich.

  Hinweis: Der systolische Druck steigt zur Peripherie hin an (systolische Druckdifferenz zwischen Aorta und A. dorsalis pedis ≈ 15–20 mmHg), der MAP bleibt aber unverändert (Abb. 3.7).

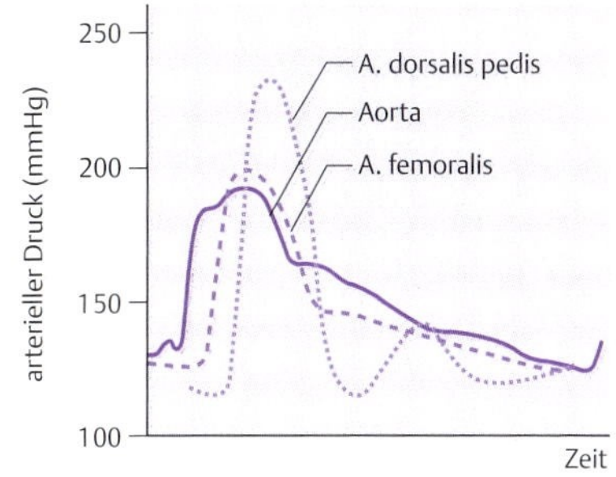

Abb. 3.7 • Arterielle Druckkurven in Abhängigkeit von der Entfernung vom Herzen.

Nichtinvasive Blutdruckmessung

- **Methoden:**
  - *Messmethode nach Riva-Rocci (RR):* mit Oberarmmanschette und Finger am A.-radialis-Puls. Nur Messung des SAP möglich durch langsames Ablassen der Oberarmmanschette.
  - *Messmethode nach Korotkow* mit Arm-Manschette (2/3 des Oberarmes oder Oberschenkels müssen durch die Luftkammer bedeckt sein). Auskultation über A. brachialis. Beginn der Korotkow-Töne = systolischer Blutdruck, Verschwinden der Töne = diastolischer Wert).
  - *Automatische oszillometrische Blutdruckmessung:* Elektronische Auskultation und oszillometrische Registrierung des systolischen und diastolischen Blutdruckwertes in vorwählbaren Zeitabständen über eine sich automatisch aufblasende Oberarm- bzw. Oberschenkelmanschette.
- **Nachteil:** Keine „Beat To Beat"-Messung → kontinuierliche Überwachung des Blutdrucks nicht möglich.
- **Fehlerquellen:**
  - Manschette zu klein → falsch hohe Werte.
  - Schlecht hörbare Korotkow-Töne → RR falsch niedrig (v. a. bei Hypotension und ausgeprägter Herzinsuffizienz).
  - Auskultation bzw. oszillometrische Messung nicht über der Arterie → RR falsch niedrig.
  - Messung an hängender Extremität → RR falsch hoch.

Invasive arterielle Blutdruckmessung

- **Vorteile:**
  - Kontinuierliche „Online"-Messung, hilfreich bei instabiler Hämodynamik.
  - Zusätzliche Informationen durch Analyse der Kurvenform (z. B. beatmungssynchrone Veränderungen), schwankende Kurve als Zeichen für Volumenmangel.
  - Arterielle Blutproben für Blutgasanalysen jederzeit verfügbar.
- **Indikationen:**
  - Risikopatienten, die einer kontinuierlichen arteriellen Blutdrucküberwachung bedürfen.
  - Stark schwankende Blutdruckwerte.
  - Katecholamintherapie.
  - Schockzustände mit nicht invasiv nur unzureichend messbaren Blutdruckwerten.
- **Messprinzip** (Abb. 3.8):
  - Ein arterieller Katheter ist über ein luftleeres, mit isotoner Kochsalzlösung gefülltes dünnlumiges Schlauchsystem mit einem Druckwandler verbunden. Im Druckaufnehmer werden die ankommenden Druckwellen über eine Membran in elektrische Impulse umgewandelt und über einen Verstärker als Kurve auf dem Monitor abgebildet.

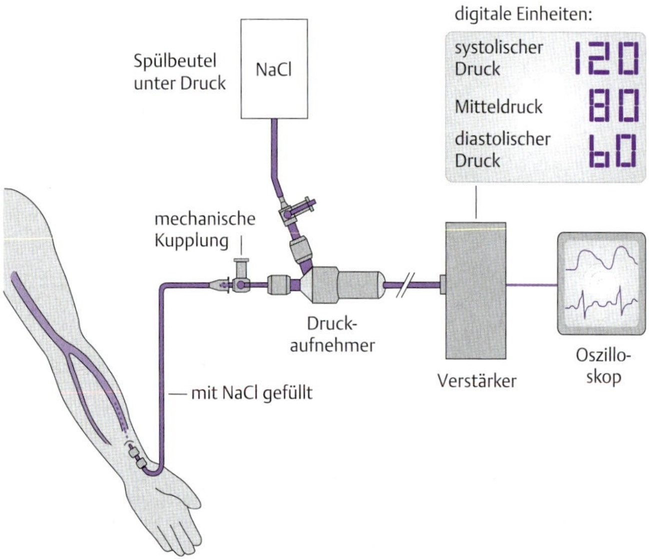

Abb. 3.8 • Invasive arterielle Blutdruckmessung: Druckaufnehmer, Spülung, Monitor.

Beachte: Auf luftleeres Schlauchsystem achten! (Gefahr der Luftembolie beim Spülen, der Signaldämpfung sowie der Verfälschung von Blutgasen).

- Der Druckaufnehmer ist zum Offenhalten des Systems mit einem unter Druck (300 mmHg) stehenden, mit isotoner Kochsalzlösung gefüllten Spülsystem verbunden.
- *Eichung, Nullabgleich:*
  - Prinzip: Vor der Messung muss der Druckaufnehmer auf Höhe des rechten Vorhofs (⅗ des sagittalen anterior-posterioren Thoraxdurchmessers) geeicht

(= Nullabgleich) und der Verstärker auf den zu messenden Bereich (z. B. bis 200 mmHg) kalibriert werden. Bei Patienten mit erhöhtem intrakraniellem Druck erfolgt der Nullabgleich auf Höhe des Kopfes (äußerer Gehörgang), um den zerebralen Perfusionsdruck bei der erforderlichen Oberkörperhochlagerung abschätzen zu können: Zerebraler Perfusionsdruck = MAP – ICP; ICP: intrazerebraler Druck).
  - Vorgehen: Zum Nullabgleich Dreiwegehahn am Druckwandler öffnen, um eine offene Verbindung zwischen Druckwandler und Raumluft zu schaffen.
  - Nullabgleich notwendig nach jedem Neuanschluss, Systemwechsel, Wechsel des Monitors oder wenn die gemessenen Werte nicht plausibel sind bzw. deutlich von den nichtinvasiv gemessenen Werten abweichen.
- Systolischer und diastolischer Druck werden gemessen, der arterielle Mitteldruck (MAP) wird aus der Kurvenfläche berechnet → Formel (S. 43).

▶ **Blutentnahmen aus dem System:** Für BGA und alle anderen Laborwerte gut geeignet, danach System wieder freispülen (über angeschlossenes Spülsystem).

▶ **Fehlerquellen:**
- *Fehlerhafter Nullabgleich* → zu niedrige/hohe Werte bei Eichung unter/über Vorhofniveau.
- *Anliegen des arteriellen Katheters, Luftblasen* → gedämpfte Kurve mit zu niedrigen systolischen und zu hohen diastolischen Werten (Abb. 3.9); *Maßnahmen:* Spülen, ggf. Lage des Katheters ändern.
- *Überlänge der Zuleitung (> 100 cm)* → „Schleuderzacken" mit zu hohen systolischen Werten (Abb. 3.9); *Maßnahmen:* Verbindung zwischen Katheter und Druckwandler kürzen (wenn möglich). Bei nicht plausiblen Werten (z. B. sehr hohem SAP) mit nicht invasiver Messung kontrollieren.

Beachte: Therapie des arteriellen Druckes auf Intensivstation richtet sich nach MAP und nicht nach SAP.

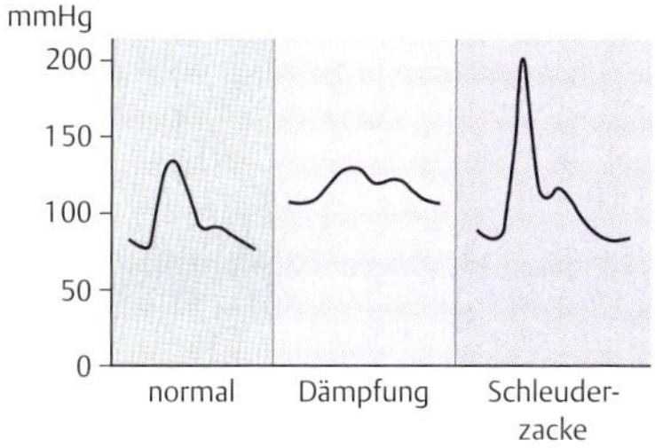

Abb. 3.9 • Fehlerquellen bei invasiver arterieller Blutdruckmessung

3.6 Zentralvenöser Katheter (ZVK), zentraler Venendruck (ZVD)

O. Zuzan

Grundlagen

▶ **Indikationen:**
- Infusion hyperosmolarer Lösungen (z. B. hochprozentige Glukose bei parenteraler Ernährung), vasoaktiver Medikamente (Katecholamine) oder anderer venenreizender Substanzen (z. B. Chemotherapie).
- Notwendigkeit eines venösen Zugangs, wenn periphere Venenpunktionen nicht oder nur unzureichend möglich sind.
- Messung des zentralen Venendrucks (S. 52).

- **Kontraindikationen:**
  - *Schwere Gerinnungsstörungen:*
    - Wenn ZVK unbedingt erforderlich, wegen besserer Kompressionsmöglichkeit Armvene oder V. jugularis externa bevorzugen.
    - Grenzwerte („50–50–50"): PTT < 50 s, Quick > 50 %, Thrombozyten > 50 000/µl.
  - Infektion im Bereich der Punktionsstelle.
  - *KI für V.-subclavia-Punktion:* Vorausgegangener Punktionsversuch der Gegenseite ohne sicheren Ausschluss eines Pneumothorax, ausgeprägtes Lungenemphysem, liegendes Portsystem, Herzschrittmacher (kontralaterale Punktion ist möglich).
  - *KI für V.-jugularis-interna-Punktion:* Vorausgegangener Punktionsversuch der Gegenseite mit akzidenteller Punktion der A. carotis und relevanter Hämatombildung (= sicht- oder tastbares Hämatom), liegender ventrikuloperitonealer Shunt (Punktion auf der Gegenseite ist möglich).

  Hinweis: Eine bekannte kontralaterale Karotisstenose ist keine KI!
- **Liegedauer:**
  - Bereits bei der Anlage eines ZVK über dessen Entfernung nachdenken!
  - Die Indikation für einen liegenden ZVK muss täglich überprüft werden.
  - Kein Katheterwechsel nach fixen Intervallen.
- **Katheterinfektion** (S. 61).
- **Antimikrobiell beschichtete Katheter:** Versuch der Reduktion katheterassoziierter Infektionen durch antimikrobielle Beschichtung.
  - Zwei Typen: *Antibiotisch* (Cefazolin, Teicoplanin, Vancomycin oder Minociclin/Rifampicin) oder *aseptisch beschichtet* (Silber, Benzalkoniumchlorid, Chlorhexidin/Silbersulfadiazin).

  Cave: Gefahr der Resistenzentwicklung und allergischer Reaktionen !
  - Indikation zum Einsatz antimikrobiell beschichteter Katheter zurückhaltend stellen, da die *Studienlage nicht eindeutig* ist. Empfehlung der CDC (Centers for Disease Control and Prevention, 2011): Verwendung antimikrobiell oder antiseptisch beschichteter Katheter nur bei erwarteter Liegedauer > 5 Tage, wenn trotz konsequenter Umsetzung der Präventionsmaßnahmen die Inzidenz katheterassoziierter Blutstrominfektionen zu hoch ist (z. B. > 3,3 Fälle/1000 ZVK-Tage) bzw. bei Hochrisikopatienten (z. B. mit Neutropenie).
- **Punktionsstellen:** Tab. 3.9.

Tab. 3.9 • **Mögliche Punktionsorte für die ZVK-Anlage im Vergleich.**

Gefäß	Vorteile	Nachteile/Komplikationen
V. basilica, cephalica	• kein Pneumothoraxrisiko • Blutungsgefahr minimal	• zentrale Platzierung häufig schwierig • keine großlumigen Katheter • Thrombophlebitisrisiko
V. jugularis externa	• Gefäß sichtbar • geringes Risiko für arterielle Punktion und Pneumothorax	• zentrale Platzierung häufig schwierig
V. jugularis interna	• meist sicher zu punktieren • sichere zentrale Platzierung • Pneumothoraxrisiko gering • sonografische Kontrolle erleichtert die Punktion • Blutung komprimierbar	• Punktion der A. carotis mit Gefahr der Fistelbildung • Nervenschaden bei narkotisierten Patienten • von wachen Pat. schlechter toleriert als V.-subclavia-Punktion
V. subclavia	• auch im Schock gut zu punktieren, da knöcherne Leitstruktur • hohe Erfolgsquote für zentrale Platzierung	• Pneumothorax (am häufigsten bei supraklavikulärem Zugang) • arterielle Punktion • Hämatothorax (*Cave:* Gerinnungsstörungen) • Blutung nicht komprimierbar

Tab. 3.9 • **Fortsetzung**

Gefäß	Vorteile	Nachteile/Komplikationen
V. femoralis	• kein Pneumothoraxrisiko • auch im Schock meist gut zu punktieren • Blutung komprimierbar	• Thromboserisiko relativ hoch • Infektionsrisiko erhöht • Fehlpunktion der A. femoralis mit Aneurysma- bzw. AV-Fistelbildung • zuverlässige ZVD-Messung nicht möglich • nur als Ultima Ratio, wenn andere Punktionsstellen nicht möglich sind

Allgemeines Vorgehen

- **Wache Patienten ausführlich aufklären** (auch während der Punktion mit dem Patienten reden und das Vorgehen erklären).
- **Lagerung des Patienten:** Bevorzugt Trendelenburg-Lagerung mit um 15–25° gesenktem Oberkörper (bessere Venenfüllung, Prophylaxe von Luftembolien).
- **Infusion:** Dehydrierte Patienten sollten – wenn möglich – vor der Punktion 500–1000 ml einer kristalloiden Lösung i. v. erhalten.
- **EKG-Überwachung:** Dringend empfohlen, da der Seldinger-Draht häufig VES auslöst. Erforderlich für intrakardiale EKG-Ableitung zur Lagekontrolle (s. u.).
- **Infektionsprophylaxe:** Gründliche Hautdesinfektion (Alkohol mit > 0,5 % Chlorhexidin), Haube, Mundschutz, Händedesinfektion, steriler Kittel und Handschuhe, Umgebung der Punktionsstelle großzügig mit Tüchern oder Lochtuch (mind. 100 × 150 cm) steril abdecken, damit eine Kontamination von Seldinger-Draht oder Katheter ausgeschlossen ist.
- **Lokalanästhesie** (bei wachen Patienten): 5 ml 1 %iges Lidocain, evtl. Sedierung mit 2–5 mg Midazolam i. v.
- **Punktion des Gefäßes** (gefäßspezifische Details s. u.), Seldinger-Draht einführen, Katheter vorschieben und sorgfältig fixieren (i. d. R. Annaht).

Beachte: Vor Verwendung des ZVK ist eine Lagekontrolle obligat!

- **Lagekontrolle:**
  - *Intraatriale (intrakardiale) EKG-Ableitung über Seldinger-Draht:*
    - Vor dem sterilen Abdecken wird zwischen der rechten oberen EKG-Elektrode und dem roten EKG-Kabel ein Adapter angeschlossen (z. B. Deltalong Switchbox, Fa. Pajunk).

    Hinweis: Bei 5-Kanal-EKG-Ableitung müssen das weiße und das grüne EKG-Kabel diskonnektiert werden, da sonst moderne EKG-Monitore keine Nulllinie, sondern automatisch eine andere Ableitung anzeigen.

    - Nach Platzierung des ZVK den Seldinger-Draht bis zu einer vorgegebenen Markierung auf dem Draht zurückziehen (→ gebogenes Ende des Seldinger-Drahtes befindet sich am distalen ZVK-Ende). Verbindung des Seldinger-Drahtes mit dem Adapter über ein steriles Einmalkabel. Liegt die Katheterspitze im Bereich des Vorhofs, werden *spitze, zeltförmige P-Wellen* abgeleitet (Abb. 3.10). Dann den Katheter anhand der äußeren ZVK-Markierung zurückziehen (z. B. bei V. jugularis interna rechts: ab Hautniveau ca. 14–16 cm (Männer), 13–15 cm (Frauen).
  - *Intrakardiale EKG-Ableitung mit hochprozentiger (10 %) NaCl-Lösung:* Katheter bewusst intraatrial platzieren, Konnektion des Katheters an den Adapter, Applikation der NaCl-Lösung über das distale Lumen, Zurückziehen des ZVK bis zum Auftreten von hohen, zeltförmigen P-Wellen (Abb. 3.10), dann weiteres Zurückziehen bis sich die P-Wellen normalisieren.

  Hinweis: Lagekontrolle mittels EKG-Ableitung ist nur bei Sinusrhythmus möglich; allerdings lässt sich damit eine arterielle Fehllage nicht ausschließen.

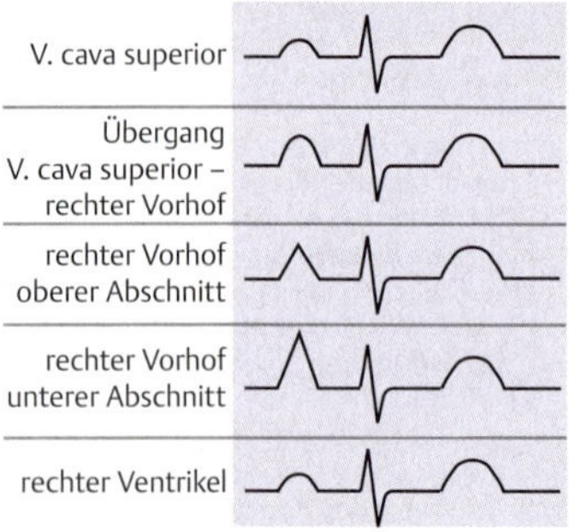

Abb. 3.10 • Intrakardiale EKG-Ableitung.

- *Röntgen-Thorax:* Katheterspitze soll sich in Höhe der Karina auf die V. cava superior projizieren. Auf Pneumothorax achten (*Cave:* Ggf. erst nach Latenz von mehreren Stunden erkennbar! Bei Liegendaufnahmen ventral zu erwarten!). Nach Subclavia-Punktion immer in Exspirationsstellung röntgen.

Achtung: Auch bei Gefäßperforation mit extravasaler Lage kann sich die Katheterspitze im Röntgenbild auf die V. cava superior projizieren!

- **Verband:** Nach erfolgreicher Katheteranlage die Punktionsstelle unter aseptischen Bedingungen säubern und verbinden (ideal: *durchsichtiger, semipermeabler Folien-Verband* → tägliche Kontrolle der Einstichstelle möglich; bei anhaltender Blutung Tupfer verwenden und spätestens nach 24 h wechseln).
- **ZVD-Messung** (S. 52)**:**
  - Anschluss des Katheters an Messvorrichtung und Infusionslösung (NaCl 0,9 %).
  - Messvorrichtung ausrichten (z. B. Thoraxlineal, rechter Vorhof = 0 cm, entspricht ⅗ des Abstandes von der Wirbelsäule zum Sternum beim liegenden Patienten, Abb. 3.14).
  - Dreiwegehahn zum Patienten öffnen und Höhe des atemabhängigen ZVD in cm Wassersäule ablesen.

V. cephalica, V. basilica

- Vorteile, Nachteile, spezielle Indikationen: Tab. 3.9.
- Lagerung: Arm überstrecken und außenrotieren.
- Vene mit Stauschlauch oder Manschette stauen und unter Sicht punktieren.

Hinweis: V. basilica bevorzugen (V. cephalica ist auch möglich, aber aufgrund eines ungünstigeren Winkels bei der Einmündung in die V. subclavia schwieriger). Lässt sich der Katheter nicht über die V. axillaris hinaus vorschieben: Arm abduzieren und erneut versuchen.

- Dort punktieren, wo die Vene gut tastbar ist (Blindpunktion ist kaum erfolgreich).

V. jugularis externa

- Vorteile, Nachteile, spezielle Indikationen: Tab. 3.9.
- **Punktionsort:** Posterolateral des M. sternocleidomastoideus (Abb. 3.11).
- **Lagerung:** Oberkörpertieflage, der Kopf ist überstreckt und leicht zur Gegenseite gedreht; der Zeigefinger der nicht punktierenden Hand staut und fixiert die Vene durch leichten Druck proximal der Einstichstelle.

Hinweis: Die Vene ist im Unterhautfettgewebe schlecht fixiert und weicht aus, wenn man die Nadel zu langsam vorschiebt. Daher beherzt zustechen (flacher Winkel)!

V. jugularis interna

- Rechte Seite bevorzugen, da sie dort annähernd gerade in die V. cava superior einmündet.
- Topografie: Abb. 3.11.
- Vorteile, Nachteile: Tab. 3.9.
- **Anteriorer Zugang:**
  - *Lagerung:* kleines Kissen unter die Schultern legen, Kopf gerade und rekliniert (→ Patient blickt geradeaus).
  - In Höhe des Krikoids die A. carotis im Verlauf mit den Fingerkuppen des Mittel- und Zeigefingers der linken Hand palpieren ohne das Gefäß zu verschieben.
  - Bei wachen Patienten *Lokalanästhesie* der geplanten Einstichstelle (nur ca. 2–4 ml Lidocain 1 % zur besseren Übersichtlichkeit!).
  - *Punktionsort, -richtung:* Mit Punktionsnadel und aufgesetzter steriler Spritze in Höhe des Krikoids unmittelbar lateral und parallel zum Verlauf der A. carotis, am medialen Rand des M. sternocleidomastoideus einstechen und langsam und unter ständiger Aspiration in einem Winkel von 30° zur Haut parallel zur Wirbelsäule vorschieben.

Tipp zum praktischen Vorgehen bei anteriorer Punktion:

- Häufig findet sich die Vene (dicht an der A. carotis) bereits in 1–2 cm Tiefe und wird bei schnellem Kanülenvorschub unbemerkt durchstochen; deshalb in 3–4 cm Tiefe stoppen und Kanüle langsam unter Aspiration zurückziehen.
- Ist die Punktion nicht gelungen, Nadel zurückziehen und erneut über die gleiche Punktionsstelle nach eindeutiger Palpation der A. carotis max. 5 mm parallel zum Karotispuls mit veränderter Stichrichtung punktieren.
- *Häufigster Anfängerfehler:* Punktionsversuch zu weit lateral von der A. carotis.
- Um eine arterielle Punktion zu vermeiden, Punktion immer nur *parallel zum Karotispuls* bei überstrecktem und gerade gelagertem Kopf!

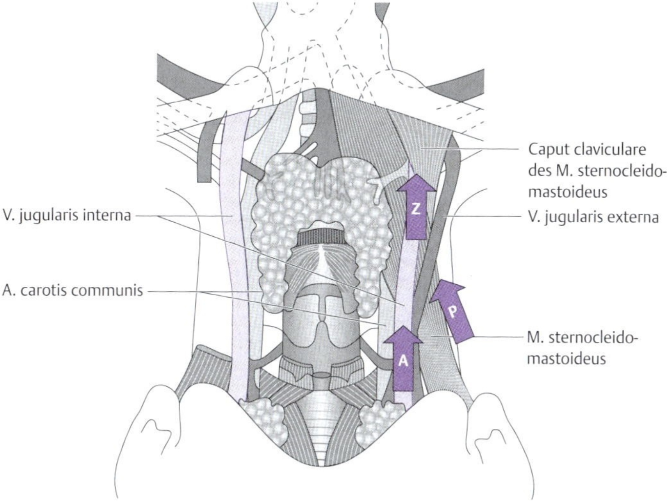

Abb. 3.11 • Punktion der V. jugularis (nach Hahn J.-M., Checkliste Innere Medizin, Thieme 2010).

- **Posteriorer Zugang:**
  - *Lagerung:* kleines Kissen unter die Schultern legen, Kopf reklinieren und etwas zur Gegenseite drehen.
  - A. carotis in Höhe des Schildknorpels palpieren.
  - Bei wachen Patienten *Lokalanästhesie der Einstichstelle* (S. 47).
  - *Punktionsstelle:* Kanüle mit aufgesetzter steriler Spritze etwa 1 cm posterior der Kreuzung von V. jugularis externa und M. sternocleidomastoideus einstechen.
  - *Punktionsrichtung:* Sternoklavikulargelenk, 30°-Winkel zur Hautoberfläche.
  - Unter ständiger Aspiration erreicht man nach 3–5 cm die V. jugularis interna. Weiteres Vorgehen s. o.
- **Zentraler Zugang:**
  - *Lagerung:* kleines Kissen unter die Schultern legen, Kopf reklinieren.
  - Palpation und Identifikation der beiden Schenkel des M. sternocleidomastoideus.
  - Palpation der A. carotis in dem von beiden Schenkeln gebildeten Dreieck.
  - Bei wachen Patienten *Lokalanästhesie* von Einstichstelle und Subkutangewebe.
  - *Punktionsstelle, -richtung:* Kanüle mit aufgesetzter Spritze an der Spitze des von beiden Mm. sternocleidomastoidei gebildeten Dreiecks einstechen (Winkel zur Haut ca. 30°), Stichrichtung parallel zur Wirbelsäule. Wird die Vene verfehlt, die Kanüle unter Aspiration langsam zurückziehen und mit leicht veränderter Stichrichtung nach lateral oder medial (***Cave:*** Gefahr der Karotispunktion ↑) erneut vorschieben.
- **Ultraschallgesteuerte Punktion:**
  - *Lagerung:* Kopf des Patienten in Neutralstellung oder leicht nach links gedreht und leicht rekliniert.
  - Ultraschallgerät mit hochauflösendem (5–10 mHz) Linearschallkopf in Betrieb nehmen.
  - Übliche Vorbereitungen (Haube und Mundschutz, Handdesinfektion, steriler Kittel und Handschuhe, Hautdesinfektion, großflächiges Abdecken mit sterilen Tüchern bzw. Lochtuch, Vorbereiten des Kathetersets auf steriler Arbeitsfläche).
  - Sterilen Schutzüberzug zur Hand nehmen, durch Hilfsperson etwa 10 ml steriles Kontaktmittel eintropfen lassen, dann Schutzüberzug über Schallkopf und Kabel stülpen, ohne die eigenen Handschuhe unsteril zu machen.
  - Steriles Kontaktmittel auf die gründlich desinfizierte Haut des Patienten aufbringen.

> ✓ ***Ausrichtung des Schallkopfes bei ultraschallgesteuerter Punktion:***
> Um denSchallkopf richtig auszurichten, Finger an einem Ende aufsetzen und bewegen: Bewegung am rechten Ende des Schallkopfs sollte rechts am Bildschirm erscheinen. So hat der am Kopf des Patienten stehende Punktierende die richtige Orientierung.

- Schallkopf in die linke Hand nehmen und quer zum Gefäß (transversale Position bzw. „short axis view“) medial des M. sternocleidomastoideus in Höhe des Krikoid-Knorpels aufsetzen.

Wichtig: Darstellung der V. jugularis interna exakt in der Mitte des Bildschirms; im Gegensatz zur Arterie ist die Vene sehr leicht mit dem Schallkopf komprimierbar.

- Hautpunktion mit der Punktionskanüle unmittelbar am Schallkopf exakt in der Mitte des Schallkopfes, Stichrichtung parallel zum Schallkopf bzw. zum Ultraschallverlauf, sehr steiler Winkel zur Haut (ca. 70°).
- Nadel während des Vorschiebens kontinuierlich leicht vor- und zurückbewegen → Erkennen der Nadelposition durch Bewegungen am Bildschirm.
- Nach Punktion der Vene den Winkel der Nadel zur Haut abflachen (auf ca. 30°) und nochmals Blut aspirieren, dann den Schallkopf aus der Hand legen. Nadel mit der

linken Hand fixieren, mit der rechten Hand die Spritze entfernen und den Seldinger-Draht ins Gefäß einführen.

- Mit der linken Hand erneut den Schallkopf aufsetzen und die Lage des Seldinger-Drahtes im Gefäßlumen verifizieren (Abb. 3.12).

Beachte: Durch Ultraschallkontrolle lässt sich die Komplikationsrate bei der Punktion der V. jugularis interna reduzieren. Die Technik ist jedoch nicht unproblematisch (z. B. Verfehlen der Nadelpassage bei falscher Schnittebene, gefährliche Punktionsrichtung bei Blick auf den Bildschirm anstatt auf die eigenen Hände). Eine gründliche Unterweisung in die Ultraschalltechnik und Anleitung durch einen Erfahrenen sind unverzichtbar.

Bemerkung: Alternativ zur transversalen Ultraschall-Darstellung des Gefäßes kann auch die longitudinale Darstellung verwendet werden („long axis view"). Hierbei ist es leichter, die Passage der Punktionskanüle zu verfolgen („in-plane approach"). Allerdings muss die Punktionskanüle perfekt in der Ultraschall-Schnittebene ausgerichtet werden. Diese Methode ist daher schwieriger zur erlernen.

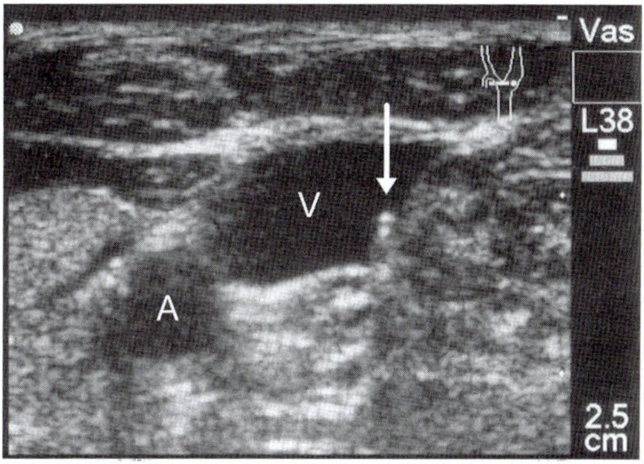

Abb. 3.12 • Ultraschallgesteuerte Punktion der V. jugularis. A = A. carotis; V = V. jugularis interna; Pfeil zeigt den Seldinger-Draht.

V. subclavia

- Vorteile, Nachteile, spezielle Indikationen: Tab. 3.9.
- Topografie: Abb. 3.13.
- **Supraklavikulärer Zugang:** Höchstes Pneumothoraxrisiko, deshalb vermeiden! (Wird daher hier nicht beschrieben.)
- **Infraklavikulärer Zugang:**
  - *Lagerung:* Oberkörper flach lagern, gerolltes Tuch zwischen die Schulterblätter legen; die Schultern sollen entspannt „hinten unten liegen" („als wenn ein schwerer Koffer gezogen würde"), Arm leicht abduzieren und außenrotieren.
  - Bei wachen Patienten großzügige Lokalanästhesie bis an das Klavikula-Periost.
  - *Punktionsstelle:* Etwa 1,5–2 cm unterhalb des Übergangs vom mittleren zum lateralen Klavikuladrittel (Abb. 3.13).
  - *Punktionsrichtung:* Jugulum bzw. Sternoklavikulargelenk bis zur Klavikula.
  - Bei knöchernem Kontakt Nadelspitze unter die Klavikula vorschieben, dabei ständigen Knochenkontakt halten.
  - Nach Überwinden eines Widerstands (Lig. costoclaviculare) wird die V. subclavia in 4–6 cm Tiefe erreicht.

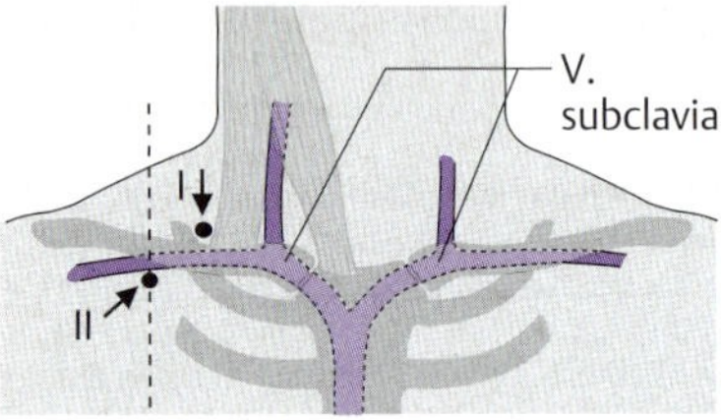

Abb. 3.13 • Punktion der V. subclavia. I = supraklavikulärer Punktionsort (höchstes Pneumothoraxrisiko → vermeiden!). II = infraklavikulärer Punktionsort (Zugang der Wahl).

Hinweise:
- Lässt sich die Nadel nicht unter das Schlüsselbein schieben, Arm des Patienten durch Hilfsperson nach unten ziehen lassen.
- Ist die Vene nicht auffindbar, Stichrichtung nach kranial (nicht nach dorsal!) verändern; dabei stets Kontakt zur Klavikula halten.
- Punktionsversuch immer nur auf einer Seite!

V. femoralis

- **Anatomie:** Die Vene liegt medial der A. femoralis (IVAN = Innen, Vene, Arterie, Nerv).
- **Lagerung:** Flache Rückenlage, Bein der betreffenden Seite leicht außenrotiert.
- Bei wachen Patienten Lokalanästhesie der Einstichstelle und des Subkutangewebes (z. B. 2–4 ml Lidocain 2 %).
- Palpation und Identifikation der A. femoralis in der Leiste.
- **Punktion:** Kanüle 1–2 cm kaudal der Beuge-Hautfalte in der Leiste unmittelbar medial der A. femoralis einführen (Winkel zur Haut 30–45°) und unter Aspiration nach kranial und leicht medial vorschieben.

Achtung: Die Spitze der Punktionskanüle niemals über das Leistenband hinaus nach kranial vorschieben (Gefahr eines retroperitonealen Hämatoms)!

Komplikationen der ZVK-Anlage

- Arterielle Gefäßverletzung (Fehlpunktion in 5–10 % der Fälle), Hämatome: Sofort für 5–10 min komprimieren.
- Fehllage.
- Nervenverletzung.
- Pleura- und Lungenverletzung; Pneumothorax (S. 422): 1–5 % der Fälle bei V.-subclavia-Punktion; Hämatothorax (S. 424).
- Rhythmusstörungen: Lagekorrektur.
- Luftembolie (in etwa 1 ‰ der Fälle): Kopftieflage, Kanüle mit Finger verschließen.
- Perforation einer zentralen Vene oder des Myokards, Perikardtamponade.
- Bei liegendem Katheter: Thrombose, Infektion/Sepsis (in 0,5–10 % der Fälle), Katheterembolie durch Abscheren.

ZVD-Messung (Zentraler Venendruck)

- **Definition ZVD:** Druck in der V. cava am Übergang zum rechten Vorhof.

Beachte:
- Wird sowohl in *cmH₂O* als auch in *mmHg* angegeben; Umrechnung: 1 cmH_2O = 0,74 mmHg.
- Aussagekräftig ist v. a. der Verlauf des ZVD-Wertes, weniger der Einzelwert!

- **Normbereich:** 1–10 mmHg (Mittelwert 5 mmHg) bzw. 2–12 cmH_2O.
- **Indikationen:** Schockzustände, zu erwartende größere Flüssigkeitsverschiebungen, Überwachung des Flüssigkeitshaushaltes.
- **Einflussfaktoren:** Druckschwankungen im Thorax (z. B. Spontanatmung, maschinelle Beatmung), erhöhter intrathorakaler Druck (z. B. Husten, Pressen, PEEP-Beat-

mung, Pneumothorax), erhöhter intraabdomineller Druck (z. B. Adipositas, Schwangerschaft), erhöhter pulmonaler Widerstand (z. B. Lungenödem, Lungenembolie), erhöhter rechtsventrikulärer Druck (z. B. Herzrhythmusstörungen, Rechtsherzinsuffizienz).

- **Durchführung** am flach liegenden Patienten über einen ZVK, dessen Katheterspitze im Bereich der V. cava superior vor dem rechten Vorhof endet – Katheteranlage (S. 47).
- **Messmethoden:**
  - *Steigrohrmethode* (Werte in cmH_2O, Abb. 3.14): Der Venenkatheter ist blasenfrei mit einem mit Infusionslösung (NaCl 0,9 %) gefüllten Steigrohr verbunden, welches auf den rechten Vorhof kalibriert wurde. Die Wassersäule sinkt im Steigrohr bis auf den jeweiligen ZVD-Wert ab (ca. 1–2 min warten), wobei atemsynchrone Schwankungen des Wasserspiegels zu beobachten sind (bei Inspiration: *Abfall* unter Spontanatmung; *Anstieg* unter maschineller Beatmung).
  - *Druckaufnehmer* (Werte in mmHg): Kontinuierliche Messung des ZVD mit Darstellung der Druckkurve auf einem Monitor – analog zur invasiven arteriellen Druckmessung (S. 44); Nullabgleich des Druckwandlers auf Höhe des rechten Vorhofes und Kalibrierung des Verstärkers auf Niederdruckbereich (bis 30 mmHg).

Beachte: Die Bestimmung von ZVD und Pulmonalarteriendruck sollte am Ende der Exspiration erfolgen, wenn der intrapleurale Druck nahe dem atmosphärischen Druck ist (kurzfristig ist auch eine Messung in Apnoe möglich).

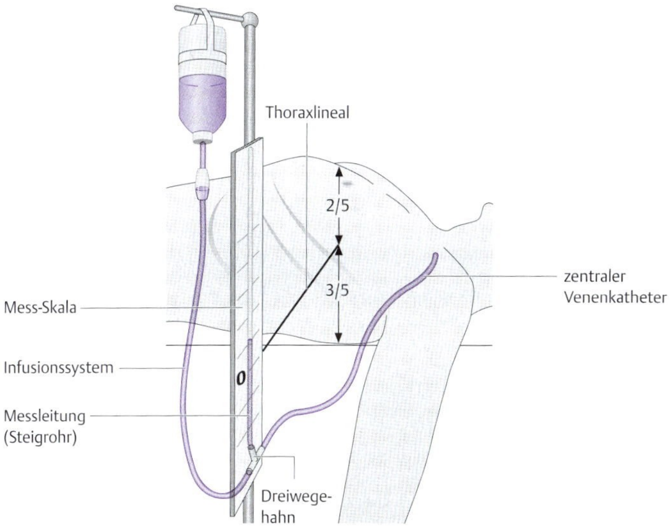

Abb. 3.14 • ZVD-Messung (aus Hahn J.-M., Checkliste Innere Medizin, Thieme 2010).

Herz-Kreislauf-Monitoring

Zentrale Venendruckkurve

- Abb. 3.15
- **Komponenten:** 3 positive (a, c, v) und 2 negative (x, y) Wellen, die in direkter Beziehung zum EKG stehen:
  - *a-Welle:* Kontraktion des rechten Vorhofs.
  - *c-Welle:* Vorwölben der Trikuspidalklappe zu Beginn der Ventrikelkontraktion.
  - *x-Welle:* Erschlaffung des Vorhofs während Kammersystole.
  - *v-Welle:* Füllung des rechten Vorhofs bei geschlossener Trikuspidalklappe.
  - *y-Welle:* Füllung bei geöffneter Trikuspidalklappe.

ZVD-Befunde und mögliche Ursachen

- **ZVD-Erhöhung:**
  - *Plötzlich:* Lungenembolie, Perikardtamponade, unkoordinierte Kontraktion von Vorhof und Ventrikel (akut aufgetretene AV-Blockierung, ventrikuläre Tachykardie, absolute Arrhythmie), Spannungspneumothorax.
  - *Langsam, kontinuierlich:* Hypervolämie, Rechtsherzinsuffizienz, Erhöhung des Widerstands im pulmonalen Kreislauf (z. B. durch Lungenödem, ARDS), Linksherzinsuffizienz (sekundär), Venentonus (endogene oder exogene Katecholamine).
- **ZVD-Erniedrigung:** Hypovolämie (reduziertes Blutvolumen bzw. Extrazellulärflüssigkeit).

Temporärer Gefäßzugang zur Hämodialyse

- Siehe Kapitel Nierenersatzverfahren (S. 254).

3.7 Pulmonalarterienkatheter

O. Zuzan

Grundlagen

- **Synonym:** Swan-Ganz-Katheter.
- **Klinische Anwendung:**
  - Pulmonale Hypertonie.
  - Rechtsherzversagen.
  - Hypotonie/Schock bzw. Situationen, die mit pathologischem Herzzeitvolumen einhergehen können und die die differenzierte Verwendung von Volumenersatzmitteln und Katecholaminen/vasoaktiven Substanzen erfordern.
- **Direkt messbare Parameter:**
  - Zentraler Venendruck (ZVD) = rechtsatrialer Druck (RAP).
  - Rechtsventrikulärer Druck.
  - Pulmonalarteriendruck (PAP).
  - Pulmonal-kapillärer Verschlussdruck (PCWP = Pulmonary capillary Wedge Pressure).
  - Herzzeitvolumen (HZV) durch Thermodilution.
  - Bestimmung der gemischt-venösen Sauerstoffsättigung, entweder durch periodische Blutentnahme aus der A. pulmonalis oder kontinuierlich mittels fiberoptischen Katheters.

Anlage und Positionierung

- **Allgemein:** EKG-Überwachung, peripherer Zugang mit laufender Infusion.
- **Infektionsprophylaxe:** Mundschutz, Haube, steriler Kittel, sterile Handschuhe nach Händedesinfektion, großzügiges steriles Abdecken der Punktionsstelle nach gründlicher Hautdesinfektion.

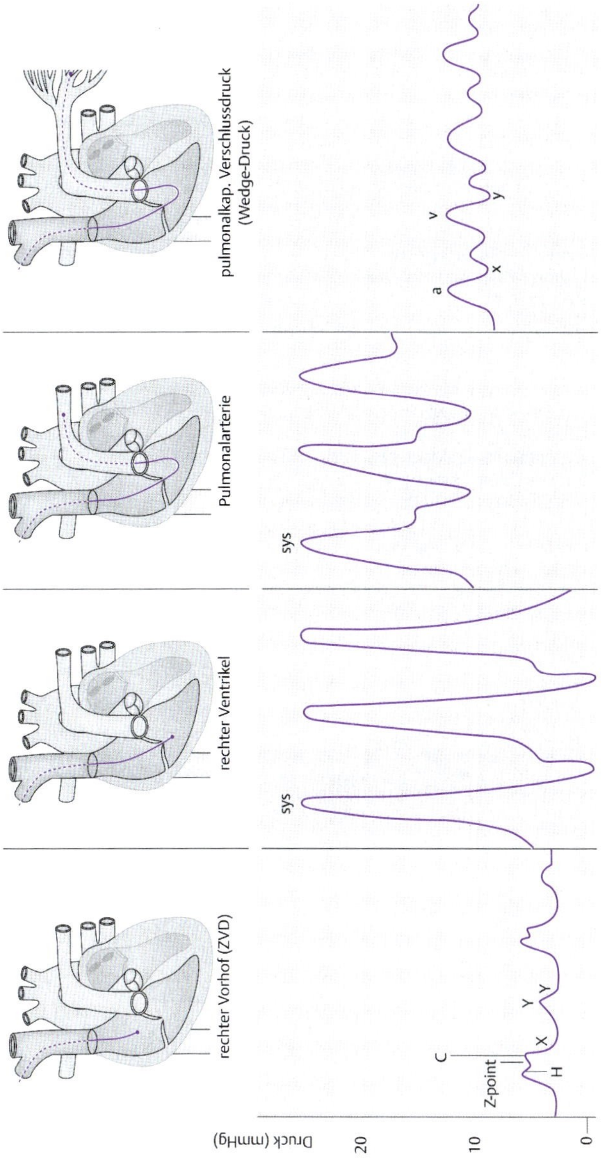

Abb. 3.15 • Druckkurven und Normalwerte.

- **Bevorzugte Punktionsstellen:** V. jugularis interna rechts (kürzeste Strecke) und V. subclavia links (geringere Biegung als von rechts).
- **Punktion, Anlage des Introducers (Schleuse):**
  - Nach Punktion (S. 47) und Vorschieben des Seldinger-Drahtes kleine Hautinzision mit spitzem Skalpell, ausgehend vom liegenden Seldinger-Draht.
  - Schleuse (1 French [F] stärker als PA-Katheter) gemeinsam mit Dilatator über den Seldinger-Draht in die Vene einführen.
  - Draht und Dilatator gleichzeitig entfernen, anschließend Blut über den seitlichen Anschluss aspirieren, um die venöse Lage zu kontrollieren und Luft zu entfernen. Anschließend mit NaCl 0,9 % spülen (*Cave:* Verstopfung) und Schleuse durch Annaht fixieren.
- **Einführen des PA-Katheters:**
  - 3-lumige Ballonkatheter (Abb. 3.16) verwenden, um auch die Herzzeitvolumen-Messung mittels Thermodilution zu ermöglichen.
  - Ballondichtigkeit mit 1,5 ml Luft überprüfen (*Cave:* Bei Patienten mit Rechts-Links-Shunt Ballon mit CO_2 füllen, um eine Luftembolie bei Platzen des Ballons zu verhindern), alle Katheterlumen mit NaCl 0,9 % füllen.
  - Distales Lumen zur kontinuierlichen Druckregistrierung an den Druckwandler und diesen an den Monitor anschließen.
  - Nullabgleich des distalen Lumens in Höhe des rechten Vorhofs.
  - Vor Einführen des Katheters Plastikschutz überziehen (ermöglicht die spätere Lageveränderung unter sterilen Bedingungen).
  - Den ungeblockten Katheter mit vorgegebener Katheterkrümmung in Richtung der rechten Ausflussbahn bis in Höhe der V. cava superior vorschieben (entspricht bei V. jugularis interna etwa der 20-cm-Markierung auf dem Katheter = 2 schmale schwarze Striche).
  - Ballon mit 1,5 ml Luft blocken und langsam, aber kontinuierlich vorschieben.

Hinweis: Stets geblockt vorschieben und nur ungeblockt zurückziehen, um Verletzungen im Herzen zu vermeiden!

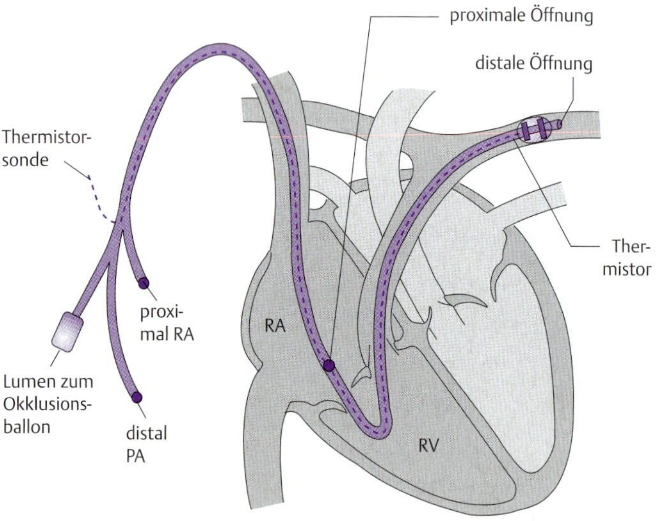

Abb. 3.16 • Pulmonaliskatheter.

- **Katheterpositionierung:**
  - *Ziel-Katheterlage:* Unterhalb des linken Vorhofs in abhängigen Lungenpartien.
  - *Identifizierung der Katheterlage anhand der Druckkurven* (Abb. 3.15):
    - Rechter Ventrikel: plötzlicher Anstieg des systolischen Drucks und Abfall des diastolischen Drucks gegen Null.
    - A. pulmonalis: Nach Passage der Pulmonalklappe Anstieg des diastolischen Drucks, zweigipflige Kurvenform. Katheter langsam weiter vorschieben.
    - Wedge-Position: Drucksignal ohne systolische und diastolische Schwankung, Mitteldruck ist dabei kleiner oder gleich dem systolischen Pulmonalisdruck.
    - Bei korrekter Lage erscheint nach Entblocken des Katheters erneut das Signal der A. pulmonalis.
    - Der Katheter bleibt anschließend entblockt und wird nur kurzfristig zur Messung des Wedge-Drucks geblockt.
  - *Anlage unter Durchleuchtung* (optional, wenn verfügbar).

Tipps zur korrekten Katheterpositionierung:

- Katheter nicht zu weit peripher platzieren, da sonst die Gefahr einer Spontan-Wedge-Position (kompletter Verschluss des Lumens auch ohne Füllung des Ballons) mit hohem Lungeninfarktrisiko besteht! Daher immer kontinuierliche Überwachung des Drucksignals der A. pulmonalis.
- Wenn nach 40–50 cm von der Punktionsstelle der *rechten* V. jugularis interna entfernt kein A.-pulmonalis-Signal erscheint, Ballon entlüften und Katheter zurückziehen (*Cave:* Gefahr der Verknotung).

- **Kontinuierliche Messung** des rechten Vorhofdrucks (Right atrial Pressure RAP = ZVD, über das *proximale* Ende des PA-Katheters) und des Pulmonalarteriendrucks (über das *distale* Ende des PA-Katheters) über 2 Druckwandler analog zur invasiven Blutdruckmessung (S. 44).
- **Fixation des PA-Katheters:** PA-Katheter wird nicht angenäht, sondern durch die Gummilippen der Schleuse in der Position gehalten.
- **Röntgen-Thorax-Kontrolle** (generell): Spitze des PA-Katheters muss unterhalb des linken Vorhofniveaus liegen.

Komplikationen

- Pneumothorax (S. 422).
- Luftembolie.
- Katheterembolie, Schleifen-, Knotenbildung im Katheter: Operative Entfernung.
- Okklusion des Sinus coronarius: Katheter entfernen.
- Infektion und Sepsis; Phlebitis: Katheter entfernen.
- Gefäßruptur, Perforation einer Pulmonalarterie (< 0,2 %): Thorakotomie.
- Herzrhythmusstörungen: Lagekorrektur, ggf. Katheter entfernen.
- Ballonruptur: Keine Therapie erforderlich (aber ggf. Katheterwechsel).
- Lungeninfarkt (deshalb kontinuierliche Darstellung des PA-Drucks auf dem Monitor!): Katheter entfernen.

Mögliche Befunde

- **Übersicht:** Tab. 3.10.

Tab. 3.10 • **Pulmonalarterielle Messparameter und Normwerte.**

Parameter	Normwerte	Gründe für Erhöhung/Erniedrigung
RA (rechter Vorhof)	*a-Welle:* 3–9 mmHg *v-Welle:* 4–6 mmHg *mittel:* 4–5 mmHg	• *Erhöhung:* Rechtsherzversagen, Rechtsherzinfarkt, Lungenembolie, pulmonale Hypertonie, Perikardtamponade, Hypervolämie • *Erniedrigung:* Hypovolämie
RV (rechter Ventrikel)	*systolisch:* 20–30 mmHg *frühdiastolisch:* 0 mmHg *enddiastolisch:* 4–7 mmHg	• *Erhöhung:* Pulmonalstenose, erhöhter pulmonalarterieller Druck • *Erniedrigung:* Hypovolämie
PAP (Pulmonalarteriendruck)	*systolisch:* 15–30 mmHg *diastolisch:* 8–15 mmHg *mittel:* 10–20 mmHg	• *Erhöhung:* Chronisch obstruktive Lungenerkrankung, Lungenembolie, Ventrikelseptumdefekt • *Erniedrigung:* Hypovolämie
PCWP (pulmonal-kapillärer Verschlussdruck, Wedge-Druck)	*a-Welle:* 8–10 mmHg *v-Welle:* 8–12 mmHg *mittel:* 4–12 mmHg	• *Erhöhung:* Linksventrikuläre Funktionsstörung, Myokardinfarkt, kardiogener Schock, Überwässerung, Mitralvitien, Perikardtamponade • *Erniedrigung:* Hypovolämie
HZV, CO (Herzzeitvolumen, Cardiac Output)	4–8 l/min	• *Erhöhung:* Sepsis, Fieber, Anämie, Hyperthyreose • *Erniedrigung:* Hypovolämie, kardiogener Schock, Herzinsuffizienz
CI (Cardiac Index)	2,5–4 l/min/m^2 CI = HZV/KOF (KOF: Körperoberfläche)	• *Erhöhung:* Sepsis, Fieber, Anämie, Hyperthyreose • *Erniedrigung:* Hypovolämie, kardiogener Schock, Herzinsuffizienz
PVR (pulmonaler Gefäßwiderstand)	< 250 dyn × s × cm–5 PVR ~ PAP – PCWP/HZV	• *Erhöhung:* Dekompensierte Herzinsuffizienz, Shuntvitien • *Erniedrigung:* Sepsis
SVR (systemischer Gefäßwiderstand)	800–1200 dyn × s × cm–5 SVR ~ MAP–ZVD/HZV	• *Erhöhung:* Hypovolämie, kardiogener Schock, Lungenembolie • *Erniedrigung:* Sepsis, AV-Fistel, Anämie, Hyperthyreose

Pulmonalarteriendruck (Pulmonal arterial Pressure, PAP)

- **Definition, Messung:** Arterieller Druck in der Pulmonalarterie, gemessen über das distale Lumen des PA-Katheters bei *entblocktem* Ballon.
- **Normbereich:** Tab. 3.10.

Hinweis:
- Bei HF > 120/min wird der mittlere PAP aufgrund der Trägheit des Messsystems zu hoch angegeben.
- Der diastolische PAP entspricht in etwa dem PCWP und kann näherungsweise benutzt werden, wenn der PCWP nicht ableitbar ist.

Pulmonal-kapillärer Verschlussdruck (Pulmonary capillary Wedge Pressure, PCWP)

- **Definition, Messung:** Arterieller Druck in der Pulmonalarterie, gemessen über das distale Lumen des PA-Katheters (S. 54) bei *geblocktem* Ballon.
- **Normbereich:** Tab. 3.10.
- **Aussage:**
  - *Bei Herzgesunden:* PCWP = LAP (linksatrialer Druck bzw. linker Vorhofdruck).
    - Der PCWP korreliert nur dann mit dem LAP, wenn die Spitze des PA-Katheters unterhalb des linken Vorhofniveaus liegt (Röntgen-Kontrolle); nur in diesen basalen Lungenabschnitten übersteigt der Kapillardruck den Alveolardruck.
    - Zeichen für Fehllage oberhalb des linken Vorhofniveaus: Starke respiratorische Schwankungen in der PCWP-Kurve, PCWP nimmt unter PEEP um ≥ 50 % des PEEP-Wertes zu.
  - Abschätzung des intravaskulären Volumens, der linksventrikulären Funktion sowie der linksventrikulären Vorlast.

> **!** *Achtung: Gefahr der Gefäßruptur!*
> Wenn der PCWP über dem diastolischen PAP liegt, ist der Ballon zu stark aufgeblasen → Gefahr der *Gefäßruptur!* Immer nur langsam und unter kontinuierlicher Kontrolle der Druckkurve blocken.

- Eine Übersicht über mögliche Pathologien, die die Druckwerte im Lungenkreislauf verändern, gibt Tab. 3.11.
- **Einschränkungen der PCWP-Messung:**
  - Erhöhter intrathorakaler Druck (PEEP, deshalb Messung in kurzfristiger Apnoe).
  - Linksatrialer Druck (LAP) > 25 mmHg (z. B. Mitralvitium).
  - Aorteninsuffizienz.

Tab. 3.11 • **Druckveränderungen im Lungenkreislauf bei pathologischen Zustandsbildern.**

	Primäre pulmonale Hypertonie*	Sekundäre pulmonale Hypertonie**	Hypovolämie	Lungenembolie
ZVD	↑	↑	↓	↑
PAP	↑	↑	↓	↑
PCWP	normal	↑	↓	↓

** = Widerstandserhöhung durch Lungenerkrankungen*
*** = Auswirkung einer Linksherzstörung auf die pulmonale Strombahn (z. B. Myokardinsuffizienz, Mitralvitium, Volumenbelastung durch Aorteninsuffizienz, Hypervolämie, kardiale AV-Fisteln)*
ZVD = zentraler Venendruck, PAP = Pulmonalarteriendruck, PCWP = pulmonal-kapillärer Verschlussdruck

Herzzeitvolumen (HZV), Cardiac Output (CO)

- **Berechnung:** HZV (l/min) = (HF × SV) ÷ 1 000.
  (HF = Herzfrequenz [1/min]; SV = Schlagvolumen [ml]; zur SV-Bestimmung s. u.)
- **Normbereich:** Tab. 3.10.

Beachte: HZV immer in Bezug zur HF bewerten! Normales HZV bei ausgeprägter Tachykardie bedeutet niedriges SV!

- **Messverfahren:**
  - *Fick-Prinzip:* Der Sauerstoff wird als natürlicher Indikator zur Messung herangezogen. Das HZV lässt sich nach der Formel $HZV = VO_2 \div avDO_2$ berechnen.
    VO_2: O_2-Verbrauch (bestimmt im Ganzkörperplethysmografen oder aus Norm-

werttabellen, abhängig von Körperoberfläche und Alter; *avD_2:* arteriovenöse O_2-Differenz (durch arterielle und gemischtvenöse Blutgasanalysen berechenbar).

- *Thermodilution* (S. 65):
  - Prinzip: Nach schneller Injektion (4–5 s) einer definierten Menge einer kalten Lösung (in der Regel 10 ml NaCl 0,9 %; Temperatur deutlich niedriger als Körpertemperatur) über den proximalen Schenkel des PA-Katheters wird die Änderung der Bluttemperatur pro Zeit mittels *Thermistor* an der Katheterspitze in der A. pulmonalis gemessen; dabei ist der Fluss pro Zeit (= HZV) indirekt proportional zur Fläche unter der Temperaturkurve (d. h. hohes HZV → kleine Fläche).
  - Drei Messungen hintereinander durchführen und Mittelwert bilden.
  - Fehlerquellen: Messung in unterschiedlichen Phasen des Atemzyklus (endexspiratorisch am günstigsten); zu langsame Bolus-Applikation; schlechte Durchmischung; Blutdruck- und Herzfrequenzschwankungen; Indikatortemperatur entspricht nicht dem vorgewählten Wert (Problem kann durch sog. „In-line-Systeme" vermieden werden, hier erfolgt die Messung der Injektat-Temperatur direkt am Injektionsort); Injektat-Volumen entspricht nicht dem vorgewählten Wert; falsch gewählte Katheterkonstante.
  - Gefahren: Auslösung von Bradykardien und Vorhofflimmern durch das kalte Injektat, Überwässerung bei häufiger Messung (daher Volumen der HZV-Messungen mitbilanzieren!).

▸ **Weitere errechenbare Parameter** (Normwerte: Tab. 3.10):

- *Schlagvolumen* (in ml): SV = 1 000 × CO ÷ HF.
- *Systemischer Gefäßwiderstand* (SVR, Systemic vascular Resistance): SVR = 80 × (MAP – ZVD) ÷ CO.
- *Pulmonaler Gefäßwiderstand* (PVR): PVR = 80 × (PAP-PCWP) ÷ CO.
- *Linksventrikuläre Arbeit* (LCW, Left cardiac Work): LCW = CO × (MAP – ZVD).
- *Rechtsventrikuläre Arbeit* (RCW, Right cardiac Work): RCW = CO × (PAP – PCWP).

▸ **Einbeziehung der Körperoberfläche (KOF, Body Surface Area: BSA) zur Indexberechnung:**

- *Ziel:* Berücksichtigung individueller Abweichungen in Form von Index-Werten: Herzindex (CI), Schlagvolumenindex (SVI), systemischer Gefäßwiderstandsindex (SVRI), pulmonaler Gefäßwiderstandsindex (PVRI), linksventrikulärer Arbeitsindex (LCWI), rechtsventrikulärer Arbeitsindex (RCWI).
- *Vorgehen:* Errechnete Parameter durch die zuvor bestimmte Körperoberfläche des Patienten dividieren.

▸ *Berechnung der Körperoberfläche* (BSAin m^2) aus Körpergewicht (KG in kg) und Körperlänge (L in cm) nach der Formel von Dubois: Körperoberfläche $[m^2] = 0{,}007\,184 \times \text{Körpergröße [cm]}^{0{,}725} \times \text{Körpergewicht [kg]}^{0{,}425}$.

Gemischt-venöse Sauerstoffsättigung (S_VO_2)

▸ **Definition:** Sauerstoffsättigung in der A. pulmonalis.

▸ **Indikation für Messung der S_VO_2:** Überwachung eines ausreichenden O_2-Angebots, Therapiekontrolle bei Änderung der Katecholamintherapie, Finden des „optimalen PEEP".

▸ **Normwert:** 75 %.

▸ **Messung:**

- Kontinuierlich mittels fiberoptischem PA-Katheter möglich.
- *In vitro:* Diskontinuierlich durch BGA aus dem distalen Ende des PA-Katheters; mit akzeptabler Korrelation ist die Messung auch mittels BGA aus einem ZVK als zentralvenöse Sauerstoffsättigung (S_ZO_2) möglich.

Beachte: Gemischt-venöse BGA-Abnahme nicht in Wedge-Position, da sonst oxygeniertes Blut aus den pulmonalen Kapillaren den S_VO_2 verfälschen kann!

▶ **Interpretation:**

- Die S_VO_2 ist ein globaler Parameter. Pathologisch niedrige Werte resultieren aus einer verstärkten O_2-Ausschöpfung des Blutes während der Kapillarpassage im Gewebe.

  Beachte:
  - Niedrige S_VO_2-Werte weisen auf ein unzureichendes arterielles O_2-Angebot durch zu niedriges Herzzeitvolumen und/oder zu niedrigen arteriellen O_2-Gehalt hin.
  - Eine Zunahme der S_VO_2 bei gleich bleibender O_2-Aufnahme stellt keine Verbesserung der O_2-Versorgung dar, sondern ist ein Zeichen für die Zunahme der Shuntfraktion aufgrund verminderter Gewebsperfusion.
- Die S_VO_2 erlaubt keine Aussage über den regionalen Blutfluss und den organspezifischen Sauerstoffverbrauch. Für die Beurteilung einzelner Organe wäre die Messung der regionalen Sauerstoffsättigung erforderlich, dies ist aber sehr aufwendig und im klinischen Alltag nicht etabliert (z. B. lebervenöse Sättigung während leberchirurgischer Eingriffe, Bulbus-venae-jugularis-Sättigung zur Überwachung bei SHT).

Interpretation, klinische Anwendung

▶ **Differenzialdiagnose des Schocks** anhand von hämodynamischen Parametern: Tab. 3.12.

Tab. 3.12 • **Differenzialdiagnose des Schocks anhand von hämodynamischen Parametern.**

HZV	RA (ZVD)	PAPm	PCWPm	Ursache
↓	↑	↑	↑↑	Myokardinfarkt, LV (S. 360)
↓	↑↑	↓	↓	Myokardinfarkt, RV (S. 360)
↓↓	↑↑	↑↑	↑↑	Myokardinfarkt + Schock (S. 372)
↓	↑	↑↑	↑↑	Myokardinfarkt + Lungenödem (S. 377)
↓	↑↑	↑	↑↑	Perikardtamponade (S. 407)
(↓)	↑	↑↑	↑↓	Lungenembolie (S. 399)
↓↓	↓	(↓)	↓	Hypovolämie (Kap. 29.2 und Kap. 33.1)

HZV = Herzzeitvolumen, RA (ZVD) = rechter Vorhofdruck, PAPm = mittlerer Pulmonalarteriendruck, PCWPm = mittlerer Pulmonalkapillardruck; ↑↑ = stark erhöht, ↑ = erhöht, ↑↓ = unterschiedlich, (↓) = leicht erniedrigt, ↓ = erniedrigt, ↓↓ = stark erniedrigt

3.8 Infektion intravasaler Katheter

O. Zuzan

Grundlagen

▶ **Häufige Erreger:**
- *Hautkeime:* Koagulase-negative Staphylokokken (Staphylococcus epidermidis), Proprionibakterien.
- Staphylococcus aureus, Enterococcus spp., gramnegative Stäbchenbakterien, Candida spp.

▶ **Infektionswege:**
- *Extraluminal:* Über die Kolonisation der Einstichstelle.
- *Luminal*: durch Kontamination der Konnektionsstellen.
- *Katheterfern:* durch bakteriämische Streuung eines anderen Infektionsherdes.

- **Definitionen**:
  - CFU = colony forming units = Kolonie bildende Einheiten = KbE.
  - *Katheterkolonisation*: Signifikante mikrobielle Besiedelung (Quantitative Kultur $\geq 10^3$ KbE/ml, semi-quantitative Kultur > 15 KbE) der Katheterspitze, des subkutanen Segments oder des Konnektors ohne klinische Symptomatik und ohne positive Blutkultur.
  - *Lokale Katheterinfektion*: Wie Katheterkolonisation + örtliche Entzündungszeichen (Rötung, Schwellung, Eiter).
  - *Katheterassoziierte Blutstrominfektion:* Bakteriämie oder Fungämie bei einem Patienten mit intravasalem Katheter mit mindestens einer positiven periphervenösen Blutkultur und **entweder:**
    - einer positiven Kultur der Katheterspitze mit dem gleichen Erreger **oder**
    - einer mindestens 5 × höheren Keimzahl (KbE) in der über den Katheter abgenommenen Blutkultur im Verhältnis zur periphervenösen Blutkultur **oder**
    - einer über den Katheter abgenommenen Blutkultur, die mindestens 2 h früher positiv ist als die periphervenöse Blutkultur **oder**
    - einem positiven Abstrich von Eiter der Einstichstelle mit dem gleichen Erreger wie die periphervenöse Blutkultur.

Diagnostik

- **Hinweise auf Katheterinfektion:**
  - *Lokal:* Rötung, Schwellung, Eiter.
  - *Systemisch:* Fieber, Schüttelfrost, Leukozytose, Tachykardie, Hypotonie, Oligurie, unerklärte klinische Verschlechterung bei sonst positivem Verlauf, unerklärter Anstieg des Katecholaminbedarfs.

> ! ***Entzündungszeichen an der Einstichstelle nicht zwingend!***
> Auch bei fehlenden Entzündungszeichen an der Einstichstelle kann eine katheterassoziierte Sepsis vorliegen. Wenn der Patient Zeichen einer Sepsis entwickelt und sich keine Hinweise auf einen anderen Infektionsherd finden lassen, **muss** an eine Katheterinfektion gedacht werden.

- **Indikation:** Siehe o. g. klinische Hinweise.
- **Vorgehen:** Blutkulturabnahme über intravasalen Katheter sowie über eine frische periphervenöse Punktion; bei Vorliegen von Eiter an der Einstichstelle Abstrich.
  Hinweis: Bei der Blutentnahme kann es zur Kontamination der Blutkultur mit Hautkeimen kommen. In diesem Fall würde lediglich eine von mehreren Kulturen positiv für Hautkeime sein.
- **Mögliche Diagnosen:**
  - *Quantitative Kultur:* Siehe o. g. Definitionen.
  - *Qualitative Kultur*:
    - Katheterkultur und periphervenöse Kultur positiv → katheterassoziierte Blutstrominfektion.
    - Katheterkultur positiv, periphervenöse Kultur negativ → Katheterkolonisation.
    - Katheterkultur und periphervenöse Kultur negativ → Katheterinfektion unwahrscheinlich.

Maßnahmen

- Deutliche Entzündungszeichen an der Einstichstelle (insbesondere Eiter) und/oder dringender V. a. eine katheterassoziierte Sepsis:
  - **Sofortiges Entfernen des Katheters unter aseptischen Bedingungen** (Vermeiden einer verfälschten mikrobiologischen Untersuchung durch Kontamination) **und Neuanlage an anderer Stelle.** Dabei soll der neue Katheter nicht über einen durch den alten Katheter eingeführten Führungsdraht gewechselt werden.

✓ ***Vorgehen bei intravasalen Kathetern zur Langzeitanwendung (Ports, getunnelte Kathetersysteme):***
Hier muss ggf. ein abgestuftes Vorgehen gewählt werden, da die Entfernung des Systems (inkl. Notwendigkeit zur Neuanlage) mit erheblichen Problemen für den Patienten verbunden sein kann.

- Verschicken der Katheterspitze (bei ZVK 5–7 cm) in die Mikrobiologie zur (idealerweise quantitativen) Kulturbestimmung. *Hinweis:* Die routinemäßige Einsendung zur mikrobiologischen Untersuchung von entfernten Kathetern, bei denen keine Infektion vermutet wurde, wird nicht empfohlen.
- Dringender V. a. Katheterinfektion und Zeichen der schweren Sepsis bzw. des septischen Schocks: Sofortige Einleitung einer **kalkulierten antibiotischen Therapie** (Mindestdauer: 5–7 d).
- Bei ausbleibender klinischer Besserung trotz Katheterentfernung und antibiotischer Therapie: V. a. Endokarditis, v. a. bei Nachweis von Staphylococcus aureus in der Blutkultur bzw. an der Katheterspitze → **Echokardiografie** (S. 67).

3.9 Minimal-invasives HZV-Monitoring

G. Marx

Bedeutung, Methoden und Indikationen der HZV-Bestimmung

- **Bedeutung:** Wichtig für eine erfolgreiche Therapie von kritisch kranken Intensivpatienten, insbesondere bei hämodynamischer Instabilität und Einsatz von vasoaktiven Substanzen.
- **Methoden:**
  - *Invasiv:* Über Thermodilution u. a. mithilfe eines Pulmonalarterien-Katheters (PAK).
  - *Minimal-invasiv:* Ermittlung des HZV mithilfe des Schlagvolumens (SV) (wird aus dem arteriellen Druck oder der Pulsdruckkurve abgeleitet) und der Herzfrequenz: HZV = HR × SV. (physiologische Grundlage: Proportionalität zwischen Schlagvolumen und aortalem Pulsdruck [Pulsdruck = Systolischer Druck-diastolischer Druck] und umgekehrte Proportionalität zwischen Pulsdruck und Aortencompliance).
- **Indikationen:** Alle Arten von Schock oder drohendem Schock, schwere respiratorische Insuffizienz (ARDS), schwere kardiale Insuffizienz, schweres Polytrauma, Verbrennungen, Transplantationen.
- **Keine Aussagekraft bei**: IABP, schwerer Aortenklappeninsuffizienz.
- **Systeme zur minimal invasiven HZV-Bestimmung:** FlowTrac/Vigileo-System, PiCCO-System. Beide Systeme integrieren die arterielle Druckmessung und die arterielle Wellenformanalyse in einen Algorithmus und bestimmen daraus das HZV.

FlowTrac/Vigileo-System

- **Aufbau:** FlowTrac Sensor und Vigileo Monitor.
- **Messbare Parameter:**
  - Herzzeitvolumen (HZV).
  - Arterieller Blutdruck (AD).
  - Herzfrequenz (HR).
  - Schlagvolumen (SV).
  - Schlagvolumen Variation (SVV).
  - Systemisch vaskulärer Widerstand (SVR).

- **Funktionsweise:**
  - *Bestimmung des Pulsdrucks:* Erfolgt über die Standardabweichung des arteriellen Pulsdrucks (σAP) unter Berücksichtigung der Patientendaten Größe, Gewicht und Geschlecht (müssen in das System eingegeben werden). Diese Standardabweichung (σAP) ist proportional zum Pulsdruck (PP) (Abb. 3.17).
  - *Automatische Gefäßtonusanalyse:* Erfolgtmithilfe einer multivarianten Funktion (Chi, χ), die ermittelt wird durch Analyse der patientenspezifischen Pulsfrequenz, mittlerem arteriellen Druck (MAP), Standardabweichung vom MAP, Compliance der großen Gefäße (basierend auf Größe, Gewicht und Geschlecht des Patienten), und Merkmalen der Morphologie der arteriellen Druckkurve wie Skewness (Schräge) und Kurtosis (Wölbung). Chi wird in den FlowTrac Algorithmus implementiert. Diese automatische Gefäßtonusanalyse ermöglicht dem System, sich selbst kontinuierlich zu kalibrieren, so dass eine manuelle Kalibration nicht notwendig ist.
  - *Berechnung des Schlagvolumens:* Der Pulsdruck wird mit Chi (χ) multipliziert, dadurch wird die Standardabweichung des Pulsdruckes (σAP in mmHg) in ml/Schlag umgerechnet: Schlagvolumen = σAP × χ.
  - *Berechnung des HZV:* FlowTrac HZV = Pulsfrequenz × Schlagvolumen.
- **Einsetzen des Gerätes:**
  - Das System lässt sich zu jeder Zeit an einen bereits gelegten arteriellen Katheter anschließen, so dass kein zusätzlicher Gefäßzugang (wie z. B. ein ZVK) notwendig ist. Durch die einfache Handhabung und den schnellen Aufbau ist es möglich, unverzüglich das HZV und die übrigen Parameter kontinuierlich und genau zu messen.
  - Das System kalibriert sich nach Eingabe der Faktoren Alter, Geschlecht, Größe und Gewicht in den Vigileo Monitor automatisch. Änderungen im Gefäßtonus des Patienten werden durch eine interne Wellenformanalyse kompensiert. Eine externe Kalibrierung ist nicht notwendig.
  - Als Verfahren zur Messung des HZV auf Grundlage des arteriellen Drucks ist die Druckaufzeichnung mit hoher Wiedergabetreue von essentieller Bedeutung für die Messgenauigkeit. Daher wird vom Hersteller empfohlen folgende Aspekte zu berücksichtigen:
    - Priming (= Befüllen des Spülschlauchsystems mit 0,9 % NaCl) mittels Schwerkraft.
    - Halten des Drucks im Druckbeutel bei 300 mmHg.
    - Angemessenes Spülvolumen des IV-Beutels.
    - Halten des Sensor-Absperrhahns auf Höhe der phlebostatischen Achse und regelmäßiges Prüfen der optimalen Befeuchtung mittels Rechteckwellenprüfung.
    - Keine Verwendung zusätzlicher Druckschläuche oder Absperrvorrichtungen am Sensorset.

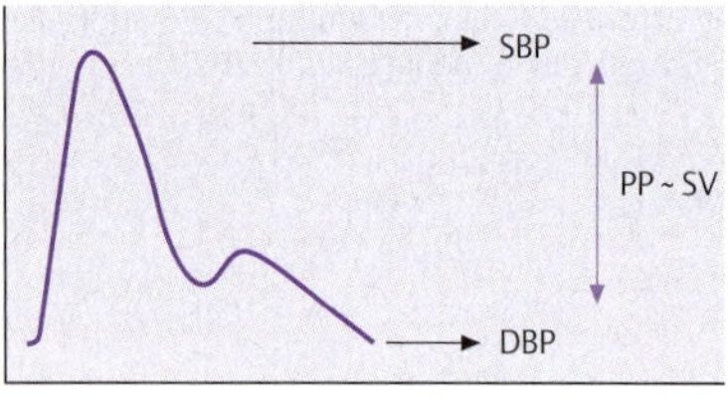

Abb. 3.17 • Messprinzip des FlowTrac Vigileo; SBP = Systolischer Blutdruck, DBP = Diastolischer Blutdruck, PP = Pulsdruck (SBP–DBP), SV = Schlagvolumen.

Transpulmonale Thermodilution

- **Erhältliche Systeme:** PiCCO-Monitor, EV 1000-Monitor.
- **PiCCO-Monitor** (PiCCO = Pulse Contour Cardiac Output):
  - Das PiCCO-System ist ein Patientenmonitor zur gering invasiven Überwachung von hämodynamischen und volumetrischen Parametern.
  - **Funktionsweise:**
    - Die Technik basiert auf transpulmonaler Thermodilution und Pulskonturanalyse. Alle Parameter werden mit einem beliebigen zentralvenösen Katheter (ZVK) und einem speziellen, arteriell platzierten Thermodilutionskatheter erfasst.
    - Auf der Basis von Zeitparametern der transpulmonalen Thermodilutionskurve, der mittleren Durchgangszeit (MTt) und der exponentiellen Abfallzeit (DSt) (Abb. 3.18) lassen sich spezifische Volumina berechnen. Die MTt ermittelt hierbei das gesamte Volumen, das ein Indikator vom Ort der Injektion bis zum Ort der Detektion durchläuft und die DSt ermittelt in der Serie von Mischkammern das größte Einzelvolumen (Abb. 3.18).
  - **Messung des HZV:**
    - Das HZV mittels PiCCO-System setzt die stammnah abgeleitete arterielle Druckkurve mit dem Schlagvolumen des Herzens in Verbindung.
    - Zur Ermittlung der notwendigen Faktoren (Blutdruck, Compliance) ist initial eine konventionelle HZV-Bestimmung durch transpulmonale Thermodilution erforderlich.
    - Die Pulskonturanalyse verwendet die Kontur der invasiv gemessenen Blutdruckkurve zur Bestimmung des HZV (Abb. 3.18). Das PC-HZV wird als Mittelwert der letzten 12 Sekunden angezeigt.
- **EV 1000-Monitor:**
  - Das VolumeView ist ein Patientenmonitoringsystem zur gering invasiven Überwachung von hämodynamischen und volumetrischen Parametern.
  - **Funktionsweise:**
    - Die Technik basiert auf transpulmonaler Thermodilution und Pulsdruckanalyse. Alle Parameter werden mit einem beliebigen zentralvenösen Katheter (ZVK) und einem speziellen, arteriell platzierten Thermodilutionskatheter erfasst.

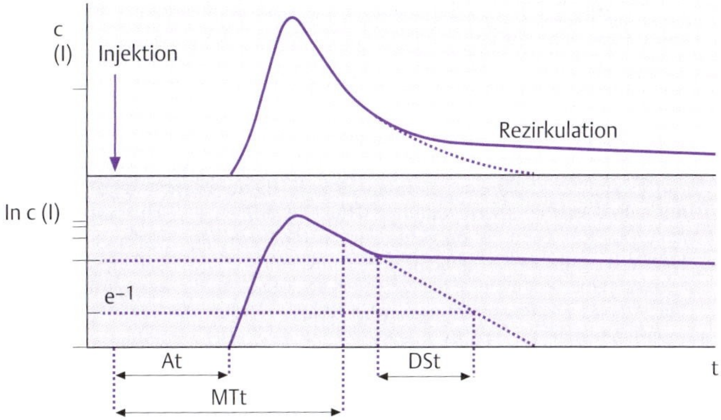

Abb. 3.18 • Schematische Darstellung einer Indikator-(/Thermo-)Dilutionskurve und deren Analyse nach Transitzeiten. At = appearance time; DSt = exponentielle Abfallzeit; MTt = mittlere Durchgangszeit (Zeitpunkt, an dem die Hälfte des Indikators den Messort durchlaufen hat). Thermodilution verwendet Kälte als Indikator.

- Auf der Basis von Zeitparametern der transpulmonalen Thermodilutionskurve, der mittleren Durchgangszeit (MTt) und einem Algorithmus, der den maximalen up-slope (S 1) und dem maximalen downslope (S 2) der Dilutionskurve inkludiert. Dieser Algorithmus ist besonders robust gegenüber früher Rezirkulation und Temperaturschwankungen. Die MTt ermittelt hierbei das gesamte Volumen, das ein Indikator vom Ort der Injektion bis zum Ort der Detektion durchläuft. Dadurch lassen sich spezifische Volumina berechnen.

- **Messung des HZV:** Das kontinuierliche HZV wird mittels der Pulsdruckanalyse ermittelt. Das Konzept basiert auf der Grundlage des FlowTrac/Vigileo-Systems, dass das Schlagvolumen (SV) aus dem arteriellen Druck oder der Pulsdruckkurve ableitet.
- Das VolumeView besitzt ein sehr anschauliches Monitoring mit physiologischer Darstellung des Patientenzustandes, welches einer schnelleren Entscheidungsfindung dienen soll.
- Valide Messungen bei Patienten mit Lungen(teil)resektionen sind mit diesem System möglich.

▶ **Messbare Parameter:**

- *Parameter der transpulmonalen Thermodilution:* Herzzeitvolumen (HZV), intrathorakales Blutvolumen (ITBV), globales enddiastolisches Volumen (GEDV), extravasales Lungenwasser (EVLW).
- *Parameter der kontinuierlichen Analyse von Pulskontur (PiCCO) oder Pulsdruck (VolumeView):* Kontinuierliches Herzzeitvolumen (HZV), arterieller Blutdruck (AD), Herzfrequenz (HR), Schlagvolumen (SV), Schlagvolumen Variation (SVV), systemisch vaskulärer Widerstand (SVR).

▶ **Anlage und Positionierung:**

- *Vorbereitung:* EKG-Überwachung, peripherer Zugang, Infektionsprophylaxe (Mundschutz, Haube, steriler Kittel, sterile Handschuhe nach Händedesinfektion, großzügiges Abdecken der Punktionsstelle nach gründlicher Hautdesinfektion).
- *Anlage des ZVK* (S. 47).
- *Punktion, Anlage des arteriellen Thermodilutionskatheters:* Punktionsstellen: A. femoralis, A. axillaris; nach Punktion der Arterie und Vorschieben des Seldinger-Drahtes kleine Hautinzision mit spitzem Skalpell, ausgehend vom liegenden Seldinger-Draht. Dilatator einführen und wieder entfernen und erst anschließend Thermodilutionskatheter einführen (Vermeidung von Beschädigungen des Thermodilutionskatheters). Sorgfältige Fixierung durch Annaht und deutliche Kennzeichnung als arterieller Zugang („Arterie“, rote Verschlussstöpsel und Dreiwegehähne).

▶ **Messung/Berechnung des transpulmonalen Thermodilutions-HZV:**

- $HZV = (HF \times SV) / 1\,000$ (in l/min).
- Es dient als Basisparameter zur Kalkulation der verschiedenen Blutvolumina. Ein Bolus einer geeigneten raumtemperierten Lösung (z. B. 0,9 % isotonische Kochsalzlösung) wird über einen ZVK injiziert. Die Thermodilutionskurve wird dann mit dem arteriellen Thermodilutionskatheter gemessen, der gleichzeitig zur Messung des arteriellen Blutdruckes verwendet werden kann. Nach Durchführung von 3 Messungen wird automatisch der Mittelwert gebildet und verwendet. Alle absolut gemessenen Werte können durch Verwendung von Körpergröße und Gewicht auf kg Körpergewicht oder m^2 berechnet werden. Dies ergibt einen besser interindividuell vergleichbaren Wert.

Hinweis: Die transpulmonale Indikatortransitzeit ist fünfmal länger als die auf demselben Prinzip basierende pulmonalarterielle Indikatortransitzeit. Daher sind die respiratorischen Einflüsse im Vergleich zur pulmonalarteriellen Thermodilution geringer. Andererseits ist die transpulmonale Thermodilutionskurve flacher und anfälliger für spontane Temperaturschwankungen, z. B. verursacht durch schnell einlaufende Infusionen.

- Ist die Menge des verwendeten Indikators nicht ausreichend, erscheint die Meldung „Mehr Indikator erforderlich“ auf der Bildschirmanzeige. In diesem Fall muss das Injektatvolumen erhöht und/oder der Wechsel zu gekühltem Injektat erfolgen (z. B. EVLW > 10 ml/kg).

Hinweis: Die Systeme müssen regelmäßig rekalibriert werden (ca. alle 4–6 h). Insbesondere bei **jeder** neuen Episode hämodynamischer Instabilität und Einsatz/Dosierungsänderung vasoaktiver Substanzen – müssen die Systeme umgehend mittels transpulmonaler Thermodilution neu kalibriert werden.

3.10 Echokardiografie

I. Welters

Bedeutung und Indikation der Echokardiografie in der Intensivmedizin

- **Bedeutung:** Bestandteil des Herz-Kreislauf-Monitorings mit simultaner Beurteilung von Morphologie und Funktion des Herzens und Hämodynamik.
- **Indikation:**
  - Akute hämodynamische Instabilität und Schock unklarer Genese zum Erkennen zusätzlicher diagnostischer Informationen, nicht vermuteter neuer Diagnosen und der Notwendigkeit von Therapieänderungen.
  - V. a. Perikarderguss bzw. -tamponade, Lungenembolie, Aortendissektion.
  - Endokarditis, Kardiomyopathie, Klappeninsuffizienzen oder -stenosen.
  - Obstruktion des rechts- oder linksventrikulären Ausflusstrakts (z. B. Tumoren).
  - Ischämiediagnostik.
  - Evaluation von Ventrikelfunktion und Füllung der Herzhöhlen.
  - Insbesondere transösophageale Echokardiografie: Ausschluss von kardialen Thromben, Klappenvegetationen und intrakardialen Shunts (z. B. persistierendes Foramen ovale).

Echokardiografische Verfahren

- **B-Mode (Brightness):** Zweidimensionale Schnittbilddarstellung (2D-Echokardiografie).
- **M-Mode (Motion):** Eindimensionale Darstellung der Ultraschallsignale, aufgetragen gegen die Zeit. Normwerte: Tab. 3.13.
- **Doppler-Echokardiografie:** Analyse des Doppler-Effekts (Änderung von Schallfrequenzen bei Bewegung der Schallquelle bzw. des Reflektionsorts).
  - *PW-Doppler (Pulsed Wave):* Gepulster Modus durch Wechsel zwischen Senden und Empfangen von Dopplersignalen → Analyse von Strömungsgeschwindigkeiten in einem gewählten Bereich (= Sample Volume).
  - *CW-Doppler (Continuous Wave):* Kontinuierliche Schallemission und Registrierung der reflektierten Signale → Analyse von Strömungsgeschwindigkeiten entlang eines Messstrahls.
  - *Farb-Doppler:* Farbige Kodierung des Doppler-Shifts:
    - Rot: Strömung zum Schallkopf hin.
    - Blau: Strömung vom Schallkopf weg.

Transthorakale Echokardiografie (TTE)

- **Vorbereitung:**
  - Simultane EKG-Registrierung.
  - *Lagerung:*
    - Links-Seitenlage mit 30° Oberkörperhochlage kann Bildqualität verbessern.
    - Rückenlage: Anlotung parasternal oft unzureichend, apikal und subkostal meist gut.

Tab. 3.13 • **Normwerte der M-Mode-Echokardiografie.**

Parameter	Normwert	
Papillarsehnen-Ebene (A in Abb. 3.19)		
	enddiastolisch	endsystolisch
interventrikuläres Septum	6–12 mm	variabel
linksventrikuläre posteriore Wand	6–12 mm	variabel
linksventrikulärer Durchmesser	33–56 mm	26–42 mm
Verkürzungsfraktion	25–40 %	
Mitralsegel-Ebene (B in Abb. 3.19)		
Öffnungsamplitude	18–35 mm	
EF-Slope (= mesodiastolische Rückschlagbewegung des vorderen Mitralsegels)	70–170 mm/s	
Aortenklappen-Ebene (C in Abb. 3.19)		
Aortenwurzel	20–38 mm	
linker Vorhof	20–40 mm	
Aortenklappenseparation	15–26 mm	

- *Standarduntersuchung* (Abb. 3.19):
  - Parasternal: Lange und kurze Achse.
  - Apikal: Vierkammerblick, Zweikammerblick.
  - Subkostal: Lange und kurze Achse.
  - Evtl. ergänzend: Suprasternale Anlotung.

Transösophageale Echokardiografie (TEE)

▶ **Vorbereitung:**
- Aufklärung des Patienten.
- Analgosedierung oder Allgemeinanästhesie.
- Einführen der Sonde in mit Ultraschallgel gefüllter Schutzhülle, Beißring.

▶ **Indikationen:**
- Unzureichende Bildqualität in der TTE bei beatmeten Patienten (durch überblähte Lungen und ungünstige Lagerung des Patienten).
- Perikardtamponade.
- Endokarditis.
- Zentrale Lungenembolie, kardiale Emboliequellen.
- Thorakale Aortendissektion, akute hämodynamische Instabilität.
- Beurteilung der Herzklappen, v. a. Mitral- und Aortenklappe.

▶ **Absolute Kontraindikationen:**
- Unzureichende Erfahrung des Untersuchers.
- Ösophagusstriktur, Ösophagusvarizen, fortgeschrittene Lebererkrankung.
- Erkrankungen der Kardia, kurz zurückliegende Magen- oder Ösophagus-Operation.
- Tumoren im oberen Gastrointestinaltrakt.

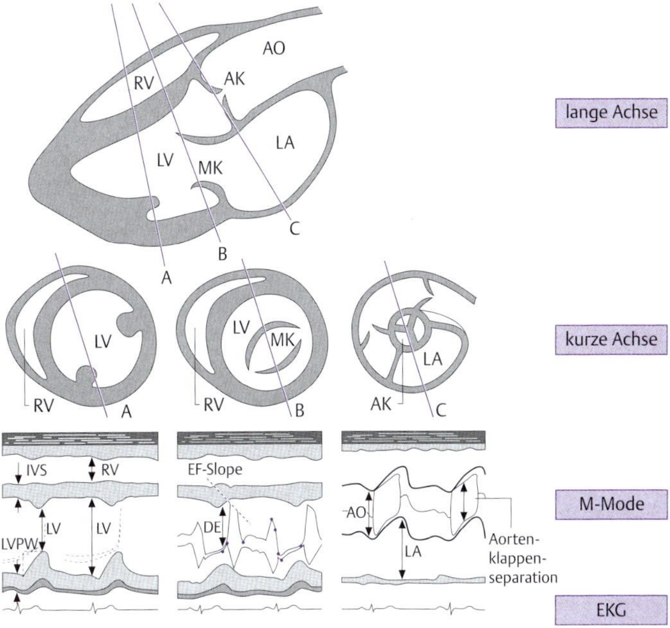

Abb. 3.19 • B-Mode in der langen und kurzen Achse sowie M-Mode parasternal.
AK = Aortenklappe, MK = Mitralklappe, LA = linker Vorhof, LV = linker Ventrikel, IVS = interventrikuläres Septum, RV = rechter Ventrikel, EF-Slope = mesodiastolische Rückschlagbewegung des vorderen Mitralsegels, DE = Öffnungsamplitude der Mitralklappe zu Beginn der Diastole, AO = Aorta, LVPW = linksventrikuläre posteriore Wand (nach Hahn J.-M., Checkliste Innere Medizin, Thieme 2010).

- **Relative Kontraindikationen:**
  - Obere gastrointestinale Blutung.
  - Gerinnungsstörungen.
  - Strahlentherapie im Bereich des Thorax.
- **Komplikationen** (1,6–5 % der Fälle):
  - *Kardiovaskulär:* Arrhythmien, Hyper-, Hypotension.
  - *Respiratorisch:* Kompression der Trachea, Bronchospasmus, Hypoxie, Laryngospasmus.
  - *Verletzungen:* Oropharynx, Speiseröhre, Magen.
- **Standarduntersuchung:** Abb. 3.20.

Beurteilung der systolischen linksventrikulären (LV)-Funktion

- **Methode:** Beurteilung der systolischen LV-Pumpfunktion in multiplen Schnittebenen unter Berücksichtigung von *Endokardbewegung* (S. 72) und *Dickenzunahme des Myokards.*
- **Linksventrikuläre Ejektionsfraktion (EF):**

$$EF[\%] = \frac{EDV - ESV}{EDV} \times 100$$

(EDV = enddiastolisches Volumen, ESV = endsystolisches Volumen)

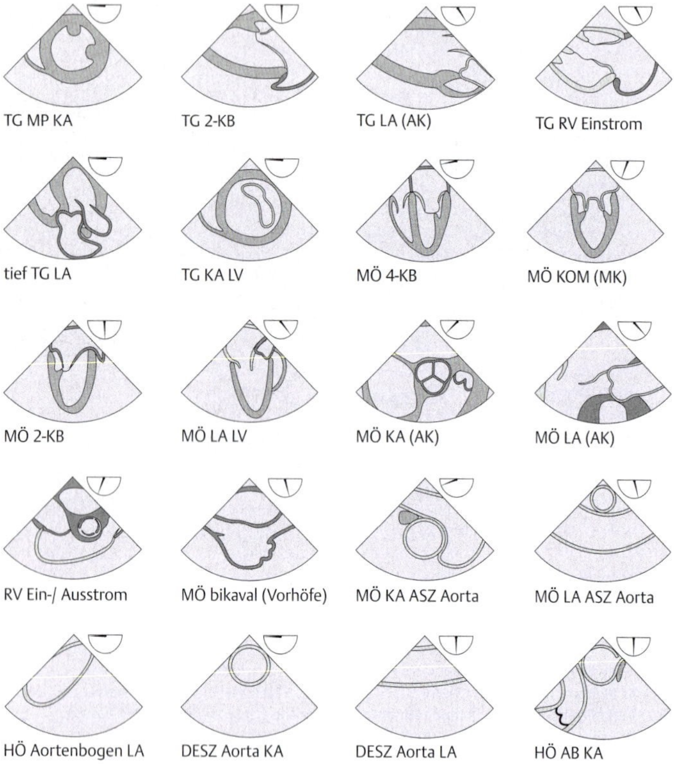

Abb. 3.20 • Standardschnitte bei TEE gemäß den Empfehlungen der American Society of Echocardiography (ASE)/Society of Cardiovascular Anesthesiologists (SCA); asz. = aszendierend, bk = bikaval, hö = hochösophageal, kom = kommisural, mö = mittösophageal, mp = mittpapillär, tg = transgastral, rv = rechtsventrikulär; LA = Längsachsenblick, KA = Kurzachsenblick, KB = Kammerblick, MK = Mitralklappe, AK = Aortenklappe, AB = Aortenbogen

- *Vorgehensweise:*
  - Messung möglichst im Vierkammer- und Zweikammerblick.
  - Wahl der Messmethode (Scheibchen-Summations- bzw. Flächen-Längen-Methode).
  - Planimetrie mit nachfolgendem Einlegen der Scheibchen bzw. Messung von Länge und Fläche des linken Ventrikels.
  - Berechnung von linksventrikulären Volumina und EF durch die Software des Ultraschallgeräts.

Cave: Die Echokardiografie liefert tendenziell niedrigere EF-Werte als die Katheteruntersuchung.

- *Werte:*
  - Normal: ≥ 55 %.
  - Leichtgradig eingeschränkt: 45–54 %.
  - Mittelgradig eingeschränkt: 30–44 %.
  - Hochgradig eingeschränkt: < 30 %.

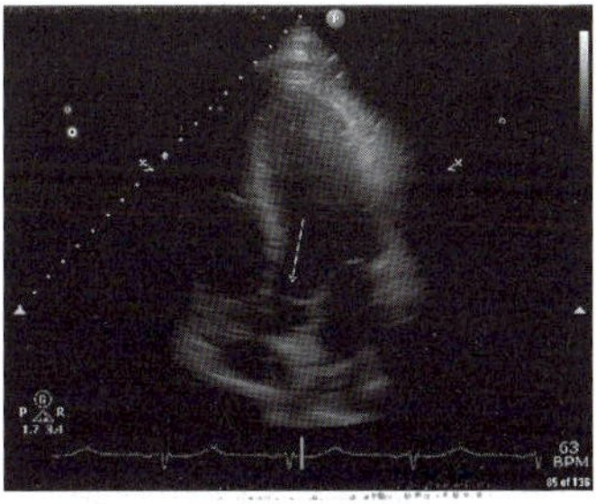

Abb. 3.21 • Platzierung des PW-Dopplers im LVOT (Pfeilspitze) zur Festlegung des „sample volume“; TTE-Aufnahme.

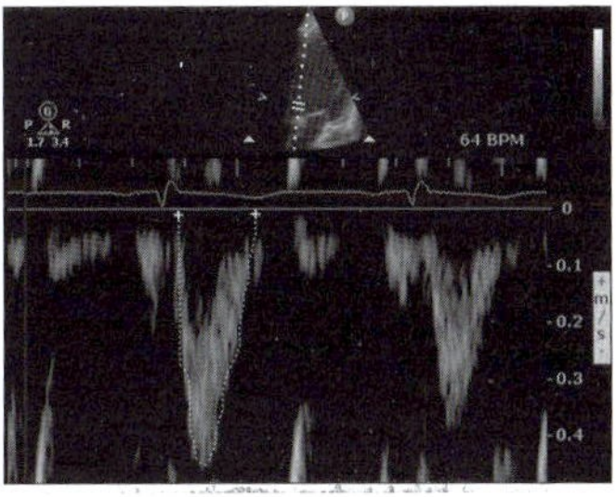

Abb. 3.22 • Bestimmung des VTI mittels PW-Doppler: Nach Umfahren des Dopplersignals mit dem Marker (gestrichelte Linie) wird das VTI automatisch errechnet; TTE-Aufnahme.

▶ **Bestimmung des Herz-Minuten-Volumens (HMV):**

- *Messpunkte:* Am Gebräuchlichsten anhand des Flusses im linksventrikulären Ausflusstrakt (LVOT, Abb. 3.21) oder über der Aortenklappe.
- *Voraussetzungen:* Laminare Strömung am Messort; Berechnung der Querschnittsfläche am Messort möglich; Bestimmung von Geschwindigkeits-Zeit-Intervall (VTI, Abb. 3.22) und Durchmesser am gleichen Ort; Dopplerstrahl in Flussrichtung.
- *Berechnung des Schlagvolumens im LVOT:*
  - 1. Der Durchmesser des Linksventrikulären Ausflusstrakts (LVOT) wird im 2D-Bild gemessen. (TEE: ME AV LAX, TTE: parasternaler Längsachsensschnitt).
  - 2. Die LVOT-Fläche wird wie folgt berechnet: $A_{LVOT} = (d/2)^2 \times \pi$.
  - 3. Mittels PW-Doppler wird im LVOT das Velocity Time Integral (VTI) bestimmt. (TEE: deep TG LAX, TTE: Drei- oder Fünf-Kammerblick).
  - 4. Das Schlagvolumen ist das Produkt aus VTI und A_{LVOT}.
- $HMV = A_{LVOT} \times VTI_{LVOT} \times$ Herzfrequenz (Normwert 4,5–6 l/min).
- *Fehlerquellen:*
  - Dopplerstrahl liegt nicht in Richtung des Blutflusses (Winkelfehler).
  - Turbulente Strömung im LVOT bei Aortenklappenvitien.

▶ **Fractional Shortening (FS):** Prozentuale systolische Verkürzung des LV-Durchmessers:

$$FS[\%] = \frac{EDD - ESD}{EDD} \times 100$$

(EDD = enddiastolischer Durchmesser, ESD = endsystolischer Durchmesser)

Beachte: Berechnung ungenau bei regionalen Wandbewegungsstörungen.

- Normal: 25–50 %.
- Mäßig eingeschränkt: 20–24 %.
- Stark eingeschränkt: < 20 %.
- Hyperkontraktilität: > 50 %.

► **Fractional Area Change (FAC):** Flächenänderung im LV-Kurzachsenschnitt:

$$FAC[\%] = \frac{LVEDA - LVESA}{LVEDA} \times 100$$

- Auch bei regionalen Wandbewegungsstörungen (bedingt) einsetzbar.
- Flächenbestimmung mittels *Planimetrie:*
  - LVEDA: Größte Fläche zu Beginn des QRS-Komplexes.
  - LVESA: Kleinste Fläche am Ende der T-Welle.
- *Normwerte:*
  - LVEDA: 10–30 cm^2.
  - LVESA: 4–13 cm^2.
  - FAC: 55–65 %.

Anwendung: Zur Verlaufskontrolle, nicht zur Einzelanalyse!

Bestimmung der diastolischen Funktion des linken Ventrikels

► **Bedeutung:** Ca. 35 % der Patienten mit Herzinsuffizienz haben eine **diastolische Funktionsstörung** bei normaler systolischer Funktion.

► **Einteilung** in Relaxationsstörung, pseudonormale Füllung und restriktive Füllung (Compliancestörung).

► **Diagnosestellung durch Doppler-Echokardiografie anhand der Parameter** (Abb. 3.23):

- *Mitrales Einstromprofil:* Messung im Vier- oder Fünfkammerblick im TTE bzw. ME 4Chamber im TEE. Positionierung des „sample volume" im PW-Doppler zwischen den Spitzen der Mitralsegel bei vollständiger Öffnung der Mitralklappe.
- *Pulmonalvenenfluss:* Messung mittels PW-Doppler ca. 1 cm in der Pulmonalvene (TTE: Vierkammerblick, TEE: ME 2Chamber).
- *Gewebedoppler im lateralen bzw. septalen Mitralanulus:* Messung im Vier- oder Fünfkammerblick im TTE bzw. ME 4Chamber im TEE.

Beschreibung des regionalen Kontraktionsverhaltens

► **Normokinesie:** Unauffälliges Bewegungsmuster des Myokards.

► **Kontraktionsstörungen:** Einteilung in regionale und globale Kontraktionsstörung; Ursache: am häufigsten Ischämie des Myokards, aber auch Myokarditis, Kardiomyopathien.

- *Hypokinesie:* Verminderte Einwärtsbewegung; reduzierte Zunahme der Myokarddicke in der Systole.
- *Akinesie:* Fehlende systolische Wandbewegung.
- *Dyskinesie:* Paradoxe, gegenläufige Wandbewegung.
- *Aneurysma:* Aussackung des linken Ventrikels + Dyskinesie.

► **Wall-Motion-Score-Index:**

- Beschreibt das Ausmaß von Wandbewegungsstörungen; Beurteilung der Kontraktionsfähigkeit: Normokinesie = 1, Hypokinesie = 2, Akinesie = 3, Dyskinesie = 4, Aneurysma = 5.
- Einteilung der LV-Wandabschnitte in 16 verschiedene Segmente, die den Versorgungsgebieten der Koronargefäße zugeordnet werden können. Dabei werden anteriores Septum, Vorderwand, Anterolateralwand, Posterolateralwand, Hinterwand und inferiores Septum unterschieden. Der linke Ventrikel wird darüber hinaus in apikale, mediale und basale Wandabschnitte eingeteilt.
- **Wall-Motion-Score-Index** = Summe der Wall Motion Scores/Anzahl der dargestellten Segmente. Je höher der Index, umso stärker ausgeprägt ist die Kontraktilitätsstörung (Normwert: 1).

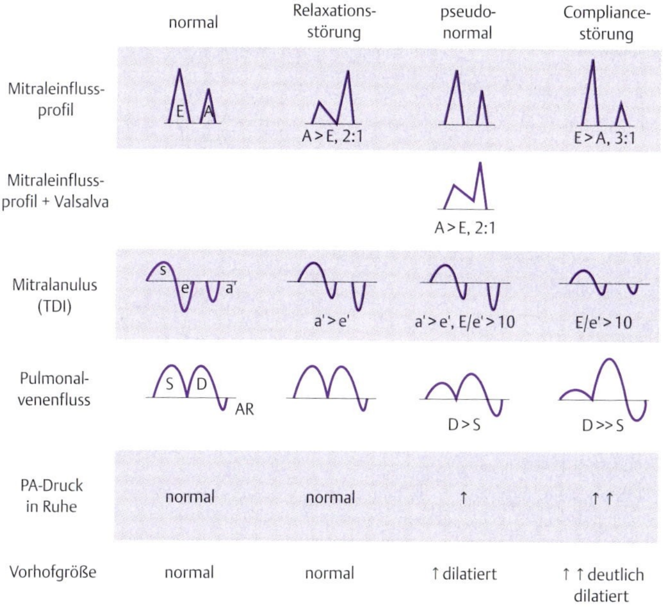

Abb. 3.23 • Diastolische Ventrikelfunktion: Die Velocity-Time-Integrale setzen sich wie folgt zusammen: E = frühe Füllung des linken Ventrikel; A = atriale Kontraktion; S = systolischer Pulmonalvenenfluss; D = diastolischer Pulmonalvenenfluss; AR = Pulmonalvenenfluss bei atrialer Kontraktion; s = systolische Exkursion des Mitralrings; e' = frühe diastolische Exkursion des Mitralrings; a' = Exkursion des Mitralrings bei atrialer Kontraktion.

Klappenvitien

- **Lokalisation:** 90 % der Klappenvitien betreffen das linke Herz.
- **Normwerte** maximaler Flussgeschwindigkeiten über den einzelnen Klappen: Tab. 3.14.
- **Echokardiografische Befundkonstellationen** bei verschiedenen Vitien: Tab. 3.15.

Tab. 3.14 • **Kardiale Doppler-Normwerte (nach Böhmeke, Schmidt).**

Parameter	Normwert
transmitraler Fluss	0,6–1,3 m/s
linksventrikuläre Ausstrombahn	0,7–1,1 m/s
Aortenklappe bzw. Aorta ascendens	1,0–1,7 m/s
transtrikuspidaler Fluss	0,3–0,7 m/s
Pulmonalklappe	0,6–0,9 m/s

Tab. 3.15 • Echokardiografische Befundkonstellationen bei linkskardialen Klappenvitien.

Parameter	leichtgradig	mittelgradig	hochgradig
Aortenstenose (AS)			
Öffnungsfläche	1,2–2 cm^2	0,75–1,2 cm^2	< 0,75 cm^2
relativer Stenosegrad	< 60 %	60–75 %	> 75 %
maximaler Druckgradient	25–50 mmHg	50–100 mmHg	> 100 mmHg
mittlerer Druckgradient	< 20 mmHg	20–50 mmHg	> 50 mmHg
Beachte: Der Druckgradient hängt vom Schlagvolumen ab.			
Aorteninsuffizienz (AI)			
Fläche des Regurgitationsjets/Fläche LVOT	30 %	30–60 %	> 60 %
Breite des Regurgitationsjets/Breite LVOT	30 %	30–60 %	> 60 %
Druckhalbwertszeit	> 400 ms	250–400 ms	< 250 ms
Regurgitationsfraktion	< 30 %	30–55 %	> 55 %
effektive Regurgitationsöffnung	< 0,1 cm^2	0,1–0,3 cm^2	> 0,3 cm^2
Mitralstenose (MS)			
Klappenöffnungsfläche	> 1,5 cm^2	1–1,5 cm^2	< 1,0 cm^2
mittlerer Druckgradient	< 5 mmHg	5–10 mmHg	> 10 mmHg
Druckhalbwertzeit	100–150 ms	150–220 ms	> 220 ms
Cave: • Die planimetrische Erfassung der KÖF führt häufig zur Überschätzung des Stenosegrads. • Bei eingeschränkter LV-Funktion wird der Druckgradient unterschätzt. • Bei schwerer Mitral- und/oder Aortenklappeninsuffizienz wird der Druckgradient überschätzt. • Bei absoluter Arrhythmie sind mindestens 5 Messungen in einer normofrequenten Phase erforderlich.			
Mitralinsuffizienz (MI)			
Fläche des Regurgitationsjets im Vorhof/Fläche des Vorhofs	< 30 %	30–55 %	> 55 %
Breite des Regurgitationsjets	0,1–0,3 cm	0,3–0,5 cm	> 0,5 cm
Pulmonalvenenfluss	normal	systolische Flussabschwächung	systolische Flussumkehr
Regurgitationsfraktion	10–24 %	25–50 %	> 50 %
Regurgitationsvolumen	30–44 ml	45–60 ml	> 60 ml
Merke: Die alleinige Bestimmung der Ausdehnung des Regurgitationsjets im linken Vorhof ist ungenau; Einflussfaktoren: Schnittebene, LV-Funktion, Vorhofgröße → Mitralinsuffizienz stets in mehreren Schnittebenen beurteilen.			

Abschätzung intrakardialer Drucke mittels Echokardiografie

- **Linksatrialer Druck (LAP):**
  - *Voraussetzung:* Normale Aortenklappe; Vorliegen einer Mitralinsuffizienz.
  - *Methode:* CW-Doppler; Darstellung des Insuffizienzsignals über der Mitralklappe: LAP = Systolischer Blutdruck (RR_{syst}) – Druckgradient über der Mitralklappe (PG_{MK}.)
  - Beeinträchtigung durch Relaxationsstörungen und LV-Funktion.
- **Systolischer Pulmonalarteriendruck (PA_{syst}):**
  - *Voraussetzungen:* Trikuspidalinsuffizienz, keine Obstruktion des RVOT, RAP = ZVD.
  - *Methode:* CW-Doppler, Darstellung des Insuffizienzsignals über der Trikuspidalklappe: $PA_{syst} = RAP + PG_{TK}$.
  - *Beachte:* Der RAP entspricht dem ZVD und lässt sich anhand des Füllungszustands der Halsvenen abschätzen.
- **Diastolischer Pulmonalarteriendruck (PA_{diast}):**
  - *Voraussetzung:* Pulmonalklappeninsuffizienz, RAP = ZVD.
  - *Methode:* CW-Doppler, Messung des Insuffizienzsignals über der Pulmonalklappe: $PA_{diast} = RAP + PG_{PK}$.
  - Druckgradient über der Pulmonalklappe ergibt sich aus der enddiastolischen Flussgeschwindigkeit (V_{max}PI-ED) des Insuffizienzsignals: $PG_{PK} = 4 \times V_{max}PI\text{-}ED^2$.
- **Zentraler Venendruck:**
  - Bestimmung anhand der Kaliberschwankung der Vena cava inferior während der Inspiration.
  - TTE: Subkostaler Blick → Einmündung der V. cava inferior in den rechten Vorhof.
  - TEE: Hoher midösophagealer Blick → Querschnitt der V. cava superior.
  - Ausmessen des Vena cava-Durchmessers im M-Mode.
  - *Cave:* Bei beatmeten Patienten kann die Kaliberschwankung der VCI entfallen!

Diagnose der hämodynamischen Instabilität in der Echokardiografie

Zur Diagnose der hämodynamischen Instabilität in der Echokardiografie sowie zum weiteren Vorgehen siehe Abb. 3.24 und Abb. 3.25.

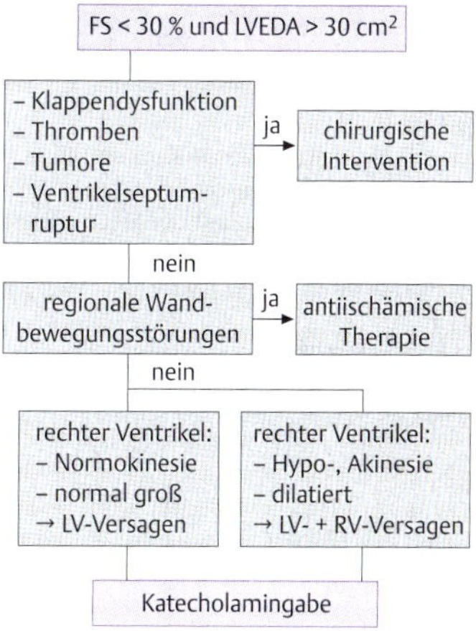

Abb. 3.24 • Reduzierte systolische LV-Funktion.

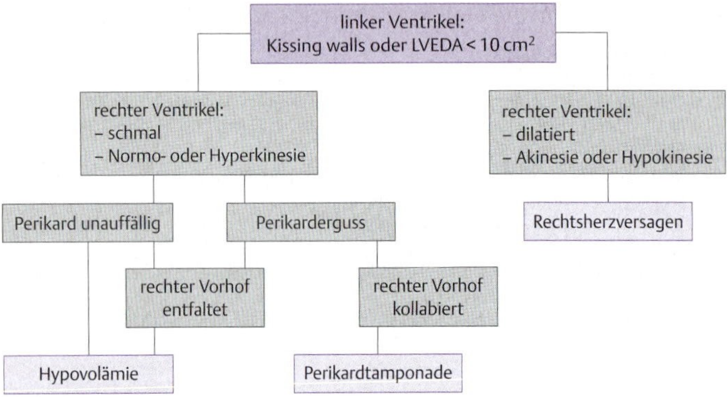

Abb. 3.25 • Verminderte Vorlast des linken Ventrikels.

Echokardiografie des rechten Herzens

- **Rechter Ventrikel (RV):**
  - Globale rechtsventrikuläre *Funktion:*
    - Qualitative Beschreibung: Leicht, mäßig oder stark reduziert.
    - Bestimmung des *Schlagvolumens* über Pulmonal- bzw. Trikuspidalklappe oder im Truncus pulmonalis mithilfe der Kontinuitätsgleichung:
    - Schlagvolumen (SV) = VTI × Querschnittsfläche.
  - *Normwerte* zur Größe des RV im apikalen 4-Kammerblick:
    - Enddiastolische Länge: 63–79 mm.
    - Enddiastolischer Durchmesser: 29–39 mm.
    - Enddiastolische Fläche: 16–24 cm^2.
    - FAC: 40–50 %.
  - *Weitere zu beurteilende Faktoren:*
    - Wanddicke.
    - Form, Bewegungsrichtung und Motilität des Ventrikelseptums.
- **Trikuspidalklappe:** Struktur und Beweglichkeit; Vegetationen? Insuffizienz oder Stenose?
- **Rechter Vorhof:**
  - Größe im apikalen 4-Kammerblick: 28–40 mm.
  - Fremdkörper, Thromben?
  - Form, Beweglichkeit und Bewegungsrichtung des Vorhofseptums.
  - Offenes Foramen ovale? Shunt?
- **Pulmonalklappe:** Struktur und Beweglichkeit; Vegetationen? Insuffizienz oder Stenose?
- **Pulmonalarterie:** Durchmesser (Normwerte: < 3,3 cm); Pulmonalarteriendruck (Normwerte: systolisch: 15–28 mmHg, diastolisch: 5–16 mmHg; Thromben?
- **Abschätzung der Vorlast** anhand des Durchmessers der V. cava inferior (Tab. 3.16).

Tab. 3.16 • **Zusammenhang zwischen RAP (= Vorlast) und Durchmesser der V. cava inferior.**

Druck im rechten Vorhof (RAP)	V. cava-Durchmesser	inspiratorische Kaliberschwankung
0–5 mmHg	< 1,5 cm	Kollaps
5–10 mmHg	< 2,5 cm	> 50 %
10–15 mmHg	< 2,5 cm	< 50 %
15–20 mmHg	> 2,5 cm	< 50 %
> 20 mmHg	> 2,5 cm	keine

3.11 Perikardpunktion

J.-M. Hahn

Perikardpunktion (Entlastungspunktion)

- **Indikationen:** (drohende) Perikardtamponade, Perikarderguss mit > 20 mm diastolischer Separation zwischen Epi- und Perikard (Echo).
- **Komplikationen:** lebensbedrohliche kardiale Arrhythmien, Pneumothorax, Myokardperforation, Verletzungen von Oberbauchorganen.
- **Material:** Punktions-Set oder mindestens 6–8 cm lange Punktionskanülen (z. B. graue oder gelbe Braunüle®), Verbindungsschläuche (z. B. Infusionssystem), Dreiwegehahn, Auffangbehälter, sterile Tupfer, sterile Handschuhe, sterile Abdecktücher, Desinfektionslösung, 10 ml Lokalanästhetikum (z. B. Lidocain 1 %), 10-ml-Spritzen (halbgefüllt mit 0,9 % NaCl), Verbandsmaterial.
- **Durchführung:**
  - Reanimationsbereitschaft, EKG-Monitor.
  - Evtl. Sedierung mit 5–7,5 mg Midazolam.
  - Lagerung: halbsitzend (30–60°).
  - Hautdesinfektion, sterile Handschuhe anziehen, Abdecken.
  - Lokalanästhesie.

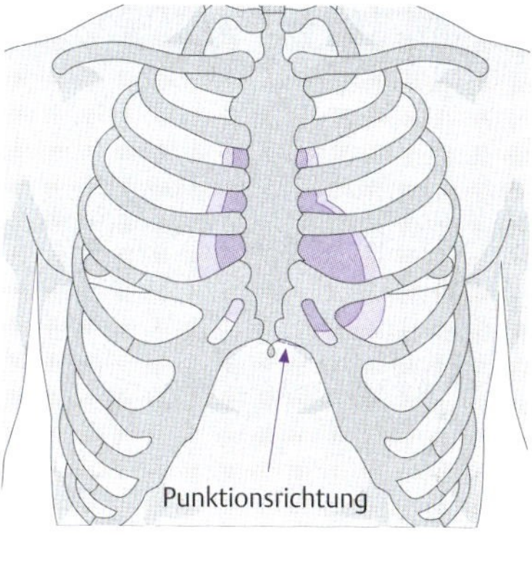

Abb. 3.26 • Perikardpunktion (aus Hahn J. M., Checkliste Innere Medizin, Thieme 2010).

- Punktion:
  - Echokardiografische Bestimmung von Punktionsrichtung und -tiefe.
  - Einstichstelle: zwischen Xiphoid und linkem Rippenbogen.
  - Punktionsrichtung: retrosternal nach kranial in Richtung des sonografisch sichtbaren Perikardergusses (Richtung linkes Schulterblatt, Abb. 3.26).
  - Wiederholte Aspirationen während der Punktion; lässt sich (blutiger) Perikarderguss aspirieren (meist in 3–4 cm Tiefe), Stahlkanüle etwas zurückziehen und Plastikkanüle vorschieben. Je nach Set Vorschieben des Führungsdrahtes und Einführen des Katheters in Seldinger-Technik (S. 40).
- Dreiwegehahn, Spritze und Ableitungsschlauch anschließen und Erguss entweder passiv oder durch wiederholte Aspirationen mit der Spritze ablassen.

4 Respiratorisches Monitoring

4.1 Respiratorisches Monitoring

G. Haeseler, G. Köhn

Parameter der Atemphysiologie – Grundlagen und Begriffe

- **Sauerstoffpartialdruck (pO_2):** Partialdruck des Sauerstoffs in einem Gasgemisch, mit dem das Blut im Gleichgewicht steht (in kPa oder mmHg; 1 kPa ≈ 7,5 mmHg).
- **Physikalisch gelöster Sauerstoff ($cO_{2(phys)}$):** Anteil des physikalisch gelösten Sauerstoffs im Blut. Liegt bei Raumluftatmung unter 0,3 ml/dl Blut. Berechnung: $cO_{2(phys)} = \alpha O_2 \times pO_2$ (αO_2 = Löslichkeitskoeffizient für O_2 im Blut bei 37 °C = 0,0031; in ml/dl/mmHg).
- **Sauerstofftransportkapazität (BO_2):** Sauerstoffmenge, die pro Volumeneinheit Blut an Hämoglobin gebunden maximal transportiert werden kann (Angabe in ml/dl). Berechnung: BO_2 (in ml/dl) = $\beta\ O_2 \times$ (Hb–DysHb); $\beta\ O_2$ (Hüfner-Zahl) = Vol. O_2 (in ml), welches von 1 g Hb gebunden werden kann (1,39 ml/g). DysHb = Dyshämoglobin (s. u.).
- **Sauerstoffgehalt (cO_2):** An Hämoglobin gebundener Sauerstoff + physikalisch gelöster Sauerstoff (Angabe in ml/dl). Berechnung: cO_2 (in ml/dl) = ($\beta\ O_2 \times$ Hb [in g/dl] $\times$ SO_2) ÷ 100 + $cO_{2(phys)}$.
- **Desoxy-Hb:** Desoxygeniertes Hämoglobin.
- **Oxy-Hb, HbO_2:** Oxygeniertes Hämoglobin.
- **Dyshämoglobin (DysHb):** Hämoglobin, das seine Fähigkeit zur reversiblen Sauerstoffbindung verloren hat:
  - *Methämoglobin (Met-Hb):* Autooxidation, medikamentös induzierte Oxidation (Prilocain, NO u. a.), verminderte Reduktion durch Cytochrom-B5-Reduktase-Mangel, Cytochrom-B5-Mangel, NADH-Mangel, erhöhte Empfindlichkeit des Hämoglobins für Oxidation (z. B. M-Hämoglobine).
  - *Carboxyhämoglobin (CO-Hb):* Kohlenmonoxid (CO) bindet mit 200-fach höherer Affinität an Hb als O_2 (erhöhte O_2-Affinität, schlechtere O_2-Abgabe ans Gewebe, CO diffundiert nur langsam vom Hb ab [($t_{1/2}$ = 4–5 h]): Endogene Entstehung bei Hb-Abbau (normal < 0,5 % CO-Hb), exogene Vergiftungen (unvollständige Verbrennung organischen Materials).
  - *Sulfhämoglobin (Sulf-Hb):* Ab einer Konzentration von 0,5 g/dl extrem seltene Ursache für schwere Zyanosen nach Medikamentenintoxikation (Acetanilid, Phenacetin u. a.).

  Beachte: Dyshämoglobinämien wirken sich deletär auf das O_2-Angebot des Gewebes aus, weil sie die O_2-Transportkapazität reduzieren und gleichzeitig die O_2-Affinität verändern.
- **Sauerstoffsättigung (SO_2):**
  - *S_aO_2:* Anteil des HbO_2 am Gesamthämoglobin.
  - *pS_aO_2:* Prozentualer Anteil des HbO_2 an der Summe von HbO_2 + DesoxyHb.
- **Sauerstoffaffinität des Hämoglobins:** Maß für die Sauerstoffsättigung beim jeweils aktuellen pO_2. Die Beziehung zwischen p_aO_2 und S_aO_2 ist charakterisiert durch die S-förmige Sauerstoffbindungskurve (SBK, Abb. 4.1).
  - *Halbsättigung (= p_{50}):* pO_2 bei 50 %iger Sauerstoffsättigung (normal 27 mmHg). Der Wert dient zur Charakterisierung der Sauerstoffbindungskurve. (Berechnung nur möglich bei einer SO_2 < 97 % und aus gemischt-venösen Proben unter *Standardbedingungen:* Plasma-pH = 7,4; pCO_2 = 5,33 kPa [= 40 mmHg]; T = 37 °C.)
  - *Einflussfaktoren auf die Sauerstoffbindungskurve:*
    - Ursachen von Rechts- und Linksverschiebungen: Tab. 4.1.

– Abnorme Häm-Varianten mit veränderter O_2-Affinität (z. B. CO-Hb verschlechtert die Gewebeoxygenierung zusätzlich, indem es die Sauerstoffaffinität der anderen Bindungsstellen erhöht).

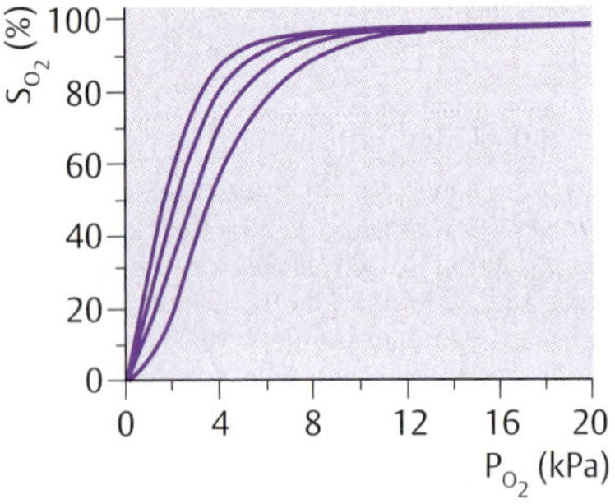

Abb. 4.1 • Veränderungen der Sauerstoffbindungskurve (von rechts nach links) CO-Hb < 1 %; CO-Hb 14,6; 32,5 und 50,8 %.

Tab. 4.1 • **Einflussfaktoren auf die Sauerstoffbindungskurve.**

Rechtsverschiebung (periphere O_2-Abgabe ↑)	Linksverschiebung (periphere O_2-Abgabe ↓)
• Azidose • pCO_2-Anstieg (Hyperkapnie) • Hyperthermie (Fieber) • pH-Abfall • Anämie	• Alkalose • pCO_2-Abfall (Hypokapnie) • Hypothermie • 2,3-Diphosphoglycerat (2,3-DPG)-Mangel • pH-Anstieg • fetales Hämoglobin (HbF)

- ► **Arterieller pH-Wert:** Negativer dekadischer Logarithmus der H^+-Ionen-Konzentration, Referenzbereich: 7,35–7,45.
- ► **CO_2-Partialdruck:**
  - *Arterieller CO_2-Partialdruck (p_aCO_2):* Partialdruck von CO_2 in einem Gasgemisch, mit dem das Blut im Gleichgewicht steht. Referenzbereich für p_aCO_2 35–45 mmHg (4,7–6 kPa).
  - *Endexspiratorischer CO_2-Partialdruck ($p_{et}CO_2$):* Kohlendioxidpartialdruck im Exspirationsgas am Ende der Exspiration. Referenzbereich wie arterieller CO_2-Partialdruck.
  - *Differenz zwischen arteriellem und endexspiratorischem pCO_2:* Im Idealfall < 5 mmHg (junger, lungengesunder Nichtraucher, physiologisches lageabhängiges Ventilations/Perfusions-Verhältnis).
- ► **Base Excess (BE):** Menge einer starken Säure (in mmol/l), die benötigt wird, um eine Blutprobe auf einen pH von 7,4 zu titrieren (bei pCO_2 = 40 mmHg und T = 37 °C). Referenzbereich -3 bis + 3 mmol/l.
- ► **Bikarbonatkonzentration (HCO_3^-):**
  - *Plasma-Bikarbonatkonzentration (HCO_3^-):* Referenzbereich 22–26 mmol/l.
  - *Standardbikarbonatkonzentration ($sHCO_3^-$):* $cHCO_3^-$im mit pCO_2 5,33 kPa äquilibrierten Plasma bei 37 °C.
- ► **Pufferbasen:** Anionen mit Pufferfunktion im physiologischen pH-Bereich, Gesamtkonzentration 44–48 mmol/l. Zusammensetzung: HCO_3^- + Hb + Protein$^-$ + PO_4^-. Abhängigkeit der Pufferbasen vom Hb: Pufferbase = 41,7 + 0,42 × Hb (in g/dl).

Blutgasanalyse

- **Elektrochemische Blutgasanalysegeräte:**
  - *Prinzip: Bestimmung* von pH, pO_2 und pCO_2 in der Probe und daraus *Berechnung* von O_2-Sättigung und Säure-Basen-Status (BE, Standard-HCO_3^-).
  - *Mögliche Fehlerquellen:*
    - Luftblasen in der Probe (Fehler abhängig vom pO_2 in der Probe).
    - Starker Unterdruck bei Aspiration (→ Entweichen von Gasen aus der Lösung, Aspiration von Luft in die Probe).
    - Heparinüberschuss in der Probe (pO_2, pCO_2 und pH falsch niedrig; bei hohen Heparinkonzentrationen pCO_2 falsch erhöht).
    - Längere Lagerung der Probe in der Plastikspritze (durch Äquilibrierungsvorgänge).
    - Metabolismus in der Blutprobe (pO_2 ↓, pH ↓, pCO_2 ↑; besonders ausgeprägt bei Leukämie und Thrombozytose).
    - Schlechte Durchmischung (Proteinablagerungen auf Messelektroden).
    - Technische Probleme: O_2-Verbrauch an der Messelektrode (Unterschätzung des pO_2 um 2–6 %), Proteinablagerungen).
- **Hämoxymetrie:**
  - *Prinzip:* Messung der Absorption von Licht verschiedener Wellenlängen durch die hämolysierte Probe. Oxymeter mit 4/6 Wellenlängen ermöglichen Bestimmung von Hb, HbO_2, Met-, Carboxy-, und Sulfhämoglobin (fetales Hämoglobin (HbF) fakultativ, s. u.).
  - *Mögliche Fehlerquellen:*
    - Met-Hb > 10 % kann im pH-Bereich < 7 und > 7,4 Veränderungen der Absorption aller 4/6 Wellenlängen verursachen.
    - Hohe Lipidkonzentrationen verursachen Streuungseffekte.
    - Farbstoffe (z. B. Methylenblau [Überschätzung von Desoxy- und Met-Hb], Bilirubin > 20 mg/dl]): Mögliche Messfehler bei der Bestimmung von Desoxy-Hb, HbO_2, Met- und CO-Hb.
    - Bildung von Cyan-Met-Hb (z. B. nach Therapie einer Cyanidvergiftung mit dem Methämoglobinbildner 4-Dimethylaminophenol) kann die Erfassung von Met-Hb beeinträchtigen.
    - Ähnliche Absorptionsspektren von NO- und CO-Hämoglobin können zu falsch positiven CO-Hb-Bestimmungen unter NO-Therapie führen.
    - HbF kann falsch positive CO-Hb-Messungen bewirken!
  - *Beurteilung* (S. 83).
- **Intraarterielle Sensoren:**
  - *Prinzip:* Ein Indikator an der Spitze einer Fiberoptik verändert sein Absorptionsspektrum oder Fluoreszenzverhalten in Abhängigkeit von Protonierung/Deprotonierung (pH-, in modifizierter Form pCO_2-Messung).
  - *Anwendung:* Kein Routinemonitoring auf der Intensivstation! Nur für Situationen, in denen andere Verfahren zu unzuverlässig (z. B. Pulsoxymetrie) oder zu zeitraubend (arterielle BGA) sind.

Pulsoxymetrie

- **Definition, Prinzip:** Kontinuierliche nichtinvasive Bestimmung der partiellen Sauerstoffsättigung im arteriellen Blut (pS_aO_2). Grundlage sind die unterschiedlichen Absorptionsmaxima von oxygeniertem (HbO_2) und desoxygeniertem (Hb) Hämoglobin im roten und infraroten Wellenlängenbereich. Die angezeigte Sättigung setzt voraus, dass kein Met-Hb oder CO-Hb in der Probe vorhanden ist.
- **Fehlerquellen:**
  - *Im Niedrigsättigungsbereich* sind Pulsoxymetrie-Werte mit einem hohen Fehler behaftet (schwierige Kalibrierung), im Sättigungsbereich > 80 % besteht gute Übereinstimmung mit in vitro ermittelten Werten.

- *Bewegungsartefakte, Diathermie, Vasopressortherapie, rasche Infusion* kalter Lösungen können die Signalqualität beeinträchtigen.
- *Erniedrigung des peripheren Widerstands* kann zur Unterschätzung führen (z. B. bei septischem Schock).
- *Farbstoffe* (z. B. Methylenblau, Indigokarmin) können kurzfristig Entsättigungen vortäuschen (*Cave:* Fehlmessungen dann auch mit in vitro messenden Hämoxymetern möglich, s. o.).
- *Starke Pigmentierungen* (z. B. pigmentierte Patienten, Nagellack).

Beachte: *Dyshämoglobinämien* (häufig und klinisch relevant, z. B. Raucher und Verbrennungsopfer):
  - CO-Hb verhält sich pulsoxymetrisch überwiegend (90 %) wie HbO_2. Die pulsoxymetrisch ermittelte Sättigung ist bei einer CO-Vergiftung gegenüber der tatsächlichen Sättigung immer falsch hoch!
  - Bei Met-Hb-Vergiftung zeigt das Pulsoxymeter immer eine Tendenz zu 85 %iger Sättigung, daher Überschätzung der tatsächlichen fraktionellen Sättigung. Bei niedriger Met-Hb-Konzentration wird die normalerweise hohe Sättigung um ca. die Hälfte der Met-Hb-Konzentration reduziert.
  - HbF: Auch hohe HbF-Konzentrationen haben keinen signifikanten Einfluss auf die Messung.

- **Beurteilung** (S. 83).

Kapnometrie

- **Definitionen:** Messung der Kohlendioxidkonzentration im Atemgas.
- **Einheiten der Messwerte:** pCO_2 (in mmHg oder kPa) oder CO_2-Konzentration im Atemgas (in %; entspricht im Wesentlichen dem Partialdruck in kPa).
- **Messverfahren:** CO_2 absorbiert Infrarotstrahlung; gemessen werden entweder Gasproben aus dem *Seitenstrom* des Atemstroms (Nachteil: Verzögerung durch Ansaugen, Messungenauigkeit bei niedrigen Atemzugvolumina) oder *Hauptstrom* (Vorteil: Schnellere CO_2-Antwort; Nachteil: Drucknekrosen bei Hautkontakt, leichtes Abknicken des Tubus, Transducer vulnerabel, Sputumansammlung in der Küvette kann Messfehler bewirken).

  Beachte: Wird der Patient über ein Narkosekreisteil beatmet, muss die Ansaugrate von Seitenstrom-Kapnometern bei der Einstellung des Frischgasflusses berücksichtigt werden.
- **Darstellung der Messwerte:**
  - *„Single Breath“-Test:* Exspiratorische CO_2-Konzentration gegen das Volumen → ermöglicht Messung der CO_2-Elimination/min.
  - *Kapnogramm*: Grafische Darstellung der CO_2-Konzentration oder des pCO_2 im Atemgas gegen die Zeit (Abb. 4.2).

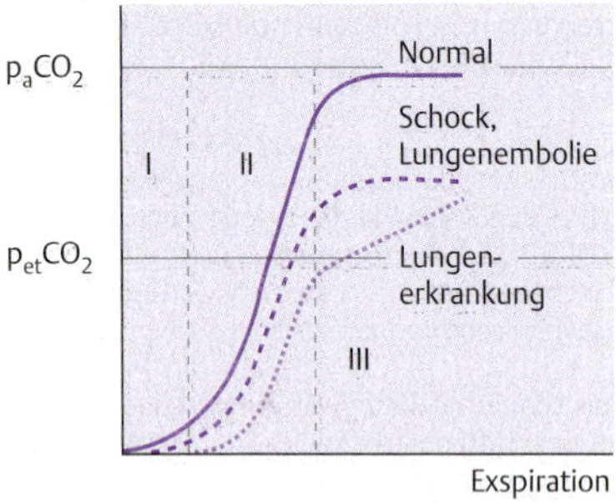

Abb. 4.2 • Normale und pathologische Kapnogramme. Der $p_{et}CO_2$ weicht beim Lungengesunden nur geringfügig vom p_aCO_2 ab, Phase III ist annähernd plateauförmig. Steiler Phase-III-Anstieg ist Ausdruck primärer Lungenerkrankungen, Plateau in Phase III bei gleichzeitiger großer p_aCO_2/$p_{et}CO_2$-Differenz weist auf Totraumventilation bei nicht ausreichender Perfusion hin.

- **Phasen des Kapnogramms:**
  - *Phase I:* Anatomischer Totraum = Volumen vom Atemwegseingang bis Alveolargas (Frischgas-Interface).
  - *Phase II:* Markiert Eintritt von Alveolargas in Atemwegsausgang.
  - *Phase III:* Reines Alveolargas, bei gleichmäßiger, ungestörter CO_2-Abatmung im Idealfall plateauförmig.

  Anmerkung: Ursprünglich bezieht sich die Phaseneinteilung auf den „Single Breath"-Test, lässt sich jedoch auf beide Darstellungsformen anwenden. Im Einzelfall kann ein Beinahe-Plateau in Phase III der pCO_2-Zeit-Kurve eine massive Steigung in der pCO_2-Volumen-Kurve verschleiern, wenn das exspirierte Volumen gegen 0 geht, z. B. bei massiver Obstruktion.
- **Fehlerquellen:**
  - Intermolekulare Effekte mit anderen Gasen (v. a. veränderte O_2-Konzentrationen in Kombination mit N_2O in der Probe).
  - Veränderungen des Atmosphärendrucks.
  - Wasserdampf (Hauptstrommessgeräte messen Feuchtgas; durch die Tubuspassage kühlt das Gas ab und der pH_2O sinkt, daher wird der $p_{et}CO_2$ falsch zu hoch gemessen).
  - Falsche Temperaturkorrektur bei Berechnung des $p_aCO_2/p_{et}CO_2$-Gradienten (Aufwärmen der Probe auf 37 °C im Analysator würde p_aCO_2 überschätzen).
- **Beurteilung** (S. 85).

Klinische Anwendung und Interpretation

- **Arterieller pO_2:**
  - Im flachen Teil der Sauerstoffbindungskurve wesentlich empfindlicherer Parameter als die O_2-Sättigung. Er dient daher zur Beurteilung der Oxygenierungsleistung der Lunge unter Berücksichtigung der O_2-Fraktion im Inspirationsgas (FiO_2).
  - Der arterielle pO_2 zeigt an, ob in der Lunge eine Diffusion von Sauerstoff ins Blut stattgefunden hat. Bester Indikator für das Ausmaß einer pulmonalen O_2-Diffusionsstörung ist die alveolo-arterielle Sauerstoffpartialdruckdifferenz $AaDO_2$ (s. u.).
  - *Entscheidende Parameter für die Versorgung der Gewebe mit Sauerstoff:*
    - O_2-Gehalt im arteriellen Blut und Herzzeitvolumen (→ arterielles O_2-Angebot = pro Zeiteinheit dem Gewebe zur Verfügung stehende O_2-Menge).
    - pO_2 im arteriellen Blut bzw. in der kapillären Endstrombahn (treibende Kraft für die Diffusion von Sauerstoff ins Gewebe).
    - Sauerstoffaffinität des Hämoglobins (Sauerstoffabgabe des Hämoglobins in der kapillären Endstrombahn, Tab. 4.1). Abweichungen der aus dem gemessenen pO_2 berechneten Sättigung (Voraussetzung: pCO_2-, pH- und Temperaturanpassung) von pulsoxymetrisch oder hämoxymetrisch ermittelten Werten weisen auf eine veränderte Sauerstoffaffinität des Hämoglobins hin (Tab. 4.1): Erhöhung der 2,3-DPG-Konzentration bei chronischer Hypoxie: Berechnete SO_2 ist zu hoch.
  - Mit elektrochemischen BGA-Geräten gemessener pO_2 dient als Kontrolle bei Puls- und Hämoxymeter-Fehlmessungen durch Farbstoffe (Methylenblau) oder Hyperbilirubinämie.
- **Pulsoxymetrie:**
  - Unverzichtbares Verfahren zur Überwachung der arteriellen Oxygenierung.
  - Deutlich erhöhte Rate erkannter Hypoxämien mit deutlicher Reduktion von Myokardischämien.
  - Frühzeitiges Erkennen von Veränderungen der respiratorischen Situation (Lagerung, Absaugen, Respirator-Einstellung, bei versehentlicher endobronchialer Intubation sensibler als Kapnometrie, s. u.).
  - Zusätzliche diagnostische Möglichkeiten durch Kombination mit arterieller BGA (S. 81).

- **Hämoxymetrie:**
  - Validierung pulsoxymetrischer Messungen.
  - Abklärung und Differenzialdiagnose einer *Zyanose* (*Hb* > 5 g/dl, *Met-Hb* > 1,5 g/dl, *Sulf-Hb* > 0,5 g/dl).
  - Diagnostik und Verlaufsbeobachtung der CO-Vergiftung. (Auch Massivtransfusion, Hämolyse, Erythrozyten-Sequestration in Leber oder Milz können durch vermehrten Hämoglobinabbau zu signifikanten CO-Hb-Anstiegen führen; v. a. bei zusätzlichem Vorliegen von Hämoglobinvarianten mit erhöhter Affinität für CO.)
  - Vergiftung oder Therapie mit potenziell Methämoglobin-bildenden Substanzen (Benzocain, Prilocain, Sulfonamide, Chloroquin, Primaquin, Chinin, Dapson, Nitrate, Nitrite, Nitrofurantoin, NO, Na-Nitroprussid, Phenacetin, Phenobarbital, Phenytoin).
- **Rechnerisch bestimmte Parameter:**
  - *Sauerstoffgehalt:*
    - Arterieller Sauerstoffgehalt (c_aO_2 in ml/dl) = S_aO_2 (%) × Hb (g/dl) × 1,39 (ml/dl) + p_aO_2 (mmHg) × 0,0031(ml/dl × mmHg).
    - Gemischt-venöser Sauerstoffgehalt (cvO_2 in ml/dl) = S_vO_2 (%) × Hb (g/dl) × 1,39 (ml/dl) + p_vO_2 (mmHg) × 0,0031 (ml/dl × mmHg).
    - Pulmonalkapillärer Sauerstoffgehalt (c_cO_2 in ml/dl) = 100 % × Hb (g/dl) × 1,39 (ml/dl) + p_AO_2 (mmHg) × 0,0031 (ml/dl × mmHg).
  - *Intrapulmonaler Shunt:* Anteil des Blutstroms, der bei der Lungenpassage nicht oxygeniert wird. Gibt wichtige Auskünfte über die Oxygenierungsleistung der Lunge. Kann nur berechnet werden, wenn über einen Pulmonalarterienkatheter der gemischt-venöse Sauerstoffgehalt ermittelt wird. Bestimmung erfolgt unter Beatmung mit reinem Sauerstoff:
    - Shunt-Anteil < 10 %: Physiologisch bei Lungengesunden.
    - Shunt-Anteil 10–19 %: Pathologischer Zustand, der selten wesentliche Therapiemaßnahmen erfordert.
    - Shunt-Anteil 20–29 %: Potenziell lebensbedrohliche Störung bei Patienten mit relevanten kardiovaskulären oder zerebralen Erkrankungen.
    - Shunt-Anteil > 30 %: Potenziell lebensbedrohliche Störung, die normalerweise umfassende Therapiemaßnahmen zur kardiopulmonalen Stabilisierung erfordert.
  - *Alveolo-arterielle Sauerstoffpartialdruckdifferenz ($AaDO_2$):* Differenz zwischen alveolärem und arteriellem Sauerstoffpartialdruck. Maß für die Oxygenierungsleistung der Lunge.
  - *Arterieller pH:* Dient zur Diagnose und Verlaufsbeobachtung einer respiratorischen/metabolischen Azidose (S. 461) oder Alkalose (S. 462).
  - *Base Excess (BE):* Anhalt für das Ausmaß der metabolischen Komponente einer Alkalose (S. 462) oder Azidose (S. 461).
  - *Aktuelle HCO_3^--Konzentration:* Erlaubt die Berechnung der Anionenlücke (Kationen-Anionen = $Na^+ + K^+ - [Cl^- + HCO_3^-]$): Differenzierung der Ursachen einer metabolischen Azidose (S. 461).
- **Arterieller pCO_2:**
  - pCO_2 > 45 mmHg → Hypoventilation; pCO_2 > 35 mmHg → Hyperventilation.
  - Bei der Beatmungstherapie wird üblicherweise die Einstellung von Atemfrequenz und Atemzugvolumen so modifiziert, dass der arterielle pCO_2 im physiologischen Bereich zwischen 35 und 45 mmHg liegt.
  - Bei Anpassung der Respiratortherapie ist etwa 10 min nach Umstellung des Respirators ein neuer Steady-State-p_aCO_2 zu erwarten.
  - pCO_2 dient zusammen mit pH und BE zur Differenzierung von Störungen des Säure-Basen-Haushalts.

- **Kapnometrie:**
  - *p_aCO_2/$p_{et}CO_2$-Differenz:* Eine Differenz von 2–5 mmHg ist physiologisch (intrapulmonale Shunts und lageabhängige Ventilations/Perfusions-Missverhältnisse). Höhere Werte reflektieren den Schweregrad einer Ventilations-Perfusions-Störung.
  - *Kurvenform im Kapnogramm:*
    - Steiler Phase-III-Anstieg: Ausdruck unterschiedlicher Atemzeitkonstanten (Compliance × Resistance) einzelner Lungenbezirke (z. B. schwere broncho-pulmonale Obstruktion) und Repräsentation der Schwankungsbreite des Ventilations/Perfusions-Missverhältnisses der einzelnen Lungenabschnitte (z. B. ARDS).
    - Plateau in Phase III bei großer p_aCO_2/$p_{et}CO_2$-Differenz ($p_{et}CO_2 << p_aCO_2$): Respiratorisch (Leckage, Zunahme der Totraumventilation) oder hämodynamisch (pulmonale Embolie [$p_{et}CO_2$ plötzlich ↓], Herzzeitvolumen plötzlich ↓ [Rhythmusstörung, Infarkt, starke Blutung, protrahierte Hypovolämie], intrakardialer R-L-Shunt [p_aCO_2/p_{et} CO_2-Differenz ↑, z. B. chronisch-hypoxämische Kinder mit Polyzythämie, Hyperkapnie]).
    - Möglichen Ursachen eines Abfalls bzw. Anstiegs des $p_{et}CO_2$: Tab. 4.2.
  - *Anwendungsbeispiele:*
    - Erkennen von Störungen bei der Beatmung und von Tubusfehllagen: z. B. Diskonnektion, Cuffverlust oder Cuffhernie (Abb. 4.3); Erfassung einer CO_2-Rückatmung (Abb. 4.4). Sofortige Erfolgskontrolle therapeutischer Maßnahmen (Steilheit des Phase-III-Anstiegs und p_aCO_2/$p_{et}CO_2$-Differenz reflektieren direkt Verbesserung oder Verschlechterung der Oxygenierung): PEEP-Optimierung (→ p_aCO_2/$p_{et}CO_2$-Differenz ↓), Optimierung von Tidalvolumen und Atem/Zeit-Verhältnis (→ Steigung in Phase III ↓), Erfolgskontrolle nach Lagerungsmaßnahmen (besserer Sekretabfluss, Rückgang von Atelektasen, Verbesserung der Ventilation gut perfundierter Areale → Phase-III-Anstieg und p_aCO_2/$p_{et}CO_2$-Differenz ↓), Erfolgskontrolle bronchospasmolytischer Therapie (Phase-III-Anstieg ↓).
    - Beitrag zum hämodynamisch-metabolischen Monitoring.

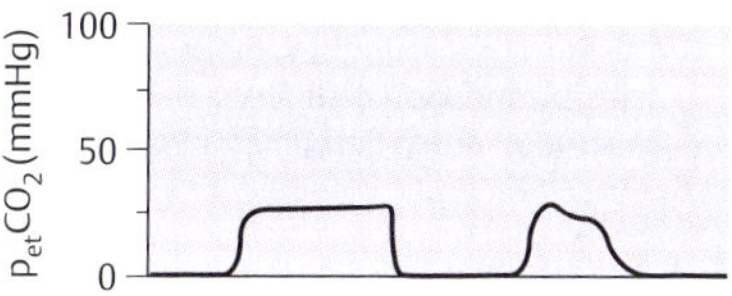

Abb. 4.3 • Partielle Diskonnektion, Cuffdruckverlust oder Cuffhernie.

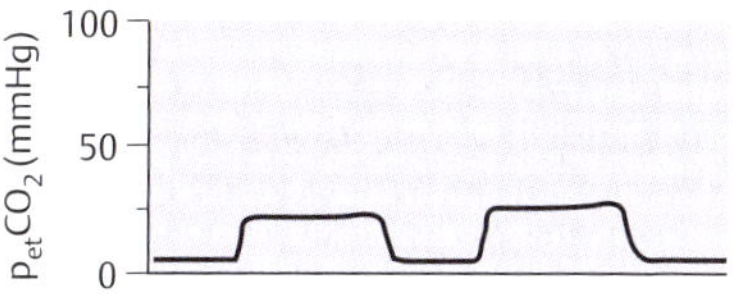

Abb. 4.4 • CO_2-Rückatmung.

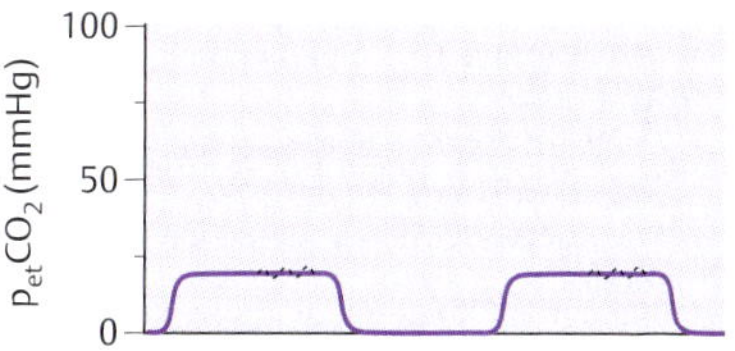

Abb. 4.5 • Lungenembolie: Abfall des $p_{et}CO_2$, horizontales Plateau, ggf. kardiogene Oszillationen.

Tab. 4.2 • Verlauf des endexspiratorischen pCO_2 ($p_{et}CO_2$) und mögliche Ursachen.

Abfall des $p_{et}CO_2$	Anstieg des $p_{et}CO_2$
• pulmonale Embolie (plötzlicher Abfall), Abb. 4.5 • HZV-Abfall bei Blutung oder Rhythmusstörung (wichtige Hilfe bei Schrittmachereinstellung) • Rückgang der CO_2-Produktion des Gewebes (Hypothermie, Mikrozirkulationsstörung) • überwiegend Fetternährung	• hyperdyname Zirkulationsstörung (Sepsis) • Zunahme der CO_2-Produktion des Gewebes (Frühzeichen der malignen Hyperthermie, Myotonie, Shivering) • überwiegend Kohlenhydraternährung • Hypoventilation

Monitoring unter NO-Applikation

- **Indikationen:** ARDS (S. 330), pulmonale Hypertension nach Lungentransplantation.
- **Toxizität:**
  - *Methämoglobinbildung:* Das Ausmaß der Met-Hb-Bildung ist abhängig von NO-Konzentration, Hb-Konzentration, O_2-Sättigung, Met-Hb-Reduktase-Aktivität.
  - *Intrapulmonale NO_2-Bildung:* NO reagiert schnell zu NO_2 in Anwesenheit von O_2 (mögliche toxische Auswirkungen beim Menschen: Alveoläre Permeabilitätsstörung, Lungenödem, Hämorrhagien, Surfactant-Depletion, Reduktion der Alveolenzahl). NO_2-Bildung steigt mit FiO_2, NO-Konzentration, Abnahme des Atemminutenvolumens bzw. Flows im Inspirationsschenkel, intrapulmonaler Verweildauer (obstruktive Ventilationsstörung), Kontaktzeit von NO mit Raumluft oder Sauerstoff (wichtig: Lokalisation der NO-Einspeisung im Beatmungssystem).
- **NO-Applikation:** Herstellung des NO-Frischgasgemisches und Einspeisung direkt in Inspirationsschenkel oder Y-Stück (*Vorteil:* Geringe Kontaktzeit O_2/NO; *Nachteile:* Erschwerte NO- und NO_2-Messung, mögliche Veränderung des eingestellten Tidalvolumes und FiO_2, keine konstante NO-Konzentration bei unterschiedlichen Hubvolumina garantiert).
- **Monitoring von NO und NO_2:** Chemilumineszenz (Seitenstrom vor Y-Stück); elektrochemisch (Hauptstrom; derzeit nicht im klinischen Einsatz).

  Beachte: Die exspiratorische NO_2-Messung ist kein genaues Maß für die tatsächliche intrapulmonale Bildung durch Reaktion von NO_2 zu HNO_3 mit irreversibler Absorption durch den Oberflächenfilm auf dem Lungenepithel.

4.2 Pleurapunktion

H.-J. Trappe

Grundlagen

- **Definition:** Diagnostische oder therapeutische Punktion des Pleuraraums.
- **Verantwortliche Faktoren für pleurale Flüssigkeitsansammlung:** vermehrte Flüssigkeitsproduktion und/oder gestörte Drainage durch:
  - Veränderung des *transpleuralen Druckes* (Transsudat).
  - Gestörter *Lymphabfluss* (Exsudat).
  - Erhöhte *Permeabilität* des mesothelialen oder kapillären Endothels (Exsudat).

  Merke: Exsudat = Proteinquotient Pleura/Serum > 0,5.
- **Indikationen:**
  - *Diagnostisch:* Pleuraerguss, Pleuraempyem.
  - *Therapeutisch* (ab Ergussvolumen > 300 ml): Pleuraerguss, Pleuraempyem, Pneumothorax, Pleurodese mit Einbringen von Medikamenten in den Pleuraraum.

- **Kontraindikationen:** Gerinnungsstörungen (Quick < 50 %, INR > 1,5, PTT > 60 s, Fibrinogen < 100 mg/dl, Thrombozyten < 50 000/µl), Volumen < 300 ml.
- **Erforderliches Material:** Punktionsset oder Punktionskanüle mit Rotanda-Spritze oder 50 ml-Spritze, Verbindungsschläuche (z. B. Infusionssystem), Dreiwegehahn, Auffangbehälter, sterile Tupfer, Handschuhe, Abdecktücher, Hautdesinfektionsmittel, Lokalanästhetikum (z. B. Lidocain 2–4 %, Mepivacain 0,5–1 %), 4–5 Probenröhrchen, Blutkulturflaschen (aerob, anaerob), Kanülen, Spritzen.

Vorgehen

- **Vorbereitung:**
  - *Aufklärung* des Patienten (schriftlich fixieren! Dokumentation in der Krankenakte!) über Durchführung, Vorgehen und mögliche Komplikationen (S. 88) wie Pneumothorax, Hämatothorax, Nachblutung.
  - *Prämedikation:* Ca. 30 min vorher Antitussivum, bei zu erwartender vagaler Reaktion 0,5–1 mg Atropin i. v., evtl. Sauerstoff über Nasensonde.
  - *Lagerung des Patienten:*
    - Sitzend: Abstützen des Oberkörpers nach vorn durch Kissen, Stuhllehne etc. (Abb. 4.6). Hilfsperson!
    - Liegend: Auf der Seite des Ergusses mit dem Rücken am Bettrand. Der Erguss sammelt sich am tiefsten Punkt im Bereich der Axillarlinien.
  - *Genaue Lokalisation des Pleuraergusses:* Klinische Untersuchung (Perkussion, Auskultation), Sonografie.
  - *Markierung der Punktionsstelle:* Am Rippenoberrand zur Verhinderung einer Verletzung der Interkostalgefäße und/oder Interkostalnerven (befinden sich am Rippenunterrand; Abb. 4.6) – meist in der hinteren Axillarlinie oder Skapularlinie. *Cave:* Nicht tiefer als 5.–6. ICR punktieren (→ Leber- und Milzverletzungen)!
  - *Probenröhrchen beschriften* (für Pathologie, Chemie, Mikrobiologie).
  - *Dokumentation* über Anzahl der versendeten Proben in der Kurve: Wann? Wohin? Wie viel? (ermöglicht einfache Kontrolle der Eingangsbefunde → fehlende Befunde können schnell erfasst werden).

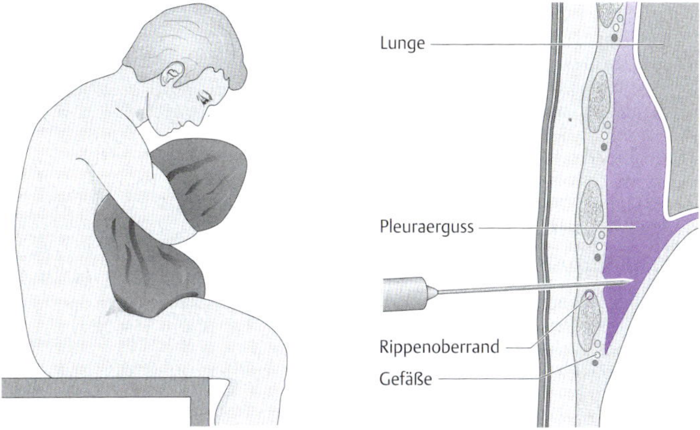

Abb. 4.6 • Pleurapunktion (aus Hahn J.-M., Checkliste Innere Medizin, Thieme 2010).

▶ **Durchführung:**

- *Hautdesinfektion* im Bereich der Punktionsstelle (hintere Axillarlinie oder Skapularlinie) und *Lokalanästhesie s. c.*
- *Sterile Handschuhe* anziehen, Punktionstelle steril abdecken.
- *Punktionsnadel senkrecht zur Hautoberfläche* unter ständiger Aspiration mit aufgesetzter Spritze vorschieben, bis sich Pleuraerguss aspirieren lässt. Dann während Exspiration (Valsalva-Manöver) Stahlnadel zurückziehen (Pneumothorax-Gefahr!) und Plastikkanüle vorschieben (wie beim Legen eines Abbocaths).
- *Dreiwegehahn befestigen,* Proben für Diagnostik (S. 88) entnehmen, Ableitungsschlauch anschließen und Pleuraflüssigkeit mit 50 ml-Spritze langsam wiederholt abziehen.

Hinweis: Erguss *langsam* ablassen, bei großem Erguss (> 1 000 ml) Resterguss belassen und ggf. mehrmals punktieren (*Cave:* Entlastungs-Lungenödem).

- *Punktionsende:* Während Exspiration Kanüle entfernen, Punktionsstelle mit sterilem Pflaster abdecken und einige Minuten komprimieren.
- *Röntgen-Thorax-Kontrolle in Exspiration (Pneumothorax, Resterguss?):* Bei klinisch stabiler Situation nach 1–2 h, bei klinischen Auffälligkeiten (Dyspnoe, Tachykardie etc.) sofort.
- Ggf. Erfolgskontrolle durch Sonografie.

! *Wichtige Tipps:*

- ▶ Hustenreiz kann Hinweis auf die vollständige Entfernung des Ergusses sein (Aneinanderreiben der Pleurablätter).
- ▶ Bei heftigem Hustenreiz Kanüle zurückziehen, evtl. Punktion abbrechen.
- ▶ Immer Stellung des Dreiwegehahnes beachten, damit das System geschlossen bleibt (*Cave:* Luftaspiration → Pneumothorax).

Komplikationen

Wichtig: Aufklärung des Patienten über die möglichen Komplikationen, inkl. dann notwendiger Maßnahmen wie z. B. Drainage mit Saugung bei Pneumothorax, und Dokumentation im Krankenblatt!

▶ **Aufklären über:**

- Pneumothorax (S. 422).
- Hämatothorax.
- Verletzung der Interkostalgefäße.
- Lungenödem bei zu schneller bzw. zu großer Entlastung (> 1000 ml Erguss, s. o.).
- Verletzung abdomineller Organe (Leber, Milz).
- Hypotonie, Bradykardie.
- Pleuraempyem (S. 425).

Punktat-Analyse

▶ **Folgende Parameter sollten erfasst und analysiert werden (3 Röhrchen):**

- *Klinische Chemie:* Protein, spezifisches Gewicht (Transsudat, Exsudat?), Laktat, Glukose, Cholesterin, Triglyzeride, LDH, pH.
- *Zytologie:* Pathologische Zellen (Tumorzellen)?; Differenzierung nachgewiesener Zellen.
- *Mikrobiologie:* Zellkulturen, Tbc, Pilze.

4.3 Anlage einer Thoraxdrainage

F. Setzer, G. Marx

Hintergrund

- Die Anlage einer Thoraxdrainage gehört zu den alltäglichen Arbeiten auf einer Intensivstation.
- Um den Patienten vor schweren, teilweise lebensbedrohlichen Komplikationen zu schützen, stets die sicherste Technik und geeignetes Instrumentarium wählen.

> **!** *Achtung: Keine Verwendung von Trokaren!*
> Niemals innerhalb des Thoraxraumes ohne Sicht auf die entsprechenden Strukturen mit spitzen oder scharfen Gegenständen arbeiten – **die Verwendung von sog. Trokaren ist daher auch im Notfall tabu!**

- **Methode der Wahl:** Minithorakotomie. Systeme, die mit Punktionsmethoden arbeiten, z. B. Pleuracan oder Thal-Quick (Seldinger-Technik), nur nach entsprechender Diagnostik (Sonografie) anwenden. Sie sind besser zur Ergussdrainage als zum Einsatz im Notfall geeignet.

Indikationen

- Pneumothorax, Hämatothorax.
- Pleuraerguss oder Serothorax, Pleuraempyem.
- Infusothorax (z. B. durch Fehllage eines ZVK).
- Chylothorax (z. B. durch Verletzung des Ductus thoracicus).
- Kombinationen aus den genannten Indikationen.

Wichtige Hinweise zur Diagnostik vor Legen einer Thoraxdrainage

- Die Sonografie des Thorax und der Lunge bzw. angrenzender Strukturen sollte auf jeder Intensivstation durchgeführt werden können. Wenige und leicht erhebbare Befunde reichen meist aus um die wichtigsten Diagnosen zu stellen!
- *Beachte:* Für die Diagnose bzw. den Ausschluss eines Pneumothorax und zur Entscheidung, ob eine Therapie notwendig ist, ist die Sensitivität des Ultraschalls deutlich besser als die des Thorax-Röntgen (> 90 % vs. ca. 50 %)!
- Im Notfall nach Ultraschallbefund und rein klinischen Kriterien vorgehen: In der Regel bedeutet die Abbildung eines Spannungspneumothorax im Röntgenbild oder CT eine zu späte therapeutische Entscheidung.
- **Röntgen-Thorax-Aufnahmen** sind auf Intensivstationen fast nur im Liegen möglich. Diese Aufnahmen sind deutlich schwerer interpretierbar, weil es keine zweite Ebene gibt, die eine räumliche Zuordnung ermöglicht.
- Im Zweifelsfall (gekammerter Erguss oder Pneumothorax) und bei Faktoren, die die intrathorakale Anatomie beeinflussen (Z. n. Operation, etc.): Thorax-CT.

Praktisches Vorgehen

- **Aufklärung** des Patienten soweit möglich und angemessen.
- **Strenge Asepsis:** Mundschutz, Kittel, großflächiges steriles Abdecken.
- **Lagerung:** Arm über Kopfniveau fixieren, „überhängendes" Körpergewebe z. B. mit breitem Klebeband aus dem Op.-Gebiet fernhalten.
- **Bei wachen Patienten:**
  - Immer in Lokalanästhesie, z. B. mit 20 ml Prilocain 1 % (z. B. Xylonest 1 %), dabei insbesondere das Periost der Rippen und die Pleura parietalis einbeziehen.
  - Falls möglich, eine Analgosedierung durchführen bzw. vertiefen.

▸ **Zugang in der vorderen Axillarlinie (lateraler Zugangsweg):**

- *Zugang in Höhe des 5. oder 6. ICR aufsuchen* – Drainage soll im Recessus costodiaphragmalis liegen.
  Alternativ: Die Kreuzung einer durch den Proc. xiphoideus nach dorsal gezogenen Linie mit der vorderen Axillarlinie aufsuchen.
- *Inzision der Haut am Oberrand der 6. oder 7. Rippe* mit dem Skalpell, Schnittlänge ca. 3–4 cm.
- *Unterhautgewebe und anschließend die Interkostalmuskulatur mit der Schere stumpf spreizen,* dabei **immer** am Oberrand der Rippe bleiben, um das am Unterrand gelegene Gefäß-Nerven-Bündel zu schonen.
- *Regelmäßiges Austasten des Zugangs* mit dem Finger zur besseren Orientierung.
- *Stumpfe Präparation bis auf die Pleura,* die mit dem Finger durchstoßen wird. Liegt ein Spannungspneumothorax vor, sollte Luft hörbar entweichen.
- *Finger in den Pleuraraum vorschieben und zirkulär austasten:*
  – Verifizieren der Lage durch Ertasten von Lunge und Interlobärspalten.
  – Ertasten evtl. vorliegender Verwachsungen, die die Passage der Drainage behindern können.
  – Lässt sich kein sicherer Kontakt zur Lunge ertasten, den Eingriff abbrechen und einen anderen Zugangsweg wählen, z. B. zwei ICR höher. Eine Verletzung von intraabdominellen Organen ist zu diesem Zeitpunkt und bei vorsichtigem Vorgehen sehr unwahrscheinlich.
- *Thoraxdrainage mit der Kornzange fassen,* dabei sollte die Drainage ca. ½ cm über die Spitze hinausreichen.
- *Drainage vorsichtig etwa 16–20 cm nach dorsokranial in den Pleuraraum vorschieben;* dabei regelmäßige Lagekontrolle mit dem Finger.
  – Bei federndem Widerstand: Lagekorrektur, ggf. erneut platzieren.
  – Bei Widerstand nach wenigen cm liegt die Spitze evtl. in einem Interlobärspalt.
- *Fixieren der Drainage:*
  – Vorlegen einer U- oder Tabaksbeutelnaht, die nach Ziehen der Drainage dem Wundverschluss dient.
  – Mit dieser Naht auch die Drainage fixieren; ansonsten zusätzliche Fixierungsnaht anlegen.
  – Verschluss der Wunde mit tiefgreifenden Einzelknopfnähten, luftdichte Adaption des Gewebes.
- *Anschluss der Drainage an ein Drainagesystem* (Wasserschloss oder geeignete Einmal-Systeme, z. B. Pleur-evac Sahara, Drentech Simple, Atrium Ocean, etc.).
  – Falls kein System verfügbar, normalen Sekretbeutel anschließen.

Beachte: Drainage bei spontanatmenden Patienten immer abklemmen z. B. bei Systemwechsel, dies ist jedoch beim (Überdruck-)Beatmeten nicht sinnvoll, sonst besteht die Gefahr, dass sich ein Spannungspneumothorax entwickelt!

- *Steriler Verband.*
- *Röntgenkontrolle* zur Einschätzung der Lage und des Drainageerfolgs.

▸ **Zugang in der Medioklavikularlinie (Monaldi-Drainage):**

- Aufsuchen des 2. ICR in der Medioklavikularlinie.
- Zugang erfolgt wie oben beschrieben.

Cave: Große Gefäße in unmittelbarer Nähe!

- Nur zur Entlastung von Pneumothoraces geeignet, da ein dorsobasal intrapleural liegender Erguss nicht drainiert werden kann.
- Ggf. indiziert bei ventral gelegenen, separierten Pleurapathologien (z. B. gekammerten Erguss, Empyem) zur gezielten Drainage.

Tipps & Tricks, Beenden der Therapie

- **Größe der Drainage:** Je nach Indikation zwischen 24 und 32 Charrière:
  - Bei reiner Pneumothoraxdrainage kleineres Kaliber.
  - Bei Hämatothorax größeren Durchmesser wählen, Verstopfungsgefahr durch Koagelbildung.
- Eine **Obstruktion** der Drainage vermeiden. Bei V. a. ungenügende Drainagefunktion kann man durch „Melken" des Schlauchs Unterdruck erzeugen. Hilft dies nicht und verschlechtert sich der Zustand des Patienten, sofortige Bildgebung!
- **Bronchopleurale Fisteln** erzeugen Luftblasen im Schlauch des Drainagesystems, die permanent durch den Flüssigkeitsspiegel steigen; das Drainagesystem saugt permanent Luft an.
  - Manche Systeme zeigen Fistelmengen an und ermöglichen einfaches Abschätzen der durch die Fistel strömenden Gasmenge.
  - Übersteigt die Größe des durch die Fistel strömenden Gas-Volumens die maximale Durchflussrate der Drainage, kommt es zur sofortigen Ausbildung eines (Spannungs-) Pneumothorax.
  - Therapie: Weitere Drainage, bzw. mehrere Drainagen anlegen, Fistelgröße dokumentieren. Oft erfolgt ein spontaner Verschluss, was am abnehmenden Luftfluss durch die Drainage erkennbar ist. Alternativ, oder wenn kein spontaner Verschluss erfolgt: Thoraxchirurgische Versorgung.
  - Vor der Diagnose einer bronchopleuralen Fistel folgendes ausschließen: Diskonnektionen im System, Fehllage der Thoraxdrainage – z. B. eine Dislokation nach extrathorakal): bereits ein Drainage-„Auge" über Hautniveau führt zu einer großen Menge an Luft im System.
- Eine **temporäre Unterbrechung des Sogs** am Drainagesystem stellt in der Regel kein Problem dar; die weiter bestehende Drainage mit Wasserschloss verhindert die Ausbildung eines Pneumothorax.
- **Dauer der Behandlung:**
  - **Pneumothorax:** Abklemmen der Drainage nach vollständiger Resorption der Luft aus dem Pleuraraum und wenn keine Luft mehr entweicht (Fistelbildung, s. o.). Ultraschall (1. Wahl) oder Röntgen-Thorax zur Kontrolle nach 6–8 Stunden; ist dann kein Pneumothorax nachweisbar, kann die Drainage entfernt werden.
  - **Erguss-Drainage:** Entfernung der Drainage bei Fördermengen < 100–200 ml/24 h; diese Menge entspricht dem durch das Fremdmaterial erzeugten Reizerguss.
- **Entfernen der Drainage:**
  - Desinfektion.
  - Eine Hilfsperson entfernt die Drainage durch Zug, gleichzeitig zieht man selbst die vorgelegte U-Naht zu.
  - Falls möglich, sollte beim spontanatmenden Patienten das Entfernen in Exspiration stattfinden.
  - Verband.

Komplikationen

- **Verletzung intrathorakaler und intraabdomineller Organe:** Leber, Milz, Herz, Hohlorganperforation, Verletzung des Lungenparenchyms. (Dg.: Abfluss von Darminhalt oder sehr großen Mengen Blut durch die Drainage – Therapie: Sofortige notfallmäßige operative Versorgung.)
- **Intrapulmonale Fehllage:** Gefahr der Entwicklung eines Spannungspneumothorax bei gestörter Drainagefunktion. (Dg.: Klinisch und durch Röntgendiagnostik – Therapie: Falls während der Anlage bemerkt, Lagekorrektur, ansonsten Neuanlage.) In-

trapulmonale Fehllagen sind häufig, wenn die Drainage bei kollabierter Lunge angelegt wurde.

- **Subkutane Fehllage:**
  - Primär durch Vorschieben der Drainage in den thorakalen Weichteilmantel während der Drainage-Anlage.
  - Sekundär durch Dislokation, z. B. infolge von Lagerungsmaßnahmen oder Manipulation durch den Patienten (z. B. im Delir: „Durchgangssyndrom"). (Dg.: Klinisch, durch Röntgendiagnostik – Therapie durch Neuanlage einer Drainage.)
- **Blutungen durch Gefäßverletzung:**
  - Kleinere Hautgefäße, die bei der Präparation verletzt werden, können durch Kompression verschlossen werden (z. B. durch zusätzliche Naht).
  - Potenziell lebensbedrohliche Blutungen aus Interkostalarterien oder -venen möglich.
  - Beim Monaldi-Zugang: Verletzung der A. mammaria (A. thoracica interna) mit starker arterieller Blutung.
  - Entscheidend: Rechtzeitige Diagnose und Therapie durch operative Versorgung.

4.4 Atemwegsmanagement in der Intensivmedizin

M. Leuwer, S. Piepenbrock, O. Zuzan

Orotracheale Intubation

Tab. 4.3 • **Tubusgrößen für orale Intubation.**

Gewicht (kg)	Alter	ID (mm)	Charrière	Einführtiefe ab Zahnreihe (cm)
< 2,5	Frühgeborene	2,5	12	10
2,5–5	Neugeborene	3,0	14	11
5–8	ca. ½ Jahr	3,5	16	11
8–10	ca. 1 Jahr	4,0	18	12
10–15	ca. 2–3 Jahre	4,5	20	13
15–20	ca. 4–5 Jahre	5,0	22	14
20–25	ca. 6 Jahre	5,5	24	15–16
25–30	ca. 8 Jahre	6,0	26	16–17
30–45	ca. 10 Jahre	6,5	28	17–18
45–60	ca. 12 Jahre	7,0	30	18–22
Frauen	> 14 Jahre	7,0–8,0	30–34	20–24
Männer	> 14 Jahre	8,0–9,0	34–38	20–24

ID = Innendurchmesser, 1 Charrière = ⅓ mm

- **Indikationen:**
  - Akute Notfallsituationen (Notfallintubation): Atemstillstand, respiratorische Insuffizienz, Herz-Kreislauf-Stillstand, Bewusstlosigkeit und Aspirationsgefahr, ausgeprägter Schock, schwere Verletzungen.
  - Notwendigkeit zur Respiratortherapie (S. 195).
- **Kontraindikationen:** Mundöffnung aus anatomischen Gründen nicht möglich.

▶ **Instrumentarium:**

- *Laryngoskop* (Standardspatel = *Macintosh-Spatel* – bei fast allen Patienten die beste Einstellung des Kehlkopfeingangs möglich). *Spatelgröße:*
  - Nr. 1 (Säuglinge).
  - Nr. 2 (Kleinkinder).
  - Nr. 3 (Standardgröße für die meisten Erwachsenen, Jugendlichen und älteren Kindern).
  - Nr. 4 (nur für sehr große Patienten bzw. bei Patienten mit sehr langem Hals).
- *Geeigneter Endotrachealtubus* (mit so genanntem Niederdruck-Blockungsballon [High Volume/Low Pressure-Cuff], der seltener zu Schädigungen der Trachealwand führt. Für die orale Intubation stehen Magill-Tuben und Oxford- Tuben zur Verfügung). *Tubusgröße*: Tab. 4.3.
- Führungsstab, 10 ml-Blockungsspritze, Absauggerät, Magill-Zange, Mullbinde bzw. Pflaster zur Fixation, Stethoskop, Gleitmittel, Cuffdruckmesser.

▶ **Durchführung** (Abb. 4.7)**:**

- Funktionsfähigkeit von Laryngoskop und Absauggerät überprüfen.
- Tubus vorbereiten: Blockung prüfen, gleitfähig machen; Führungsstab gleitfähig machen und einführen (**Cave:** dieser darf nicht über das distale Ende hinausragen!).
- *Venösen Zugang legen,* Präoxygenierung mit 100 % O_2, Narkoseeinleitung/Muskelrelaxation (S. 187).
- Zahnprothesen entfernen.
- *Lagerung:* Kopf des Patienten etwa 10 cm über der Unterlage erhöht lagern (durch Unterpolsterung) und leicht überstrecken = sog. „Schnüffelstellung" (**Cave:** Modifiziertes Vorgehen bei Anhalt für HWS-Verletzung! → fiberoptische Intubation (S. 97), s. auch Kap. 35.13.
- Mund des Patienten mit Daumen und Zeigefinger der rechten Hand weit öffnen und geöffnet halten. Bei Kiefersperre fiberoptische Intubation (S. 97).
- Laryngoskop mit der linken Hand am rechten Rand der Zunge vorsichtig einführen und am Zungenrand entlang bis in den Hypopharynx vorschieben. Zunge dabei nach links schieben.
- Spatel dann in die Mittellinie bringen und vorsichtigen Zug in Griffrichtung des Laryngoskopes ausüben.

Achtung: Auf keinen Fall darf mit dem Laryngoskopgriff eine hebelnde Bewegung ausgeübt werden! **Cave:** Schäden an den Oberkieferfrontzähnen!

- Im Idealfall wird jetzt die Epiglottis und bei weiterem Zug der Kehlkopfeingang sichtbar. Gegebenenfalls muss die Position der Spatelspitze korrigiert werden. Sie sollte in der Vallecula epiglottica zwischen Kehldeckel und Zungengrund liegen.

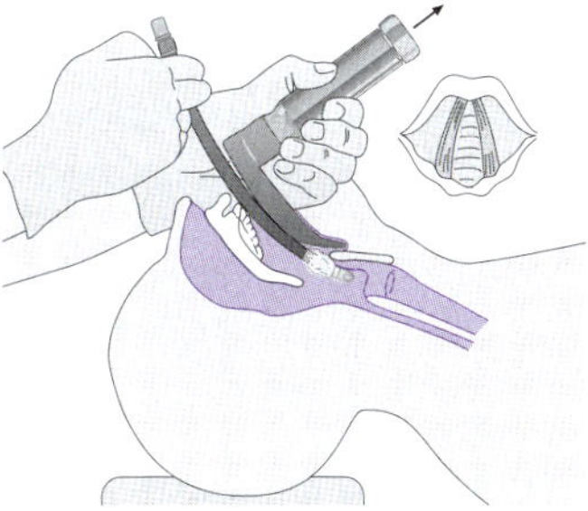

Abb. 4.7 • Orotracheale Intubation (aus Hahn J.-M., Checkliste Innere Medizin, Thieme 2010).

Tipp zum Vorgehen bei schlechter Sicht
Bei schlechter Sicht auf den Kehlkopfeingang kann sanfter Druck auf den Kehlkopf von außen durch eine Hilfsperson die Bedingungen verbessern.

- Wenn der Kehlkopfeingang eingestellt ist, den Tubus mit der rechten Hand von der rechten Seite aus durch den Kehlkopfeingang in die Trachea einführen. Der Cuff sollte 2–3 cm unterhalb der Stimmbänder liegen.
- Cuff mit Luft (5–10 ml) blocken, bis der Tubus bei der Beatmung gegenüber der Luftröhre abgedichtet ist = bei normalen Beatmungsspitzendrücken (20–30 cm H_2O) entstehen keine Nebengeräusche durch aus der Trachea ausweichendes Atemgas. (Cuffdruckmessung wünschenswert – nicht über 20–30 cm H_2O.)
- *Beatmungs-Beutel* aufsetzen.
- *Kontrolle der Tubuslage:* Symmetrische Thoraxexkursionen bei der Beatmung, auskultatorisch keine Strömungsgeräusche über dem Epigastrium („Blubbern" bei Ösophagusintubation), seitengleiche Strömungsgeräusche über der lateralen Thoraxwand. Falls links kein Atemgeräusch (einseitige Intubation): Tubus entblocken und etwas zurückziehen!

Achtung: Eine einseitige Intubation muss unbedingt vermieden werden! Sie kann rasch zu einer kompletten Atelektase einer Lunge führen, die oft schwer zu behandeln ist. Im atelektatischen, unbelüfteten Gebiet kann sich leicht eine Infektion entwickeln, die bis zu einem schweren generalisierten Erkrankungsbild mit Sepsis und ARDS führen kann.

- Beißschutz einführen und Tubus sicher mit Pflaster fixieren. Nach dem Fixieren erneut Tubuslage kontrollieren (s. o.).

Achtung: Dauer eines Intubationsversuchs nicht länger als 30 s!

- **Bei Fehlintubation:**
  - Ruhe bewahren!
  - Hilfe rufen (Erfahrenen).
  - Tubus ziehen.
  - Maskenbeatmung.
  - Erneuter Versuch.
- **(Früh-)Komplikationen:** Erfolglose Intubation oder Fehlintubation des Ösophagus (Hypoxie, Aspiration); einseitige Intubation eines Stammbronchus → Atelektase (s. o.); Tubusobstruktion; Zahnschäden; Kehlkopfschäden; Schäden der Luftröhre; Kreislaufreaktionen (Herzfrequenz, Blutdruck).
- **Spätkomplikationen:** Trachealstenose, Tracheomalazie, Ringknorpelstenose, Stimmbandgranulome.

Nasotracheale Intubation

- **Indikation:** Notwendigkeit einer längerfristigen Respiratortherapie.
- **Kontraindikationen:** Koagulopathie, frontobasale Schädelfrakturen, nasale Liquorfistel.
- **Instrumentarium:**
  - *Laryngoskop* wie bei oraler Intubation (S. 92).
  - *Tubus* (nahezu ausschließlich Magill-Tuben): Für die nasale Intubation wird der Tubus 1–2 Größen kleiner als bei der oralen Intubation gewählt (ID 6,5–7,0 mm bei Frauen, ID 7,0–7,5 mm bei Männern).
  - Magill-Zange, 10-ml-Blockungsspritze, Absauggerät (kein Führungsstab notwendig).
- **Durchführung:**
  - Instrumentarium vorbereiten wie bei oraler Intubation (S. 92).
  - Abschwellende Nasentropfen und Lokalanästhetikum (z. B. Lidocain 4 %) in beide Nasenlöcher einträufeln.
  - Präoxygenierung mit 100 % O_2.

- Narkoseeinleitung (S. 187).
- Laryngoskopie wie bei oraler Intubation (S. 92).
- Tubus vorsichtig durch den unteren Nasengang einführen (nach hinten und unten).
- Meist kann der Tubus, sobald er im Hypopharynx zu sehen ist, mit einer drehenden Bewegung am äußeren Tubusende unter Sicht durch den Kehlkopfeingang in die Trachea eingeführt werden. Gelegentlich benötigt man eine Magill-Zange, mit der man den Tubus im Hypopharynx fasst und unter Sicht in die Trachea einführt (*Cave:* Cuff-Läsion durch die Metallzange).
- Blocken des Tubus und Kontrolle der Tubuslage (S. 94).
- Tubus an der Nase durch Pflaster sicher fixieren.
- Bei eindeutig kontrollierter Tubuslage (ggf. durch Thorax-Röntgen) sollte der Tubus in Höhe des Naseneingangs markiert werden. Damit ist im weiteren Verlauf leicht erkennbar, ob der Tubus zu weit in das Tracheobronchialsystem hineingeglitten ist – Problem der einseitigen Intubation (S. 96).

> ***Tipp zur Verwendung von Einführhilfen***
> Für die nasale Tubuspassage ist die Verwendung einer Einführhilfe zu empfehlen (gleichzeitig Leitschiene für den Tubus und Schutz für Tubusspitze und Cuff). Der Einsatz von einfachen Cuff-Schonern in Form von auf die Tubusspitze gestülpten Kunststoffhüllen oder Fingerlingen ist abzulehnen. (*Cave:* Aspirationsgefahr dieser Hüllen!).

- **Komplikationen:** Wie bei oraler Intubation (S. 94), zusätzlich: Epistaxis, Perforation der Pharynxwand, bakterielle Sinusitis (*Cave:* Infektiöser Fokus), Ulzerationen in der Nase und am Naseneingang (bei längerer Lagedauer).

Nasotracheale Umintubation

- **Indikation:** Geplantes „Weaning" (nasaler Tubus wird besser toleriert); nach primärer Intubation mit high-pressure-Cuff (Vermeidung von Schäden an der Trachealschleimhaut); längere Beatmungsdauer (nasaler Tubus besser toleriert, bessere Mundpflege); Tubusprobleme (Cuff-Defekt, Obstruktion durch Sekretverkrustungen etc.).
- **Voraussetzungen:** Nur bei stabilem hämodynamischem und respiratorischem Zustand und nur wenn die Umintubation unproblematisch ist (Vorsicht bei Schwellung von Gesicht, Zunge, Hypopharynx, Larynx, Halsweichteilen; Mittelgesichts- und Kieferfrakturen; instabilen HWS-Verletzungen; Hirndruckproblematik).

Maskenbeatmung

- **Indikation:** Notfallbeatmung in Akutsituationen zur Überbrückung bis zur Intubation bzw. bei komplizierter oder unmöglicher Intubation.
- **Einschränkungen:** Der Patient ist nicht nüchtern bzw. hat ein hohes Aspirationsrisiko, Verletzungen im Gesichtsbereich, Verletzungen der Halswirbelsäule, Schwellungen, Raumforderungen oder Fremdkörper im Bereich der Atemwege (Mund, Pharynx, Hypopharynx, Larynx).

> ***Maskenbeatmung = Notfallmaßnahme!***
> Die Maskenbeatmung ist in der Intensiv- und Notfallmedizin als echte Notfallmaßnahme zu verstehen. Gerade deshalb ist es wichtig, dass jeder intensivmedizinisch Tätige eine Maskenbeatmung durchführen kann. Die Maskenbeatmung ist technisch nicht einfach; Übung ist unverzichtbar.

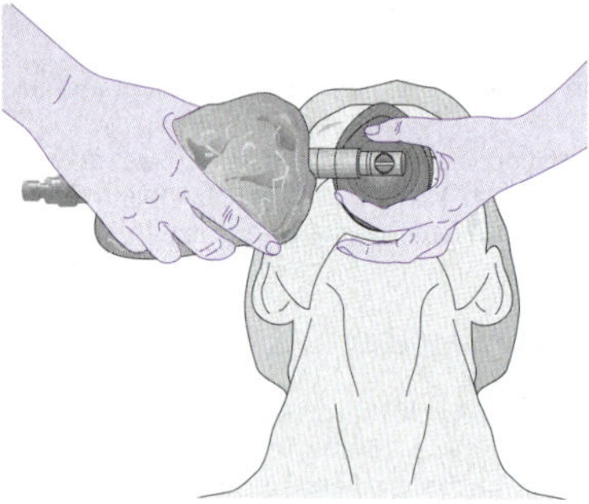

Abb. 4.8 • Maskenbeatmung (aus Hahn J.-M., Checkliste Innere Medizin, Thieme 2010).

- **Durchführung** (siehe Abb. 4.8):
  - Geeignete Gesichtsmaske: Die Maske sollte von der Nasenwurzel bis unter die Unterlippe reichen. Evtl. verschiedene Maskengrößen ausprobieren.
  - Auf freie Atemwege achten: Vor Beginn kurz Mund und Rachen inspizieren, Fremdkörper entfernen, Sekret absaugen.
  - Kopf leicht überstrecken (*Cave:* Kontraindikationen!), mit einer Hand den Unterkiefer fassen, kinnwärts ziehen und in dieser Stellung halten.
  - Maske auf das Gesicht aufsetzen, so dass Nasenwurzel, Unterlippe und Mundwinkel vom Maskenwulst umschlossen werden.
  - Maske mit der Hand, die noch den Unterkiefer in Position hält, fassen und fest gegen das Gesicht drücken; Unterkiefer dabei nicht loslassen.
  - Mit der anderen Hand den Beatmungsbeutel komprimieren (ca. 400–600 ml pro Atemzug über 2 Sekunden, Druckspitzen vermeiden, keine stoßartige Beatmung, *Cave:* Gefahr der Magenaufblähung). Den Beatmungserfolg anhand der Thoraxexkursionen kontrollieren.
- **Sauerstoffzufuhr:** In Notfallsituationen möglichst hohe Sauerstoffkonzentration über einen Schlauch in den Beatmungsbeutel zuführen. Damit ist aber maximal nur eine Sauerstoffkonzentration von 40–50 % möglich, da der Beatmungsbeutel zusätzlich noch Raumluft ansaugt. Um Sauerstoffkonzentration > 90 % applizieren zu können, muss ein ausreichend hoher Sauerstofffluss (größer als das Atemminutenvolumen des Patienten = meist > 10 l/min) über ein so genanntes Reservoir dem Beatmungsbeutel zugeführt werden.

✓ *Tipps zum Vorgehen bei schwieriger Maskenbeatmung*

- Bei schwieriger Maskenbeatmung kann das Einlegen eines oropharyngealen Tubus (Guedel-Tubus) und/oder eines nasopharyngealen Tubus (Wendl-Tubus) die Bedingungen entscheidend verbessern.
- Wenn es nicht gelingt, die Maske ausreichend abzudichten, dann sollte man Maske und Unterkiefer mit beiden Händen fassen und den Beatmungsbeutel von einer Hilfsperson komprimieren lassen.

Probleme im Rahmen des Atemwegsmanagements

- **Schwierige Intubationsbedingungen:** Eingeschränkte Mundöffnung, kurzer dicker Hals, große Zunge (Zunge verdeckt bei Inspektion am sitzenden Patienten die Sicht auf die Uvula), prominente Schneidezähne, Retro- oder Prognathie, eingeschränkte HWS-Beweglichkeit, Verletzung, Schwellung, Raumforderung im Bereich von Gesichtsschädel, Kiefer, Hypopharynx, Larynx.

- **Vorgehen bei Komplikationen am intubierten Patienten:**
  - *Einseitige Intubation:* Tubus entblocken + zurückziehen, intensives endobronchiales Absaugen mit Lagerung und Thoraxvibration, ggf. fiberbronchoskopische Kontrolle.
  - *Atelektase:* Tubuslage überprüfen (S. 94), intensive Tracheobronchialtoilette, Absaugen in Kombination mit Lagerungsdrainage und Thoraxvibration, intermittierendes Beatmen und Blähen mit dem Beatmungsbeutel, Fiberbronchoskopie mit Freisaugung verlegter Bronchialpartien.
  - *Blockade der Luftwege bei liegendem Tubus:* Bei totaler Verlegung sofortiger Tubuswechsel, alternativ Durchgängigkeit des Tubus mittels Absaugkatheter überprüfen (Tubus und Trachea absaugen), Cuff entblocken (möglicherweise Cuff-Hernie mit Blockungsballon vor der Tubusöffnung), bei anhaltender Verlegung Umintubation (S. 95).
  - *Aspiration* (S. 412): Rachenraum und tracheobronchial absaugen (fiberbronchoskopisch bei Aspiration von soliden Elementen), engmaschige Überwachung (Blutgase, Röntgen-Thorax, Mikrobiologie etc.).

Achtung: Keine routinemäßige Bronchiallavage (flüssiges Aspirat kann nicht mehr herausgespült werden), keine Kortikoide, keine routinemäßige antibiotische Prophylaxe; Antibiose nur bei Aspiration hochinfektiösen Materials (z. B. Stuhl bei Ileus) oder nach Antibiogramm bei Anhalt für eine Infektion.

Fiberoptische Intubation

- **Indikation:** Erwartete schwierige Intubationbedingungen bei planbarer endotrachealer Intubation, Misslingen der konventionellen Intubation.
- **Technik:** Ein flexibles Fiberbronchoskop wird nasal oder oral unter Sicht in die Trachea eingeführt. Ein vorher auf das Bronchoskop aufgeschobener Endotrachealtubus wird dann über das Bronchoskop als Leitschiene in die Trachea vorgeschoben. Eine direkte Kontrolle der Tubuslage ist durch das Bronchoskop möglich.
- **Vorteile:** Auch bei – für die konventionelle Intubation – schwierigen Bedingungen durchführbar; kann bei entsprechendem Management unter Spontanatmung durchgeführt werden → erhöhte Sicherheit, keine hämodynamischen Probleme durch Anästhetika → nicht-invasives schonendes Verfahren.
- **Nachteile:** Spezielles Instrumentarium, spezielle Fertigkeiten erforderlich.

Alternative Techniken zur Notfallbeatmung

- **Combitubus:** Tubus mit zwei Lumen und zwei Blockungs-Ballons. Er wird blind durch den Mund eingeführt; nach dem Blocken beider Cuffs kann man in der Regel über eines der beiden Lumen den Patienten beatmen. 1. Lage in der Trachea → Ventilation wie bei einem Trachealtubus; 2. Lage im Ösophagus → über das zweite Lumen beatmen, dessen Öffnungen jetzt im Hypopharynx liegen (das Entweichen von Luft durch Mund oder Nase wird durch den zweiten großen Cuff verhindert).
- **Larynxmaske:** Kleine Maske mit aufblasbarem Wulst und Verlängerungstubus. Wird unter digitaler Führung in den Hypopharynx bis vor den Kehlkopfeingang eingeführt. Nach Aufblasen des Blockungswulstes dichtet sich die Maske gegen Ösophagus und Hypopharynx weitgehend ab.
- **Koniotomie:**
  - *Indikation:* Atemstillstand, Maskenbeatmung/Intubation sind nicht durchführbar.
  - *Technik:* Kopf lagern (Reklination, Nackenrolle); Hautdesinfektion; streng medianer Längsschnitt durch die Haut über Schild- und Ringknorpel; Blutstillung durch Druck mit steriler Kompresse; Quere Stichinzision des Lig. cricothyroideum; Inzision mit einem sterilen Nasenspekulum oder mit dem sterilen Skalpellgriff spreizen und sterilen Endotrachealtubus (5–6 mm Innendurchmesser) einführen; blocken und Tubuslage kontrollieren (S. 94).

- *Komplikationen:* Asphyxie/Hypoxie, Aspiration (Blut), Bahnen einer Via falsa ins Gewebe, Trachealverletzungen, Kehlkopfschäden, Verletzung großer Gefäße (A. carotis, V. jugularis interna), Ösophagusperforation, Mediastinalemphysem.

Achtung: Zur Vermeidung von Kehlkopfschäden muss eine erfolgreiche Koniotomie möglichst bald HNO-ärztlich versorgt und ggf. in eine Tracheotomie umgewandelt werden!

Tracheotomie

- **Indikationen:** Verengung von Kehlkopf oder Hypopharynx durch Schwellung, Trauma, Verbrennung, Verätzung, Tumor; Notwendigkeit einer längerdauernden Beatmung (länger als 1 Woche).
- **Vorteile:** Bessere Toleranz durch den Patienten, erleichterte Bronchialtoilette, einfacherer Tubuswechsel, Entlastung von Kehlkopf und Nasenrachenraum.
- **Nachteile:** Operativer Eingriff (Invasivität); mögliche Komplikationen (s. u.).
- **Technik (Prinzip):** Kopf überstreckt lagern; Hautdesinfektion, steril abdecken; Lokalanästhesie mit Vasokonstriktorzusatz; streng medianer Hautschnitt vom Unterrand des Schildknorpels bis zum Jugulum; alternativ horizontaler Hautschnitt 1–3 cm unterhalb des Ringknorpels; Trachea bis mindestens zur vierten Trachealspange freilegen; Trachea eröffnen; ggf. Haut der Wundränder an die Trachealvorderwand um das Tracheostoma nähen; Trachealkanüle einführen (ggf. vorher Tracheostoma mit langem Nasenspekulum aufspreizen), evtl. Hautnaht.
- **Komplikationen:** Kanülenfehllage, Kanülenobstruktion, Blutung bzw. Nachblutung aus dem Tracheostoma, Wundinfektion, subkutanes Emphysem, Mediastinalemphysem, Pneumothorax.
- **Spätkomplikationen:** Arrosionsblutung, Trachealstenose, tracheoösophageale Fistel.
- **Notfälle bei tracheotomierten Patienten:** Vorgehen siehe Algorithmus Abb. 4.9.

Perkutane Punktionstracheotomie

- **Indikationen:** Alternative zur konventionellen Tracheotomie (S. 98). Keine Indikation: Notfallmäßige Sicherung der Atemwege.
- **Vorteile:** Geringe Rate an Blutungskomplikationen und Stomainfektionen, gutes kosmetisches Ergebnis nach spontanem Tracheostomaverschluss.
- **Kontraindikationen:** Manifeste Gerinnungsstörungen, Kinder und Jugendliche, schwierige Intubationsbedingungen (bei Kanülendislokation zunächst endotracheale Intubation notwendig, da Aufsuchen des Stomakanals und Rekanülierung in den ersten Tagen schwierig bis unmöglich), Struma, Tumor oder Infektion im Punktionsgebiet.
- **Relative Kontraindikationen:** Adipositas permagna, bekannte Tracheomalazie, hoher inspiratorischer Sauerstoffbedarf ($FiO_2 > 0{,}6$), frühere Tracheotomie, Z. n. Operationen oder Strahlentherapie des Punktionsgebietes, chirurgische Wunden im Punktionsgebiet, anatomische Anomalien.
- **Voraussetzungen:** 6 h Nahrungskarenz (gilt auch für Sondennahrung); Ausschluss manifester Gerinnungsstörungen und Thrombopenie (→ ggf. vor Anlage Substitution); zweiter Arzt zur Durchführung von Narkose und Beatmung, nach Möglichkeit Erfahrung in der konventionellen Tracheotomie.
- **Lagerung:** Kissen unter die Schultern des Patienten legen, Kopf überstrecken, Oberkörper 20–30° hochlagern (zur Verminderung des venösen Drucks im OP-Gebiet).

Empfehlungen zum praktischen Vorgehen

- Für die perkutane Tracheotomie ist eine Ultraschall-Untersuchung des Punktionsgebietes sinnvoll, um Gefäße darzustellen und Gefäßläsionen zu vermeiden.
- Eine kontinuierliche bronchoskopische Kontrolle des Kanülierungsvorgangs ist zu empfehlen!

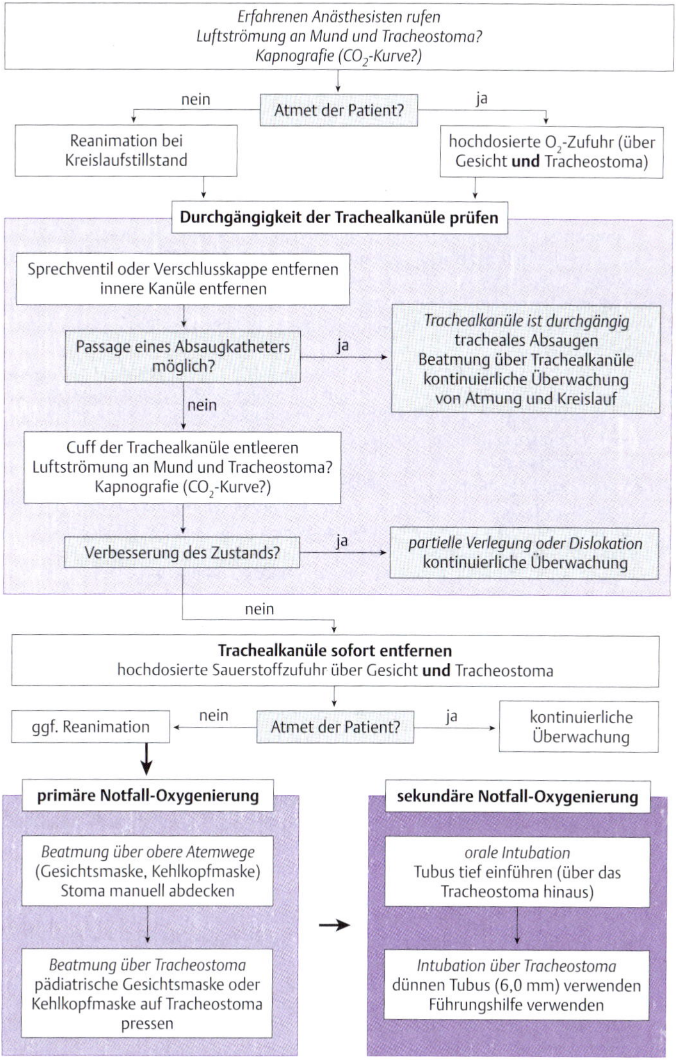

Abb. 4.9 • Vorgehen bei Notfällen bei tracheotomierten Patienten (nach McGrath BA, Bates L, Atkinson D, Moore JA. Multidisciplinary guidelines for the management of tracheostomy and laryngectomy airway emergencies. Anaesthesia. 2012 Jun 26.; Association of Anaesthetists of Great Britain & Ireland, Blackwell Publishing Ltd.).

- **Technik nach Ciaglia:**
  - Fiberbronchoskop einführen.
  - Liegenden Endotrachealtubus bis in den Larynx zurückziehen. Die Position der Tubusspitze kann dabei von außen durch Diaphanoskopie (mit dem Bronchoskop) kontrolliert werden.
  - Hautdesinfektion, steril abdecken.
  - Etwa 2 cm lange horizontale Hautinzision 1–2 cm kaudal des Ringknorpels (Abb. 4.10a).
  - Subkutangewebe stumpf spreizen (Kocherklemme, Präparierschere) bis zur eindeutigen Identifizierung der Trachea.
  - Punktion der Trachea mit der passenden Kanüle (aus dem Set) (Abb. 4.10b); Bestätigung der intratrachalen Lage durch Aspiration mit NaCl 0,9 %-gefüllter Spritze.
  - Seldinger-Draht mit J-förmiger Spitze einführen (Abb. 4.10c).
  - Kunststoffkatheter zur Armierung des Seldinger-Drahtes (Knickschutz, Abb. 4.10d).
  - Schrittweise Dilatation des Tracheostomas durch über den Seldinger-Draht eingeführte Bougies (Abb. 4.10e). Alternativ: Einmalige Dilatation mit einem speziellen Dilatator/Besteck (z. B. Blue Rhino) oder mit einem Ballon (z. B. Blue Dolphin) oder mit einem Schraubdilatator (z. B. PercuTwist).
  - Trachealkanüle mit eingeführtem passendem Dilatator über Seldinger-Draht einführen (dabei Dilatator ausreichend mit Gleitmittel versehen, Abb. 4.10f).
  - Seldinger-Draht, Kunststoffarmierung und Dilatator entfernen, Cuff der Trachealkanüle blocken, über Trachealkanüle beatmen.
- **Technik mit Dilatationszange** (nach Griggs):
  - Vorbereitung, Punktion und Einführen des Führungsdrahtes wie oben.
  - Dilatation des Punktionskanals mit Dilatator auf die Größe der Dilatationszange.
  - Einführen der geschlossenen Dilatationszange über den Führungsdraht.
  - Aufweiten der prätrachealen Gewebe durch Spreizen der Zange.
  - Schließen der Zange, weiteres Vorschieben über den Führungsdraht in das Tracheallumen.
  - Erneutes Spreizen der Dilatationszange, dadurch Spreizen/Aufweiten des Tracheostomas.
  - Einführen der Trachealkanüle mit speziellem Obturator über den Führungsdraht.
- **Technik nach Fanconi:**
  - Vorbereitungen wie oben, Punktion der Trachea ohne vorherige Hautinzision.
  - Vorschieben des Führungsdrahtes am Endotrachealtubus vorbei nach oral, Draht aus dem Mund herausführen. Distales Drahtende mit Klemme sichern.
  - Vorderen Teil des Führungsdrahtes abschneiden, verbleibendes Ende in die Trachealkanüle führen und verknoten.
  - Umintubation des Patienten.
  - Den im Set befindlichen speziellen 4 mm-Endotrachealtubus bis kurz oberhalb der Carina einführen und blocken.
  - Distales Ende des Führungsdrahts auf Handgriff aufwickeln und Trachealkanüle mit dem Dilatationskonus durch den Pharynx in die Trachea ziehen und dann aus der Trachea perkutan ausleiten. Eine Hautinzision erleichtert den Durchtritt durch die Haut.
  - Dilatator von der Trachealkanüle abschneiden und Cuffblockung anschließen.
  - Trachealkanüle mit Obturator senkrecht ausrichten, um 180° drehen und nach distal in die Trachea vorschieben.
  - Kanüle mit Befestigungshilfe und Konnektor komplettieren, temporären Endotrachealtubus entfernen und Trachealkanüle blocken.
- **Komplikationen** der Punktionstracheotomie: Fehllage der Kanüle; Tracheahinterwandperforation; Pneumothorax, Pneumomediastinum; Stomainfektionen; Verlet-

zungen großer Gefäße mit relevanten Blutungen; Kehlkopfverletzungen; Trachealstenose als Spätkomplikation. Ruptur von Trachealknorpeln.

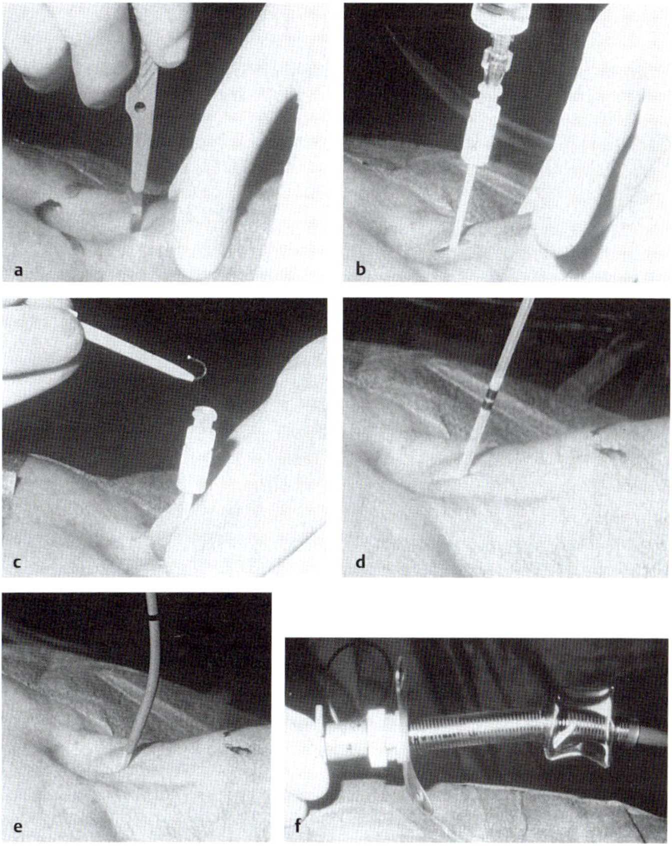

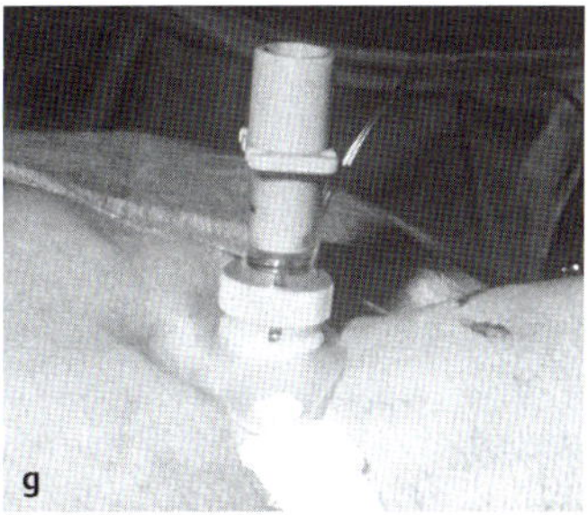

Abb. 4.10 • Perkutane Punktionstracheotomie.

- a Hautinzision.
- b Punktion der Trachea.
- c Einführen des Seldinger-Drahtes mit J-förmiger Spitze.
- d Kunststoffkatheter zur Armierung des Seldinger-Drahtes.
- e Dilatation des Tracheostomas.
- f Einführen der Trachealkanüle.
- g Trachealkanüle in situ.

5 Monitoring des Magen-Darm-Trakts

5.1 Ernährungssonden

K. Mayer

- ▶ Ernährungssonden dienen zur Applizierung von bilanzierten Diäten und Medikamenten bei Patienten, bei denen oral keine oder keine ausreichende Ernährung möglich ist.
- ▶ Geplante oder antizipierte Dauer der Therapie und Erkrankung des Patienten sind entscheidend für den Lageort des distalen Endes und die Art der Sonde:
  - Kurzfristige Ernährung: Durch Nase (seltener Mund) als Zugangsweg möglich.
  - Langfristige (> 4 Wochen) Ernährung: Perkutanen Zugang erwägen.
  - Das distale Ende der Sonde kann gastral oder postpylorisch (duodenal/jejunal) platziert werden; Faustregel: „So hoch wie möglich und so tief wie nötig."
- ▶ **Nasogastrale Sonde:**
  - Vorteile: Nutzung des physiologischen Weges, Anlage einfach durchzuführen.
  - Lagekontrolle durch Insufflation von Luft und Auskultation im Epigastrium oder radiologisch.
  - *Kontraindikationen:*
    - Frakturen im Nasen- oder Gesichtsbereich.
    - Gerinnungsstörungen, Thrombopenien.
    - Obstruktion im Ösophagus.
  - *Komplikationen:*
    - Schleimhautläsionen (Nase, Pharynx, Ösophagus, Magen).
    - Blutungen (nasal, ösophageal, gastrointestinal).
    - Aspiration (höheres Risiko als bei postpylorischer Lage).
    - Bei falscher Anlage: Intubation der Lunge, Pneumothorax.
    - Gefahr von Ösophagusläsionen bis hin zur Perforation (v. a. bei Veränderungen im Ösophagus wie z. B. Strikturen Indikation streng abwägen).
- ▶ **Nasoenterale Sonde (postpylorisch):**
  - Anlage der Sondenspitze duodenal oder jejunal.
  - Indiziert bei Störungen der Magenentleerung, schwerem Reflux oder Aspirationen (auch bei schwerer Pankreatitis).
  - Kann als Multilumen-Sonde angelegt werden:
    - Ernährung und Entlastung des Magens über das distale Lumen.
    - Zufuhr von Medikamenten über proximale Lumen.
  - Die Anlage erfolgt endoskopisch oder radiologisch unterstützt. Sondenformen (spiralförmiges Ende, beschwertes Ende, Widerborsten) können ohne endoskopische oder radiologische Unterstützung durch die Peristaltik des Magen-Darm-Trakts mit ihrem distalen Ende jenseits des Pylorus platziert werden.
  - Da nasoenterische Sonden meist einen geringen inneren Durchmesser haben, müssen sie meist durch *Ernährungspumpen* beschickt werden.
  - Kontraindikationen und Komplikationen wie nasogastrale Sonden.
- ▶ **Perkutane endoskopische Gastrostomie (PEG):**
  - Ermöglicht langfristige enterale Ernährung.
  - Anlage endoskopisch (z. B. mittels Diaphanoskopie, Punktion und Fadendurchzugsmethode).
  - *Kontraindikationen:*
    - Großes gastrales Ulkus, gastrale oder duodenale Raumforderung bzw. Obstruktion.
    - Peritonitis, Peritonealkarzinose, Aszites.
    - Störungen der Blutgerinnung, Thrombopenie.

- *Komplikationen:*
  - Blutung, Infektion.
  - Störungen der Sondenfunktion (z. B. Verschluss, Verlagerung).
  - Stoma-Leckage.
  - Pneumoperitoneum.
  - Aspiration.

▶ **Methoden der langfristigen postpylorischen Ernährung:**

- Perkutane endoskopische Jejunostomie (PEJ): Primäre Anlage in ähnlicher Technik wie PEG.
- Verlängerung einer PEG in eine sog. JET-PEG (= Jejunale-Extension-Tube-PEG): Durch eine zuvor angelegte PEG wird endoskopisch oder radiologisch unterstützt eine Jejunalsonde vorgeschoben.

Beachte: Viele postpylorisch platzierte Sonden müssen aufgrund ihres kleinen Innendurchmessers mit Ernährungspumpen beschickt werden.

- Kontraindikationen und Komplikationen ähnlich wie bei PEG, allerdings geringeres Aspirationsrisiko.

▶ **Applikation von Medikamenten über Sonden.**

- *Darreichungsform:* Bevor ein Medikament in Tablettenform über Sonde appliziert wird, muss es gemörsert oder aufgelöst werden. Nur wenige Medikamente besitzen hierfür eine explizite Zulassung, trotzdem können viele Medikamente so zugeführt werden.
  Cave: Veränderung der Wirkung (z. B. bei retardierten Zubereitungen).
  - Viele Kliniken besitzen hausinterne Listen, ob und welche Medikamente mittels Sonde zuführbar sind.
  - Zu klärende Fragen: Ist das Medikament in gemörserter Form stabil beispielsweise bei Kontakt mit Magensäure oder bei Lichtexposition?
  - Prüfen von alternativen Zubereitungen (Tropfen? Transdermale Pflaster? Flüssige Zubereitung? Brausetablette?).
- *Lage der Sonde:* Bei jejunaler Lage des distalen Endes umgeht das Medikament den Magen und wird direkt in den Darm appliziert.
  - Probleme durch fehlende Aktivierung über Magensäure oder zu hohe Osmolarität (→ Durchfälle) möglich.
  - Zu klärende Fragen: Ist das Medikament für die entsprechende Lage des distalen Endes der Sonde geeignet? Benötigt es eine gastrale Passage bei Lage der Sonde im Jejunum?
- Applikation von Medikamenten mit *Vor- und Nachspülung von Wasser.*
  - Vermeidung einer Vermischung mit Diäten (Vermeiden von Interaktionen mit der Zubereitung der Pharmaka [pH-Wert, Salze etc.]).
  - Vermeidung des Verstopfens der Sonde.
  - Keine Mischung von Medikamenten und Sondennahrung (→ keine Veränderung von Sondennahrung oder Pharmaka).

5.2 Ösophaguskompressionssonden

J.-M. Hahn

Sondentypen

▶ **Sengstaken-Sonde:** Zwei Ballons: Ösophagusballon + Magenballon (Abb. 5.1). Indikation: Ösophagusvarizen.

▶ **Linton-Sonde:** Nur ein Ballon (Abb. 5.2). Indikation: Fundusvarizen.

Technik zur Sondenanlage

- **Bei beiden Sonden**
  - Zuvor Ballons durch Aufblasen auf Dichtigkeit prüfen, dann komplett leersaugen und Plastikpfropfen verschließen.
  - Oberkörperhochlagerung auf ca. 45°.
  - Nasen- und Rachenraum mit Lokalanästhetikum (z. B. Xylocain-Spray) betäuben.
  - Sonde und Ballons mit anästhesierendem Gleitmittel (z. B. Xylocain-Gel) großzügig bestreichen.
  - Einführen der Sonde durch die Nase unter aktiver Mithilfe (= Schlucken) des Patienten bis etwa 50–55 cm.
  - Lagekontrolle durch Luftinsufflation mit Sondenspritze bei gleichzeitiger Auskultation des Epigastriums (hörbares „Gurgeln").

! *Wichtige Hinweise:*
- Sonden maximal 24 h belassen.
- Bei komatösen Patienten: Intubation vor Sondenanlage.
- Bei Regurgitation der Sonde mit (drohender) Atemwegsobstruktion: Sonde mit einer Schere durchtrennen (dies gewährleistet schnelle und sichere Entleerung des Ballons) und entfernen.

- **Sengstaken-Sonde** (Abb. 5.1):
  - Aufblasen des Magenballons mit ca. 100 ml Luft (z. B. mit Sondenspritze).
  - Zurückziehen der Sonde: Muss zunächst leicht und dann gegen federnden Widerstand möglich sein.
  - Anschließend Ösophagusballon mit Luft auf 35–45 mmHg blocken (z. B. mit Pump/Manometer-Einheit des Blutdruckmessgeräts).
  - Röntgenkontrolle der Sondenlage.
  - Alle 4 h Ösophagusballon für 5 min entleeren.

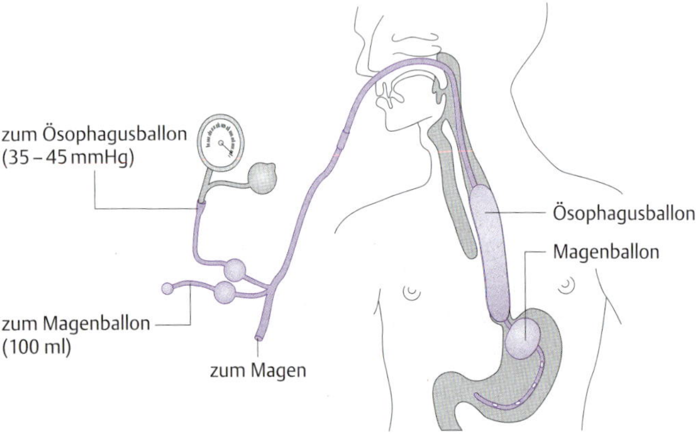

Abb. 5.1 • Sengstaken-Sonde (aus Hahn J.-M., Checkliste Innere Medizin, Thieme 2010).

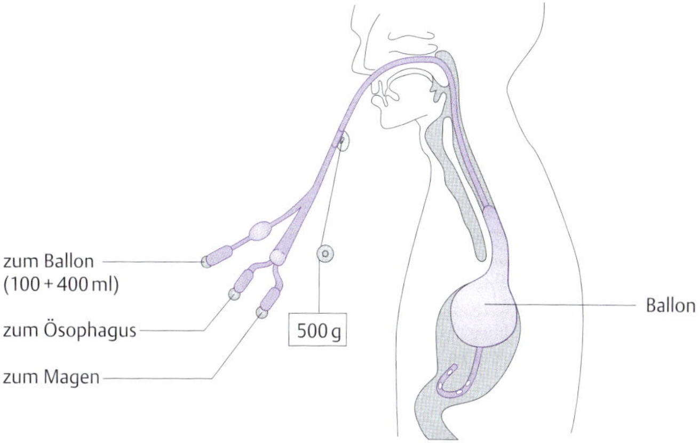

Abb. 5.2 • Linton-Sonde (aus Hahn J.-M., Checkliste Innere Medizin, Thieme 2010).

- **Linton-Sonde** (Abb. 5.2):
  - Aufblasen des Magenballons mit ca. 100 ml Luft (s. o.).
  - Zurückziehen der Sonde: Muss zunächst leicht und dann gegen federnden Widerstand möglich sein.
  - Röntgenkontrolle, dann Nachblocken mit ca. 400 ml (ca. 500 ml Gesamtvolumen).
  - Zugseil und Gewicht (500 g) befestigen.
- **Nach korrekter Sondenlage** Kompressionserfolg durch regelmäßige Spülungen des Magens mit NaCl 0,9 % prüfen.

6 Niere, Harnblase

H.-J. Trappe

6.1 Harnblasenkatheter

Transurethraler Blasenkatheter

- **Indikation:** Bilanzierung, Restharnbestimmung, mikrobiologische Harnuntersuchung, Nierenfunktionsprüfungen, Harnretention, Harninkontinenz, Blasenspülungen, präoperative Vorbereitung. *Dokumentation in der Krankenakte*, wann und warum der Blasenkatheter gelegt wurde.
- **Komplikationen**: Harnwegsinfektionen, Verletzung der Harnwege.
- **Katheterarten:** *Einmalkatheter* (vorwiegend zur diagnostischen Anwendung und bei absehbarem kurzfristigem Harnverhalt [z. B. nach Koronarangiografie im Druckverband]), *Verweilkatheter* (Nelaton-Katheter ohne endständige Krümmung, Tiemann-Katheter mit endständiger Krümmung für schwierigere Katheterisierung, ein- oder zweiläufig mit Blockballon); *Spülkatheter* (zwei- oder dreilumig, mit einem Eingangs- und Ausgangskanal sowie einem Blockballon).
- **Material zum Legen eines Blasenkatheters:** Steriler Katheter (14–18 Ch.), Urinbeutel, steriles Lochtuch, sterile Tupfer und Handschuhe, Nierenschale, Desinfektionsmittel, Spritze mit anästhesierendem Gleitmittel, 10-ml-Spritze gefüllt mit Aqua dest.
- **Durchführung bei Frauen:**
  - Rückenlage mit angezogenen Beinen, Fersen zusammenstellen, Knie nach außen.
  - Sterile Handschuhe anziehen (rechte Hand bleibt steril, linke Hand wird unsteril).
  - Steriles Lochtuch so platzieren, dass die Harnröhrenöffnung sichtbar ist.
  - Desinfektion (von ventral nach dorsal, Tupfer immer nur einmal verwenden): Vulva → dann mit der linken Hand die großen Labien spreizen und kleine Labien desinfizieren → Harnröhrenöffnung → den letzten Desinfektionstupfer in den Vaginaleingang legen.
  - Harnblasenkatheter unter sterilen Bedingungen ca. 5 cm einführen, Blockballon mit 5–10 ml Aqua dest. füllen (darf keine Schmerzen verursachen!), Urinbeutel anschließen, Vaginaltupfer entfernen.
- **Durchführung bei Männern:**
  - Rückenlage; äußeres Genitale zunächst ohne Handschuhe desinfizieren.
  - Sterile Handschuhe anziehen; Lochtuch auflegen und Penis durch die Öffnung legen.
  - Penisschaft mit der linken Hand fassen, Vorhaut zurückziehen, Glans penis und Harnröhrenöffnung desinfizieren.
  - Anästhesierendes Gleitmittel in die Harnröhre einbringen und Katheterspitze mit Gleitmittel versehen; ca. 30 sec warten.
  - Sterilen Katheter mit der rechten Hand ca. 5 cm von der Spitze entfernt fassen. Penis mit der linken Hand fassen und nach oben strecken, Katheter ca. 10–15 cm einbringen (mit der rechten Hand immer wieder nachfassen), bei der Passage des Sphincter externus ist ein leichter Widerstand zu spüren, Penis jetzt absenken und Katheter vorsichtig weiter vorschieben, bis Urin aus dem Katheterende fließt, den Katheter weiter vorschieben, bis ein leichter Widerstand spürbar ist (Harnblasenwand), dann den Blockballon füllen (darf keine Schmerzen verursachen!) und den Katheter vorsichtig bis zu einem federnden Widerstand zurückziehen, Vorhaut zurückstreifen und Urinbeutel konnektieren.
  - Bei schwieriger Passage einen dünneren Katheter verwenden.

Wichtige Hinweise:

- Katheter niemals mit Gewalt vorschieben (Verletzungsgefahr!).
- Harnblasenkatheter so früh wie möglich entfernen, bei längerer Verweildauer mindestens jede zweite Woche Katheterwechsel (Infektionsgefahr!).
- Bei Harnverhalt nicht mehr als 500 ml auf einmal ablassen.

Suprapubischer Blasenkatheter

- **Indikation:** Sterile Harngewinnung z. B. für mikrobiologische Untersuchungen (Gefahr der Keimverschleppung geringer als bei transurethralem Katheter); wenn transurethrale Katheterisierung nicht möglich (Urethralstrikturen und -verletzungen), dauerhafte Harnableitung. *Dokumentation in der Krankenakte*, wann und warum der Blasenkatheter gelegt wurde.
- **Kontraindikationen:** V. a. Blasenkarzinom.
- **Komplikationen**: Verletzung intraabdomineller Organe, Peritonitis, Harnwegsinfekte durch Keimverschleppung und aufsteigende Infektionen (Risiko bei Dauerkatheter ca. 5 % pro Tag) und nachfolgende Urosepsis. Durchführung nur unter strikter Asepsis und Antisepsis.
- **Material**: Zystotomie-Set mit Katheter, ca. 10 ml Lokalanästhetikum in einer Spritze mit steriler Kanüle, Skalpell, sterile Tücher, Tupfer, Handschuhe und Verbandmaterial, Einmalrasierer.

Wichtige Voraussetzung: Gefüllte Blase!

Die Blase muss gefüllt sein! → Blase palpieren und perkutieren, Sonografie; wenn Blase nicht gefüllt, 500–1000 ml Tee geben und solange warten bis die Blase gefüllt ist. Liegt schon ein transurethraler Blasenkatheter, kann die Harnblase über diesen retrograd gefüllt werden.

- **Durchführung:**
  - Die Punktionsstelle in der Medianlinie 2–3 cm oberhalb der Symphyse großzügig rasieren und desinfizieren.
  - *Lokalanästhesie* bis zur Harnblasenwand unter wiederholter Aspiration; dabei senkrecht einstechen; wenn Urin zurückfließt, Einstichtiefe merken.
  - *Stichinzision* der Haut mit einem Einmalskalpell.
  - *Punktion* mit der Stahlkanüle mit innen liegendem Katheter senkrecht zur Körperoberfläche, bis Urin zurückfließt. Kanüle dann an der Perforationsstelle aufreißen und entfernen, Katheter ggf. mit 5 ml NaCl 0,9 % blocken und bis zu einem leichten Widerstand zurückziehen (je nach Punktionsset Katheter bis zur Markierung zurückziehen und fixieren, ggf. Hautnaht).
  - *Sterilen Verband* anlegen und Urinbeutel anschließen.

Wichtig bei liegendem Katheter:

- Suprapubische Harnblasenkatheter mindestens alle 2 Monate in Seldinger-Technik (S. 40) wechseln.
- Bei trübem Urin, Hinweis auf Inkrustierung oder Infektion sofortiger Katheterwechsel.
- Bei akutem Harnverhalt nicht mehr als 500 ml auf einmal ablassen. Suprapubischer Katheterwechsel mindestens alle 2 Monate.

7 Neurologisches Monitoring

E. Rickels

7.1 Neurologisches Monitoring

Intrakranielle Druckmessung

▶ **Definitionen:**
- *Intrakranieller Druck (ICP):* Unter physiologischen Bedingungen ca. 15 mmHg (Abb. 7.1). (Die epidurale Druckmessung ist ungenauer als die subdurale bzw. intraparenchymatöse.)
- *Zerebraler Perfusionsdruck (CPP):* Bei Erwachsenen ≥ 60–70 mmHg. Der ICP wirkt hierbei dem antreibenden *arteriellen Mitteldruck (MAP)* entgegen.
- *Formel:* CPP = MAP – ICP.

Hinweis: Nur durch Messung des ICP lässt sich eine Hirndrucktherapie den tatsächlichen Erfordernissen anpassen.

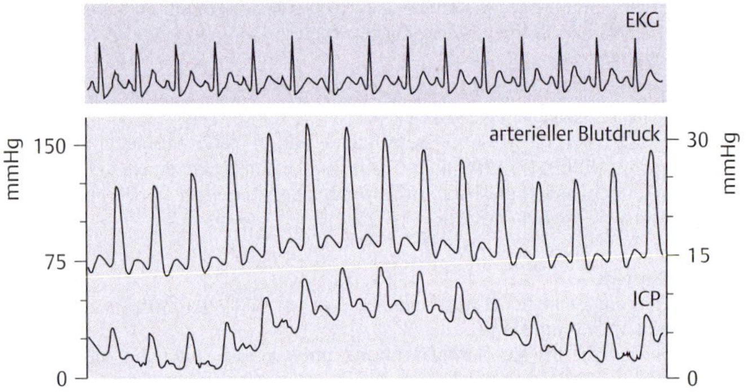

Abb. 7.1 • Typische ICP-Druckkurve.

▶ **Indikation:** Jeder komatöse oder narkotisierte Patient, bei dem ein ICP-Anstieg (sekundärer Hirnschaden) zu erwarten ist.

▶ **Technische Verfahren:** Vor- und Nachteile der Verfahren zur ICP-Messung zeigt Tab. 7.1.

▶ **Praktische Aspekte:**
- *Plausibilitätskontrolle* durch Darstellung der gemessenen Werte als Druckkurve am Monitor.

  Merke: Die typische Druckkurve des intrakraniellen Drucks zeigt pulssynchrone und atemabhängige Schwankungen (Abb. 7.1).
- *Prüfung der Funktionsfähigkeit:*
  - Durch Eichung oder Nullabgleich.
  - Durch Kompression der Jugularvenen → kurzfristige Abflussbehinderung mit Erhöhung des intrakraniellen Drucks, die sich in der intrakraniellen Druckkurve widerspiegeln muss (Abb. 7.1).
  - ICP-Messung: Obere Alarmgrenze 20 mmHg bzw. individuelle Vorgabe s. Kap. 35.3.

Tab. 7.1 • **Verschiedene Verfahren zur ICP-Messung im Vergleich.**

	Intraparenchymatöse Drucksonde	Ventrikelkatheter mit angeschlossenem Druckaufnehmer
pro	• Standardisierte, einfache Implantation • konfektionierte Sonden → langfristig (mindestens 1 Wo) stabile Messung möglich • geringe Infektionsgefahr (v. a. epidurale Sonden) • Messung auch bei offener Ventrikeldrainage und maximal ausgedrückten Ventrikeln möglich • Messung unbeeinflusst durch Massenverlagerungen (z. B. Blutungen)	• preiswert • Nullpunktmessung durch Abgleich gegen Luft einfach möglich → Prüfung der Plausibilität • Analyse des gewonnenen Liquors möglich (z. B. Zytologie) • Drainage des Liquors – dadurch Reduktion des ICP
kontra	• teuer (i. d. R. Einmalartikel) • meist keine Möglichkeit, während der Messung den Nullpunkt zu kontrollieren → keine Prüfung von Plausibilität und Messgenauigkeit • (Nullpunktsimulatoren erzeugen virtuellen Nullpunkt → nur zum Eichen des Überwachungsmonitors)	• Infektionsgefahr ↑ (sprunghafter Anstieg ab dem 10. Tag) • Messwertverfälschung durch alternierendes Schließen und Öffnen • Messung erfordert intakte Flüssigkeitssäule • falsch niedrige Werte bei maximaler Entleerung der Ventrikel • blutiger Liquor oder Hirndetritus können das System verstopfen

- *Berechnung des zerebralen Perfusionsdrucks (CPP)* aus ICP und Blutdruck (MAP), Formel s. o. (erfolgt bei modernen Geräten automatisch).
  - Untere Alarmgrenze für den CPP: 50 mmHg; obere Alarmgrenze: 70 mmHg.
  - Druckaufnehmer für den arteriellen Mitteldruck muss in Höhe des äußeren Gehörgangs positioniert sein, um den CPP effektiv zu bestimmen.
  - Anderenfalls muss die hydrostatische Differenz zwischen Kopf und Messort (Herzhöhe oder A. radialis) berücksichtigt werden.
  - *Cave:* Die hydrostatische Differenz kann bei 30° Oberkörperhochlage bis zu 40 mmHg betragen!
- *Gewonnener Liquor* kann uneingeschränkt verwendet werden (z. B. Zytologie).

$P_{ti}O_2$-Messung im Hirngewebe

- **Prinzip:** Über ein kleines Schädel-Bohrloch wird eine modifizierte Clark-Sonde zur direkten Sauerstoffpartialdruckmessung in einem kleinen Hirnareal implantiert.
- **Vorgehen:** Als zusätzliche Bohrlochtrepanation oder als kombinierte ICP-Sonde mit Gewebesauerstoff-Partialdruck und Temperatur (Licox/Raumedic).
- **Normalwert:** $p_{ti}O_2$-Werte < 10 mmHg gelten als kritisch.
- **Bewertung:** Die Aussagekraft der Messung ist abhängig von der Lokalisation der Sonde: im untergegangen Gewebe, in der Penumbra oder im gesunden Hirngewebe.

Bulbus-venae-jugularis-Oxymetrie

- **Prinzip:**
  - Die Messung der Sauerstoffsättigung im Bulbus venae jugularis erlaubt eine Aussage über die globale Sauerstoffausschöpfung im Gehirn, da bis zum Bulbus keine Venen aus dem Halsbereich einmünden.
  - Werte < 50 % zeigen eine gefährliche Ausschöpfung (→ Minderperfusion!).

- Eine venöse Sättigung von > 95 % muss als fehlende Ausschöpfung gewertet werden.

▶ **Normalwert** (normales Intervall): 50–95 %.

▶ **Material:** Pädiatrischer Swan-Ganz-Katheter (z. B. 5,5 Fr), intravasales Einführbesteck (Schleuse), Durchmesser 6,5 oder 7,5 Fr, mit „Contamination Shield", Abdeckmaterial, Nahtmaterial, Skalpell, Spritzen, NaCl 0,9 %, Heparinperfusor (1 I.E./ ml, Laufrate 3 ml/h).

▶ **Vorgehen:**
- Nach Desinfektion und Abdecken der Umgebung mit sterilem Material *retrograde Punktion* an üblicher Stelle der V. jugularis interna (S. 49).
- *Platzierung des Einführbestecks* über einen Seldinger-Draht.
- Der Katheter wird mit NaCl 0,9 % gespült bzw. gefüllt, der *Sättigungsmesser* wird nach Anleitung des Herstellers mit dem Messgerät verbunden und geeicht (gerätespezifisch).
- Vorschieben des Katheters durch die Schleuse, bis ein Widerstand spürbar wird.
- Bei Verwendung größerer Katheter sollte der Ballon mit ca. 0,5 ml Luft gefüllt werden. Zwei Gründe:
  - AnwinkelungdesSättigungsmessers in das Gefäßlumen hinein.
  - Vermeidung der Bildung wandständiger Thromben.
- *Antikoagulation:* Nach Platzierung des Katheters Heparin-Perfusor zur Prophylaxe von Thrombenbildungen.
- *Lagekontrolle des Katheters* durch eine Röntgenaufnahme des Schädels. Die Katheterspitze soll unmittelbar unter der Schädelbasis liegen.
- *Weitere Eichung:* Über den Katheter venöse Blutprobe entnehmen und Sauerstoffsättigung messen. Diesen Wert am Monitor einstellen.

Beachte: Die Lage des Katheters kann und muss ggf. mehrfach korrigiert werden. Jede Lageveränderung des Patienten kann die Katheterposition verändern.

▶ **Bewertung, Beurteilung:** Die Bulbus-venae-jugularis-Oxymetrie erlaubt eine globale Abschätzung der Hirndurchblutung; Rückschlüsse auf die Läsion sind deshalb schwierig. Die Methode ist nur in der Zusammenschau mit anderen Monitoring-Parametern (ICP, p_tO_2) verwertbar. Häufig schlechte Messqualität!

Weitere Methoden zum Monitoring zerebraler Oxygenierung

▶ **Near Infrared Spectroscopy:**
- *Prinzip:* Mittels *Reflexionsmessung* wird der Oxygenierungsgrad des Hämoglobins abgeschätzt (Verhältnis von Oxyhämoglobin zu Gesamthämoglobin). Die Messung ist durch die Schädelkalotte möglich.
- *Bewertung:* Das Verfahren ist aufgrund mangelnder Zuverlässigkeit und Aussagekraft der ermittelten Parameter derzeit nur bedingt empfehlenswert.

▶ **Mikrodialyse im Hirngewebe:**
- *Prinzip:* Folgende Parameter können am Patientenbett kontinuierlich gemessen und überwacht werden: Glukose (Substrat), Laktat und Pyruvat (Ausdruck der aneroben/aeroben Stoffwechsellage), Glutamat (Marker des sekundären Hirnschadens), Glyzerin (Marker des Zellmembranschadens).
- *Bewertung:* Die endgültige Bewertung bezüglich der klinischen Relevanz steht noch aus. Absolute Grenzwerte fehlen bislang.

EEG

▶ **Prinzip:** Von der Hirnoberfläche ausgehende Potenzialschwankungen zwischen 50 µV und 200 µV werden über Klebe- oder Nadelelektroden an der Kalottenoberfläche abgeleitet. Die Aktivitäten lassen sich anhand der Frequenz klassifizieren (Tab. 7.2).

▶ **Burst Suppression:** Isoelektrische Intervalle, unterbrochen von „Bursts" mit einer Frequenz von 8–12 Hz bis zu 1–4 Hz kurz vor der elektrischen Stille.

Tab. 7.2 • **EEG-Grundaktivitäten.**

Rhythmus	Symbol	Frequenz
Delta	δ	0–3 Hz
Theta	θ	4–7 Hz
Alpha	α	8–13 Hz
Beta	β	> 13 Hz

- **Intensivmedizinische Anwendung:**
  - Überwachung der Sedierungstiefe (z. B. als Therapie-Kontrolle). Hierzu sind im Gegensatz zu den sonst üblichen 16–24 Ableitungen nur 2–4 Ableitungen pro Seite ausreichend.
  - Als Diagnostikum, um die Schwere einer Läsion zu bestimmen, dem CCT und MRT deutlich unterlegen.

Evozierte Potenziale

- **Prinzip:**
  - Aufzeichnung von Spannungsänderungen im Nervengewebe, die in engem zeitlichem Zusammenhang mit vorübergehenden externen elektrischen Reizen stehen.
  - Ableitung mit Oberflächen- oder Nadelelektroden an der Schädelkalotte.
  - Die Potenziale haben mehrere „Peaks", deren Amplituden und Latenzen gemessen werden.
- **Akustisch evozierte Potenziale (AEP):**
  - Intensivmedizinisch relevant zur Diagnostik der Hörbahn.
  - Setzt beim komatösen Patienten die Kenntnis über die Hörfähigkeit vor dem Koma voraus.
- **Somatosensorisch evozierte Potenziale (SEP):**
  - Ermöglicht die Unterscheidung zwischen peripherer und zentraler Leistungsunterbrechung.
  - Intensivmedizinisch sinnvoll zur Erklärung einer Querschnittssymptomatik.
  - Prognostisch ungünstig: Mehrfach gemessener beidseitiger Ausfall des kortikalen Anteils der SEPs → Abklärung durch MRT indiziert.

Transkranielle Doppler-Sonografie (TCD)

- **Prinzip:**
  - Dopplersonografische Abschätzung der Flussgeschwindigkeit in intrakraniellen Blutgefäßen.
  - Nur in bestimmten Arealen durch Knochenfenster möglich.
    - *Temporal* → A. cerebri media, anterior, posterior.
    - *Nuchal* → A. basilaris.
- **Anwendung:**
  - Vasospasmusdiagnostik.
  - Hirntoddiagnostik.
  - Differenzialdiagnose Hyperämie – erhöhter intrakranieller Druck.
- **Interpretation:** Flussgeschwindigkeiten > 120 cm/s sind charakteristisch für Vasospasmus, z. B. bei SAB (S. 531). Weitere Aussagen erfordern viel Erfahrung des Untersuchers (z. B. DD erhöhter intrakranieller Druck – Hyperämie; Perfusionsstillstand).

Liquorpunktion (LP)

- **Definition:** Diagnostische oder therapeutische Punktion des lumbalen oder okzipitalen Liquorraums (subokzipitale Punktion nur in Ausnahmefällen).
- **Indikationen:**
  - *Diagnostisch:* Meningitis, Enzephalitis, Subarachnoidalblutung, Multiple Sklerose, unklare komatöse Zustände.
  - *Therapeutisch:* Intrathekale Injektion von Medikamenten.
- **Kontraindikationen:** Erhöhter Hirndruck, Gerinnungsstörungen (Quick < 60 %; PTT > 60 s).
- **Erforderliches Material:**
  - *Für Lumbalpunktion:* Atraumatische Punktionskanüle (Länge ca. 8–10 cm) mit Mandrin.
  - *Allgemein:* Sterile Tupfer, Handschuhe, Abdecktücher, Hautdesinfektionsmittel, Lokalanästhetikum (Lidocain 2–4 %, Mepivacain 0,5–1 %), Kanülen, Spritzen, Steigrohr mit Verbindungsschlauch zur Druckmessung, Pandy-Reagens (1 %ige Carbolsäure), Ammoniumsulfatlösung (zur Durchführung der Nonne-Apelt-Reaktion), 3 Probenröhrchen:
    - Zellzahl + klinische Chemie (Glukose, Eiweiß, Elektrophorese, IgG, IgM, ggf. Laktat).
    - Zytologie.
    - Mikrobiologie.

  Hinweis: Für klinische Chemie immer auch Blutprobe (Serum-Röhrchen) mitliefern (Vergleich von Liquor- und Serumwerten); bei eitrigem Liquor Blutkulturflaschen.
- **Vorgehen:**
  - *Immer erhöhten Hirndruck ausschließen!*

CT vor LP!

Bei **komatösen Patienten** oder **bei akut aufgetretener Erkrankung mit Meningismus** (z. B. SAB) muss vor der LP eine Raumforderung durch CCT ausgeschlossen werden; ***Cave:*** Einklemmung!

LP trotz Stauungsspapille:

Bei wachen Patienten nach langsam einsetzendem Krankheitsverlauf mit Fieber und Meningismus → Diagnosesicherung einer Meningitis/Enzephalitis.

- *Blutentnahme* (s. o.) ca. 30 min vor der Punktion.
- *Lumbalpunktion:*
  - Aufklärung des Patienten und Orientierung über das Vorgehen (schriftliche Einwilligung).
  - Lagerung in sitzender oder liegender Position mit stark gekrümmtem Rücken, angezogenen Knien und gebeugtem Nacken (Abb. 7.2).
  - Hautdesinfektion der Punktionstelle (in Höhe von L 3/4 oder L 4/5; Abb. 7.3).
  - Sterile Handschuhe anziehen, Punktionsstelle steril abdecken, Lokalanästhesie s. c. (z. B. Lidocain 1 % 2–5 ml).
  - Stets unterhalb einer Verbindungslinie zwischen den beiden Beckenkämmen (unterhalb des Conus medullaris) im Bereich L 3/4 oder L 4/5 punktieren.
  - Spinalnadel mit Mandrin streng in der Mittellinie zwischen zwei Dornfortsätzen leicht nach kranial gerichtet vorschieben, zwischendurch Mandrin herausziehen und prüfen, ob Liquor abtropft. Bei Passage des Lig. flavum (in ca. 4–5 cm Tiefe) in der Regel spürbarer Widerstand. Spinalnadel noch ca. 4–7 mm weiter vorschieben und spontanes Abtropfen des Liquors abwarten. Liquor in vorbereitete Probenröhrchen abtropfen lassen (ca. 3–5 ml).
  - Jugularvenen komprimieren = *Queckenstedt-Versuch* → Erhöhung des intrakraniellen Drucks (Rückstauung des venösen Abflusses aus dem Schädelinneren).

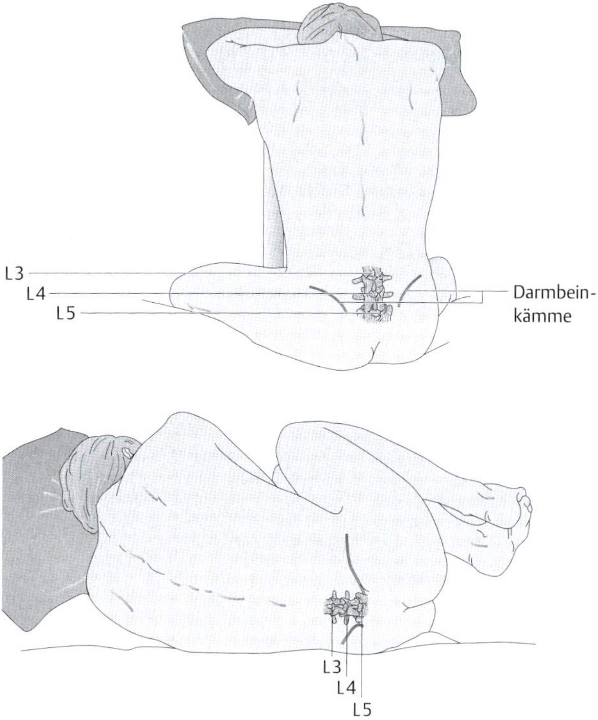

Abb. 7.2 • Lumbalpunktion – Lagerung (aus Hahn J.-M., Checkliste Innere Medizin, Thieme 2010).

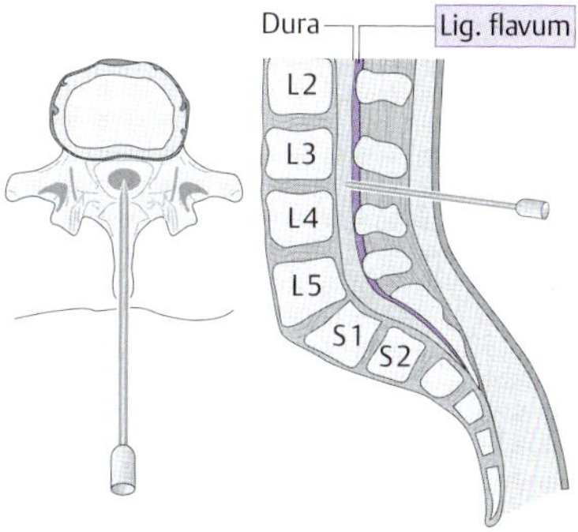

Abb. 7.3 • Lumbalpunktion – anatomische Verhältnisse (aus Hahn J.-M., Checkliste Innere Medizin, Thieme 2010).

- Steigrohr anschließen → zeigt Liquordruck im ZNS (normal 15 cmH_2O).
- Erhöhter Fluss bei Kompression der Jugularvenen zeigt Durchgängigkeit des Liquor-Systems Hirn-Rückenmark an → keine Raumforderung im Rückenmarksbereich.
- Spinalnadel entfernen, steriles Pflaster, Punktionsstelle einige Minuten komprimieren.

▶ **Punktat-Analyse** (Tab. 7.3):
- Inspektion (klar, blutig, eitrig trübe?).
- Beurteilung der intrakraniellen Drücke, Analyse des Queckenstedt-Versuchs.
- Untersuchung des Punktats auf Zellen, Eiweiß, Glukose, Laktat, ggf. auch Kultur.

Tab. 7.3 • **Liquor-Beurteilung.**

Parameter	Normalbefund
Druck	
• Lumbalpunktion (liegend) • Okzipitalpunktion	• 5–20 cmH_2O • 0 cmH_2O
Farbe	wasserklar
Zellzahl	< 4/ µl (< 12/3-Zellen)
Laktat	< 2,0 mmol/l
Gesamteiweiß	15–45 mg/dl
Albumin	10–30 mg/dl
Eiweißquotient (Globuline/Albumine)	0,1–0,45
Pandy-Reaktion	leichte Trübung
Nonne-Reaktion	negativ
Kolloidkurven	keine Trübung, keine Ausfällung
Glukose	45–75 mg/dl (50–80 % des Blutzuckers)
Luesreaktion	negativ

▶ **Komplikationen** (insgesamt selten, bei Subokzipitalpunktion > Lumbalpunktion): Diffuse Kopfschmerzen, Übelkeit, Ohnmachtsneigung für 1–2 Tage, Hämatome im Punktionsbereich, Wurzelreizung, Verletzung der Medulla oblongata oder der Arachnoidalgefäße bei subokzipitaler Punktion.

8 Bildgebende Verfahren

H.-J. Trappe

8.1 Bildgebende Verfahren

Thoraxübersicht

- **Thorax in 2 Ebenen p. a. und seitlich (links anliegend)** in Inspiration (Abb. 8.1 und Abb. 8.2) = Standard.
- **Thorax im Liegen a. p.** in Inspiration: „Intensivaufnahme".
  - Trotz schlechter Qualität dennoch bei folgenden Fragestellungen wichtig und indiziert:
    - Lagekontrolle: Zentralvenöser Katheter, Tubuslage.
    - Pneumothorax, Hämatothorax, Atelektasen?
    - Links-/Rechtsherzdekompensationen? Verlaufskontrollen.
    - Überwässerung, Ergüsse? Verlaufskontrolle.
    - Entzündliche Infiltrate? Verlaufskontrolle?
  - *Technik:* Tiefe Inspiration, 1,5 m Film-Fokus-Abstand, Spannung 100–120 kV, Rasterkassette.
- **Thorax in Exspiration** bei V. a. Pneumothorax.
- **Thorax in Links- oder Rechtsseitenlage** bei V. a. kleinen, frei auslaufenden Pleuraerguss; der Patient liegt auf der Seite des vermuteten Ergusses; Differenzierung zu pleuraler Schwiele oder intrapulmonalem Infiltrat.
- **Tangentialaufnahme im schrägen ventrodorsalen Strahlengang** bei V. a. ventralen Pneumothorax.
- **Thorax in Rückenlage** bei V. a. Rippenfrakturen.
- **Thoraxdurchleuchtung** zur Lagezuordnung unklarer Herde, Beurteilung der Zwerchfellbeweglichkeit, bei V. a. auf Sondendislokation bei Schrittmacher- oder ICD-Patienten, bei V. a. Katheterfragmente.
- **Systematik der zu beurteilenden Strukturen:** Tab. 8.1.

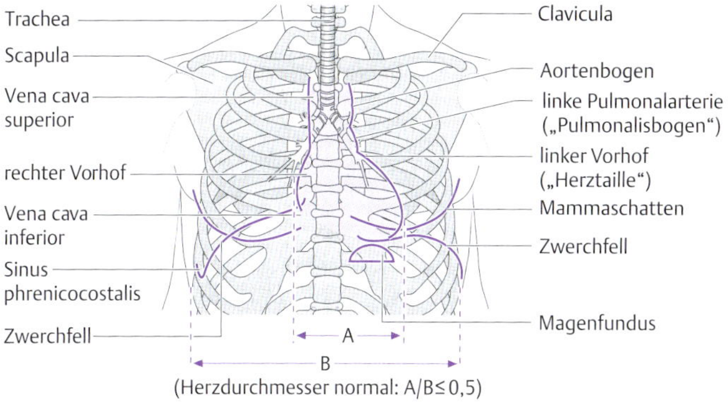

Abb. 8.1 • Röntgen-Thorax anterior-posteriorer Strahlengang (aus Hahn J.-M., Checkliste Innere Medizin, Thieme 2010).

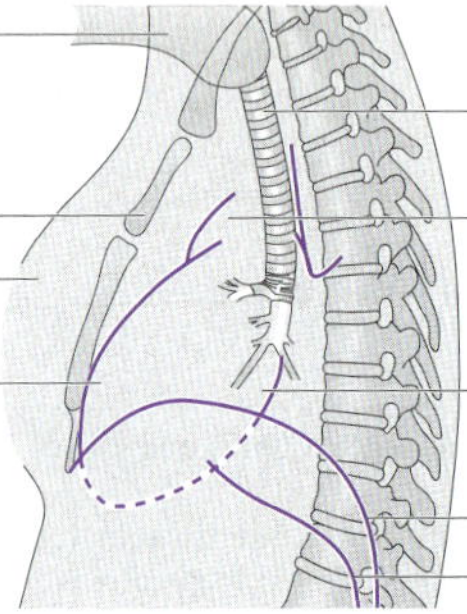

Abb. 8.2 • Röntgen-Thorax seitlich (aus Hahn J.-M., Checkliste Innere Medizin, Thieme 2010).

Tab. 8.1 • **Thoraxübersicht – Systematik der zu beurteilenden Strukturen.**

Struktur	zu beurteilende Kriterien
orthograde Projektion	• Symmetrie? Skapulae außerhalb der Lungenfelder?
Zwerchfelle	• glatte Begrenzung? Höhe? Wölbung? Adhäsion?
Sinus phrenicocostalis	• einsehbar? Ergüsse? Verschwartungen?
Herzsilhouette, Herzgröße und -kontur	• *Herzgröße:* Durchmesser Herz/Durchmesser Thorax: normal < 50 % • linker Herzrand = linker Ventrikel, rechter Herzrand = rechter Vorhof • *Herztaille* verstrichen bei vergrößertem linken Vorhof • *Pulmonalisbogen, Aortensilhouette:* Sklerose, Ektasie, Aneurysma? • *Retrokardialraum* = linker Vorhof und Retrosternalraum rechter Ventrikel in der seitlichen Aufnahme • *Lage von Elektroden und Aggregaten bei Schrittmacher- oder Defibrillatorpatienten*
Lungenzeichnung	• *Pulmonalarterien, Pulmonalvenen, Lymphknoten, Bronchien:* Breite und Konfiguration
Lungenperipherie	• *Verschattungen:* Flächenhaft, retikulär, fleckförmig, ringförmig, Rundherde; Aufhellungen? Pneumothorax? ***Beachte:*** Hinter jeder Verschattung kann sich ein Karzinom verbergen! Deshalb bei jeder nachweisbaren Verschattung weitere Abklärung durch andere bildgebende Verfahren (CT, MRT).
Mediastinum	• Breite? Verlagerung? Trachealverlauf? Retrosternale Struma? Hiatushernie? Aneurysma?
Skelettsystem	• Deformitäten, degenerative Veränderungen im Bereich der Wirbelsäule, Osteoporose, Osteolysen, Frakturen

- **Übersicht Lungenlappen/-segmente:** Abb. 8.3.
- **Häufige pathologische Befunde und ihre mögliche Bedeutung:** Tab. 8.2

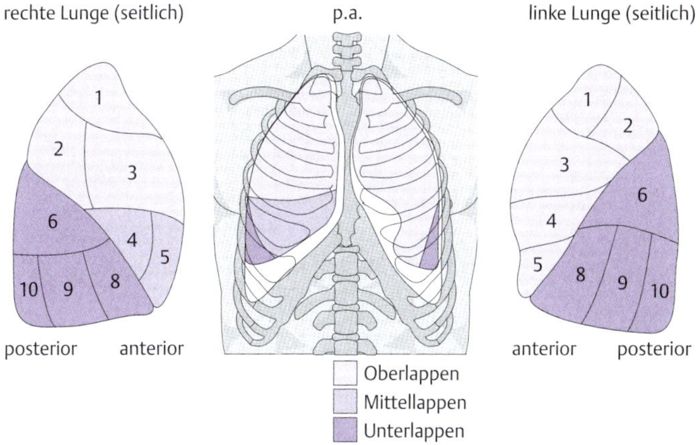

Abb. 8.3 • Lungenlappen und -segmente (aus Hahn J.-M., Checkliste Innere Medizin, Thieme 2010).

Tab. 8.2 • **Thoraxübersicht – häufige pathologische Befunde und ihre mögliche Bedeutung.**

Befund	denken an
einseitige flächige Verschattungen	• Pneumonien (S. 413) • Pleuraerguss (S. 424); oft bei diffusen homogenen Verschattungen, bei der Liegendaufnahme „auslaufend"; weitere Abklärung, z. B. durch Sonografie! • Atelektase; homogene luftleere Lungenabschnitte, bei entsprechender Ausdehnung gleichseitiger Zwerchfellhochstand mit Verlagerung des Mediastinums zur erkrankten Seite; Vorkommen bei Verlegung der Bronchien durch Tumor, Schleimpfropf oder Fremdkörper
beidseitige flächige Verschattungen	• kardiales Lungenödem (S. 377); kleinfleckig konfluierend, Herzvergrößerung • beidseitige Pneumonie (S. 413) • ARDS (S. 330) • interstitielle Lungenerkrankungen, Lymphangiosis carcinomatosa, Sarkoidose, Strahlenpneumonitis, toxisches Lungenödem
isolierter Lungenrundherd *Beachte:* Bei **Hinweisen auf Malignome** im Bereich der Lungen *(Alter > 40 Jahre, Raucheranamnese, Durchmesser > 2 cm, Größenzunahme im Verlauf)* **immer** weitere Diagnostik und Tumorsuche.	• Mamillenschatten (symmetrisch auch kontralateral) • Bronchialkarzinom • Metastase • Tuberkulom • Chondrom, Neurinom, Fibrom, Adenom, u. a.
multiple Lungenherde	• meist Metastasen

Tab. 8.2 • Fortsetzung

Befund	denken an
pulmonale Ringschatten	• Emphysemblase • Bronchiektasien • tuberkulöse Kaverne • dysontogenetische Lungenzysten • Lungenabszess • zerfallender Tumor • Echinokokkuszyste • Aspergillom • auch als Summationseffekt normaler Streifenzeichnung auftretend
Hilusverbreiterung	• zentrales Bronchialkarzinom • Lymphknotenvergrößerung (z. B. Tuberkulose, malignes Lymphom [Hodgkin-, Non-Hodgkin-Lymphom], Bronchialkarzinom, Sarkoidose) • zentrale Stauung
Zwerchfellhochstand	• rechts: Hepatomegalie, Chilaiditi-Syndrom (= Koloninterposition zwischen Leber und Zwerchfell) • links: Splenomegalie • beidseits, rechts und/oder links: Adipositas, Aszites, Gravidität, subphrenischer Abszess, Phrenikusparese
Verbreiterung des Herzschattens nach links Herzspitze nach unten und lateral verlagert (p. a.-Strahlengang) Verlagerung des linken Ventrikels nach posterior und kaudal mit Einengung des kaudalen Retrokardialraumes (seitliche Aufnahme)	• Vergrößerung des linken Ventrikels
Verstreichen der Herztaille Verlagerung des linken Hauptbronchus nach kranial und Spreizung des Bifurkationswinkels der Trachea (p. a.-Strahlengang)	• Vergrößerung des linken Vorhofs
Verbreiterung des Herzschattens nach links oben mit Abrundung der Herzspitze am Diaphragma (Schuhform des Herzens) (p. a.-Strahlengang)	• Vergrößerung des rechten Ventrikels
Verbreiterung des Herzschattens nach rechts meist in Verbindung mit einer Verbreiterung der Vena cava superior im p. a.-Strahlengang	• Vergrößerung des rechten Vorhofes

Abdomen

- **Durchführung:**
  - *Stehend:* Anterior-posterior (wenn möglich), Rasterkassette 35 × 43 cm, Weichstrahltechnik (70 kV), Mitabbildung von Zwerchfellkuppe und Symphyse. Bei Männern Gonadenschutz, bei Frauen Schwangerschaft ausschließen! Untersuchung in 2 Ebenen (Ausnahme: Kinder; hier nur eine Ebene).
  - *In Linksseitenlage:* Besserer Nachweis kleinerer Mengen Luft. Außerdem Beurteilung intraluminaler Gasbildungen, freier Perforation, atypischer Gasansammlungen (Pneumatosis, Aerobilie). Rasterkassette 35 × 43 cm, Hartstrahltechnik (125 kV).
- **Hauptfragestellungen:**
  - *Freie Luft?* → Luftsicheln subdiaphragmal bzw. unter der seitlichen Bauchwand bei freier Perforation oder postoperativ.
  - *Flüssigkeitsspiegel, path. Darmgasansammlungen?* → Hinweis auf Ileus (S. 465).
- **Weitere häufige Fragestellungen:**
  - *Verkalkungen?* → Gallen- oder Nierensteine, Pankreasverkalkungen (nach chronischer Pankreatitis, Lymphknotenverkalkungen (z. B. nach Tbc), Gefäßverkalkungen (Arteriosklerose), Hämatome, Tumoren, Zysten, Abszesse.
  - *Unscharfe Psoasrandkontur?* → retroperitoneale Hämatome, Abszessbildungen und Fibrose.
  - *Pathologische Veränderungen in den abgebildeten Skelettanteilen?* → s. u.
  - *Sonstiges:* Verschluckte Fremdkörper, Kontrastmittelreste.

Röntgenuntersuchung Skelett

- **Durchführung:** Aufnahmen in 2 Ebenen (anterior-posteriorer Strahlengang), je nach Untersuchungsregion zusätzlich Spezialaufnahmen.
- **Vermehrte Transparenz der Knochenstrukturen:**
  - *Diffus:* Osteoporose, Osteomalazie, diffuse Veränderungen maligner Genese (z. B. Plasmozytom, diffuse Knochenmetastasen).
  - *Umschrieben:* Zysten (scharf abgegrenzt), akute Osteomyelitis (verwaschene diaphysäre Aufhellung, unscharfe Randkonturen, später sklerotische Umbaureaktionen), Morbus Sudeck (fleckige Aufhellung nach Trauma), osteolytische Metastasen und Plasmazytom (unregelmäßig begrenzte lochförmige Defekte), primäre Knochentumoren (evtl. zusätzliche Knochenauftreibung).
- **Verminderte Transparenz der Knochenstrukturen:**
  - *Diffus:* Fluorintoxikation, A- und D-Hypervitaminosen, Osteomyelosklerose, diffuse osteoplastische Metastasierung.
  - *Umschrieben:* Kompaktainsel (glatt abgegrenzt), osteoplastische Metastasen (unscharf begrenzt z. B. bei Prostatakarzinom), Knocheninfarkt (schollige Verkalkungen, chronische Osteomyelitis).
- **Knochenfrakturen:**
  - *Extremitäten:* Frakturspalt, Dislokation der Knochenfragmente.
  - *Schädel:* Frakturlinie, Impressionsfraktur, intrakranielle Luftansammlung, Verkalkungen.
  - *Wirbelsäule:* Kompression des Wirbelkörpers mit Einbruch der Deck- und Bodenplatten, Wirbelkörperluxationen.

Röntgen-Untersuchungen mit Kontrastmitteln: Übersicht

- **Positive Röntgenkontrastmittel**
  - Klassische Röntgenkontrastmittel:
    - **Bariumsulfathaltig** (*Magen-Darm-Trakt* [werden nicht resorbiert und besitzen eine gute Schleimhauthaftung]).

  - **Jodhaltige wasserlösliche** (*Magen-Darm-Trakt:* Fistelfüllungen; *Nieren:* Urogramm; *Angiografie; Myelografie; Leber:* Cholegrafie; *KM-Suspension:* Bronchografie) und **ölige Kontrastmittel** *(Lymphografie).*

  Vorsicht: Bariumhaltige KM ausschließlich enteral anwenden! Ölige KM dürfen nicht in Blutgefäße injiziert werden → Gefahr der Ölembolie!
- **Paramagnetische Kontrastmittel für MRT:** Gadolinium-DTPA, Magnetite (Eisenpartikel).

▶ **Negative Röntgenkontrastmittel:** Gase (Luft, O_2, CO_2) in Verbindung mit positiven Röntgenkontrastmitteln im Doppelkontrastverfahren.

Röntgen-Untersuchungen mit jodhaltigen Kontrastmitteln

▶ **Voraussetzungen:** Sicherer venöser Zugang. Der Patient sollte vor Kontrastmittel (KM)-Applikation mindestens 3 Stunden nüchtern sein, Patientenaufklärung (dokumentieren!), inkl. Frage nach vorherigen Röntgen-Untersuchungen mit jodhaltigen Kontrastmitteln (Komplikationen?, Kontrastmittelreaktionen?), griffbereite Notfallmedikamente für den Fall einer Kontrastmittel-Reaktion.

▶ **Gefahr der Kontrastmittel-Reaktion:**
- *Klinik:* Von leichter allergischer Reaktion mit Übelkeit, Brechreiz, Hitzegefühl, Niesen und Hustenreiz über allergische Hautreaktion mit generalisierten oder lokalen Urtikaria/Quaddeln bis zum lebensbedrohlichen anaphylaktischen Schock mit Schüttelfrost, Bewusstseinsverlust, Bronchospasmus, Bradykardie und Blutdruckabfall.
- *Prophylaxe (bei Risikopatienten):*
  - Glukokortikoide: 250 mg Prednisolon i. v.
  - H_1-Antagonist langsam über 2 min i. v.
  - H_2-Antagonist langsam über 4 min i. v.

  Beachte: **Abstand zwischen Prophylaxe und Kontrastmittelapplikation:** 30 min.
- *Behandlung des anaphylaktischen Schocks* (S. 333).

▶ **Vorgehen bei Hyperthyreose, Schilddrüsenautonomie:** Durch Aufnahme von Jodid in die Schilddrüse werden die Schilddrüsen-Tests gestört. Die Aufnahme von Radioisotopen in die Schilddrüse ist bis zu 2 Monate nach KM-Belastung vermindert. Außerdem kann bei Hyperthyreose durch Kontrastmittel eine thyreotoxische Krise ausgelöst werden, die schwierig zu behandeln sein kann.
→ Schilddrüse mit Perchlorat blockieren, z. B. Irenat 3 × 15 Tropfen/d über 7 Tage.

▶ **Vorgehen bei Niereninsuffizienz**: Vor KM-Applikation sorgfältige Anamnese: Bekannte KM-Allergie, Hyperthyreose, Radiojodtherapie geplant?; ggf. TSH, fT_3, fT_4. Bei Dialysepflichtigkeit Dialyse *nach* KM-Belastung!

▶ **Gefahr der Überwässerung,** z. B. bei Herz- und/oder Niereninsuffizienz, Paraproteinämie → sorgfältige Flüssigkeits-Bilanzierung!

Röntgen-Kontrastmitteluntersuchungen des Verdauungstraktes

▶ **Grundlagen:**
- *Voraussetzungen:* Nüchterner Patient, bei Untersuchung des Kolons Darmreinigung am Vortag mit Laxanzien und oraler Flüssigkeit.
- *Kontrastmittel:* Bariumsulfat, bei Perforationsverdacht wasserlösliches Kontrastmittel (z. B. Gastrografin).
- *Komplikationen bei bariumhaltigem Kontrastmittel:* Perforation (Barium-Peritonitis), Verschlimmerung einer vorbestehenden Ileussymptomatik durch Eindickung des Bariumsulfates.
- *Kontraindikationen für bariumhaltige KM:* Akutes Abdomen, V. a. Perforation, Peritonitis, Ileus.

Hinweis: Außerhalb des Verdauungstraktes verursacht Barium schwere Fremdkörperreaktionen. Daher muss eine Perforation oder Fistel vor Bariumapplikation sicher ausgeschlossen werden!

- **Ösophagus-Breischluck:**
  - *Indikation:* V. a. Divertikel, Hernien, Entzündungen, Varizen, Tumoren.
  - *Durchführung:* Nüchtern, Beurteilung der KM-Passage während Durchleuchtung unter Beachtung der physiologischen Engen (Übergang Larynx/Ösophagus, in Höhe der Trachealbifurkation, Durchtritt durch das Diaphragma).
  - *Beurteilungskriterien:* Passage, Wandkontur, Lumenweite, Faltenrelief, Hernien, Varizen, Extravasat, Fistel, Divertikel.
  - *Kontraindikation:* Mediastinitis bei Barium-Extravasat.
- **Magen-Darm-Passage (MDP):**
  - *Technik:* Patient unter Durchleuchtung schluckweise Kontrastmittel trinken lassen, Prallfüllung des Magens, dann Gabe eines Gas bildenden Granulats zur Doppelkontrastdarstellung. Hypotone Darstellung durch Injektion eines Spasmolytikums. Aufklärung des Patienten notwendig!
  - *Indikation:* Entzündungen, Ulzerationen oder Tumoren?
  - *Durchführung:* Orale KM-Applikation, während Durchleuchtung sukzessive Untersuchung von Magen, Duodenum und Dünndarm. Je nach Fragestellung Untersuchung in gastraler Hypotonie (Entfaltung des Magens, z. B. mit Buscopan) oder Passagebeschleunigung (mit Metoclopramid).
- **Dünndarm-Doppelkontrast (nach Sellink):**
  - *Technik:* Rachenschleimhäute anästhesieren. In rechter Seitenlage unter Durchleuchtung oral oder nasal fixierte Duodenalsonde einführen. Platzierung in der ersten Jejunumschlinge. Einlauf von 200 ml Kontrastmittel und 1500 ml Methylzellulose. Bei ungenügender Darmdarstellung vorsichtige Luftinsufflation.
  - *Indikation:* V. a. Tumor oder intestinale Lymphknoten, Diarrhö (unklarer Genese), Morbus Crohn.
  - *Beurteilung:* Darmwandkontur, Faltenrelief, Kontrastmitteldefekte, Stenosen, Divertikel, Darmmotilität, Lumenweite, Extravasate.
  - *Kontraindikation:* Ileus.
- **Kolon-Kontrasteinlauf (KKE):**
  - *Prinzip:* Retrograde Darstellung des Dickdarms mit Anteilen des terminalen Ileums nach vorheriger Darmreinigung (s. o.).
  - *Technik:* Rückenlage auf dem Durchleuchtungstisch. Über ein spezielles Darmrohr Kontrastmitteleinlauf bis zur rechten Flexur. Luftinsufflation, Umlagerung. Darstellung des gesamten Kolons.
  - *Indikation:* V. a. Tumoren, Polypen, Divertikel, Entzündungen.
  - *Durchführung:* KM-Applikation über einen Katheter, Luftinsufflation zur Doppelkontrastierung und retrograde Darstellung des gesamten Kolons.
  - *Beurteilung:* Lumenweite, Darmwandkontur, Haustrierung, Kontrastmitteldefekte, Stenosen, Divertikel, Darmmotilität, Beurteilung Retrorektalraum, Fisteln, Extravasat.

Cholezysto-Cholangiografie

- **Prinzip:** Untersuchung der Gallenwege entweder durch orale (fettlösliche) oder i. v. (wasserlösliche jodhaltige) Applikation eines gallegängigen Kontrastmittels.
- **Indikationen:**
  - *Orale Cholegrafie* (nur Gallenblase ausreichend darstellbar): Vor Chemolitholyse, sonografisch unklare Befunde.
  - *i. v.-Cholegrafie* (**Cave:** Besonders hohes KM-Allergie-Risiko): In Einzelfällen bei unklarer Sonografie, wenn ERC nicht möglich ist.
- **Voraussetzungen:** Bilirubin < 3 mg/dl.
- **Komplikationen:** Biläre Ausscheidung ist von der Leberfunktion abhängig. Liegt eine Leberfunktionsstörung vor, wird der größte Teil des Kontrastmittels renal ausgeschieden und eine Darstellung der Gallenwege ist nicht mehr möglich.

Endoskopisch-retrograde Cholangio-Pankreatografie (ERCP)

- **Technik:** Während einer Duodenoskopie Sondierung der Papilla Vateri. Je nach Katheterlage Applikation von Kontrastmittel in den Ductus pancreaticus bzw. den Ductus choledochus mit Darstellung der intra- und extrahepatischen Gallenwege. Ggf. Papillotomie, Stenteinlage, Drainage, Steinextraktion. In Linksseitenlage Endoskop oral einführen und unter Sicht in das Duodenum einführen. Papille aufsuchen, Sonde einführen, unter Durchleuchtung wasserlösliches Kontrastmittel injizieren.
- **Indikation** (wenn Sonografie und Abdomen-CT nicht aussagekräftig): Steinextraktion, Cholestase (therapeutisch), Differenzierung zwischen fokal-entzündlichen und malignen Raumforderungen.
- **Kontraindikationen:** Akute Pankreatitis, Entzündungen im Bereich des Gallengangsystems, Gallenblasenhydrops, -empyem.

Perkutane transhepatische Cholangiografie (PTC)

- **Technik:** Invasive Methode zur Darstellung der Gallenwege mittels perkutaner, sonografisch kontrollierter Leberpunktion (Shiba-Nadel) und unmittelbarer KM-Injektion. Eventuell externe Drainage oder Schienung der Gallenwege. Rücken- oder Linksseitenlage. Sonografie-gesteuerte Feinnadelpunktion eines intrahepatischen Gallenganges. Unter Durchleuchtung Kontrastmittel injizieren. Eventuell Anlage einer Drainage (interventionelles Vorgehen).
- **Indikationen:** Intra- bzw. posthepatische Cholestase, unklare Befunde anderer Untersuchungsmethoden, ECR nicht möglich, in Verbindung mit perkutaner Gallenwegsdrainage (z. B. palliativ bei Gallenwegstumoren).
- **Kontraindikationen:** Gerinnungsstörung, Koloninterposition.
- **Voraussetzungen:** Patientenaufklärung, ausreichende Gerinnung (Quick > 50 %, PTT < 50 s), ausreichend dilatierte intrahepatische Gallenwege zur Drainageanlage.
- **Komplikationen:** Blutung, biliovenöse Fistel, Peritonitis, Pneumothorax.

Urografie

- **Technik:** Untersuchung der Nieren und der ableitenden Harnwege nach i. v.-Applikation eines wasserlöslichen jodhaltigen Kontrastmittels → gute Darstellung der Niere und der ableitenden Harnwege.
- **Indikationen:** Steine, Tumoren, Stenosen, Ausscheidungsfunktion der Nieren, Abflussverhältnisse von Ureteren/Harnblase?
- **Kontraindikationen:** Kreatinin > 3 mg/dl.
- **Voraussetzungen:** Abführmaßnahmen zur Entblähung, keine vorherigen Bariumsulfat-Applikationen (ggf. vorher Abdomen-Leeraufnahme).
- **Durchführung:** *1. Aufnahme* 10 min p. i. (nephrografische Phase). *2. Aufnahme* ca. 20 min p. i. (urografische Phase). *Abschließende Aufnahme* stehend nach Miktion. *Spätaufnahmen* ca. 24 h p. i. bei verzögerter oder fehlender Ausscheidung einer Niere.

Angiografie

- **Methoden:**
  - *Konventionelle Angiografie:* Direkte Darstellung von Arterien (Arteriografie), Venen (Phlebografie) oder Lymphgefäßen (Lymphografie) mit wasserlöslichen Kontrastmitteln.
  - *Digitale Subtraktionsangiografie (DSA):* Rechnergestützte Aufbereitung der digital aufgezeichneten Bilder.
  - *i. v.-DSA:* Intravenöse KM-Appplikation und sekundäre Darstellung der arteriellen Gefäße.
  - *i. a.-DSA:* Intraarterielle KM-Applikation. Aussagekräftiger, aber invasiver als i. v.-DSA, gegenüber konventioneller Angiografie aber Reduktion der KM-Menge und damit weniger Zwischenfälle.

- **Indikationen:** Nachweis und Lokalisation von Gefäßstenosen, -verschlüssen und -missbildungen (Aneurysma, Angiom, Fistel); Thrombosenachweis, Tumordiagnostik, Gefäßversorgung (z. B. Operationsplanung); nach Trauma; okkulte Blutungen; Erfolgskontrolle nach interventionellen, chirurgischen oder medikamentösen Behandlungsmaßnahmen.
- **Voraussetzungen:** Gerinnungsstatus (Quick, PTT, Thrombozyten), Aufklärung (dokumentieren!) über mögliche Komplikationen dringend erforderlich!
- **Durchführung:** Je nach zu untersuchender Region erfolgt die Injektion des KM in das punktierte Gefäß direkt oder mittels Katheter (S. 40). Bei peripheren Gefäßen sollte eine Doppleruntersuchung vorangehen.
- **Komplikationen:** Blutung, Thrombose, Embolie, Gefäßperforation oder -dissektion, Fistel- und Aneurysmabildung, Infektion; s. auch Komplikationen der arteriellen Kanülierung (S. 42).

Myelografie

- **Technik:** Darstellung des spinalen Subarachnoidalraumes durch intrathekale Applikation eines wasserlöslichen Kontrastmittels nach lumbaler oder zervikaler Punktion (S. 112).
- **Indikation:** Nachweis von Raumforderungen, Fehlbildungen oder multilokulären Prozessen im Spinalkanal, wenn die neurologische Symptomatik keine eindeutige Höhenlokalisation zulässt und CT und MRT nicht aussagekräftig sind.
- **Komplikationen:** Kopfschmerz, Meninigismus, Lähmungserscheinungen, Einklemmung des Hirnstammes nach Entlastung bei erhöhtem Liquordruck.
- **Kontraindikationen:** Erhöhter Liquordruck (Stauungspapille? → Funduskopie, CCT).

Computertomografie (CT)

- **Technik:**
  - Ein Röntgenstrahler rotiert in einer Ebene senkrecht zur Körperachse. Die Schwächung der Röntgenstrahlung wird auf der gegenüberliegenden Seite durch Detektoren registriert, in elektrische Impulse konvertiert und so computerunterstützt in transversale Querschnittsbilder der verschiedenen Körperebenen umgesetzt (hohe Strahlenbelastung).
  - Bei vielen Fragestellungen wird jodhaltiges Kontrastmittel eingesetzt: Abgrenzung von Gefäßen, Enhancement im Gewebe (z. B. zur Malignomabgrenzung), Blut-Hirn-Schranken-Störungen.
  - *Einheit der CT-Dichtewerte:* Hounsfield-Einheiten (HE).
  - *Spiral-CT-Technik:* Moderner Standard der Computertomografie. Untersuchung eines bestimmten Organvolumens (z. B. gesamter Thorax, gesamtes Abdomen) in einem Atemstillstand (ca. 30 s). Sehr schnelle Scantechnik (Dauer sehr kurz, wenig belastend für Patienten), optimierte Ausnutzung eines Kontrastmittelbolus. Hoher intravaskulärer Kontrast mit nicht invasiver Untersuchung von Gefäßstrukturen (z. B. Pulmonalvenen bei Verdacht auf Lungenembolie). Geeignet auch zur Untersuchung des Venensystems (Subclaviathrombose, Jugularisthrombose).
  - *Multislice-CT:* Gleichzeitige Erfassung von mehreren Schichten, Heranziehung dünner Schichten zur Datenerfassung. Für Notfallpatienten: Gemeinsame Untersuchung von Thorax und Abdomen mit hoher Auflösung.
- **Einschränkungen:** Kontrastmittelallergie, Klaustrophobie, Progredienz einer vorbestehenden Niereninsuffizienz bei KM-Belastung, KM-Reste bei kürzlich vorausgegangener KM-Untersuchung des Gastrointestinaltraktes, Strahlenbelastung, Transport des Intensivpatienten in die Röntgenabteilung unter Sicherung und Kontrolle der Vitalfunktionen.
- **Indikationen:**
  - *Thorax:* Nicht eindeutige Verschattungen im Röntgen, Tumorverdacht, Pneumonien, Lungenembolie, Differenzierung pleuraler und pulmonaler Prozesse z. B.

Pneumonie-pleurales Empyem, Mediastinalerweiterungen, Läsionen der Thoraxwand, Fehllagen von Drainagen, Aortendissektion, Blutungen.

- *Abdomen:* Darmobstruktion, Strangulation, Adhäsionen, Neoplasmen, Abszesse, Blutungen, Ergussbildungen

Magnetresonanztomografie (MRT)

▶ **Technik:** Wasserstoffatome, die in einem homogenen Magnetfeld ausgerichtet sind, werden durch ein senkrecht zum Magnetfeld einfallenden Hochfrequenzimpuls angeregt (Kernresonanz). Gemessen wird der Antwortimpuls, der durch die gewebetypische Relaxationszeit entsteht, in der die Atomkerne nach Abgabe des Hochfrequenzimpulses wieder in ihren Ausgangszustand zurückkehren.

▶ **Vergleich MRT-CT:** Keine Knochenartefakte, bessere Auflösung von pathologischen Gewebsveränderungen, Aufnahmen sind in allen Körperebenen möglich, keine Strahlenbelastung.

▶ **Kontraindikationen:** Metallhaltige Implantate (Herzschrittmacher, ICDs, insbesondere Metallclips auf Gefäßnähten, Granatsplitter); Klaustrophobie. Mittlerweile sind auch MRT-fähige Schrittmacher und Defibrillatoren verfügbar (Schrittmacher- bzw. Defibrillatorausweis beachten!).

Cave: Intrakranielle Metallsplitter oder -clips! Gegebenenfalls vorher seitliche Schädel- Röntgenaufnahme!

▶ **Einschränkungen:** Klaustrophobie, Transport des Intensivpatienten in die Röntgenabteilung unter Sicherung und Kontrolle der Vitalfunktionen. *Tipp:* Aufklärung über Ablauf der MRT-Untersuchung und evtl. Musikbeschallung über Kopfhörer kann Klaustrophobie vermeiden und eine MRT-Untersuchung ermöglichen.

Echokardiografie

Siehe Kapitel Echokardiografie (S. 67).

Ultraschall

▶ **Grundlagen:**

Achtung: Um nichts zu übersehen, empfiehlt sich eine schematisierte Untersuchung in stets gleicher Reihenfolge (auch bei Notfalluntersuchungen) – Systematik verhindert Fehler!

- *Untersuchung aller Organe in 2 Ebenen.* Die Darstellung der Organe kann durch Atemmanöver des Patienten (z. B. tief einatmen und Luft anhalten lassen) und einen dosierten, langsam zunehmenden Anpressdruck des Schallkopfes verbessert werden.
- Je höher die Ultraschallfrequenz, desto höher das Auflösungsvermögen und desto geringer die Eindringtiefe und umgekehrt: Für die Abdomensonografie wird meist ein 3,5-MHz-Schallkopf verwendet.
- Da bei der Abdomensonografie Darmgasüberlagerung die Untersuchungsbedingungen einschränkt und eine gefüllte Gallenblase erwünscht ist, Untersuchung möglichst morgens im nüchternen Zustand. Der Wert sog. Entschäumungsmittel ist zweifelhaft.

▶ **Abdomensonografie – Beurteilung:**

- *Gefäße:*
  - Aorta: Normale Lumenweite (kranialer Teil < 2,5 cm, kaudaler Teil < 2 cm); Ektasie (Lumenweite 2,5–3,0 cm); Aneurysma (Lumenweite > 3,0 cm [evtl. mit wandständigem Thrombus]); Arteriosklerose (Verkalkungen, Kaliberschwankungen, Kinking = Knickbildung).
  - Vena cava inferior normal: Lumenweite < 2,5 cm sowie atem- und pulsvariable Lumenschwankung (sonst V. a. Rechtsherzinsuffizienz).
  - Femoralvenen normal: Komprimierbares, echofreies Venenlumen (sonst V. a. Thrombosierung).

- *Lymphknoten:* Beurteilung zusammen mit Gefäßen. Jeder gut sichtbare Lymphknoten ist zunächst als suspekt anzusehen. Typischer Befund: Rundliche bis ovale, echoarme bis echofreie Gebilde, die bei Bewegung des Schallkopfes „kurz aufblinken" (im Gegensatz zu den Gefäßen). Normale Lymphknotengröße 5–10 mm, am Hals und in der Leiste auch bis 20 mm.
- *Pfortader:* Max. Durchmesser < 15 mm (sonst V. a. portale Hypertension).
- *Gallenblase* (normal Länge < 10 cm, Dicke < 4 cm, Wand < 3 mm, echofrei):
  - Konkrement: Typischer Kuppenreflex mit dorsalem Schallschatten.
  - Cholezystitis: Verwaschen gezeichnete mehrschichtige Wand > 4 mm, echoarmer Randsaum, evtl. Hydrops und Zystikus- oder Choledochuskonkrement.
  - Gedeckte Steinperforation: Echoarme, unscharf begrenzte Raumforderung im Leberbett (= Abszess) evtl. mit Steinreflex.
  - Steinperforation in den Darm: Aerobilie → helle Reflexe mit Schallschatten in den Gallenwegen und in der Leber (DD: Z. n. Papillotomie).
  - Chronische Cholezystitis: Schrumpfgallenblase (kleine Gallenblase ohne Lumen, evtl. echodicht mit Schallschatten), Porzellangallenblase (großer bogiger ventral gelegener Reflex mit breitem homogenem dorsalen Schatten).

Achtung: Bei schwieriger Darstellung unter maximaler Inspiration des Patienten Leber von subkostal langsam durchfächern, Versuch von interkostal, ggf. Wiederholungsuntersuchung in nüchternem Zustand.

- *Gallenwege* (normal Ductus choledochus Durchmesser < 7 mm an der weitesten Stelle, nach Cholezystektomie < 10 mm; intrahepatische Gallenwege sind nur bei Obstruktion der Gallenwege sichtbar):
  - Zystikusverschluss: Gallenblasenhydrops (Organ > 10 × 4 cm).
  - Choledocholithiasis: Ductus choledochus erweitert (> 7 mm bzw. 10 mm nach Cholezystektomie. Evtl. Galleblasenhydrops, „Doppelflintenphänomen" in der Leber, evtl. sichtbares präpapilläres Konkrement, ggf. Zeichen einer akuten Pankreatitis.
  - Darstellung des **Ductus choledochus im Längsschnitt** (z. B.): Zunächst Darstellung der Pfortader vom Leberhilus bis zum Pankreas im Längsschnitt, dann Schallkopf leicht im Uhrzeigersinn drehen und gegen die Bauchdecke nach kranial kippen.
- *Pankreas* (normal Durchmesser Pankreaskopf < 3 cm, Korpus < 2 cm, Schwanzabschnitt < 3 cm, Ductus pancreaticus < 3 mm; Binnenreflexmuster entspricht etwa dem der gesunden Leber, im Alter wird es echoreicher) – pathologische Befunde (S. 490).

Tipp zur Darstellung des Pankreas im Ultraschall

Bei schlechter Abgrenzbarkeit Patienten leicht einatmen oder Bauchdecke „herausdrücken" lassen, zunächst Pfortader vom Leberhilus aus, dann V. lienalis darstellen, Schallkopf im Uhrzeigersinn drehen bis er genau quer im Oberbauch aufliegt und Vena lienalis längs sowie A. mesenterica superior quer sichtbar sind. Ggf. Versuch in Seitenlage oder im Stehen.

- *Milz* (normal Dicke < 4 cm, Breite < 7 cm, Länge < 11 cm („4711"):
  - Splenomegalie: Mindestens 2 Parameter vergrößert.
  - Milzinfarkt: Zunächst echoarme, später echoreichere häufig keilförmige Parenchymveränderung.
  - Nebenmilz: Häufige Normvariante mit rundlicher Form, meist im Milzhilus gelegen.
- *Nieren* (normal Länge 9–12 cm, Parenchymbreite > 1,5 cm [altersabhängig]) – häufige Zufallsbefunde:
  - Nierenzysten: Wie Leberzysten.

- Angiomyolipom: Gutartiger Nierentumor, sehr echoreich und glatt begrenzt, meist < 2 cm groß.
- Einseitige Nierenagenesie (meist links) oder Hypoplasie.
- Ektope Niere: Meist Beckenniere.
- Hufeisenniere: Parenchymbrücke zwischen beiden Nierenunterpolen.
- Doppelbildungen: Sog. Parenchymbrücke als Zeichen eines doppelt angelegten Nierenbeckens.

► *Harnblase (Untersuchung in gefülltem Zustand;* normal im Querschnitt meist ovale, im Längsschnitt dreieckige Form):
- Divertikel: Umschriebene Wandaussackung.
- Konkremente: Echodicht mit Schallschatten, bei Positionswechsel des Patienten beweglich.
- Harnblasentumor: Unregelmäßig begrenzt, evtl. polypenartige Form, ggf. Harnstau nachweisbar.

! ***Restharnbestimmung:***
Restharnbestimmung (nach spontaner Miktion) nach der vereinfachten Volumenformel: Restharn = Länge × Breite × Höhe × 0,5 ml (normal < 30 ml).

► *Prostata* (Untersuchung bei gefüllter Harnblase; normal Durchmesser quer < 5 cm, kraniokaudal < 3 cm, tief bzw. sagittal < 3 cm; Volumen < 25 ml (vereinfachte Volumenformel: s. o.):
- Adenom: Diffuse oder lokalisierte (z. B. Mittellappen) Organvergrößerung, homogene oder inhomogene Struktur evtl. mit Verkalkungen, bei Stenosierung der Urethra verdickte Harnblasenwand.
- Karzinom: Meist im Außenbereich entstehend, inhomogene Struktur, evtl. Infiltration der Harnblasenwand oder knolliges Vorwachsen in das Harnblasenlumen.

► *Uterus* (Untersuchung bei gefüllter Harnblase; normal bei Nullipara Durchmesser längs < 8 cm, quer < 3 cm. Schwangerschaft: Verdicktes Endometrium, sichtbare Fruchthöhle mit Flüssigkeitsansammlung):
- Uterus myomatosus, maligner Tumor: Inhomogene Raumforderung (ggf. gynäkologische Untersuchung).
- Intrauterinpessar: Sehr heller länglicher Reflex im Cavum uteri.

► *Adnexe* (Untersuchung bei gefüllter Harnblase): bei zufälligem Nachweis parauterin gelegener bis 3 cm großer zystischer Strukturen Kontrolle in einer anderen Zyklusphase, sonst gynäkologische Untersuchung.

► *Darm* (normal Wandstärke Dünndarm < 3 mm, Dickdarm < 5 mm):
- Ileus: Dilatierte, vermehrt flüssigkeitsgefüllte Darmschlingen mit Pendelperistaltik bei mechanischem oder fehlender Peristaltik bei paralytischem Ileus.
- Darmwandverdickungen (= pathologisches Kokardenphänomen): Bei Kolontumoren kurzstreckig bei entzündlichen Darmerkrankungen langstreckig, bei Morbus Crohn evtl. auch „Kokarden-Konglomerate" sichtbar.
- Akute Appendizitis: Punkt des Druckschmerzmaximums aufsuchen, dort bei entsprechenden Untersuchungsbedingungen kleine, aperistaltische, wandverdickte Darmschlinge mit echoarmem Saum sichtbar.

► *Ergüsse, Aszites:* Zu jeder Abdomensonografie gehört der Ausschluss von Aszites, Perikard- und Pleuraergüssen. Kleinere Aszitesmengen finden sich in den abhängigen Regionen, insbesondere zwischen Niere und Leber sowie an der lateralen Bauchwand.

Doppler-/Duplexsonografie der Gefäße

- **Doppler-Sonografie:** Prinzip und Anwendung (S. 67).
- **Duplexsonografie:**
  - Kombination von zweidimensionalem Ultraschallbild (B-Bild) und Doppler-Sonografie, bei Farbduplexsonografie einschließlich Farbkodierung, vgl. Echokardiografie (S. 67).
  - Ermöglicht im Vergleich zur konventionellen Doppler-Untersuchung eine schnellere anatomische Orientierung sowie zusätzliche Informationen bei der ätiologischen Einordnung von arteriellen und venösen Durchblutungsstörungen, der Beurteilung hämodynamischer Auswirkungen sowie der Erfolgskontrolle nach gefäßchirurgischen Eingriffen oder medikamentösen Behandlungsmaßnahmen (z. B. Thrombolyse).

Bronchoskopie

- **Methoden:**
  - *Flexible Bronchoskopie* nach Prämedikation und Lokalanästhesie; Zugangswege sind die Nase oder der Mund unter gleichzeitiger O_2-Zufuhr. Beurteilung der Bronchien bis zur Segment-, ggf. auch Subsegmentebene.
  - *Starre Bronchoskopie* obligat in Vollnarkose (deutlich invasiver). Das starre Metallrohr mit entsprechender Optik ermöglicht differenzierte diagnostische und therapeutische Maßnahmen.
- **Indikationen zur Diagnostik:**
  - *Keimnachweis* bei Patienten mit vorausgegangener erfolgloser antibiotischer Therapie oder bei immunsupprimierten Patienten.
  - *Abklärung* unklarer Lungenrundherde, Atelektasen, Infiltrate und Hilusveränderungen.
  - *Verdacht auf Bronchialkarzinom*, z. B. bei chronischem Husten, Hämoptysen, Pleuraerguss oder Zwerchfellparese unklarer Genese (zur Gewinnung histologischer Proben, Lokalisationsdiagnostik, ggf. Klärung der Operabilität).
  - *Bronchoalveoläre Lavage (BAL):* Diagnostik interstitieller oder entzündlicher Lungenerkrankungen (zur Gewinnung histologischer Proben, makroskopischer Aspekt, ggf. Keimnachweis).
  - *Transbronchiale Lungenbiopsie:* Diagnostik interstitieller Lungenerkrankungen oder extrabronchialer Rundherde.
  - *Transbronchiale Lymphknotenbiopsie:* Gewinnung histologischer Proben bei unklaren mediastinalen Lymphknotenschwellungen.
  - *Bronchografie:* Bronchoskopisches Einbringen von jodhaltigem Kontrastmittel zur Abklärung von Brochusanomalien und Bronchiektasien.
- **Indikationen zur Therapie:**
  - Endobronchiale Fremdkörperentfernung mittels Fasszange.
  - Absaugen von Aspiraten und Sekreten: Bei Atelektasen oder schwerem Asthmaanfall mit Versagen der konservativen Therapie oder bei Intensivpatienten.
  - Lokale Blutstillung mittels endoskopischer Blockade (Ballonkatheter), Tamponade (Gazestreifen) oder Laserkoagulation.
  - Endobronchiale Lasertherapie, Strahlentherapie, Stent-Implantation (Afterloading) bei Brochialkarzinom.
  - Therapeutische Lavage, z. B. bei alveolärer Proteinose.
- **Kontraindikationen (relativ = Bronchoskopie nur bei vitaler Indikation):** Respiratorische Globalinsuffizienz, kardiale Dekompensation, akuter Myokardinfarkt, hochgradige Trachealstenose, Gerinnungsstörungen (Thrombozyten < 100 000/µl; PTT > 50 s, Quick < 50 %), bei starrer Bronchoskopie normale Narkose-Kontraindikationen.
- **Komplikationen:** Brochospasmus (→ Theophyllin 200 mg i. v., Prednisolon 100 mg i. v.); Blutungen (→ *peripher:* Bronchoskop liegen lassen + maximaler Sog; *zentral:*

Absaugen, auf die betroffene Seite lagern); Hypoxämie (→ ggf. abbrechen); Pneumothorax (S.422); Myokardinfarkt (S.354),bei bekannter KHK.

- **Vorgehen:**
  - *Voraussetzungen:* Röntgen-Thorax in 2 Ebenen, EKG, Lungenfunktion, Gerinnungsstatus, BGA, Pulsoxymetrie, EKG-Monitor, O_2-Anschluss, Aufklärung muß erfolgt sein (Dokumentation!), Patient muss nüchtern sein (Nahrungskarenz > 4 h), bei starrer Bronchoskopie Standard-Narkosevorbereitung.
  - *Prämedikation:* Bei bronchialer Hyperreagibilität Prednison 50 mg i. v. am Vorabend und 2 Hübe eines β_2-Mimetikums 1 h vor Beginn der Untersuchung. 30 min vor Bronchoskopie Atropin 0,5 mg s. c. und Hydrocodon 7,5–15 mg s. c.; direkt zur Untersuchung Midazolam 2–10 mg i. v.; Lokalanästhesie (z. B. Novesine 0,4 %) 5 ml über Vernebler; O_2-Insufflation 2 l/min.
  - *Ablauf der Untersuchung:*
    - Inspektion: Intubationsweg, Glottis, Trachea, Segmente, Subsegmente.
    - Bronchoalveoläre Lavage (BAL): Für zytologische Untersuchungen (→ Entzündungen, Infektionen, maligne Zellen, interstitielle Erkrankungen?) werden fraktioniert über Spülkatheter (das Bronchoskop befindet sich in Verschlussposition) jeweils 20–60 ml NaCl 0,9 % instilliert und abgesaugt (insgesamt ca. 100–300 ml).

    Hinweis: Verwerfen der ersten Portion erhöht die Qualität der BAL.
    - Transbronchiale Biopsie (TBB) bei disseminierten Lungenparenchymerkrankungen, Infiltraten, Tumoren nach CT-Thorax-Befund und unter Durchleuchtung. Bei intubierten Patienten PEEP = 0 und mit 100 % O_2 beatmen.

    Hinweis: Immer Lavage (BAL) vor Biopsie (TBB)!

Intestinoskopie

- **Ösophago-Gastro-Duodenoskopie:**
  - *Methode:* Untersuchung des Ösophagus, Magens und oberen Duodenums (ggf. auch bis Flexura duodenojejunalis) mit einem flexiblen Endoskop.
  - *Vorbereitung:* Patientenaufklärung, nüchterner Patient, Gerinnungsstatus, bei gefährdeten Patienten Pulsoxymetrie und EKG-Monitoring.
  - *Prämedikation:* Notwendigkeit abwägen, z. B. mit 2,5–5 mg Midazolam (Dormicum), dabei Benzodiazepinantagonist Flumazenil (Anexate) bereithalten und Nachüberwachung des Patienten. Bei Rachenanästhesie Nahrungs- und Flüssigkeitskarenz bis 2 h nach der Untersuchung (Aspirationsgefahr).
  - *Indikationen:*
    - Diagnostisch: Dysphagie, persistierende Oberbauchbeschwerden, Anämieabklärung, Tumorsuche, Tumorvorsorge (z. B. Patienten mit Typ-A-Gastritis), Tumornachsorge, Therapiekontrolle z. B. bei Ulzera, Z. n. Magenresektion, akute gastrointestinale Blutung, portale Hypertension u. a.
    - Therapeutisch: Endoskopische Blutstillung (Injektionsbehandlung, Laser- und Elektrokoagulation, Klipptechnik, Gummibandligatur), Polypektomie, Ösophagusvarizensklerosierung in der Sekundärprophylaxe nach Blutung, endoskopische Behandlung (peptischer) Stenosen, Entfernung verschluckter Fremdkörper u. a.
  - *Kontraindikationen:* Unkooperativer Patient. Vorsicht bei Patienten mit Dysphagie (insbesondere bei Ösophagusdivertikeln, Endoskop unter Sicht einführen), bei Biopsieentnahme oder Polypektomie schlechte Blutgerinnung.
  - *Komplikationen* (selten): Kardiopulmonale Komplikationen insbesondere bei prämedizierten Patienten, Perforation, Blutungen nach Biopsien oder Polypektomien, Aspirationspneumonie.
- **Endoskopische retrograde Cholangio-Pankreatikografie (ERCP):**
  - *Methode:* Untersuchung des Duodenums bzw. der Papillenregion mit gleichzeitiger radiologischer Darstellung (mit Kontrastmittel) von Gallenwegs- und/oder Pankreasgangsystem (ERC bzw. ERP) mit einem flexiblen Seitblickendoskop oder,

in Spezialfällen (z. B. B-II-Resektion), mit prograder Optik. Zunehmend sind zur direkten Inspektion beider Gangsysteme auch Feinkaliberendoskope im Einsatz (Cholangioskopie und Pankreatikoskopie mittels „Mother-Babyscope-System"). Therapeutisch sind Eingriffe wie z. B. Papillotomie mit Steinextraktion oder Implantation biliärer Drainagen oder Stents möglich.

- *Vorbereitung:* Patientenaufklärung, nüchterner Patient, Gerinnungsstatus, Blutbild, Blutgruppe, Cholestasewerte und Lipase; Strahlenschutzmaßnahmen, bei gefährdeten Patienten Pulsoxymetrie und EKG-Monitoring.
- *Prämedikation:* Wie Gastroskopie (s. o., einschließlich Nachüberwachung), evtl. zusätzlich 0,5 mg Atropin und 50 mg Pethidin (Dolantin), dabei Opioidantagonisten Naloxon (Narcanti) bereithalten; bei starker Peristaltik 20–40 mg Buscopan.
- *Indikationen:*
  - ERC: Choledocholithiasis, V. a. Tumoren der Papille und der Gallenwege, akute biliäre Pankreatitis, Cholestase unklarer Genese, benigne Stenosen der Gallenwege und Papille.
  - ERP: Chronische Pankreatitis, V. a. Pankreaskarzinom, traumatische oder p. o. Pankreasläsionen, Pankreasmissbildungen, vor Pankreasoperationen.
- *Kontraindikationen:*
  - Absolut: Unkooperativer Patient.
  - Relativ: Schwere Gerinnungsstörung, schwere Herzrhythmusstörungen, schwere Herzinsuffizienz, kurz zurückliegender Herzinfarkt, akut-hämorrhagische Pankreatitis.
- *Komplikationen:* Häufig passagere Amylase/Lipaseerhöhung, selten „Post-ERCP-Pankreatitis", Cholangitis, Blutungen oder Perforationen nach Papillotomie.

Alternative: Magnetresonanz-Cholangiopankreatografie (MRCP) ermöglicht nicht invasive Darstellung der Gallengänge und des Pankreasgangs. Im Gegensatz zur ERCP aber keine therapeutische Intervention möglich.

▶ **Koloskopie:**

- *Methode:* Untersuchung des Kolons üblicherweise einschließlich des terminalen Ileums mit einem flexiblen Endoskop mit oder ohne Röntgenkontrolle.
- *Vorbereitung:*
  - Patientenaufklärung (auch über mögliche Polypektomie), Gerinnungsstatus, Blutgruppe bei evtl. Polypektomie, bei gefährdeten Patienten Pulsoxymetrie und EKG-Monitoring, ggf. Strahlenschutzmaßnahmen.
  - Darmreinigung mit Laxanzien und ausreichend Flüssigkeit oder (besser) mit Golytely-Lösung (3–4 l), welche kaum intestinal resorbiert wird (Herzinsuffizienz!): mindestens die Hälfte der Flüssigkeit sollte am Abend vor der Untersuchung eingenommen werden. Ziel: Entleerung klarer Flüssigkeit.
  - Bei V. a. Darmobstruktion keine peroralen Abführmaßnahmen sondern hohe Reinigungseinläufe.
- *Prämedikation:* Wie bei der Gastroskopie (s. o.); nicht unbedingt erforderlich.
- *Indikationen:*
  - Diagnostisch: Peranale Blutungen, Änderungen der Stuhlgewohnheiten, Tumorsuche, Tumornachsorge, Tumorvorsorge (z. B. Präkanzerosen, familiäre Belastung) unklare abdominelle Beschwerden, Subileuserscheinungen, unklarer radiologischer Befund, V. a. chronisch entzündliche Darmerkrankungen.
  - Therapeutisch: Polypektomie, palliative Lasertherapie maligner Tumoren u. a.
- *Kontraindikationen:* Hochakute Kolitis bzw. Divertikulitis, toxisches Megakolon, schwere kardiopulmonale Erkrankungen, unkooperativer Patient.
- *Komplikationen:* Kardiopulmonale Komplikationen insbesondere bei prämedizierten Patienten, Perforation, Postpolypektomieblutung.

▶ **Rektoskopie:**

- *Methode:* Untersuchung des Rektums und des Analkanals mit starrem Instrument (Rektoskop bzw. Proktoskop) meist in Knie-Ellenbogen-Lage oder Linksseitenlage.

- *Vorbereitung:* Patientenaufklärung, Gerinnungsstatus, Reinigung des Enddarmes mit Einmalklysma 30 min vor der Untersuchung, Analinspektion, rektal-digitale Austastung.
- *Indikationen:* Peranale Blutungen, Beschwerden im Analbereich, Krebsvorsorgeuntersuchung, ergänzende Untersuchung des Analkanals nach Koloskopie.
- *Kontraindikationen:* Keine absoluten, erschwerte schmerzhafte Untersuchung bei Analfissuren, periproktitischen Abszessen oder Analstenosen.
- *Komplikationen:* Perforation, Blutung insbesondere nach Polypektomie.

▶ **Laparoskopie:** Spiegelung der Abdominalhöhle mit starrem Endoskop in Lokalanästhesie nach vorheriger Anlage eines Pneumoperitoneums. Indikationsbereich mittlerweile im Bereich der Inneren Medizin durch andere diagnostische Methoden wie z. B. Sono, CT, ERCP deutlich eingeschränkt. Einsatz z. B. noch in der Diagnostik chronischer Lebererkrankungen, bei Aszites unklarer Genese oder im Rahmen des Stagings maligner Lymphome.

9 Scoring (Schweregradklassifikation)

M. Winterhalter

9.1 Scoring (Schweregradklassifikation)

Grundlagen und Ziele

- **Möglichst objektive Bestimmung des Schweregrades** einer Erkrankung mit Berechnung von „Outcome" und Prognose eines Patienten vor Behandlungsbeginn. Darüber hinaus wird die multizentrische und multinationale Vergleichbarkeit unterschiedlicher Intensivpatienten und die Qualitätskontrolle inklusive des eigenen Patientenkollektivs (interner Vergleich und Vergleich mit externen Intensiveinheiten) über mehrere Jahre erleichtert.
- **Charakterisierung standardisierter Patientengruppen** bei der Einführung neuer Medikamente und Therapieverfahren, wobei für Studienzwecke zwischen Therapie-„Respondern" und „Non Respondern" unterschieden wird.
- **Kosten/Nutzen-Analyse von Therapiemaßnahmen** mit optimaler Einbeziehung aller Ressourcen (Personal, Apparate, Bettenkapazität, Medikamente etc.).

Achtung: „Outcome"-Vorhersagen beziehen sich immer nur auf *Patientengruppen*, das *individuelle Patientenschicksal* kann nicht vorhergesagt werden. Die „klinische" Beurteilung eines Patienten und ärztliche Entscheidungen dürfen nicht durch Score-Punktewerte ersetzt werden. Auch die individuelle *Lebensqualität* wird nicht erfasst.

- **Methodik:** Pathophysiologische und biochemische Variablen sowie morphologische und anatomische Gegebenheiten, z. T. auch therapeutische Parameter bzw. Parameter aus verschiedenen Bereichen, werden erfasst. Das Ausmaß der Normabweichung eines Parameters wird mit Punkten bewertet: Je größer die Abweichung, desto schwerer ist die Erkrankung und umso schlechter die Prognose.
- **Praktische Anwendung in der täglichen Routine:**
  - *Qualitätssicherung:* Verwendung von „Routinedaten", wie dem Kerndatensatz Intensivmedizin der DGAI, zusammen mit berechneten Letalitätsdaten unterschiedlicher Scoringsysteme.
  - *DRG-System:* Berechnung von „Aufwandspunkten" mit vielen Parametern aus dem TISS (Therapeutic Intervention Scoring System)

Anwendung

- Anwendung bestimmter Scoringsysteme: Tab. 9.1.

Tab. 9.1 • **Spezifische Anwendung bestimmter Scoringsysteme.**

Notfallaufnahme/ Unfallort (Prognose, Triage)	Intensivstation (Aufnahme, initiale 24 h, Prognose)	Intensivstation (tägliche Verlaufs- und Therapiekontrolle)	Chirurgische Patienten
• **GCS** (Glasgow Coma Scale) • **TS** (Trauma Score) • **RTS** (Revised Trauma Score) • **PTS** (Poly Trauma Score) • **TRISS** (Trauma and Injury Severity Score)	• **SAPS** (Simplified Acute Physiology Score) • **APACHE** (Acute Physiology and Chronic Health Evaluation) • **POSSUM** (Physiological and Operative Severity Score For The Enumeration Of Mortality And Morbidity)	• **APACHE** • **SAPS** • **HIS** (Hannover Intensiv Score) • **TISS** (Therapeutic Intervention Scoring System) • **SS** (Sepsis Score) • **SSS** (Sepsis Severity Score)	• **TS** • **RTS** • **ABSI** (Abbreviated Burn Severity Index) • **TRISS** • **PTS** • **ISS** • **POSSUM** • **SSS**

Tab. 9.1 • **Fortsetzung**

Notfallaufnahme/ Unfallort (Prognose, Triage)	Intensivstation (Aufnahme, initiale 24 h, Prognose)	Intensivstation (tägliche Verlaufs- und Therapiekontrolle)	Chirurgische Patienten
• **ISS** (Injury Severity Score) • **RISC** (Revised Injury Severity Classification) • **AIS** (Abbreviated Injury Scale)	• **MPM** (Mortality Probability Score) • **PSI** (Physiology „Stability Index) • **Euro** (European „System for Cardiac Operative Risk „Evaluation) • **SOFA** (Sepsis-related Organ Failure Assessment/ Sequential „Organ Failure Assessment Score) • **ATS-Scale** (American Thoracic Society Scale) • **CURB65, CRB 65-Index** (Confusion, [Urea], Respiratory rate, Blood pressure, Age)	• **PSI** • **MOF** (Multi Organ Failure Score) • **SOFA** • **LIS** (Lung Injury Score) • **NAS** (Nursing Activities Score) • **Ramsay-Score** • **RASS** (Richmond Agitation Sedation Scale) • **BPS** (Behavorial Pain Score)	• **Euro**

APACHE II (Acute Physiology and chronic Health Evaluation)

- **Dreiteiliger „Standard-Intensive-Score":**
  - *A. Physiologischer Score* (Tab. 9.2): Normabweichungen von 12 physiologischen/ biochemischen Parametern innerhalb der ersten 24 h nach Aufnahme auf eine Intensivstation werden mit Punktwerten von 1–4 bewertet. Die *Glasgow Coma Scale* = GCS (S. 514) als Messparameter für die neurologische Funktion wird stärker gewichtet (s. u., max. 12 Punkte). Auch ein akutes Nierenversagen wird besonders gewertet, die Punkte für die Normabweichungen des Serum-Kreatinins werden in diesem Fall verdoppelt.
  - *B. Alter* (Tab. 9.3): Höheres Alter geht mit reduzierten physiologischen Reserven einher. Je nach Altersgruppe 0–6 Punkte.
  - *C. Vorbestehende chronische Erkrankungen* (Tab. 9.4): Für schwere Organinsuffizienzen werden zusätzliche Punkte vergeben. Nichtoperative Patienten oder postoperative Notfallpatienten mit einer der genannten Erkrankungen werden mit 5 Punkten bewertet, Patienten nach einem Elektiv-Eingriff erhalten 2 Punkte.
- **Bewertung:** Gesamt-Punktwert = A + B + C (maximal 71 Punkte). Die Letalität nimmt mit steigender Punktzahl zu.

Tab. 9.2 • **APACHE II – physiologischer Score (Teil A).**

Physiologische Variablen	Erhöhter Wertebereich				Erniedrigter Wertebereich				
	+4	+3	+2	+1	0	+1	+2	+3	+4
Temperatur rektal (°C)	≥41	39–40,9		38,5–38,9	36–38,4	34–35,9	32–33,9	30–31,9	≤29,9
arterieller Mitteldruck (mmHg)	≥160	130–159	110–129		70–109		50–69		≤49
Herzfrequenz (pro min)	≥180	140–179	110–139		70–109		55–69	40–54	≤39
Atemfrequenz (spontan oder beatmet; pro min)	≥50	35–49		25–34	12–24	10–11	6–9		≤5
Oxygenierung ($AaDO_2$ oder p_aO_2)									
• FiO_2 >0,5 (→ $AaDO_2$)	≥500	350–499	200–349		<200				
• FiO_2 <0,5 (→ p_aO_2)					>70	61–70		55–60	<55
arterieller pH	≥7,7	7,6–7,69		7,5–7,59	7,33–7,49		7,25–7,32	7,15–7,24	<7,15
Serum-Natrium (mmol/l)	≥180	160–179	155–159	150–154	130–149		120–129	111–119	≤110
Serum-Kalium (mmol/l)	≥7	6–6,9		5,5–5,9	3,5–5,4	3–3,4	2,5–2,9		<2,5
Serum-Kreatinin (mg/dl); bei ANV: Wert × 2	≥3,5	2–3,4	1,5–1,9		0,6–1,4		<0,6		
Hämatokrit (%)	≥60		50–59,9	46–49,9	30–45,9		20–29,9		<20
Leukozyten (1000/mm³)	≥40		20–39,9	15–19,9	3–14,9		1–2,9		<1
Glasgow Coma Scale (S. 514)	Punktwert = 15 minus aktueller GCS-Punkt-Rang								
HCO_3^- (mmol/l); nur wenn keine BGA!	≥52	41–51,9		32–40,9	22–31,9		18–21,9	15–17,9	<15

Tab. 9.3 • **APACHE II – Alterspunkte (Teil B).**

Alter (in Jahren)	Punkte
≤ 44	0
45–54	+ 2
55–64	+ 3
65–74	+ 5
≥ 75	+ 6

Tab. 9.4 • **APACHE II – Berücksichtigung vorbestehender chronischer Erkrankungen (Teil C).**

Organsystem	Erkrankung
Leber	Zirrhose mit portaler Hypertension frühere Episoden oberer gastrointestinaler Blutung bei portaler Hypertension frühere Episoden von Leberversagen, Leberkoma, hepatische Enzephalopathie
Herz/Kreislauf	Herzinsuffizienz NYHA IV
Lunge	schwere chronisch obstruktive, restriktive oder vaskuläre Lungenerkrankung chronische Hypoxie, Hyperkapnie sekundäre Polyzythämie pulmonale Hypertension > 40 Respiratorabhängigkeit
Niere	chronische Dialysepflichtigkeit
Immunschwäche	Immunsuppressive Therapie Radiatio, Chemotherapie AIDS, Leukämie, malignes Lymphom etc.

Weitere Scores

- **APACHE III:** Weiterentwicklung des APACHE II Score mit 18 physiologischen Parametern. Die notwendigen Formeln und Parameter zur Prognoseberechnungen sind jedoch nicht frei verfügbar.
- **SAPS II (Simplified Acute Physiology Score):** Dem APACHE-System sehr ähnlich (17 Variablen). Die Letalität nimmt mit steigender Punktezahl zu.
  - *A. Physiologische Variablen:* HF, RR_{syst}, Temperatur, Diurese, Harnstoff, Leukozyten, Na^+, K^+, HCO_3^-, Bilirubin, GCS, p_aO_2/FiO_2.
  - *B. Alter.*
  - *C. Grunderkrankungen* (AIDS, maligne hämatologische Erkrankung, Metastasen).
  - *D. Notfall?* Chirurgischer Wahl- oder Notfalleingriff in der Anamnese?
- **SAPS III:** Weiterentwicklung des SAPS II mit 20 Parametern; dabei kann ähnlich wie beim APACHE III basierend auf einer riesigen multinationalen Datenbasis eine Prognoseformel kalkuliert werden.
- **Sepsis Score (SS):**
  - Zur Schweregradbeurteilung und Verlaufskontrolle einer Sepsis.
  - 4 Bereiche werden erfasst (1–6 Punkte pro Parameter werden).
    - *A. Lokale Infektzeichen:* Wundinfekte, Peritonitis, Pneumonie, Abszesse, Osteomyelitis.
    - *B. Körpertemperatur.*

  - *C. Laborwerte:* Blutkultur, Leukozytenzahl, Hämoglobin, Thrombozyten, Serumprotein.
  - *D. Sekundärfolgen:* Ikterus, Azidose, Nierenversagen, neurologische Störung, DIC.
- *Beachte:* Je schwerer die Sepsis, desto höher die Punktezahl. Werte > 20 gehen mit einer stark erhöhten Letalität einher.

- **SSS (Sepsis Severity Score):** Erfasst Ausmaß und Schweregrad eines *septischen Prozesses.*
  - Berücksichtigt werden Lunge, Niere, Gerinnung, Herzkreislaufsystem, Leber, Gastrointestinaltrakt, ZNS.
  - Je nach Dysfunktion werden 1–5 Punkte vergeben.
- **SOFA (Sepsis-related Organ Failure Assessment):** Score-System zur Morbiditätsbeurteilung und Verlausbeobachtung von *Patienten mit sepsisassoziierten Krankheitsbildern.*
  - Beurteilt werden 6 Organsysteme: Atmung, Gerinnung, Leber, Herz-Kreislauf-System, ZNS und Niere.
  - Abhängig vom Grad der Dysfunktion werden pro Organsystem 0–4 Punkte vergeben.
- **LIS (Lung Injury Score):** Klassifikation zwischen akutem und chronischem *Lungenversagen* (4 Aspekte).
- **MOF (Multi Organ Failure Score):** Für Patienten mit *Multiorganversagen.*
  - Bewertet werden Lunge, Herz-Kreislauf, Niere, Leber, Thrombozyten- und Leukozytenfunktion, Gastrointestinaltrakt, ZNS.
  - Je nach Grad der Dysfunktion werden pro Organsystem 0–2 Punkte vergeben; maximal erreichbare Punktzahl: 14 Punkte.
  - Je höher die Punktezahl, umso ausgeprägter das Multiorganversagen.
- **POSSUM (Physiological and Operative Severity Score For The Enumeration Of Mortality And Morbidity):** Zur Abschätzung von *postoperativer Mortalität und Morbidität.*
  - *A. 14 physiologische Parameter:* Alter, EKG, Rö-Thorax, GCS, RR, HF, Hb, Leukozyten, Harnstoff, Na^+, K^+, kardiale und pulmonale Anamnese.
  - *B. 6 operative Parameter:* Blutverlust; Größe, Art und Anzahl des Eingriffs, maligner Tumor?, peritoneale Kontamination?.
- **Euro Score (European System for Cardiac Operative Risk Evaluation):** Spezieller Score zum Qualitätsmanagement in der *Herzchirurgie;* präoperative Einteilung der Patienten in Risikogruppen.
  - Erfasst werden Alter, Geschlecht, bestehende präoperative Begleiterkrankungen, Art und Größe des operativen Eingriffs.
  - Der präoperative kardiale Zustand wird sehr detailliert bewertet.
  - Je nach Risikofaktor werden 1–4 Punkte vergeben.
  - Aufgrund seiner Differenzierung ist eine relativ genaue *Risiko-Beurteilung bei herzchirurgischen Patienten* möglich.
  - Zusätzlich ist eine Prognoseberechnung des eigenen Patientenkollektivs möglich.
- **HIS (Hannover Intensiv Score):** Zur Verlaufsbeobachtung und Prognosestellung.
  - Erfasst werden 22 Parameter von 6 Organsystemen (Lunge, Herzkreislaufsystem, ZNS, Niere, hämatologisch-immunologisches System, Gastrointestinaltrakt).
  - Pro Organsystem werden je nach Funktionseinschränkung 0–3 Punkte vergeben (bei besonderen Komplikationen Extrapunkte); maximale Gesamtpunktzahl: 32 Punkte.
- **TISS (Therapeutic Intervention Scoring System):** Rein *therapiebezogener* Score.
  - Umfasst mehr als 70 therapeutische und pflegerische Maßnahmen → indirekte Erfassung des Erkrankungsschweregrades anhand des Ausmaßes der durchgeführten Maßnahmen und der Pflegeintensität.
  - Er dient zur Leistungserfassung und ist Grundlage von Personalbedarfsberechnungen.

- Einteilung in 4 Intensivpflegekategorien: I (< 10 Punkte), II (10–19 Punkte), III (20–39 Punkte), IV (> 40 Punkte).

- **TISS-28:** vereinfachter TISS-Score, erfasst werden „nur" 28 therapeutische und pflegerische Maßnahmen.
- **MPM II (Mortality Probability Score):** Statistischer Score zur *Vorhersage der Sterbewahrscheinlichkeit.*
- **PSI (Physiology Stability Index):** *Pädiatrischer Intensivscore* (Säuglinge werden gesondert erfasst).
  - Bewertet werden 7 Organsysteme mit insgesamt 34 Parametern.
  - Zusammen mit modifiziertem TISS lässt sich die Interaktion zwischen Dysfunktionen und therapeutischen Maßnahmen bewerten (PSI/TISS-Index).

10 Innerklinischer Transport

T.-P. Simon, G. Marx

10.1 Innerklinischer Transport

Grundlagen

- Der Transport kritisch kranker Patienten birgt ein erhebliches Risiko, da sich Beatmungs- und Kreislauftherapie meist nicht in notwendigem Maße überwachen lassen.
- Das Risiko eines innerklinischen Transportes hängt maßgeblich von der Ausbildung, der Erfahrung des Transportteams und dem entsprechendem Equipment ab. In der Literatur wird von einer Zwischenfallrate von bis zu 70 % berichtet. Eine entsprechende Ausbildung des Transportteams und eine gewissenhafte Vorbereitung jedes einzelnen Transportes können das Risiko eines Zwischenfalles deutlich reduzieren!
- Die Entscheidung zum Transport muss unter sorgfältiger Risikoabwägung erfolgen und der Patient/Betreuer muss ggf. über die entsprechenden Risiken aufgeklärt werden.
- Bei Abwägung der Notwendigkeit eines Transportes auch den zeitlichen Aufwand für Arzt und Pflegepersonal berücksichtigen. Der Zeitaufwand (inklusive Vorbereitung) beträgt je nach Art des Transportes und Schwere der Erkrankung des Patienten durchschnittlich > 70 Minuten.
- Zu unterscheiden sind diagnostische, therapeutische und organisatorische Innerhospitaltransporte.
- Bei diagnostischen Transporten sollten die Befunde noch vor Ort abgeklärt werden, um entsprechende Therapien ohne Verzögerung einleiten zu können.
- Die **logistischen Voraussetzungen** sind abhängig von der Art des Innerhospitaltransportes und der Schwere der Erkrankung des Patienten:
  - *Personal:* Idealerweise ein intensivmedizinisch erfahrener Arzt und das betreuende Pflegepersonal, auch ein hierfür speziell bereitgestelltes und ausgebildetes Transportteam erhöhen die Patientensicherheit.
  - *„Transportroute“:* Vor dem Transport klären und Hindernisse beseitigen, um unnötige Verzögerungen zu vermeiden.
  - *Medikamente:* Patientenspezifische Medikamente (z. B. Sedierung, Katecholamine) in ausreichender Menge mitführen; Transportverzögerungen mit einplanen.
  - *Monitoring:* Mittels kleiner Transportmonitore, die dem Klinik-Equipment angepasst sind. Auf ausreichende Akkukapazität achten!
  - *Beatmung:* Einfache Transportbeatmungsgeräte reichen für Patienten mit eingeschränkter pulmonaler Funktion nicht aus. Diese Patienten benötigen eine transportable Intensivbeatmungseinheit. Zusätzlich immer einen Beatmungsbeutel mit Reservoir und eine Beatmungsmaske mitführen. Auf ausreichenden Sauerstoffvorrat achten.
  - *Narkose:* Vor einer länger dauernden Diagnostikfahrt eines nicht beatmeten Patienten rechtzeitig die Indikation für eine Narkose stellen → Aufklärung und Vorbereitung im optimalen Zeitrahmen. Muss eine Diagnostik (z. B. CT, MRT, Endoskopie) wegen eines nicht kooperativen Patienten abgebrochen werden, führt dies meist zu einem vermeidbaren zweiten Transport.
  - *Instabile Patienten:* Vor dem Transport den Patienten optimal stabilisieren (Anpassen der Katecholamindosierung, Sedierung und Beatmung, ggf. Volumengabe vor dem Transport).
  - *Übergabe des Patienten an abholenden Arzt/abholende Pflegekraft:*
    - Kurze klinische Untersuchung des Patienten (Pupillenkontrolle, Sedierung, Tubuslage).

- Kontrolle der Medikamente/Perfusoren sowie der Fixierung von Kathetern und Tubus.
- Schrittweiser Anschluss des Transportmonitorings, um die Phase ohne Monitoring möglichst kurz zu halten.

Hinweis: Beatmung als Letztes anschließen und den Beatmungserfolg des Transportbeatmungsgerätes noch auf der Intensivstation kontrollieren (ggf. mit BGA).

- Vor Beginn des Transportes Kontaktaufnahme mit der Zieleinrichtung, um eine verzögerungsfreie Übernahme zu gewährleisten.
- **Monitoring:**
  - *Basismonitoring:* EKG, Pulsoxymetrie, nichtinvasive Blutdruckmessung, ggf. Atemfrequenz.
  - *Erweitertes Monitoring:*
    - Beatmete Patienten: Beatmungsdruck, exspiratorisches Atemminutenvolumen, PEEP. Auch Kapnometrie ist inzwischen bei vielen Transportmonitoren verfügbar und empfehlenswert.
    - Instabile Patienten: Invasive Blutdruckmessung.
    - Patienten mit intrakranieller Druckerhöhung: Messung des intrakraniellen Drucks, Oberkörperhochlagerung auch während des Transportes.

> **! Vorsicht bei liegendem Pulmonalarterienkatheter!**
> Bei liegendem Pulmonalarterienkatheter besteht die Gefahr, dass der Katheter in eine „Spontan-Wedge“-Position (S. 57) rutscht und dadurch einen Lungeninfarkt verursacht. Deshalb entweder Monitoring des Pulmonalarteriendrucks kontinuierlich weiterführen oder idealerweise vor dem Transport den Katheter in eine zentralvenöse Position zurückziehen.

- **Medikamente:**
  - Nicht zwingend erforderliche Medikamente pausieren.
  - *Analgosedierung* fortführen, bei Bedarf erhöhen.

    Cave: Gefahr ausgeprägter Kreislaufdepression durch Erhöhung der Analgosedierung bei instabilen Patienten; deshalb Analgosedierung vor Transportbeginn optimieren.
  - Eine *Infusionstherapie* ist auf vielen Transporten nicht realisierbar → Volumendefizit vor Transportbeginn ausgleichen.
  - *Benötigte Katecholamine und vasoaktive Substanzen* in ausreichender Menge mitführen; Transportverzögerungen einplanen.
  - *Akkus der Perfusoren* vor Transportbeginn prüfen; ein *Netzkabel ist kein adäquater Ersatz* und nur für den Notfall geeignet.
  - *Notfallmedikamente* für jeden Transport mitnehmen und bei kritisch kranken Patienten applikationsbreit halten.
  - *I. v.-Zugang* vor jedem Transport auf Funktion und Erreichbarkeit überprüfen und ggf. korrigieren.
  - Bei Patienten mit malignen Herzrhythmusstörungen einen Defibrillator mitführen.

Beachte: Umlagerungen des Patienten führen oft zu erhöhten Stressreaktionen; durch Husten oder Pressen kann sich die Beatmungssituation verschlechtern; Gefahr der Tubusdislokation.

Komplikationen

- **Grundsätzlich:** Viele Komplikationen lassen sich durch adäquate Vorbereitung vermeiden. Den Patienten während des Transportes neben dem Monitoring auch klinisch kontinuierlich überwachen, um Veränderungen zügig zu erfassen. Insbesondere bei der Umlagerung des Patienten auf den Tubus und intravasale Zugänge achten. In erster Linie führen Fehler im Umgang mit dem Equipment zu Transportzwischenfällen.

- **Hämodynamische Verschlechterung:** Hypotension, Hypertension, Arrhythmien, Herz-Kreislauf-Stillstand.
- **Respiratorische Verschlechterung:** Hypoxämie, Hypoventilation, Hyperventilation, akzidentelle Extubation, Abknicken oder Verlegung des Tubus durch Sekret, einseitige Intubation durch Dislokation, Fehlfunktion des Beatmungsgerätes.
- **Hypothermie.**
- **Unterbrechung von Monitoring oder Therapie:** Akkuausfall oder Diskonnektion des Monitors, Diskonnektion von venösen (*Cave:* Luftembolie) oder arteriellen Zugängen (*Cave:* Blutverlust), Unterbrechung der Medikamentenzufuhr (Abknicken oder Dislokation von zentralvenösen und peripheren Zugängen).
- **Motorische Unruhe während der Diagnostik:** Platzangst, keine ausreichende Sedierung von beatmeten Patienten.

> ! *Beachte bei Zustandsverschlechterung:*
> Verschlechtert sich der Zustand des Patienten, ist auch der Abbruch des Transportes in Erwägung zu ziehen. Falls die Behebung des zugrunde liegenden Problems längere Zeit in Anspruch nehmen würde oder unter Transportbedingungen nicht möglich ist, ohne Verzögerung die nächstgelegene Intensivstation mit entsprechender Ausstattung anfahren.

Spezielle Situationen

- **Neurochirurgie:** Patienten mit erhöhtem intrakraniellem Druck keinesfalls routinemäßig aggressiv hyperventilieren; stattdessen ist eine Kapnometrie sinnvoll um eine Hypoventilation zu vermeiden.
- **Kernspintomografie:**
  - Ferromagnetisches Material (Herzschrittmacher, AICD, Granatsplitter, EKG-Kabel, Spiraltuben, Blasenkatheter mit integrierter Temperatursonde, PiCCO-Katheter) dürfen nicht in die Nähe des Geräts → vor dem Transport klären, ob der Patient solches Material mit sich führt (ggf. Rücksprache mit dem Radiologen).
  - Man benötigt spezielle Beatmungsgeräte und Monitore, die für diesen Bereich zugelassen sind.
  - An verlängerte Beatmungsschläuche und Perfusorleitungen denken.
- **Herzchirurgie:** Patienten mit extrakorporalem Unterstützungssystem (IABP, ECMO, LVAD) benötigen zusätzliches, in diese Systeme eingewiesenes Personal für den Transport. Auf ausreichenden Platz auf dem Transportweg achten.

11 Ethische und rechtliche Aspekte

F. Salomon, M. Salomon

11.1 Ethische und rechtliche Aspekte

Grundlagen Ethik

- **Definition „Ethik":** Beurteilung einer Handlung unter dem Gesichtspunkt ihrer Humanität. Eine Handlung gewinnt ihren Wert nicht aus sich selbst, sondern dadurch, wie durch sie die Menschen, die von ihr betroffen sind, als Menschen geachtet oder missachtet werden.
- **Moral und Ethik** werden oft gleichbedeutend verstanden. Wissenschaftlich meint Moral die sittliche Überzeugung und Einstellung einer Person oder Gruppe, Ethik dagegen die methodische Reflexion über Moral.
- **Ethik in der Medizin** beschäftigt sich mit den ethischen Problemen und Herausforderungen, die sich aus dem helfenden Umgang mit Menschen ergeben. Die wachsenden Möglichkeiten der Medizin eröffnen immer neue Problemfelder mit Entscheidungskonflikten.
- **Ethische Prinzipien:** Autonomie und Selbstbestimmung; Menschenwürde und Leben achten; Fürsorge; Schaden vermeiden; Gutes tun; gerecht sein; wahrhaftig sein.

Grundlagen Recht

- **Definition „Recht":** Zusammenstellung von Regeln (z. B. Gesetze, Verordnungen, Satzungen), die eine Gesellschaft für das Zusammenleben festlegt und die bestimmte Verhaltensweisen gebieten oder verbieten. Über ihre Einhaltung wachen bestimmte Instanzen; Missachtung zieht Strafe und/oder Schadensersatz nach sich.
- **Rechtsprechung:** Interessenkonflikte in konkreten Fällen werden gerichtlich auf der Basis des bestehenden Rechts entschieden. Dabei wird es durch Anwendung auf neue Situationen fortentwickelt. Höchstrichterliche Entscheidungen (z. B. Bundesgerichtshof, Bundesverfassungsgericht) setzen so Maßstäbe für zukünftige Fälle.
- **Medizinrecht** beschäftigt sich mit juristischen Aspekten des Arzt-Patienten-Verhältnisses sowie diagnostischer und therapeutischer Verfahren und Befunde, mit vertrags-, straf- und haftungsrechtlichen Fragen sowie mit arbeitsrechtlichen Fragen der im Gesundheitswesen Tätigen. Medizinrecht ist in verschiedenen Gesetzeswerken und Verordnungen enthalten.
- **Rechtliche Prinzipien:** Schutz von Leben, Gesundheit, Eigentum, Autonomie; Abwehr von Missbrauch; Solidarität; wechselseitige Anerkennung; Unparteilichkeit; Verbindlichkeit und Verlässlichkeit.

Verhältnis von Recht und Ethik

- **Korrespondierendes Verhältnis:** Ethik bestimmt das Recht, denn das Fundament von Recht ist die Humanität. Andererseits braucht eine Gesellschaft das Recht, um ethische Prinzipien nicht zu unverbindlichen Proklamationen werden zu lassen, sondern sie einfordern zu können.
- **Notwendige Balance:** Recht hilft, ärztliches Verhalten verlässlich zu machen und unterstützt so das Vertrauen in dieses. Die Beachtung ethischer Prinzipien garantiert, dass auch in kaum normierbaren Grenzsituationen die Humanität das Verhalten bestimmt. Ohne den gesetzlichen Rahmen droht unkalkulierbare Beliebigkeit. Andererseits führen Normierungen bis ins Detail zu einer Verrechtlichung der Medizin, die zwanghaft und autonomiefeindlich ist.

Medizinethische Problemfelder

- **Zwang zur Entscheidung:** Die vielfältigen Möglichkeiten der modernen Medizin können Lebensbedrohungen abwenden, führen aber auch zu Entscheidungskonflikten. Jede hinzukommende Diagnose- oder Therapiemöglichkeit zwingt zur Entscheidung über deren Einsatz. *Handeln können heißt entscheiden müssen.* Abwarten ist die Entscheidung, jetzt nichts zu tun. Später ist eine wirksame Hilfe vielleicht nicht mehr möglich.
- **Relativität ethischer Maßstäbe:** Ethische Maßstäbe, nach denen geurteilt und entschieden wird, werden von verschiedenen Menschen unterschiedlich gewichtet. Sie sind kultur- und weltanschauungsabhängig. In einer Gesellschaft mit Mitgliedern aus verschiedenen Kulturkreisen und mit unterschiedlicher religiöser Bindung muss mit dem Patienten über dessen Wertvorstellungen und mögliche Konsequenzen für Diagnostik und Therapie gesprochen werden (Wertanamnese, Patientenverfügung). Ebenso sind im Team die unterschiedlichen Wertvorstellungen zu thematisieren (Fortbildungen, Fallkonferenzen). Nur so sind Respekt vor dem Willen des Patienten und Verständnis für konkrete Entscheidungen der Teammitglieder möglich.
- **Ethikkomitee:** Interdisziplinär und multiprofessionell besetzte Ethikkomitees sind als eine Form der Ethikberatung in klinischen Entscheidungskonflikten und zur Festlegung von Umgangsweisen mit Ethikfragen (Leitlinien) hilfreich.

✓ *Modell für verantwortliches Entscheiden*

Kompetenz und Helferrolle verleihen dem medizinischen Personal Macht. Entscheidungen müssen begründet und verantwortet werden. Dabei sind zu beachten:

- *Situation:* Diagnose, Prognose, mögliche Therapie und erwarteter Erfolg bei ihrem Einsatz oder bei Verzicht auf diese Therapie?
- *Interessen des Patienten:* Nützt die Therapie dem Patienten oder schadet sie ihm mehr?
- *Wertvorstellungen des Patienten:* Welche Orientierungen hat der Patient für sein Leben, welche Werte sind ihm wichtig, welche Pläne hat er für seine Zukunft? Widerspricht die Behandlung diesen Vorstellungen oder steht sie mit ihnen im Einklang?
- *Pflichten der Helfer* dem Patienten, den eigenen Werten, Dritten (z. B. Angehörigen, anderen Patienten, dem Kostenträger, der Gesellschaft) gegenüber. Konflikte zwischen diesen Pflichten und Lösungsmöglichkeiten?
- *Welche ethischen Prinzipien* berührt die anstehende Entscheidung, welche Werte stehen im Konflikt miteinander? Lassen sich die Konflikte vermindern oder lösen?
- *Entscheidung:* Welche Aspekte sind für die Entscheidung vorrangig (Güterabwägung), was könnte man übersehen haben? Dann entscheiden!

Medizinrechtliche Problemfelder

- **Patientenwille:**
  - In unserem Kulturkreis gelten Autonomie und das darin begründete Selbstbestimmungsrecht als hohe Güter. Untersuchung und/oder Behandlung dürfen an einem Menschen grundsätzlich nur vorgenommen werden, wenn er damit einverstanden ist.
  - Er kann seinen Willen explizit äußern (Aufklärung und Einwilligung s. u.), in Vorausverfügungen niederlegen – Patientenverfügung (S. 145) – oder durch Betreuer (Betreuungsformen s. u.) wahrnehmen lassen.
  - Ist keine der Varianten möglich, muss der „mutmaßliche Wille" bei Entscheidungen zugrunde gelegt werden. Er ist aus den speziellen Lebenseinstellungen des

Betroffenen unter Berücksichtigung allgemeiner Wertmaßstäbe abzuleiten und bleibt immer mit einem Unsicherheitsrest behaftet.

- Bei einem *orientierten Patienten* Zeit nehmen zum Gespräch, Alternativen abwägen, Patientenwillen schriftlich festhalten. Unterschrift ist nicht nötig, aber auf Belegbarkeit der Willensäußerung achten (Zeugen).
- Bei *verwirrten, desorientierten Patienten*: Wirklich desorientiert und entscheidungsunfähig? Oder nur angesichts der ungewohnten Umstände und der Stresssituation verunsichert und verwirrt wirkend? (v. a. bei alten Menschen Zeit nehmen, beruhigen, vertraute Personen hinzuziehen, auch nichtintellektuelle Willensäußerungen beachten).
- Bei fehlender Einwilligungsfähigkeit (z. B. Demenz, Koma, Analgosedierung) mutmaßlichen Willen herauszufinden versuchen. Betreuung überprüfen oder einrichten.

▶ **Aufklärung und Einwilligung:**

- Medizinisches Handeln wird von der Rechtsprechung grundsätzlich als *rechtswidrige und strafbare Körperverletzung* angesehen, wenn keine wirksame Einwilligung vorliegt oder – in Notfallsituationen – als durch den mutmaßlichen Willen gedeckt eingestuft werden kann.
- Eine wirksame Einwilligung setzt neben einem einwilligungsfähigen Rechtsgut *Einwilligungsfähigkeit* und im Regelfall *Aufklärung* voraus („Informed Consent"). Sie soll den Patienten befähigen, Risiken gegen Erfolgschancen eines Eingriffs abzuwägen und eine vernünftige Entscheidung zu treffen.

Beachte: Eine rechtfertigende Einwilligung in die eigene Tötung ist nicht möglich.

- Wie umfangreich eine erforderliche Aufklärung ausfallen muss, hängt maßgeblich von den *Risiken eines Eingriffs* und den zu erwartenden Folgen eines unterbleibenden Eingriffs sowie der Dringlichkeit ab.

Merke: Je elektiver ein Eingriff ist, desto höhere Anforderungen sind an Inhalte und Bedenkzeit zu stellen.

▶ **Betreuungsformen:** Soweit ein volljähriger Mensch aufgrund von Krankheit oder Behinderung vorübergehend oder dauerhaft nicht in der Lage ist, seine Angelegenheiten selbst zu ordnen, bedarf es einer Betreuung, um verbindliche Entscheidungen in seinem Sinne zu treffen. §§ 1896–1908i BGB regeln die Formalia.

Merke: Angehörige sind nicht per se berechtigt Entscheidungen zu treffen, können aber als Betreuer eingesetzt werden.

- Mit einer *Vorsorgevollmacht* bestimmt man zur Zeit eigener Geschäftsfähigkeit eine oder mehrere Personen des Vertrauens, die bei nicht mehr bestehender Geschäftsfähigkeit die eigenen Interessen wahrnehmen (z. B. Aufenthaltsbestimmung, Therapieentscheidungen). Formlos gültig für medizinische Entscheidungen. Notarielle Beglaubigung erforderlich, wenn Vermögensfragen geregelt werden müssen.
- Eine *Betreuungsverfügung* kann auch von einem Nicht-Geschäftsfähigen abgegeben werden. In ihr wird eine Person des Vertrauens vorgeschlagen, die bei Bedarf vom Amtsgericht als Betreuer benannt werden kann.
- Ist keine Vorausverfügung vorhanden, richtet das Amtsgericht (Betreuungsgericht) auf Antrag eine *Betreuung* ein. Betreuer dürfen zur Vermeidung von Interessenkonflikten nicht Mitarbeiter der Institution sein, die den zu Betreuenden versorgt.

▶ **Schweigepflicht:**

- Verpflichtet u. a. medizinisches Personal, ein Geheimnis, das ihm in dieser Eigenschaft anvertraut oder bekannt geworden ist, auch über den Tod des Patienten hinaus nicht unbefugt zu offenbaren. Rechtsgrundlage sind Behandlungsvertrag bzw. Rechtsverhältnisse vor Abschluss und nach Ende des Behandlungsvertrages. „Geheimnisse" sind insbesondere persönliche Daten und medizinische Befunde des Patienten, aber auch das Arzt-Patientenverhältnis als solches („Ich behandele Herrn X.").

- Zur Wahrung der Schweigepflicht steht dem medizinischen Personal in Prozessen ein Zeugnisverweigerungsrecht zu. Eine Offenbarung ist zulässig, soweit der Patient einwilligt, außerdem, soweit sie für eine sachgerechte Behandlung erforderlich oder gesetzlich vorgesehen ist (z. B. Meldepflichten im Seuchen- und Transplantationsgesetz).
- Soweit zur Wahrnehmung eigener rechtlicher Interessen erforderlich (Verteidigung gegen mutmaßlichen Behandlungsfehler, Durchsetzung eigener Honoraransprüche), dürfen Geheimnisse offenbart werden.
- Die Verletzung der Schweigepflicht ist nach § 203 StGB strafbar und kann zu Schadensersatz verpflichten. Angehörigen, die keine Betreuer sind, darf ohne Einwilligung des Patienten keine Information gegeben werden. Das Gleiche gilt Behörden oder anderen Ärzten gegenüber, soweit sie nicht in die Behandlung oder Weiterbehandlung eingebunden sind.

▶ **Leichenschau/Festlegung der Todesursache:**
- Die Feststellung des Todes und die Leichenschau sind ärztliche Aufgaben und durch Ländergesetze unterschiedlich geregelt.
- Bei *nicht geklärter* oder Verdacht auf *nicht natürliche Todesursache* ist die Dokumentation im Leichenschauschein entsprechend vorzunehmen und die Staatsanwaltschaft zu informieren.
- Die Festlegung der *Todeszeit* hat erbrechtliche Konsequenzen.
- Der Tod auf der *Intensivstation* ist nur dann als natürlich einzustufen, wenn eine vorbestehende oder nicht durch äußere Einflüsse entstandene schwere Krankheit trotz Therapie zum Tode geführt hat.

Beachte: *Nicht natürlich* sind alle Todesfälle, die durch Gewalteinwirkungen (Unfall, Intoxikation, Tötung, Suizid) oder Behandlungsfehler eintreten. Dabei gibt es *keine Zeitgrenze* zwischen auslösendem Ereignis und Tod.

- Todesfälle im Zusammenhang mit medizinischen Eingriffen sollten der Transparenz wegen großzügig als unklar eingestuft und der Staatsanwaltschaft gemeldet werden. Damit ist keine Schuldzuweisung verbunden, sondern die Möglichkeit zur Klärung eröffnet. Die Leichenschau sollte nicht der beteiligte Arzt selbst durchführen.
- Um die Angehörigen nicht durch polizeiliche Maßnahmen zu verunsichern, sollten sie bei Einschalten der Staatsanwaltschaft rechtzeitig über das Verfahren informiert werden.

▶ **Betäubungsmittelrecht:**
- Viele Medikamente, die für die Analgosedierung (S. 172) in der Intensivmedizin verwendet werden, fallen unter das Betäubungsmittelgesetz. Lagerung, Einsatz und Dokumentation dieser Substanzen sind dort und in der Betäubungsmittelverschreibungsverordnung geregelt.
- Klare Zuständigkeiten im Team sowie regelmäßige Bestandskontrollen vermindern die Gefahr des Missbrauchs. *Abhängigkeitsprobleme* sind in den Berufsgruppen, die mit BtM umgehen, nicht zu vernachlässigen.

Ziele und Grenzen der Intensivmedizin

▶ **Ziele der Intensivmedizin:**
- Erhaltung und Wiederherstellung der körperlichen Voraussetzungen für die Erhaltung der Persönlichkeit und damit für die Erhaltung eines ganzheitlichen menschlichen Lebens.
- Überwinden lebensbedrohlicher Situationen, um das Grundleiden zu behandeln und ein weiteres Leben unter tragbaren Bedingungen zu gewährleisten.

▶ **Indikation für eine Intensivtherapie:** Immer dann, wenn zu erwarten ist, dass sie die genannten Ziele erreichen kann.

▶ **Kontraindikationen gegen eine Intensivtherapie:** Die genannten Ziele sind nicht erreichbar → kein Beginn oder Abbruch der Intensivtherapie, Therapiezieländerung von kurativ zu palliativ, Verlegung von der Intensivstation.

Entscheidungen zur Therapieintensität

- **Stufenschema der Intensivtherapie:** Tab. 11.1.
  - *Maximaltherapie:* Alle verfügbaren Mittel einsetzen.
  - *Therapieerhalt:* Die bestehende Therapieintensität beibehalten (z. B. laufende Antibiose anpassen, Beatmungsparameter verändern, Katecholamindosis modifizieren). Eine zusätzlich auftretende Problematik nicht mehr behandeln (z. B. keine Dialyse bei zusätzlich auftretendem Nierenversagen, keine Reanimation bei Herzstillstand, keine Antibiose, wenn vorher keine eingesetzt war).
  - *Therapiezieländerung zu palliativ:* Katecholamine abstellen, Kardiaka und Antibiotika absetzen, inspiratorische O_2-Konzentration auf 21 % reduzieren oder extubieren, keine Transfusionen (schrittweise oder sofort umsetzbar). Weiter optimale Basistherapie (s. Infokasten)!
  - *Therapieabbruch:* Abstellen aller Hilfsmittel oder begrenzte Weiterführung bis zur Organentnahme zu Transplantationszwecken.

✓ ***Optimale Basisversorgung in der Intensivtherapie (palliatives Therapieziel):***
- Durstgefühl vermeiden.
- Atemwege freihalten und absaugen.
- Analgesie.
- Persönliche Zuwendung (Angehörige, Begleitung durch das therapeutische Team).
- Gute Pflege.

Tab. 11.1 • **Stufenschema der Intensivtherapie.**

Stufe	Therapieform	Indikation
1	Maximaltherapie	gute Prognose, unklare Situation
2	Therapieerhalt	kritische Prognose mit sehr geringen Überlebenschancen
3	Therapiezieländerung	nach menschlichem Ermessen keine Überlebenschancen oder Ablehnen kurativer Therapie durch den Patienten
4	Therapieabbruch	irreversibles Hirnversagen („Hirntod“)

- **Festlegung der Therapiestufe** (durch Verantwortlichen für Station/Patient):
  - Gespräch mit allen an Diagnostik und Therapie Beteiligten unter Beachtung aller Aspekte, s. Modell für verantwortliches Entscheiden (S. 141).
  - Informationen über den (mutmaßlichen) Willen des Patienten einholen: Patientengespräch, Patientenverfügung (S. 145), Betreuer, Angehörige.
  - Ergebnis schriftlich im Klartext mit knapper Begründung in der Verlaufskurve des Patienten fixieren (z. B. „keine Reanimation, weil ... “, „Katecholamine absetzen und inspiratorische O_2-Konzentration auf 21 % reduzieren wegen ...“) mit Unterschrift des Verantwortlichen. Keine missverständlichen Symbole verwenden.
  - Mit Änderung der Situation Therapiestufe neu überdenken, Rücknahme einer Therapiebegrenzung schriftlich festlegen.

Beachte: Angehörige über Entscheidung informieren, aber nicht entscheiden lassen!

Patientenverfügung

- **Inhalt:**
  - Aussagen zu medizinischen oder pflegerischen Maßnahmen (meist Ablehnung), z. B. von Intensivtherapie, Reanimation. Setzt voraus, dass der Patient ausreichend informiert ist. Ein vages negatives Bild von der Intensivmedizin (z. B. „inhumane Apparatemedizin") darf nicht Grund für eine Patientenverfügung sein.
  - In einer Patientenverfügung kann auch der Einsatz lebenserhaltender Mittel gewünscht sein. Auch hier sind Alternativen und deren Prognosen offen mit dem Patienten zu bereden.
- **Form:** Schriftlich. Eigenhändig unterschrieben. Kein Formblatt und keine notarielle Beglaubigung nötig. Keine Beratungspflicht beim Abfassen und keine Vorschriften über Gültigkeitsdauer oder Erneuerung der Unterschrift.
- **Verbindlichkeit:**
  - Seit 1. 9. 09 gesetzlich geregelt (§§ 1901–1904 BGB).
  - Schriftliche Aussagen zum Umfang medizinischer Maßnahmen sind zu beachten, wenn eine einwilligungsfähige (nicht notwendig geschäftsfähige) volljährige Person in bestimmte Untersuchungen oder Behandlungen einwilligt oder sie untersagt. Aussagen müssen auf die aktuelle Lebens- und Behandlungssituation zutreffen.
  - Gilt unabhängig von Art und Stadium einer Erkrankung.
  - Gilt auch, wenn der Arzt anderer Meinung ist.
  - Ist jederzeit formlos widerrufbar.
  - Die Einschätzung der konkreten Situation und Prognose sind ärztliche Aufgaben: Diagnose und Prognose verantwortlich abwägen.
  - Betreuer oder Bevollmächtigte prüfen im Gespräch mit dem Arzt, ob die Festlegungen des Patienten auf die aktuelle Lebens- und Behandlungssituation zutreffen.
  - Gibt es keine Festlegungen oder treffen diese nicht auf die Situation zu, so sind die Behandlungswünsche des Patienten oder sein mutmaßlicher Wille zu ermitteln.
  - Wird eine Maximaltherapie in der Verfügung gewünscht, die ärztlich nicht mehr als indiziert angesehen wird (z. B. bei krankheitsbedingten Komplikationen beatmeter Patienten mit amyotropher Lateralsklerose), sind einfühlsame Begleitung des Patienten und seiner Angehörigen sowie selbstkritische Teamgespräche nötig.

  Beachte: Nicht (mehr) indizierte Therapien können nicht eingefordert werden. Der Tod ist letztlich nicht zu verhindern.

  Wichtig: Betreuer und Bevollmächtigte können ohne gerichtliche Zustimmung in eine risikoreiche Behandlung einwilligen, eine Behandlung ablehnen und damit ein Gesundheitsrisiko oder den Tod in Kauf nehmen, oder eine vorher erteilte Zustimmung widerrufen. Das Betreuungsgericht muss nur eingeschaltet werden, wenn das Behandlungsteam begründete Hinweise hat, dass die Entscheidung von Betreuer oder Bevollmächtigtem nicht dem nach § 1901a festgestellten Willen des Betreuten entspricht.
  - Eine hilfreiche Ergänzung zur Patientenverfügung ist die Vorsorgevollmacht (S. 142).

Künstliche Ernährung

- **Indikation:** Ernährung über Sonden und intravenöse Zugänge ist indiziert, wenn ein Mensch auf oralem Wege nicht ausreichend Nahrung zu sich nehmen kann und er diese Form der Nahrungszufuhr möchte.
- **Einwilligung:** Die Anlage einer Ernährungssonde ist ein zustimmungspflichtiger therapeutischer Eingriff. Auf die Nahrungszufuhr über eine Ernährungssonde kann

ethisch und rechtlich verzichtet werden, auch wenn dadurch der Tod absehbar eintritt.

- **Verzicht:** Bei terminaler Krankheit und im Sterbeablauf bringen Ernährungssonden keinen Gewinn für Überleben oder Funktion, sondern haben erhebliche Risiken (z. B. Unruhe, Pneumonie). Daher kann auch auf einer Intensivstation auf eine Ernährung (parenteral oder über Sonde) verzichtet werden.

Unterbringung, Zwangsbehandlung

- **Unterbringung:**
  - Regelungen in § 1906 BGB und in den Gesetzen der Bundesländer zum Umgang mit psychisch Kranken (PsychKG)
  - Ziel ist Abwendung von Selbst- oder Fremdgefährdung durch Unterbringung ohne Einwilligung oder gegen den Willen des Betroffenen in eine geschlossene psychiatrische Einrichtung; auch bei weiter bestehender Suizidgefahr nach Suizidversuch, wenn Intensivtherapie nicht mehr nötig ist.
  - Auf ärztlicher Untersuchung basierender Gerichtsbeschluss oder ggf. sofortige Unterbringung mit innerhalb des Folgetages eingeholter gerichtlicher Genehmigung.
  - Unterbringung nur als letztes Mittel zulässig, wenn Gefahr nicht anders abwendbar (z. B. durch ambulante Therapie oder Beaufsichtigung).
- **Zwangsbehandlung:**
  - Nach § 1906 BGB unter folgenden Voraussetzungen (wieder) zulässig:
    - Patient erfasst krankheitsbedingt die Situation nicht oder kann sich nicht entsprechend verhalten.
    - Es wurde versucht den Patienten zu überzeugen.
    - Zwangsmaßnahme ist erforderlich, um drohende erhebliche Gesundheitsgefahr abzuwenden.
    - Es ist keine andere mildere, zumutbare Maßnahme möglich **und**
    - Der zu erwartende Nutzen überwiegt die zu erwartenden Beeinträchtigungen wesentlich.
  - Außerdem ist die Einwilligung des Betreuungsgerichts erforderlich.

Behandlungsfehler

- Durch *systematische Fehler* (z. B. Personalmangel, mangelnde Qualifikation), *Unachtsamkeit* oder auch nur durch für den Patienten enttäuschende Ergebnisse einer fachgerechten Behandlung kann der Vorwurf eines Behandlungsfehlers auftauchen.
- Ein *offener Umgang mit Fehlern und Fehleranalysen* ohne Schuldzuweisung erhöhen die Arbeitsqualität und verbessern die Patientensicherheit.
- Ein *Fehlermanagementsystem* sowie eine umfassende *Dokumentation* können viele Fehler vermeiden und die eigene Lage in einem eventuellen Haftpflichtprozess verbessern.

Sterben, Sterbebegleitung

- **Sterbehilfe:** Die Begriffe passiv, indirekt und aktiv zur Klassifizierung von Sterbehilfe sind in Frage zu stellen. „Aktiv" heißt nicht zwingend „tun", „passiv" nicht per se „zulassen". Entscheidend zur Beurteilung ist die **handlungsleitende Absicht.**
  - *Passive Sterbehilfe (erlaubt):* Verzicht auf Maßnahmen, wenn diese zu einem tragbaren Leben keine Hilfe mehr bieten. Hierzu gehört auch *aktives* Abschalten **nicht mehr indizierter** Geräte (z. B. Katecholaminperfusor, Beatmungsgerät), Entfernen oder Durchschneiden einer PEG-Sonde (BGH-Urteil vom 25.6.2010 – StR 454/09).
  - *Indirekte Sterbehilfe (erlaubt):* In Kauf nehmen eines früheren Todeseintritts als unvermeidbare Nebenwirkung eines zur Schmerzbehandlung notwendigen Analgetikums oder einer Sedierung. Die Grenze zur aktiven Sterbehilfe ist in der Praxis nicht immer leicht zu ziehen. Gut eingesetzte Analgetika beschleunigen aber das Sterben nicht.

- *Aktive Sterbehilfe (verboten):* Tötung durch Gabe von Medikamenten, Abschalten lebensnotwendiger Geräte (z. B. Katecholaminperfusor, Beatmungsgerät), Verzicht auf lebensrettende Therapie o. Ä.

▶ **Tötung auf Verlangen (verboten)** ist gemäß § 216 StGB trotz Verlangen strafbar. Birgt erhebliche Abgrenzungsprobleme zum deutlich härter bestraften Totschlag/Mord einerseits (z. B. bei nicht ausdrücklichem und ernsthaftem Verlangen) und zur (straflosen) Sterbehilfe (s. o.) sowie zur ebenfalls straflosen Beihilfe zum Suizid (s. u.) andererseits. Im Einzelnen ist die Abgrenzung juristisch vielfach unklar und umstritten.

▶ **Terminale Sedierung:**
- Sedierung, meist Analgosedierung, innerhalb derer der Mensch erwartet stirbt. Der Tod tritt nicht durch sie, sondern krankheitsbedingt, aber *abgeschirmt durch die Sedierung* ein. Facette in der Sterbebegleitung und rechtlich erlaubt. Ein transparenter, gut dokumentierter Einsatz schützt vor Missbrauchsvorwurf.
- Sie bedarf der einvernehmlichen Absprache mit dem Sterbenden oder seines mutmaßlichen Willens.
- Ihr voraus gehen muss die bestmögliche Therapie belastender Symptome und die Regelung aller aus Sicht des Patienten noch zu erledigenden Angelegenheiten.

▶ **Suizidversuch:**
- Selbsttötung wird je nach Wertesystem ethisch unterschiedlich beurteilt, von „unerlaubte Anmaßung über das Geschenk des Lebens" bis „höchste Form der Autonomie". Der Versuch ist in Deutschland straffrei.
- Frei verantwortete Selbsttötung ist selten. Der Suizidversuch ist oft *Appell* oder *Folge einer therapierbaren psychischen Erkrankung*. Daher gilt der Suizidversuch nicht als zu respektierende Willensäußerung zur Lebensbeendigung, sondern als *Trigger zur Hilfeleistung* (Reanimation, Intensivtherapie).

▶ **Beihilfe zum Suizid:**
- Straflos, für Ärzte aber standesrechtlich problematisch. Spannung zwischen Grundsätzen der Bundesärztekammer zur ärztlichen Sterbebegleitung (18.2.2011, „nicht ärztliche Aufgabe") und Beschluss des Deutschen Ärztetages zur Musterberufsordnung (1.6.2011, „[Ärztinnen und Ärzte] dürfen keine Hilfe zur Selbsttötung leisten.").
- Die Abgrenzung zur strafbaren Tötung ist kompliziert und im Einzelfall juristisch umstritten. Notwendig (nicht immer hinreichend) für eine Beihilfe zum Suizid ist ein ursächliches, bestimmendes Verhalten des Suizidenten selbst. Die Beihilfe ist nur Unterstützungsleistung.
- Allerdings können trotz eines nach außen nur unterstützend erscheinenden Verhaltens überlegenes medizinisches Wissen (Wirkungen von Medikamenten) oder überlegene medizinische Fähigkeiten (Medikamentenbeschaffung) eine aktive Tötung begründen.
- Außerdem besteht immer die Gefahr, sich im Vorfeld durch Medikamentenbeschaffung straf- oder berufsrechtlichen Problemen auszusetzen oder sich durch Nichtrettung als medizinischer Garant wegen Tötung durch Unterlassen oder jedenfalls wegen unterlassener Hilfeleistung strafbar zu machen (vgl. Sterbehilfe, Tötung auf Verlangen, terminale Sedierung, Betäubungsmittelrecht).

▶ **Therapieverweigerung durch den Patienten:** Die Ablehnung einer Therapie durch einen ausführlich informierten, bewusstseinsklaren, mündigen Patienten ist zu beachten, auch wenn der Verzicht den Tod nach sich zieht. Bei Gewissenskonflikten des Arztes kann dieser die Behandlung auf einen anderen Arzt übertragen oder im Vorfeld den Behandlungsvertrag ablehnen (z. B. bei Verweigerung von Bluttransfusionen) → Patientenverfügung (S. 145).

▶ **Sterbebegleitung** ist eine seelsorgerliche, pflegerische *und* ärztliche Aufgabe und als Hilfe im Sterben als Teil der Palliativmedizin essenziell. Ziel ist es, Raum und Gelegenheit zu einem menschenwürdigen Sterben, Leidenslinderung und Verzicht auf lebensverlängernde Maßnahmen zu schaffen, wenn kurative Ziele nicht mehr angemessen sind. Angehörige müssen vom Toten Abschied nehmen können.

Wahrheit am Krankenbett

- **Dimensionen von Wahrheit:** Wahrheit am Krankenbett umfasst Information über Fakten, muss eingebunden sein in eine vertrauensvolle Interaktion, ist ein Prozess, der Zeit braucht, und erfordert eine Begleitung des Patienten und seiner Angehörigen.
- **Situation:** Bei absehbarer Intensivtherapie vorher über die Umstände und Gegebenheiten informieren; ansonsten wiederholt mit klaren Sätzen darstellen und Sicherheit vermitteln. Betonen, dass die Apparate Hilfsmittel sind und die persönliche Zuwendung nicht verdrängen. Für Orientierung im Tagesablauf sorgen (große Uhr im Sichtfeld, Licht und Geräuschpegel an Tag/Nacht-Rhythmus anpassen) und Schlafphasen respektieren.
- **Diagnose:** Auch belastende Diagnosen nicht verheimlichen, v. a. den Patienten informieren und nicht die Angehörigen (ggf. gemeinsames Gespräch). Bei Mitteilung einer belastenden Diagnose Zeit nehmen, Zeit zum Nachdenken lassen (schrittweise vorgehen), Emotionen zulassen, eigene Betroffenheit und Anteilnahme zeigen.
- **Prognose:** Mut machen, Hoffnungen nicht zerstören, aber auch keine unrealistischen Hoffnungen wecken oder stärken; dem Patienten helfen, seine eigenen Ressourcen im Umgang mit Bedrohungen zu erschließen; geplante Maßnahmen offen und ehrlich besprechen; Risiken abwägend darstellen, versichern, dass auch dann geholfen wird, wenn der Tod naht (z. B. Schmerztherapie).

Kommunikation

- Regelmäßiges Gespräch **mit** dem Patienten, nicht **über** ihn am Bett; auch einem Bewusstlosen erklären, was man tut. Visiten und Übergaben in einem bettfernen Konferenzraum, um alle Fragen offen diskutieren zu können. Am Bett nur das besprechen, was auch einem wachen Patienten zugemutet werden kann.
- **Möglichkeiten bei Kommunikationsbehinderung:** Zeichen für „Ja“ und „Nein“ verabreden (z. B. Händedruck, Augenschließen) und mit einfachen Fragen herausfinden, was der Patient möchte; von den Lippen ablesen; Buchstabentafel mit einer Liste wichtiger Begriffe (z. B. Durst, kalt, heiß, Schmerz); Bildtafeln (Piktogramme) mit wichtigen Symbolen für die Patientensituation; dicker Stift und Papier auf fester Unterlage.
- **Voraussetzungen im Team:** Bereitschaft zur Kommunikation; Geduld; umfassende Information über den Patienten in Teamgesprächen für alle, die den Patienten versorgen (Erkrankung, Untersuchungen, Therapien, was ist geplant, was soll unterlassen werden, Risiken beim Patienten, was weiß er über Diagnose und Prognose, was soll er wissen, welche Ängste hat er, was gibt ihm Halt und Hoffnung, welche Hilfen braucht er [Hörgerät, Brille], Gewohnheiten, was wissen die Angehörigen, was sollen sie wissen?).
- **Gesprächsangebote:** Patienten und Angehörigen Gespräche mit Psychologen oder Seelsorgern anbieten. Ethikberatung bei Entscheidungskonflikten im Team oder schwieriger Entscheidungsfindung mit Patient und Angehörigen (Klinisches Ethikkomitee).

Bearbeitung im Team

- **Belastungen:** Die Arbeit auf einer Intensivstation ist physisch und psychisch belastend: Umgang mit Lebensbedrohung, Therapieentscheidungen an den Grenzen des Lebens, Todesfälle. Es müssen Zeit und Raum institutionalisiert werden (Organisationskultur), in denen diese Fragen bearbeitet werden können (regelmäßige interdisziplinäre, berufsgruppenübergreifende Fallkonferenzen). Das wirkt einem Burn-out entgegen.

- **Offener, herrschaftsfreier Diskurs** hilft, Entscheidungskonflikte zu entschärfen, und stabilisiert ein Team.
- **Supervision:** Unparteiische, in gruppendynamischen Prozessen erfahrene Gesprächsleitung kann helfen.

! *Krisen früh wahrnehmen!*
Intensivstationen können Mitarbeitende mit vulnerabler Persönlichkeit dazu verführen, zu Suchtmitteln zu greifen, Gewalt auszuüben und aus falsch verstandenem Mitleid Patienten zu töten. Mangelnde Bereitschaft, Krisen wahrzunehmen, einem Verdacht im Team nachzugehen und Probleme offen anzusprechen, gefährdet weitere Patienten, die Täter und das Team.

Umgang mit Angehörigen

- **Angehörigenbesuche:** Wichtige Verbindung zur gewohnten Umwelt. Auch bei Bewusstlosen können Angehörige stabilisierend auf die Psyche einwirken. Sie können in die Versorgung ihrer Kranken behutsam eingebunden werden.
- **Besuchszeiten** dürfen Besuche nicht einschränken. Nur der Wunsch des Patienten und die Rücksicht auf seine Persönlichkeitsrechte und die seiner Mitpatienten setzen Grenzen. Rücksicht auf Arbeitsabläufe muss den Angehörigen erklärt werden.
- **Angenehm ausgestattete Räume** für Angehörigengespräche und Warten sind nötig. Bei längeren Wartezeiten Zwischeninformationen an die Angehörigen, damit sie sich nicht vergessen fühlen.
- **Verstehbare Information** an Angehörige über Anliegen der Intensivmedizin und Eindrücke auf der Station durch Broschüren, Handzettel und Gespräche. Darin auch Ansprechpartner und günstige Telefonzeiten nennen.

12 Kardiopulmonale Reanimation

O. Zuzan

12.1 Kardiopulmonale Reanimation

Grundlagen

- **Indikation:** Kreislaufstillstand.
- **Kontraindikation:** Sichere Todeszeichen, Finalstadium einer unheilbaren Erkrankung.

Achtung: Im Zweifelsfall **initial immer** Reanimationsmaßnahmen einleiten!

- **Prinzipien:**
  1. Elektrotherapie von Kammerflimmern und pulslosen tachykarden Rhythmusstörungen. *„See fib defib"* → wichtigste Maßnahme bei Kammerflimmern!
  2. Erhaltung einer Minimalperfusion und -oxygenierung vitaler Organe durch Beatmung und Thoraxkompressionen.
  3. Medikamentöse Unterstützung von 1. und 2.
- **Ziele:** Wiederherstellen eines Spontankreislaufs, Verhindern von Organschäden, Verhindern von Sekundärkomplikationen.
- **Klinische Symptomatik des Kreislaufstillstands:**
  - *Bewusstlosigkeit:* Fehlende Reaktion auf Ansprechen/Schmerzreiz auslösen.
  - *Atemstillstand*: keine sichtbaren Thoraxbewegungen, keine Atemgeräusche zu hören, kein spürbarer Luftstrom, fehlende Atemexkursionen.
  - *Pulslosigkeit:* Kein tastbarer Karotispuls. Zyanose bzw. gräuliche Hautfarbe (häufig).

Merke: Die Pulskontrolle soll nicht länger als 10 s dauern. Wenn bei Bewusstlosigkeit und Vorliegen eines Atemstillstands **Unsicherheit über den Puls** besteht, **muss ohne Zeitverlust mit der Reanimation begonnen werden.**

- **ABCD-Schema** als Hilfe für das weitere Vorgehen, Tab. 12.1.
- **Algorithmus zum Advanced Life Support (ALS):** Abb. 12.3.

Tab. 12.1 • **Reanimation nach dem ABCD-Schema.**

	Basis-ABCD-Schema	erweitertes ABCD-Schema
A	*Atemwege*	
	Kopf überstrecken und Kinn anheben Freiräumen und Absaugen des Mund-Rachen-Raumes	endotracheale Intubation
B	*Beatmung*	
	Mund-zu-Mund bzw. Mund-zu-Nase (ggf. mit einfachen Hilfsmitteln) Gesichtsmaske + Beatmungsbeutel Kehlkopfmaske + Beatmungsbeutel	über den Endotrachealtubus mittels Beatmungsbeutel oder Notfallrespirator
C	*Circulation*	
	Thoraxkompressionen	venöser Zugang, kardiovaskulär wirksame Medikamente
D	*Defibrillation*	*Differenzialdiagnose*
	Elektroschock bei Kammerflimmern und pulsloser Kammertachykardie	Gründe des Kreislaufstillstands identifizieren, behandelbare Ursachen erwägen

A – Atemwege freimachen und freihalten

Achtung: Bei einsatzbereitem Defibrillator so früh wie möglich das EKG analysieren → bei Kammerflimmern oder pulsloser Kammertachykardie sofort defibrillieren! → erst dann ABCD-Regel!

- **Erstmaßnahmen:** ggf. zuerst den Mund-Rachen-Raum manuell ausräumen (grobe Speisereste, Fremdkörper, Prothesen) und Sekret absaugen!
- **Intubation:**
  - Ein Endotrachealtubus bietet für die Reanimation klare Vorteile (Optimierung von Ventilation und Oxygenierung, Aspirationsschutz, unterbrechungsfreie Thoraxkompressionen).
  - Die endotracheale Intubation gilt daher als Goldstandard und soll möglichst früh erfolgen.
  - Es soll allerdings nur der in der Intubation Erfahrene die Intubation durchführen; die Fehlintubationsrate in der Hand Unerfahrener ist hoch.
  - Der Intubationsvorgang soll nicht länger als 30 s dauern; die Thoraxkompressionen sollen hierbei möglichst nicht unterbrochen werden; eine kurze Pause (bis zu 10 s) für die Tubuspassage durch die Stimmritze ist allerdings akzeptabel und häufig unvermeidbar.
- **Atemspende oder Beatmungsbeutel und -maske:** Zur Beatmung muss der Kopf überstreckt und das Kinn angehoben werden (Esmarch-Handgriff). Bei problematischer Maskenbeatmung kann ein Guedel- oder Wendl-Tubus hilfreich sein – Technik (S. 96).

B – Beatmung

- **Varianten:**
  - *Mund-zu-Mund- oder Mund-zu-Nase-Beatmung* kommt in der Klinik nur ausnahmsweise zum Einsatz (muss aber von jedem beherrscht werden!).
  - *Beatmungsmaske + Beatmungsbeutel:* In medizinischen Einrichtungen bei Reanimationen die übliche Beatmungsform bis zur Intubation. Diese Technik erfordert ebenso viel Übung wie die endotracheale Intubation (S. 92).
  - *Kehlkopfmaske + Beatmungsbeutel:* Von medizinischem Personal leichter zu erlernen als die Beatmung über Gesichtsmaske. Wird daher in vielen Kliniken mit gutem Erfolg als Alternative zur Gesichtsmaske eingesetzt.
  - *Nach der endotrachealen Intubation* kann der Patient alternativ weiter mit dem Beatmungsbeutel oder mit einem Respirator beatmet werden (bei der Beutelbeatmung ist eine Koordination mit den Thoraxkompressionen möglich).
- **Vorgehen:**
  - *Kontrollparameter* sind sichtbare Thoraxbewegungen. Beim nicht intubierten Patienten müssen große Atemzugvolumina und hohe Beatmungsdrücke wegen der Möglichkeit der Magenüberblähung und der damit verbundenen Aspirationsgefahr vermieden werden (bei einem Drittel der reanimierten Patienten finden sich Zeichen einer Aspiration!).
  - *Kapnografie:* Erlaubt das Erkennen von Fehlintubation oder Tubusdislokation nach initial erfolgreicher endotrachealer Intubation. Zudem kann über die endexpiratorische CO_2-Konzentration die Effizienz der Thoraxkompressionen eingeschätzt werden. Der Einsatz der Kapnografie mittels eines portablen Geräts wird daher dringend empfohlen.
  - *O_2-Zufuhr:* Idealerweise wird während der Reanimation mit 100 % Sauerstoff beatmet. Hierzu ist bei der Beutelbeatmung (S. 95) die Zufuhr eines hohen Sauerstoffflusses (8–10 l/min) in den Beutel notwendig (über einen Sauerstoff-Reservoirbeutel oder sog. „100 %-Beutel" mit Demand-Ventil).

Wichtige Hinweise zur Beatmung bei Reanimation

- Bei Verwendung eines Beatmungsgeräts während der Reanimation immer auf eine ausreichende Ventilation des Patienten achten!
- Bei einzelnen Patienten kann es bei der Beatmung im Rahmen der Reanimation durch Air Trapping zu einer dynamischen Überblähung der Lungen kommen, die die Reanimationsmaßnahmen erfolglos werden lässt → keine zu hohen Atemfrequenzen, ggf. Beatmungspause für eine komplette Exspiration einlegen.
- Atemfrequenz 10/min.
- Atemzugvolumen: 500–600 ml (6–7 ml/kg KG).
- Dauer eines Atemzuges (Inspiration): ca. 1 s.

C – Circulation (Thoraxkompression)

- **Prinzip:** Durch externe Kompression des Thorax wird über die direkte Herzkompression und einen thorakalen Pumpeffekt ein gewisses Herzzeitvolumen aufrechterhalten.
- **Druckpunkt:** beim Erwachsenen in der Mitte der unteren Sternumhälfte; bei kleineren Kindern in der Sternummitte bzw. zwischen den Mamillen (Abb. 12.1).

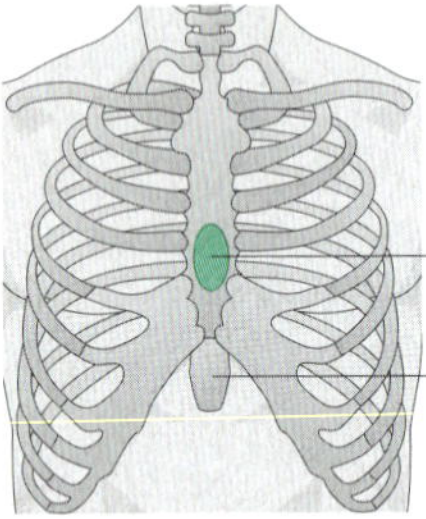

Abb. 12.1 • Druckpunkt bei Herzdruckmassage (aus Hahn J.-M., Checkliste Innere Medizin, Thieme 2010).

- **Drucktechnik** (Abb. 12.2):
  - Harte Unterlage! (z. B. Boden; im Bett möglichst „Reanimationsbrett" unter den Oberkörper des Patienten legen).
  - Die Hände werden so übereinandergelegt, dass die obere Hand Druck auf den Handrücken der unteren ausüben kann; um das Risiko von Rippenfrakturen möglichst klein zu halten, streng in der Mittellinie (tastbare Rinne) und nicht mit der ganzen Handfläche komprimieren.
  - Die Arme sind gestreckt, die Thoraxkompression entsteht durch Bewegungen des Oberkörpers.
  - Druck- und Entlastungsphase sind in etwa gleich lang (ruckartige kurze Kompressionen sind hämodynamisch weniger effektiv).
  - Mit jeder Kompression soll der Thorax ca. 4–5 cm komprimiert werden.
  - Wichtig für guten hämodynamischen Effekt ist auch die komplette Entlastung, damit sich der Thorax komplett entfalten und der venöse Rückstrom optimiert werden kann.

  Beachte: Korrekt durchgeführte Thoraxkompressionen (richtige Frequenz und Drucktiefe) sind Voraussetzung für den Erfolg aller Reanimationsmaßnahmen. Unterbrechungen (z. B. zur EKG-Analyse) müssen minimiert werden.
- **Kompressionsfrequenz:** Beim Erwachsenen 100–120/min, nicht langsamer!
- **Koordination von Kompression und Ventilation:**
  - *Intubierte Patienten:* Hier ist die Koordination der Beatmung mit den Kompressionen nicht zwingend notwendig; die Kompressionen erfolgen durchgehend in

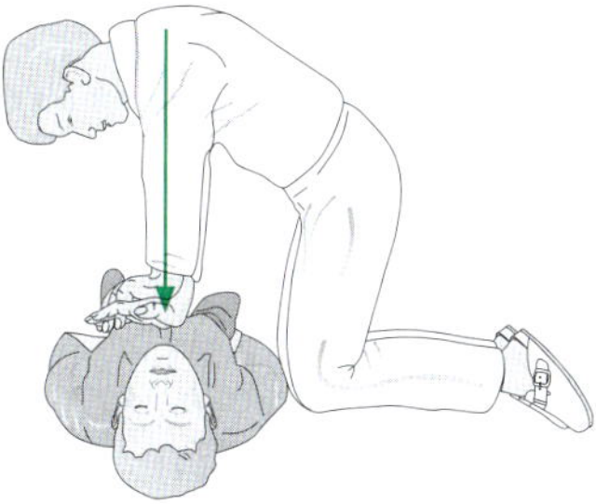

Abb. 12.2 • Herzdruckmassage (aus Hahn J.-M., Checkliste Innere Medizin, Thieme 2010).

einem festen Rhythmus und werden für die Beatmung möglichst nicht unterbrochen.

- *Nicht intubierte Patienten:* Atemzüge zwischen die Kompressionen interponieren. Nach 30 Kompressionen 2 Beatmungszüge (30:2).

▶ **Präkordialer Faustschlag**:

- *Technik, Prinzip:* Mit der flachen Hand kräftig auf das Sternum schlagen; gelegentlich kann damit Kammerflimmern beendet werden.
- *Indikation:* Beobachteter Kollaps bei Kammerflimmern, wenn ein Defibrillator nicht schnell genug einsatzbereit ist.

D – Defibrillation

▶ **Allgemeine Vorbemerkungen:**

- Die Defibrillation ist unverzichtbar und lebensrettend bei Kammerflimmern oder pulsloser Kammertachykardie.
- Die Defibrillation hat hier oberste Priorität und muss so früh wie möglich erfolgen. Die Basismaßnahmen Beatmung und Thoraxkompressionen dienen initial nur zur Überbrückung, bis ein Defibrillator angeschlossen und schockbereit ist. Nur bei längerem Kreislaufstillstand (> 5 min) kann ein 2-minütiger Zyklus von Beatmungen und Thoraxkompressionen vor dem ersten Defibrillationsversuch sinnvoll sein.

Merke: **„Never meet your defibrillator the first time at a cardiac arrest"!** Die Bedienung des vorhandenen Geräts muss bekannt sein → regelmäßig üben!

▶ **Technik und Ablauf der Defibrillation:**

1. Fortführen der Basis-Reanimation („ABCD"); Pausen so kurz wie möglich.
2. Rhythmusanalyse (über Oberflächen-EKG oder Defibrillator-Elektroden).
3. Brandgefahr durch Funkenschlag in sauerstoffreicher Umgebung. Vor der Schockabgabe jegliche Quellen von Sauerstoffausstrom mindestens 1 m vom Patienten entfernen.
4. Defibrillatorelektroden mit Elektrodengel bestreichen. Besser: Gel-Pads oder selbstklebende Defibrillatorelektroden verwenden.
5. Defibrillator laden (biphasisch initial 200 J., monophasisch initial 360 J).
   Achtung: Nach einiger Zeit entladen sich die Defibrillatorkondensatoren intern → dann nachladen, sonst wird keine Energie abgegeben!
6. Defibrillatorelektroden aufsetzen (Apex-Elektrode lateral der Herzspitze in der vorderen Axillarlinie, Sternum-Elektrode rechts unterhalb der Clavicula in der Medioklavikularlinie).
7. Sicherstellen, dass niemand Kontakt zum Patienten hat (laut rufen!).
8. Entladen – hierzu die entsprechenden Knöpfe an beiden Defibrillatorelektroden drücken.
9. Sofortige Wiederaufnahme der Thoraxkompressionen für weitere 2 min.
10. Rhythmusanalyse → evtl. höhere Energie vorwählen + weiter mit Punkt 5.

▶ **Energiewahl bei Kammerflimmern und pulsloser Kammertachykardie:**

- *Erwachsene:* Bei monophasischer Defibrillation werden ausschließlich 360 J gewählt. Bei biphasischer Defibrillation hängt die Energiewahl vom Gerätetyp ab. Wenn die Empfehlung des Herstellers nicht bekannt ist, werden initial 200 J gewählt. Falls dies erfolglos ist, werden für weitere Defibrillationsversuche höhere Energiestufen gewählt.
- *Kinder:* 4 J/kg Körpergewicht (mono- und biphasisch).
- *Nach initial erfolgreicher Defibrillation* wird bei einer erneuten Defibrillation/Kardioversion zunächst die Energie des letzten erfolgreichen Schocks gewählt.

Cave: Bei einigen Defibrillatoren können aufgesetzte Kinderpaddles (= Elektroden) zu einer Reduktion der Energie führen!

▶ **EKG-synchronisierte Entladung:**

- *Prinzip:* R-Zacken-getriggerte Auslösung des Defibrillators. Der Defibrillator gibt dann innerhalb von 40 ms nach registrierter R-Zacke die Energie ab, um die Induktion von Kammerflimmern durch den Elektroschock zu vermeiden.
- *Indikation:* Kardioversion tachykarder Herzrhythmusstörungen (S. 162), die *nicht* mit einem reanimationspflichtigen Zustand einhergehen.

Achtung: Bei versehentlicher Aktivierung des Synchron-Modus wird bei Kammerflimmern und schnellen oder unregelmäßigen Tachykardien keine R-Zacke registriert und folglich die Entladung verweigert. Das ist keine Geräte-Fehlfunktion!

Medikamente für die Reanimation

▶ **Applikationsformen:**

- *Periphervenös:*
  - Ein periphervenöser Zugang reicht für die Medikamentenapplikation aus, wenn diese durch entsprechendes Nachinjizieren oder -infundieren von Flüssigkeit in die zentrale Zirkulation eingespült werden.
  - Gefäße: V. jugularis externa (bei Reanimationen häufig gut gefüllt und punktierbar mit dem Vorteil einer relativ herznahen Lage), Kubitalvenen (ebenfalls gut punktierbar).
- *Zentralvenös:* Nur selten erforderlich. *Nachteil:* Die Thoraxkompressionen müssen für die Punktion unterbrochen werden (→°u. U. lange Reanimationspausen!). Daher in der Regel nur indiziert, wenn es nicht gelingt, einen peripheren venösen Zugang zu legen.
- *Intraossär:*
  - Erlaubt die rasche Applikation essentieller Medikamente mit akzeptablen Plasmakonzentrationen (bei Erwachsenen und Kindern).
  - *Kanülen:* Vorteilhaft sind elektrisch angetriebene Kanülen, bei denen die Kanüle durch Rotation die Kortikalis durchdringt. Manuelle Kanülen können erheblichen Kraftaufwand erfordern.
  - *Geeignete Lokalisationen:* Proximale Tibia (zwei Finger distal der Patella, medial der Tuberositas tibiae), proximaler Humerus, Beckenkamm.
  - *Technik:* 1) Penetration von Haut und Kortikalis unter konstantem Druck. 2) Widerstandsverlust zeigt Eintritt in Markraum an. 3) Anschluss einer Luer-Lock-Verlängerung mit Dreiwegehahn. 4) Vorsichtige Aspiration, dann Spülen mit 5–10 ml physiologischer Kochsalzlösung.
  - *Anzeichen für korrekte Position:* a) Stabile knöcherne Fixierung. b) Aspiration von Knochenmark oder Blut (*Nota bene:* Hohe Viskosität von Knochenmark). c) Problemlose Injektion ohne nennenswerten Widerstand.

! **Adrenalingabe bei Reanimation**

- Bei nahezu jeder Reanimationssituation indiziert. *KI:* sofort erfolgreich defibrilliertes Kammerflimmern/-flattern mit stabiler Hämodynamik; Reanimation bei tiefer Hypothermie (< 30 °C) → dann wirkungslos.
- *Dosierung:*
  - *Aktuelles Standardschema:* 1 mg i. v. alle 3–5 min.
  - *Dosierung bei Kindern:* 0,01 mg/kg i. v. alle 3 min. Endotracheal bei Kindern 0,1 mg/kg.
- *Wichtige Hinweise:*
  - Nur kurze Wirkdauer, deshalb alle 3–5 min wiederholen! In der Praxis wird oft nicht rechtzeitig an die Wiederholungsdosis gedacht.
  - Die adäquate Dosierung ist von Patient zu Patient unterschiedlich (abhängig u. a. von Hypoxiezeit, Säure-Basen-Status etc.).
  - Die bei hohen Dosierungen auftretende Mydriasis durch β-adrenerge Wirkung auf den M. dilatator pupillae kann als erfolglose Reanimation fehlinterpretiert werden.
  - Wird durch $NaHCO_3$ inaktiviert → nicht mit $NaHCO_3$ mischen, nicht parallel dazu infundieren!

- **Amiodaron** (S. 695): Indiziert bei Kammerflimmern oder pulsloser Kammertachykardie, wenn die ersten drei Defibrillationen erfolglos geblieben sind. *Dosierung:*
  - 300 mg in 20 ml Glukose 5 % als i. v. Bolus (kann in dieser Situation periphervenös gegeben werden).
  - Ggf. weitere 150 mg i. v. bei Fortbestehen bzw. Wiederauftreten von Kammerflimmern/pulsloser Kammertachykardie.
  - Anschließend Infusion von Amiodaron 900 mg über 24 h.
- **Atropin** (S. 698)**:** Indiziert bei hochgradigen Bradykardien *mit* hämodynamischer Instabilität. *KI:* Tachykardien. *Dosierung:*
  - *Bei Bradykardie* 0,5 mg (= 1 ml = 1 Amp.) i. v. alle 3–5 min bis maximal 3 mg.
- **Lidocain** (S. 734): Kann bei Kammerflimmern oder pulsloser Kammertachykardie eingesetzt werden, wenn Amiodaron nicht verfügbar ist. Nicht zusätzlich zu Amiodaron geben! *KI:* Ventrikuläre Ersatzaktionen bzw. Escape-Rhythmen bei höhergradigen AV-Blockierungen. *Dosierung:*
  - 1,0–1,5 mg/kg KG i. v. als Initialdosis, bei fehlendem Effekt alle 2–10 min 0,5–0,75 mg/kg KG i. v. als Repetitionsdosis bis zur Maximaldosis von 3 mg/kg KG (= 3–4 Wiederholungsdosen). Als Faustregel *100 mg* initial i. v.
- **Natriumbikarbonat** (S. 461): $NaHCO_3$ 8,4 %, indiziert bei schwerer metabolischer Azidose, Hyperkaliämie, Überdosierung mit trizyklischen Antidepressiva.
  - *Dosierung unter Reanimation:* 50 mmol i. v. als langsame Injektion bzw. Kurzinfusion. Ggf. nach 5–10 min wiederholen.
  - *Probleme:* Schnelle CO_2-Freisetzung → paradoxe intrazelluläre Azidose, negativ inotrope Wirkung; Hypernatriämie und Hyperosmolalität; Linksverschiebung der Sauerstoffbindungskurve → verschlechterte O_2-Abgabe ins Gewebe.
- **Ultima-ratio-Maßnahmen** bei refraktärem Kammerflimmern (S. 157).

Kammerflimmern und pulslose Kammertachykardie

- **Elementar ist die sofortige elektrische Defibrillation;** diese Maßnahme hat absolute Priorität!
- Je länger die Zeit von Beginn des Kreislaufstillstands bis zur Defibrillation, desto schlechter die Prognose.
- **Nach einer erfolgreichen Defibrillation** tritt häufig eine vorübergehende Asystolie bzw. eine Nulllinie auf, die dann in einen geordneten Rhythmus übergeht. Es kann allerdings dann noch etwas dauern, bis Herzzeitvolumen und Blutdruck ausreichend sind. Daher wird empfohlen, nach jeder Defibrillation einen vollen 2-minüti-

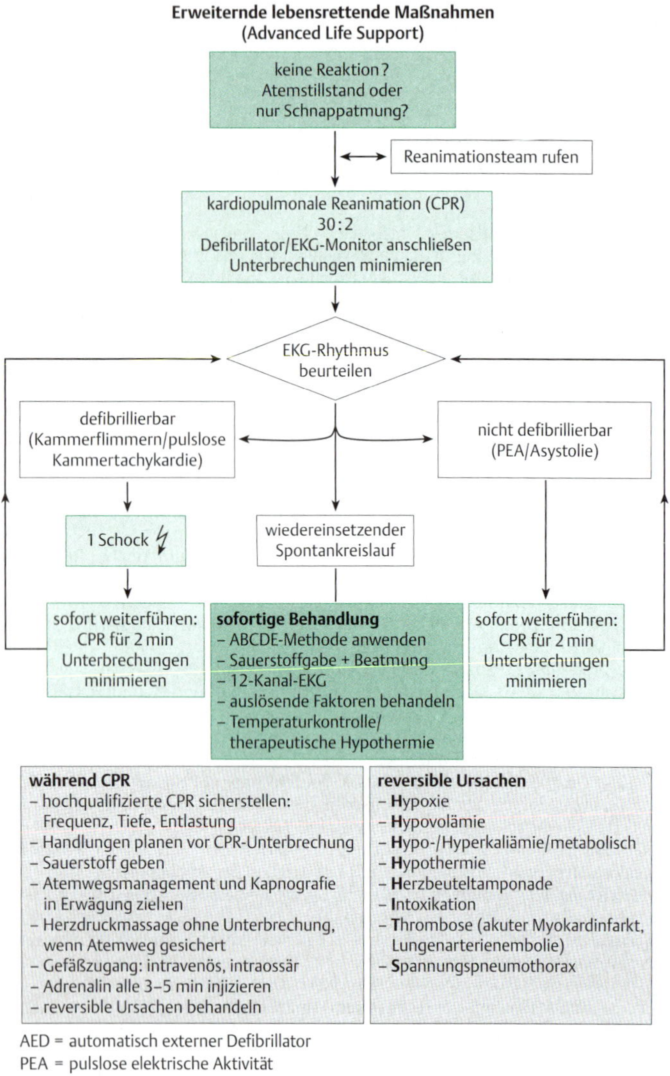

Abb. 12.3 • Kardiopulmonale Reanimation bei Erwachsenen (Copyright European Resuscitation Council – www.erc.edu – 2013/020).

gen Zyklus aus Thoraxkompressionen und Beatmung durchzuführen und dann Rhythmus und Puls neu zu kontrollieren.

Beachte: Pausen der Thoraxkompressionen minimieren! Während der Defibrillator geladen wird, weiterhin Thoraxkompressionen durchführen und unmittelbar nach Schockabgabe wieder aufnehmen.

Refraktäres Kammerflimmern

- **Unzureichende Basismaßnahmen?** → Intubation, effektive Ventilation + Oxygenierung mit 100 % O_2, effektive Thoraxkompression, Adrenalin (koronarer Perfusionsdruck ↑).
- **Unzureichende Defibrillation**?
  1. Höhere Energie wählen.
  2. Elektrodenposition verändern (beide Elektroden in der mittleren Axillarlinie rechts und links platzieren).
  3. In der Exspiration defibrillieren.
  4. Paddle (= Elektroden)-Andruck verstärken (Auspressen intrathorakaler Luft).
  5. Starke Brustbehaarung durch Rasieren entfernen (Lufteinschlüsse können den Widerstand deutlich erhöhen).
  6. Wenn möglich, anderen Defibrillator ausprobieren.
  7. Falls erfolglos, den Patienten auf eine Seite drehen und Defibrillationselektroden anterior-posterior platzieren (vorne auf dem Sternum, hinten zwischen den Schulterblättern).
- **Schwere Hypothermie?** → spontanes Kammerflimmern, das elektrisch und medikamentös nicht zu durchbrechen ist. Einzig effektive Maßnahme ist das schnelle und aggressive Aufwärmen des Patienten (S. 603), möglichst mit extrakorporalen Verfahren.
- **Hypokaliämie** (S. 451)**?** → Kaliumchlorid 20 mmol i. v.
- **Intoxikation?** (u. a. trizyklische Antidepressiva [TAD], Antiarrhythmika) → u. U. schwerste Herzrhythmusstörungen bis zum refraktären Kammerflimmern → bei TAD-Intoxikation wirkt die Alkalisierung des Blutes mittels Hyperventilation und NaHCO3 (S. 660) ggf. lebensrettend (Eiweißbindung ↑); ggf. $MgSO_4$.
- **Katecholamin-Überschuss?** Wenn unmittelbar nach einer erfolgreichen Defibrillation der Patient über eine Tachykardie wieder ins Kammerflimmern gerät, dann kann dies u. a. an einer relativen Überdosierung der Katecholamine liegen (breitere Erfahrungen zur Applikation eines β-Blockers existieren hierzu nicht).
- **Großer Myokardinfarkt?** → Thrombolysetherapie erwägen (s. u.).
- **Ultima-ratio-Maßnahmen** bei refraktärem Kammerflimmern:
  - *Magnesiumsulfat:* 8 mmol (2 g) i. v., ggf. wiederholen.
  - *β-Blocker*: **Metoprolol** 5 mg i. v. beim Erwachsenen bzw. 0,1–0,2 mg/kg KG i. v. *oder* Esmolol 0,5–1 mg/kg KG i. v. über 1 min, dann Infusion mit 100–200 µg/kg KG/min.
  - *Thrombolyse:* Unter Reanimation eine Rarität und vermutlich nur in Einzelfällen zu rechtfertigen (evtl. als ultima ratio bei entsprechendem Anhalt für einen Myokardinfarkt oder eine fulminante Lungenembolie, besonders bei beobachtetem Kollaps des Patienten („Witnessed Collapse") mit raschem Reanimationsbeginn. Zu Substanzen + Dosierung vgl. Kapitel STEMI (S. 368) und Kapitel Lungenembolie (S. 403).

Asystolie

- **Maßnahmen mit gesicherter Wirkung:** Intubation/Beatmung. Thoraxkompressionen, Adrenalinzufuhr.

Hinweis: Defibrillation nur in bestimmten Situationen, wie z. B. schlechte EKG-Ableitung, Störeinflüsse, Adipositas → hier ist u. U. feines Kammerflimmern möglich. Ansonsten ist die Defibrillation als primäre Maßnahme bei Asystolie nicht indiziert.

- Unter den Reanimationsmaßnahmen (Adrenalinzufuhr) bei Asystolie entwickelt sich häufig Kammerflimmern (S. 155) → dann entsprechend dieser Diagnose handeln! (Häufig führt erst dieser Umweg über Kammerflimmern und Defibrillation wieder zu einem Spontankreislauf.)

Hinweis: Reanimationen bei Asystolie haben geringere Erfolgsaussichten. Diese schlechtere Prognose darf aber nicht durch eine halbherzige Therapie zu einer sich selbst erfüllenden Prophezeiung werden!

- **Der Einsatz eines Herzschrittmachers** wird nur dann empfohlen, wenn gewisse elektrische Aktivitäten im EKG zu erkennen sind (einzelne P-Wellen, vereinzelte Kammerkomplexe). Aufgrund des geringeren Zeitaufwands bieten hier transkutane Schrittmacher Vorteile, bei denen das Herz von extern über Klebeelektroden auf der Haut stimuliert wird.
- **Atropin**:
  - Kann bei schweren Bradykardien bzw. Brady-Asystolie sinnvoll sein. Die mehrmalige Gabe von 0,5 mg Atropin i. v. bis zu einer Gesamtdosis von 3 mg sollte daher erwogen werden.
  - Bei Asystolie oder pulsloser elektrischer Aktivität wird Atropin nicht empfohlen.
- **Pufferung**: Z. B. Natriumbikarbonat (S. 461); Indiziert bei Hyperkaliämie, schwerer metabolischer Azidose, Vergiftung mit trizyklischen Antidepressiva.
- **Abbruch der Reanimation:** Erwägen bei persistierender Asystolie ohne jede elektrische Aktivität des Herzens trotz suffizienter Reanimation und hoher Adrenalindosen, wenn behandelbare Ursachen einer persistierenden Asystolie nicht erkennbar sind.

Pulslose elektrische Aktivität (PEA, elektromechanische Entkopplung)

- **Kennzeichen:** Im EKG-Monitor sind mehr oder weniger geordnete elektrische Aktivitäten zu sehen, der Patient zeigt jedoch die Symptome eines Kreislaufstillstands (Bewusstlosigkeit, Atemstillstand, Pulslosigkeit).

Achtung: Bei bewusstlosen Patienten mit Atemstillstand ohne tastbare Karotispulse muss sofort mit Reanimationsmaßnahmen begonnen werden, auch wenn im EKG noch ein Rhythmus zu erkennen ist.

- Entscheidend bei pulsloser elektrischer Aktivität ist das Fahnden nach möglichen Ursachen und deren Behandlung.
- Da Hypoventilation und Hypoxämie häufige Ursachen sind, sind adäquates Atemwegs-Management (endotracheale Intubation) und suffiziente Beatmung sowie die Adrenalinzufuhr Grundelemente der Versorgung einer PEA.

Abbruch von Reanimationsmaßnahmen

- Es gibt keine feststehenden Abbruchkriterien → immer Einzelfallentscheidung, in die verschiedene Kriterien eingehen müssen: Erfolg der bisherigen Maßnahmen, Grunderkrankung/Vorerkrankungen, situatives Umfeld.
- **Reanimationsabbruch kann erwogen werden bei:**
  - Asystolie und/oder Zeichen des zerebralen Kreislaufstillstands trotz suffizienter Reanimation > 15–30 min (weite, lichtstarre Pupillen, fehlende Spontanatmung).
  - Kreislaufstillstand im Endstadium unheilbarer Krankheiten.
  - Eindeutige Erkenntnisse, dass der Patient die Reanimationsmaßnahmen strikt ablehnt (s. Anmerkung im Infokasten).
- **Ein Reanimationsabbruch ist nicht gerechtfertigt** bei Kammerflimmern, Schnappatmung, intermittierendem Einsetzen eines Spontankreislaufs, Hypothermie, solange es Anhalt für spezifische behandelbare Ursachen des Kreislaufstillstands gibt (z. B. Spannungspneumothorax, Elektrolytentgleisung, Intoxikation), nur aufgrund hohen Lebensalters.

Anmerkung zur Entscheidung Reanimation ja/nein:
Bei einem Kreislaufstillstand mit Bewusstlosigkeit muss der Arzt den mutmaßlichen Willen des Patienten berücksichtigen; primär wird davon ausgegangen, dass der Patient weiterleben will, er also die Reanimationsmaßnahmen wünscht. Bei diesen Entscheidungen muss man sich im Zweifel pro vita entscheiden und Wiederbelebungsmaßnahmen einleiten. Wenn man sich an die möglicherweise zu einem früheren Zeitpunkt vom Patienten geäußerte Ablehnung von Reanimationsmaßnahmen halten will (z. B. Patiententestament), dann setzt dies voraus, dass der Patient umfassend aufgeklärt und voll entscheidungsfähig war. Selbst dann bleibt unklar, ob der Patient zum aktuellen Zeitpunkt die Maßnahmen immer noch ablehnen würde. Andere Interessen als die des Patienten dürfen nicht berücksichtigt werden.

Behandlung nach erfolgreicher Reanimation

- **Prinzipien:**
  - Behandlung der Grunderkrankung.
  - Verhindern eines erneuten Kreislaufstillstands.
  - Verhindern sekundärer Organschäden.
  - Organunterstützung (Kreislauf, Herz, Lunge).
  - Einschätzung der Prognose.
- War der Kreislaufstillstand Folge eines Myokardinfarkts, stellt sich nach erfolgreicher Reanimation die Frage der akuten perkutanen Koronarintervention (PCI). Dies hat hohe Priorität, da eine erfolgreiche koronare Reperfusion für die Prognose des Patienten von Bedeutung ist. Die Einleitung der therapeutischen Hypothermie wird zeitgleich durchgeführt.
- **Allgemeine Maßnahmen:** Magensonde, Urinkatheter, Bilanzierung und Ausgleich von Flüssigkeits- und Elektrolythaushalt, Stressulkusprophylaxe, pflegerische u. physiotherapeutische Prophylaxe.

Gefahren und Maßnahmen bei instabiler Hämodynamik:

- Invasives hämodynamisches Monitoring, d. h. invasive arterielle Blutdruckmessung, zentraler Venenkatheter, ggf. Messung des Herzzeitvolumens, ggf. Echokardiografie.
- *Ein passageres myokardiales Pumpversagen* nach der Reanimation ist nicht selten *(„Myocardial Stunning“)*. Das Herzzeitvolumen ist in diesen Fällen bereits unmittelbar nach der Reanimation beeinträchtigt, nimmt in den nächsten Stunden noch weiter ab, und normalisiert sich innerhalb von 24–72 h.
- Die globale Ischämie des Kreislaufstillstands kann ein *Reperfusionssyndrom mit systemischer Entzündungsreaktion* auslösen, das mit Kapillarleck und Flüssigkeitsverlusten einhergeht.
- Die *Kombination von myokardialem Pumpversagen und Flüssigkeitsverlusten* ist eine therapeutische Herausforderung, die den Einsatz zusätzlicher Monitoringverfahren rechtfertigt (z. B. Messung des Herzzeitvolumens, Laktatkonzentration, gemischt- oder zentralvenöse Oximetrie).
- *Volumenzufuhr* (S. 224) *und Katecholamintherapie* (S. 226). Ziele: arterieller Mitteldruck > 65 mmHg, ZVD 8–12 mmHg, Serum-Laktatkonzentration < 2 mmol/L (oder klar fallende Tendenz), Urinausfuhr > 1 ml/kg KG, zentralvenöse Sauerstoffsättigung > 70 %.
- Ggf. intraaortale Ballongegenpulsation – IABP (S. 305).
- Bei großem Myokardinfarkt ggf. Akut-PTCA, (intrakoronare) Thrombolysetherapie (S. 403).

- **Persistierende Arrhythmieneigung**:
  - Basismaßnahmen: O_2-Zufuhr, Analgesie bei Schmerzen (S. 177), Sedierung (S. 183).
  - Wenn kein Hinweis auf Herzinsuffizienz bzw. myokardiales Pumpversagen, β-Blocker-Therapie (S. 376) erwägen.
  - Evtl. Antiarrhythmikum.
  - Kalium- und Magnesium-Plasmakonzentration hochnormal halten.
  - Bei Myokardinfarkt evtl. Thrombolyse bzw. Akut-PTCA.
- **Verhindern sekundärer Hirnschäden**:
  - *Therapeutische Hypothermie:*
    - Indiziert bei Patienten, die Kammerflimmern überlebt haben und nicht sofort das Bewusstsein erlangen. Vermutlich auch sinnvoll nach anderen Kreislaufstillständen (z. B. nicht-schockbare Rhythmen, Kreislaufstillstand im Krankenhaus).
    - Ziel-Temperatur: 32–34 °C.
    - *Induktion der Hypothermie*: Infusion gekühlter kristalloider Lösung, z. B. Ringer-Laktat 30 ml/kg, ggf. zusätzlich Eispakete auf Hals und Leisten.
    - *Aufrechterhaltung*: am besten durch speziell konzipierte Systeme, z. B. intravasale Kühlung, Oberflächenkühlung durch Flüssigkeitsmatten oder kalte Luft. Dauer: 24–36 h.
    - *Wiedererwärmung*: durch Stoppen der Kühlung, ggf. zusätzlich durch aktive Erwärmung. Üblich ist eine Erwärmung um 0,25–0,5 °C pro Stunde. ***Cave:*** Elektrolyt- und Säure/Basen-Entgleisungen sind in dieser Phase zu erwarten → engmaschige Kontrolle, rechtzeitiges Gegensteuern
    - Probleme: Kältezittern, Vasokonstriktion, Insulin-Resistenz, Kältediurese
  - Ausreichende *Analgosedierung* zur Senkung des zerebralen Sauerstoffverbrauchs und Vermeidung von Kältezittern.
  - Promptes *Erkennen und Behandeln posthypoxischer epileptischer Anfälle*, z. B. mit Benzodiazepinen, Phenytoin, Valproat, Propofol oder Barbituraten.
  - *Hyperthermie/Fieber* während und nach der Wiedererwärmung ist zu vermeiden bzw. aggressiv zu behandeln.
  - *Hyperglykämie* kann sekundäre posthypoxische Hirnschädigung verstärken und soll daher durch sorgfältige Insulintherapie und engmaschige Kontrollen des Blutzuckers vermieden werden. Ziel: Blutzucker < 10 mmol/L (< 180 mg/dL).
  - *Arteriellen Mitteldruck hochnormal halten* (→ Aufrechterhaltung eines ausreichenden zerebralen Perfusionsdrucks in ischämischen Penumbra-Gebieten). Ziel: arterieller Mitteldruck > 65 mmHg.
  - *Ausreichender Volumenersatz* (***Cave:*** Flüssigkeitsverluste und Hämokonzentration, s. o.) mit isotonen kristalloiden und kolloidalen Volumenersatzmitteln (S. 224). Ziel: MAP > 65 mmHg, Urinausfuhr 1 ml/kg/h, normale Plasma-Laktatkonzentration.
  - *Beatmung:* Normale arterielle Sauerstoffsättigung (94–98 %) anstreben. Hyperoxie (arterieller PO_2 > 100 mgHg) vermeiden. Normoventilation bzw. Normokapnie anstreben.
  - Zerebral vasodilatierende Substanzen vermeiden, z. B. Nitroglycerin, Nitroprussid-Natrium.
  - Bei Hirnschwellung/Hirndruck:
    - Zerebralen Perfusionsdruck aufrechterhalten (MAP hoch, MAP–ICP > 65 mmHg).
    - 30°-Oberkörperhochlagerung (wenn hämodynamisch tolerabel).
    - Neurochirurgie hinzuziehen, ggf. Hirndruckmessung (S. 108).
    - Engmaschige klinische Überwachung (Pupillenstatus, Vigilanz).
    - Tiefe Analgosedierung (S. 172) – Senkung des zerebralen Sauerstoffverbrauchs, Vermeiden von Husten und Pressen.

- Bei Hirndruckkrisen Osmotherapie (S. 526), z. B. mit Mannitol 20 % 125 ml i. v. als Kurzinfusion über 10 min.
- Obsolet: Steroidgabe zur Behandlung des *postischämischen* Hirnödems.

▶ **Komplikationen der kardiopulmonalen Reanimation:** Aspiration, Pneumonie, Sternumfraktur, Rippenfrakturen, Pneumothorax, Lungenkontusion, Herzkontusion, Leber- und Milzverletzungen.

Einschätzung der Prognose

▶ **Bedeutung:** Wichtig zur Planung der weiteren Therapie und Rehabilitation, zur Beratung der Angehörigen und für eine etwaige Entscheidung über Therapiebegrenzung oder -reduktion.

Hinweis: Der überwiegende Teil der Studien zu diesem Thema stammt aus der Zeit vor Einführung der therapeutischen Hypothermie. **Es ist derzeit nicht geklärt, inwieweit diese Ergebnisse auf Patienten übertragen werden können, die mit Hypothermie behandelt wurden**. Einige Studien deuten allerdings an, dass sowohl das Ausmaß der Hirnschädigung als auch der Verlauf der neurologischen Erholung durch die Hypothermiebehandlung positiv beeinflusst wird.

▶ **Methoden und Interpretation:**

- *Neurologische Untersuchung:* Ist in den **ersten 1–2 d nach Kreislaufstillstand nur begrenzt aussagekräftig**. Wenn allerdings **nach mehr als 72 h keine Pupillenreaktion auf Licht, kein Kornealreflex, keine motorische Reaktion auf Schmerzreiz und kein Hustenreflex** vorhanden sind, kann von einer **schwersten Hirnschädigung** ausgegangen werden. Sedierungseffekte und/oder Muskelrelaxation müssen hierbei selbstverständlich ausgeschlossen werden.
- *Neurophysiologische Methoden:* Somatosensorisch-evozierte Potentiale werden in einigen Zentren mit besonderer Erfahrung eingesetzt. Das **Fehlen der sog. N20-Welle > 24 h nach Kreislaufstillstand** lässt mit großer Zuverlässigkeit auf einen **schweren Hirnschaden** schließen. Die Aussagekraft des EEG ist auch nach mehreren Studien unklar.
- *Neuronen-spezifische Enolase (NSE):* Die NSE ist ein intrazelluläres Enzym, das beim Zelluntergang freigesetzt wird. Daher kann die NSE-Konzentration im Plasma als Maß für die posthypoxische Hirnschädigung gelten. Problem: Unzureichende Standardisierung (Messmethode, Zeitpunkt) des Verfahrens → deutlich unterschiedliche Werte für die Konzentration, oberhalb der von schwerster Schädigung (Hirntod oder persistierende vegetativer Status) auszugehen ist.
- *Bildgebende Verfahren:*
  - Kranielle Computertomografie: Erlaubt derzeit keine zuverlässige Beurteilung der Prognose.
  - Magnetresonanztomografie (MRT): Einige erfolgversprechende Studien, die bislang aber nicht zu einer klaren Empfehlung geführt haben.
  - Moderne Verfahren, z. B. funktionelle MRT, Positronenemissionstomografie: Stellenwert bislang noch nicht klar.

13 Elektrische Therapie von Herzrhythmusstörungen

H.-J. Trappe

13.1 Tachykarde Herzrhythmusstörungen – Kardioversion/Defibrillation

Prinzip

- Depolarisation bzw. Synchronisation sämtlicher Herzmuskelzellen durch hochenergetischen Stromstoß. Der dann folgende Herzschlag sollte idealerweise ein Sinusschlag sein.
  - Kardioversion: Abgabe eines Stromstoßes EKG-/R-Zacken-synchron.
  - Defibrillation: Abgabe eines Stromstoßes ohne Synchronisation mit dem EKG.

! *Wichtige Vorbereitungen:*
Bei gleichzeitiger Neigung zu bradykarden Rhythmusstörungen kann nach Elektroschockabgabe eine Asystolie oder ein höhergradiger AV-Block auftreten! Es sollten daher **alle Möglichkeiten einer temporären Schrittmacherstimulation** gegeben sein.
Bei jeder Kardioversion oder Defibrillation **i. v.-Zugang legen!** In jedem Fall müssen **alle Maßnahmen für eine sofortige Intubation/Beatmung** gegeben sein; entsprechende Vorbereitungen sind zu treffen!

Allgemeines Vorgehen

- **EKG-Ableitung:** (Rhythmusstörung mit EKG-Ausdruck [möglichst 12-Kanal-EKG-Ableitung] dokumentieren!):
  - *Elektiv:* 3 Oberflächen-EKG-Elektroden und Wahl der besten Ableitung (oft EKG-Extremitäten-Ableitung II am besten).
  - *Notfall:* EKG über die Defibrillationselektroden ableiten.
- **Kurznarkose** (S. 187)**:** Indiziert bei erhaltenem Bewusstsein des Patienten. Bei primärer Bewusstlosigkeit des Patienten ist eine Kurznarkose (Kammerflimmern/-flattern, pulslose ventrikuläre Tachykardie) nicht erforderlich.
- **Defibrillator-Bedienung** (S. 153).

Defibrillation

- **Indikation:** Bei Kammerflimmern und pulsloser elektrischer Aktivität muss sofort defibrilliert werden – noch vor einer eventuellen Intubation. Voraussetzung ist die Verfügbarkeit eines Defibrillators.
- **Oberstes Gebot: Ruhe bewahren!** Genaues Vorgehen (S. 153).

Kardioversion

- **Vorgehen bei Kammerflattern** (= regelmäßige monomorphe breite QRS-Komplexe mit einer Frequenz ≥ 280/min – innerhalb kurzer Zeit Bewusstlosigkeit und dann oft Degeneration in Kammerflimmern): Bei gut erkennbaren QRS-Komplexen Modus zur R-Zacken-Synchronisierung vorwählen. Energiestufen: 120–360 J biphasisch, 360 J monophasisch. Weiteres Vorgehen wie bei Kammerflimmern (S. 394).

- **Kammertachykardien** (= regelmäßige monomorphe breite QRS-Komplexe mit Ursprung aus den Herzkammern mit einer Frequenz > 100/min):
  - *Bei Bewusstlosigkeit:* sofortige Kardioversion mit 120–360 J biphasisch oder 360 J monophasisch („synchron"), bei Erfolglosigkeit.
  - *Bei ungetrübter Bewusstseinslage:*
    - Puls fühlen, evtl. Blutdruck messen, venösen Zugang legen, zugrundeliegende Rhythmusstörung mit 12-Kanal-EKG dokumentieren (wichtig für die spätere weitere Abklärung der Rhythmusstörungen).
    - Amiodaron 300 mg i. v. unter EKG-Kontrolle.
    - Bei Erfolglosigkeit der medikamentösen Therapie (S. 154) Kardioversion („Synchron"-Modus, s. u.) in Kurznarkose (S. 187).
  - EKG-Dokumentation des Therapieerfolges.
  - Wenn noch immer erfolglos, mehrfache Kardioversionen, evtl. Überstimulation vom rechten Ventrikel aus.
- **Vorhofflimmern:**
  - *Hämodynamisch instabile Patienten:* Sofortige Antikoagulation mit Heparin (S. 247) („high dose") zur Verhinderung von kardialen Thromben; transösophageale Echokardiografie (Thromben?) → Kardioversion (s. u.) in Kurznarkose (S. 187) unter EKG-Kontrolle.
  - *Hämodynamisch stabile Patienten:*
    - Sofortige Antikoagulation (Ziel-PTT 60–80 s).
    - Vorhofflimmern < 48 h: Sofortige Kardioversion in Kurznarkose (S. 187) möglich. Energievorwahl 120–150 J biphasisch (200 J monophasisch), Steigerung der Energie, wenn ineffektiv. Genaues Vorgehen/Technik s. u.
    - Vorhofflimmern > 48 h: Orale Antikoagulation des Patienten für 4 Wochen (Ziel: Quick 15–25 %, INR 2,5–4,5). Alternativ transösophageale Echokardiografie zum Ausschluss linksatrialer Thromben (insbesondere im linken Vorhofohr). Anschließend Kardioversion (initial 120–150 J biphasisch (200 J monophasisch), bei Erfolglosigkeit Steigerung der Energie; genaues Vorgehen/Technik s. u.).
  - *Weiterbehandlung nach Kardioversion:*
    - Orale Antikoagulation für weitere 4 Wochen zur Vermeidung von peripheren Embolien (Ziel: Quick 15–25 %, INR 2,5–4,5).
    - Langfristige medikamentöse Rezidivprophylaxe: Indiziert bei häufigerem Auftreten von Vorhofflimmern oder zugrunde liegender struktureller Herzerkrankung (*nicht* bei erstmaligem Auftreten von idiopathischem Vorhofflimmern): z. B. Klasse I oder Klasse III Antiarrhythmika. **Cave:** Torsades-de-Pointes-Tachykardien. Überlegung zum Konzept der Rezidivprophylaxe („Rhythmuskontrolle") mit spezifischen Antiarrhythmika oder der „Frequenzkontrolle" mit Digitalis, Betablockern oder Kalziumantagonisten vom Verapamiltyp (S. 376). Beide Konzepte unterscheiden sich hinsichtlich einer Prognoseverbesserung nicht! (Studien AFFIRM und RACE).
- **Vorhofflattern:**
  - *Definition:* Kreisende elektrische Erregung im Bereich der Vorhöfe mit einer Frequenz von 240–340/min. Die Kammererregung über den AV-Knoten erfolgt in ganzzahligen Verhältnissen zu den Flatterwellen; daraus resultiert eine maximale Kammerfrequenz von ≥ 240/min bei 1:1-atrioventrikulärer Überleitung. Obwohl Vorhofflattern eine scheinbar geordnetere Rhythmusstörung als Vorhofflimmern darstellt, ist sie für den Patienten wegen der möglichen 1:1-Überleitung mit sehr schneller Kammerfrequenz gefährlicher.
  - *Vorgehen:*
    - Bei 1:1-Überleitung und hämodynamischer Beeinträchtigung sofortige Kardioversion in Kurznarkose (S. 187). Durchführung s. o. unter Vorhofflimmern.
    - Bei geringerem AV-Überleitungsverhältnis (2:1-Überleitung, 3:1-Überleitung etc.) Overdrive-Stimulation (S. 164). Hier ist die Kammerfrequenz geringer,

deshalb hat man Zeit für den Versuch der Wiederherstellung des Sinusrhythmus oder zur Provokation des weniger gefährlichen Vorhofflimmerns.

Hinweis: Im Gegensatz zum Vorhofflimmern ist bei Vorhofflattern aufgrund der weiterhin erfolgenden Vorhofkontraktion *keine* vorherige Antikoagulation erforderlich!

- **Supraventrikuläre Tachykardien** (= regelmäßige Tachykardien mit einer Frequenz von > 100/min, die nicht den Ventrikeln entspringen; meistens sind die QRS-Komplexe schmal [breit bei schenkelblockartiger Überleitung oder vor bestehendem Schenkelblock!]): Nach Ausschöpfung vagaler Manöver und einem Versuch der „Überstimulation" (Overdrive-Stimulation, möglich in Kliniken mit entsprechender Technik) elektrische Kardioversion („synchron"; Durchführung s. o. unter Vorhofflimmern).

Überstimulation (Overdrive-Stimulation)

- **Prinzip:** Beeinflussung der kreisenden Erregung bei Reentry-Tachykardien durch schnellere elektrische Stimulation über einen transvenös in den rechten Vorhof oder rechten Ventrikel eingeführten Elektroden-Katheter. Bei erfolgreicher Stimulation erfolgt nach Abschalten der Stimulation die nächste Herzaktion im Sinusrhythmus.
- **Indikationen** (nach Ausschöpfung der medikamentösen Therapie und bei hämodynamischer Stabilität):
  - Ventrikuläre Tachykardien (S. 392).
  - Supraventrikuläre Tachykardien (s. o.).
  - Vorhofflattern (s. o.).
- **Durchführung:**

> **!** *Immer Defibrillatorbereitschaft bei Überstimulation!*
> Bei jeder Form der Überstimulation immer Defibrillator bereitstellen (*Cave:* Mögliche Akzeleration der Rhythmusstörung → bei Kammerstimulation kann Kammerflimmern auftreten)!

- *Elektroden-Katheter* unter Röntgen-Durchleuchtung und EKG-Kontrolle im rechten Vorhof oder Ventrikel platzieren (s. u.).
- *Stimulation:* Frequenz 20–30/min über der Tachykardie-Frequenz wählen. Damit zunächst 10–15 Herzaktionen stimulieren, dann längere Stimulation bzw. Stimulation mit höherer Frequenz.
- Bei supraventrikulären Tachykardien (einschließlich Vorhofflattern) wird häufig Vorhofflimmern induziert. Auch die Induktion von Vorhofflimmern ist als Erfolg zu werten, da es die klinisch stabilere Rhythmusstörung darstellt. Es führt meistens zu geringeren Kammerfrequenzen und sistiert häufig spontan. Die sofortige Kardioversion bei resultierendem Vorhofflimmern ist nur bei hämodynamischer Beeinträchtigung erforderlich.

Katheterablation bei tachykarden Herzrhythmusstörungen

- **Prinzip:** Eliminierung arrhythmogener Areale durch lokale Gewebeerwärmung mit Hochfrequenzstrom-Energie.
- **Notfallindikation:** Anhaltende supraventrikuläre oder ventrikuläre regelmäßige monomorphe Tachykardien, die nach Ausschöpfung der medikamentösen Therapie auch durch externe Kardioversionsschocks nicht oder nicht dauerhaft terminierbar sind (sog. unaufhörliche [„incessant"] Tachykardie). Dann ist oft die notfallmäßige Verlegung des Patienten in ein entsprechendes Zentrum erforderlich. Diese Rhythmusstörungen sind sehr selten, werden meistens hämodynamisch gut toleriert und liegen vielfach bereits Tage oder Wochen vor!

- **Durchführung:**
  - Einbringen mehrerer diagnostischer Elektrodenkatheter und eines Ablationskatheters in rechten Vorhof, rechten Ventrikel, His-Bündel, Sinus coronarius und/oder linken Vorhof, linken Ventrikel (abhängig von der zugrunde liegenden Rhythmusstörung). Die Anzahl der notwendigen Elektrodenkatheter richtet sich auch nach der geplanten Ablation.
  - Identifikation und Lokalisation pathologischer Strukturen (Kathetermapping) durch moderne drei-dimensionale Mapping-Verfahren (z. B. Carto-System, Ensite-System, LocaLisa-System).
  - Hochfrequenzstrom-Energieabgabe, temperaturgesteuert über jeweils 60 s. Auch Kryoverfahren („Cryo-Ballon") kommen zum Einsatz (z. B. bei Pulmonalvenenisolation).

13.2 Bradykarde Herzrhythmusstörungen – Passagere Schrittmachertherapie

Passagere Schrittmachertherapie – Grundlagen

- **Prinzip:** Sichere Therapieform mit schneller Herstellung eines ausreichenden Herzzeitvolumens mittels temporärer (passagerer) Schrittmacherstimulation durch transvenöse intrakardiale, transösophageale oder transkutane Schrittmachersysteme.
- **Voraussetzungen:**
  - Immer klare Konzeption und vorsichtige Handhabung notwendig.
  - Stetige Überwachung und sorgfältige Fixierung von Elektrodensystem und Impulsgenerator.
  - Strenge Indikationsstellung (s. u.).
  - Aufklärung des Patienten über Art der Implantation, geplantes Vorgehen und Komplikationen (Dokumentation!).
- **Vorgehen:**
  - *Transvenöse Schrittmachertherapie:* Einführbesteck (5 oder 6 French Schleuse), Elektrodenkatheter (2-polig), Schrittmachergenerator, Durchleuchtungsmöglichkeit („C-Bogen"), Lokalanästhetikum, sterile Handschuhe, sterile Abdecktücher, Desinfektionslösung, Spritzen, Verbandmaterial, Tupfer.
  - *Transösophageale Schrittmachertherapie:* Schrittmachermodul (in den meisten Defibrillatoren enthalten), Schrittmacherkabel, Stimulationselektroden.
  - *Transkutane Schrittmachertherapie:* Schrittmacherelektroden (Flächenelektroden), Schrittmachergenerator.

Passagere Schrittmachertherapie – Indikationen

- **Gegebene Indikationen:**
  - Akuter Myokardinfarkt mit AV-Block II°, Typ Mobitz, oder AV-Block III°, alternierender Faszikelblock, progredienter bifaszikulärer Block.
  - Überbrückung bei symptomatischen bradykarden Rhythmusstörungen bis zur Implantation eines permanenten Schrittmachersystems.
  - Terminierung paroxysmaler Tachykardien.
  - Während der Behandlung einer Septikämie (z. B. bei Sepsis, nach Aggregat- und/oder Sondenexplantation bei Systeminfektion eines stimulationsabhängigen Patienten).
  - Endo- oder Myokarditis (z. B. Lyme-Borreliose).
  - Akute Intoxikationen mit konsekutiven Bradyarrhythmien.
  - Nach kardiochirurgischen Eingriffen.
  - Akute Notfälle unklarer Ursache mit Asystolien oder Atropin-refraktärer symptomatischer Bradykardie.

- **Prophylaktische Indikation (nur in begründeten und seltenen Ausnahmen):**
  - Überbrückung bei erwarteten präautomatischen Pausen (z. B. vor Elektrokardioversion bei unklarer Sinusknotenautomatie funktion).
  - Während Behandlung mit bradykardisierenden Medikamenten bei vorbestehender kritischer Bradykardie.
  - Suppression von Torsades-de-pointes-Tachykardien.
  - Einschwemmkatheter-Untersuchung mit vorbestehendem Linksschenkelblock.
  - Aggregatwechsel bei schrittmacherabhängigen Patienten.
  - Während chirurgischer Eingriffe mit vagaler Reizung bei vorbekannten latenten Automatie- und Leitungsstörungen.
  - Unterdrückung von idioventrikulären Rhythmen und Reperfusionsarrhythmien.
- **Diagnostische Indikation zur passageren Elektrostimulation:**
  - Elektrophysiologische Untersuchungen.
  - Hämodynamische Untersuchung eines Herzschrittmachers mit hämodynamischer Indikation (hypertrophe obstruktive Kardiomyopathie, biventrikuläre Stimulation).

Passagere Schrittmachertherapie – Vorgehen

- **Allgemein:** Die Wahl des therapeutischen Vorgehens richtet sich nach den vorhandenen Möglichkeiten (Ausstattung), der Erfahrung des Arztes und der Dringlichkeit (z. B. bei AV-Block III° mit Präsynkope oder Synkope → primär transkutane Schrittmacherstimulation so schnell wie möglich → später „in Ruhe" Platzierung eines temporären transvenösen Schrittmachersystems nach Stabilisierung der hämodynamischen Situation).
- **Transvenöse Schrittmachertherapie** (zur Überbrückung bis zur Implantation eines permanenten Schrittmachers bei passageren Bradykardien [z. B. Intoxikationen, Hinterwandinfarkt] bzw. perioperativ):
  - Aufklärung des Patienten und Orientierung über das geplante Vorgehen.
  - Einbringen einer 5- oder 6-French Schleuse nach Lokalanästhesie s. c. (z. B. Lidocain 2–4 %, Mepivacain 0,5–1 %) in V. basilica, V. jugularis, V. subclavia oder V. cephalica.
  - Unter EKG-Monitoring und Röntgen-Durchleuchtung vorsichtiges Vorschieben eines 2-poligen Elektrodenkatheters in die Spitze des rechten Ventrikels (bei „ruppiger" Technik Gefahr der Ventrikelperforation mit Perikardtamponade!).
  - Anschluss der Elektroden an einen Impulsgenerator.
  - Einstellung des Generators (Reizstrom ca.10–15 mA, Frequenz ca. 70–80/min).
  - Sichere Fixierung von Elektrodenkatheter und Impulsgenerator.
  - Kontroll-Röntgen-Aufnahme.
  - Kontroll-EKG (regelrechte Schrittmacher-Spikes?).
- **Transösophageale Schrittmachertherapie:**

  Achtung: Die transösophageale Stimulation ist nur bei erhaltener AV-Überleitung sinnvoll, da eine Stimulation des rechten Ventrikels nicht möglich ist.
  - Vorschieben der Schrittmacherelektrode in den Ösophagus bis in Vorhofnähe (ca. 30–40 cm von der Zahnreihe entfernt).
  - Nachweis deutlicher Vorhof- und Kammeraktionen im transösophagealen EKG.
  - Anschluss an Schrittmachergenerator.
  - Kontroll-EKG.
  - Fixation der Elektrode.
- **Transkutane Schrittmachertherapie – externe Stimulation** bei sofortiger Verfügbarkeit v. a. zur Überbrückung bei passageren Bradykardien bzw. bis zum Legen eines transvenösen passageren Schrittmachers.
  - Platzierung selbstklebender Flächenelektroden (Abb. 13.1).
  - Schrittweise Erhöhung der Stromstärke (40–200 mA) bis sichtbarer elektrischer Impuls vorhanden, der von Kammeraktion beantwortet wird (Impulsbreite 20–40 ms, Frequenz ca. 70–80/min). Erfolgskontrolle durch palpablen Puls!

- Sichere Fixierung von Flächenelektroden und Impulsgenerator.
- Kontroll-EKG (Nachweis regelrechter Schrittmacher-Spikes).

Schmerztherapie und Sedierung bei transkutaner Schrittmachertherapie:
Die Stimulation ist sehr schmerzhaft wegen gleichzeitiger Reizung der Muskulatur. Daher:
- Analgesie mit **Morphin (5–10 mg i. v.).**
- Bei unruhigen Patienten Sedierung mit **Diazepam (5–10 mg i. v.).**

Passagere Schrittmachertherapie – Komplikationen

- **Häufigkeit:** Bei vorsichtigem Vorgehen insgesamt selten. Dennoch: Aufklärung über mögliche Komplikationen und deren Handhabung ist zwingend erforderlich (Dokumentation!).
- **Transvenöse Schrittmachertherapie:**
  - Perforation der zum Herzen zuführenden Vene (unvorsichtiges oder ruppiges Vorschieben des Elektrodenkatheters).
  - Perforation des rechten Ventrikels mit/ohne Perikardtamponade.
    - Bei Blutdruckabfall und/oder Dyspnoe des Patienten sofort Echokardiografie zum Ausschluss einer Perikardtamponade durchführen!
    - Schnelle Durchführung einer Röntgen-Thorax-Aufnahme zum Ausschluss eines Pneumothorax.
  - Kammerflimmern, Kammertachykardie.
  - Zwerchfellzuckungen.
  - Elektrodendislokation.
  - Thrombophlebitis.
- **Transösophageale Schrittmachertherapie:**
  - Verletzungen in Mund und Pharynx.
  - Ruptur des Ösophagus (Perforation bei Vorschieben der Elektrode).
  - Vorhofflimmern.
- **Transkutane Schrittmachertherapie:**
  - Zusätzliche Hautreizungen.
  - Dislokation der Flächenelektroden mit unzureichender Stimulation.

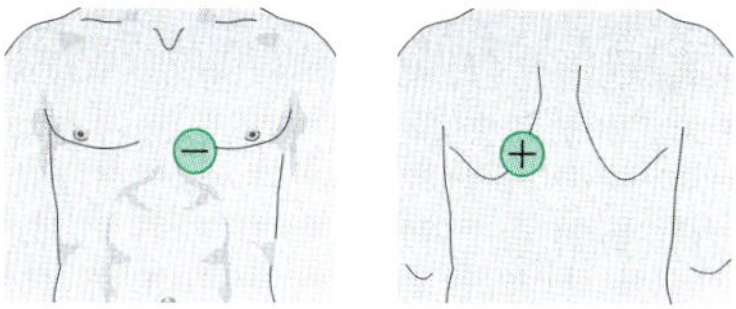

Abb. 13.1 • Elektrodenposition bei externer transkutaner Schrittmacherstimulation (aus Hahn J.-M., Checkliste Innere Medizin, Thieme 2010).

14 Notfälle nach Defibrillator-Implantation

H.-J. Trappe

14.1 Notfälle nach Defibrillator-Implantation

Grundlagen

- **Definition:** Fehlfunktionen oder Komplikationen nach Implantation eines automatischen Defibrillators (ICD), bedingt durch Störungen von Generator und/oder Elektrodensystem. Dadurch möglicherweise unzureichende, fehlerhafte oder fehlende Erkennung von ventrikulären Tachyarrhythmien und/oder inadäquate Schockabgabe mit möglicher Gefährdung von Patienten.
- **Ätiologie:** Häufigste durch das ICD-System bedingte Ursachen für Notfallsituationen des Defibrillator-Patienten sind:
  - Infektionen (Inzidenz ca. < 1–7 %).
  - Hämatome (Inzidenz ca. < 1–5 %).
  - Nahtdehiszenzen (Inzidenz ca. 1 %).
  - Komplikationen des Elektrodensystems (Inzidenz ca. 5–10 %).
  - Inadäquate ICD-Entladungen (Inzidenz ca. 10–40 %).

Hinweis: Alle Defibrillator-Patienten sollten darüber informiert sein, dass bei Auffälligkeiten im Bereich der Defibrillatortasche (Rötung, Schwellung, Absonderung von Sekreten, Dehiszenz der Wundränder) oder bei klinisch auffälligen Befunden (Fieber, Luftnot, ICD-Entladungen) sofort mit den betreuenden Ärzten Kontakt aufgenommen werden muss. Ein Zuwarten ist falsch und kann zu schweren Komplikationen führen!

Klinik

- Entladungen mit hämodynamischer Beeinträchtigung (Schwindel, Präsynkopen, Synkopen).
- Entladungen ohne hämodynamische Beeinträchtigung.
- Provozierbarkeit von ICD-Entladungen durch Armbewegungen, Lagewechsel.
- Tachyarrhythmien mit Bewusstlosigkeit ohne ICD-Therapie.
- Fehlerhafte (inadäquate) ICD-Therapien.
- Zeichen einer Infektion (Fieber, Rötung, Schwellung im Bereich der Defibrillatortasche).
- Auffälliger Lokalbefund (offene, nässende Wunde, Zeichen einer Aggregatperforation durch die Haut hinweg).

Diagnostik

- **Inspektion, klinische Befunde:**
  - Blutdruck, synkopaler Patient? Fieber + Tachykardie (häufig bei Infektionen)?
  - Auffälligkeiten im Bereich der Generatortasche und/oder einer subkutan implantierten Flächenelektrode (Schwellung, Rötung, Pulsation?).
  - Bei Fehlfunktionen des Elektrodensystems (Bruch, Isolationsdefekt): „Zuckungen" an der Elektrodeninsertionsstelle?
  - Konsekutive häufige ICD-Entladungen ohne Bewusstseinsstörung?
  - Klaffen von Wundrändern über eine Distanz > 0,5 cm mit sichtbarem Defibrillatorgehäuse?
- **Allgemeine technische Untersuchungen:**
  - *Labor* (Infektion?): Blutbild, Differenzialblutbild, CRP, BKS, Blutkulturen.
  - *Röntgen-Thorax:* Elektrodenlage, Elektrodenverlauf?

- *Röntgen-Abdomen:* Generatorlage bei abdominaler Implantation, Elektrodenverlauf? Generatoranlage bei thorakaler Implantation, Elektrodenverlauf?
- *Abdomen-Sonografie:* Flüssigkeitsansammlungen, Hämatomausdehnung? (früher bei abdominell implantierten Generatoren).
- *Doppler-Sonografie im Bereich der Aggregattasche:* Flüssigkeitsansammlungen, Hämatomausdehnung?
- *Computertomografie:* Flüssigkeitsansammlungen, Abszessbildung im Bereich von Generator/Elektrodensystem (besonders bei epikardialen Systemen)?

▶ **Spezielle technische Untersuchungen:**
- Analyse des Defibrillatorausweises (implantierter ICD-Typ, Elektrodensystem).
- Telemetrische Abfrage des ICD-Systems (Beurteilung erfolgter Entladungen).
- Analyse gespeicherter Elektrogramme (Art, Form, Morphologie).
- Beurteilung von Effektivität oder Ineffektivität antitachykarder Stimulation.
- Beurteilung von Effektivität oder Ineffektivität von ICD-Entladungen.
- Erfassung von Störsignalen (besonders bei „Elektrodenproblemen").

Therapie

▶ **Infektionen:**
- *Bei lokaler Rötung im Bereich von Generatortasche und/oder Elektrodensystem:* Keine Punktion im Lokalbereich!, antibiotische Therapie (i. v. nach Antibiogramm), Kühlung im Bereich des Infektionsherdes, engmaschige Beobachtung (Klinik, Leukozyten, CRP, Lokalbefund).
- *Bei florider Infektion:*
  - Explantation von Generator und Elektrodensystem.
  - I. v.-Antibiose: kalkuliert, z. B. Flucloxacillin (S. 276), dann nach Antibiogramm.
  - Re-ICD-Implantation nach 4–6 Wochen,
  - Adäquate Überwachung – Telemetrie (S. 38) – in der Zeit zwischen Explantation und Neuimplantation.

▶ **Hämatome** (das therapeutische Vorgehen ist abhängig von Ausdehnung des Hämatoms und lokalen Befunden):
- *Lokale Maßnahmen:* Elastische Binde, Auflegen eines Sandsacks.
- *Operative Revision:* Ausräumung bei prall-elastischer Spannung.

Achtung: Keine Punktionen im Hämatombereich → Gefahr von Kontamination und Sekundärinfektion!

▶ **Nahtdehiszenz** (häufig relativ früh postoperativ, v. a. nach Entfernung der Fäden → Gefahr durch Risiko der Kontamination und Sekundärinfektion): Sofortige operative Revision mit Sekundärnaht und Revision der Generatortasche!

▶ **Komplikationen des Elektrodensystems:**
- *Manifestationen:* Fehlfunktionen von Wahrnehmung und Terminierung ventrikulärer Tachyarrhythmien → umgehende Therapie notwendig!
- *Therapie = operative Revision:*
  - Neuplatzierung der *alten* Elektrode bei Dislokationen.
  - Implantation einer *neuen* Elektrode bei Elektrodenbrüchen, Isolationsdefekten.
  - Neue Konnektion von Generator und Elektrode bei fehlerhafter Steckverbindung zwischen Generator und Elektrode.

▶ **Inadäquate Entladungen:**
- Zur Diagnostik und Therapie siehe Stufenschema Abb. 14.1.
- *Störungen des Elektrodensystems:*
  - Überwachung des Patienten (Telemetrie, Intensivstation).
  - Operative Revision mit Neuplatzierung/Neuimplantation eines Elektrodensystems.
- *Supraventrikuläre Tachyarrhythmien:* Bei sehr häufigen inadäquaten ICD-Entladungen durch supraventrikuläre Tachyarrhythmien (Vorhofflimmern, Vorhofflattern, Sinustachykardien, AV-Knoten-Reentry-Tachykardien) kann eine vorü-

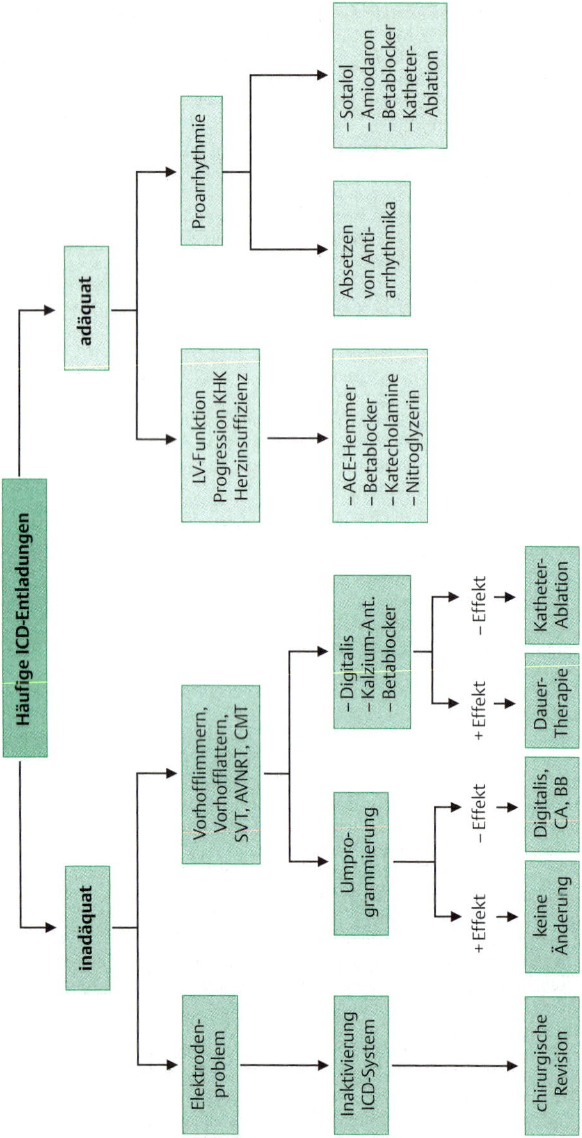

Abb. 14.1 • Algorithmus zum Vorgehen bei häufigen ICD-Entladungen. + = positiv, – = negativ, CA = Kalzium-Antagonisten, BB = Betablocker, SVT = Supraventrikuläre Tachykardien, AVNRT = AV-Knoten-Reentry-Tachykardien, CMT = „circus movement"-Tachykardien.

bergehende Inaktivierung des ICD-Systems notwendig sein (Tab. 14.1). Therapiekonzepte:
- Medikamentös: 1. Digitalis (Digoxin 0,5 mg i. v.), 2.*oder/und:* Verapamil (5–10 mg i. v.), 3. *oder/und:* β-Blocker (Optionen): *a)* Propranolol 1–5 mg i. v., Dauertherapie 10–120 mg p. o./Tag, *b)* Esmolol 0,5 mg/kg KG i. v. über 1 min, Dauerinfusion 0,05–0,2 mg/kg KG/min i. v.
- Umprogrammierung des Defibrillators: Interventionsfrequenz erhöhen; spezielle Detektionskriterien programmieren (z. B. „sudden onset"; „rate stability"; „templates").
- Katheterablation mit Unterbrechung der atrioventrikulären Überleitung („His-Ablation") bei anderweitig nicht beeinflussbaren supraventrikulären Tachyarrhythmien (S. 385).

Tab. 14.1 • **Maßnahmen zur Inaktivierung und Aktivierung von ICD-Systemen.**

Hersteller	Inaktivierung	Aktivierung
alle ICD-Systeme	• temporäre Inhibierung durch Magnetauflage • inaktiv für Dauer der Magnetauflage	Entfernung des Magneten
spezielle Charakteristika bei ICD-Systemen folgender Hersteller:		
Biotronik	Funktion kann bei allen Geräten auf „Aus" programmiert werden	
Boston Scientific	bei mini III- und AV-ICDs kann Magnetfunktion auf „Aus" programmiert werden	Funktionskontrolle erforderlich
Medtronic	Funktion kann bei allen Geräten auf „Aus" programmiert werden	
St. Jude	Funktion kann bei allen Geräten auf „Aus" programmiert werden	

- **Häufige adäquate Entladungen:** Besonders im Endstadium einer Herzerkrankung und/oder bei linksventrikulärer Dekompensation. Oft bedingt durch Progression der Grundkrankheit und/oder weitere Einschränkung einer in der Regel schon initial erniedrigten linksventrikulären Pumpfunktion. Bei sehr häufigen adäquaten Entladungen kann eine zeitweise Inaktivierung des ICD-Systems notwendig werden (Tab. 14.1). Behandlungskonzepte:
  - *Herzinsuffizienztherapie:* ACE-Hemmer, β-Blocker, Nitrate, Katecholamine.
  - *Additive spezifisch antiarrhythmische Therapie mit Sotalol oder Amiodaron* (spezifische Antiarrhythmika haben jedoch in ca. 2–4 % eine proarrhythmische Wirkung; bei Amiodaron Erhöhung der Defibrillationsschwelle).
  - *Umprogrammierung* des ICD-Systems (s. o.).
  - *Katheterablation* (bei sehr häufigen Kammertachykardien) von Kammertachykardien (S. 385).
  - Herztransplantation.
- **Fehlende Defibrillatorfunktion:**
  - *Klinik:* Reanimationspflichtiger Patient mit Zeichen einer tachykarden Rhythmusstörung (Herzfrequenz > 100/min, Hypotonie etc.), ohne dass das Defibrillatorsystem „reagiert".
  - *Therapie* (richtet sich vor allem nach der hämodynamischen Situation):
    - Herz-Kreislauf-Reanimation (S. 150).
    - Externe Kardioversion (S. 162), Defibrillation (S. 153).
    - Nach erfolgreicher Behandlung umgehende Abfrage des ICD-Systems.
    - Klärung der Ursache: Warum hat das ICD-System versagt?, Ursachen (S. 168).

15 Analgosedierung, Narkose und Muskelrelaxation

O. Zuzan, G. Marx, M. Leuwer

15.1 Analgosedierung

Grundlagen

- **Ziele der Analgosedierung bei Intensivpatienten:**
  - Schmerzfreiheit.
  - Angstfreiheit.
  - Vermeidung von Stressreaktionen.
  - Tolerieren der maschinellen Beatmung.
- **Prinzipien:**
  - Immer *Kombinationstherapie:* Analgetikum + Sedativum + ggf. supportive Medikation (S. 177).
  - Das Analgosedierungsregime *individuell* an die Bedürfnisse des einzelnen Patienten anpassen; die Bandbreite kann von gar keiner medikamentösen Therapie über verschiedene Analgesie- und Sedierungsformen bis hin zur tiefen Narkose reichen.
  - Die Sedierung sollte dem Patienten mindestens einen ausreichenden Nachtschlaf erlauben und sich, wenn möglich, auch nach einem Tag-Nacht-Rhythmus richten.
  - Das Verhalten gegenüber bewusstseinsgetrübten und/oder sedierten Patienten sollte sich nicht von dem gegenüber wachen Patienten unterscheiden.
- **Kriterien zur Auswahl und Dosierung von Medikamenten:**
  - Grunderkrankung.
  - Aktueller somatischer Zustand des Patienten (Hämodynamik u. a.).
  - Psychische Situation des Patienten.
  - Schmerzintensität.
  - Medikamenteninteraktionen.
  - Bestehende Organinsuffizienzen (Leber, Niere).
  - Geplante Dauer der Analgosedierung.
- **Allgemeine Dosierungsrichtlinien:**

  Beachte: Kein fixes Schema! Das Verhältnis von Analgesie- und Sedierungsbedarf kann sich im Verlauf ebenso ändern wie der Gesamtbedarf.
  - Engmaschig überprüfen, ob eine Modifikation der Dosierungen möglich oder notwendig ist. In den meisten Fällen gilt: *So viel wie nötig, so wenig wie möglich!* (Die angegebenen Dosierungen sind nur grobe Anhaltspunkte; die Dosierungen der einzelnen Elemente der Analgosedierung sollten möglichst nach Wirkung erfolgen, wobei die Qualität von Analgesie und Sedierung nur schwer objektivierbar ist.)
  - Von Patient zu Patient (interindividuell) und auch im zeitlichen Verlauf bei einem Patienten (intraindividuell) gibt es große Unterschiede hinsichtlich der erforderlichen Dosierungen.
  - Grundsätzlich zur Langzeit-Analgosedierung möglichst Substanzen mit geringer Kumulationsneigung einsetzen.
  - Ausschleichende Beendigung der Analgosedierung.
  - *Bei scheinbar unzureichender Sedierungstiefe* immer an mögliche Ursachen denken, z. B.: Fehlfunktion oder inadäquate Einstellung des Respirators, Hypoxämie, Schmerzen, Irritation/Hustenreiz durch Trachealsekret oder Tubusbewegungen in der Trachea, volle Blase, Meteorismus, unbequeme Lagerung.

Beachte: Die hier erwähnten Methoden zur Analgesie und Sedierung sind nur unter intensivmedizinischer Überwachung von Atmung/Beatmung und Kreislauffunktion anzuwenden!

- **Probleme der Analgosedierung:**
  - Eingeschränkte neurologische Beurteilbarkeit.
  - Medikamenteninteraktionen.
  - Kumulation und verzögertes Erwachen.
  - Toleranzentwicklung und Gewöhnung.
  - Entzugserscheinungen und psychische Auffälligkeiten nach dem Absetzen.
- **Sedierungspausen:**
  - Sedierungspausen verringern das Risiko der Kumulation von analgosedierenden Medikamenten. Sie können dadurch die Erholung des Patienten beschleunigen und die Liegedauer auf der Intensivstation reduzieren.

  Beachte: Tägliche Sedierungspausen sind ein wichtiger Bestandteil des Analgosedierungskonzeptes.
  - Die Patienten müssen während der Sedierungspause besonders gründlich überwacht werden, damit es nicht zur akzidentellen Extubation oder dem Verlust wichtiger intravasaler Katheter kommt.
  - *Besondere Vorsicht bzw. keine Anwendung bei*:
    - Sedierung zur Behandlung epileptischer Anfälle.
    - Sedierung zur Behandlung des Alkoholentzugs.
    - RASS > +2 (s. u.).
    - Infusion von Muskelrelaxanzien (Wirkung muss komplett abgeklungen sein).
    - Erhöhtem intrakraniellen Druck.
    - Anwendung extrakorporaler Verfahren (z. B. ECMO).
  - *Abbruchkriterien*:
    - RASS > +2 für mehr als 2 min.
    - Pulsoxymetrische $SO_2 < 88\,\%$ über 5 min.
    - Atemfrequenz > 35/min über 5 min.
    - Neue oder verstärkte Herzrhythmusstörungen.
    - Anstieg des intrakraniellen Drucks.
    - Mindestens 2 Anzeichen für respiratorische Erschöpfung: Anstieg der Herzfrequenz um mehr als 20/min, Bradykardie < 55/min, Einsatz der Atemhilfsmuskulatur, abdominelle Schaukelatmung, Schwitzen, Atemnot.

Klinische Beurteilung der Sedierungstiefe

- **Allgemeine klinische Beurteilung** Tab. 15.1.

Tab. 15.1 • **Kriterien zur klinischen Beurteilung der Sedierungstiefe.**

Augen öffnen	Husten	motorische Antwort	Atmung
• spontan • auf Ansprache • auf Schmerzreiz • gar nicht	• spontan, kräftig • spontan, schwach • beim Absaugen • gar nicht	• auf Aufforderung • zielgerichtete Bewegungen • ungezielte Bewegungen • keine	• spontan, Normoventilation • spontan mit Triggerung des Respirators • Apnoe

- **Ramsay-Score** (Tab. 15.2): Bei den meisten Patienten wird ein Stadium angestrebt, das dem Ramsay-Score 2–4 entspricht (mit ggf. kurzfristiger Vertiefung der Sedierung bei bestimmten Maßnahmen oder Interventionen).

Tab. 15.2 • **Ramsay-Score.**

Score	Sedierungstiefe	
1	ängstlich, unruhig, agitiert	wach
2	kooperativ, orientiert, ruhig	wach
3	reagiert nur auf Kommandos	wach
4	prompte Reaktion auf taktile oder laute akustische Reize	schlafend
5	träge Reaktion auf taktile oder laute akustische Reize	schlafend
6	keine Reaktion	schlafend

- **Richmond Agitation and Sedation Scale (RASS)**: Etablierte Skala zur Einschätzung und Dokumentation, Tab. 15.3.

Tab. 15.3 • **Richmond Agitation and Sedation Scale (RASS).**

	Ausdruck	Beschreibung
+4	sehr streitlustig	offene Streitlust, gewalttätig, unmittelbare Gefahr für das Personal
+3	sehr agitiert	zieht oder entfernt Schläuche oder Katheter; aggressiv
+2	agitiert	häufige ungezielte Bewegungen, atmet gegen das Beatmungsgerät
+1	unruhig	ängstlich aber Bewegungen nicht aggressiv oder lebhaft
0	aufmerksam und ruhig	
-1	schläfrig	nicht ganz aufmerksam, aber erwacht anhaltend durch Stimme (> 10 s)
-2	leichte Sedierung	erwacht kurz mit Augenkontakt durch Stimme (< 10 s)
-3	mäßige Sedierung	Bewegung oder Augenöffnung durch Stimme (aber keinen Augenkontakt)
-4	tiefe Sedierung	keine Reaktion auf Stimme, aber Bewegung oder Augenöffnung durch körperlichen Reiz
-5	nicht erweckbar	keine Reaktion auf Stimme oder körperlichen Reiz

Delir-Screening

- Die Inzidenz eines Deliriums bei kritisch kranken Intensivpatienten ist hoch. Meist liegen mehrere Riskofaktoren für ein Delirium vor.
- Die engmaschige Überprüfung (alle 8 h) auf Delir-Merkmale ist daher wichtig für die frühzeitige Intervention und das Vermeiden sekundärer Komplikationen (z. B. akzidentelles Entfernen von wichtigen Kathetern oder Endotrachealtubus, Verletzungen von Patient und/oder Personal).
- Es empfiehlt sich, das Delir-Screening mit der Überwachung von Sedierung und Analgesie zu verbinden. Bei tief sedierten Patienten (RASS -4 oder -5) kann keine Überprüfung auf Delir-Merkmale erfolgen.
- Eine etablierte Methode zum Delir-Screening ist das CAM-ICU („Confusion Assessment Method für Intensivstationen", Abb. 15.1). Folgende Merkmale werden hier geprüft:

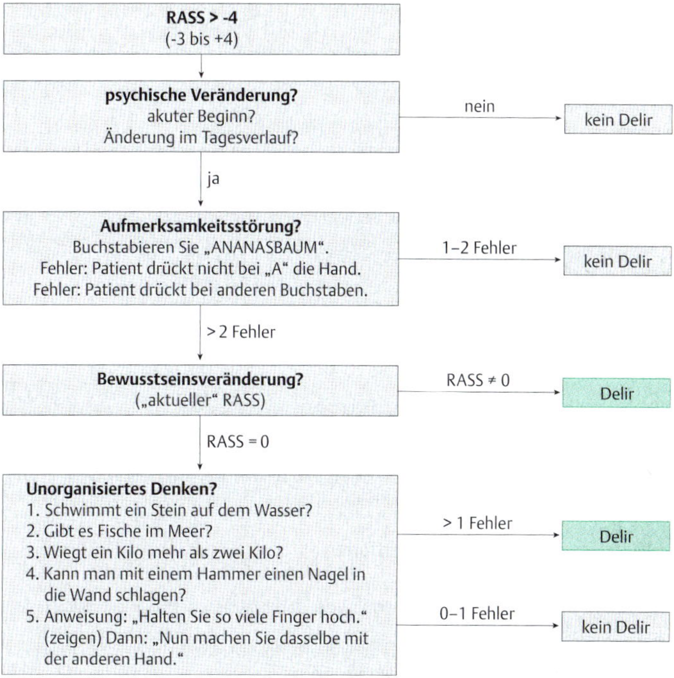

Abb. 15.1 • Delir-Screening mit CAM-ICU (© 2002, Dr. E. Wesley Ely, Vanderbilt University).

  - Akute Veränderung des geistigen Zustandes.
  - Aufmerksamkeitsstörung.
  - Bewußtseinsstörung.
  - Unorganisiertes Denk.en
- Alternative Methoden sind Intensive Care Delirium Screening Checklist (ICDSC), Nursing Delirium Screening Scale (NU-DESC) und Delirium Detection Score (DDS).
- Näheres in: DGAI und DIVI. S3-Leitlinie: Analgesie, Sedierung und Delirmanagement in der Intensivmedizin. Verfügbar unter: www.awmf.org. Siehe auch: www.icudelirium.org.

Klinische Beurteilung der Analgesie

- Bei wachen Patienten: Numerische Ratingskala (NRS) mit den Endpunkten 0 (keine Schmerzen) und 10 (stärkste vorstellbare Schmerzen). Üblicherweise wird bei Werten oberhalb von 4 interveniert.
- Bei sedierten oder bewußtseinsgetrübten Patienten: Behavioral Pain Scale (BPS, Tab. 15.4). Ziel: BPS < 6.

Tab. 15.4 • **Behavioral Pain Score (BPS)***

	Beschreibung	Punkte
Gesichtsausdruck	entspannt	1
	teilweise angespannt	2
	stark angespannt	3
	Grimmassieren	4
Obere Extremität	keine Bewegung	1
	teilweise Bewegung	2
	Anziehen mit Bewegung der Finger	3
	ständiges Anziehen	4
Adaption an Beatmungsgerät	Toleranz	1
	seltenes Husten	2
	Kämpfen mit dem Beatmungsgerät	3
	kontrollierte Beatmung nicht möglich	4

** nach Payen J.-F. et al., Assessing pain in critically ill sedated patients by using a behavioral pain scale, Critical Care Medicine 2001 Dec;29(12):2258-63.*

Substanzen, Substanzkombinationen

► **Opioid** (S. 178) + **Benzodiazepin** (S. 183):
- *Klinische Anwendung:* Analgosedierung bei beatmeten Patienten mit starken Schmerzen.
- *Präparatekombinationen:* Denkbar sind prinzipiell die verschiedensten Kombinationen von Opioiden und Benzodiazepinen.
- *Applikation:* In der Regel als Dauerinfusion über Injektionspumpen.
- *Vorteile:* Schneller Wirkungseintritt, mäßige Kumulationsneigung, akzeptable Steuerbarkeit.

► **Opioid** (S. 178) + **Barbiturat** (S. 183):
- *Klinische Anwendung:* Beatmete Patienten mit starken Schmerzen; wenn eine Senkung des zerebralen Sauerstoffverbrauchs und des intrakraniellen Drucks erwünscht ist (Hirndruck, SHT etc.).
- *Fentanyl + Thiopental:* Etabliertes Regime bei SHT-Patienten; von Nachteil ist die lange Eliminationshalbwertszeit von Thiopental (Kumulationsneigung, verzögertes Erwachen, erschwerte neurologische Beurteilung). Applikation als Dauerinfusion über Injektionspumpen.
- *Fentanyl + Methohexital:* Alternative zu Thiopental, kürzere Eliminationshalbwertszeit von Methohexital (geringere Kumulationsneigung), Applikation als Dauerinfusion über Injektionspumpen.

► **Opioid** (S. 178) + **Propofol** (S. 184):
- *Klinische Anwendung:* Beatmete Patienten mit starken Schmerzen, schwankender Sedierungsbedarf, kurz dauernde Analgosedierung bzw. in der Entwöhnungsphase einer Respiratortherapie (hier dann das Opioid reduzieren/ausschleichen).
- *Vorteile:* Kurze Wirkdauer und gute Steuerbarkeit.

► **Ketamin** (S. 182) + **Benzodiazepin** (S. 183):
- *Klinische Anwendung:* Analgosedierung bei starken Schmerzen; wenn der Erhalt der Spontanatmung erwünscht ist; bei obstruktiver Atemwegsproblematik.
- *Vorteile:* Analgesie bei fehlender Hemmung der Darmperistaltik, kaum Blutdruckabfälle (sympathomimetische Wirkung des Ketamins), geringe Atemdepression.
- *Nachteil:* Vermehrte tracheobronchiale Sekretion.

Beachte: Traditionell galt ein erhöhter intrakranieller Druck als Kontraindikation für Ketamin; dies wird für kontrolliert beatmete Patienten aufgrund neuerer Ergebnisse bestritten.

15.2 Analgesie

Grundlagen

- **Indikationen:**
  - Bekämpfung von Schmerzzuständen.
  - Reduktion schmerzbedingter Stressreaktionen und deren Folgen (gesteigerter Sauerstoffverbrauch, Tachykardie, Hypertonie, ggf. Koronarischämie, Hemmung der Darmperistaltik).
  - Vermeidung schmerzbedingter Schonatmung bei thorakalen und abdominellen Schmerzen mit Sekretretention, Dystelektase/Atelektase und konsekutiver Pneumonie.

Grundregeln der Schmerztherapie:
- Der Schmerzursache auf den Grund gehen (Anamnese, Diagnostik)!
- Wenn vertretbar, (rasche) Diagnostik + Diagnose *vor* Schmerztherapie (*Cave:* Symptomverschleierung durch Analgesie).
- Schmerzfreiheit bzw. adäquate Schmerzlinderung ist wichtiger als die Angst vor Abhängigkeit.

Nichtopioidanalgetika (peripher wirksame Analgetika)

- **Einsatz, Indikationen:** Vorwiegend bei weniger starken Schmerzen; bei Kombination mit Opiaten kann die notwendige Opiat-Dosis reduziert werden (v. a. bei postoperativer Schmerztherapie).
- **Wirkmechanismus:** Verminderte Prostaglandinfreisetzung in Peripherie und ZNS.
  Beachte: Bei Patienten mit reduziertem renalem Blutfluss (z. B. Hypovolämie, Schock, Herzinsuffizienz) kann eine Hemmung der Prostazyklin-Freisetzung zu einer kritischen Verschlechterung der Nierenfunktion führen!
- **Metamizol** (S. 737), z. B. Novalgin:
  - *Klinische Anwendung:* Mittelstarke bis starke Schmerzen, sehr gute Wirkung bei (spastischen) Schmerzen an intestinalen Hohlorganen, Fieber.
  - *Unerwünschte Wirkungen:* Bei wiederholter Anwendung Risiko einer Agranulozytose, bei i. v.-Gabe Gefahr eines Schocks (allergisch/anaphylaktisch und direkt toxisch), Natrium- und Wasserretention, Asthma-Syndrom.
  - *Kontraindikationen:* Überempfindlichkeit gegen Pyrazole,, Porphyrie, Glucose-6-Phosphat-Dehydrogenase-Mangel, Schwangerschaft (1. und 3. Trimenon), Stillzeit.
  - *Pharmakokinetik*: Eliminationshalbwertszeit 7 h. Metamizol wird nach der Applikation erst zu den aktiven Wirkstoffen 4-Methylaminophenazon und Aminophenazon metabolisiert. Wirkungsbeginn 1–8 min i. v., 20–40 min p. o.; Wirkdauer 3–5 h.
    Cave: Die Elimination der aktiven Metaboliten kann bei eingeschränkter Leberfunktion deutlich verzögert sein.
  - *Dosierung:* **Einzeldosis 0,5–1 g alle 4–6 h**; Dauerinfusion mit 200 mg/h. Tageshöchstdosis 4–6 g; Einzeldosen als Kurzinfusion verabreichen.

  Perfusor – Metamizol: 2 Amp. à 5 ml (2,5 g) = 5 g + 40 ml NaCl 0,9 %; Laufrate 2 ml/h.
- **Diclofenac** (z. B. Voltaren):
  - *Klinische Anwendung:* Leichte bis mittelstarke Schmerzen (v. a. im Bereich von Muskulatur und Bewegungsapparat).

- *Problem:* Meist keine parenterale Darreichungsform verfügbar.
- *Unerwünschte Wirkungen:* Nierenfunktionsstörungen, Rückgang der Diurese, Natrium- und Wasserretention, gastrointestinale Beschwerden, Magen-Darm-Ulzera, gastrointestinale Blutungen.
- *Kontraindikationen:* Magen-Darm-Ulzera, Nierenerkrankungen, Schock, Volumenmangel, Herzinsuffizienz, Aszites, Therapie mit Diuretika, Therapie mit nephrotoxischen Pharmaka, Gerinnungsstörungen, Schwangerschaft (1. und 2. Trimenon).
- *Pharmakokinetik:* Bioverfügbarkeit bei oraler Zufuhr 50 %. Eliminationshalbwertszeit 1–2 h. Metabolisierung in der Leber mit anschließender renaler (65 %) und biliärer (35 %) Ausscheidung der Metaboliten. Wirkdauer nach Einzeldosis 6–8 h.
- *Dosierung:* **Einzeldosis 50–75 mg p. o.** bzw. 50–100 mg rektal; Tagesgesamtdosis maximal 150 mg.

▶ **Paracetamol** (z. B. ben-u-ron, Perfalgan):

- *Klinische Anwendung:* Leichte bis mittelstarke Schmerzen bei wachen Patienten, Fieber.
- *Problem:* Keine parenterale Darreichungsform verfügbar.
- *Unerwünschte Wirkungen:* Bei relativer Überdosierung Leberschädigung bis hin zur Lebernekrose.

  Beachte: Bei Lebergesunden gelten 8 g als toxische Grenzdosis, bei Patienten mit vorgeschädigter Leber kann die toxische Dosis deutlich niedriger sein!
- *Kontraindikationen:* Schwere Leberfunktionsstörungen, vorgeschädigte Niere.
- *Pharmakokinetik:* Eliminationshalbwertszeit 2–3 h, Elimination hauptsächlich durch Metabolisierung in der Leber, Ausscheidung als Glucuronid oder Sulfat, 3 % werden unverändert renal ausgeschieden.
- *Dosierung:* **0,5–1 g p. o., i. v.** oder rektal alle 4–6 h; Tagesgesamtdosis maximal 4 g (50 mg/kg KG).

▶ **Acetylsalicylsäure (ASS)** (z. B. Aspirin, Godamed):

- *Klinische Anwendung:* Leichte bis mittelstarke Schmerzen.
- *Unerwünschte Wirkungen:* Hemmung der Thrombozytenaggregation mit erhöhter Blutungsgefahr (daher bei postoperativen Patienten zurückhaltend einsetzen), GIT-Beschwerden, -Ulzera, -Blutungen, Bronchospasmus, Nierenfunktionsstörungen, Natrium- und Wasserretention.
- *Kontraindikationen:* Magen-Darm-Ulzera, Nierenerkrankungen, Schock, Volumenmangel, Herzinsuffizienz, Aszites, Therapie mit Diuretika, Therapie mit nephrotoxischen Pharmaka, Gerinnungsstörungen, Überempfindlichkeit gegen Salicylate (Asthmaanfälle), Kinder < 12 Jahre (*Cave:* Reye-Syndrom), Schwangerschaft (3. Trimenon), obstruktive Lungenerkrankung (relativ).
- *Pharmakokinetik:* ASS wird in Plasma und Gewebe rasch zu Salicylsäure deacetyliert; Eliminationshalbwertszeit der Salicylsäure 4–7 h; Metabolisierung in der Leber mit pH-abhängiger renaler Ausscheidung.
- *Dosierung:* **0,5–1 g i. v. oder p. o.** als Einzeldosis alle 4 h. Maximale Tagesdosis 4 g.

Opioide

▶ **Grundlagen:**

- *Wirkmechanismus:* Opioide wirken spezifisch an zerebralen und spinalen Opioidrezeptoren.
- *Wirkungen:* Analgetisch, z. T. auch sedierend, antitussiv.
- *Unerwünschte Wirkungen:* Atemdepression, Sedierung, Übelkeit, Erbrechen, vagomimetische Wirkung (Blutdruckabfall, Bradykardie), Obstipation, Tonuserhöhung des Sphincter oddi mit Gallenwegsspasmen, Miosis, Bronchospasmus.

✓ ***Therapie von opioidinduzierter Übelkeit und Erbrechen:***
Metoclopramid 7–10 mg (alle 6–8 h) i. v., Droperidol 0,625–1,25 mg i. v. (alle 6 h), Dimenhydrinat 50 mg (alle 4–8 h) i. v.

- *Kontraindikationen:* Erhöhter Hirndruck (Ausnahme: kontrollierte Beatmung, Hyperventilation), Ateminsuffizienz, Pankreatitis, chronisch entzündliche Darmerkrankungen, Hypovolämie mit Hypotension, Gallenwegserkrankung, Phäochromozytom, Myxödem, Prostatahyperplasie.

✓ ***Opioid-Antidot:***
- **Naloxon 0,4–2 mg langsam i. v.** (ggf. Wiederholung alle 3–5 min).
- *NW:* Schwindel, Erbrechen, Schwitzen, Tachykardie, Hypertonie, Tremor, Krampfanfall, Herzrhythmusstörungen, Lungenödem, bei Patienten mit Gewöhnung an Opioide akutes Entzugssyndrom.
- *Vorsicht bei* Patienten mit Herzerkrankungen.

- **Alfentanil** (S. 693), z. B. Rapifen:
  - Kurz wirksames Opioid.
  - *Analgetische Potenz:* 30-fach stärker analgetisch wirksam als Morphin.
  - *Klinische Anwendung:* Analgosedierung, balancierte und intravenöse Anästhesieverfahren.
  - *Wirkungsverlauf:* Schneller Wirkungseintritt (Wirkmaximum nach 1 min), Wirkdauer nach Einzeldosis 10–30 min.
  - *Pharmakokinetik:* Eliminationshalbwertszeit etwa 1,5 h. Metabolisierung in der Leber mit anschließender renaler Elimination der Metaboliten. Kumulation bei Leberinsuffizienz möglich.
  - *Applikationsform:* Zur Langzeitanalgesie Dauerinfusion notwendig.
  - *Dosierung:* Zur **Narkoseeinleitung 10–30 µg/kg KG**; zur **Analgosedierung beim beatmeten Patienten 1–3 mg/h.**

  ▷ *Perfusor – Alfentanil:* 5 Amp. à 10 ml = 25 mg/50 ml; Laufrate 2–6 ml/h.

  ▷ *Cave:* Bei schneller Injektion größerer Einzeldosen starker Abfall von Blutdruck und Herzfrequenz möglich (extrem schneller Wirkungseintritt, s. o.)!
  - *Vorteil:* Vergleichsweise geringe Kumulationsneigung, gute Steuerbarkeit.
- **Fentanyl** (S. 719):
  - Kurz- bis mittellang wirksames Opioid.
  - *Analgetische Potenz:* 100- bis 150-fach stärker analgetisch wirksam als Morphin.
  - *Klinische Anwendung:* Analgosedierung, balancierte und intravenöse Anästhesieverfahren, stärkste Schmerzen.
  - *Wirkungsverlauf:* Wirkmaximum nach 5 min, Wirkdauer nach Einzeldosis 30–45 min.
  - *Pharmakokinetik:* Eliminationshalbwertszeit nach Einzeldosis 2–5 h, nach Dauerinfusion bis zu 16 h! Hepatische Metabolisierung mit anschließender Elimination der Metaboliten über Nieren und Galle. Kumulation bei Leberinsuffizienz möglich. 10 % des Fentanyls wird unverändert renal ausgeschieden.
  - *Applikationsform:* Zur Langzeitgabe Dauerinfusion empfehlenswert.
  - *Dosierung:* Initialbolus zur **Narkoseeinleitung 2–10 µg/kg KG i. v.;** Dauerinfusion zur **Analgosedierung 0,1–0,4 mg/h.**

  ▷ *Perfusor – Fentanyl:* 5 Amp. à 10 ml = 2,5 mg/50 ml; Laufrate 2–8 ml/h.
  - *Nachteil:* Bei Langzeitapplikation Kumulation möglich (s. o.).
- **Piritramid** (S. 755), z. B. Dipidolor:
  - Lang wirksames Opioid.
  - *Analgetische Potenz:* Schwächer analgetisch wirksam als Morphin (Faktor ~ 0,7).

- *Klinische Anwendung:* Zur längerfristigen Analgosedierung weniger gut geeignet; Einsatz vorwiegend zur postoperativen Schmerztherapie.
- *Wirkungsverlauf:* Wirkungseintritt i.v. nach 5 min, i.m. nach ca. 15 min. Wirkmaximum nach 10 min; Wirkdauer nach Einzeldosis etwa 3–6 h.
- *Pharmakokinetik:* Bei Langzeitapplikation unbekannt. Metabolisierung in der Leber mit anschließender renaler Ausscheidung der Metaboliten.
- *Applikationsform:* Verabreichung *nur in Einzeldosen.*
- *Dosierung:* **0,1–0,15 mg/kg KG i. v.** bzw. **0,2–0,4 mg/kg KG i. m.**

▶ **Pethidin** (S. 751)**,** z. B. Dolantin:
- Lang wirksames Opioid.
- *Analgetische Potenz*: Etwa 10 % der Potenz von Morphin.
- *Klinische Anwendung*: Zur längerfristigen Analgosedierung weniger geeignet; Einsatz vorwiegend zur postoperativen Schmerztherapie. Wirksam gegen postoperatives „Shivering".
- *Spezifische unerwünschte Wirkungen*: Vagolytische Wirkung mit Auslösung von Tachykardien → kontraindiziert bei Patienten mit Herzinfarkt bzw. Myokardischämie. Auslösung epileptischer Anfälle (s. u.)
- *Wirkungsverlauf*: Wirkdauer nach Einzeldosis 2–6 h.
- *Pharmakokinetik*: Verteilungsvolumen 2–3 l/kg, Plasmaeiweißbindung 60 %, Bioverfügbarkeit 48–63 %. Spaltung und Demethylierung in der Leber, Konjugation mit anschließender renaler Ausscheidung. Eliminationshalbwertszeit 3–8 h. Hauptmetabolit ist das pharmakologische aktive Norpethidin (Eliminationshalbwertszeit 8–12 h).

Beachte: Norpethidin kann insbesondere bei Nierenfunktionsstörungen oder bei wiederholter Verabreichung hoher Dosen kumulieren und epileptische Anfälle hervorrufen.

- *Applikationsform:* Verabreichung nur in Einzeldosen.
- *Dosierung*: **12,5–50 mg i. v. alle 2–6 h bzw. 25–100 mg p. o. alle 3–8 h.**

▶ **Morphin** (S. 742):
- Lang wirksames Opioid.
- *Analgetische Potenz = 1* (Referenzsubstanz der Opioide).
- *Klinische Anwendung:* Analgosedierung, stärkste Schmerzen (Herzinfarkt), Lungenödem bei akuter Linksherzinsuffizienz.
- *Spezifische unerwünschte Wirkungen:* Histaminliberation, Vasodilatation.
- *Wirkungsverlauf:* Wirkungseintritt nach etwa 10 min, Wirkmaximum nach ca. 30 min; Wirkdauer nach parenteraler Einzeldosis ca. 3–5 h.
- *Pharmakokinetik:* Eliminationshalbwertszeit nach Einzeldosis 2–3 h. Metabolisierung in der Leber mit anschließender renaler Ausscheidung der Metaboliten; ca. 10 % werden über die Galle eliminiert. Während der längerfristigen Analgosedierung kann es zur Kumulation von Morphin bzw. von aktiven Metaboliten (Morphin-6-Glucuronid) mit deutlich verlängerter Wirkung kommen.
- *Applikationsform:* Verabreichung *überwiegend in Einzeldosen.*
- *Dosierung:*
  - *i. v.:* **0,1–0,15 mg/kg KG i. v.**; **Dauerinfusion mit 1–4 mg/h (0,03 mg/kg KG/h)** oder Repetitionsdosen alle 4–6 h.
  - *p. o.:* **Retardpräparate 30–60 mg alle 8–12 h.**

Perfusor – Morphin: 1 Amp. à 10 ml = 100 mg + 40 ml NaCl 0,9 %; Laufrate 1–2 ml/h.

▶ **Sufentanil** (S. 765)**,** z. B. Sufenta:
- Kurz bis mittellang wirksames Opioid.
- Stark sedierende Komponente, vergleichsweise geringe hämodynamische Nebenwirkungen.
- *Analgetische Potenz:* Ca. 1000-fach stärker analgetisch wirksam als Morphin.
- *Klinische Anwendung:* Analgosedierung, balancierte und intravenöse Anästhesieverfahren.

- *Wirkungsverlauf:* Wirkmaximum 4 min nach Injektion, Wirkdauer je nach Dosis 0,5–2 h.
- *Pharmakokinetik:* Eliminationshalbwertszeit 2,5–3 h. Metabolisierung in der Leber mit anschließender renaler Ausscheidung der Metaboliten.
- *Applikationsform:* Zur längerfristigen Gabe Dauerinfusion empfehlenswert.
- *Dosierung:* Zur **Narkoseeinleitung Initialbolus 0,5–1,0 µg/kg KG i. v.**; zur **Analgosedierung 0,75–1,0 µg/kg KG/h** (unter Beatmung) bzw. **0,25–0,35 µg/kg KG/h** (unter Spontanatmung).

Perfusor – Sufentanil: 4 Amp. à 5 ml + 30 ml NaCl 0,9 % → 1000 µg/50 ml bzw. 20 µg/ml; Laufrate 1–3/h.

▶ **Remifentanil** (S. 760), z. B. Ultiva:
- Ultrakurz wirksames Opioid.
- *Klinische Anwendung:* Kurzfristige Analgesie bei schmerzhaften Interventionen; Analgesie im Rahmen einer Analgosedierung, wenn rasches Erwachen von Bedeutung ist.
- *Spezifische unerwünschte Wirkungen:* Bradykardie und Hypotonie.
- *Wirkungsverlauf:* Wirkungsbeginn und -maximum nach 30–60 s, Wirkdauer 5–10 min.
- *Pharmakokinetik:* Effektive Eliminationshalbwertszeit 3–10 min, Plasmaeiweißbindung 70 %, Verteilungsvolumen 350 ml/kg. Remifentanil wird durch unspezifische Plasma- und Gewebsesterasen (nicht Plasmacholinesterase) hydrolysiert. Der hierbei entstehende Karbonsäure-Metabolit wird renal eliminiert, hat eine Eliminationshalbwertszeit von 2 h bei Gesunden und ist in nicht relevantem Maß pharmakologisch aktiv.
- *Dosierung:* Zur **Narkoseeinleitung 0,5–1 µg/kg KG i. v., Dauerinfusion mit 0,1–0,7 µg/kg KG/min.**

Beachte:
- Bei älteren und/oder exsikkierten/hypovolämischen Patienten sehr vorsichtig dosieren.
- Bei stark schmerzhaften Zuständen Infusion ausschleichend beenden und parallel Einschleichen eines länger wirkenden Opioids.

▶ **Tramadol** (S. 771), z. B. Tramal:
- Niedrigpotentes Opioid (analgetische Potenz ca. 10 % von Morphin); ggf. zusätzliche Gabe eines peripheren Analgetikums (S. 177) sinnvoll.
- *Klinische Anwendung:* Bei weniger starken Schmerzen bzw. im Anschluss an eine Therapie mit potenten Opioiden (S. 178).
- *Spezifische unerwünschte Wirkungen:* Schwindelgefühl, Schwitzen.

✓ ***Reduktion von Übelkeit und Erbrechen:***
Durch langsame Injektion **(1–1,5 mg/kg KG über 15–20 min)**; ggf. vorher Gabe eines Antiemetikums **(z. B. 10 mg Metoclopramid).**

▶ *Pharmakokinetik:* Metabolisierung in der Leber mit anschließender renaler (90 %) und biliärer (10 %) Elimination. Etwa 15 % werden unverändert über die Nieren ausgeschieden. Eliminationshalbwertszeit 6 h. Deutlich verlangsamte Elimination bei Nieren- oder Leberinsuffizienz.

▶ *Dosierung:* Einzeldosis **50–100 mg i. v.; Dauerinfusion mit 10–20 mg/h bzw. 0,2–0,3 mg/kg KG/h. Tageshöchstdosis 500–600 mg.**

Perfusor – Tramadol: 5 Amp. à 2 ml = 500 mg + 40 ml NaCl 0,9 %; Laufrate 1–2 ml/h.

Ketamin (z. B. Ketanest)

- **Wirkmechanismus:** N-Methyl-D-Aspartat- (NMDA-)Antagonismus, Interaktion mit Opiatrezeptoren.
- **Wirkungen:**
  - *In niedriger* Dosierung: Analgetische Wirkung.
  - *In hoher* Dosierung:
    - Zusätzlich narkotische Wirkung; Erzeugung einer sog. *„dissoziativen Anästhesie“* mit erloschenem Bewusstsein, jedoch meist kaum verminderter Spontanatmung und weitgehend erhaltenen Schluckreflexen.
    - Bronchodilatation.
- **Klinische Anwendung:**
  - Narkoseeinleitung und -aufrechterhaltung (besonders bei instabiler Hämodynamik, Schock).
  - Analgosedierung.
  - Alternatives Analgetikum bei opiatrefraktären Schmerzen.
  - Therapierefraktärer Status asthmaticus.
- **Unerwünschte Wirkungen:**
  - Sympathomimetische Wirkung mit Erhöhung des myokardialen O_2-Verbrauchs, Tachykardie, Arrhythmie, Blutdruckanstieg.
  - Hypersalivation, tracheobronchiale Hypersekretion, motorische Unruhe.
  - Anstieg des intrakraniellen Drucks bei spontan atmenden Patienten.
  - Anstieg des Augeninnendrucks und des Muskeltonus.

  Beachte: Wegen unangenehmer psychischer Nebenwirkungen (Alpträume, veränderte Wahrnehmung etc.) keine Monotherapie mit Ketamin; Kombination mit Benzodiazepin sinnvoll.
- **Kontraindikationen:** Instabile Angina pectoris oder Myokardinfarkt in den letzten 6 Monaten, arterielle Hypertonie (> 180/100 mmHg in Ruhe), Glaukom, Präeklampsie, Eklampsie, Hyperthyreose.
- **Wirkungsverlauf**: Wirkdauer nach Einzeldosis 10–30 min.
- **Pharmakokinetik:** Eliminationshalbwertszeit 2–4 h; Metabolisierung in der Leber mit anschließender renaler Elimination der Metaboliten.
- **Dosierung:**
  - *Narkoseeinleitung:*
    - **Ketamin: 0,5–2 mg/kg KG i. v. oder 4–8 mg/kg KG i. m.**
    - **Esketamin: 0,5–1 mg/kg KG i. v. oder 2–4 mg/kg KG i. m.**
  - *Narkosefortführung:*
    - **Ketamin: 2–6 mg/kg KG/h als i. v. Dauerinfusion.**
    - **Esketamin: 0,5–3 mg/kg KG/h als i. v. Dauerinfusion.**
  - *Analgosedierung:*
    - **Ketamin: 0,7–1,5 mg/kg KG/h als i. v. Dauerinfusion.**
    - **Esketamin: 0,2–0,5 mg/kg KG/h als i. v. Dauerinfusion.**
  - *Analgesie:*
    - **Ketamin: 0,25–0,5 mg/kg KG i. v.**
    - **Esketamin: 0,125–0,25 mg/kg KG i. v.**
  - *Status asthmaticus:*
    - **Ketamin: 1–2 mg/kg KG i. v.**
    - **Esketamin: 0,5–1 mg/kg KG i. v., bei Bedarf bis 2,5 mg/kg KG i. v.**
- Siehe auch Kapitel Wirkstoffprofile (S. 732).

15.3 Sedierung

Benzodiazepine

- **Grundlagen:**
  - *Wirkmechanismus:* Verstärkung der GABA-Wirkung → (Hyper-)Polarisation von Nervenzellen, inhibitorische Wirkung.
  - *Wirkungen:* Sedierung, Anxiolyse, Amnesie, antikonvulsiv.
  - *Unerwünschte Wirkungen:* Atemdepression, Blutdruckabfall, Schwindel, Ataxie, Toleranzentwicklung, „paradoxe Reaktionen" (z. B. Erregtheit, Euphorie; besonders bei älteren Patienten).
  - *Kontraindikationen:* Myasthenia gravis, respiratorische Insuffizienz, akutes Glaukom, schwere Leber- und Nierenschäden, akute Intoxikationen, Suchtanamnese, Schwangerschaft (1. Trimenon), Stillzeit.
  - *Klinische Anwendung:*
    - Analgosedierung.
    - Supplementierung balancierter und intravenöser Anästhesieverfahren.
    - Prämedikation vor operativen Eingriffen.
    - Antikonvulsive Therapie bei Serien von epileptischen Anfällen oder beim Status epilepticus.
    - Behandlung von Entzugssyndromen.
- **Diazepam** (S. 710), z. B. Valium:
  - *Wirkungsverlauf:* Wirkdauer nach Einzeldosis 15 min bis 3 h.
  - *Pharmakokinetik:* Bei repetitiver bzw. Langzeitapplikation anhaltende Sedierung bzw. verzögertes Erwachen möglich (Akkumulation von Substanz und aktiven Metaboliten), daher zur Langzeitsedierung weniger gut geeignet. Eliminationshalbwertszeit 40 h.
  - *Dosierung:* Einzeldosis zur Sedierung bei Erwachsenen **0,03–0,2 mg/kg KG i. v.**, Wiederholung nach Bedarf bzw. alle 2–4 h.
- **Midazolam** (S. 741), z. B. Dormicum:
  - *Wirkungsverlauf:* Wirkdauer nach Einzeldosis 10–40 min, bei repetitiver Gabe deutlich verlängerte Wirkdauer möglich.
  - *Pharmakokinetik:* Eliminationshalbwertszeit 23 h.

    Cave: Bei Intensivpatienten deutlich verlängerte Eliminationshalbwertszeit (> 20 h) möglich (Arzneimittelinteraktionen, Leberfunktionsstörungen).
  - *Dosierung:* Zur **Narkoseeinleitung 0,1–0,2 mg/kg KG i. v.**, zur **Sedierung als Dauerinfusion 0,05–0,2 mg/kg KG/h.**

  Perfusor – Midazolam: 240 mg/48 ml → 5 mg/ml; Laufrate 1–3 ml/h.
- **Lorazepam** (S. 735):
  - *Wirkungsverlauf:* Wirkungseintritt nach 1–5 min, Wirkdauer 4–12 h.
  - *Pharmakokinetik:* Eliminationshalbwertszeit 12–16 h. Keine aktiven Metaboliten.
  - *Dosierung:* **1–4 mg (0,02–0,06 mg/kg KG) i. v.** intermittierend alle 4–8 h.

Barbiturate

- **Grundlagen:**
  - *Wirkmechanismus:* Verstärkung der GABA-Wirkung → (Hyper-)Polarisation der Nervenzelle, inhibitorische Wirkung.
  - *Wirkungen:* Allgemeine Suppression der ZNS-Aktivität, Sedierung, Hypnose, antikonvulsive Wirkung, Senkung des intrakraniellen Drucks.
  - *Unerwünschte Wirkungen:* Vasodilatation, Blutdruckabfall, Reflextachykardie, Atemdepression, Hyperreagibilität der Atemwege möglich (Husten, Laryngospasmus, Bronchospasmus).
  - *Kontraindikationen:* Akute Intoxikationen, latente/akute Porphyrie, schwere Leberfunktionsstörungen, schwere Myokard- und Nierenschädigungen, Schock, Status asthmaticus.

- *Klinische Anwendung:* Narkoseeinleitung und -aufrechterhaltung, Analgosedierung.

▶ **Methohexital** (S. 737), z. B. Brevimytal Hikma:
- Ultrakurz wirkendes Hypnotikum.
- *Wirkungsverlauf:* Wirkdauer nach Einzeldosis 5–10 min.
- *Pharmakokinetik:* Wirkungsbeendigung nach Einzeldosis durch Abfall der Plasmakonzentration bei Umverteilung der Substanz in periphere Kompartimente. Eliminationshalbwertszeit 4 h, Metabolisierung in der Leber.
- *Dosierung:* **Einzeldosis zur Narkoseeinleitung 1–2 mg/kg KG i. v., Infusion zur Dauersedierung 1–4 mg/kg KG/h.**

▶ **Thiopental** (S. 769), z. B. Trapanal:
- *Wirkungsverlauf:* Wirkdauer nach Einzeldosis 5–15 min.
- *Pharmakokinetik:* Wirkungsbeendigung nach Einzeldosis durch Abfall der Plasmakonzentration bei Umverteilung der Substanz in periphere Kompartimente. Bei repetitiver oder Langzeit-Applikation deutliche Zunahme der Wirkdauer. Eliminationshalbwertszeit 12 h; Metabolisierung in der Leber mit anschließender renaler Ausscheidung der Metaboliten.
- *Dosierung:* **Einzeldosis 2–5 mg/kg KG; Infusion zur Dauersedierung 2–3 mg/kg KG/h.**

Propofol (z. B. Disoprivan)

▶ **Grundlagen:**
- Ultrakurz wirksames Hypnotikum, gut steuerbar, zur Langzeitsedierung Dauerinfusion erforderlich.
- *Wirkmechanismus:* Wahrscheinlich auch Modifikation des GABA-Rezeptors → Verstärkung der GABA-Wirkung am GABA-Rezeptor.
- *Wirkungen:* Allgemeine Suppression der ZNS-Aktivität, Sedierung, Hypnose, antikonvulsive Wirkung, Senkung des intrakraniellen Drucks.
- *Klinische Anwendung:* Narkoseeinleitung und -aufrechterhaltung, Analgosedierung (maximal 7 Tage!).
- *Unerwünschte Wirkungen:* Blutdruckabfall (Vasodilatation), Atemdepression, bei hohen Dosen Hyperlipidämie (Lipid als Lösungsvermittler).

> **! Achtung: Propofol-Infusions-Syndrom!**
> ▶ *Auftreten:* Wurde in Einzelfällen bei hochdosierter Dauerinfusion (> 4 mg/kg KG/h) beobachtet.
> ▶ *Symptome:* Bradykardie bis Asystolie, häufig konvexe ST-Hebung in V1–V3 und Rechtsschenkelblock, Hypotonie, Hyperlaktatämie, schwere metabolische Azidose, Rhabdomyolyse, Hepatomegalie, Nierenversagen.
> ▶ *Therapie:* Beenden der Propofolinfusion, symptomatische Therapie, temporärer Herzschrittmacher, Hämofiltration/Dialyse bei refraktärer Azidose.

▶ *Kontraindikationen:* Fettstoffwechselstörungen, Herz-, Kreislauf-, Ateminsuffizienz.

▶ **Anwendung:**
- *Wirkungsverlauf:* Nach Einzeldosis Wirkungseintritt nach 30–45 s, Wirkdauer ca. 5 min.
- *Pharmakokinetik:* Wirkungsbeendigung nach Einzeldosis durch Abfall der Plasmakonzentration bei Umverteilung der Substanz in periphere Kompartimente. Eliminationshalbwertszeit 2 h. Metabolisierung in der Leber mit anschließender renaler Ausscheidung der Metaboliten. Etwa 0,3 % Propofol werden unverändert ausgeschieden.
- *Dosierung:* Zur **Narkoseeinleitung 1,5–2 mg/kg KG i. v., Narkoseaufrechterhaltung 6–10 mg/kg KG/h; zur Langzeitsedierung 1–4 mg/kg KG/h.**
- *Dauer der Langzeitsedierung:* Maximal 7 Tage!

Beachte: Propofol enthält kein Konservierungsmittel und begünstigt daher das Wachstum von Mikroorganismen. Generalisierte Infektionen durch kontaminiertes Propofol wurden beschrieben; daher Infusionssysteme jeweils nach 12 h wechseln, geöffnete Ampullen sofort aufziehen und verabreichen!

- Siehe auch Kapitel Wirkstoffprofile (S. 758).

Etomidat (z. B. Hypnomidate)

- **Grundlagen:**
  - Ultrakurz wirksames Hypnotikum zur Narkoseeinleitung, geringe hämodynamische Nebenwirkungen.
  - *Wirkmechanismus:* Wahrscheinlich auch Modifikation des GABA-Rezeptors → Verstärkung der GABA-Wirkung am GABA-Rezeptor.
  - *Wirkungen:* Allgemeine Suppression der ZNS-Aktivität, Sedierung, Hypnose, antikonvulsive Wirkung, Senkung des intrakraniellen Drucks.
  - *Klinische Anwendung:* Narkoseeinleitung.
  - *Unerwünschte Wirkungen:* Atemdepression, Blutdruckabfall, Hemmung der Kortikosteroidsynthese durch Hemmung der 11-β-Hydroxylase → kein Einsatz von Etomidat zur Langzeitsedierung bei Intensivpatienten.

  Beachte: Es gibt Hinweise auf eine klinisch relevante Hemmung der Kortikosteroidsynthese bereits nach einmaliger Gabe (z. B. für die Intubation).
  - *Kontraindikationen:* Genetisch gestörte Häm-Biosynthese.
- **Anwendung:**
  - *Wirkungsverlauf:* Wirkdauer nach Einzeldosis 3–5 min.
  - *Pharmakokinetik:* Wirkungsbeendigung nach Einzeldosis durch Abfall der Plasmakonzentration bei Umverteilung der Substanz in periphere Kompartimente. Eliminationshalbwertszeit 3 h.
  - *Dosierung:* **Einzeldosis zur Narkoseeinleitung 0,2–0,4 mg/kg KG i. v.**
- Siehe auch Kapitel Wirkstoffprofile (S. 718).

Gamma-Hydroxy-Buttersäure (GHB; z. B. Somsanit)

- **Grundlagen:**
  - *Wirkmechanismus:* Gamma-Hydroxy-Buttersäure ist ein inhibitorischer Neurotransmitter mit Strukturanalogie zu Gamma-Amino-Buttersäure (GABA). Wirkung vermutlich über eigenständige GHB-Rezeptoren → Modulation der dopaminergen und serotonergen Aktivität des ZNS, Hyperpolarisation von Nervenzellen durch Erhöhung der Chlorid-Leitfähigkeit der Membran.
  - *Wirkungen:* Sedierung, allgemeine Dämpfung der ZNS-Aktivität, in hoher Dosierung auch Hypnose.
  - *Klinische Anwendung:* Analgosedierung, Suppression der Entzugssymptomatik bei Alkohol- oder Opiatentzug.
  - *Unerwünschte Wirkungen:* Myoklonien, Übelkeit, Erbrechen, leichter Blutdruckabfall, ggf. auch Blutdruckanstieg, leichte Atemdepression möglich, Hypernatriämie möglich (hoher Natriumanteil).
  - *Kontraindikationen:* Unter intensivmedizinischen Bedingungen keine KI.
  - *Vorteile:* Keine problematischen Metaboliten, vergleichsweise geringe Atem- und Kreislaufdepression.
- **Anwendung:**
  - *Wirkungsverlauf:* Nach i. v.-Injektion verzögerter Wirkungseintritt (einige min). Wirkdauer stark variabel (einige min bis 3 h).
  - *Pharmakokinetik:* Eliminationshalbwertszeit nach Bolusgabe etwa 30–40 min. Gamma-Hydroxy-Buttersäure wird in der Leber zu Kohlendioxid und Wasser verstoffwechselt. Ca. 1 % wird unverändert renal ausgeschieden.
  - *Dosierung:* **30–50 mg/kg KG als i. v. Bolus über 10 min, Erhaltungsdosis 10–20 mg/kg KG/h i. v.**
- Siehe auch Kapitel Wirkstoffprofile (S. 724).

Supportive Medikation

- **Clonidin** (S. 705), z. B. Catapresan:
  - *Wirkmechanismus:* α_2-Agonismus, Wirkung am Imidazolrezeptor.
  - *Wirkungen:* Zentrale Dämpfung des Sympathikotonus mit Abnahme von Blutdruck und Herzfrequenz, Sedierung, Analgesie.
  - *Klinische Anwendung:*
    - Supplementierung einer Analgosedierung bei Problempatienten (Alkoholiker, Drogenabhängige) bzw. bei unbefriedigendem Erfolg des Analgosedierungsregimes (unzureichende Analgesie oder Sedierung trotz hoher Dosierungen).
    - Ausschleichphase nach längerer Analgosedierung zur Therapie/Prophylaxe von Entzugssyndromen.
    - Prävention des Alkoholentzugsdelirs (S. 327); Kombination mit antikonvulsiver und antipsychotischer Medikation sinnvoll).
  - *Unerwünschte Wirkungen:* Hypotonie, Bradykardie, Kopfschmerzen, Schwindel, Übelkeit, Obstipation, nach abruptem Absetzen Rebound-Phänomene (hypertensive Entgleisung), bei zügiger intravenöser Gabe initial deutlicher Blutdruckanstieg.
  - *Kontraindikationen:* KHK, Reizleitungsstörungen, Niereninsuffizienz.
  - *Wirkungsverlauf:* Wirkungseintritt nach 15 min, Wirkmaximum nach 30–60 min, Wirkdauer etwa 3–6 h.
  - *Pharmakokinetik:* Eliminationshalbwertszeit 12–20 h (bei Niereninsuffizienz deutlich länger), Metabolisierung in der Leber, Elimination zu 80 % renal, zu 20 % hepatisch.
  - *Dosierung:* **Initialbolus von 0,15 mg (= 1 Amp.)/70 kg KG über 15 min** (1 Amp. mit mindestens 10 ml NaCl 0,9 % verdünnen), **anschließend Dauerinfusion über Perfusor mit 30–150 µg/h.** Diese Dosisempfehlung dient nur als grober Anhalt; Clonidin muss anhand der klinischen Wirkung (Sedierung, Blutdruck, Herzfrequenz) titriert werden. In manchen Fällen erfordert dies höhere Dosierungen.

  Perfusor – Clonidin: 5 Amp. à 150 µg + 45 ml NaCl 0,9 % → 750 µg/50 ml = 15 µg/ml; Laufrate 2–10 ml/h.

  Beachte: Wegen der Gefahr der Rebound-Hypertension muss die Therapie mit Clonidin Tage ausschleichend beendet werden!
- **Dexmedetomidin** (z. B. Dexdor 100 µg/ml):
  - *Substanzklasse:* Selektiver α_2-Rezeptor-Agonist.
  - *Wirkungsmechanismus:* Erregung präsynaptischer α_2-Rezeptoren → verminderte Noradrenalin-Freisetzung und zentrale Dämpfung des Sympathikotonus.
  - *Wirkungen:* Sympatholytisch, sedierend, analgetisch, anxiolytisch, relativ geringe atemdepressive Wirkung.
  - *Klinische Anwendung:* Sedierung erwachsener Intensivpatienten.
  - *Unerwünschte Wirkungen:* Hypotonie, Hypertonie, Bradykardie.
  - *Kontraindikationen:* AV-Block II.-III. Grades, unkontrollierte Hypotonie, akute zerebrovaskuläre Ereignisse, Schwangerschaft.
  - *Pharmakokinetik:* VD 1,16–2,16 l/kg, PB 94 %; nahezu vollständige hepatische Metabolisierung, renale Ausscheidung der inaktiven Metabolite, teilweise biliäre Exkretion; HWZ 1,5 h.
  - *Dosierung:*
    - **Initiale Infusionsgeschwindigkeit 0,7 µg/kg KG/h, schrittweise Anpassung an einen Dosierungsbereich von 0,2–1,4 µg/kg KG/h.** Keine vorherige Aufsättigung per Bolus.
    - Nur verdünnt über eine Infusionspumpe verabreichen.

    Beachte: Dosisreduktion bei Patienten mit schwer eingeschränkter Leberfunktion!
  - *Besonderheiten, Bemerkungen:*
    - Eine vorbestehende Hypovolämie möglichst vorher ausgleichen.

- Besondere Vorsicht bei höhergradig eingeschränkter LV-Funktion.
- Induziert eine schlafähnliche Sedierung.
- Primäres Sedativum zur flachen Sedierung (erweckbar durch verbale Stimulation, RASS 0 bis -3), bei schmerzhaften Stimuli Supplementierung mit Opioiden.
- Adjuvantes Sedativum zur tiefen Sedierung (RASS < -3).
- Als Monosubstanz nicht für eine tiefe Sedierung geeignet.
- Keine antikonvulsiven Eigenschaften.
- Nicht empfohlen bei Patienten mit einer Prädisposition zur malignen Hyperthermie.
- Kann mit folgenden Lösungen verdünnt werden: Glucose 5 %, Ringerlösung, Mannitol, NaCl 0,9 %.
- Antagonisierung mit α_2-Antagonisten möglich.

▶ **Haloperidol:**

- *Anwendung:* Behandlung psychomotorischer Erregungszustände, Delir.
- *Dosierung:* **Haloperidol 3–6 × 1–5 mg/24 h i. v., i. m. oder p. o., maximal 20–30 mg/24 h.**
- *Vorteile:* Antipsychotische und sedierende Wirkung; akzeptable therapeutische Breite; Kombination mit Clonidin und Benzodiazepin möglich. Antiemetische Wirkung.
- *Nachteile:* Senkung der Krampfschwelle → Gefahr epileptischer Anfälle (daher keine Monotherapie beim Alkoholiker).
- *Unerwünschte Wirkungen:* Extrapyramidal-motorische Effekte; vegetative Effekte (hypotone Dysregulation, Mundtrockenheit, Tachykardie); Depression.

▶ **Droperidol (z. B. Xomolix):**

- *Anwendung:* Postoperative und/oder Opioid-induzierte Übelkeit bzw. Erbrechen.
- *Dosierung:* **Droperidol 0,625–1,25 mg i. v.,** bei Bedarf nach 6 h wiederholen.
- *Nachteile und unerwünschte Wirkungen:* Wie bei Haloperidol, zusätzlich Verlängerung des QT-Intervalls (bei hochdosierter und langfristiger Anwendung).
- *Kontraindikationen:* QT-Intervall-Verlängerung, AV-Block, Hypovolämie, Leberinsuffizienz, Hypokaliämie.

Beachte: Bei Vorliegen eines zentralen anticholinergen Syndroms (S. 554) kann die Symptomatik durch Neuroleptika verstärkt werden.

15.4 Narkose auf der Intensivstation

Grundlagen

▶ **Indikationen:** Endotracheale Intubation oder Umintubation; Interventionen (z. B. Tracheotomie, Thoraxdrainage, Bronchoskopie, Etappenlavage).

▶ **Narkoseverfahren, Medikamente:**

- *Narkoseverfahren:* Nahezu ausschließlich i. v.-Narkoseformen mit Kombination von Hypnotikum (oder Benzodiazepin) + /- Opioid + Muskelrelaxans.
- *Hypnotikum:* Üblich sind Propofol, Thiopental oder Etomidat.
- *Opioide* (S. 178): Opioide können zusätzlich zum Hypnotikum gegeben werden, insbesondere bei starken Schmerzen oder zur Dämpfung der vegetativen Antwort auf die Intubation. Alfentanil, Sufentanil, Remifentanil und Fentanyl sind aufgrund ihres gegenüber anderen Opioiden schnelleren Wirkungseintritts vorzuziehen.
- *Sedativa:* Benzodiazepine (S. 183); Midazolam hat hierbei den Vorteil eines schnellen Wirkungseintritts bei überschaubarer Wirkdauer.
- *Muskelrelaxanzien* (S. 190).

Narkose zur Notfallintubation

Achtung: Häufig Aspirationsgefahr (Patient ist nicht nüchtern) und hämodynamische Instabilität!

- **Intubation mit Rocuronium** (S. 191). Vorgehen:
  1. *Hämodynamische Stabilisierung* des Patienten (Volumengabe, Katecholamintherapie) – wenn möglich.
  2. *Präoxygenierung* mit 100 % Sauerstoff (über Gesichtsmaske).
  3. *Vorbereitung von Instrumentarium und Medikamenten*, s. auch Intubation (S. 92).
  4. *Sellick-Manöver:* Hilfsperson drückt den Ringknorpel der Trachea nach hinten gegen die Wirbelsäule und komprimiert dadurch den oberen Ösophagus (Aspirationsschutz).
  5. *Medikation i. v.:* **Propofol 1,5–2 mg/kg KG i. v.** *oder* **Etomidat 0,2–0,3 mg/kg KG i. v.** *oder* **Thiopental 2–5 mg/kg KG i. v. + /- Alfentanil 10–20 µg/kg KG i. v. + Rocuronium 1,0 mg/kg KG i. v.**
  6. *Nach 45–60 s Laryngoskopie + Endotrachealtubus einführen* (S. 92), Cuff blocken.
  7. *Beatmung und Tubuslage kontrollieren* (S. 94).

! ***Vorsicht bei Intubation mit Rocuronium:***
- *Rocuronium* führt in dieser Dosierung zu einer länger dauernden Lähmung aller Muskelgruppen einschließlich der *Atemmuskulatur.*
- Diese *komplette Muskelrelaxation* kann während der ersten 15–30 min *nicht* durch einen Cholinesterasehemmer antagonisiert werden.
- Bei Unmöglichkeit der Intubation nach Injektion von Rocuronium und insuffizienter Beatmung mittels Gesichtsmaske sind alternative Methoden zur Notfallbeatmung (S. 97) indiziert, z. B. Larynxmaske, Kombitubus oder Koniotomie.
- Wenn nach Gabe von Rocuronium die Intubation nicht möglich ist und auch die Beatmung über Gesichtsmaske schwierig bzw. unmöglich ist, kann die Lähmung der Atemmuskulatur durch Sugammadex (Bridion) 16 mg/kg innerhalb von 2–3 min aufgehoben werden.
- *Bei vorhersehbar schwierigen Intubationsbedingungen* sollte kein Muskelrelaxans verwendet werden. Vorgehen: Möglichst fiberoptische Intubation (S. 97), ggf. Intubation ohne Muskelrelaxans *(Alternative 1*, s. u.).

- **Alternative 1: Intubation ohne Muskelrelaxans.**

  Cave: Gerade bei kritisch kranken Patienten ist eine Relaxans-freie Narkose zur Notfallintubation nicht unproblematisch. Die hierfür notwendigen hohen Anästhetikadosierungen können zu bedrohlichen Situationen führen, garantieren dabei aber trotzdem keine guten und atraumatischen Intubationsbedingungen.
  1. *Hämodynamische Stabilisierung* des Patienten (Volumengabe, Katecholamintherapie) – wenn möglich.
  2. *Präoxygenierung* mit 100 % Sauerstoff (über Gesichtsmaske).
  3. *Vorbereitung von Instrumentarium und Medikamenten*, s. auch Intubation (S. 92).
  4. *Sellick-Manöver:* Hilfsperson drückt den Ringknorpel der Trachea nach hinten gegen die Wirbelsäule und komprimiert dadurch den oberen Ösophagus (Aspirationsschutz).
  5. *Medikation i. v.:* **Midazolam 0,1–0,15 mg/kg KG i. v. + Etomidat 0,2–0,3 mg/kg KG i. v. + Alfentanil 10–20 µg/kg KG i. v.**
  6. *Nach 45–60 s Laryngoskopie + Endotrachealtubus einführen* (S. 92), Cuff blocken.
  7. *Beatmung und Tubuslage kontrollieren* (S. 94).
- **Alternative 2: Intubation mit Succinylcholin** (S. 191).
  1. *Hämodynamische Stabilisierung* des Patienten (Volumengabe, Katecholamintherapie) – wenn möglich.
  2. *Präoxygenierung* mit 100 % Sauerstoff (über Gesichtsmaske).
  3. *Vorbereitung von Instrumentarium und Medikamenten*, s. auch Intubation (S. 92).

4. *Sellick-Manöver:* Hilfsperson drückt den Ringknorpel der Trachea nach hinten gegen die Wirbelsäule und komprimiert dadurch den oberen Ösophagus (Aspirationsschutz).
5. *Medikation i. v.:* **Etomidat 0,2–0,3 mg/kg KG i. v. + Alfentanil 10–20 µg/kg KG i. v. + Succinylcholin 1–1,5 mg/kg KG i. v.**
6. *Nach 45–60 s Laryngoskopie + Endotrachealtubus einführen* (S. 92), Cuff blocken.
7. *Beatmung und Tubuslage kontrollieren* (S. 94).

! ***Grenzen von Succinylcholin in der Intensivtherapie:***
- Succinylcholin ist ein etabliertes Relaxans für die Notfallintubation. Kontraindikationen (S. 191) sind allerdings bei Intensivpatienten so häufig, dass die Bevorratung auf der Intensivstation keinen Sinn macht.
- Patienten, die bereits länger als 2 d auf der Intensivstation immobilisiert sind, dürfen kein Succinylcholin erhalten (z. B. zur Um-/Reintubation), da es zu einer lebensbedrohlichen Hyperkaliämie kommen kann.

15.5 Muskelrelaxation

Grundlagen

- **Indikationen in der Intensivmedizin:**
  Cave: Kein routinemäßiger Einsatz bei beatmeten Patienten!
  - Endotracheale Intubation oder Umintubation.
  - Interventionen wie Tracheotomie, Bronchoskopie u. a.
  - Husten und „Kämpfen" gegen den Respirator trotz adäquater Sedierung, Respiratoreinstellung und -funktion.
  - Extreme Beatmungsdrücke trotz optimaler Respiratoreinstellung.
  - Tetanus.
  - Status epilepticus (EEG-Monitoring zur Erkennung persitierender Krampfaktivität empfehlenswert).
- **Die Initialdosierungen** bewirken eine Vollrelaxation, die für eine Intubation oder andere Interventionen ausreicht.
- **Klinische Wirkdauer:** Die jeweils angegebene klinische Wirkdauer beschreibt die Zeit, zu der sich die relaxometrisch gemessene neuromuskuläre Übertragung nach Injektion der angegebenen Initialdosis wieder auf 25 % des Ausgangswerts erholt hat (an gesunden Patienten ermittelt!). Bis zu diesem Zeitpunkt gilt die Muskelrelaxation für die meisten Indikationen als ausreichend; ab diesem Zeitpunkt würde man unter Op.-Bedingungen eine Repetitionsdosis erwägen.
- **Dauer bis zur Vollerholung:** Die Angaben beziehen sich ebenfalls auf den Effekt der Initialdosis bei gesunden Patienten. Bei ihnen hat sich nach dieser Zeit in der Regel die neuromuskuläre Übertragung so weit erholt, dass Spontanatmung und Freihalten der Atemwege möglich sind.
- **Neuromuskuläres Monitoring:** Um die Erholung der neuromuskulären Übertragung einschätzen und die Notwendigkeit von Erhaltungsdosen objektivieren zu können, sollte ein neuromuskuläres Monitoring erfolgen (z. B. mit einem Nervenstimulator). Nur so kann eine Unter- oder Überdosierung vermieden werden.

Probleme bei Dauerrelaxation

- Gefahr der **persistierenden Paralyse** nach dem Absetzen (z. B. durch Muskelrelaxans-assoziierte Myopathie).
- Pharmakodynamik und Pharmakokinetik von Muskelrelaxanzien bei Intensivpatienten sind kaum untersucht → die adäquate Dosierung ist schwierig zu ermitteln mit Gefahr der **Unter- oder Überdosierung.**
- Gefahr der **Akkumulation** von Relaxans und/oder Metaboliten.

Beachte: Beim muskelrelaxierten Patienten muss eine ausreichende Analgosedierung sichergestellt sein!

Nicht depolarisierende Muskelrelaxanzien

- **Grundlagen:**
  - *Wirkmechanismus:* Acetylcholin-antagonistische Wirkung an den nikotinergen Rezeptoren der neuromuskulären Endplatte (kompetitive Blockade).
  - *Wirkung:* Relaxierung der quergestreiften Muskulatur.
  - *Vorteil:* Keine Muskelfaszikulationen, keine Kaliumfreisetzung.
  - *Antagonisierung durch Cholinesterasehemmer:*
    - Die Injektion eines Cholinesterasehemmers kann bei nachlassender Wirkung (Spontanbewegungen, Nervenstimulator) eines nicht depolarisierenden Muskelrexans die Erholungsgeschwindigkeit beschleunigen: **Pyridostigmin 0,1 mg/kg KG i. v. oder Neostigmin 1–2 mg i. v.**
    - Zur Vorbeugung von Nebenwirkungen (Bradykardie, Hypersalivation) immer parallel Parasympatholytikum injizieren: **Atropin 0,5–1 mg i. v.**
    - Kontraindikationen für Cholinesterasehemmer: Obstruktive Lungenerkrankungen, Bradykardien, AV-Überleitungsstörungen.

    Beachte: Bei Vollrelaxation führt die Injektion eines Cholinesterasehemmers nicht zur beschleunigten Erholung der neuromuskulären Übertragung!
  - *Antagonisierung durch Sugammadex (Bridion):*
    - Rocuronium und Vecuronium können durch Sugammadex rasch und komplett antagonisiert werden.
    - Dosierung: Direkt nach der Injektion von Rocuronium **16 mg/kg KG i. v., bei abklingender Blockade 2–4 mg/kg KG i. v.**
- **Atracurium** (z. B. Tracrium):
  - *Wirkungsverlauf:* Mittellang wirkend – Anschlagzeit ca. 3 min, klinische Wirkdauer 30–45 min, Dauer bis zur Vollerholung 50–70 min.
  - *Unerwünschte Wirkung:* Schnelle i. v.-Injektion führt zu einer unspezifischen Histaminfreisetzung → langsam injizieren!
  - *Pharmakokinetik:* Abbau erfolgt *organunabhängig*, dadurch keine extreme Verlängerung der Wirkdauer bei Nieren- oder Leberinsuffizienz. Eliminationshalbwertszeit 17–21 min. Nach hohen Gesamtdosen über längere Zeiträume kann der Metabolit Laudanosin akkumulieren.
  - *Dosierung:* **Initialdosis 0,5–0,6 mg/kg KG i. v., Repetitionsdosis 0,1 mg/kg KG i. v.**
- **Cis-Atracurium** (z. B. Nimbex):
  - *Wirkungsverlauf:* Mittellang wirkend – Anschlagzeit ca. 3 min, klinische Wirkdauer 35–55 min, Dauer bis zur Vollerholung 55–80 min.
  - *Unerwünschte Wirkungen:* Hautrötung oder -ausschlag, Bradykardie, Blutdruckabfall, Bronchospasmus.
  - *Pharmakokinetik:* Abbau erfolgt *organunabhängig*, dadurch keine extreme Verlängerung der Wirkdauer bei Nieren- oder Leberinsuffizienz.
  - *Dosierung:* **Initialdosis 0,1 mg/kg KG i. v., Repetitionsdosis 0,02 mg/kg KG i. v.**
- **Pancuronium** (z. B. Pancuronium Curamed, -„Organon"):
  - *Wirkungsverlauf:* Lang wirkend – Anschlagzeit ca. 3 min, klinische Wirkdauer 60–90 min, Dauer bis zur Vollerholung 120–180 min.
  - *Unerwünschte Wirkungen:* Vagolyse und Noradrenalin-Freisetzung → Gefahr von Tachyarrhythmien bei Patienten mit hohen endogenen oder exogen zugeführten Katecholaminspiegeln.
  - *Pharmakokinetik:* Metabolisierung in der Leber mit Bildung pharmakologisch aktiver Metaboliten (3-Hydroxy-Pancuronium hat 50 % der neuromuskulär blockierenden Wirkung der Mutter-Substanz). Elimination hepatisch (10 %) und renal (50–60 %), verlängerte Wirkdauer bei Nieren- und Leberinsuffizienz möglich. Eliminationshalbwertszeit 1,5–4 h.
  - *Dosierung:* **Initialdosis 0,1 mg/kg KG i. v., Repetitionsdosis 0,02 mg/kg KG i. v.**

- **Rocuronium** (z. B. Esmeron):
  - *Wirkungsverlauf:* Mittellang wirkend, schneller Wirkungseintritt – Anschlagzeit ca. 90 s, klinische Wirkdauer 30–50 min, Dauer bis Vollerholung 50–90 min.
  - *Unerwünschte Wirkungen:* Histaminfreisetzung, evtl. anaphylaktische Reaktionen (→ langsam spritzen!).
  - *Pharmakokinetik:* Elimination hepatisch und renal, verlängerte Wirkdauer bei Nieren- und Leberinsuffizienz möglich.
  - *Dosierung:*
    - Empfohlene **Intubationsdosis 0,6 mg/kg KG i. v.** Diese Dosis bewirkt gute bis sehr gute Intubationsbedingungen nach etwa 90 s.
    - Für die **Notfallintubation 1 mg/kg KG i. v.** Hierdurch verkürzt sich die Anschlagzeit auf ca. 60 s → Husten und/oder Zwerchfellkontraktion bei der Intubation zu diesem Zeitpunkt werden unwahrscheinlich. Die höheren Dosen haben allerdings einen milden vagolytischen Effekt und verlängern die Wirkdauer deutlich.
    - **Repetitionsdosis 0,1 mg/kg KG i. v.**
- **Vecuronium** (z. B. Nocuron):
  - *Wirkungsverlauf:* Mittellang wirkend – Anschlagzeit 3 min, klinische Wirkdauer 30–45 min, Dauer bis zur Vollerholung 50–70 min.
  - *Unerwünschte Wirkungen:* Selten Bronchospasmus.
  - *Pharmakokinetik:* Elimination hepatisch und renal, verlängerte Wirkdauer bei Nieren- und Leberinsuffizienz möglich, Bildung pharmakologisch aktiver Metaboliten. Eliminationshalbwertszeit 0,5–1,5 h.
  - *Dosierung:* **Initialdosis 0,1 mg/kg KG i. v., Repetitionsdosis 0,02 mg/kg KG i. v.**

Depolarisierendes Muskelrelaxans: Succinylcholin/ Suxamethoniumchlorid

- **Wirkmechanismus:** Agonistische, nur einige Minuten anhaltende depolarisierende (Acetylcholin-agonistische) Wirkung über nikotinerge Acetylcholinrezeptoren an der motorischen Endplatte.
- **Wirkungen:** Rasche, kurz wirksame Relaxierung der quergestreiften Muskulatur.
- **Unerwünschte Wirkungen:**
  - Kaliumfreisetzung; *Cave:* Lebensbedrohliche Hyperkaliämie möglich!
  - Herzrhythmusstörungen.
  - Muskelfaszikulationen.
  - Anstieg des Augeninnendrucks.
  - Wirkungsverlängerung bei Cholinesterasemangel oder -defekten.
- **Kontraindikationen:**
  - Hyperkaliämie (Plasma-Kalium-Konzentration > 5,5 mmol/l).
  - Längere Immobilisation (Aufenthalt auf der Intensivstation > 2 Tage!).
  - Verbrennungen, Polytrauma.

  Achtung: Bei der Akutversorgung von Verbrennungs-/Polytrauma-Patienten ist die Verwendung von Succinylcholin *nicht* kontraindiziert – in den ersten 24–48 h nach Trauma sind bisher keine hyperkaliämischen Komplikationen bekannt geworden.
  - Länger bestehende Lähmungen, traumatischer Querschnitt.
  - Ausgedehnte Muskelschäden (z. B. Crush-Syndrom, Muskelnekrosen bei Kompartment-Syndrom, Purpura fulminans u. a.).
  - Neuromuskuläre Erkrankungen.
  - Disposition zu maligner Hyperthermie (S. 593).
  - Allergie gegen Succinylcholin.
- **Klinische Anwendung:** Erleichterung der endotrachealen Intubation.
- **Wirkungsverlauf:** Anschlagzeit 45–60 s, Wirkdauer bis zur Vollerholung 10–12 min.
- **Pharmakokinetik:** Spaltung durch die unspezifische Plasma-Cholinesterase in Succinylmonocholine und weiter in Cholin und Bernsteinsäure.
- **Dosierung: 1–1,5 mg/kg KG i. v.**

15.6 Regionalanästhesie – Periduralkatheter

Vorbemerkungen

- Verfahren der Regionalanästhesie kommen in der Intensivmedizin nicht routinemäßig zum Einsatz.
- Im Vordergrund stehen die rückenmarksnahe Analgesie und Anästhesie über einen **Periduralkatheter.**
- Weitere Verfahren:
  - *Interkostalblockade* (z. B. bei Thoraxrauma, Rippenfrakturen).
  - Axilläre Anästhesie des *Plexus brachialis* (bei Schulter-/Arm-Trauma).
  - Blockade des *N. femoralis* (bei Trauma im Bereich der unteren Extremität).
- Bei der Anwendung derartiger Verfahren sind spezielle Kenntnisse erforderlich.

Periduralkatheter

- **Prinzip:** Über eine spezielle, dicklumige Punktionskanüle wird meist im Bereich der Lendenwirbelsäule zwischen L2 und L4 oder thorakal zwischen Th6 und Th10 ein spezieller Katheter perkutan in den Periduralraum eingeführt (Anästhesist!). Über den liegenden Katheter können Analgetika (Opiate) und/oder Lokalanästhetika in den Periduralraum injiziert werden.
  - *Vorteile:* Reduktion der Nachteile und Nebenwirkungen einer systemischen bzw. intravenösen Analgesie.
  - *Nachteile:* Vorwiegend im Bereich der unteren Körperhälfte anwendbar.
- **Wirkort, Ausbreitung:**
  - *Katheterposition:* Katheterspitze möglichst in die Mitte der auszuschaltenden Segmente platzieren → bei Schmerzen in Thorax und/oder Oberbauch thorakalen Periduralkatheter bevorzugen.
  - *Lokalanästhetika:* Anästhesie der den Spinalkanal verlassenden Nervenwurzeln. Die Ausbreitung der Anästhesie hängt von der Menge und Verteilung des Lokalanästhetikums im Periduralraum ab.
  - *Opiate:* Wirkung vorwiegend an spinalen Opiatrezeptoren. Die Ausbreitung im Periduralraum beeinflusst die Ausdehnung der Analgesie. Morphin breitet sich aufgrund seiner Hydrophilie leichter im Periduralraum aus (mit den damit verbundenen Gefahren), während Fentanyl und Sufentanil eher segmental begrenzt bleiben.

  Achtung: Bei Lokalanästhetika und auch bei Opiaten können nach der periduralen Applikation durch Resorption pharmakologisch wirksame Plasmaspiegel auftreten!
- **Indikationen in der Intensivmedizin:** Postoperative bzw. posttraumatische Schmerztherapie und Sympatholyse bei Schmerzen an Rumpf und unterer Extremität. ***Cave:*** Unbemerkte Läsionen von Nerven oder Nervenwurzeln → Anlage bei wachem Patienten anstreben.
- **Erforderliche Anästhesieausbreitung:** Tab. 15.5.

Tab. 15.5 • **Erforderliche Anästhesieausbreitung.**

Operation/Trauma im Bereich	zu blockierende spinale Segmente
Thorax	Th 4–10
Oberbauch	Th 6–12
Unterbauch	Th 8–L 2
Hüfte/Becken	Th 8–L 4
untere Extremität	L 1–S 3

- **Kontraindikationen:**
  - Ablehnung durch den Patienten.
  - Gerinnungsstörungen, therapeutische Antikoagulation.
  - Infektion der Haut über der Punktionsstelle.
  - Erhöhter intrakranieller Druck (S. 524) → Klinik, CCT, Funduskopie.
  - Bakteriämie und Sepsis.
  - Hypovolämie, Schock, schwere kardiovaskuläre Erkrankungen.
  - *Relative KI:* Schwere Wirbelsäulendeformitäten, Wirbelsäulenmetastasen, Z. n. Wirbelsäulen-Op.
- **Substanzen:**
  - *Lokalanästhetika:* Lang wirksame Lokalanästhetika, meist Bupivacain.
  - *Opioide* (S. 178): Morphin, Fentanyl, Sufentanil.
  - *Kombination Lokalanästhetikum + Opioid:* Verminderte Dosis der Einzelkomponenten, dadurch Reduzierung von Nebenwirkungen.
- **Dosierung (bei Monotherapie):**
  - *Bupivacain:*
    - Bolusgabe: **1–1,5 ml 0,25 %ige Lösung pro Segment**; für die Schmerztherapie über einen zwischen L 2 und L 4 eingebrachten und 2–3 cm nach kranial vorgeschobenen Katheter **in der Regel 10–14 ml.**
    - **Maximaldosierungen: Einzeldosis 2 mg/kg KG; Tagesdosis 9 mg/kg KG.**
  - *Morphin, Fentanyl, Sufentanil:* Bolusgabe.
    - **Morphin 2–4 mg.**
    - **Fentanyl 0,05–0,1 mg bzw. 0,5–1,5 µg/kg KG.**
    - **Sufentanil 12,5–25 µg bzw. 0,3–0,7 µg/kg KG.**
- **Dosierung (bei Kombinationstherapie):**
  - **Bupivacain 0,125 % + Fentanyl 2–4 µg/ml; Initialbolus 5–15 ml (thorakal nicht > 10 ml); Infusion 0–15 ml/h.**
  - **Ropivacain 0,2 % + Fentanyl 2–4 µg/ml; Initialbolus 5–15 ml (thorakal nicht > 10 ml); Infusion 0–15 ml/h.**
- **Wirkdauer:**
  - Bupivacain: Nach Bolusgabe etwa 3–6 h.
  - Morphin: Nach Bolusgabe etwa 12 h.
  - Fentanyl: Nach Bolusgabe etwa 2–4 h.
  - Sufentanil: Nach Bolusgabe etwa 2–6 h.
- **Komplikationen:**
  - *Frühkomplikationen:*
    - Duraperforation mit nachfolgendem Kopfschmerz.
    - Subarachnoidale Injektion, ggf. mit nachfolgender totaler Spinalanästhesie (Atemstillstand, Kreislaufkollaps bis zum Herz-Kreislauf-Stillstand).
    - Punktion eines periduralen Gefäßes mit nachfolgender Blutung.
    - Überdosierung oder intravasale Injektion von Lokalanästhetika: Zerebrale Krampfanfälle, Herzrhythmusstörungen, Herzstillstand.
    - Punktion/Verletzung des Rückenmarks.
    - Ausgeprägter Blutdruckabfall durch Sympatholyse, v. a. bei vorbestehender Hypovolämie.
    - Nach Injektion von Opiaten: Atemdepression, frühe Atemdepression nach 2–3 h, aber auch späte Atemdepression nach 10–18 h möglich), Urinretention, Pruritus; s. auch im Kapitel Analgesie (S. 178).
  - *Spätkomplikationen:*
    - Kopfschmerzen nach Durapunktion.
    - Nervenwurzelläsionen.
    - Infektion, z. B. epiduraler Abszess, Arachnoiditis, Myelitis mit nachfolgenden neurologischen Symptomen.
    - Sekundäre Katheterdislokation; bei Dislokation in den Spinalraum Gefahr der subarachnoidalen Injektion/Infusion (s. o.).

! *Bei entsprechender Symptomatik immer an folgende Spätkomplikationen denken!*

- ***Epidurales Hämatom*** (*Cave:* Gerinnungsstörungen bei Intensivpatienten)! Notfall mit Notwendigkeit zur sofortigen operativen Ausräumung. *Klinik:* Starke Rückenschmerzen, akut aufgetretene Paresen, Blasen- und Darmstörungen. *Diagnostik:* CT zur Diagnosesicherung.
- ***A.-spinalis-anterior-Syndrom:*** *Klinik:* Querschnittslähmung, dissoziierte Sensibilitätsstörung, Blasenstörung; *Diagnostik:* MRT, LP, Angiografie.

- **Überwachung:** Wegen möglicher Nebenwirkungen muss der Patient *nach jeder Injektion* (und während der Dauerinfusion) über einen Periduralkatheter engmaschig überwacht werden: Bewusstseinslage; Atemtiefe und -frequenz, Hautfarbe (Zyanose?); Herzfrequenz, Blutdruck; Höhe der sensorischen Anästhesieausbreitung (Dermatom) durch Nadelstich-Test (Prick-Test), Abb. 1.3; Ausmaß der motorischen Blockade.
- **Liegedauer des Periduralkatheters:** Im Regelfall einige Tage.

16 Beatmungstherapie

J. Rathgeber

16.1 Grundlagen und Indikation

Ziele und Definitionen

- **Ziele**:
  - Pulmonale Ventilation sichern und optimieren.
  - Pulmonalen Gasaustausch aufrechterhalten.
  - Komplikationen vermeiden (beatmungsbedingte Schädigungen, nosokomiale Infektionen).
- **Spontanatmung:** Atemgaseinstrom in die Lunge infolge Kontraktion der Atemmuskulatur und Sog in den großen Luftwegen. Passive Exspiration aufgrund der Elastizität von Lunge und Thorax (Abb. 16.1).
- **Maschinelle Beatmung**:
  - *Inspiration:* Aktives Einbringen der Atemgase in die Lunge mit Überdruck, dadurch Umkehr der intrathorakalen Druckverhältnisse.
  - *Exspiration:* Passives Entweichen der Luft wie bei Spontanatmung (Abb. 16.2).
- **Beatmungsmuster:** Zeitliche Veränderungen von Druck, Flow und Volumen innerhalb des Beatmungszyklus (Inspirations- und Exspirationsphase).

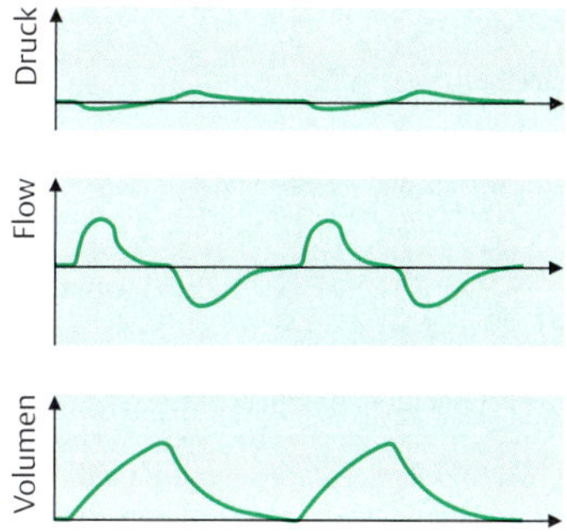

Abb. 16.1 • Druck-Flow-Volumendiagramme bei Spontanatmung (SV). In der Exspirationsphase ist die Strömungsrichtung umgekehrt und wird deshalb als „negativer" Flow dargestellt. Druck = Atemwegsdruck; Flow = In- und Exspirationsflow; Volumen = Tidalvolumen.

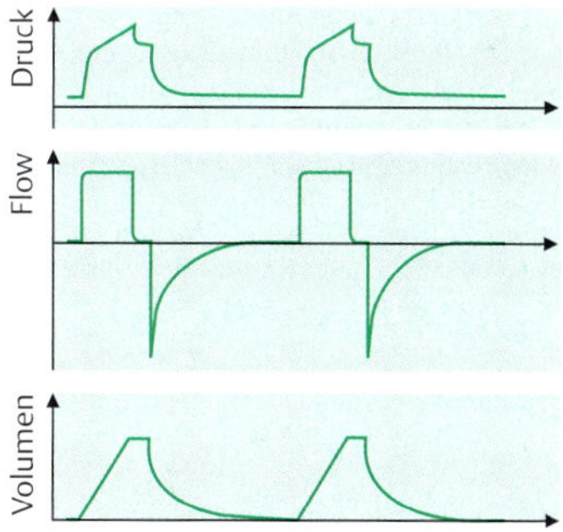

Abb. 16.2 • Druck-Flow-Volumendiagramme bei volumenkontrollierter maschineller Beatmung mit konstantem Flow (VC-CMV). Druck = Atemwegsdruck; Flow = In- und Exspirationsflow; Volumen = Tidalvolumen.

- **Beatmungsform:** Definiert die Wechselbeziehung zwischen Patient und Beatmungsgerät. Sie bestimmt, nach welchen Kriterien die einzelnen Beatmungszyklen ausgelöst werden, ihre zeitliche Abfolge sowie die Anteile von Respirator und Patient an der Gesamtventilation.

Hinweis: Häufig wird zwischen kontrollierter Beatmung und unterstützender Spontanatmung unterschieden. Die Übergänge zwischen diesen beiden Formen sind jedoch fließend, insbesondere bei modernen Beatmungsformen wie PSV (S. 204), BIPAP (S. 206) u. a.

- **Normoventilation:** Ausreichende CO_2-Elimination → Normokapnie.
- **Hypoventilation:** Unzureichende CO_2-Elimination → Hyperkapnie und mangelnde O_2-Aufnahme → Hypoxämie bei Raumluftatmung.
- **Hyperventilation:** Übersteigerte CO_2-Elimination → Hypokapnie.
- **Eupnoe:** Normale Atmung in Ruhe mit Atemfrequenzen von ca. 14/min.
- **Tachypnoe:** Erhöhte Atemfrequenz.

Achtung: Hyperventilation und Tachypnoe nicht gleichsetzen! Ein tachypnoischer Patient kann normo-, hyper- oder hypoventiliert sein.

- **Bradypnoe:** Erniedrigte Atemfrequenz. Sie ist *nicht zwangsläufig* mit Hypoventilation verknüpft, ein bradypnoischer Patient kann hypo- oder normoventiliert sein. Beispiel: Ein tief komatöser Patient mit erniedrigtem metabolischem Grundumsatz und geringer CO_2-Produktion hat nur einen geringen Ventilationsbedarf, d. h. *Normoventilation* kann unter Umständen bereits durch wenige tiefe Atemzüge sichergestellt werden.

Achtung: Bradypnoe nicht mit *Schnappatmung* verwechseln. Die zumeist präfinal beobachteten krampfartigen Atemexkursionen sind immer insuffizient und gehen dem Atemstillstand unmittelbar voraus → absolute Intubationsindikation!

- **Dyspnoe:** Erschwerte Atmung, verbunden mit dem Gefühl der Atemnot.

Beatmungsindikationen

- **Klinische Zeichen der zunehmenden respiratorischen Insuffizienz:**
  - Ausgeprägte Dyspnoe.
  - Diskoordination der Atembewegungen mit abdominellen Einziehungen während der Inspiration.
  - Alternierende Atmung (thorakale und abdominelle Atembewegungen wechseln sich ab).
  - Zunehmende Zyanose infolge Hypoxämie.
  - Zunehmende Hyperkapnie, respiratorische Azidose.
  - Zunehmende Bewusstseinsstörungen.

  Hinweis: Grenzwerte, mit denen die ventilatorische, atemmechanische und gasaustauschende Kapazität des Patienten bzw. seiner Lunge abgeschätzt werden kann, können mitunter hilfreich sein; Tab. 16.1.

Achtung: Der richtige Zeitpunkt zur Intubation und Beatmung kann im Einzelfall schwierig zu bestimmen sein, da er wesentlich von Anamnese, klinischem Zustand, Vorerkrankungen und Prognose abhängt (z. B. vergleichsweise spät bei chronisch obstruktiver Lungenerkrankung [COPD] + chronischer Hyperkapnie [erst bei vergleichsweise hohen p_aCO_2-Werten], sehr viel früher dagegen bei Schädel-Hirn-Trauma wegen drohenden Hirndruckanstiegs).

Tab. 16.1 • **Beatmungsindikationen.**

Parameter	Normalwerte	Beatmungsindikation
Atemmechanik		
Atemfrequenz (1/min)	12–20	> 35
Vitalkapazität (ml/kg KG)	65–75	< 10
inspiratorischer Sog (mbar)	75–100	< 25
Oxygenierung		
p_aO_2 (mmHg)	70–100 (bei Raumluftatmung)	< 70 (bei O_2-Maske)
$p(AaDO_2)$ (mmHg)	25–65	> 450 [1]
Ventilation		
p_aCO_2 (mmHg)	35–45	> 55 [2]
V_D/V_T [3]	0,25–0,4	> 0,6

[1] *alveolo-arterielle Sauerstoffpartialdruckdifferenz, gemessen nach 10 min Atmung von 100 % Sauerstoff, Berechnung: Tab. 44.2 im Anhang (S. 776).*
[2] *Gilt nicht für Patienten mit chronischer Hyperkapnie, z. B. bei chronisch obstruktiver Lungenerkrankung (s. u.).*
[3] *Totraumquotient (Verhältnis von Totraum zu Atemzugvolumen).*

Atemgaskonditionierung

- **Ziel:** Klimatisierung der Atemgase zum Schutz der Schleimhäute vor Austrocknung und zum Schutz vor Störungen der mukoziliären Clearance.
- **Systeme:**
  - *Aktive Befeuchtung:*
    - Indikationen: Erhöhte Sekretproduktion, Lungenblutung, Lungenödem (→ Risiko der Verlegung des HME) und Atemgasverluste (z. B. durch Leckagen im System, bronchopulmonale Fisteln).
    - Beatmung mit erwärmtem (34–37 °C) und angefeuchtetem Atemgas (*Cave:* Temperaturen > 37 °C können zu Hitzeschäden in der Trachea führen). Wechsel und hygienische Aufbereitung von Befeuchter und Schlauchsystem alle 48 h. Wasser aus den Schläuchen sollte nicht in den Tubus gelangen (Keimreservoir!). „Trockenfahren" des Systems vermeiden.

    Achtung: Die Erwärmung unterkühlter Patienten durch aktive Befeuchtungssysteme ist *nicht* möglich!
  - *Heat and Moisture Exchanger (HME):*
    - Indikation: Jeder beatmete Patient.
    - Der Ausatemluft des Patienten wird Wärme und Feuchtigkeit entzogen und mit der folgenden Inspiration wieder zugeführt. Die maximale Leistungsfähigkeit des HME ist nach wenigen Atemzügen erreicht. *Leistungsfähige* HME sind eine gleichwertige Alternative zu aktiven Befeuchtungssystemen. HME täglich, Schlauchsystem wöchentlich wechseln.

    Achtung: Installation des HME direkt auf dem Tubus! Verzicht auf eine „Gänsegurgel" (zusätzlicher Totraum!).

16.2 Kenngrößen

Inspirations-Triggerung

- Inspirationsbemühungen des Patienten lösen am Beatmungsgerät Volumenlieferungen aus. Die Triggerempfindlichkeit ist entweder fest vorgegeben oder kann als Differenzdruck oder Flowäquivalent manuell eingestellt werden. Triggerschwelle immer möglichst niedrig einstellen, um zusätzliche Atemarbeit zu vermeiden:
  - *Drucktrigger:* 0,5–5 mbar.
  - *Flowtrigger:* 1–15 l/min.
- Bei zu niedrigen Triggerschwellen kann es zur „Selbsttriggerung" des Beatmungsgerätes kommen → individuelle Einstellung unter Beobachtung von Patient und Gerät.

Beatmungsdruck

- **Definition:** Der zur Verabreichung der Tidalvolumina erforderliche Druck im Beatmungssystem (meist gemessen im Gerät).
- **Formen:**
  - *Atemwegsspitzendruck*: Überschießende Druckspitze, wenn der Inspirationsflow kurzfristig das in die Lungenperipherie abfließende Volumen übersteigt.
  - *Inspiratorischer Plateaudruck:* Druck in der Pause zwischen Inspiration und Exspiration. Verteilung der Atemgase in die Lungenperipherie bei geblähter Lunge.
  - *Atemwegsmitteldruck:* Mittlerer Beatmungsdruck, gemessen über den gesamten Atemzyklus. Niedriger als der mittlere alveoläre Druck.
  - *Endexspiratorischer Druck*: Atemwegsdruck am Ende der Exspiration.
  - *Hinweis:* Bei definierten Tidalvolumina nimmt der Beatmungsdruck mit abnehmendem Tubusdurchmesser überproportional zu. V. a. bei Verwendung kleiner Beatmungstuben darf der am Respirator angezeigte Beatmungsdruck *nicht* mit dem Druck in den Atemwegen oder den Alveolen gleichgesetzt werden!

! *Cave Volu-/Barotrauma:*
- Hohe Tidalvolumina können ebenso wie hohe Beatmungsdrücke zur Schädigung des Lungenparenchyms beitragen.
- Volu-Barotrauma = Schädigung des Lungenparenchyms, auch initial gesunder Lungenareale, mit Gefahr des akuten Lungenversagens bei hohen Tidalvolumina!
- Inspiratorische Beatmungsdrücke beim Erwachsenen sollten daher dauerhaft 35 mmHg nicht übersteigen!

Atemminutenvolumen (AMV)

- **Definition:** Verabreichtes Atemvolumen/min; Produkt aus Tidalvolumen V_T und Beatmungsfrequenz AF (AMV = $V_T \times$ AF).
- **Richtwerte:** AMV = 100 ml/kg KG/min; V_T = 5–8 ml/kg KG.

Inspirationsflow

- **Definition:** Strömungsgeschwindigkeit der Atemgase während der Inspiration.
- **Einstellung:** Direkt wählbar oder aus der Einstellung der aktiven Inspirationszeit resultierend (s. u.).
- **Richtwert:** 15–60 l/min.
- Je höher der Inspirationsflow, desto steiler der Druckanstieg in den Atemwegen. Je niedriger der Inspirationsflow, desto länger die Zeit zur Abgabe des Tidalvolumens.

PEEP (Positive-End-Expiratory-Pressure)

- **Prinzip:** Am Ende der Exspiration sinkt der Atemwegsdruck nicht auf Null bzw. atmosphärischen Druck ab, sondern bleibt durch Schluss des Exspirationsventils erhöht.
- **Wirkung:**
  - Optimierung der *funktionellen Residualkapazität* (FRC).
  - *Alveoläres Rekruitment*: Verbesserung des Gasaustauschs durch Eröffnung kollabierter Alveolen.
  - Kleine Luftwege bleiben während der Exspiration offen.
  - Abnahme des Rechts-Links-Shunts.
  - Senkung der linksventrikulären Vorlast.
- **Indikationen:** PEEP-Beatmung oder CPAP-Spontanatmung (S. 203): Erkrankungen des Lungenparenchyms mit Störung des Gasaustauschs (z. B. Pneumonie, kardiales/toxisches Lungenödem usw.).
- **Kontraindikationen:**
  - Hirndruck (PEEP nicht > 5 mbar).
  - Nicht drainierter Pneumothorax.
  - Lungenembolie.
- **Probleme:**
  - Erhöhung des intrathorakalen Luftvolumens mit Zunahme der Totraumventilation.
  - Abnahme des HZV durch venöse Rückflussbehinderung (RR-Abfall, Rückgang der Diurese), Vorsicht bei Schock und Hypovolämie.
  - Einschränkung der Lungenperfusion.
  - Gefahr der kardialen Dekompensation bei abrupter Rücknahme hoher PEEP-Niveaus → schrittweise Reduktion des PEEP-Niveaus (PEEP-Weaning).
- **Einstellungen:** *Standard 5 mbar; maximal 15 mbar.* Schrittweise erhöhen, solange sich der Gasaustausch verbessert.

Hinweis: Zyklisches Kollabieren und Wiedereröffnung der Alveolen kann das Lungengewebe schädigen: Atelektrauma. Erhöhtes Risiko bei Patienten mit restriktiven Lungenkrankheiten. Vorbeugung durch Beatmung mit ausreichend hohem PEEP.

Atemzeitverhältnis (I/E-Ratio)

- **Definition:** Verhältnis von Inspirations (TI) zu Exspirationsdauer (TE). (Atemzyklusdauer T = TI + TE; Atemfrequenz AF = 60 ÷ T).
- **Einstellung:** Direkt am Respirator oder resultierend aus den Einstellungen von Tidalvolumen, Beatmungsfrequenz und Inspirationsflow. Bei gesunden Lungen 1:2 bis 1:1.
- **Inverse-Ratio-Ventilation** (IRV):
  - *Definition:* Die Inspirationszeit ist länger als die Exspirationszeit (I/E > 1:1) durch Reduktion des Flows und/oder Verlängerung des endinspiratorischen Plateaus *(Pausenphase)*. Durch verkürzte Exspirationsphase bildet sich ein regional unterschiedlich hoher intrinsic PEEP (s. u.).
  - *Indikation:* Schwere O_2-Austauschstörungen, insbesondere bei restriktiven Störungen. Bessere Oxygenierung durch gleichmäßigere Verteilung und längere Kontaktzeit von O_2 in der Lunge. Bessere Belüftung von Lungenarealen mit erhöhtem Atemwegswiderstand (mehr Zeit zum Öffnen atelektatischer Lungenbezirke).
  - *Probleme:*
    - IRV erhöht den pulmonalen Mitteldruck → ungünstige Auswirkungen der Überdruckbeatmung auf die Lungen (Einschränkung der Perfusion) und andere Organsysteme (z. B. HZV-Abfall durch Abnahme des venösen Rückstroms) verstärkt → invasives Monitoring der kardiopulmonalen Verlaufsparameter!

- Durch die kurze Exspirationszeit kann sich ein „intrinsic PEEP" aufbauen. Bei höhergradigem IRV besteht die Gefahr des „air trapping" = allmähliche (und unbemerkte) Überblähung der Lunge durch sich addierende exspiratorische Restvolumina. Dieses Problem besteht besonders bei volumenkontrollierten Beatmungsformen.
- IRV-Einsatz nur in Ausnahmefällen! Keine routinemäßig I/E-Ratio > 1,5:1 (Gasaustausch dadurch kaum zu verbessern).

▶ **Intrinsic PEEP:**

- *Definition:* Im Gegensatz zum einstellbaren PEEP dynamisches Phänomen, das typischerweise vorwiegend in „langsamen Kompartimenten" (s. o.), also hinter Bereichen mit hohen Atemwegswiderständen wirksam wird.
- *Ursachen:* Exspirationszeit zu kurz (z. B. bei IRV; s. o.) → Atemhubvolumen nicht vollständig ausgeatmet. Hohe exspiratorische Atemwegswiderstände (Tubusobstruktion!), hohe Atemfrequenzen (Tachypnoe). Intrinsic-PEEP meist unabhängig von der PEEP-Einstellung!.
- *Monitoring:* Gesamt-PEEP = intrinsic PEEP + extrinsic PEEP. In der Flowkurve als endexspiratorischer Restflow meist gut zu erkennen (= Exspirationsflow geht nicht auf Null zurück, Abb. 16.3). Messung des intrinsic PEEP durch endexspiratorisches Okklusionsmanöver.

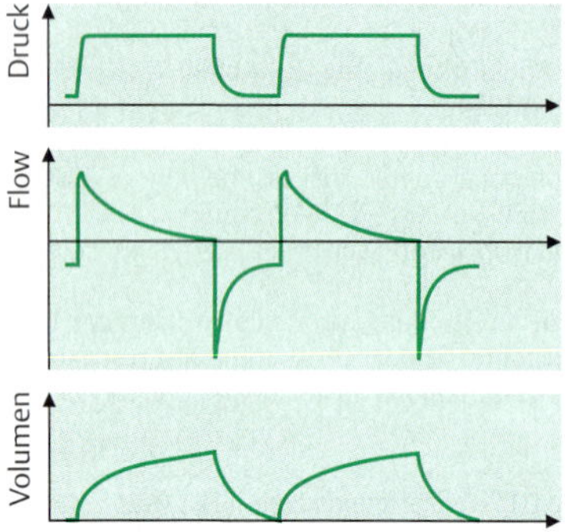

Abb. 16.3 • Intrinsic PEEP. Erkennbar am endexspiratischen Restflow im Flow-Diagramm (hier: druckkontrollierte Inverse Ratio Ventilation). Druck = Atemwegsdruck; Flow = In- und Exspirationsflow; Volumen = Tidalvolumen.

16.3 Kontrollierte Beatmungsformen

Grundlagen

▶ **Definition:** Maschinelle Beatmung ohne wesentliche Einflussmöglichkeiten des Patienten → Continuous Mandatory Ventilation(CMV).

▶ **Synonyme:** IPPV = Intermittent Positive Pressure Ventilation (= CMV ohne PEEP), CPPV = Continuous Positive Pressure Ventilation (= IPPV mit PEEP).

▶ **Formen:** Volumen-, druck-, flow-, zeitgesteuerte Beatmung.

Volumenkontrollierte Beatmung

▶ **Abkürzung:** VC-CMV (Volume Controlled Continuous Mandatory Ventilation).

▶ **Synonym:** Volumenkonstante Beatmung (Tidalvolumina bleiben gleich, Abb. 16.2).

▶ **Prinzip:**

- *Zielparameter, Kontrollvariable:* Tidalvolumen V_T ($AMV = V_T \times AF$).
- Je niedriger die Compliance und je höher die Resistance der beatmeten Lunge, desto größer sind die erforderlichen maschinellen Beatmungsdrücke (S. 198).

▶ **Indikation:** Nur in Ausnahmefällen (schwere Störung der Atemregulation, Muskelrelaxation, Paralyse).

- **Einstellungen:**
  - *Atemminutenvolumen:* Primäre Einstellung nach (idealem) Körpergewicht, ausgehend von einem Ventilationsbedarf von ca. 100 ml/kg KG/min.
  - *Atemzugvolumen: 5–8 ml/kg KG (Idealgewicht!),* s. a. Kap. Lungenprotektive Beatmung (S. 209).
  - *Flow:* 15–40 l/min, als konstanter Flow definierter Höhe. Keine Vorteile für andere Flowmuster (dezelerierend, akzelerierend, sinusförmig).
  - *Druckbegrenzung:* ca. 10 mbar oberhalb des Spitzendrucks eines normalen Beatmungshubs.
  - *Frequenz:* 10–15/min.
  - *PEEP:* > 5 mbar
- **Monitoring:** Beatmungsdruck (S. 198): Wichtiger Parameter bei der Einstellung des Beatmungsmusters sowie bei der Erkennung von Veränderungen der pulmonalen Eigenschaften oder der Atemwegswiderstände. Veränderungen des Beatmungsdrucks: Tab. 16.2.

Tab. 16.2 • **Ursachen von Veränderungen des Beatmungsdrucks.**

Veränderung	Ursache
Anstieg	**extrapulmonal:** • Abknicken des Beatmungsschlauchs • Abknicken des Tubus • Verlegung des Tubus durch Sekret oder Fremdkörper (akut oder langsam) • Cuffhernie **intrapulmonal:** • Abnahme der Compliance (Lungenödem) • Zunahme der Resistance (Bronchospasmus, Sekretretention, Atelektase) • Zunahme der intrathorakalen Drücke (Pneumothorax, Hämatothorax) • unzureichende Sedierung, „Gegenatmen"
Abfall	Diskonnektion Leckage im System unzureichende Cuff-Blockung Gerätedefekt

- **Sonderformen:**
  - *Volumenkontrollierte, drucklimitierte Beatmung* (Pressure Limited Ventilation, PLV):
    - Überschreiten des Begrenzungsdrucks führt *nicht* zum Abbruch der Inspirationsphase, sondern zur automatischen Flowreduktion (dezelerierender Flow).
    - Exspiration erst nach vollständiger Applikation des Tidalvolumens → über weite Bereiche volumenkonstante Beatmung trotz Druckbegrenzung, (s. o.), bessere Anpassung des Inspirationsflows an plötzliche Veränderungen der Lungenmechanik.
  - *„Kontrollierte Beatmung mit Seufzer":*
    - Intermittierende Beatmung mit höheren Atemzugvolumina oder Anhebung des PEEP-Niveaus (= Seufzer).
    - Ziel: Wiedereröffnung kollabierter Areale, Optimierung der funktionellen Residualkapazität.

    Achtung: Der Effekt der „Seufzer-Atmung" ist gering, andere Maßnahmen wie z. B. dauerhafte Beatmung mit angepassten PEEP-Niveaus sind wirkungsvoller. **Keine Indikation** für die „Seufzer-Atmung"!

Druckkontrollierte Beatmung

- **Abkürzung: PC-CMV** = Pressure Controlled Continuous Mandatory Ventilation); Biphasic Intermittent Positive Airway Pressure = BIPAP (S. 206).
- **Prinzip:**
  - *Zielparameter, Kontrollvariable:* Atemwegs-(Beatmungs-)Druck (S. 198).
  - Initial hoher Flow nimmt nach Erreichen des vorgewählten inspiratorischen Druckniveaus ab (dezelerierender Flow).
  - Konstanter Druck in den Atemwegen während der Inspiration. (Abb. 16.4).
  - *Volumeninkonstante Beatmung:* Tidalvolumina abhängig von Höhe und Dauer des inspiratorischen Druckniveaus sowie der Lungenatemmechanik.
  - *Zeitgesteuerte* Umschaltung auf Exspiration. Die Zeitsteuerung bezieht sich aber nur auf die Inspirationsphase; Inspirationsbemühungen des Patienten in der Exspirationsphase lösen einen neuerlichen Beatmungszug aus.
  - *Beachte:* Bei sich plötzlich ändernder Compliance oder Resistance ändern sich auch die Tidal-/Minutenvolumina!
- **Indikation:** Beatmungsform der Wahl in der Intensivmedizin. Klassische Indikation bei Patienten mit Lungenleckagen; die Luftverluste werden durch die zur Aufrechterhaltung des Druckplateaus notwendige Nachführung des Inspirationsflows kompensiert.
- **Einstellungen:**
  - *Inspiratorisches Druckniveau:* Resultiert aus den angestrebten Tidal-(Minuten-) Volumina (S. 198).
  - *Ziel-Atemzugvolumen: 5–8 ml/kg KG (Idealgewicht!)*, s. auch *Kap. Lungenprotektive Beatmung* (S. 209).
  - *Frequenz:* 10–15/min.
  - *Atemminutenvolumen:* Primäre Einstellung des AMV nach (idealem) Körpergewicht (Ventilationsbedarf ca. 100 ml/kg KG/min).
  - *Atemzeitverhältnis:* 1:1–1:2.
  - *PEEP:* > 5 mbar.
- **Monitoring:** Atemvolumina (s. o.). Mögliche Ursachen für Abfall der Atemvolumina: Abnahme der Compliance (Lungenödem), Zunahme der Resistance (Sekretretention, Atelektase), Zunahme der intrathorakalen Drücke (Pneumothorax, Hämatothorax), Leckage, unzureichende Sedierung, „Pressen" des Patienten.

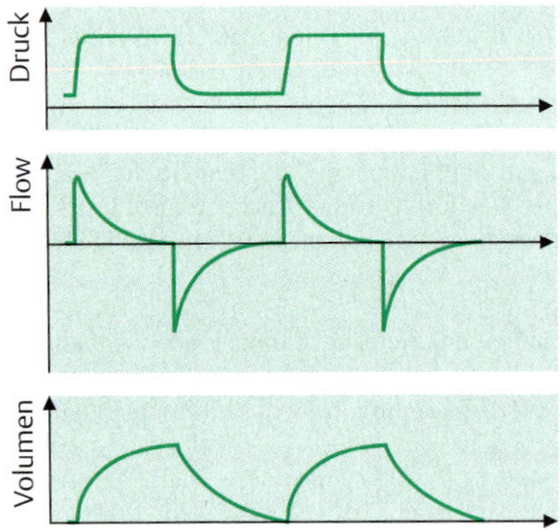

Abb. 16.4 • Druck-Flow-Volumendiagramme bei druckkontrollierter maschineller Beatmung (PC-CMV). Nach Erreichen des gewählten inspiratorischen Druckplateaus dezeleriert der Inspirationsflow. Druck = Atemwegsdruck; Flow = In- und Exspirationsflow; Volumen = Tidalvolumen.

16.4 Maschinell unterstützte Spontanatmungsformen

Vorbemerkungen

- **Gründe für die Erhaltung der Spontanatmung:**
  - Verbesserung des pulmonalen Gasaustauschs durch „physiologischere" Verteilung von Ventilation und Perfusion.
  - Geringere Invasivität der Beatmung.
  - Abnahme des intrathorakalen Drucks, geringere Beeinträchtigung von alveolärer Perfusion und Hämodynamik, Verbesserung des O_2-Transports.
  - *Hinweis:* Effektive Spontanatmung ist mit herkömmlichen druck- oder volumenkontrollierten Beatmungsverfahren nicht möglich. APRV und BIPAP (S. 206) erlauben dagegen ungehinderte Spontanatmung zu jedem Zeitpunkt innerhalb des maschinellen Beatmungszyklus, so dass eine tiefe Analgosedierung meist nicht erforderlich ist.

CPAP (Continuous Positive Airway Pressure)

- **Prinzip:** „Spontanatmung mit PEEP" = Inspiration und Exspiration gegen einen voreingestellten PEEP (Abb. 16.1); Masken-CPAP (S. 210).
- **Übliche PEEP-/CPAP-Werte:** 5–10 mbar.
- **Indikation:** Eröffnung und Offenhalten verschlossener Alveolarbezirke. Weaning, Atemtraining; Schlafapnoesyndrom (Masken-CPAP).
- *Achtung:* Die Atemarbeit ist beim intubierten Patienten durch den Tubenwiderstand erhöht, daher keine Spontanatmung ohne additive Atemhilfe! (s. u.).

Intermittierende mandatorische Beatmung (Intermittent Mandatory Ventilation, IMV)

- **Prinzip:**
  - Mischform aus Spontanatmung und volumen- oder druckkontrollierter Beatmung bei Patienten, deren Eigenventilation nicht ausreicht (Abb. 16.5).
  - Fließende Übergänge zwischen voll kontrollierter Beatmung und partieller ventilatorischer Unterstützung mit Spontanatmung.
  - Frequenz, Hubvolumen und Beatmungsmuster einstellbar.
  - Spontanatmung zwischen den maschinellen Beatmungszügen ist möglich.
- **Varianten:**
  - Volumenkontrollierte IMV (VC-IMV = Volume Controlled IMV).
  - Druckkontrollierte IMV (PC-IMV = Pressure Controlled IMV).

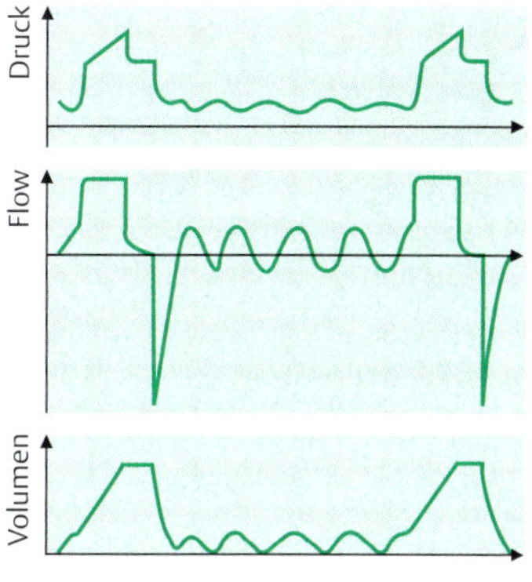

Abb. 16.5 • Druck-Flow-Volumendiagramme bei S-IMV. Die intermittierenden maschinellen Beatmungshübe werden volumenkontrolliert mit Konstantflow appliziert. Druck = Atemwegsdruck; Flow = In- und Exspirationsflow; Volumen = Tidalvolumen.

- **Voraussetzung:** Intermittierende Spontanatmung erfordert ausreichend Zeit zwischen den maschinellen Beatmungshüben.
- **Indikationen:** Früher Standard, heute meist ersetzt durch BIPAP und/oder PSV.

Hinweis:

- Hohe IMV-Frequenzen (> 8/min) und maschinelle Beatmungshübe mit langer Inspirationszeit (niedriger Flow oder lange Plateauphase) verhindern additive Spontanatmung.
- IMV erfordert die ständige Anpassung der maschinellen Parameter an die aktuellen ventilatorischen Bedürfnisse des Patienten.

- **S-IMV (Synchronized Intermittent Mandatory Ventilation):** Die maschinellen Beatmungszüge werden innerhalb eines Erwartungszeitfensters patientengetriggert (Flow- oder Drucktrigger) und damit synchron zur Spontanatmung abgegeben. Registriert der Respirator innerhalb dieses Zeitfensters keine Spontanatmung, wird der Beatmungshub unsynchronisiert verabreicht.

Druckunterstützte Spontanatmung (Pressure Support Ventilation, PSV)

- **Synonyme:** **IFA** = Inspiratory Flow Assistance; **IHS** = Inspiratory Help System; **ASB** = Assisted Spontaneous Breathing; **IPS** = Inspiratory Pressure Support; **IA** = Inspiratory Assist; **PS** = Pressure Support.
- **Definition:**
  - Flow-(druck-)gesteuerte maschinelle Unterstützung jedes einzelnen Atemzugs.
  - Übergänge zwischen Spontanatmung und maschineller Beatmung fließend (Abb. 16.6).
- **Prinzip:** Jede Inspirationsbemühung löst einen dezelerierenden Flow aus, der umso höher ist, je größer der Hilfsdruck eingestellt wurde. Das resultierende Tidalvolumen hängt ab von der Höhe des eingestellten Differenzdrucks, der Compliance und Resistance der beatmeten Lunge und der Intensität und Dauer der Inspirationsbemühung des Patienten. Die Exspiration wird eingeleitet:
  - *Flowgesteuert:*
    - *a)* Der Flow ist auf einen vorgegebenen Prozentsatz des inspiratorischen Spitzenflows (z. B. 25 %) abgesunken.
    - *b)* Ein definierter absoluter Flow (meist zwischen 2 und 6 l/min) wird unterschritten.
  - *Druckgesteuert:* Exspirationsbemühungen des Patienten werden als Druckanstieg (z. B. 1–3 mbar oberhalb des eingestellten inspiratorischen Unterstützungsdrucks) erkannt.
  - *Zeitgesteuert:* Nach Ablauf einer bestimmten Zeit, z. B. 5 s.
- **Vorteil:** Patient bestimmt Beginn, Verlauf und Volumen des maschinell unterstützten Atemzuges.
- **Nachteile:** Schnelle Druckanstiege bewirken nicht nur den erwünschten hohen Initialflow, sondern führen – v. a. bei restriktiven Lungenfunktionsstörungen – auch zu vorzeitigem Abbruch der Inspirationsphase, da das Umschaltkriterium (< 25 % des Spitzenflows) zu früh erreicht wird. Bei manchen Beatmungsgeräten lässt sich die Steilheit des inspiratorischen Druckanstiegs variieren (inspiratorische Rampe; Abb. 16.6).

Beachte: Wird die Druckanstiegsgeschwindigkeit zu niedrig eingestellt (z. B. 2 s), resultieren Luftnot und Exspirationsbemühungen des Patienten *vor* Ende der Inspirationsphase → die Akzeptanz sinkt, die Atemarbeit steigt.

- **Einstellungen:** Üblicherweise 3–25 mbar (individuell anpassen).
- **Indikationen:** Ventilatorische Unterstützung von Patienten mit erhaltener Spontanatmung. 3–10 mbar kompensieren teilweise die erhöhte inspiratorische Resistance durch Tubuswiderstand und Demand-Flow-System. Grundlage automatisierter Weaning-Prozeduren moderner Respiratoren (Dräger Evita XL).

Achtung: Hohe Druckunterstützung entspricht de facto maschineller Beatmung!

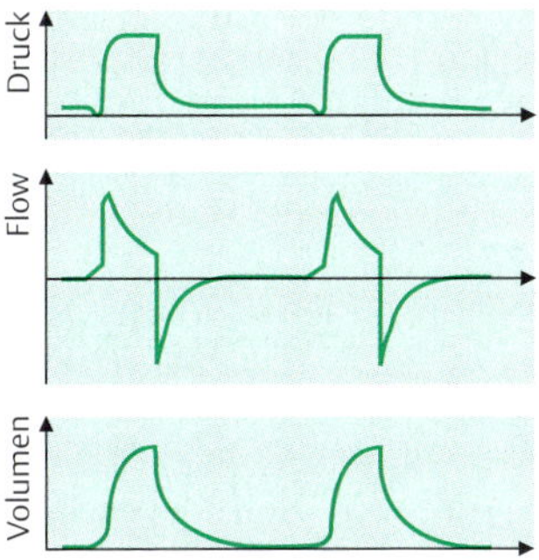

Abb. 16.6 • Druck-Flow-Volumendiagramme bei druckunterstützter Spontanatmung (PSV). Links mit maximalem Initialflow, der nach Erreichen des Druckniveaus dezeleriert, rechts mit inspiratorischer Rampe. Druck = Atemwegsdruck; Flow = In- und Exspirationsflow; Volumen = Tidalvolumen.

Automatische Tubuskompensation (ATC)

- **Prinzip:** Kompensation zusätzlicher tubusbedingter Atemarbeit durch Anpassung der inspiratorischen Druckunterstützung an die Geometrie des Tubus (Länge und Innendurchmesser) und damit an seinen Widerstand bei wechselndem Inspirationsflow.
- **Indikation:** Alle Spontanatmungsformen, CPAP-Atmung, weaning. Vorteilhafter als die herkömmliche Einstellung einer fixen niedrigen inspiratorischen Druckunterstützung (s. o.).

Proportional Assist Ventilation (PAV)

- **Synonym: PPS** = Proportional Pressure Support.
- **Prinzip:**
  - Unterstützungsdruck orientiert sich an den Inspirationsbemühungen des Patienten.
  - Die effektive maschinelle Druckunterstützung ändert sich dabei von Atemzug zu Atemzug proportional zur aufgebrachten inspiratorischen Arbeit des Patienten → eine starke Atemanstrengung wird mehr unterstützt als eine geringe.
  - Kombiniert werden 2 Arten der Druckunterstützung:
    - Volumenproportionale Druckunterstützung (Volume-Assist): Kompensiert die elastischen Widerstände C.
    - Flowproportionale Druckunterstützung (Flow-Assist): Kompensiert die Atemwegswiderstände R.
  - Die absolute Höhe der Unterstützung ist abhängig von der Einstellung dieser Parameter.
  - Steuergrößen: Compliance C und Resistance R der Lunge.
- **Vorteile:**
  - Grad der Unterstützung unterliegt der Kontrolle des Atemantriebs.
  - Atemmuskulatur wird physiologisch unterstützt.
  - Bessere Anpassung an die ventilatorischen Bedürfnisse bei gleichzeitiger Reduktion der Atemarbeit (Abb. 16.7).
  - Bessere Kompensation von Veränderungen der Compliance C und Resistance R.
- **Nachteil:**
  - Kenntnis von Resistance und Compliance erforderlich.
  - Bei fehlerhafter Einstellung Über- oder Unterkompensation.

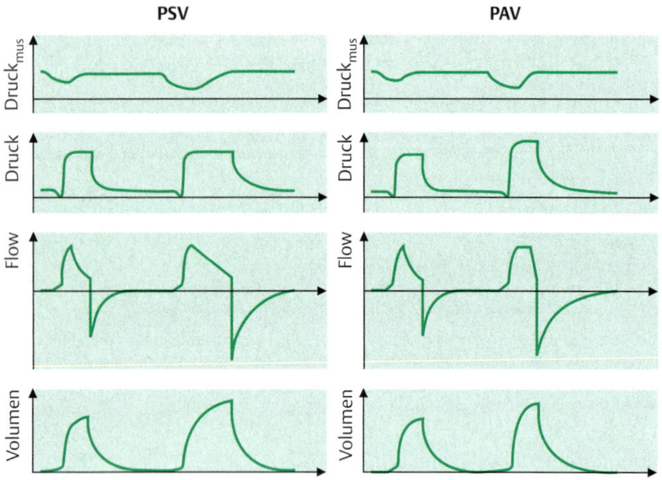

Abb. 16.7 • Vergleich der Druck-Flow-Volumendiagramme zwischen druckunterstützter Spontanatmung (PSV) (links) und Proportional Assist Ventilation (PAV) (rechts). Gleichbleibende Druckunterstützung bei PSV unabhängig von den Inspirationsbemühungen (Druck$_{mus}$) des Patienten, bei PAV dagegen generieren größere Inspirationsbemühungen auch höhere Druckunterstützungen (rechts). Druck$_{mus}$ = durch die Muskelkraft des Patienten erzeugter Druck; Druck = Atemwegsdruck; Flow = In- und Exspirationsflow; Volumen = Tidalvolumen.

- **Einstellungen:** Triggerschwelle einstellen (meist zwischen 2 und 5 mbar).
  - Flow-Assist und Volume-Assist auf 7 einstellen und an die Entwicklung der Beatmungssituation anpassen.
  - Wenn möglich, Compliance und Resistance bestimmen (unter volumenkontrollierter Beatmung, Spontanatmungsaktivitäten unterbinden).
  - Steht die Einschränkung der Compliance im Vordergrund, Volume-Assist anpassen, ggf. erhöhen.
  - Bei erhöhten Atemwegswiderständen, Flow-Assist anpassen, ggf. erhöhen.
  - Volumen- und Druckgrenzen adäquat einstellen, um Überkompensation („Runaway“) auszuschließen.
  - Bei „Runaway“ Volumen-Assist solange reduzieren, bis das Phänomen verschwindet. Eine Überkompensation der Resistance äußert sich in der Regel durch Autotriggerung.
  - Ein deutlich überhöhter Flow-Assist kann ebenfalls zu Runaway-Phänomen führen: Reduktion des Flow-Assist.
- **Indikationen:** Bisher kaum klinische Erfahrungen. Vorteile bei restriktiven Lungenerkrankungen und bei Insuffizienz der Atempumpe.

Airway Pressure Release Ventilation (APRV), Biphasic Intermittent Positive Airway Pressure (BIPAP)

- **Synonyme:** BiLevel Pressure Controlled Ventilation.
- **Prinzip:**
  - Maschinelle Beatmungsformen mit der Möglichkeit zur ungehinderten Spontanatmung während des gesamten Atemzyklus.
  - Die Übergänge zwischen Teilsubstitution und vollständiger Substitution der Ventilation (und damit der Anteil an der Gesamt-Atemarbeit) sind fließend.

- **APRV:**
  - Spontanatmung mit hohem PEEP (20–30 mbar) mit regelmäßiger *kurzzeitiger* Entlastung des Niveaus („Pressure Release").
  - Wechsel der PEEP-Niveaus bewirken Volumenverschiebungen, die im weitesten Sinne als maschinelle Beatmungshübe bezeichnet werden können (Abb. 16.8).

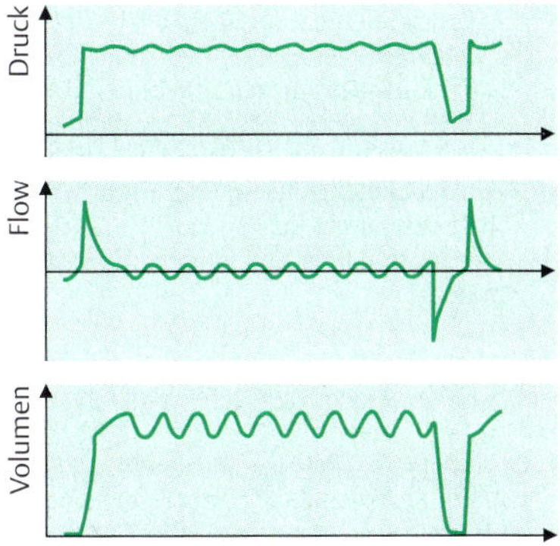

Abb. 16.8 • Druck-Flow-Volumendiagramme bei APRV. Spontanatmung auf hohem PEEP-Niveau mit kurzzeitiger Pressure Release. Druck = Atemwegsdruck; Flow = In- und Exspirationsflow; Volumen = Tidalvolumen.

- **BIPAP:**
  - In der klinischen Praxis übliche Variante von APRV.
  - Druckkontrollierte Beatmung, die dem Patienten – im Gegensatz zur konventionellen PC-CMV-Beatmung (S. 202) – ungehinderte Spontanatmung auf *beiden* Druckniveaus erlaubt (Abb. 16.9):
  - Je größer die Differenz zwischen oberem und unterem Druckniveau und je kürzer die Phasenzeiten, desto größer der maschinelle Ventilationsanteil.
  - *Keine Spontanatmung des Patienten* → BIPAP entspricht der zeitgesteuerten, druckkontrollierten Beatmung = PC-CMV (S. 202).
  - *Freie Spontanatmung auf beiden Druckniveaus* → aus „Gegenatmen" wird „Mitatmen" – zusätzlicher Ventilationsbedarf, z. B. durch Wachheit, Stress, Schmerz usw. kann gedeckt werden.
- **Einstellungen:** Kriterien wie bei druckkontrollierter Beatmung PC-CMV (S. 202).
- **Indikationen:** Alle Formen der respiratorischen Insuffizienz bis hin zum *Akuten Lungenversagen (ARDS).*

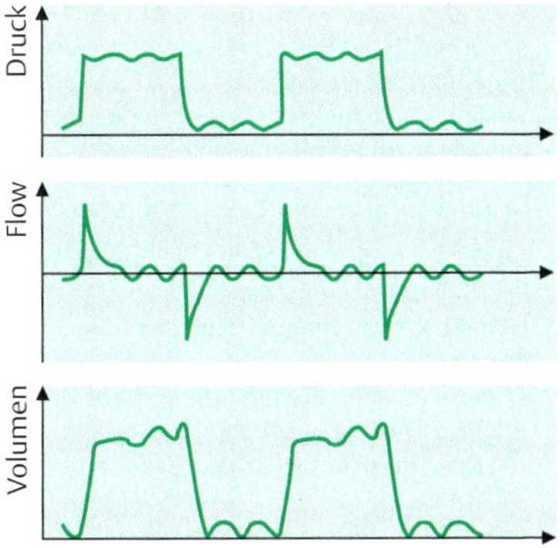

Abb. 16.9 • Druck-Flow-Volumendiagramme bei BIPAP. Druckkontrollierte Beatmung mit überlagerter Spontanatmung. Druck = Atemwegsdruck; Flow = In- und Exspirationsflow; Volumen = Tidalvolumen.

- *Strategie bei Oxygenierungsstörungen:* Erhöhung von FRC + alveoläres Rekruitment durch Erhöhung des pulmonalen Mitteldrucks:
  - Durch gleichgerichtete Veränderung der unteren und oberen Druckniveaus und/oder
  - Verlängerung der oberen Druckniveaus (= IRV-BIPAP).
- *Strategie bei Hyperkapnie:*
  - Druckdifferenz zwischen den beiden Druckniveaus durch Erhöhung der oberen *und/oder*
  - Senkung der unteren Drücke vergrößern *und/oder*
  - Niveauzeiten verkürzen (Zunahme der Beatmungsfrequenz).

Hinweis: APRV und BIPAP verbessern den Gasaustausch und senken die Invasivität der maschinellen Beatmung. Einsatz von BIPAP und APRV daher so früh wie möglich! Voraussetzung ist jedoch eine angepasste Analgosedierung, die dem Patienten ungehinderte Spontanatmung innerhalb des maschinellen Beatmungszyklus erlaubt.

16.5 Rückkoppelnde Systeme: AutoModes

▶ **Definition:** AutoModes sind keine eigenständigen Beatmungsformen. Es handelt sich um rückkoppelnde Systeme, die die Beatmung durch selbstständige Anpassung bestimmter Parameter erleichtern.

Mandatorische Mindest-Ventilation (Mandatory Minute Ventilation, MMV)

▶ **Synonyme: MMV** = minimal Minute Volume; **AMV** = Augmented Minute; **EMMV** = Extended Mandatory Minute Volume.

▶ **Prinzip:** Maschinelle Beatmungszüge nur dann, wenn vorgewähltes Mindest-Atemminutenvolumen durch Spontanatmung nicht erreicht wird.

▶ **Vorteil:** Bei ausreichender Spontanatmung unterbleiben maschinelle Beatmungshübe.

▶ **Nachteile:** Fokussierung auf das Minutenvolumen, unzureichende Berücksichtigung von Tidalvolumen und Atemfrequenz.

▶ **Indikationen:** Ventilatorische Unterstützung bei erhaltener Spontanatmung. Geringe klinische Bedeutung im Vergleich zu anderen rückkoppelnden Verfahren wie Volume Support (s. u.), BiLevel VG (s. u.) usw.

Volume Support (VS)

▶ **Prinzip:** Garantierte Applikation eines voreingestellten *Mindest-Atemzugvolumens.* Wird das Atemzugvolumen vom Patienten nicht spontan erbracht, erhöht das Gerät stufenweise die inspiratorische Druckunterstützung (S. 204), bis das Mindest-Atemzugvolumen erreicht ist.

▶ **Vorteil:** Keine tachypnoische „Hechelatmung" kleiner Atemzugvolumina.

▶ **Indikationen:** Ventilatorische Unterstützung bei intaktem Atemantrieb, Weaning.

BiLevel-VG, BiLevel Pressure Controlled Ventilation-Volume Guarantee

▶ **Synonyme: PRVC**, Pressure Regulated Volume Controlled Ventilation (Druckregulierte volumenkonstante Beatmung), **AutoFlow** (automatische Flowanpassung), **APV**, Adaptive Pressure Ventilation.

▶ **Prinzip:**
- *Zielparameter:* Tidalvolumen, nicht Druck.
- Keine starre Einstellung eines oberen und unteren Druckniveaus, sondern Vorgabe eines individuellen Ziel-Atemhubvolumens (nach den Erfordernissen der Patientenlunge).
- Atemhubabhängige Nachführung des oberen Druckniveaus.

- Mandatorische Atemhübe synchron zur Spontanatmung, somit bestimmt die ventilatorische Kapazität des Patienten die Höhe der mandatorischen Unterstützung.

▶ **Vorteile:**
- Änderungen in der Atemmechanik und/oder der ventilatorischen Kapazität des Patienten werden Atemzug für Atemzug durch automatische Anpassung des oberen Druckniveaus ausgeglichen, sodass das gewählte Zielvolumen annähernd konstant bleibt.
- Die BIPAP-spezifische ungehinderte Spontanatmung bleibt auf beiden Druckniveaus erhalten.

▶ **Indikationen:**
- Lungenprotektive Beatmung durch Vermeidung von zu hohen *und* zu niedrigen Tidalvolumina.
- Risikoarme und sichere Weaning-Hilfe bis zur vollständigen Spontanatmung.

Neuronal Adaptive Ventilatory Assist (NAVA)

▶ **Prinzip:**
- Steuerung des Beatmungsgerätes sowie der Höhe der inspiratorischen Druckunterstützung anhand der elektromyographisch registrierten Zwerchfellaktivität über eine spezielle Magensonde.
- Annähernd verzögerungsfreie Synchronisation zwischen Spontanatmung und Respiratoraktivität.

▶ **Indikationen:** Experimenteller Ansatz zur bedarfsgerechten ventilatorischen Unterstützung und zur besseren Synchronisation zwischen Patient und Beatmungsgerät.

Hinweis: Derzeit wird NAVA nur von einem Hersteller angeboten und ist als zusätzlicher Triggermechanismus nur in Zusammenhang mit PSV verfügbar. Die Platzierung der Sonde bereitet in der Regel keine besonderen Probleme, klinische Untersuchungen haben allerdings gezeigt, dass die Signalerkennung relativ störanfällig ist.

Sonderform: Lungenprotektive Beatmung

▶ **Definition:** Spezielle Beatmungseinstellung zur Verhinderung sekundärer Lungenschäden bei akuter Lungenschädigung.

▶ **Pathophysiologie:**
- Gefahr beatmungsinduzierter Lungenschäden (ventilator induced lung injury).
- Druck-/Volumentraumata, mechanischer Stress durch hohe Tidalvolumina, Scherkräfte zwischen unterschiedlich belüfteten Lungenarealen → Entzündung mit Zytokinfreisetzung, alveoläre Hämorrhagie.

▶ **Empfehlung:**

▶ Bei akuter Lungenschädigung druckkontrollierte Beatmung (P_{max} < 30–35 mbar) mit hohem PEEP (> 10 mbar) und Atemzugvolumina von 5–6 ml/kg KG (Idealgewicht!).

▶ Niedrige Atemzugvolumina erfordern zur Aufrechterhaltung der Normokapnie meist eine Erhöhung der AF (auf 15–25/min).

▶ **Cave:** Oft keine zusätzliche CO_2-Elimination durch weitere Steigerung der Atemfrequenz möglich (Gefahr des air trappings) → permissive Hyperkapnie (s. u.) muss gelegentlich in Kauf genommen werden.

Permissive Hyperkapnie

▶ **Definition:** Beatmungssituation, bei der ein Ansteigen des p_aCO_2 toleriert wird. Eine Normoventilation kann oft nur durch ständige Erhöhung der Atemminutenvolumina erreicht werden, was zu einer weiteren Progredienz der Druck-[Volumen-]schädigungen im verbliebenen intakten Parenchym führt!

▶ **Ziel**: Begrenzung der Beatmungsdrücke bzw. -volumina beim ARDS.

▶ **Durchführung:**
- *Keine Normoventilation um jeden Preis:* **Druck-/Volumenbegrenzung vor CO_2-Elimination** zur Vermeidung irreversibler Lungenschädigungen (S. 198)!
- Erniedrigung der Tidalvolumina (bis 5 ml/kg KG) unter Inkaufnahme steigender p_aCO_2-Werte (es gibt keinen pCO_2-Grenzwert; zum Ausgleich Atemfrequenz erhöhen [bis ca. 25/min]).
- Trotz CO_2-Retention meist kein kritischer Abfall des pH-Werts unter 7,3 (bei intakter Nierenfunktion ausreichende metabolische Kompensation).
- **Hinweis:** Trotz teilweise guter klinischer Erfolge Anwendung der permissiven Hyperkapnie nur in Ausnahmefällen unter Beachtung der Kontraindikationen: z. B. erhöhter Hirndruck, KHK, schwere Herzinsuffizienz, zerebrales Krampfleiden!

16.6 Nicht Invasive Beatmung (NIV)

▶ **Definition:** Assistierende oder kontrollierte Beatmung ohne Tubus durch Verwendung von Beatmungsmasken und -helmen.

Masken-CPAP

▶ **Prinzip:**
- Spontanatmung am Respirator mit PEEP via Gesichts- oder Nasenmaske.
- Alternativ continuous-flow-Geräte ohne ventilatorisches Monitoring.

▶ **Indikationen:**
- Isolierte O_2-Austauschstörungen.
- Eröffnung von Atelektasen.
- Verbesserung der FRC.
- Stabilisierung der Lungenfunktion nach Extubation.

Beachte: Alveoläres Rekruitment erfordert Zeit: Werden CPAP-Intervalle von mindestens 30 min/h vom Patienten nicht toleriert oder kommt es zur progredienten CO_2-Retention als Zeichen der ventilatorischen Erschöpfung, sollte eine unterstützende nicht-invasive Beatmung mit PEEP via Maske oder Helm (s. u.) oder alternativ Intubation und Beatmung erwogen werden.

Masken-/Helmbeatmung

▶ **Prinzip:**
- Entlastung und Erholung der Atemmuskulatur durch maschinelle Atmungsunterstützung.
- Meist *druckunterstützte Beatmung* (s. o.).

▶ **Indikationen:**
- Globale respiratorische Insuffizienz, chronisch-ventilatorische Insuffizienz (z. B. COPD, neuromuskuläre Erkrankungen).
- Intermittierende stundenweise Beatmung, nächtliche Beatmung, Heimbeatmung.

▶ **Durchführung:**
- Gerätevorgaben beachten.
- Verwendung spezieller NIV-Respiratoren oder Intensivrespiratoren mit NIV-Mode.
- Messung und Anzeige der aktuellen Leckagerate.
- Beatmungsmasken vor allem bei ventilatorischer Insuffizienz, Helm als Alternative bei akutem hypoxämischem Lungenversagen (schwere Pneumonie, Lungenödem, Aspiration).

▶ **Beatmung via Maske:**
- *Voraussetzungen:* Gute Passform, hoher Tragekomfort, kleiner Totraum, minimale Leckage (bei Nasenmasken können Kinnbinden das Entweichen der Luft über den Mund reduzieren).

- Naso-orale Masken effektiver, aber schlechter toleriert.
- Vollgesichtmaske bei schwieriger Anatomie oder geringer Akzeptanz.
- Monitoring der ventilatorischen Parameter inklusive der exspiratorischen CO_2-Messung ist möglich.

▶ **Beatmung via Helm:**
- Helme begünstigen, v.a. bei hoher AF, die Desynchronisation zwischen Patient und Beatmungsgerät bei Demand-flow-Respiratoren (hohe Innenvolumina und große Compliance des Helms vergrößern die Triggerlatenz von Demand-flow Respiratoren erheblich).
- Abschätzung der alveolären Ventilation nur anhand indirekter Parameter (z.B. Thoraxexkursion) möglich.
- Geräteseitige CO_2-Messung zur Überwachung der alveolären Ventilation ungeeignet.

Achtung: Bei unzureichendem Inspirationsflow kann es im Helm zur CO_2-Akkumulation kommen → CO_2-Rückatmung vergrößert Ventilationsbedarf → Gefahr bei eingeschränkter ventilatorischer Reserve (z.B. COPD) → Gesichts- oder Nasenmaske bevorzugen!

16.7 Physikalische Maßnahmen

Einsatzgebiet

▶ Physiotherapie zur Erhöhung der funktionellen Residualkapazität:
- Bei leichten Oxygenierungsstörungen (z.B. postoperativ, Bettlägerigkeit bei schwerer Allgemeinerkrankung ohne primäre Lungenbeteiligung).
- Begleittherapie bei Beatmung.

Incentive Spirometrie

▶ **Definition:** Atemtherapie mit regelmäßiger, tiefer Inspirationsverbesserung der funktionellen Residualkapazität und Verhinderung von Atelektasen (z.B. Triflo, Mediflo, RespiFlo III).

▶ **Voraussetzung:**
- Motivierter und kooperativer Patient.
- Einweisung in Funktion des Gerätes und Nutzen der Therapie.

▶ **Anwendung:**
- Durchführung der Übungen mit erhöhtem Oberkörper bzw. an der Bettkante sitzend zur Verbesserung der Zwerchfellexkursionen.
- Gleichmäßige, tiefe und maximale Inspiration mit niedrigem Flow und endinspiratorischer Pause.
- Keine hektischen, kurzen Atemzüge.
- Kein endinspiratorisches Atemanhalten.
- Ziel: Maximale Füllung der Lungen durch lange Inspirationsphase bei *offener* Glottis (Bälle lange „tanzen“ lassen).
- Passive und langsame Exspiration.
- Regelmäßig und häufig üben: >8–10/h, maximal 10 Manöver/Übung (*Cave:* Hyperventilation!).

▶ **Kontraindikation:** Dyspnoe (AF>25/min) mit progredienter ventilatorischer Erschöpfung.

IPPB (Intermittent Positive Pressure Breathing)

▶ **Prinzip:**
- Intermittierende Überdruckbeatmung über ein Mundstück zur Verbesserung der funktionellen Residualkapazität.
- Geräte druck- oder flowgesteuert.

- **Effekte:**
  - Eröffnung dystelektatischer und atelektatischer Bezirke durch Blähung der Lunge.
  - Auslösung von Hustenreiz durch Lungendehnung: Sekretolyse.
  - Verneblung von Sekretolytika und Bronchospasmolytika.

  Achtung: Die zur passiven Blähung der Lungen notwendige muskuläre Entspannung kann von vielen Patienten nicht oder nur mit Mühe erbracht werden. Akzeptanz und Erfolg der Therapie sind oft nur gering.

Lagerungsbehandlung

- **Grundlagen:** Flüssigkeitsreiche, minderventilierte oder atelektatische Bezirke vorwiegend in den unteren Lungenabschnitten, obere Lungenareale flüssigkeitsärmer und besser ventiliert → Compliance und Resistance regional unterschiedlich.
- **Effekte** (v. a. in der Frühphase des akuten Lungenversagens):
  - Öffnung komprimierter Alveolen.
  - Verbesserung des Gasaustauschs durch regelmäßige Umlagerung.
- **Formen:**
  - Regelmäßiger Wechsel zwischen Rücken- und Bauchlage, z. B. 1 × pro Schicht.
  - Alternativ wechselnde extreme Seitenlagerung (bis 60 °) im Rotationsbett (weniger effektiv).
- **Praxistipps:**
  - Lagerungshilfen verwenden.
  - Während der Bauchlage auf freie Expansionsmöglichkeit des Abdomens achten.
  - Sorgfältige Bronchialtoilette und ggf. Bronchoskopie nach jedem Lagewechsel (Sekretentfernung).

16.8 Weaning und Extubation

Grundlagen

- **Vorbemerkung:**
  - „Weaning" = Entwöhnung vom Respirator nach lang dauernder maschineller Beatmung.
  - Dynamischer Vorgang, so früh wie möglich beginnen!
  - Erleichterung des Weaning durch Einsatz von Spontanatmungsformen wie PSV, BIPAP etc.
  - Angepasste Analgosedierung, nicht unnötig tief, keine Substanzen mit langer Wirkdauer.

  Hinweis: Respiratorische Kapazität anhand standardisierter Weaning-Protokolle inkl. Spontanatmungsversuch täglich überprüfen!
- **Voraussetzungen für einen Spontanatmungs-Versuch:**
  - Patient wach; Oxygenierungsindex (paO_2/FiO_2) > 200.
  - PEEP ≤ 5 mbar; RSBI < 100.
  - Kräftiger Hustenstoß während des Absaugens.
  - Moderate Sekretproduktion.
  - Keine/niedrig dosierte Vasopressoren.

Spontanatmungsversuch

- **Vorgehen:**
  - *Dauer:* 30 min.
  - CPAP-Atmung mit ATC oder niedriger inspiratorischer Druckunterstützung.
  - Alternativ T-Stück-Versuch nach Diskonnektion vom Respirator.
  - Bei Erfolg Extubation.

- *Abbruch des Spontanatmungsversuchs bei:*
  - Tachypnoe > 35/min (> 5 min).
  - SaO_2 < 90 %.
  - Tachykardie > 140/min.
  - RRsyst > 180 mmHg oder < 90 mmHg.
  - Agitiertheit.
  - Schaukelatmung.
- **Maßnahmen bei fehlgeschlagenem Spontanatmungsversuch:**
  - Beatmung fortsetzen.
  - Ursachen analysieren und protokollieren.
  - Bedingungen optimieren.
  - Nächste Überprüfung der respiratorischen Kapazität nach frühestens 6 h.

  Hinweis: Es gibt keine Hinweise darauf, dass die Extubation erst nach weitgehender Reduktion des maschinellen Ventilationsanteils erfolgen darf oder dass hierdurch die Rate der Re-Intubationen geringer wäre.

Vorgehen bei schwieriger Entwöhnung

- Bei wiederholten frustranen Spontanatmungsversuchen aufgrund ventilatorischer Insuffizienz, z. B. bei COPD oder nach Critical-illness-Polyneuropathie (S. 348), kann **Training der Atemmuskulatur** hilfreich sein:
- **Maßnahmen:**
  - Kurze Spontanatmungsversuche (wenige min) mehrfach täglich.
  - Entlastung der Atemmuskulatur bzw. Reduktion der Atemarbeit durch individuell adaptierte kontrollierte Beatmung.
  - Schrittweise Verlängerung der Intervalle anhand eines Protokolls.
  - Übergang zur maschinellen Beatmung bereits bei den ersten Zeichen ventilatorischer Erschöpfung (Dyspnoe, Tachykardie, Hypertonie, Kaltschweißigkeit).
  - Nachts vollständige Beatmung.
  - Zusätzliche Atemwegswiderstände vermeiden, z. B. HME mit hohen Durchatemwiderständen.
  - Zusätzlichen Totraum vermeiden, z. B. durch „Gänsegurgeln" am Tubus.
  - Großlumige Beatmungstuben verwenden.
  - Sekretmobilisation und Hustenclearance, ggf. Physiotherapie.
  - Erythrozytenkonzentrate bei Anämie.

  Hinweis: Bei schwieriger Entwöhnung ggf. Titration eines externen PEEP zur Antagonisierung von intrinsic-PEEP-Phänomen (v. a. bei COPD). Bei Patienten mit ventilatorischer Insuffizienz, die nicht vom Respirator entwöhnbar sind, kann die frühzeitige Extubation mit anschließender nichtinvasiver Beatmung (S. 210) zum Erfolg führen.

Extubation

- **Durchführung der Extubation:**
  - Magen über Magensonde absaugen.
  - Endotracheal absaugen.
  - Mund-Rachenraum absaugen.
  - Extubation unter Überdruck, d. h. den Tubus unter leichter Kompression des Beatmungsbeutels entblocken und ziehen.
- **Maßnahmen nach der Extubation:**
  - *Auskultation:* Atemwegsobstruktion? Stridor?
  - Bei unauffälliger Klinik BGA nach 15 min.
  - *Keine orale Nahrungszufuhr* während der ersten Stunden, da der Glottisverschluss beeinträchtigt sein kann.

17 Extrakorporale Lungenunterstützung (ECLA)

M. Max

17.1 Extrakorporale Lungenunterstützung (ECLA)

Grundlagen

- **Definition, Prinzip:** Systeme zur extrakorporalen Lungenunterstützung werden bei Patienten mit schwerem, akuten Lungenversagen zur Aufrechterhaltung eines ausreichenden Gasaustausches eingesetzt. Dazu wird ein variabler Teil des Herzzeitvolumens in einem extrakorporalen Kreislauf über geeignete Membranoxygenatoren geleitet und so die Oxygenierung und/oder CO_2-Elimination des Blutes gesichert.
- **Formen der extrakorporalen Lungenunterstützung:**
  - *ECMO:* Extrakorporale Membranoxygenierung. Mit *hohen Blutflussraten* (≥ 60 % des Herzzeitvolumens) im extrakorporalen Kreislauf soll eine ausreichende Oxygenierung und Kohlendioxid-Elimination erreicht werden. Für den reinen Lungenersatz beim Erwachsenen wird heute in der Regel ein pumpengetriebener venovenöser Kreislauf verwendet. Venoarterielle, pumpenunterstützte Systeme kommen meist nur noch als Cardiac Assist Device bei Patienten im kardiogenen Schock und in der Neonatologie zum Einsatz.
  - *$ECCO_2$-R:* Extrakorporale CO_2-Elimination („CO_2-Removal"). Dabei handelt es sich um eine Sonderform der ECMO, die eingesetzten extrakorporalen Systeme (venovenös, pumpengetrieben) entsprechen daher meist denen der ECMO. Mit relativ *geringen Flussraten* (20–30 % des Herzzeitvolumens) soll in erster Linie eine Elimination des vom Organismus erzeugten Kohlendioxids erreicht werden. Die Oxygenierung erfolgt überwiegend durch passive O_2-Insufflation der Lungen und adaptierte mechanische Beatmung mit geringer Atemfrequenz, kleinen Atemzugvolumina und niedrigen Beatmungsspitzendrücken.
  - *iLA* (interventional *l*ung *a*ssist oder *Pumpless ECMO)*: Nach Kanülierung eines arteriellen und venösen Gefäßes (in der Regel A. und V. femoralis) fließt das Blut ohne zusätzliche Pumpe, nur durch das arteriovenöse Druckgefälle angetrieben, aus der Arterie über einen speziellen Oxygenator zurück in das venöse Gefäß. Die relativ geringen Blutflüsse von etwa 10–25 % des Herzzeitvolumens und die Verwendung arteriellen Blutes erlauben aber nur eine eingeschränkte Oxygenierungsleistung bei jedoch sehr guter CO_2-Elimination.
- **Gemeinsame Wirkungen beim akuten Lungenversagen (ARDS):**
  - Möglichkeit der lungenprotektiven Beatmung mit kleinsten Tidalvolumina (1–6 ml/kg) und damit Vermeidung der, durch aggressive, maschinelle Beatmungsstrategien mit hohen Tidalvolumina ausgelösten, beatmungsassoziierten Lungenschädigung = VALI (S. 331).
  - Vermeidung einer schweren respiratorischen Azidose (pH < 7,2) auch bei Beatmung mit niedrigen Tidalvolumina durch Verlagerung der CO_2-Elimination in den extrakorporalen Kreislauf.
  - Sicherstellung einer Oxygenierung innerhalb physiologischer Bereiche nach dem Scheitern aller konventionellen Therapieverfahren (z. B. lungenprotektive Beatmung mit reduzierten Tidalvolumina und PEEP, Lagerungstherapie, negative Flüssigkeitsbilanzierung).
  - Reduktion der notwendigen inspiratorischen Sauerstoffkonzentration und der damit verbundenen Sauerstofftoxizität.
  - Zeitgewinn für den pulmonalen Heilungsprozess und die Behandlung der zugrunde liegenden Erkrankung.
- **Klinischer Stellenwert:** Bisher publizierte Studien konnten keine eindeutige Verbesserung der Überlebenswahrscheinlichkeit durch den Einsatz einer ECMO bei Patien-

ten mit ARDS belegen. Auch der deutliche häufigere Einsatz des Verfahrens im Rahmen der Influenza A(H1N1)-Epidemie 2009 konnte diesbezüglich keine Klarheit schaffen. Für die Verfahren $ECCO_2$-R und iLA ist die Einschätzung aufgrund fehlender Studien noch schwieriger. Die Extracorporeal Life Support Organization (ELSO) empfiehlt daher den Einsatz der ECMO nur für ausgewählte Patienten in Zentren, die einen Katalog von Mindestanforderungen erfüllen (www.elsonet.org).

Indikationen und Kontraindikationen

- Auch wenn es keine verbindlichen Indikationen und Kontraindikationen für einen ECMO-Einsatz gibt, haben die Anschlusskriterien der Extracorporeal Life Support Organization (ELSO, www.elsonet.org) in den letzten Jahren eine weite Akzeptanz erfahren und waren Grundlage für die Entwicklung klinisch genutzter Anschlussalgorithmen und wissenschaftlicher Untersuchungen. Neben der Therapie der akuten Hypoxämie wird der Einsatz der ECMO/$ECCO_2$-R und insbesondere der iLA aber zunehmend auch zur Vermeidung einer beatmungsassoziierten Lungenschädigung bei nicht lebensbedrohlicher Hypoxämie diskutiert, denn die extrakorporale CO_2-Elimination erlaubt eine weitere Reduktion der Tidalvolumina auf Werte deutlich unter 6 ml/kg, ohne dass es zur Hypoventilation mit respiratorischer Azidose kommt.
- **Anschlusskriterien bzw. Ausschlusskriterien** für den Einsatz einer ECMO nach der Extracorporeal Life Support Organization (für $ECCO_2$-R und iLA gibt es bisher keine international akzeptierten Vorschläge für Anschlusskriterien):
  - *Indikationen:*
    - Hypoxisches Lungenversagen mit einem $PaO_2/FiO_2 < 80$ unter Beatmung mit einer $FiO_2 > 0{,}9$ und Murray-Score von 3–4 (unabhängig von der Etiologie des ARDS; Sterbewahrscheinlichkeit ≥ 80 %). Erwogen werden kann der Einsatz bereits bei einem $PaO_2/FiO_2 < 150$ unter Beatmung mit einer $FiO_2 > 0{,}9$ und Murray-Score von 2–3 (Tab. 17.1; Sterbewahrscheinlichkeit ≥ 50 %).
    - Hyperkapnie mit einem $PaCO_2 > 80$ mmHg oder für die Beatmung notwendigen Plateaudrücken von > 30 cmH_2O bei Asthma oder permissiver Hyperkapnie.
    - Schwere Lungenfistel.
  - *Absolute Kontraindikationen bestehen nicht.* Prognostisch ungünstig und daher als *relative Kontraindikationen* gelten:
    - Invasive Beatmung ($FiO_2 > 0{,}9$, Plateaudruck > 30 cmH_2O) ≥ 7 Tage.
    - Erhebliche pharmakologische Immunsuppression.
    - Frische oder zunehmende ZNS-Blutung.

Tab. 17.1 • **Murray-Score.**

Bereich	Punkte
alveoläre Konsolidierung im Röntgen-Thorax	
1 Quadrant	1
2 Quadranten	2
3 Quadranten	3
4 Quadranten	4
Oxygenierungsindex PaO_2/FiO_2	
> 300	0
225–299	1
175–224	2
100–174	3
< 100	4

Tab. 17.1 • **Fortsetzung**

Bereich	Punkte
Pulmonale Compliance (ml/cmH_2O)	
> 80	0
60–79	1
40–59	2
20–39	3
≤ 19	4
PEEP (cmH_2O)	
< 5	0
6–8	1
9–11	2
12–14	3
≥ 15	4

Der Score ist die Summe der entsprechenden Punktzahlen dividiert durch die Anzahl der berücksichtigten Parameter.

Praktische Durchführung

- **Kanülierung** (Alternativen; Abb. 17.1):
  - *Venovenös* (v. a. bei ARDS des Erwachsenen): Das Blut (≥ 60 % des HZV) wird in der Regel der V. cava inferior entnommen und üblicherweise in die V. jugularis interna zurückgeführt. Der pulmonale Blutfluss kann so mit präoxygeniertem Blut mit geringer Gefahr arterieller Embolien aufrechterhalten werden. *Mögliche Nebenwirkungen, Nachteile:* Rezirkulation des Blutes innerhalb des extrakorpora-

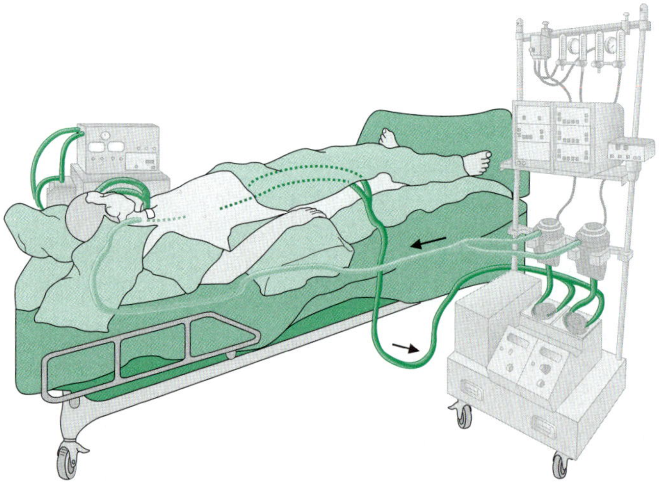

Abb. 17.1 • ECMO.

len Systems; keine kardiale Entlastung und keine Unterstützung der systemischen Perfusion möglich.

- *Venoarteriell* (v. a. Neonatologie): Das Blut wird der V. cava und/oder dem rechten Vorhof entnommen und (meist) über die A. carotis communis (Neonatologie) oder den Aortenbogen (bei ECMO als Cardiac Assist Device) zurückgeführt. Eine Unterstützung der kardialen Funktion und der systemischen Perfusion ist möglich. *Mögliche Nebenwirkungen, Nachteile:* Minderperfusion durch Reduktion des Blutflusses in A. carotis/A. axillaris; neurologische Schäden; erhöhte Blutungskomplikationen (intrakranielle Blutungen); notwendige Ductusligatur beim Neugeborenen bei spontaner Wiedereröffnung des Ductus arteriosus; pulmonale Perfusion mit venösem Blut.
- *iLA (pumpless ECMO):* Das Blut wird aus einer großen Arterie (in der Regel A. femoralis) entnommen und in die V. cava inferior oder superior zurückgeführt. *Mögliche Nachteile:* Das System bietet meist nur eine eingeschränkte Oxygenierungsleistung, da der Blutfluss aufgrund des Kanülen- und Membranwiderstandes begrenzt ist und direkt von der arterio-venösen Druckdifferenz abhängt.

▶ **Antikoagulation (Heparin i. v. über Perfusor):** Heparin 10–20 I.E./kg KG/h (durch Einführung heparinbeschichteter Schlauch- und Oxygenatormaterialien konnte die Dosis gesenkt werden). *Zielwerte:* PTT 40–50 s; Kaolin-aktivierte Gerinnungszeit (Activated-Clotting-Time = ACT) 120–150 s; AT III > 80 %.

Hinweis: Unter diesem Regime sind auch größere chirurgische Eingriffe durchführbar (Thorakotomie).

▶ **Mechanische Ventilation – Modus:**

- Reduzierte Tidalvolumina (S. 202).
- Inspiratorische Spitzendrücke < 30 cmH_2O.
- Atemfrequenz ≤ 10/min (Ziel: Normwerte für $PaCo_2$ und pH).
- FiO_2 nach p_aO_2-Wert (Ziel: 60–70 mmHg bzw. S_aO_2 90 %, Unterschreitungen durch Ungenauigkeiten der Messgeräte sollten allerdings sicher vermieden werden, um neurologische Schäden zu vermeiden).
- PEEP-Optimierung.

▶ **Oxygenatoren** (der Gasaustausch erfolgt im Gegenstromprinzip entsprechend dem Diffusionsgefälle an Silikonmembranen; Polypropylenhohlfasern):

- *Zielgrößen der O_2-Transferkapazität:* Wesentlich für die Oxygenierung ist der Blutfluss über den Oxygenator. Daneben spielen die Geometrie und Art des verwendeten Oxygenatormaterials, die O_2-Konzentration des Spülgases, die Kontaktzeit des Erythrozyten an der Membran, die O_2-Sättigung des Blutes vor dem Membrandurchfluss und der Funktionsverlust der Membran durch Plasmaleckage und Thrombosierung eine Rolle.
- *Zielgrößen der CO_2-Elimination:* Wesentlich für die CO2-Elimination ist der Fluss des Spülgases durch die Membran. Weitere Faktoren sind der CO_2-Gehalt des Blutes vor dem Membrandurchfluss und der Blutfluss durch die Membran.

▶ **Monitoring:**

- *Patient:* Messung von arteriellem, zentralvenösem, fakultativ pulmonalarteriellem Druck (inkl. PCWP); Herzzeitvolumen (S. 59); arterielle und gemischt-venöse Sauerstoffsättigung (S. 84).
- *Oxygenator:* Blasendetektoren; Druckmessung im extrakorporalen Kreislauf vor der Membran; kontinuierliche Messung der O_2-Sättigung im venösen Systemschenkel.

▶ **Transfer zu ECMO-Zentrum:** Durch die Miniaturisierung moderner Systeme können Patienten, die die Anschlusskriterien erfüllen, noch im behandelnden Krankenhaus an eine transportable ECLA angeschlossen und unter laufender Therapie und Überwachung (s. o.) in ein ECMO-Zentrum transportiert werden.

Komplikationen

- Thrombopenie, Gerinnungsstörungen, Blutungen, Thromboembolien.
- Immunologische Reaktionen.
- Infektionen, Sepsis.
- Hämolyse.

18 Überwachung und Therapie bei hämodynamischer Instabilität und Schock

G. Marx, T. Schürholz

18.1 Schock: Formen, Ursachen, klinisch relevante Pathophysiologie

Tab. 18.1 • **Formen, Ursachen und Pathophysiologie des Schocks.**

Schockform	Ursache	Pathophysiologische Mechanismen
hypovolämisch	akuter Flüssigkeitsverlust sowie inadäquate Flüssigkeitszufuhr	• zirkulierendes Plasmavolumen ↓ • kardiale Vorlast und SV ↓ • Hk ↑ → Blut fließt schlechter, Störung der Mikrozirkulation
hämorrhagisch	akute Blutung	• zirkulierendes Blutvolumen ↓ • Gewebshypoxie durch Erythrozytenverlust
traumatisch-hämorrhagisch	Polytrauma oder Einwirkung chemischer Noxen	• Mangeldurchblutung vitaler Organe, zirkulierendes Blutvolumen ↓, Gewebeschäden • Mediatorfreisetzung (z. B. Thromboxan aus der Lunge) • Aktivierung von Gerinnung-, Komplement- und Kallikrein-Kinin-Systems durch Einschwemmung von Marksubstanz bei Frakturierung größerer Knochen, Bildung von Prostaglandin-Derivaten • Endothelschäden in der Mikrozirkulation • Entzündungsreaktion mit konsekutiver Organ-Dysfunktion (SIRS) • Distributionsstörung in der Makro- und Mikrozirkulation • rheologische Störungen • gesteigerte transkapilläre Flüssigkeitssequestration mit interstitiellem Ödem und Abnahme des intravasalen Volumens • Volumensubstitution und gesteigertes HZV können gestörten Zellstoffwechsel nicht sichern
traumatisch-hypovolämisch	Großflächige Verbrennungen oder ausgedehnte Abschürfungen und Verätzungen	• zirkulierendes Plasmavolumen ↓ • kardiale Vorlast und SV ↓ • thermische Gewebeschädigung mit Mediatorenfreisetzung und inflammatorischer Reaktion mit Endothelschäden und konsekutiven Organ- Dysfunktionen • bei Erwachsenen ab 30–40 % verbrannter KOF auch in nicht betroffenen Arealen generalisiertes, eiweißarmes Ödem mit Störung der Gewebsoxygenierung • erhöhte Kapillarpermeabilität mit Plasma- und Proteinverlusten in das Interstitium • durch venöse Vasokonstriktion mit Hämostase hydrostatischer Kapillardruck ↑, Plasmaverlust ↑ (Maximum bis zu 8 h nach dem Trauma, in den folgenden 8–24 h abnehmend) • Maximum des Verbrennungsödems ca. 12–24 h nach dem Trauma (relevant für Volumensubstitution bei Verbrennungen)

18.2 Einschätzung und Überwachung der Hämodynamik

Grundlagen

- **Ziel:** Therapieüberwachung, Erkennen von Komplikationen, Therapieanpassung und Erfolgskontrolle.
- **Methode:** Intermittierendes bzw. kontinuierliches Monitoring.
- **Parameter:**
  - Parameter zur *orientierenden Grobeinschätzung eines dekompensierten Schocks:* Nicht-invasiver RR, HF, Urinproduktion.
  - Parameter zur Beurteilung eines *noch kompensierten und zur näheren Einschätzung eines dekompensierten Schocks:* Zusammenspiel verschiedener Parameter aus klinischer und apparativer Überwachung.
- **Problematik der Grenzwerte:** Es gibt keine validierten hämodynamischen Grenzwerte für den hypovolämischen Schock. Sie werden beeinflusst durch Alter (abweichende Normalwerte bei Neugeborenen, Säuglingen und Kindern), Begleiterkrankungen (z. B. diabetische Neuropathie) und vorbestehende Medikation (z. B. mit β-Blockern).

Klinische Überwachung

- Bewusstseinslage.
- AZ (Hautkolorit, Atmung, Atemmuster, Puls).
- Inspektion der Konjunktiven.
- Kapillarfüllungszeit.
- Seitenvergleichende Auskultation und Perkussion von Thorax und Lunge (Ausschluss eines ausgeprägten Pneumo- oder Hämatothorax).
- Nicht-invasive RR-Messung.
- Kontinuierliche EKG-Ableitung.
- Bestimmung der Herzfrequenz durch Auszählung der elektrischen (EKG) oder mechanischen Herzaktionen (Pulsoxymeter, oszillometrische RR-Messung).

Cave: HF immer in Verbindung mit RR bewerten! Auch bei Normofrequenz kann eine ausgeprägte Hypovolämie vorliegen!

- Pulsoxymetrie.
- ZVK zur Messung des ZVD und zentralvenösen BGA (venöse Sauerstoffsättigung s. u).
- Direkte arterielle Druckmessung zur Schlag-zu-Schlag-Überwachung des Kreislaufs.
- Arterielle Blutgasanalyse mit Säure-Basen-Status.
- Laktat-Konzentration (Beurteilung der Mikrozirkulationsstörung mit Gewebshypoxie).
- Hb-Konzentration (Beurteilung des Blutverlustes; *Cave:* Hb-Änderung durch Volumentherapie).
- Urinproduktion (Zielwert: mind. 0,5 ml/kg KG/h).
- Kontinuierliche Messung der Körperkerntemperatur zum Erkennen einer Hypothermie (bei < 36 °C, ab ca. 34 °C kommt es u. a. zu Gerinnungsstörungen) und zur Therapiekontrolle bei Wärmezufuhr.

Apparative Überwachung

- **Laktatclearance:**
  - *Bedeutung:*
    - Laktatclearance > 10 % bedeutet, dass die Volumentherapie adäquat erfolgt.
    - Zudem ist die Überlebensprognose mit einer Laktatclearance > 10 % signifikant erhöht. Dies gilt vor allem bei Kombination mit den Bündelmassnahmen der „Surviving-Sepsis-Campaign".

- *Vorgehen:*
  - Bei Vorliegen eines septischen Schocks: Laktatmessung bei Diagnose und nochmals nach 6 h (z. B. per BGA). Der Unterschied zwischen beiden Messpunkten wird in Prozent angegeben (Bsp.: 1. Messung 4 mmol/, 2. Messung: 3 mmol/l → Laktatclearance 25 %).

▶ **Venöse Sauerstoffsättigung:**
- *Bedeutung:*
  - Sie gibt Hinweise auf Gewebshypoxie auch bei unauffälligem MAP (mittlerer arterieller Druck) und ZVD.
  - Die zentralvenöse Sauerstoffsättigung $ScvO_2$ ist nicht identisch mit SvO_2 in der A. pulmonalis, erlaubt aber trotzdem eine orientierende Bewertung der Sauerstoff-Utilisation bzw. -Extraktion in der Endstrombahn, sofern nur eine der zwei globalen Determinanten – Sauerstoff-Verbrauch oder -Angebot (HZV × O_2-Gehalt) – verändert ist.
  - $ScvO_2$ und SvO_2 sind die besten zur Verfügung stehenden Indikatoren für die globale Gewebeoxygenierung
- *Vorgehen:*
  - Bestimmung punktuell über zentralvenöse Blutgasanalysen oder bei ZVK durch kontinuierliche fieberoptische Messung.
  - Normalwert: 70–75 %. **Bei $ScvO_2 \leq 70$ % ist das Sauerstoffangebot kritisch vermindert!**

  Cave: Normale oder hochnormale $ScvO_2$/SvO_2 Werte schließen regionale oder lokale Gewebehypoxie nicht aus.

▶ **HZV (Herzzeitvolumen):**
- *Bedeutung:* Das HZV wird neben der Herzfrequenz (HR) bestimmt durch Vorlast, Nachlast und Inotropie. Klinische Zeichen wie RR, Urinproduktion, Halsvenenfüllung, Hautperfusion und Hautturgor erlauben keine zuverlässige Einschätzung der Hämodynamik.
- *Vorgehen:*
  - Manuelle oder semikontinuierlich-automatische Thermodilution mittels PAK (Pulmonalarterienkatheter) sowie arterielle Pulsdruck- und Pulskonturanalyse.
  - Eine konkrete Normwertangabe ist nicht möglich; unzureichendes HZV liegt vor bei zentralvenöser Sauerstoffsättigung < 65 % bzw. arterio-venöser-Sättigungsdifferenz > 30 %.

  Beachte: Eine bei kritisch Kranken und bei Beatmung häufige Trikuspidalinsuffizienz führt zur Unterschätzung des HZV.

▶ **ZVD (Zentraler Venendruck):**
- *Bedeutung:*
  - Der ZVD entspricht dem rechts-atrialen Druck und ist so (bei fehlender Trikuspidalklappenstenose) auch ein Maß für den enddiastolischen Druck im rechten Ventrikel.
  - Er wird beeinflusst von: Intravasalem Volumen, peripherem Gefäßtonus, rechtsventrikulärer Compliance, pulmonalem Gefäßwiderstand, intrathorakalem Druck (PEEP-Beatmung).
- *Normwerte:* 5–10 mmHg.
  - Erniedrigte Werte bei: Volumenmangel.
  - Erhöhte Werte bei: Rechtsherzversagen, Rechtsherzinfarkt, Lungenembolie, Perikardtamponade, Spannungspneumothorax, Hypervolämie; falsch hohe Werte unter der Therapie mit Vasopressoren möglich.
- *Aussagekraft:* Begrenzt. Keine Therapieerfolgsbeurteilung (z. B. von Volumengabe zur Optimierung des SV) anhand des ZVD möglich.

▶ **PAOP (Pulmonalarterieller Okklusionsdruck):**
- *Bedeutung:*
  - Der PAOP repräsentiert unter physiologischen Bedingungen die linksventrikuläre Pumpfunktion und den linksventrikulären enddiastolischen Druck

(LVEDP). Es besteht kein linearer Zusammenhang zwischen LVEDP und LVEDV und auch die Gleichsetzung von PAOP und linksventrikulärer Vorlast trifft nicht immer zu.
   - Der PAOP kann von LVEDP und LVEDV abweichen bei Mitralstenose oder -insuffizienz (falsch hoch), unter Beatmung mit PEEP bzw. Auto-PEEP, bei verändertem intraabdominellen Druck und veränderter myokardialer Compliance.
- *Einsatzmöglichkeit:* Zum Monitoring pulmonal-arterieller Drücke bei Therapie der pulmonalen Hypertonie.
- *Einschränkung:* Ungeeignet bei kritisch kranken Patienten zur Abschätzung der kardialen Vorlast und Volumenreagibilität.

► **SVV (Schlagvolumen Variation):**
- *Bedeutung:* Kontinuierlicher Parameter zur direkten Einschätzung der Vorlast und insbesondere der Volumenreagibilität.
- *Messung:*
   - Messung über einen definierten Zeitraum (z. B. 30 s).
   - Der Wert gibt an, um wie viel Prozent das Schlagvolumen (SV) um einen Mittelwert schwankt [SVV = (SVmax – SVmin) / SVmittel] (Abb. 18.1).
- *Normwert:* < 10–13 %.

Hinweis: Die Verwendung der SVV ist ausschließlich für mechanisch beatmete Patienten im Sinusrhythmus validiert.

► **GEDV (Globalenddiastolisches Volumen):**
- *Bedeutung:*Das GEDV ist die Summe aller enddiastolischen Volumina in den 4 Herzkammern und ist so ein **Maß für die Vorlast.**
- *Messung:* Über transpulmonale Thermodilution – VolumeView/EV 1000, PiCCO-System (S. 65); GEDV = ITTV – PTV; GEDV = HZV × (MTt-DSt) (vgl. Abb. 18.1).
- *Normwert* (unter Einbeziehung der Körperoberfläche-Indexberechnung): 680–800 ml/m^2 KOF.

► **ITBV (Intrathorakales Blutvolumen):**
- *Bedeutung:*Das ITBV ist ein **Maß für die Vorlast** und entspricht dem GEDV, dem pulmonalen Blutvolumen und einem Teil des aortalen Blutvolumens
- *Messung:*
   - Über transpulmonale Thermodilution – VolumeView/EV 1000, PiCCO-System (S. 65).
   - ITBV = GEDV + PBV (Abb. 18.1).
   - ITBV = 1,25 × GEDV (Abb. 18.1).
- *Norm* (unter Einbeziehung der Körperoberfläche - Indexberechnung): 850–1000 ml/m^2 KOF.

Hinweis: Zur Bestimmung des ITBV wird eine Farbstoffdilution benötigt. Das VolumeView/EV 1000 und das PiCCO-System bietet die Möglichkeit, das ITBV ohne Farbstoffdilution aufgrund einer Korrelation zwischen ITBV und GEDV abzuschätzen.

► **EVLW (Extravasales Lungenwasser):**
- *Bedeutung:* Das EVLW ist ein Parameter für Kapillarleck, Überwässerung und Stauungsödem.
- *Messung:*
   - Über transpulmonale Thermodilution – VolumeView/EV 1000, PiCCO-System (S. 65).
   - EVLW = ITTV – ITBV; EVLW = ITTV – 1,25 × GEDV (Abb. 18.1).
- *Norm* (unter Einbeziehung der Körperoberfläche – Indexberechnung): 3,0–7,0 ml/kg.

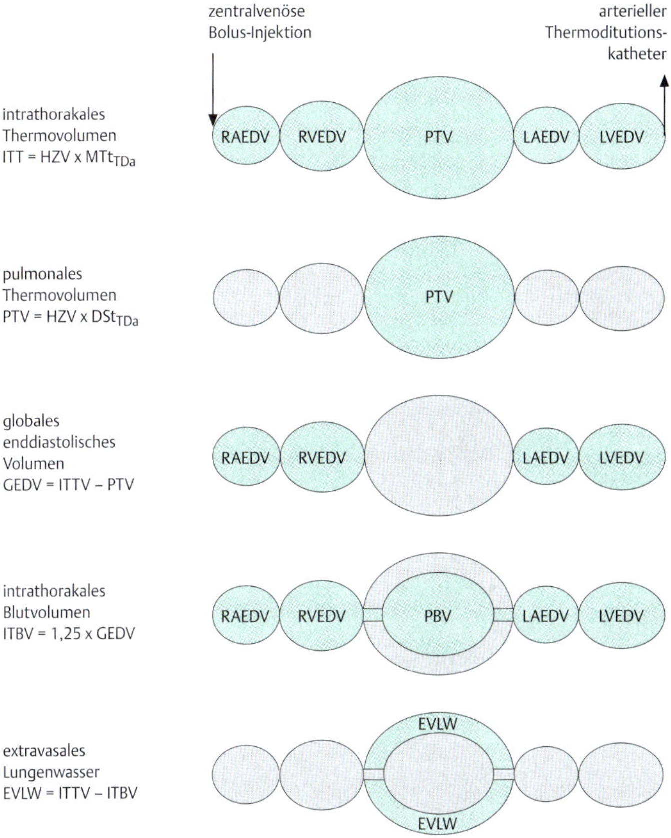

Abb. 18.1 • Volumenberechnung DSt$_{TDa}$ = Abfallzeit der arteriellen Thermodilutionskurve; EVWL = extravasales Lungenwasser; HZV = Herzzeitvolumen; ITBV = intrathorakales Blutvolumen; ITTV = intrathorakales Thermovolumen; LAEDV = linksatriales enddiastolisches Volumen; LVEDV = linksventrikuläres enddiastolisches Volumen; MTt$_{TDa}$ = mittlere Durchgangszeit der arteriellen Thermodilutionskurve; PBV = pulmonales Blutvolumen; PTV = pulmonales Thermovolumen; RAEDV = rechtsatriales enddiastolisches Volumen; RVEDV = rechtsventrikuläres enddiastolisches Volumen.

18.3 Volumenersatztherapie

Grundlagen

- **Einsatz:** Korrektur eines Volumendefizits bei Schock (Hämorrhagie, Verbrennungstrauma, Sepsis, Anaphylaxie).
- **Wahl des Volumenersatzmittels:**
  - Kristalloide oder Kolloide: Kolloide sind indiziert bei hämodynamischer Instabilität zur schnellstmöglichen Wiederherstellung stabiler Kreislaufverhältnisse in der Frühphase des Schocks. Gerade die erste Phase (bis 12 h) ist in publizierten Studien bisher nicht erfasst.
  - Balancierte Lösungen: Stabilerer Säure-Basen-Haushalt: Hinweise auf verbesserte Organperfusion und reduzierte Inzidenz einer Nierendysfunktion.
  - In der Regel abhängig von zugrunde liegender Erkrankung, z. B.:
    - Hämorrhagischer Schock: Rascher und effektiver Plasmaersatz notwendig, daher in Europa vielfach bevorzugt Kolloide.
    - Intrazerebrale Blutung: Plasmaersatzmittel mit negativer Beeinflussung des Gerinnungssystems eher kritisch zu sehen.
    - Sepsis: Häufig Kombination aus Kristalloiden und Kolloiden.
- **Dosierung:**
  - 500–1 000 ml Kristalloide oder 300–500 ml Kolloide über 30 min.
  - Wiederholung abhängig von der Wirkung (Anstieg von RR, Diurese, zentralvenöser Sauerstoffsättigung ($ScvO_2$) > 70 %, Laktatclearance ≥ 10 %) und Toleranz (Hinweis auf intravasale Hypervolämie), s. auch Abb. 29.1.
- **Anforderungen an einen idealen Plasmaersatz:**
  - Großer Volumeneffekt.
  - Ausreichende Verweildauer im Gefäßsystem.
  - Keine Kumulation im Plasma, vollständige Ausscheidung ohne Gewebespeicherung.
  - Keine Verschlechterung der Gewebeoxygenierung.
  - Keine Beeinträchtigung des Elektrolythaushaltes.
  - Keine Beeinträchtigung des Säure-Basen-Status.
  - Keine Beeinträchtigung der Nierenfunktion.
  - Keine Beeinträchtigung der Gerinnung.
  - Keine Allergisierung.
  - Kein Infektionsrisiko.
  - Niedrige Kosten.

Kristalloide Lösungen

- **Grundlagen:**
  - Zur Kreislaufstabilisierung bis zu 2–4-fach größeres Infusionsvolumen als bei Kolloiden nötig.
  - Kurze intravasale Verweildauer (ca. 30 min).
  - *Lösungen*:
    - Ringer-Acetat-Lösung: Balancierte Vollelektrolytlösung.
    - Ringer-Lösung: Isotone Vollelektrolytlösung ohne Azetat oder Laktat.
  - *Vorteile*:
    - Schnelle Stabilisierung.
    - Kostengünstig.
    - Keine allergischer Reaktionen.
    - Keine Beeinträchtigung der Nierenfunktion.

Kolloidale Lösungen

- **Grundlagen:**
  - Hochmolekulare Substanzen.
  - Keine freie Diffusion durch Kapillarmembranen → längere Verweildauer im Gefäßsystem.
  - Binden Wasser, erhöhen kolloidosmotischen Druck (KOD) → lang anhaltender Volumeneffekt.
  - *Körpereigene Kolloide:* Humanalbumin, Plasmaproteinlösung, gefrorenes Frischplasma.
  - *Synthetische Kolloide:* Hydroxyethylstärke (HES), Gelatine.
- **Humanalbumin:**
  - *Humanalbumin 5 %:* Isoonkotische Lösung → volumenexpandierender Effekt nur bei erniedrigtem Plasma-KOD.
  - *Humanalbumin 20–25 %:*
    - Hyperonkotische Lösung → geringere Menge vergrößert effizient das zirkulierende Volumen.
  - *Probleme:*
    - Allergische Zwischenfälle (14 pro 100 000 Infusionen).
    - Hohe Kosten.

  Cave: Bei SHT schlechteres Outcome bei Einsatz von HA 5 %.
- **Gelatine:**
  - Spaltprodukt aus Kollagen.
  - 3,5–5,5 %ige Lösungen, KOD gering über physiologischer Norm.
  - Ausscheidung über die Nieren.
  - Kurze intravasale HWZ (2–3 h) → repetitive Infusionen.
  - *Dosierung:*
    - 1,5–2-fachen Menge des Blutverlustes.
    - Keine Dosisbegrenzung.
  - *Nebenwirkung*: Gefahr anaphylaktoider Reaktionen.
- **Hydroxyethylstärke (HES):**
  - Polymerisat aus Äthylenoxid und Amylopektin.
  - Konzentrationsangaben in % (HES 6 % enthält 60 g Hydroxyethylstärke/L)
  - *Nebenwirkung:*
    - Nierenfunktionsstörungen.
    - Gerinnungsstörungen.
    - Speicherung im retikulo-endothelialen System (RES), in Niere, Leber, Milz, Haut und Nerven.
    - Einsatz bei schwerer Sepsis bzw. septischem Schock nicht empfohlen.

  Wichtig: Die Deutsche Gesellschaft für Anästhesiologie und Intensivmedizin (DGAI) hat 2012 eine eigenfinanzierte S 3-Leitlinie zum Volumenersatz auf den Weg gebracht. Bis zum Vorliegen der Leitlinie wird empfohlen, den Einsatz von HES abzuwägen und auf akut vitalbedrohliche, nicht anderwertig beherrschbare Situationen zu beschränken.
- **Zusammenfassende Beurteilung der Plasmaersatzmittel:** Tab. 18.2.

Tab. 18.2 • **Zusammenfassende Beurteilung der Plasmaersatzmittel/-expander.**

	Effizienz	Wirkdauer	Gerinnungsbeeinträchtigung	Weitere mögliche Nebenwirkungen	Kosten
Kristalloide	(+)	(+)	(+)	KOD ↓, Lungenödem	–
Gelatine	+	+	+	allergische Reaktionen[1]	(+)
HES[2]	++	++	+	Beeinträchtigung des RES, akutes Nierenversagen, erhöhte Blutungsneigung	+
Albumin	+	+	+	potenzielles Infektionsrisiko	++

[1] *Neuere Präparate weisen eine geringere Inzidenz allergischer Reaktionen auf.*
[2] *Die Deutsche Gesellschaft für Anästhesiologie und Intensivmedizin (DGAI) hat 2012 eine eigenfinanzierte S 3-Leitlinie zum Volumenersatz auf den Weg gebracht. Bis zum Vorliegen der Leitlinie wird empfohlen, den Einsatz von HES abzuwägen und auf akut vitalbedrohliche, nicht anderwertig beherrschbare Situationen zu beschränken.*

Inotrope und vasoaktive Substanzen

- **Noradrenalin:**
  - *Wirkung:* Vasopressorisch, α-adrenerge Effekte, verbessert Diurese und Kreatinin-Clearance.
  - *Indikation:* MAP < 65 mmHg trotz Volumentherapie.
  - *Dosierung:* **0,1–0,2 µg/kg KG/min** initial, Anpassung unter invasiver hämodynamischer Überwachung.
- **Dobutamin:**
  - *Wirkung:*
    - Positiv-inotropes Katecholamin.
    - Verbesserung der kardialen Pumpfunktion.
    - $β_1$-Adrenozeptor-Agonist, stimuliert in Dosen > 7,5 µg/kg KG/min auch $α_1$- und $ß_2$-Adrenozeptoren.
    - Steigerung der myokardiale Kontraktilität, HR und SVR bleiben weitgehend unbeeinflusst.
    - Zunahme von HZV, Koronarperfusion, hepatischem und intestinalem Blutfluss, glomerulärer Filtrationsrate.
  - *Dosierung:*
    - **2,5–15 µg/kg KG/min.**
    - Dosen > 15 µg/kg KG/min obsolet (myokardialer O_2-Verbrauch ↑, HR ↑, SVR ↑).
  - *Nebenwirkung*: Hypotension, Tachykardie (bei Volumenmangel).
- **Adrenalin:**
  - *Wirkung*: Dosisabhängige Stimulierung von $β_1$-, $β_2$- und α-Adrenozeptoren, Steigerung von kardialer Kontraktilität, HZV, Nachlast.
  - *Cave:* Adrenalin nur als ultima ratio bei anderweitig nicht zu steigernder Inotropie!
  - *Dosierung:*
    - **0,03–0,1 µg/kg KG/min** (vorwiegend β-Stimulation).
    - **0,1–0,2 µg/kg KG/min** (α- und β-Adrenozeptoren-Stimulation).
    - **> 0,2 µg/kg KG/min** (→ α-vermittelte Vasokonstriktion).
  - *Nachteil*: Störung der gastrointestinalen Durchblutung.
- **Vasopressin:**
  - *Indikation:* Ultima ratio, wenn Noradrenalin erfolglos. Kein Ersatz für Noradrenalin!
  - *Wirkung:* Senkung des HZV.

- *Dosierung:*
  - Basisinfusion **2–4 I.E./h (0,025–0,05 I.E./kg KG/h).**
  - Zusätzlich Noradrenalin bis zum Erreichen eines suffizienten MAP.
  - Nach hämodynamischer Stabilisierung Vasopressin vorsichtig reduzieren (etwa 0,5 I.E./h).
- *Nebenwirkungen:*
  - Myokardischämien.
  - Abfall des HZV.
  - Herzstillstand.
  - Ischämische Hautläsionen.

▶ **Phosphodiesterase-Hemmer:**
- *Wirkung*: Positiv-inotrop, vasodilatierend („Inodilator").
- *Indikation:* Therapierefraktäre, schlecht auf Dobutamin ansprechende Herzinsuffizienz.
- *Nachteil:* Lange HWZ, schlechte Steuerbarkeit.
- *Nebenwirkung*: Reversible Thrombozytopenien bei längerer Anwendung.
- *Kontraindikation:* Septischer Schock (Vasopressorbedarf steigt!).
- *Dosierung:* z. B. **Milrinon** (Dosis **0,25–0,75 µg/kg KG/min**).

! ***Achtung: Keine Indikationsgebiete für Dopamin und Dopexamin!***

▶ **Dopamin:** Zeigt weder positive Effekte auf die Nierenfunktion noch auf das Überleben von Intensivpatienten, hat aber unerwünschte endokrinologische und immunologische Nebenwirkungen.

▶ **Dopexamin:** Kann im septischen Schock über die Stimulation von β_2-Adrenozeptoren den Blutfluss im Splanchnikusgebiet erhöhen, Ergebnisse jedoch widersprüchlich, daher derzeit nicht empfohlen.

▶ **Pharmakologie und hämodynamische Auswirkungen vasoaktiver Substanzen:** Tab. 18.3.

Tab. 18.3 • **Hämodynamische Auswirkungen vasoaktiver Substanzen.**

Substanz	HF	HZV	MAP	SVR	PAOP	MVO2
Dobutamin	↑↑↑	↑	↑→↓	↓	↓	↑
Adrenalin	↑↑	↑	↑	↑	↓	↑↑
Noradrenalin	↑↑	↑	↑↑↑	↑↑	↑	↑
Dopamin	↑↑↑	↑	↑↓	↑↓	↑↓	↑
PDE-III-Inhibitor	↑	↑	↓	↓↓	↓	↑

HR = Herzfrequenz, HZV = Herzzeitvolumen, MAP = Mittlerer arterieller Druck, SVR = System-vaskulärer Widerstand, PAOP = Pulmonaler Okklusionsdruck, MVO2 = Myokardialer Sauerstoffverbrauch
↑ = geringe Zunahme, ↑↑ = deutliche Zunahme, ↑↑↑ = ausgeprägte Zunahme, ↓ = geringe Abnahme, ↓↓ = deutliche Abnahme, ↑→↓ = Zunahme oder Abnahme möglich, ↑↓ = Zunahme oder Abnahme dosisabhängig

Grundlagen der intra-aortalen Ballongegenpulsation

▶ **Wirkung:**
- Diastolische Perfusion der Koronararterien ↑.
- Linksventrikuläre Nachlast ↓.
- HZV (ohne Anstieg des myokardialen O_2-Verbrauchs) ↑.

- **Indikation:**
  - Kardiogener Schock v. a. ischämischer Genese.
  - Akute Mitralinsuffizienz.
  - Präoperativ vor ACVB-Operation bei eingeschränkter LV-Funktion.
  - Postoperatives Low-Cardiac Output Syndrom.
  - „Bridge to Transplant" bei akuter Verschlechterung.
  - In Kombination mit Thrombolyse Initialtherapie des kardiogenen Schocks bei akutem Myokardinfarkt bis zur Verlegung in ein kardiologisches/kardiochirurgisches Zentrum.
  - Präoperative Stabilisierung bei mechanischen Komplikationen des akuten Myokardinfarkts.
- **Kontraindikation:** Aortenklappen-Insuffizienz.
- **Durchführung:** Transkutane Seldinger-Technik (A. femoralis).
- **Lagekontrolle:** Röntgen, transösophageale Echokardiografie.
- **Komplikationen:**
  - Perfusionsstörungen von ZNS, Niere, Leber und Darm (***Cave:*** Ballonfehllagen).
  - Gefäßdissektion.
  - Extremitätenischämie.
  - Thrombozytopenie.
  - Blutung und Hämatom bei IAPB-Entfernung.

19 Transfusionstherapie

O. Zuzan, M. Leuwer, S. Piepenbrock

19.1 Blut und Blutkomponenten

Physiologisches Blutvolumen

- Frauen 65 ml/kg KG.
- Männer 75 ml/kg KG.
- Kinder 80 ml/kg KG.
- Neugeborene 85 ml/kg KG.

Erythrozytenkonzentrate (EK)

- **Herstellung:** EK werden durch Zentrifugieren aus frischem Vollblut einer Einzelspende (450–500 ml) hergestellt (Mischung von 500 ml Blut des Spenders + 70 ml Stabilisator in geschlossenem Blutbeutelsystem). Gebräuchliche Stabilisatoren sind CPD (Citrat, Phosphat, Dextrose) bzw. CPD + Adenin (CPDA-1).
- **Allgemeine Indikation:** Akute und chronische Anämie, wenn eine kausale Therapie nicht oder nur zu spät anwendbar ist.

Achtung: Es gibt keine universellen unteren Grenzwerte für Hb und HK. Es wird derzeit empfohlen, durch Erythrozytenkonzentrate eine Hämoglobinkonzentration von 7–9 g/l aufrechtzuerhalten.

Hinweis: Bei akutem Blutverlust geht Volumenersatz vor Erythrozytenersatz!

- **Präparate:**
  - *Leukozytendepletiertes EK in additiver Lösung:*
    - Wird aus Buffy-Coat-freiem EK in additiver Lösung; mittels Leukozytenfilter oder anderer Verfahren hergestellt (Buffy-Coat = thrombozyten- und leukozytenhaltige Schicht, die sich beim Sedimentieren/Zentrifugieren von Blut bildet).
    - Vorteile: Verminderte Immunisierung gegen leukozytäre Antigene (HLA) und geringere Gefahr der Übertragung bestimmter intrazellulärer Erreger (z. B. Zytomegalievirus).
    - Standardpräparat; in Deutschland sind nur leukozytendepletierte allogene EK zugelassen. Alle anderen unten genannten Präparate werden aus leukozytendepletierten EK hergestellt, sind somit Sonderformen des leukozytendepletierten EK.
    - Haltbarkeit: 28–49 Tage (je nach Herstellungsverfahren).
  - *Gewaschenes EK:*
    - Wird durch mehrmaliges Aufschwemmen und Zentrifugieren hergestellt; hierdurch wird der größte Teil des Plasmas, der Leukozyten und der Thrombozyten entfernt. Nachteile: Kontaminationsgefahr durch Öffnung des geschlossenen Systems; EK nicht lagerungsfähig.
    - Indikationen: Bekannte Immunisierung gegen Plasmaproteine.
  - *Kryokonserviertes EK:*
    - Gewaschenes EK wird unter Zusatz eines Gefrierschutzmittels tiefgefroren. Nach dem Auftauen wird es erneut gewaschen und muss dann umgehend verwendet werden. Ist nahezu frei von Plasma, Leuko- und Thrombozyten.
    - Indikationen: Versorgungsengpässe bei Patienten mit irregulären Antikörpern.
    - Haltbarkeit: Jahre.
  - *Bestrahlte EK:*
    - Die Konserve wird kurz vor der Transfusion mit 30–50 Gy bestrahlt. So soll die Übertragung immunkompetenter Lymphozyten und damit eine Graft-versus-host-Reaktion bei immunkompromittierten Patienten verhindert werden.

– Indikationen: Knochenmarktransplantation; schwere Immundefekte; Z. n. Hochdosis-Chemotherapie und/oder Ganzkörperbestrahlung.

Thrombozytenkonzentrate (TK)

- **Herstellung:** Aus Vollblut durch Zentrifugieren und Isolierung der Plättchen aus plättchenreichem Plasma oder aus dem Buffy coat bzw. durch maschinelle Thrombozytenapherese mittels Zellseparatoren.
- **Allgemeine Indikationen in der Akutmedizin:** Prophylaxe und Therapie thrombozytär bedingter Blutungen.
- **Spezielle Indikationen:**
  - *Akute transfusionsbedürfige Blutverluste* ab < 100 000 Thrombozyten/µl.
  - *Leberinsuffizienz:*
    - Bei ausgeprägten petechiale Blutungen.
    - Bei notwendigen Eingriffen und < 20 000 Thrombozyten/µl.
  - *Leberpunktion:*
    - Transjuguläre Punktion: Ab < 10 000 Thrombozyten/µl.
    - Transkutane Punktion: Ab < 50 000 Thrombozyten/µl.
  - *Bronchoskopie:*
    - Einfache Brochoskopie: Ab < 20 000 Thrombozyten/µl.
    - Mit transbronchialer Biopsie: Ab < 50 000 Thrombozyten/µl.
  - *Angiografie/Koronarangiografie:* bei Thrombozytenkonzentration < 20 000/µl.
  - *Anlage eines Zentralen Venenkatheters:*
    - Ohne klinische Blutungsneigung: Ab < 10 000 Thrombozyten/µl.
    - Bei klinischer Blutungsneigung: Ab < 20 000 Thrombozyten/µl.
  - *Lumbalpunktion:*
    - Elektiv: Ab < 50 000 Thrombozyten/µl.
    - Dringlich: Ab < 20 000 Thrombozyten/µl.
    - Unter kombinierter Therapie mit Clopidogrel und ASS (Thrombozytenfunktionshemmer): Ab < 100 000 Thrombozyten/µl.
  - *Operationen*:
    - Kleinere Eingriffe: Ab < 20 000 Thrombozyten/µl.
    - Eingriffe mit hohem Blutungsrisiko: Ab < 50 000 Thrombozyten/µl.
    - Eingriffe mit sehr hohem Blutungsrisiko: Ab < 70 000–100 000 Thrombozyten/µl.
    - Spinalanästhesie: Ab < 50 000 Thrombozyten/µl.
    - Epiduralanästhesie: Ab < 80 000 Thrombozyten/µl.
  - *Chronische Thrombozytopenie bei hämatologischen und onkologischen Patienten:*
    - Bei manifester Blutung.
    - Vor chirurgischen Eingriffen.
    - Prophylaktisch ab < 5 000 Thrombozyten/µl.
  - *Thrombozytopenie durch Chemotherapie:*
    - Prophylaktisch ab < 10 000 Thrombozyten/µl.
    - Bei manifester Blutung.
  - *Thrombozytopenie durch erhöhten Umsatz* (Immunthrombozytopenie, hämolytisch-urämisches Syndrom, TTP, Sepsis bzw. Verbrauchskoagulopathie):
    - Nur bei bedrohlichen Blutungen.
  - *Thrombozytopenie und zusätzliche Risikofaktoren* für Blutungskomplikationen (Infektionen, Fieber > 38 °C, Leukozytose, Komplikationen [GvHD], klinische Blutungsneigung, plasmatische Gerinnungsstörung, steiler Abfall der Thrombozytenkonzentration, vorbestehende Nekrosebereiche):
    - Prophylaktisch ab < 20 000 Thrombozyten/µl.
    - Bei manifester Blutung.
- **Präparate:**
  - *Leukozytendepletiertes Pool-TK:*
    - Hergestellt aus 4–6 blutgruppenkompatiblen Einzelspender-TK.

  - Enthält 240–360 × 10^9 Thrombozyten in 200–350 ml Plasma oder in einer Plasmaersatz-Lösung. Gehalt an Restleukozyten < 1 × 10^9, Gehalt an Erythrozyten < 3 × 10^9.
- *Leukozytendepletiertes Thrombozytenapherese-TK:*
  - Enthält 200–400 × 10^9 Thrombozyten eines einzelnen Spenders in bis zu 300 ml stabilisiertem Frischplasma. Gehalt an Restleukozyten < 1 × 10^9, Gehalt an Erythrozyten < 3 × 10^9.
  - Vorteil: Geringeres Risiko einer Immunisierung, da es nur von einem Spender stammt.
  - Indikation: Eingetretene Alloimmunisierung gegen HLA- und/oder thrombozytäre Antigene (→ TK eines nach dem Antigenmuster ausgewählten Einzelspenders verwenden!).
- *Bestrahltes TK:*
  - Bestrahlung eines Pool-TK oder Thrombozytenapherese-TK mit 30 Gy.
  - Indikationen: Chronischer Transfusionsbedarf; frühere febrile Transfusionsreaktion; Vermeidung einer CMV-Infektion bei immunkompromittierten, CMV-negativen Empfängern.

▶ **Lagerungsdauer:**
- *Pool-TK* oder *Thrombozytenapherese-TK:* Unter ständiger, gleichmäßiger Bewegung bis zu *5 Tage* bei Raumtemperatur (22 °C).

Fresh Frozen Plasma (FFP)

▶ **Grundlagen:** Im geschlossenen System abzentrifugiertes und schockgefrorenes Plasma einer Vollblut-Einzelspende. FFP enthält sämtliche Plasmaproteine im physiologischen Verhältnis. Die Aktivität der Gerinnungsfaktoren und -inhibitoren muss mindestens 70 % der ursprünglichen Aktivität im Spenderplasma betragen.

▶ **Indikationen:**
- Verlust- bzw. Verdünnungskoagulopathie mit klinisch nachvollziehbarer Blutungsneigung bzw. bei Quick < 50 %, PTT > 45 s, Fibrinogen < 1,0 g/l; s. auch Kap. Durchführung der Transfusion (S. 234).
- Notfalltherapie einer klinisch relevanten Blutungsneigung oder einer manifesten Blutung bei komplexen Störungen des Hämostasesystems.
- Thrombotisch-thrombozytopenische-Purpura (TTP).

Keine Indikationen: Volumenersatz, Albumin- und Eiweißersatz, parenterale Ernährung, Substitution von Immunglobulinen.

▶ **Lagerungsdauer:** 12 Monate bei -30 bis -40 °C, 24 Monate bei < -40 °C.

▶ **Dosierung:**
- Bei Erwachsenen mit Blutungsneigung initial 3–4 Beutel FFP bzw. 15 ml/kg KG.

Beachte: Eine niedrigere Einzeldosis führt nicht zu einem nennenswerten Anstieg der Gerinnungsfaktoren und ist daher unzureichend.

Cave: Bei schneller Transfusion hoher Dosen FFP kann es zur Zitratintoxikation mit schwerer Hypokalzämie kommen → frühzeitige Kalziumsubstitution i. v.

PPSB

▶ **Bestandteile:** Faktoren des Prothrombinkomplexes (II, VII, IX, X), Protein C und S.

▶ **Herstellung** aus Plasma-Pools. Da es dabei zur Aktivierung von Gerinnungsfaktoren kommen kann, fügen mehrere Hersteller Heparin und AT III zu, um eine systemische Gerinnungsaktivierung des Empfängers zu vermeiden.

▶ **Indikationen:** Bedrohliche Blutungen oder unverschiebbare operative Eingriffe bei Therapie mit Kumarinen (z. B. Marcumar) oder schwerem Vitamin-K-Mangel.

▶ **Kontraindikationen:** Heparin-induzierte Thrombozytopenie (wegen Heparinbeimengung).

▶ **Unerwünschte Wirkungen:** Thromboembolische Komplikationen (disseminierte intravasale Gerinnung, Thrombose, Myokardinfarkt).

- **Dosierung:**
  - 1 Einheit PPSB/kg KG → Aktivitätsanstieg der Faktoren VII und IX um 0,5–1 %, der Faktoren II und X um 1–2 %.
  - Bei schweren Blutungen oder unverschiebbarer Operation initial 20–30 I.E./kg KG i. v.

  Achtung: Langsam applizieren, initial nicht schneller als 1 ml PPSB/min!
- **Präparate (Beispiele):** Beriplex, Prothromplex, Oxtaplex; auf den Packungen ist der Gehalt an Faktor IX aufgeführt. Lagerung bei + 2 bis + 8 °C. Gebrauchsfertige Lösung umgehend verbrauchen!

Fibrinogen

- **Herstellung:** Aus Plasma-Pools.
- **Indikationen:** Hypofibrinogenämie durch:
  - Synthesestörungen bei schweren Leberparenchymschäden.
  - Gesteigerten Verbrauch (Trauma, Hyperfibrinolyse).
  - Verlust/Verdünnung (Massivtransfusion).
- **Unerwünschte Wirkungen:** Thromboembolische Komplikationen (disseminierte intravasale Gerinnung, Thrombose, Myokardinfarkt).
- **Dosierung:** 2–4 g i. v.
- **Präparate (Beispiel):** Haemocomplettan. Lagerung bei + 2 bis + 8 °C. Gebrauchsfertige Lösung umgehend verbrauchen!

AT III

- **Herstellung** aus Plasma-Pools (z. T. mit Heparinzusatz).
- **Indikationen:**
  - Erworbener AT-III-Mangel durch verminderte Synthese (Leberschaden) oder gesteigerten Verbrauch (Verbrauchskoagulopathie) mit Anhalt für Thromboseneigung oder disseminierte intravasale Gerinnung.
  - Thromboseprophylaxe bei angeborenem AT-III-Mangel.
- **Keine Indikationen:**
  - Chronische Leberschädigung mit verminderter Aktivität der Gerinnungsfaktoren ohne Hinweis auf disseminierte intravasale Gerinnung oder Thromboseneigung.
  - Verlust von AT III bei nephrotischem Syndrom oder Aszites (zugeführtes AT III würde schnell wieder ohne Nutzen ausgeschieden).
  - Hämodilution (inhibitorische und prokoagulatorische Faktoren sind gleichsinnig verdünnt).
- **Dosierung:**
  - 1 Einheit AT III/kg KG hebt die AT-III-Aktivität um 1–2 % an.
  - *Ziel:* AT-III-Aktivität > 70 %.
  - *Dosisberechnung:* Dosis (in I.E.) = Ziel-Aktivität-aktuelle Aktivität × kg KG.
- Zur Anwendung bei manifester Verbrauchskoagulopathie (S. 347).

Achtung: Durch AT-III-Substitution kann die Wirkung einer laufenden Heparintherapie so weit gesteigert werden, dass es zur Überheparinisierung mit Blutungsgefahr kommt.

- **Präparate (Beispiel):** Kybernin (enthält 500 oder 1000 I.E.). Lagerung bei + 2 bis + 8 °C. Gebrauchsfertige Lösung umgehend verbrauchen!

19.2 Durchführung der Transfusion

Transfusion von Erythrozyten

- **Anforderungen an die AB0-Kompatibilität:**
  - AB0-kompatibel, möglichst AB0-identisch (Tab. 19.1).

Tab. 19.1 • **Bestimmung blutgruppenkompatibler EK.**

Blutgruppe Patient	Antikörper	kompatible EK
A	Anti-B	A (oder 0)
B	Anti-A	B (oder 0)
AB	keine	AB, A, B (oder 0)
0	Anti-A und Anti-B	0

- **Anforderungen an die Rhesus(D)-Kompatibilität:**
  - Idealerweise sollten Rh(D)-negative Empfänger kein Rh(D)-positives Blut erhalten, da hierdurch eine Anti-D-Antikörperbildung ausgelöst werden kann.
  - Aufgrund der knappen Versorgungslage mit Rh(D)-negativen EK kann jedoch der Einsatz von Rh(D)-positiven Erythrozytenpräparaten notwendig sein. 2–4 Monate nach der Transfusion muss dann serologisch geprüft werden, ob der Empfänger Anti-D-Antikörper entwickelt hat. In diesem Fall ist ein Notfallpass auszustellen und der Patient vor weiteren Rh(D)-positiven Transfusionen zu schützen.
  - Bei Rh(D)-negativen Mädchen und gebärfähigen Frauen im Hinblick auf spätere Schwangerschaften möglichst keine Rh(D)-positive EK transfundieren. Ist dies im Einzelfall unvermeidbar, Anti-D-Prophylaxe erwägen.

  Merke: Auf keinen Fall darf bei einem Rh(D)-negativen Patienten mit Anti-D-Antikörpern Rh(D)-positives Erythrozytenkonzentrat transfundiert werden!
- **Vorbereitungen für eine Bluttransfusion (Labor bzw. Blutbank):**
  - *Blutgruppenbestimmung des Empfängers.*

  Hinweis: Die Blutgruppenbestimmung ist erschwert oder unmöglich, wenn dem Patienten zuvor Dextrane oder Stärke-Lösungen verabreicht wurden → Blutbank informieren, damit vor der Blutgruppenbestimmung die Erythrozyten gewaschen werden (S. 229).
  - *Antikörpersuchtest:* Empfänger-Plasma wird mit verschiedenen Test-Erythrozyten inkubiert.
  - *Kreuzprobe (mehrere Stufen):*
    1. *Major-Test* weist nach, ob Plasma des Empfängers mit Spendererythrozyten reagiert; *Minor-Test* weist nach, ob Plasma des Spenders mit Erythrozyten des Empfängers reagiert. (Bei Durchführung eines Ak-Suchtests kann auf den Minor-Test verzichtet werden.)
    2. *Coombs-Test:* Weist inkomplette Antikörper an der Erythrozytenoberfläche nach, die nicht zu einer sichtbaren Agglutination führen.

  Hinweis: Konserven, die bereits für einen Patienten gekreuzt sind, müssen spätestens 3 Tage nach der Transfusion anderer Konserven mit frisch entnommenem Empfängerblut erneut gekreuzt werden (→ Nachweis von transfusionsinduzierten oder -geboosterten Antikörpern).
- **Vorbereitung und Überwachung durch den Arzt, der die Transfusion vornimmt:**
  - *Überprüfung der „Konserven-Daten“:* Blutgruppe, Alter (Verfallsdatum), Identität der Konserve (Vergleich mit dem Begleitschein).
  - *Sichtprüfung der Konserve:* Unversehrtheit, Verfärbung, Koagel etc.

- *AB0-Schnelltest* (Bedside-Test):
  - Jeweils 1 Tropfen Blut des Empfängers wird mit Anti-A-, Anti-B- und Anti-D-Antikörperlösung vermischt und anschließend auf Agglutination überprüft.
  - Ergebnis des Bedside-Tests in der Patientenakte dokumentieren.
- *Erwärmen der Konserve:* Erforderlich bei Massivtransfusion, bei Nachweis von Kälteagglutininen, bei hypothermen Patienten.

► **Transfusionsbesteck:** Zur Transfusion von EK immer Transfusionsbesteck mit Standardfilter (Porengröße 170–230 µm) verwenden.

► **Venöser Zugang:** Am besten ist ein möglichst großlumiger venöser Zugang (bei Erwachsenen mindestens 18 G), notfalls kann auch über einen ZVK transfundiert werden.

► **Überwachung des Patienten** (während der gesamten Transfusion):
- Regelmäßige Messung von Herzfrequenz und Blutdruck (v. a. zu Beginn der Transfusion). Mögliche Reaktionen (S. 236).
- Kontrolle der Urinausscheidung.

Massivtransfusion

► **Definition:**
- Transfusion des kompletten Blutvolumens innerhalb von 24 h.
- Transfusion von mehr als der Hälfte des kompletten Blutvolumens innerhalb von 3 h.

► **Erythrozyten:**

Achtung: Wenn Blutgruppen-ungleiches, aber kompatibles Blut transfundiert werden muss (z. B. 0 Rh⁻), muss unbedingt *vorher Blut für die Blutgruppenbestimmung* (und Kreuzblut) abgenommen werden, da die Bestimmung nach der Transfusion Blutgruppen-ungleichen Blutes schwierig bzw. unmöglich ist!
- Möglichst frisches Blut verwenden (< 14 Tage alt).
- Alle Konserven und Infusionen erwärmen; Auskühlung des Patienten verhindern (bei Hypothermie verstärkte Blutungsneigung).

► **Thrombozyten:** Ab der 10.–15. EK-Konserve bzw. bei Thrombozytenabfall auf 75 000–100 000/µl wird in der Regel die Transfusion von TK notwendig (Pool-/Apherese-TK im Verhältnis 1:6 bis 1:4 transfundieren, d. h. nach jeweils 4–6 EK ein Pool-/Apherese-TK).

► **FFP** (S. 231), bei Massivtransfusionen meistens notwendig:

Beachte: Frühzeitig daran denken (das Auftauen kostet Zeit!).
- *Labor-Kriterien für FFP-Gabe:*
  - Erhöhung von Quick und PTT mindestens auf das 1,5-fache (Quick < 50 %, PTT > 45 s).
  - *Oder:* Fibrinogen < 1,0 g/l (< 1,5 g/l nach Dextran- oder Stärkeinfusion).
- *Vorgehen:* Verhältnis FFP-Einheiten:EK = 1:3 bis 1:1.

► **Fibrinogen-Konzentrat:**
- Die Fibrinogen-Konzentration fällt bei einer Massivtransfusion leicht auf sehr niedrige Werte ab.
- Fibrinogen ist für die plasmatische Hämostase essenziell → ohne Fibrinogen keine Fibrinbildung.
- Selbst mit aggressiver FFP-Gabe lässt sich nicht immer akzeptable Fibrinogen-Konzentration aufrechterhalten; daher ergänzende Gabe von Fibrinogen-Konzentrat erwägen.
- Gabe von Fibrinogen-Konzentrat spätestens, wenn die Fibrinogen-Konzentration < 1,0 g/l (< 1,5 g/l nach Dextran- oder Stärkeinfusion) absinkt.
- Dosierung: 3–4 g i. v.

► **Monitoring:**
- *Engmaschige Überwachung der Laborwerte:* Gerinnung (Quick, PTT, Faktor V und VIII, Fibrinogen), Hämoglobin, Hämatokrit, Thrombozyten, Blutgase, Säure-Basen-Haushalt, Elektrolyte (Kalium, Kalzium).

- *Idealerweise auch hämostaseologische Überwachung* mittels Thrombelastografie (TEG, ROTEM), um einen gezielten Einsatz von Plasmakomponenten und Thrombozyten zu ermöglichen
- *EKG-Monitoring:*
  - Hypokalzämie (verlängertes QT-Intervall)? → bei Anzeichen von Hypokalzämie Kalzium substituieren (10 ml Ca^{2+}-Glukonat langsam i. v.).
  - Hyperkaliämie (hohes spitzes T)? → Vorgehen (S. 451).

▶ **Mögliche Probleme:** Verstärkte Blutungsneigung durch Verdünnungsthrombopenie, Fibrinogen-Mangel, Faktor-V- und -VIII-Mangel, Hyperfibrinolyse, disseminierte intravasale Gerinnung mit Verbrauchskoagulopathie (S. 347), hämolytische Transfusionsreaktion (S. 236).

Transfusion von Thrombozyten

▶ **Anforderungen an die Kompatibilität:**
- *AB0-identisch* (Tab. 19.1), wegen erythrozytärer Beimengungen möglichst auch Rh(D)-kompatibel.
- Wenn im Notfall kein AB0-identisches Präparat verfügbar ist, muss *AB0-kompatibel* transfundiert werden. Aufgrund des hohen Plasmaanteils analog zu FFP verfahren (s. u. und Tab. 19.2).
- Bei *wiederholten* Transfusionen sollte man *HLA-kompatibel* transfundieren.

Hinweis: Thrombozytenkonzentrate dürfen *nicht* über Mikrofilter (10–40 µm) transfundiert werden, ein Standardfilter (170–230 µm) genügt.

▶ **Dosierung:**
- Abschätzung des minimalen Thrombozytenbedarfs:
  - Dosis (Thrombozytenzahl) = gewünschter Konzentrationsanstieg ($\times 10^9$/l) × Blutvolumen (l) × 1,5.
  - Anzahl der Präparate = Dosis (Thrombozytenzahl) ÷ Thrombozyten pro Präparat.
- Bei Gesunden bleiben nur 60–70 % der transfundierten Thrombozyten im zirkulierenden Blut; 30–40 % gehen in den Milzpool.
- Beurteilung der Wirksamkeit anhand der Klinik *(Abnahme der Blutungsneigung)* und anhand des Anstiegs der Thrombozytenkonzentration im peripheren Blut *(Inkrement).*

Infusion von Fresh Frozen Plasma (FFP)

▶ **Kompatibilität:** FFP muss *AB0-kompatibel* infundiert werden; bei Nichtbeachtung können die Alloantikörper im Spenderplasma mit den Empfängererythrozyten reagieren (Tab. 19.2).

Tab. 19.2 • **Bestimmung kompatibler FFP.**

Empfänger	kompatibles FFP
A	A, AB
B	B, AB
AB	AB
0	A, B, AB, 0

Achtung: Im Gegensatz zu Erythrozytenkonzentraten kann Plasma der Blutgruppe 0 nicht zur Universalspende für andere Blutgruppen verwendet werden (enthält Anti-A- und Anti-B-Antikörper). AB-Plasma dagegen kann für Empfänger aller Blutgruppen verwendet werden (nur in extremen Notfällen notwendig!).

▶ Den tiefgefrorenen Beutel bei 37 °C zügig auftauen; auf keinen Fall darf die Temperatur 37 °C überschreiten.

- Infusion über ein Standardtransfusionssystem (Filterporen: 170–230 µm), *nicht* über einen Mikrofilter.
- **Dosierung (entsprechend der Indikation):**
  - *Notfallbehandlung:* Initial 15 ml/kg KG; weitere Infusion nach klinischer Wirkung und nach Gerinnungsparametern.
  - *Massivtransfusion* (S. 234): Traditionell wird FFP erst bei Blutverlusten über 65 % des Blutvolumens verabreicht. Da viele Patienten bereits bei Aufnahme eine beträchtliche Koagulopathie zeigen (v. a. Traumapatienten und Patienten mit rupturiertem Aortenaneurysma), wird es in vielen Zentren schon früher eingesetzt. Empfohlene Dosierung: 1 Einheit (250 ml) FFP pro 1–3 EK → Verhältnis FFP:EK = 1:1 bis 1:3.
  - *Thrombotisch-thrombozytopenische Purpura:* Akut 30 ml/kg KG infundieren; ggf. Austauschtransfusion mit FFP (3–4 l/d).

19.3 Komplikationen der Therapie mit Blutbestandteilen

Hämolytische Sofortreaktionen

- **Definition, Ursachen:** Während oder kurz nach der Transfusion von Erythrozyten auftretende systemische Reaktion, meist durch *AB0-Inkompatibilität* (seltener durch andere hämolytisch wirksame Alloantikörper, die bereits vor der Transfusion vorhanden waren).
- **Klinik:**
  - Frösteln, Fieber, Schweißausbruch, Kopfschmerzen, Tachykardie, Blutdruckabfall, Brust-, Bauch- oder Flankenschmerzen.
  - *Beim narkotisierten Patienten:* RR-Abfall, Hämoglobinurie, Blutungsneigung.
  - *In schweren Fällen:* Schock, disseminierte intravasale Gerinnung, Nierenversagen → *Lebensgefahr!*
- **Therapie:**
  - *Transfusion stoppen,* venösen Zugang belassen.
  - *Großzügige Volumensubstitution* (S. 224) mit Volumenersatzmitteln.
  - *Hochdosierte Glukokortikoidgabe,* z. B. 1 g Prednisolon i. v.
  - *Sauerstoff (100 % O_2),* z. B. über Gesichtsmaske.
  - *Bei Schocksymptomatik* (RR_{syst} < 90 mmHg, Tachykardie) zusätzlich Katecholamine:
    - *Initial* z. B. Adrenalin 0,1 mg i. v. alle 3–5 min (1 Amp = 1 mg mit NaCl 0,9 % auf 10 ml aufziehen → 0,5–1 ml = 50–100 µg) bis RR_{syst} > 100 mmHg.
    - *Dann* Dauerinfusion mittels Infusionspumpe, z. B. Noradrenalin 2–20 µg/min (5 Amp. à 1 mg/ml + 45 ml NaCl 0,9 %; Laufrate 2–15 ml/h), ggf. in Kombination mit Dobutamin 2–10 µg/kg KG/min (250 mg/50 ml, Laufrate 2–8 ml/h).
  - *Bei ausgeprägtem Schock mit Bewusstseinstrübung:* Intubation und Beatmung.
  - *Auf ausreichende Urinausscheidung achten:* Volumentherapie (s. o.), ggf. zusätzliche Diuresesteigerung mit Furosemid (10–40 mg langsam i. v.).
  - Bei schwerem Zwischenfall frühzeitig an Hämodialysebehandlung denken.
  - Vorgehen bei Hyperkaliämie (S. 451).
- **Zur Ursachenklärung** Blutproben (Patient, Rest der Konserve) sichern und mikrobiologisch/immunhämatologisch untersuchen lassen.

Verzögerte hämolytische Reaktion

- **Definition, Ursachen:** Im Laufe von Tagen nach zunächst unauffälliger Übertragung von Erythrozyten auftretende systemische Reaktion durch *erythrozytäre Alloantikörper,* die zum Zeitpunkt der Transfusion nur in geringer Konzentration vorlagen und deshalb serologisch nicht erfasst wurden.

- **Klinik:** Fieber, Hämoglobinabfall, leichter Ikterus. Nierenversagen und tödliche Zwischenfälle sind selten, kommen aber vor.
- **Therapie:** Symptomatisch; keine spezifischen Maßnahmen.

Allergische Reaktionen

- **Anaphylaktische Reaktion:**
  - *Definition:* Sofortreaktion in den ersten Minuten, ausgelöst durch IgE-Antikörper gegen lösliche Bestandteile des Spender-Blutplasmas.
  - *Klinik:* Generalisierter Flush, Quaddel-Bildung, Atemnot, Bronchospasmus, Blutdruckabfall, Tachykardie, Schock.
  - *Therapie:* Initial wie bei hämolytischer Sofortreaktion (S. 236).
- **Urtikarielle Transfusionsreaktion:**
  - *Klinik:* Meist lokal beschränkte Effloreszenzen, selten generalisierte Urtikaria.
  - *Therapie:* Bei generalisierter Urtikaria Transfusion abbrechen, Antihistaminika, Glukokortikoide (Prednisolon 50–125 mg i. v.).

Febrile nichthämolytische Reaktionen

- **Definition:** 30 min bis 2 h nach Transfusionsbeginn auftretender Anstieg der Körpertemperatur um mindestens 1 °C ohne Zeichen einer hämolytischen Reaktion oder anderer transfusionsbedingter Reaktionen.
- **Klinik:** Plötzliches Kältegefühl (mit oder ohne Schüttelfrost), gefolgt von Temperaturanstieg.
- **Ursachen:** Übertragung von freigesetzten leukozytären oder thrombozytären Inhaltsstoffen (z. B. Zytokine); Reaktion präformierter Antikörper des Patienten gegen Leukozyten, Thrombozyten oder Plasmaeiweiße der Konserve; selten bakterielle Verunreinigungen der Konserve.
- **Therapie, Prognose:** Transfusion abbrechen; meist gute Prognose.
- **Diagnosesicherung:** Suche nach thrombozytären und leukozytären Antikörpern, v. a. nach HLA-Antikörpern.

Transfusionsassoziierte akute respiratorische Insuffizienz

- **Definition, Ursachen:** Akut, unmittelbar während oder nach der Transfusion auftretende respiratorische Insuffizienz, meist durch granulozytenspezifische Antikörper im Spenderplasma.
- **Klinik:** Respiratorische Insuffizienz mit Lungenödem und pulmonalen Infiltraten; oft beatmungspflichtiger Zustand des Patienten.
- **Therapie:** Symptomatische Therapie; Konservenspender untersuchen lassen (leukozytäre Antikörper? → evtl. Gefahr für weitere Empfänger).

Posttransfusionelle Purpura

- **Definition, Ursachen:** Etwa 5–10 Tage nach Transfusion einer plättchenhaltigen Konserve auftretende Thrombopenie durch Alloantikörper gegen Antigene auf Spender-Thrombozyten. Die konsekutive Immunreaktion betrifft nicht nur die gespendeten Thrombozyten; auch autologe Thrombozyten werden abgebaut.
- **Klinik:** Akute isolierte Thrombozytopenie *(Thrombozytensturz)* mit oder ohne klinische Blutungsneigung, ggf. bis hin zur lebensbedrohlichen hämorrhagischen Diathese.
- **Therapie:** Hochdosierte Immunglobulingabe (1 g IgG/kgKG an 2 aufeinanderfolgenden Tagen als langsame Dauerinfusion). Kortikoide sind ohne gesicherten Effekt.
  - *Cave:* Thrombozytentransfusionen sind wegen möglicher schwerer Zwischenfälle kontraindiziert.

Infektionen

- Alle Konserven unterliegen einem Screening-Programm zur Identifizierung infektiöser Spenden. Kriterien in Deutschland: HBs-AG-negativ; keine Antikörper gegen HIV, HCV, Treponema pallidum; GPT ≤ 45 U/l (Erhöhung bei Hepatitis).
- *Problem:* Infizierte/infektiöse Spender, bei denen die Erkrankung serologisch noch nicht nachweisbar ist (diagnostisches Fenster) → Risiko der viralen Infektionsübertragung durch serologisch unauffällige Blutkonserven.
- **Risikoabschätzung:**
  - Das Risiko steigt proportional zur Anzahl der transfundierten Blutkonserven.
  - *Die Transfusion zellulärer Blutkomponenten* (Erythrozyten, Thrombozyten) ist problematischer als die Transfusion von FFP. Zurzeit können zelluläre Blutprodukte noch nicht mit ausreichender Sicherheit virusinaktiviert werden.
  - *FFP:* Deutlich geringeres Risiko durch die sog. Quarantäne-Regelung (die Spende wird mehrere Monate gelagert, bis die erneute serologische Testung des Spenders noch immer negativ ausfällt).
- Eine *bakterielle* Kontamination der Konserven ist selten. Da das Bakterienwachstum durch Kühlung vermindert wird, müssen Konserven möglichst bald nach dem Erwärmen transfundiert werden.
- Verdachtsfälle von Infektionsübertragungen durch Blutprodukte müssen der Arzneimittelkommission als unerwünschte Arzneimittelwirkungen gemeldet werden.

20 Ernährungstherapie auf der Intensivstation

K. Mayer

20.1 Grundlagen, Therapieprinzipien und Konzepte

Definition, Pathophysiologie und Ziele

- **Definition:** Ernährungstherapie auf der Intensivstation ist eine supportive Therapie für Patienten, die oral keine ausreichende Ernährung zu sich nehmen können.
- **Pathophysiologischer Hintergrund**:
  - Patienten mit einer schweren (intensivpflichtigen) Erkrankung gelangen früher als hungernde Gesunde durch fehlende Nahrungszufuhr in den Zustand der Unterernährung.
  - Durch zu späten Beginn einer adäquaten Ernährungstherapie kommt es zum Kaloriendefizit, das möglicherweise die Beatmungszeit und die Liegezeit auf der Intensivstation verlängert und den Bedarf an Antibiotika erhöht.
  - Die gesteigerte Zufuhr von ausgewählten Substraten (Aminosäuren, Lipide, Vitamine, Antioxidanzien) soll die dem Intensivaufenthalt zugrunde liegende Krankheit bessern und zu einer schnelleren Heilung des Patienten beitragen.
- **Ziel:** Rechtzeitige adäquate Zufuhr von Kalorien zur Vermeidung von Unterernährung und ihrer konsekutiven Probleme (z. B. sekundäre Infektionen), aber auch Vermeidung von Überernährung.

Allgemeine Therapieprinzipien

- **Konzept:** Vermeidung eines zu großen Kaloriendefizits in der ersten Woche des Intensivaufenthaltes durch frühe enterale Ernährung – sichere Indikationsstellung: Vermeidung von Überernährung.
- **Einschätzung von Ernährungszustand und Energiebedarf:**
  - *Ernährungszustand:* Evaluation mit standardisierten Fragebögen. Beispiele: Subjective Global Assessment (SGA), Nutritional Risk Screening (NRS 2002) oder Malnutrition Universal Screening Tool (MUST).
  - *Energiebedarf:*
    - Messung mittels indirekter Kalorimetrie.
    - Abschätzung nach der Formel nach Harris Benedikt zur Bestimmung des Grundumsatzes: Grundumsatz Männer = 665 + [13,8 × Gewicht in kg] + [5,0 x Körpergröße in cm] – [6,8 × Alter in Jahren]; Grundumsatz Frauen = 655 + [9,6 x Gewicht in kg] + [1,8 × Körpergröße in cm] – [6,8 × Alter in Jahren]; **Faustformel: 20–25 kcal/kg KG/d.**
    - Der Energiebedarf des Intensivpatienten unterliegt krankheitsbedingten Schwankungen. Im Rahmen einer großen Operation, eines Traumas, einer Verbrennung oder einer Sepsis kann der Energiebedarf im Laufe der Erkrankung ansteigen und um 30–90 % höher als der Grundumsatz liegen. Später im Verlauf kann er über längere Zeit auf den normalen Bedarf abfallen. Bei einer Verschlechterung des Zustandes im Rahmen einer Aggravation der Erkrankung (beispielsweise ein septischer Schock) kann der Energiebedarf ebenfalls abfallen und liegt wenig oberhalb des Grundumsatzes. Aus der geschilderten Dynamik des Energiebedarfs folgt, dass keine fixe Empfehlung für den kalorischen Bedarf gegeben werden kann.
- **Einsatz supportiver enteraler oder parenteraler Ernährungstherapie:** Überprüfung der Indikation bei allen Patienten, die nicht innerhalb von 3 d voll oral ernährt werden können.

- **Bevorzugung der enteralen vor der parenteralen Ernährung:** „If the gut works, use it." *Vorteile der enteralen Ernährung:* Physiologischer, kostengünstig, weniger Komplikationen.
- Bei Patienten, die nicht bedarfsdeckend enteral ernährt werden können, **zusätzlich additive oder volle parenterale Ernährung.**
- **Monitoring:**
  - Bei enteraler Ernährung regelmäßige Kontrolle von Reflux, Diarrhö, Residualvolumen, Darmgeräuschen.
  - Generell regelmäßige Laborkontrollen von Blutzucker, Triglyzeriden, Elektrolyten (Natrium, Kalium, Magnesium, Kalzium, Phosphat):
    - **Hypertriglyzeridämien (> 400 mg/dl)** → Senkung der Menge der zugeführten Lipide und Einbeziehen alternativer Lipide wie beispielsweise mittelkettiger Triglyzeride (besitzen eine schnellere Plasma-Clearance) oder Fischöl-basierter Präparate (senken die Triglyzeride).
    - **Hypophosphatämie, andere Elektrolystörungen und Vitaminmangel:** Können zu Beginn der Ernährungstherapie unterernährter Patienten als ein Teil des „Refeeding-Syndroms" entstehen. In der Folge kann sich ein lebensbedrohliches Syndrom mit Störungen von Muskelfunktion, Organschäden und neurologischen Störungen entwickeln. Bei Patienten mit Unterernährung oder Patienten, die länger nicht ernährt werden konnten, sollte die Ernährung langsam gesteigert und die Elektrolyte (Natrium, Kalium, Magnesium, Kalzium, Phosphat), Harnstoff und Ammoniak sowie die Flüssigkeitsbilanz engmaschig kontrolliert werden.
    - **BZ-Einstellung:** Die Grenzwerte des Blutzuckers und die obere Grenze der Insulindosis sind umstritten. Das Therapieziel ist in der Praxis u. a. abhängig vom Grund des Intensivstation-Aufenthalts (elektiv-postoperativ, operativer Notfall, internistischer Patient), von der Schwere der Erkrankung, der zugeführten Ernährung und den verfügbaren Pflegekapazitäten. Eine strenge Einstellung (80–110 mg/dl) erhöht überdies das Risiko für schwere Hypoglykämien und kann nicht generell empfohlen werden. Neue internationale Leitlinien empfehlen einen oberen Blutzucker-Grenzwert von **< 150 mg/dl** und die American Diabetes Association hält ein Therapieziel von **140–180 mg/dl** unter Insulintherapie bei Intensivpatienten als gerechtfertigt.
- **Nutzen eines formalisierten Ernährungsprotokolls:** Muss an die lokalen Gegebenheiten angepasst standardisiert und formalisiert sein; führt erfahrungsgemäß zu einer früheren Aufnahme der Ernährungstherapie und zu einer Erhöhung des Anteils enteral ernährbarer Patienten.
- **Zusammensetzung der Ernährung:**
  - Energiezufuhr berechnet nach Bedarf.
  - Kohlenhydrate ca. 2–4 g/kg KG/d, ca. 60 % der Nicht-Protein-Energie; Lipide ca. 0,8–1,5 g/kg KG/d, ca. 40 % der Nicht-Protein-Energie; Eiweiß ca. 0,8–1,5 g/kg KG/d.

Besonderheiten bei Intensivpatienten

- **Stabilisierung des Patienten** durch Maßnahmen der Intensivtherapie wie Kreislaufunterstützung, Beatmung, Monitoring als Voraussetzung der Ernährungstherapie.
- **Schwierige Bestimmung des Energiebedarfs:** Der *Energiebedarf* des Intensivpatienten kann erheblich schwanken:
  - Zu Beginn der Erkrankung oft niedriger (ca. 15–25 kcal/kg), Anstieg im Verlauf der klinischen Besserung (ca. 20–30 kcal/kg).
  - Erhebliche Beeinflussung durch **interkurrierende Infekte oder metabolische Veränderungen** (verursacht durch Trauma, Sepsis, Verbrennung o. Ä.).
  - Eine *indirekte Kalorimetrie* ist häufig nicht vorhanden. Die Ernährungstherapie daher auch nach metabolischer Toleranz (Blutzucker, Insulinbedarf, Triglyzeride) und klinischer Toleranz (Reflux, Erbrechen) steuern.

Konzepte zur enteralen Ernährung

- **Indikation:** Hämodynamisch stabile Patienten mit intaktem und funktionsfähigem Gastrointestinaltrakt.
- **Kontraindikationen:**
  - Intestinale Obstruktion, Ileus.
  - Hämodynamisch instabile Patienten.
  - Intestinale Ischämie.
- **Komplikationen:**
  - Gastrointestinale Intoleranz (Erbrechen, Diarrhö, mangelnder Transport).
  - Aspirationspneumonie.
  - Sonden-assoziierte Komplikationen (u. a. Fehlanlage, Perforation).
- **Therapiebeginn:** Bei hämodynamisch stabilen Patienten möglichst früh innerhalb der ersten 24 h, evtl. auch primär mit nur geringen Mengen (10 ml/h), um den Darm frühzeitig zu nutzen („use it or lose it").
- **Ernährungssonden:** „So hoch wie möglich, so tief wie nötig", möglichst gastral; falls dies nicht möglich oder ineffektiv (z. B. bei fehlendem Transport, Obstruktion oder Reflux), Jejunalsonde; bei langfristiger (> 4 Wochen) enteraler Ernährungstherapie perkutane endoskopische Gastrostomie (PEG) zu erwägen.
- **Mögliche Begleitmedikation:** Bei Intoleranz (Reflux, Erbrechen) intravenöse Gabe von Metoclopramid oder Erythromycin erwägen.
- **Bestimmung des gastralen Residualvolumens:** Möglich bei gastraler Ernährungssonde, Intervall alle 4–6 h; abhängig von dem im Magen vorhandenen Volumen Steigerung oder Reduzierung der applizierten Ernährung bis zum Ernährungsziel. Neuere Arbeiten weisen darauf hin, dass mit funktionierenden Ernährungsprotokollen ein schnellerer Ernährungsaufbau (ohne vermehrte Komplikationen in definierten Patientengruppen), bei höheren tolerierten Residualvolumen oder sogar ohne deren Messung, erreicht werden kann.
- **Komponenten der enteralen Ernährung:** s. o., allgemeine Therapieprinzipien.
- **Flüssigkeitsbedarf:** Der Flüssigkeitsbedarf liegt bei ca. 30–40 ml/kg KG/d. Im Rahmen einer intensivpflichtigen Erkrankung kann der Bedarf aber erheblichen Schwankungen unterworfen sein. Fieber, Sepsis, Schock, Diarrhö, Niereninsuffizienz können den Bedarf erheblich modulieren und eine erweiterte Diagnostik (beispielsweise Ultraschall, zentraler Venendruck etc.) notwendig machen.
- **Beispiele verfügbarer enteraler Ernährungslösungen:**
  - *Standardlösungen* (Energiedichte 1,0 kcal/ml); sind bei den meisten Patienten angemessen:
    - Sie enthalten Eiweiß (u. a. Sojaprotein, Milcheiweiß), Kohlenhydrate (Poly- oder Oligosaccharide, meist laktosefrei) und Lipide (Triglyzeride u. a. aus Sojabohnen, Kokosnüssen).
    - Die durch den Hydrolysegrad der Proteine und Kohlenhydrate bestimmte Osmolalität ist isoton (< 350 mosmol/l).
    - Die Lösungen enthalten Ballaststoffe und den Tagesbedarf deckende Mengen an Vitaminen und an Spurenelementen. Diese bilanzierten Diäten ermöglichen eine vollständige enterale Ernährung der Patienten.
  - *Immunmodulierende Lösungen*: Erhöhter Gehalt an Aminosäuren (Arginin und/oder Glutamin), Fettsäuren (n-3-Fettsäuren, γ-Linolensäure), Vitaminen, Antioxidanzien, Nukleotiden. Der Einsatz spezieller immunmodulierender Lösungen mit Arginin, n-3-Fettsäuren und Nukleotiden wird empfohlen bei chirurgischen Patienten (im Rahmen der großen Tumorchirurgie des Kopf-Halses und des Abdomens). Bei Patienten mit akutem Lungenversagen konnten die bisher guten Daten unter Nutzung eines veränderten Designs (Bolusapplikation) nicht bestätigt werden.
  - *Lösungen mit erhöhten Energiegehalt* (> 1,0 kcal/ml): Indiziert bei erhöhtem Energiebedarf mit reduziertem Einfuhrvolumen.

- *Oligopeptid-Lösungen:* Einsatz kann erwogen werden bei Patienten mit Störungen der exokrinen Pankreasfunktion (Diarrhö) im Rahmen der Intensivbehandlung.

▶ **Verabreichung der enteralen Ernährung:** Start früh, d. h. 12–24 h postoperativ bzw. nach Stabilisierung des Patienten. Am Anfang Zufuhr nur einer geringen Menge beispielsweise 10–20 ml/h. Steigerung der Zufuhr nach gastrointestinaler (Reflux, Residualvolumen) und metabolischer (Blutzucker, Triglyzeride) Toleranz.

▶ **Vorgehen bei Komplikationen:**

- *Gastrointestinale Intoleranz bei reduziertem Transport:* Einsatz von Prokinetika (Metoclopramid, Erythromycin) erwägen; Reduktion der Zufuhrrate; tiefere Sondenlage erwägen: Wechsel von gastraler auf duodenale/jejunale Sonde.
- *Metabolische Intoleranz:*
  - Bei Hyperglykämien oberhalb des angestrebten Zielbereiches trotz Erreichen der Insulinobergrenze sollte eine Reduktion der Ernährung erwogen werden.
  - Hypertriglyzeridämien (***Cave:*** Unterschied metabolische Intoleranz und Fettstoffwechselstörung mit Notwendigkeit einer Therapie!): Nutzung eines Präparats mit erhöhtem Anteil von MCT-Lipiden; ggf. Reduktion der Zufuhr der Ernährung.

Konzepte zur parenteralen Ernährung

▶ **Indikationen:**

- Patienten, die nicht innerhalb von 3 d voll oral ernährt werden können und bei denen eine enterale Ernährung kontraindiziert oder beispielsweise wegen Intoleranz nicht durchführbar ist.
- Additiv bei Patienten, die nach 3 d nicht bedarfsdeckend enteral ernährt werden können.
- Falls bereits eine weitgehend bedarfsdeckende orale oder enterale Ernährung möglich ist, sollte keine darüber hinausgehende parenterale Ernährung angestrebt werden.

▶ **Kontraindikationen**: Hämodynamisch instabile Patienten; enteral bereits ausreichende Ernährung.

▶ **Komplikationen**: Überernährung, Hyperglykämien, katheterassoziierte Komplikationen (u. a. Fehlanlage, Infektionen).

▶ **Komponenten der parenteralen Ernährung:**

- *Kohlenhydrate*: Zugeführt als Glukose; Menge (S. 240).
- *Lipide*: Zugeführt als Lipid-Emulsionen; Menge (S. 240).
  Verschiedene Lipidemulsionen stehen zur Verfügung:
  - *(1) Reine Sojabohnenöl-basierte Emulsionen (langkettige Triglyzeride, LCT):* Sichern den Bedarf an langkettigen ungesättigten Fettsäuren, hoher Anteil an n-6-Fettsäuren (= Omega-6-Fettsäuren; Basis der Lipidmediatoren wie Prostaglandine).
  - *(2) Mischungen aus LCT und mittelkettigen Triglyzeriden (LCT/MCT):* MCT werden rasch von den Mitochondrien aufgenommen und metabolisiert; erniedrigter Anteil an n-6-Fettsäuren.
  - *(3) Fischöl-basierte Emulsionen (FO):* Reich an n-3-Fettsäuren; Einsatz nur als zusätzliche Lipid-Emulsion zu einer nicht FO-haltigen Lösung.
  - *(4) Olivenölbasierte Lipidemulsionen (OO):* Enthalten ca. 20 % LCT-Emulsion, sind reich an einfach ungesättigten Fettsäuren und besitzen einen reduzierten Anteil an n-6-Fettsäuren.
  - *(5) Mischungen aus LCT + MCT + FO +/- OO:* Enthalten n-3-Fettsäuren und einen reduzierten Anteil von n-6-Fettsäuren.

  Hinweis: Die Deutsche Gesellschaft für Ernährungsmedizin (DGEM) und die Europäische Gesellschaft für Parenterale und Enterale Ernährung (ESPEN) empfehlen als Basis der parenteralen Ernährung nicht mehr reine Sojabohnenöl-basierte Lösungen, sondern die unter (2), (4) und (5) aufgezählten Lösungen.

- *Protein*: Zugeführt als Aminosäuren; Menge (S. 240).
  - Glutamin sollte bei kritisch Kranken mit Multiorganversagen aufgrund neuer Daten nicht mehr zugeführt werden.
  - Verbesserung der Morbidität und Mortalität ist beschrieben bei rein parenteral ernährten und stabilen Patienten und bei enteraler Ernährung von Verbrennungspatienten.
  - Bei stabilen Patienten, die länger als 5 Tage rein parenteral ernährt werden, kann eine Addition von parenteralem Glutamindipeptid (0,3–0,4 g/kg KG/d) erwogen werden.
- *Vitamine und Spurenelemente:* Im Gegensatz zu den bilanzierten Diäten der enteralen Ernährung muss den parenteralen Lösungen eine Tagesdosis eines kompletten Multivitaminpräparats und eine Tagesdosis Spurenelemente zugesetzt werden.

▶ **Verfügbare Ernährungslösungen:**
- Einzelkomponenten (Einzelflaschen-System) oder fertige 2- oder 3-Kammerbeutel.
- Zentral- oder peripher-venöse Infusion: Beutelsysteme zur peripher-venösen Infusion besitzen eine reduzierte Osmolarität bei höherem Infusionsvolumen, sodass die Zufuhr über periphere Venen möglich ist.
- Vorteile des Beutels: Weniger Manipulationen am Infusionssystem, geringere Gefahr von Anwendungsfehlern, niedrigeres Infektionsrisiko.

▶ **Verabreichung der parenteralen Ernährung:**
- Eine parenterale Ernährung sollte alle notwendigen Komponenten (Protein, Kohlenhydrate, Lipide, Vitamine, Spurenelemente) enthalten.
- Die für die parenterale Ernährung verfügbaren Aminosäurenlösungen enthalten aufgrund mangelnder Stabilität nicht ausreichend Glutamin. Bei einer langfristigen alleinigen parenteralen Ernährung stabiler Patienten sollte die zusätzliche parenterale Zufuhr eines glutaminhaltigen Präparats (S. 241) erwogen werden.
- Im Intensivbereich sollte eine Zufuhr der parenteralen Ernährung über 24 h bevorzugt werden.
- Bei der Nutzung von Einzelkomponenten sollte dies über getrennte Infusionssysteme erfolgen.
- Eine regelmäßige Überprüfung der Indikation der parenteralen Ernährung, d. h. enterale oder orale Ernährung bereits ausreichend?", sollte erfolgen.

▶ **Vorgehen bei Komplikationen:**
- *Infektiöse Komplikationen:* Entfernen des Zuganges, Überprüfen der Indikation der parenteralen Ernährung.
- *Metabolische Intoleranz:*
  - Bei Hyperglykämien oberhalb des angestrebten Zielbereiches trotz Erreichen der Obergrenze der Insulinzufuhr sollte eine Reduktion der Ernährung erwogen werden.
  - Hypertriglyzeridämien (***Cave:*** Unterschied metabolische Intoleranz und Fettstoffwechselstörung mit Notwendigkeit einer Therapie!): Versuch der Nutzung eines Präparats mit erhöhtem Anteil von MCT-Lipiden (schnellere Metabolisierung) und/oder n-3-Lipiden (Senkung der Triglyzeride). Ggf. Reduktion der Zufuhr der Ernährung.

20.2 Spezielle Situationen

Ernährung nach großen Operationen

- **Grundlagen:**
  - Das (operative) Trauma führt zu typischen metabolischen Veränderungen:
    - *Akutphase:* Freisetzung von Katecholaminen zur Stabilisierung des Kreislaufs.
    - *Post-Aggressionsphase:* Katabol.
    - *Reparationsphase:* Anabol.
  - Postoperative Ernährungstherapie = Multidisziplinäre Aufgabe. Die Ernährung eines chirurgischen Patienten muss in Abstimmung zwischen den prä-, peri- und postoperativ betreuenden Ärzten erfolgen. In die Planung sollten der präoperative Ernährungszustand, eine mögliche intraoperative Anlage von Sonden und die notwendigen postoperativen Maßnahmen eingehen.
  - Bei elektiv operierten Patienten bereits präoperativ Evaluation des Ernährungszustandes und ggf. Beginn einer präoperativen supportiven Ernährung. In bestimmten Indikationsgruppen hat eine perioperative immunmodulierende Ernährung Vorteile hinsichtlich sekundärer Infektionen und Liegezeit.
- **Häufige Indikationen:** Schweres Trauma, schwere Unterernährung, Tumorchirurgie im Kopf-Hals-Bereich oder im Gastrointestinaltrakt.
- **Kontraindikationen der postoperativen enteralen Ernährung:** Intestinale Obstruktion, Ileus, Schock, intestinale Ischämie.
- **Komplikationen postoperativer enteraler Ernährung:** Erbrechen und Reflux.
- **Generelle Maßnahmen:** s. allgemeine Therapieprinzipien (S. 239).
- **Spezifische Maßnahmen:**
  - *Orale Ernährung so früh wie möglich,* angepasst an die individuelle Toleranz des Patienten und an die Art der Operation.
  - *Frühzeitiger Beginn (innerhalb von 24 h postoperativ) der Ernährung mittels Sonde,* falls orale Ernährung (längerfristig) nicht ausreichend möglich.
  - *Wahl der Sonde:*
    - Nach großer abdomineller Operation, Prüfen der Indikation zur Anlage einer Nadel-Jejunostomie oder einer nasojejunalen Sonde. Spitze der Sonde distal der Anastomose positionieren.
    - Perkutane endoskopische Gastrostomie (PEG) bei Dauer der enteralen Ernährung voraussichtlich länger als 4 Wochen.
  - *Dosierung:* Beginn mit einer geringen Dosis (z. B. 10 ml Sondennahrung/h); allmähliche Dosissteigerung bis zum Erreichen einer vollen enteralen Ernährung (ggf. über mehrere Tage).
- **Besonderheiten bei der Zusammensetzung:** Bei Patienten mit Tumor-Chirurgie des Halses (z. B. Laryngektomie) oder des Gastro-Intestinal-Trakts (z. B. Ösophagektomie, Gastrektomie) enterale (perioperative) Ernährung mit einer mit Arginin, n-3-Fetten und Nukleotiden angereicherten Lösung erwägen.

Ernährung bei Sepsis

- **Grundlagen:**
  - Folge des schweren Krankheitsbildes Sepsis kann Organversagen sein, z. B. akutes Lungenversagen, Nierenversagen, Leberversagen oder Versagen des Gastrointestinaltraktes (Wandödem, Motilitätsstörung).
  - Neben den Störungen der Organe treten auch phasenhafte Veränderungen der Substratverwertung auf wie beispielsweise Reduktion der Glukoseoxidation sowie Insulinresistenz und vermehrte Oxidation von Lipiden auf.
- **Generelle Maßnahmen:** s. allgemeine Therapieprinzipien (S. 239).
- **Spezifische Maßnahmen:**
  - *Besondere Beachtung der Blutzuckerkonzentration*; Zielwert: < 150 mg/dl; s. allgemeine Therapieprinzipien (S. 239).

- *Enterale Ernährung mittels Arginin-, n-3-Fettsäuren und Nukleotiden-angereicherten Lösungen nur bei weniger schwerer Erkrankung.* Bisherige Erfahrungen:
  - Weniger schwere Erkrankung (APACHE II ≤ 15): Vorteile bzgl. Morbidität und Letalität.
  - Schwere Erkrankung (APACHE II > 15): Kein Vorteil.
  - Sehr schwere Erkrankung (APACHE II > 25): Trend zu höherer Letalität.
- *Bei akutem Lungenversagen* ($PaO_2/FiO_2 < 200$ mmHg):
  - Bei parenteraler Ernährung **Infusion des Tagesbedarfs von Lipiden über 12–24 h.** Eine Infusion der gleichen Menge über 6 h kann ggf. das Lungenversagen verschlechtern.
  - Bei enteraler Ernährung unter bestimmten Voraussetzungen (u. a. volle enterale Ernährung möglich) Erwägen einer **Ernährungslösung mit n-3-Fettsäuren, γ-Linolensäure und Antioxidanzien** (positive Studienergebnisse mit abgeänderten Design [u. a. Bolusapplikation] nicht bestätigt).
- *Bei akutem Leberversagen* s. u.
- *Bei akutem Nierenversagen* (S. 246).

Ernährung bei Leberversagen

- **Grundlagen:** Umfasst neben der Funktionsstörung der Leber metabolische Störungen und Veränderungen des portalen Kreislaufs:
  - Portale Hypertension, Ösophagusvarizen.
  - Aszites, spontan bakterielle Peritonitis.
  - Hypalbuminämie.
  - Hepatische Enzephalopathie.
  - Störungen des Glukose-, Triglyzerid- und Aminosäuren-Metabolismus.
- **Generelle Maßnahmen:** s. allgemeine Therapieprinzipien (S. 239).
- **Spezifische Maßnahmen bei kompensierter Leberinsuffizienz ohne Enzephalopathie:**
  - Ernährung möglichst *enteral.*
  - Anlage einer *gastralen Sonde;* PEG wegen Aszites vermeiden.
    Beachte: Nicht blutende Ösophagusvarizen stellen nicht unbedingt eine Kontraindikation zur Anlage einer Magensonde dar, sie erfordern jedoch Rücksprache mit einem Gastroenterologen.
  - *Zusammensetzung der Ernährung:*
    - S. allgemeinen Therapieprinzipien (S. 240), jedoch erhöhte Eiweißzufuhr 1,2–1,5 g/kg KG/d.
    - Energiezufuhr angepasst an den Bedarf: 30 (bis 40) kcal/kg KG/d.
  - Kontrolle von Blutzucker, Triglyzeriden, Laktat, Ammoniak.
- **Spezifische Maßnahmen bei hepatischer Enzephalopathie und erhöhtem Ammoniakspiegel:**
  - Zufuhr von Ornithinasparat erwägen. Bei intravenöser Anwendung 20–40 g/24 h zuführen.
  - Bevorzugte Ernährung mit Produkten, die eine erhöhte Menge verzweigtkettiger Aminosäuren (Leuzin, Isoleuzin, Valin) und wenig Methionin besitzen.
  - Regelmäßige Kontrolle des Ammoniakspiegels.
- **Spezifische Maßnahmen bei fulminantem Leberversagen:**
  - Wenn möglich enterale Ernährung, ggf. mittels nasoduodenaler Sonde.
  - Hypoglykämiegefahr hoch, daher ausreichende (par)enterale Zufuhr von Glukose sicherstellen.
  - Regelmäßige Kontrolle von Glukose-, Laktat-, Triglyzerid- und Ammoniak-Spiegeln in Abhängigkeit vom Verlauf. Insbesondere der Anstieg von Ammoniak trotz Ornitin-Aspartat ist ein Zeichen des Leberversagens, nicht der Ernährungstherapie.

Ernährung bei Nierenversagen

- **Grundlagen:**
  - Funktionsstörungen der Niere führen zu *verminderter Ausscheidung von harnpflichtigen Substanzen, Wasser und Elektrolyten*; konsekutiv kommt es zu endokrinen Störungen:
    - Metabolische Azidose, Hyperkaliämie.
    - Störung der Lipolyse, bei akutem Nierenversagen periphere Insulinresistenz.
    - Sekundärer Hyperparathyreoidismus.
    - Verminderte Aktivierung von Vitamin D_3.
    - Aktivierung des Proteinkatabolismus (chronische inflammatorische Reaktion).
    - Überschießender Katabolismus und akute proinflammatorische Reaktion bei akuten Erkrankungen.
  - *Wirkungen einer Nierenersatztherapie:*
    - Vermehrter Verlust von Aminosäuren.
    - Elimination harnpflichtiger Substanzen (Reduktion der Urämie).
    - Verlust wasserlöslicher Vitamine und L-Carnitin.
    - Elektrolytverschiebungen (Natrium, Kalium, Kalzium, Phosphat, Magnesium).
    - Je nach Dialyse-Methode Zufuhr von Laktat, Zitrat, Glukose oder Bikarbonat.
- **Generelle Maßnahmen:** s. allgemeine Therapieprinzipien (S. 239).
- **Spezifische Maßnahmen:**
  - *Generell:*
    - *Cave:* Viele Patienten mit (chronischem) Nierenversagen sind in einem schlechten Ernährungszustand.
    - Möglichst enterale Ernährung.
    - Regelmäßige Kontrollen der Elektrolyte (Natrium, Kalium, Kalzium, Phosphat, Magnesium) und Retentionsparameter Kreatinin, Harnstoff oder BUN (Blood Urea Nitrogen = Harnstoff-Nitrogen).
    - Flüssigkeitsbilanzierung.
  - *Bei* **ANV** (akutem Nierenversagen) **vor** *Nierenersatztherapie:*
    - **Beginn mit enteralen Standardnahrungen.** Bei Erhöhung der Retentionswerte oder Störungen der Elektrolyte Wechsel zu eiweißreduzierten, elektrolytreduzierten, nierenadaptierten und hochkalorischen (1,5–2,0 kcal/ ml) Nahrungen.
    - **Energiebedarf:** 20–25 (max. 30) kcal/kg KG/d (dem individuellen Bedarf angepasst).
    - **Zusammensetzung:** Kohlenhydrate 3–5 (max. 7) g/kg KG/d, Lipide: 0,8–1,2 (max. 1,5) g/kg KG/d, Eiweiß: 0,6–0,8 (max. 1,0) g/kg KG/d, wasserlösliche Vitamine: normaler Tagesbedarf. Der normale Tagesbedarf an Vitaminen wird i. d. R. durch die volladaptierten enteralen Ernährungslösungen gedeckt. Nach Beginn der Nierenersatztherapie werden diese Vitamine ausgewaschen, sodass ein „erhöhter“ Bedarf entsteht. Hier schwanken die verfügbaren Werte und Empfehlungen erheblich; Bedarfserhöhung ca. 1,5–2,5-fach.
  - *Bei* **ANV unter** *Nierenersatztherapie:*
    - Berücksichtigung des erhöhten Proteinbedarfs und Störungen der Elektrolyte durch Nutzung **nierenadaptierter proteinreicher hochkalorischer** (1,5–2,0 kcal/ ml) enteraler Nahrungen.
    - **Zusammensetzung:** Wie vor Nierenersatztherapie, aber Eiweiß: 1,0–1,2 (max. 1,5) g/kg KG/d; wasserlösliche Vitamine: erhöhter Bedarf (s. o.).
  - *Bei* **CNV** (chronischem Nierenversagen) **vor** *Nierenersatztherapie:* Wie bei ANV vor Nierenersatztherapie, aber maximaler Energiebedarf bis 35 kcal/kg KG/d.
  - *Bei* **CNV unter** *Nierenersatztherapie:* Wie bei ANV unter Nierenersatztherapie, aber maximaler Energiebedarf bis 35 kcal/kg KG/d.

21 Antikoagulation

J.-M. Hahn

21.1 Antikoagulation

Heparin

- **Wirkungsmechanismus:** Die wesentliche antikoagulatorische Wirkung beruht auf der Bindung des Heparins an AT III (bei AT III-Mangel verminderte Wirksamkeit), was eine beschleunigte Hemmung aktivierter Gerinnungsfaktoren insbesondere von Faktor Xa und IIa (Thrombin) zur Folge hat.
- **Präparate:**
  - *Unfraktioniertes* Heparin, z. B. Calciparin, Liquemin N.
  - *Fraktioniertes* = niedermolekulares Heparin (z. B. Clexane, Fragmin, Fraxiparin, innohep, Mono Embolex NM): Wegen längerer Halbwertszeit meist Einmalgabe ausreichend, weniger Nebenwirkungen, aber höhere Kosten gegenüber unfraktioniertem Heparin.
- **Indikationen:**
  - *Prophylaktische Heparinisierung (low-dose):* Erhöhtes Risiko thromboembolischer Ereignisse bei Immobilisation, kardiovaskulären Erkrankungen, forcierter Diuretikatherapie, nach Traumen, Operationen u. a.
  - *Therapeutische Heparinisierung (high-dose):* Thromboembolische Erkrankungen, extrakorporale Blutzirkulation (z. B. Dialyse).
- **Nebenwirkungen:** Allergien, heparininduzierte Thrombopenie, Blutungen (v. a. high-dose), Transaminasen-, Lipase- und LDH-Erhöhung, Pruritus/Urtikaria, reversible Alopezie, Kopf- und Gliederschmerzen, Bronchospasmus, Osteoporose (bei längerer Anwendung) u. a.

! ***Heparininduzierte Thrombozytopenie (HIT):***
Verminderung der Thrombozytenzahl unter Heparintherapie; häufiger bei Verwendung von unfraktioniertem Heparin, seltener bei niedermolekularem Heparin, auftretend.

- **2 Typen:**
  - *Typ I:* Relativ häufig auftretende *dosisabhängige* milde *Früh*thrombozytopenie (1–2 Tage nach Heparingabe), Thrombozytenzahl meist > 100 000/µl. Therapie: keine, meist spontane Rückbildung (auch unter fortgesetzter Therapie), regelmäßige Kontrollen der Thrombozytenzahl bis zur Normalisierung.
  - *Typ II:* Seltener auftretende *dosisunabhängige* schwere *Spät*thrombozytopenie infolge Plättchenantikörperbildung (meist zwischen Tag 5 und 14 nach Heparingabe, bei Reexposition nach 1–2 Tagen). Thrombozytenzahl meist < 50 000/µl. Evtl. begleitet von Thromboembolien oder einer DIC (S. 347).
    - **Diagnose:** Antikörpernachweis, z. B. mit PF-4-Heparin-ELISA oder HIPA (Heparin-induzierter Plättchen-Aktivierungstest).
    - **Therapie:** Heparin (auch niedermolekular!) absetzen. Bei weiterhin notwendiger Antikoagulation Gabe von Argatroban (Argatra): initial 2 µg/kg KG/min, bei relevanter Hepatopathie, nach Herz-OP und bei kritisch Kranken 0,5 µg/kg KG/min; Anpassung an PTT (1,5 bis 3-facher Ausgangswert, max. 100 s; artefizielle INR-Erhöhung möglich. Bei Thromboembolien ggf. Thrombolysetherapie (S. 398) oder Embolektomie. Falls eine orale Antikoagulanziengabe notwendig ist, Beginn frühestens nach 2–3 Wochen (wegen häufiger antikoagulanzienbedingter Nekrosen).

- **Kontraindikationen:**
  - *Prophylaktische Heparinisierung:* Heparinallergie, heparininduzierte Thrombopenie Typ II.
  - *Therapeutische Heparinisierung:* Hämorrhagische Diathese, manifeste Blutungen, erhöhtes Blutungsrisiko (z. B. postoperativ < 10 Tage, floride Ulzera, Ösophagusvarizen, Nephrolithiasis, tuberkulöse Kavernen, Bronchiektasen, Malignome), frischer Hirninfarkt, fixierte art. Hypertonie (RR > 105 mmHg diast.), schwere Arteriosklerose, bakterielle Endokarditis, schwere Leber- oder Niereninsuffizienz, akute Pankreatitis, vor Arterien- oder Organpunktionen.
- **Dosierung:**
  - *Prophylaktische Heparinisierung:* z. B. 2 × 7 500 I.E./d unfraktioniertes Heparin oder 1 × 2500–5 000 I.E./d fraktioniertes Heparin s. c.
  - *Therapeutische Heparinisierung mit unfraktioniertem Heparin:* Dosissteuerung (Tab. 21.1) durch PTT-Bestimmung (6 h nach Therapiebeginn, dann 1–2 × täglich). PTT_{soll} = 1,5–2,5-fache Verlängerung. Initialdosis:
    - s. c.: 2 × 12 500–15 000 I.E.
    - i. v.: Bolus von 5 000 I.E., dann Perfusor mit 25 000 I.E./50 ml (500 I.E./ml); mit zunächst 2–2,5 ml/h (= 1 000–1 250 I.E./h).
  - *Therapeutische Heparinisierung mit fraktioniertem Heparin:* Nach Körpergewicht: z. B. Enoxaparin (Clexane multidose 100 mg/ml) 1 mg/kg KG (max. 100 mg) 2 × tgl. s. c. Bei Niereninsuffizienz Anpassung der Enoxaparindosis oder Verwendung von unfraktioniertem Heparin (s. o.).

! ***Antagonisierung von Heparin (z. B. bei Blutungen):***
Einsatz von Protamin-HCl, z. B. Protamin ME 1000|5 000, 5 ml/Amp.: 1 ml inaktiviert 1000|5 000 I.E. unfraktioniertes Heparin. Da die zu antagonisierende Heparinmenge oft schwer abzuschätzen ist, zunächst max. 5 ml Protamin ME 1000 langsam i. v. applizieren, dann PTT-Kontrolle. Auch bei Protaminüberdosierung Gerinnungshemmung (und PTT-Verlängerung) möglich. Nebenwirkungen: Anaphylaktische Reaktionen.

Tab. 21.1 • **Dosissteuerung bei therapeutischer Heparinisierung mit unfraktioniertem Heparin in Abhängigkeit vom PTT-Wert.**

PTT (s)	Wiederholungsbolus (I.E.) i. v.	Infusionsstop (min)	Änderung Infusionsrate (bei 25 000 I.E./50 ml)	nächste PTT-Kontrolle
< 50	5 000	0	+ 0,3 ml/h	nach 6 h
50–59	0	0	+ 0,2 ml/h	nach 6 h
60–85	0	0	0	am nächsten Morgen
86–95	0	0	-0,2 ml/h	am nächsten Morgen
96–120	0	30	-0,3 ml/h	nach 6 h
> 120	0	60	-0,4 ml/h	nach 6 h

Selektive Faktor-Xa-Hemmer

- **Wirkungsmechanismus**: Selektive Hemmung des Faktors Xa (teilweise AT III-vermittelt) mit der Folge einer Unterbrechung der Blutgerinnungskaskade und dadurch gestörter Thrombinbildung.
- **Apixaban** (Eliquis®, 2,5|5 mg Tbl.):
  - *Indikationen und Dosierungen:* Tab. 21.2.

- **Rivaroxaban** (Xarelto 10|15|20 mg/Tbl.):
  - *Indikationen und Dosierungen:* Tab. 21.2
- **Fondaparinux** (Arixtra 1,5|2,5|5,0|7,5|10,0 mg/Amp.), Heparinanalogon:
  - *Indikationen und Dosierungen:*
    - *Thromboembolieprophylaxe* bei chirurgischen Eingriffen, akutem Koronarsyndrom oder internistischen Erkrankungen mit hohem Risiko für Thromboembolien: 1 × 2,5 mg/d s. c., Dosisreduktion bei Niereninsuffizienz (GFR < 50 ml/min).
    - Therapie der tiefen Beinvenenthrombose oder Lungenembolie: Zwischen 50 und 100 kg KG 1 × 7,5 mg/d s. c.
- **Nebenwirkungen:** Blutungen, Thrombozytopenie oder Thrombozytose, Kopfschmerzen, Übelkeit, Erbrechen, erhöhte Leberenzyme, Exanthem, Pruritus, Ödeme.
- **Kontraindikationen**: Erhöhtes Blutungsrisiko, schwere Leber- (Child C) oder Niereninsuffizienz (GFR < 15 ml/min).

Tab. 21.2 • **Orale Antikoagulanzien im Vergleich.**

	Vitamin-K-Antagonisten	Dabigatran	Apixaban	Rivaroxaban
Indikationen	**Dosierungen**			
• TEP bei elektivem Hüft-/Kniegelenkersatz	nach INR-Wert (Tab. 21.5)	1 × 220 mg/d (1 x 150 mg/d[1,5])	2 × 2,5 mg/d*	1 × 10 mg/d*
• arterielle Embolie-/Schlaganfallprophylaxe bei nichtvalvulärem Vorhofflimmern	nach INR-Wert (Tab. 21.5)	2 × 150 mg/d (2 × 110 mg/d[2,5])	2 × 5 mg/d (2 × 2,5 mg/d[3,4])	1 × 20 mg/d (1 × 15 mg/d**,[4])
• Therapie/Prophylaxe tiefe Venenthrombose/LE	nach INR-Wert (Tab. 21.5)	-	-	Tag 1–21: 2 × 15 mg/d, dann: 1 × 20 mg/d (Tag 1-21: 1 x 20 mg/d, dann: 1 x 15 mg/d****,[4])
Wirkung	Faktoren II, VII, IX, X ↓	Thrombinwirkung ↓	Faktor-Xa-Wirkung ↓	Faktor-Xa-Wirkung ↓
Halbwertszeit	6 d (Phenprocoumon)	10–20 h***	9–14 h***	7–11 h***
Antidot	Vitamin K/ PPSB	Bisher kein spezifisches Antidot verfügbar. Bei bedrohlicher Blutung PPSB 50 I.E./kg KG		
Kosten/Tag		im Vergleich zu Phenprocoumon 20–30mal höher (je nach Dosierung)		

** Niereninsuffizienz: GFR 15–29 ml/min: Nur mit Vorsicht einsetzen; GFR < 15 ml/min: Einsatz wird nicht empfohlen*
*** bei Niereninsuffizienz (GFR 15–49 ml/min)*
**** bei elektiven chirurgischen oder invasiven Eingriffen möglichst doppelte (bei Niereninsuffizienz 4-fache) Halbwertszeit vorher absetzen*
***** Wenn Blutungsrisiko unter Normaldosis > Thromboserisiko*
[1] bei GFR 30–49 ml/min, Pat. > 75 J. oder gleichzeitiger Verapamil-, Amiodaron oder Chinidintherapie
[2] bei GFR 30–49 ml/min, Pat. ≥ 80 J., Blutungsrisiko oder gleichzeitiger Verapamiltherapie
[3] bei GFR 15–29 ml/min oder ≥ 2 folgender Kriterien: Pat. ≥ 80 J., Kreatinin ≥ 1,5 mg/dl, KG ≤ 60 kg
[4] GFR < 15 ml/min: Einsatz wird nicht empfohlen
[5] GFR < 30 ml/min: kontraindiziert

Direkte Thrombininhibitoren

- **Wirkungsmechanismus**: Reversible, direkt kompetitive Thrombininhibition, wodurch die Umwandlung von Fibrinogen zu Fibrin und damit die Gerinnselbildung unterbleibt.
- **Präparate und Indikationen**:
  - *Dabigatran* (Pradaxa® 75|110|150 mg/Kps): Indikationen und Dosierungen: Tab. 21.2.
  - *Bivalirudin* (Angiox® 250 mg/Amp.): perkutane Koronarintervention (PCI), primäre PCI bei STEMI; Anwendung zusammen mit dualer Thrombozytenaggregationshemmung.
  - *Argatroban*: Indikation bei heparininduzierter Thrombozytopenie Typ II (S. 247).
- **Nebenwirkungen**: Blutungen, Transaminasenerhöhung.
- **Kontraindikationen**: Erhöhtes Blutungsrisiko, schwere Niereninsuffizienz (GFR < 30 ml/min); bei Dabigatran auch Z. n. mechanischem Klappenersatz.

Vitamin-K-Antagonisten (Kumarine)

- **Wirkungsmechanismus:** Vitamin-K-Antagonisierung, dadurch verminderte Synthese der abhängigen Gerinnungsfaktoren II, VII, IX und X (sowie Protein C und S, daher initial erhöhte Thrombosegefahr!) in der Leber.
- **Präparate:** Kumarinderivate, z. B. *Phenprocoumon* (z. B. Marcumar 3 mg/Tbl., HWZ ca. 6 d).
- **Indikationen:** Erforderliche Langzeitantikoagulation bei Erkrankungen mit erhöhtem Risiko thromboembolischer Ereignisse.
- **Nebenwirkungen:** Blutungen, Appetitlosigkeit, Übelkeit, Diarrhö, Hautnekrosen, Urtikaria, Dermatitis, reversible Alopezie, Transaminasenerhöhung.
- **Kontraindikationen:** Wie bei therapeutischer Heparinisierung, zusätzlich Schwangerschaft, Stillzeit, Alkoholismus, schlechte Compliance, Epilepsie.
- **Therapieüberwachung:**
  - *Quickwert*. Nachteil: Unterschiedliche therapeutische Bereiche durch unterschiedliche Quick-Reagenzien.
  - *INR* (international normalized ratio): Internationaler WHO-Standard, der einen Vergleich therapeutischer Bereiche und Messergebnisse ermöglicht. Entspricht die Empfindlichkeit des Thromboplastins (z. B. Thromborel S) bei der Quick-Bestimmung in etwa der des WHO-Referenzthromboplastins, können die in Tab. 21.3 aufgeführten Werte einander zugeordnet werden.

Tab. 21.3 • **INR- und Quickwerte im Vergleich (Quick-Reagenz = Thromborel S).**

	Werte					
INR	1,5	2,0	2,5	3,0	3,5	4,5
Quick (%)	50	35	28	23	20	15

- Vor Antikoagulanzientherapie Patienten über Risiken und mögliche Nebenwirkungen aufklären. (Informationsbroschüre mitgeben).
- **Dosierung:** Richtet sich nach der Grunderkrankung und orientiert sich am therapeutischen INR- bzw. Quickwert (Tab. 21.3). Beginn der Behandlung überlappend zu der meist vorausgehenden Heparintherapie, welche fortgeführt wird bis der INR-Wert an 2 aufeinanderfolgenden Tagen ≥ 2 beträgt. Initialdosis von Phenprocoumon (Marcumar®) bei einem Ausgangs-Quickwert von 100 %:
  - *Tag 1:* 4 Tbl. = 12 mg.
  - *Tag 2:* 2 Tbl. = 6 mg.
  - *Tag 3 und folgende:* Dosierung nach Quickwert, Erhaltungsdosis meist ½–1½ Tbl./d (abends). Verlängerung der Quick-Kontrollintervalle nach Erreichen des therapeu-

tischen Wertes. Später meist 14-tägliche Bestimmung ausreichend, Dosierung im Antikoagulanzienausweis eintragen.

- **Vorgehen bei Überdosierung:** Therapiepause und tägliche Quickkontrollen bis zum Erreichen des therapeutischen Bereiches, bei Quick < 10 % Vitamin K (z. B. 5–10 mg = 5–10 Tropfen Konakion), Wirkungseintritt nach 8–12 h.

> **!** ***Vorgehen bei bedrohlicher Blutung unter oraler Antikoagulation:***
> Gabe von PPSB – Dosierung (S. 231) – oder 1–2 Einheiten Frischplasma (S. 231), zusätzlich 10 mg Vitamin K (= 1 Amp. Konakion MM) langsam oder als Kurzinfusion i. v.

- **Arzneimittelinteraktionen der Kumarinderivate:**
  - *Wirkungsverstärkung* (Blutungsgefährdung): Akuter Alkoholabusus, ASS, Allopurinol, Amiodaron, Anabolika, Androgene, Benzofibrat, Breitbandantibiotika, Chinidinpräparate, Chloralhydrat, Cimetidin, Clofibrat, Dihydroergotamin, Disulfiram, Immunsuppressiva, Indometacin, Lovastatin, Metronidazol, MAO-Hemmer, Nalixidinsäure, Nikotinsäurederivate, Nortriptylin, Oxyphenbutazon, Penicilline, Phenothiazine, Phenylbutazon, Sulfonamide, Sulfonylharnstoffe, Thiobarbiturate, Thyroxin, Trijodthyronin, Tolbutamid.
  - *Wirkungsabschwächung* (ungenügender Thromboseschutz): Chronischer Alkoholabusus, Amitriptylin, Antihistaminika, Antazida, Barbiturate, Biguanide, Carbamazepin, Chloralhydrat, Colestyramin, Digitalis, Diuretika, Glukokortikoide, Griseofulvin, Laxanzien, Neuroleptika, Ovulationshemmer, Phenytoin, Purinderivate, Rifampicin, Thyreostatika, Vitamin K (Gemüse).

Thrombozytenaggregationshemmer

- **Acetylsalicylsäure (ASS):** Anwendung auch als Antipyretikum, Analgetikum, Antiphlogistikum und Antirheumatikum.
  - *Indikationen*: koronare Herzkrankheit, akutes Koronarsyndrom (ACS), ischämischer zerebraler Insult, pAVK, ischämische Darmerkrankungen, nach gefäßchirurgischen Eingriffen
  - *Dosierung* (als Thrombozytenaggregationshemmer): 50 – 300 mg/d, meist 100 mg/d p. o.
  - *Nebenwirkungen:* Häufig gastrointestinale Beschwerden, Ulzera und Blutungen, Allergien, Bronchospasmen; seltener Leuko- und Thrombopenie, Nierenschäden, Ödeme, Transaminasenerhöhung.
  - *Kontraindikationen:* Allergie, hämorrhagische Diathese, floride Magen-Darm-Ulzera, bekannter Bronchospasmus auf ASS, letztes Trimenon der Schwangerschaft.
- **P2Y12-Rezeptorantagonisten**:
  - *Präparate, Indikationen und Dosierungen*: Tab. 21.4.
  - *Nebenwirkungen*: Blutungen, gastrointestinale Störungen, Zephalgien, Leberfunktion ↓ u. a.
  - *Kontraindikationen*: akute Blutungen, schwere Leberfunktionsstörung; bei Prasugrel zudem Schlaganfall oder TIA in der Anamnese.

Beachte: Gleichzeitige Einnahme mit PPI, besonders Omeprazol kann zur Wirkungsabschwächung von Clopidogrel führen. Sicherer scheinen Pantoprazol und Rabeprazol zu sein. Beim ACS primär Prasugrel oder Ticagrelor mit ASS kombinieren.

Tab. 21.4 • **P2Y12-Rezeptorantagonisten.**

	Clopidogrel	Prasugrel	Ticagrelor
Handelsnamen	Iscover, Plavix	Efient	Brilique
Substanzgruppe	Thienopyridin	Thienopyridin	Triazolonpyrimidin
Indikationen	wie ASS (Anwendung bei ASS-Unverträglichkeit) ACS (in Kombination mit ASS) nach Stentimplantation	ACS (in Kombination mit ASS)	
Aufsättigungsdosis	600 mg	60 mg	180 mg
Erhaltungsdosis	1 × 75 mg/d	1 × 10 mg/d	2 × 90 mg/d
Wirkungsbeginn	2–4 h	30 min	30 min
Wirkdauer	3–10 d	5–10 d	3–4 d
Absetzen vor Elektiv-OP	5 d	7 d	5 d

- **GP IIb/IIIa-Antagonisten** (S. 357):
  - *Indikationen:* Akutes Koronarsyndrom, geplante Koronarintervention.
  - *Nebenwirkungen:* Blutungen, Hypotonie, Übelkeit, Bradykardie, Fieber, Lokalreaktion, Thrombopenie.
  - *Präparate und Dosierungen:* **Abciximab, z. B. ReoPro** (S. 689), initial Bolus von **0,25 mg/kg KG i. v.,** dann **Perfusor mit 0,125 µg/kg KG/min**; **Tirofiban, z. B. Aggrastat,** initial **0,4 µg/kg KG/min über 30 min, dann 0,1 µg/kg KG/min.**

Tab. 21.5 • **Antithrombotische Therapie bei Erkrankungen mit erhöhtem thromboembolischem Risiko (OAK = orale Antikoagulanzien).**

Diagnose	Medikament*	Behandlungsdauer
Mechanischer Klappenersatz		
• Aortenposition	**OAK (INR 2,0–3,0)**	Dauerbehandlung
– mit Vorhofflimmern	**OAK (INR 2,5–3,5)**	Dauerbehandlung
• Mitralposition	**OAK (INR 2,5–3,5)**	Dauerbehandlung
– mit Vorhofflimmern	**OAK (INR 2,5–3,5) + ASS 100 mg/d**	Dauerbehandlung
• Kugelklappen	**OAK (INR 2,5–3,5) + ASS 100 mg/d**	Dauerbehandlung
• mechanische Klappe mit Embolie	**OAK (INR 2,5–3,5) + ASS 100 mg/d**	Dauerbehandlung
Biologischer Klappenersatz	**OAK (INR 2,0–3,0)**	3 Monate p. o.
Vorhofflimmern (S. 390)	Berücksichtigung des CHA_2DS_2-VASc-Score: je 1 Pkt. für: Herzinsuffizienz, Arterielle Hypertonie, Alter 65–74 J., Diabetes mellitus, Gefäßkrankheiten wie Herzinfarkt oder pAVK oder schwere Aortensklerose, weibliches Geschlecht; je 2 Pkt. für: Schlaganfall oder andere Thromboembolien in der Anamnese, Alter ≥ 75 J.	
• CHA_2DS_2-VASc-Score = 0	**keine Therapie (ASS?)**	
• CHA_2DS_2-VASc-Score ≥ 1	**OAK (INR 2,0–3,0)** bevorzugen; bei Frauen mit Score = 1 keine Therapie (ASS?)	Dauerbehandlung

Tab. 21.5 • **Fortsetzung**

Diagnose	Medikament*	Behandlungsdauer
Koronare Herzkrankheit		
• stabile koronare Herzkrankheit	**ASS 100 mg/d**	Dauerbehandlung
• akutes Koronarsyndrom	**ASS 100 mg/d + P2Y12-Rezeptorantagonist** (Dosierung: Tab. 21.4)	je nach Intervention
• nach Stent-Implantation		
– Metallstents	**ASS 100 mg/d + Clopidogrel 75 mg/d**	1 Monat Doppeltherapie , dann ASS-Dauerbehandlung
– beschichtete Stents	**ASS 100 mg/d + Clopidogrel 75 mg/d**	12 Monate Doppeltherapie, dann ASS-Dauerbehandlung
– + Thromboembolierisiko (z. B. Vorhofflimmern, Ventrikelthrombus)	individuelle Empfehlungen je nach Art des Stents und Höhe des Blutungsrisikos beachten (gilt für Dosierung und Behandlungsdauern); initial Dreifachtherapie (**OAK + ASS + Clopidogrel**), danach Doppeltherapie (**OAK + Clopidogrel oder ASS**), dann **OAK-Dauerbehandlung.**	
• Myokardinfarkt	**ASS 100 mg/d + P2Y12- Rezeptorantagonist** (Dosierung: Tab. 21.4)	Dauerbehandlung
• stark eingeschränkte Ventrikelfunktion	**OAK (INR 2,0–3,0)**	Dauerbehandlung
• Herzwandaneurysma, intrakardiale Thromben nach Infarkt	**OAK (INR 2,5–3,5)**	Dauerbehandlung
Dilatative Kardiomyopathie	**OAK (INR 2,0–3,0)**	Dauerbehandlung
Venenthrombosen/Lungenembolie		
• erste Thromboembolie		
– reversibles Risiko oder idiopathische Genese + distale Thrombose	**OAK (INR 2,0–3,0)**	3 Monate
– irreversibles Risiko, Thrombophilie (z. B. hereditäre Ursache) oder idiopathische Genese + proximale Thrombose	**OAK (INR 2,0–3,0)**	Dauerbehandlung
• rezidivierende Thromboembolie	**OAK (INR 2,0–3,0)**	Dauerbehandlung

** Der angegebene therapeutische INR-Wert bezieht sich auf eine orale Antikoagulation mit Vitamin-K-Antagonisten. Je nach Indikation können auch andere orale Antikoagulanzien gegeben werden.*

22 Nierenersatzverfahren

A. Voiculescu

22.1 Nierenersatz bei akutem Nierenversagen (ANV)

Indikationen

- Erhöhung harnpflichtiger Substanzen (Kreatinin, Harnstoff) und Störungen des Flüssigkeits-, Säure-Basen- und Elektrolythaushalts, die mit konventioneller Therapie nicht kontrollierbar sind.
- **Absolute Indikationen:**
  - Anurie > 12 h nach konservativer Therapie.
  - Hyperkaliämie ≥ 6,5 mmol/l.
  - Metabolische Azidose mit pH ≤ 7,1.
  - Therapierefraktäre Hypervolämie, Lungenödem („Fluid Lung").
  - Klinik der Urämie: Somnolenz, Koma, Krampfanfälle, neuromuskuläre Symptome, Perikarditis, Blutungsneigung.
- **Relative Indikationen:**
  - Mäßige Hyperkaliämie bis 6,5 mmol/l.
  - Hyperurikämie > 12 mg/dl (z. B. Tumor-Lyse-Syndrom).
  - Harnstoff-N (BUN) > 80–100 mg/dl.
  - Unzureichende Ernährungsmöglichkeiten beim hyperkatabolen ANV.
  - Schwere Hypertonie.
- **Prophylaktischer Einsatz und extrarenale Indikationen von Nierenersatzverfahren:** Patienten mit Multiorganversagen (MOV), SIRS/Sepsis, ARDS, akute Pankreatitis und Rhabdomyolyse können auch bei gering eingeschränkter Nierenfunktion von kontinuierlichen Nierenersatzverfahren (S. 258) profitieren (Verbesserung der kardiovaskulären Stabilität und Erleichterung der Respiratortherapie).
- **Andere nichtrenale Indikationen:** Hyper- und Hypothermie, Hyperkalzämie, Intoxikationen mit dialysablen Toxinen (Alkohole, Lithium, Salicylate etc).

Temporärer Gefäßzugang für extrakorporale Verfahren

- **Indikation:** Für die Durchführung einer Nierenersatztherapie auf der Intensivstation ist meist die Anlage eines großlumigen temporären Gefäßzugangs notwendig. Bei intermittierenden Verfahren ist die Nutzung einer vorhandenen Cimino Fistel möglich.
- **Methode:**
  - In Seldinger-Technik (S. 40) wird ein zentraler Zugang – am besten ein Doppel-Lumen-Katheter (Shaldon-Katheter) – in die V. jugularis, V. subclavia oder V. femoralis eingeführt.
  - Sonografisch gesteuerte Einführung wird empfohlen (reduziert die Zahl der Komplikationen).
  - Bei absehbar längerer Verweildauer Anlage von getunnelten Vorhofkathetern erwägen.

  Beachte: Wichtig ist eine möglichst sterile Handhabung, um katheterassoziierte Infektionen zu vermeiden.

  Hinweis: Prinzipiell ist die Hämodialyse auch über einen Single-Lumen-Katheter möglich. Nachteil ist, dass sich die effektive Dialysezeit verkürzt. Kontinuierliche Verfahren (S. 256) und Hämodialyse mit dem Genius-System (S. 260) sind darüber nicht möglich.
- **Wahl der Vene:**
  - *V. jugularis interna* (S. 49): Geringere Komplikationsrate als V. subclavia. *Rechte* V. jugularis interna sollte bevorzugt werden.

- *V. femoralis:* Alternativer Gefäßzugang bei Personen mit BMI < 29. Primäre Wahl, wenn arterielle Fehlpunktion vermieden werden soll. Sonografisch gesteuerte Einführung emfpohlen. In dieser Lokalisation sollten längere Katheter (> 20 cm) verwendet werden.

▸ **Kathetermaterial:** Polyurethan, Polyethylen, Polytetrafluorethylen werden bevorzugt, da sie bei Raumtemperatur rigide sind (→ gut einführbar) und bei Körpertemperatur weicher werden (→ geringes vaskuläres Trauma). Silikonkatheter sind am weichsten und am wenigsten thrombogen.

Hinweis: Katheter werden in der Zeit, in der sie nicht gebraucht werden, mit einer Lösung gefüllt. Dies ist in der Regel unverdünntes oder verdünntes Heparin; bei heparininduzierter Thrombozytopenie (S. 247) kann alternativ Hirudin oder Zitrat verwendet werden. Immer daran denken, wenn der Katheter wieder benutzt wird!

▸ **Mögliche Komplikationen** (S. 52).

Extrakorporaler Kreislauf

▸ **Gefäßzugang:** In der Regel Doppel-Lumen Katheter. Temporärer Gefäßzugang (S. 254).

▸ **Extrakorporaler Kreislauf** (Abb. 22.1):
- Über ein Lumen des Katheters beginnt die „arterielle" Seite des extrakorporalen Kreislaufs.
- Das Blut wird mithilfe einer Blutpumpe (atraumatisch und stufenlos regelbar) weitergefördert, über den Hämodialysefilter geleitet und gelangt in eine „venöse" Luftfalle. Der Pumpe ist ein „arterieller" Druckabnehmer vorgeschaltet.
- Ein „venöser" Druckabnehmer hinter dem Dialysator stoppt die Blutpumpe bei zu hohem Druck.
- Der extrakorporale Kreislauf endet am „venösen" Schenkel des Katheters.

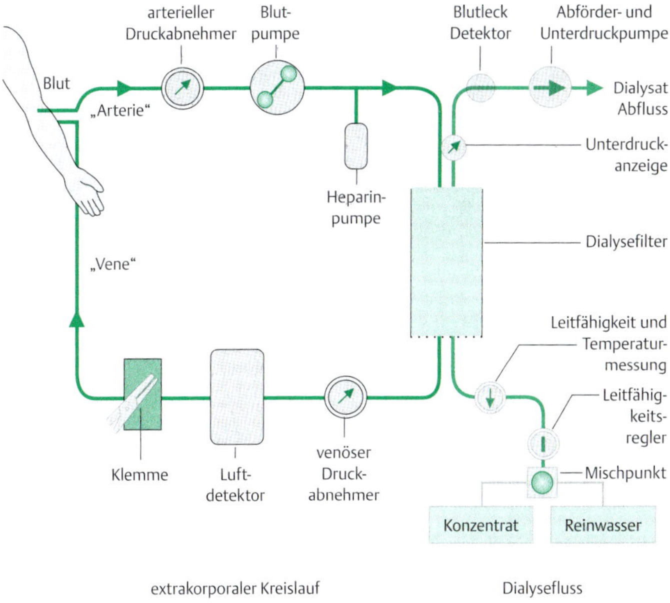

Abb. 22.1 • Exemplarische Darstellung eines extrakorporalen Kreislaufs am Beispiel der Hämodialyse (aus Grabensee B., Checkliste XXL Nephrologie, Thieme 2002).

Antikoagulation (Heparinisierung)

- **Indikation:** Übertritt von Blut in einen extrakorporalen Kreislauf.
- **Substanz:** Üblicherweise hochmolekulares Heparin.
- **Technik:** Beim Spülvorgang und Entlüften des Systems vor Beginn der Hämodialyse wird Heparin zur physiologischen Kochsalzlösung hinzugefügt. Das Benetzen der Dialysemembran reduziert die Gerinnselbildung im Dialysator.
- **Bedarf:** Abhängig von Patient, Blutfluss und Dialysator (*Ziel:* Keine Thromben im System, Blutungsrisiko für den Patienten nicht zu hoch).
  - *Hochmolekulares Heparin:* Während intermittierender Hämodialyse (HD) oder Hämofiltration (HF) 5 000–10 000 I.E. Heparin, entweder als einmalige Gabe zu Beginn der Dialyse oder kontinuierlich (initial 2 000–3 000 I.E., danach kontinuierliche Gabe der restlichen Einheiten über Perfusor: 500–2 500 I.E./h verdünnt mit NaCl 0,9 %).
  - *Niedermolekulares Heparin*: Dosierung anhand der Herstellerangaben.
- **Dosisanpassung:**
  - *Hochmolekulares Heparin:*
    - Nach ACT (= Activated Clotting Time; in s oder % des Ausgangswerts): Ausgangs-ACT bestimmen → Heparin so dosieren, dass dieser Wert um 30–60 s überschritten wird (ACT während HD liegt dann i. d. R. zwischen 150 und 200 s).
    - Nach PTT: Erhöhung um 50 % im Vergleich zum Ausgangswert (z. B. 30 s → 45 s).
  - *Niedermolekulares Heparin:* Dosiskontrolle und -anpassung anhand Anti-Faktor-Xa-Test.
- **Nebenwirkungen** (S. 247).

✓ ***Vorgehen in speziellen Therapiesituationen:***

- *Heparininduzierte Thrombopenie* = HIT (S. 247): Heparinfreie Dialyse, Zitrat, Hirudin (z. B. Refludan), Danaparoid-Natrium (z. B. Orgaran), Argatroban (Argatra).
  - Kontrolle der Hirudin-Therapie anhand der PTT (nicht geeignet bei PTT-Verlängerung über das 2- bis 3-fache der Norm) oder ECT (= Ecarin Clotting Time).
  - Kontrolle der Danaparoid-Therapie durch Aktivitätsbestimmung von Faktor Xa.
  - Kontrolle der Argatroban-Therapie durch PTT-Bestimmung.

  Cave: Bei Niereninsuffizienz deutliche Dosisreduktion aller Substanzen; Anwendung nur in Zentren mit entsprechender Erfahrung.
- *Blutungsgefährdeter Patient:*
  - Keine Antikoagulation, häufiges Systemspülen mit NaCl.
  - Blutfluss erhöhen (sofern möglich).
  - Dialysatoren mit größerer Oberfläche und niedrigem Heparinbedarf.
  - Membrankonditionierung: Membran mit 500 ml NaCl + 2 500 I.E. Heparin vorspülen.
  - Minimal-Heparinisierung (Ausgangs-ACT nur um 10–20 s verlängert).
  - Regionale Antikoagulation mit Zitrat vor dem Filter (kalziumfreies Dialysat oder Substituat notwendig); Ca^{2+}-Substitution hinter dem Filter.

Prinzip der Hämodialyse (HD)

- **Definition:** Extrakorporales Blutreinigungsverfahren, bei dem durch **diffusiven Transport** über eine semipermeable Membran (Blut → Dialysat) harnpflichtige Stoffe entfernt werden. Kann intermittierend (z. B. 3–4 x/Woche für 3–5 h) oder kontinuierlich (24 h) erfolgen.

- **Ziel:** Entfernung harnpflichtiger Substanzen, Wiederherstellung des homöostatischen Gleichgewichts des Elektrolyt- und Säure-Basen-Haushalts.
- **Blutfluss:** 100–350 ml/min.
- **Dialysatoren:** eigentliche „künstliche Niere". Verschiedene Hersteller.
- **Dialysemembran:**
  - *Prinzip:* Die Poren sind nur für Moleküle bis zu einer Größe von 20–40 kDa durchlässig.
  - *Material:* Nichtsynthetisch (z. B. Cuprophan, Hämophan) oder synthetisch (z. B. Polyacrylnitril, Polysulfon, Polyamid). Synthetische Membranen haben sich inzwischen sowohl für intermittierende als auch für kontinuierliche Verfahren durchgesetzt.
  - *Oberfläche:* 0,8–2,2 m^2.
  - *Charakterisierungsmerkmale:*
    - Der *Siebkoeffizient* (K_S) beschreibt die Durchlässigkeit der Membran für eine spezifische Substanz. $K_S = 1$: Die Substanz kann den Hämofilter frei passieren. $K_S = 0$: Die Membran ist für diesen Stoff undurchlässig.
    - Der *Ultrafiltrationskoeffizienten* (K_{UF}) stellt die hydraulische Permeabilität der Membran dar. Anhand des K_{UF} werden Low-Flux- und High-Flux-Membranen unterschieden (Cut off: 10 ml/h × mmHg × m^2).
- **Dialysat:** Es wird auf der Wasserseite eines Hämofilters im Gegenstrom an den blutführenden Kapillaren entlang geleitet. Die Stoffe diffundieren entsprechend der Konzentrationsdifferenz zwischen Blut und Dialysat.
  - *Zusammensetzung:* Meist „Reinwasser" und Konzentrat in einem Verhältnis von 34:1. Dem Reinwasser werden Elektrolyte, eine Puffersubstanz und evtl. Glukose zugeführt. *Elektrolyte* können angepasst werden (in mmol/l): Na^+ 135–140; K^+ 2–3; Mg^{2+} 0,5; Ca^{2+} 1,75; Cl- 103. *Puffer:* Bikarbonat.
- **Ultrafiltration(UF):** Entfernung von Plasmawasser zur Regulation des Wasserhaushalts. Treibende Kraft ist die hydrostatische Druckdifferenz.
  - *Höhe der UF:* Bei intermittierenden Verfahren sollten max. 800–1000 ml/h entzogen werden, da sonst die Belastung für Herz und Kreislauf zu hoch ist. Eine höhere Gesamt-Ultrafiltration kann z. B. durch längere Dialysezeiten erreicht werden.
- **Antikoagulation** (S. 256).

Prinzip der Hämofiltration (HF)

- **Definition:** Extrakorporales Nierenersatzverfahren, bei dem für den Wassertransport nur **Ultrafiltration** und für den Stofftransport nur **Konvektion** eine Rolle spielen. Beim Abfiltrieren des Plasmawassers werden gelöste Stoffe mitgerissen, soweit die Membran für diese Stoffe durchlässig ist. Der Verlust des Plasmawassers wird je nach gewünschter Bilanz ganz oder teilweise durch Substitutionslösung ausgeglichen.
- **Prinzip:**
  - Wie bei der HD wird Blut über einen Filter (Hämofilter) geführt.
  - Durch hydrostatische Druckdifferenz zwischen Blut- und Filtratseite wird Ultrafiltrat abgepresst. Als Ersatz dient Substituat das vor (*Prädilution*) bzw. überwiegend hinter dem Filter (*Postdilution*) verabreicht wird. Eine Kombination von Prä- und Postdilution ist möglich.
- **Blutfluss:** Möglichst > 200 ml/min.
- **Hämofilter:** High-Flux-Filter mit asymmetrischer Membran (0,6–2,2 m^2) mit extrem dünner Innenschicht aus Polyacrylnitril, Polyamid, Polysulfon etc.
  - Durch die HF-Membran passieren nur mittel- und kleinmolekulare Substanzen (< 20 000–40 000 Dalton).

  Hinweis: Im Gegensatz zur HD werden bei der HF kleinmolekulare Stoffe schlechter und mittelmolekulare Substanzen besser eliminiert.

- **Substituat:** Sterile Lösung, welche Elektrolyte in physiologischer Zusammensetzung (aber meist K^+-arm oder -frei) und Pufferlösung (Lactat, Bikarbonat oder Zitrat) enthält.
  - *Hinweis:* Bei Patienten mit Sepsis, Laktazidose oder Leberinsuffizienz bikarbonatgepuffertes Substituat erwägen.
  - *Postdilution:* Zufuhr der Substituatlösung hinter dem Filter; häufigste und effektivste Form; Nachteil: Höchste Hämokonzentration im Filter.
  - *Prädilution:* Zufuhr des Substituats vor dem Filter zugeführt; geringere Effektivität, aber auch geringere Hämokonzentration am Filter. Daher sind bei Prädilution meist höhere Umsätze notwendig.
- **Ultrafiltration** (S. 257)**:** Durch Pumpen steuerbar.
- **Antikoagulation** (S. 256).

Prinzip der Hämodiafiltration

- **Definition:** Extrakorporales Blutreinigungsverfahren, bei dem gleichzeitig diffusiver und konvektiver Stofftransport über eine hochpermeable Membran stattfindet → *Kombination aus Hämodialyse und Hämofiltration.*
- **Blutfluss:** Möglichst 200–300 ml/min.
- **Hämofilter:** High-Flux-Filter bzw. Hämofilter.
- **Filtratfluss:** Abhängig vom Blutfluss und vom Postdilutions- respektive Prädilutionsmodus.
- **Substituat:** Siehe oben Hämofiltration.
- **Vorteile:**
  - Clearance kleinmolekularer Substanzen wie bei *HD.*
  - Clearance mittelmolekularer Substanzen wie bei *HF.*
  - Ultrafiltration kreislaufschonend wie bei *HD.*
- **Nachteil:** Apparativer und personeller Aufwand.
- **Kontraindikationen:**
  - Schlecht funktionierender Shunt.
  - Single-Lumen-Katheter.
- **Antikoagulation** (S. 256).

Kontinuierliche venovenöse Hämofiltration (CVVH)

- **Indikation:** Nierenersatzverfahren der Wahl bei kreislaufinstabilen Patienten mit akutem Nierenversagen.
- **Hauptvorteil** (gegenüber den intermittierenden Verfahren): Effektiver und kontinuierlicher Flüssigkeitsentzug über 24 h, der eine optimale Bilanzierung bei hämodynamisch instabilen Patienten gestattet.
- **Gefäßzugang:** Für alle kontinuierlichen venovenösen Verfahren wird ein Doppel-Lumen-Katheter in eine zentrale Vene benötigt.
- **Methode:**
  - *Umsatz/Dosierung:* Mindestens 20–30 ml/kg KG/h (entspricht ca. 1 400–2 000 ml/h bei 70 kg KG). Vorteil von höheren Umsätzen (z. B. 35 ml/kg KG/h) sind in Studien nicht bestätigt worden.
  - *High volume CVVH:* Ab einer Umsatzmenge von 45 ml/kg KG/h, d. h. > 50 l/d.
- **Ultrafiltration:** Effektive UF von 0–600 ml/h sinnvoll, je nach gewünschtem Bilanzziel. Eine höhere UF wird meist von kreislaufinstabilen Patienten nicht toleriert.
- **Antikoagulation** (S. 256)**:** Heparin unter ACT-Kontrolle, Ziel-ACT 120–200 s.
  - Bei Clotting: Prädilution wählen, gleichzeitig Steigerung des Umsatzes, Blutfluss erhöhen, Hämofilter mit größerer Oberfläche wählen, Umstellung auf Zitrat-CVVH.

! Vorgehen bei blutungsgefährdetem Patient:
Minimal-Heparinisierung. Prädilution wählen. Alternativ Umstellung auf CVVHD oder CVVHDF (s. u.), Umstellung auf intermittierende Verfahren (s. o.) oder Zitrat-Verfahren (S. 259).

Kontinuierliche venovenöse Hämodialyse (CVVHD)

- **Indikationen:** Es gibt keine definierten Indikationen. Günstiger Modus für die Zitrat-Verfahren.
- **Methode:** Wie bei der konventionellen HD wird der Filter im Gegenstrom mit Dialysat (Hämofiltrationslösungen) perfundiert.
  - *Dialysatfluss:* 1000–2000 ml/h (durch Variation ist die gewünschte Clearance einstellbar).
  - *Blutfluss:* 150–250 ml/min.
- **Vorteile:** Bei gleichem Gesamtdialysatumsatz kein Clearancevorteil gegenüber CVVH, aber durch geringere Hämokonzentration günstig bei Clotting-Problemen unter CVVH.

Kontinuierliche venovenöse Hämodiafiltration (CVVHDF)

- **Indikationen** (keine definitiven Kriterien):
  - Ausgeprägter Katabolismus (Retentionsparameter ↑).
  - Wenn unter CVVH die harnpflichtigen Substanzen nicht ausreichend eliminiert werden oder die angestrebte CVVH-Dosis nicht erreicht wird.
- **Methode:** Verbindung von kontinuierlicher Hämofiltration mit Hämodialyse → deutliche Erhöhung der Harnstoffclearance.
  - *Umsatz:* Berechnung wie bei CVVH (S. 258), z. B. 35 ml/kg KG/h, d. h. 2500 ml/h (70 kg KG).
  - *Dialysatfluss:* 1000–2000 ml/h.
  - *Substituatfluss:* 1000–2000 ml/h.
- **Vorteile:**
  - Höhere Clearanceleistung (gegenüber der reinen HD oder HF) → v. a. bei kritisch Kranken mit hoher „Protein catabolic Rate" und ANV.
  - Gute Kreislaufverträglichkeit.
- **Nachteile:** Aufwendig und teuer.

Kontinuierliche Verfahren mit Zitrat

- **Indikationen:** Blutungsgefährdete Patienten und Patienten mit HIT.
- **Vorteile:** Zitrat wirkt als Puffer und bindet gleichzeitig ionisiertes Ca^{2+} → effektive Antikoagulation im extrakorporalen System ohne systemische Antikoagulation → Reduktion des Blutungsrisikos. Trotz niedrigerer Blutflüsse sind meist längere Laufzeiten möglich.
- **Methode:** Nutzung von vorgefertigten Substituatlösungen oder Zufuhr von Zitrat (4 %) über eine separate Pumpe in die arterielle Luftfalle. Das Substituat ist kalziumfrei und wird bei CVVH im Postdilutionsmodus zugeführt oder als Dialysat bei CVVHD zugeführt (am häufigsten eingesetztes Verfahren). Das Substituat enthält weniger Natrium als üblich, d. h. 133 mmol/l anstatt 142 mmol/l, um Hypernatriämien zu verhindern. Patientennah, d. h. kurz bevor das Blut in den Patienten eintritt, wird Kalzium substituiert, das hinter dem Filter Zitrat bindet. Der Abbau des Kalziumzitrats erfolgt metabolisch durch Umwandlung zu Bikarbonat in der Leber.
  - *Blutfluss*: Meist 100 ml/min.
  - *Dialysatfluss:* 2000 ml/h.
  - *Dialysatzusammensetzung:* Na 133 mmol/l, K 2,0 mmol/l, Ca 0 mmol/l, Mg 0,75 mmol/l, Chlorid 116 mmol/l, Bikarbonat 20 mmol/l, Glukose 1,0 g/l.
  - *Zitratfluss:* ca. 175 ml/h (entspricht 4 mmol/l); adaptiert an die Blutpumpe.

- *Kalziumfluss:* ca. 55 ml/h (entspricht 1,7 mmol/l).

▶ Komplikationen:
- Hypokalzämie.
- Hyperkalzämie.
- Hypernatriämie.

Verlängerte langsame Batch-System-Dialyse (Genius-System)

▶ **Definition:** Batch-System (Batch = Tank) mit individuell aufbereitetem Dialysat. Das Dialysat wird in einem großen Behälter zubereitet und aufbewahrt → Möglichkeit einer kreislaufschonenden und effektiven Dialyse, auch dort, wo Wasseranschlüsse fehlen.

▶ **Methode:** Blut und Dialysat werden über die gleiche Pumpe gefördert (Single-Needle-Dialyse nicht möglich); eine weitere Pumpe auf der Filtratseite lässt eine Ultrafiltrationsregelung zu. Nach der Passage durch den Dialysator wird das Dialysat über ein in der Mitte zentriertes Glasrohr wieder in den Behälter zurückgepumpt. Aufgrund von Dichte- und Temperaturdifferenz erfolgt *keine Vermischung* zwischen frischem und verbrauchtem Dialysat. Geschlossenes System → keine bakterielle Kontamination; zusätzlich Desinfektion durch UV-Licht-Radiator.
- *Blutfluss = Dialysatfluss:* 70–110 ml/min.
- *Dialysat:* Bikarbonat als Puffer, steril, wählbare Elektrolyte. Das Dialysat wird in 75l-Tanks aufgefüllt und auf eine Temperatur von 36–40 °C aufgeheizt. Es läuft im Single Pass.
- *Ultrafiltration:* ca. 1–25 ml/min.
- *Filter:* High-Flux Filter.
- *Harnstoffclearance:* ca. 0,85 × Dialysatfluss = ca. 60–90 ml/min (= 65 l/18 h oder 75–135 l/24 h.
- *Dialysedauer:* Meist 16–18 h.

▶ **Vorteile:**
- Individuelle Zusammensetzung des Dialysats möglich.
- Aufbau des Systems an Orten möglich, an denen es keinen direkten Zugang zur Dialysewasserherstellung gibt.
- Kein Beutelwechsel notwendig.
- Kreislaufverträglichkeit und Effektivität ähnlich CVVH.

Verlängerte langsame Dialyse (SLED) und langsame kontinuierliche isolierte Ultrafiltration (SCUF)

▶ **SLED** ("sustained low efficiency dialysis"): Verlängerte langsame Hämodialyse.
- **Methode:** Form der intermittierenden Dialyse, die mit reduziertem Blut- und Dialysatfluss über die Dauer von mehreren Stunden durchgeführt wird.
  - *Dialysatzusammensetzung:* Wie bei regulärer Dialyse (S. 256).
  - *Blutfluss:* 200 ml/min.
  - *Dialysatfluss:* 300–500 ml/min.
  - *Ultrafiltration:* Abhängig von Bedarf und Blutdruck (meist 3–5 Liter pro Behandlung).
  - *Filter:* High-Flux Filter.
  - *Dialysedauer:* Meist 6–10h.

▶ **SCUF** („slow continuous ultrafiltration"): Langsame kontinuierliche isolierte Ultrafiltration.
- **Methode:** Maschinell gesteuerte, isolierte Ultrafiltation ohne Dialysat- oder Filtratfluss und damit ohne assoziierte (minimale) Entfernung von Toxinen.
  - *Blutfluss:* 200 ml/min.
  - *Ultrafiltration:* Meist 3–6 Liter pro Behandlung.
  - *Filter:* High-Flux Filter.
  - *Dauer:* Meist 3–6 h.

- **Vorteile:**
  - Gute Kreislaufverträglichkeit.
  - Geringerer personeller Aufwand im Vergleich zur intermittierenden HD oder CVVH.

Wahl der Nierenersatztherapie

- Die Wahl der Nierenersatztherapie bei akutem Nierenversagen richtet sich primär nach dem individuellen hämodynamischen Status, d. h. der Kreislaufstabilität des Patienten (Tab. 22.1) und den lokalen Praktiken.
  - *Weitere Faktoren:* Blutungsrisiko, Mobilitätsgrad des Patienten (kontinuierliche Verfahren für komatöse oder sedierte Patienten, intermittierende Verfahren für wache Patienten), apparative Verfügbarkeit.
  - *Hinweis:* Die aktuelle Studienlage erbringt zur Zeit keinen eindeutigen Überlebensvorteil bei Anwedung von kontinuierlichen im Vergleich zu intermittierenden Verfahren.

Tab. 22.1 • **Kriterien zur Auswahl der adäquaten Nierenersatztherapie bei ANV.**

begleitende Diagnosen bei ANV	intermittierende Nierenersatztherapie	kontinuierliche Nierenersatztherapie
isoliertes ANV	+	
Multiorganversagen		+
Schock		+
Leberinsuffizienz		+
Hirnödem		+
Elektrolytentgleisung (Kalium)	+	
Blutungsgefährdung	+	+ (Zitrat)

- *Kontinuierliche Verfahren:* Kontinuierliche venovenöse Verfahren sind meist Standardverfahren auf der Intensivstation. Geeignet für Patienten mit Multiorganversagen (MOV), Schock, SIRS (= Systemic inflammatory Response Syndrome), Sepsis, Hypotension, intravasaler Hämolyse (bessere hämodynamische Verträglichkeit).
  - Vorteile für den Intensivpatienten:
    - Bessere Stabilisierung der Hämodynamik bei SIRS, Sepsis und MOV.
    - Verbesserung der respiratorischen Funktion durch kontinuierlichen Entzug der extrazellulären Flüssigkeit.
    - Günstige Beeinflussung der Hyperthermie.
    - Möglichkeit der ausreichenden parenteralen Ernährung.
  - Mögliche Nebenwirkung: Hypophosphatämie. Daher sollten täglich Phosphatbestimmungen erfolgen und Phosphat ggf. substituiert werden.
  - *Hinweis:* Arteriovenöse Verfahren (CAVH, CAVHD) werden wegen der Gefahr von Komplikationen und wegen der schlechteren Steuerbarkeit nur noch in Ausnahmefällen verwendet.
- *Intermittierende Verfahren:* Meist Hämodialyse. Zu bevorzugen bei Hyperkaliämie und bestimmten Intoxikationen. Wird meist bei stabileren Patienten bevorzugt.

Dialyse-Dosis bei kontinuierlichen und intermittierenden Verfahren

- Eine inadäquate Dialyse-Dosis ist unabhängig vom Verfahren mit einer höheren Morbidität und Mortalität assoziiert. Ein Vorteil von „höheren" Dosierungen der Nierenersatztherapie konnte nicht nachgewiesen werden.

- **Berechnung** der Dialysedosis anhand der verteilungsvolumenbezogenen Harnstoffelimination Kt/V (K = Harnstoffclearance, t = Dialysezeit, V = Harnstoff-Verteilungsvolumen).
- **Zielkriterien:** Ausgeglichene *Harnstoffbilanz;* wird bei einer Kt/V von 5–6/Wo erreicht. Leichter zu bestimmende Zielkriterien:
  - *Harnstoff-Stickstoff (HN):* Ziel (bei entsprechender Ernährung): 30–60 mg/dl.
  - *Kreatinin:* Ziel: 2,0–4,0 mg/dl.
- **Dialyse-Dosis bei kontinuierlichen Verfahren:**
  - *Mindestumsatz*: 20 ml/kg KG/h.
  - *Empfohlener Umsatz*: 25–30 ml/kg KG/h, da durch Standzeiten der Maschine die Zieldosis nicht der tatsächlich verabreichten Dosis entspricht.
- **Dialyse-Dosis bei intermittierenden Verfahren:** Um mit intermittierender HD die gleiche Dosis zu erreichen, sind häufigere Dialysen notwendig. Empfohlen werden 3–4 Dialysen pro Woche mit einem Kt/V von 1,2 pro Dialyse.

Aktuelle Studien:
- Kein eindeutiger Vorteil der täglichen Dialyse nachweisbar.
- Kein eindeutiger Vorteil einer höheren Dialyse-Dosis, egal ob kontinuierlich oder intermittierend verabreicht.

22.2 Peritonealdialyse

Technische Voraussetzungen für die Peritonealdialyse

- **Katheter:** Im Unterbauch platzierter Peritonealdialyse-Katheter (PD-Katheter), der mit seinem frei beweglichen Ende bis in den Douglas-Raum reicht.
- **Dialysat** (in Plastikbeuteln mit 500–5 000 ml Füllvolumen; zur Instillation auf Körpertemperatur erwärmen): Na^+ 130–134 mmol/l, K^+ 0–2 mmol/l (meist kaliumfrei), Ca^{2+} 1,0–1,75 mmol/l, Mg^{2+} 0,5–1,0 mmol/l, Cl^- 96–105 mmol/l, Laktat 35–40 mmol/l (zum Ausgleich der metabolischen Azidose), pH 5,2–5,5, Glukose 13,6–38,6 g/l (bestimmt die erzielbare Ultrafiltration), Osmolalität 350–510 mosmol/l.

  Hinweis: Alternativen sind Dialysate mit *Bikarbonat* als Puffer (z. B. Physioneal), mit *Icodextrin* statt Glukose (Extraneal) oder mit *Aminosäurezusätzen* (Nutrineal).

Formen der Peritonealdialyse

- **Kontinuierlich ambulante Peritonealdialyse (CAPD).**
- **Automatische Peritonealdialyse (APD).**
  - *Prinzip:* Peritonealdialyse mithilfe eines automatisch arbeitenden Dialysatwechselgerätes (Cycler).
  - *Intermittierende PD (IPD):* Älteste, nur selten eingesetzte Form. *Durchführung* 3 × wöchentlich für 16–20 h in einem Dialysezentrum. *Dialysatvolumen* pro Behandlung 40–60 l.
  - *Nächtlich intermittierende PD (NIPD):* APD mit „trockenen“ Tagen („Dry Day“). Cycler-Behandlung jede Nacht für 8(–10) h. *Dialysatvolumen* pro Behandlung 12–20 l. Am Tag kein Dialysat i. p.
  - *Kontinuierliche zyklische PD (CCPD):* APD mit „nassen“ Tagen („Wet Day“). Durchführung wie NIPD, aber zusätzlich Dialysat i. p. am Tag.
  - *Tidal-PD (TPD):* Häufigerer, allerdings nur partieller Dialyseaustausch, so dass immer ein bestimmter „Bodensatz“ des Dialysats im Bauchraum verbleibt.

Indikationen auf der Intensivstation

- Dialyse bei Kindern.
- Fehlende Zugangsmöglichkeit.
- Patienten mit terminaler Niereninsuffizienz, die bisher mit PD dialysiert wurden (CAPD oder CCPD).

Praktische Durchführung

- **Dialysat:**
  - Vor Instillation auf Körpertemperatur erwärmen.
  - Die Glukosekonzentration entsprechend der gewünschten Ultrafiltration variieren (1,36–3,86 %).
- **Manueller Beutelwechsel bei CAPD** (≈ 30 s; meist Y-System als Diskonnektsystem): *Beachte:* Mundschutz tragen, Fenster und Türen verschließen!
  - Zunächst die in der Peritonealhöhle befindliche Dialyselösung in einen integrierten Leerbeutel ablaufen lassen.
  - Danach frisches Dialysat intraperitoneal instillieren.
- **Handhabung des Cyclers bei APD:** Den Cycler mit der benötigten Zahl an Beuteln bestücken (z. B. 2 × 5 l 1,36 % Glukose, 1 × 5 l 3,86 % Glukose); auf der Heizplatte sollte immer ein niedrigprozentiger Beutel liegen.

Komplikation: Peritonitis

- **Klinik:**
  - *Ultrafiltrationsverlust* (ggf. Überwässerungszeichen), trübes Dialysat, Bauchschmerzen, Peritonismus, Übelkeit, Erbrechen, Fieber.
  - *Zeichen der systemischen Begleitreaktion* (fakultativ): Fieber, Kreislaufdepression, Leukozytose, Linksverschiebung, CRP-Anstieg.
- **Diagnostik:**
  - *Dialysat:* Dialysatwechsel, makroskopische Beurteilung, Bestimmung der Leukozyten im Dialysat (LID > 100/µl), Durchführung eines Gram-Präparats, weitergehende mikrobiologische Diagnostik. Bei *Darmperforation* oder *transmuraler Infektion* häufig bakterielle Mischinfektion mit gramnegativen und anaeroben Erregern; evtl. mikroskopisch Nachweis von Pflanzenfasern.
- **Differenzialdiagnosen:**
  - *Trübes Dialysat:* Fibrin, Eiweiß, Lymphe (Chylus).
  - *Blutung* (Hämoperitoneum): Meist Ovarialblutung bei Ovulation, retrograde Menstruation, Traumafolge. Seltener bei Darmentzündung/-perforation, Mesenterialinfarkt oder Thrombozytopenie.
- **Therapie:**
  - *Wechsel des Überleitungssystems.*
  - *Heparinzusatz zum Dialysat:* In den ersten Therapietagen in jeden Beutel 500 I.E. Heparin/l Dialysat (wegen Verstopfungsgefahr).
  - *Antibiotische bzw. antimykotische Therapie:* Es gibt keine einheitlichen Standards!
    - Beginn mit Oxacillin (Stapenor) intraperitoneal initial 1000 mg/Beutel Dialysat, Erhaltungsdosis 500 mg/Beutel *kombiniert* mit Cefotaxim (Claforan) i. p. initial 500 mg/Beutel, Erhaltungsdosis 250 mg/Beutel.
    - Modifikation nach Antibiogramm (i. d. R. nach 24–48 h).

22.3 Hämoperfusion (HP)

Grundlagen

- **Definition:** Extrakorporales Blutreinigungsverfahren, bei dem Substanzen (Gifte bei Intoxikation) durch Adsorption an Aktivkohlepartikel oder Kunstharz aus dem Blut eliminiert werden.
- **Prinzip:** Effektives extrakorporales Verfahren zur Elimination großmolekularer, lipophiler oder proteingebundener Toxine.
  - Substanzelimination durch Adsorption an Aktivkohle oder Neutralharze (Resine, neutrale Ionentauscher).
  - Patientenblut wird unter Heparinzugabe mittels Pumpen über die Adsorberkartuschen geleitet und zum Patienten zurückgeführt.
  - Maximales Molekulargewicht der Partikel, die eliminiert werden sollen: 10 000–15 000 Dalton.
- **Hämoperfusionskapseln** mit vorbehandeltem und beschichtetem Adsorptionsmaterial → verbesserte Biokompatibilität:
  - Beschichtete Aktivkohle (z. B. Adsorba 300/150, Haemocol).
  - Sphärische Aktivkohle (Hemosorba, DHP-1, Detoxyl 2).
  - Absorberharz (Haemoresin, XR 004).
- **Pharmakokinetische Voraussetzungen:**
  - Kinetische Modelle über das Verhalten von Toxinen sind Grundlage für die Entscheidung über das Verfahren zur extrakorporalen Elimination von Giften.
  - Wichtige pharmakokinetische Parameter: Bioverfügbarkeit, Verteilungsvolumen, Proteinbindung, Plasmahalbwertszeit, renale und extrarenale Clearance.

Indikationen

- **Indikationsstellung:**
  - Entscheidend für die Indikation jeden Blutreinigungsverfahrens bei Intoxikationen ist die deutliche Verkürzung der Plasmahalbwertszeit des Toxins.
  - Bei *hohem Verteilungsvolumen* ist eine Substanz nur schwer für die extrakorporale Elimination zugänglich.
  - Die Hämoperfusion bietet im Gegensatz zur Hämodialyse die Möglichkeit, auch größermolekulare, lipophile und z. T. auch proteingebundene Toxine (Proteinbindung 20–90 %) zu entfernen.
- **Indikationen für den Einsatz extrakoroporaler Verfahren bei schweren Intoxikationen:**
  - Einnahme einer potenziell letalen Dosis.
  - Letale oder kritische Serumspiegel.
  - Atem- und/oder Kreislaufinsuffizienz.
  - Leber- und/oder Niereninsuffizienz.
  - Kumulation toxischer Metabolite.
  - Toxine mit zeitverschobener Wirksamkeit.
  - Verschlechterung oder nicht ausreichende klinische Besserung unter konservativer Therapie.

Komplikationen

- Allergische Reaktion → Verfahren abbrechen, Steroide, Antihistaminika.
- Hypotension → Kopftieflage, Volumen.
- Hypoglykämie → Glukose i. v.
- Thrombozytopenie → wenn bedrohlich, Verfahren unterbrechen.
- Filterclotting mit Blutverlust → Frühzeitige Filterwechsel.

Differenzialtherapie bei Intoxikationen

- **Effektive Elimination durch Hämoperfusion bei:** Amitryptilin, Barbituraten, Carbamazepin, Chinidin, Gluthetimid, Phenytoin, Meprobamat, Methaqualon, Methotrexat, Herbiziden (z. B. Paraquat), organischen Phosphorsäureestern (z. B. E 605), Trichlorethanol, Theophyllin.
- Tab. 22.2 stellt verschiedene Toxine und deren Eliminationsmöglichkeiten dar.

Tab. 22.2 • **Beispiele für Toxine und deren Eliminationsmöglichkeiten.**

Substanz	wasserlöslich	Verteilungsvolumen (l/kg)	Eiweißbindung	Verfahren
Carbamazepin	nein	1,4	74 %	HP
Ethylenglykol	ja	0,6	0	HD
Methanol	ja	0,7	0	HD
Lithium	ja	0,6–1,0	0	HD
Phenobarbital	nein	0,54	24 %	HP
Theophyllin	ja	0,5	56 %	HP
Salizylate	ja	0,2	50–90 % reversibel	HD

HD = Hämodialyse, HP = Hämoperfusion

22.4 Plasmaseparation

Grundlagen

- **Synonym:** Plasmapherese, Plasmaaustausch.
- **Definition:** Kontinuierliche Trennung von Plasma und korpuskulären Anteilen des Blutes (Plasmaseparation); das so gewonnene Plasma wird mit gelösten Bestandteilen verworfen und durch eine kolloidosmotisch aktive Lösung ersetzt.

Indikationen/Ziele

- Entfernung pathogener Proteine (Antikörper, Immunkomplexe) und/oder proteingebundener Toxine bzw. Medikamente.
- Zufuhr von Plasmafaktoren.
- Immunmodulation.

Merke: Der therapeutische Plasmaaustausch kann prinzipiell bei allen Krankheitsbildern zum Einsatz kommen, bei denen die genannten pathogenetischen Faktoren vermutet werden oder bewiesen sind. Da ausreichende klinische Studien fehlen, muss die Indikation (Tab. 22.3) im Einzelfall erfahrenen Zentren überlassen werden.

Tab. 22.3 • Indikationen zu Plasmaseparation und selektiven Blutreinigungsverfahren.

	Krankheitsbilder
Sichere Indikationen	• Polyneuritis Guillain-Barré (schwerer Verlauf) • chronisch inflammatorische demyelinisierende Polyneurophatie (CIDP) • schwere Polyneuropathie bei monoklonaler Gammopathie (IgG, IgA) • Thrombotisch-thrombozytopenische Purpura • Atypisches hämolytisch-urämisches Syndrom, verursacht durch Autoantikörper gegen Komplementsystem-Faktoren • Goodpasture-Syndrom • symptomatisches Hyperviskositätssyndrom mit monklonaler Gammopathie • ANCA assoziierte Vaskulitis mit Dialysepflichtigkeit und/oder diffuser hemorrhagischer Alveolitis
Mögliche Indikationen	• Akute disseminierte Enzephalomyelitis • Autoimmunhämolytische Anämie • Antiphospholipid-Syndrom • schwerster therapieresistenter Lupus • Kryoglobulinämie • humoral vermittelte Abstoßung nach Transplantation • rekurrierende fokal segmental sklerosierende Glomerulonephritis im Transplantat • Pemphigus vulgaris • Intoxikationen durch Substanzen mit hoher Eiweißbindung und kleinem Verteilungsvolumen (sehr selten) • Myasthenische Krise • Eaton-Lambert-Syndrom
Indikationen in besonderen Einzelfällen (experimentell bei fehlender Therapie- Alternative)	• septisch-toxische Krankheitsbilder (z. B. Meningokokkensepsis, toxisches Schocksyndrom) • schwere akute Pankreatitis • toxische Epidermolyse

Methode

- **Prinzipien:** Separation des Patientenplasmas durch spezielle Zentrifugen oder durch Membranplasmafilter.
- **Gefäßzugang:** Temporärer Zentralvenen-Doppel-Lumen-Katheter notwendig.
- **Technische Voraussetzungen:**
  - *Austauschvolumen:* 100–150 % des Plasmavolumens.
  - *Substituat:* Isoonkotische Humanalbuminlösung (6–8 %).
  - *Ausnahmen:* Blutungsgefahr, thrombotische Mikroangiopathien → Austausch gegen Fresh Frozen Plasma (FFP, s. u.).
  - *Membranplasmaseparation:* Geräte unterschiedlicher Anbieter.
    - Plasmafilter: Hohlfaser; Siebkoeffizient = 1 im hochmolekularen Bereich.
    - Blutfluss: 150 ml/min.
    - Filtratfluss: 20–40 ml/min.
- **Antikoagulation:** Heparinisierung.
  - *Dosierung:* Bolus 30 I.E./kg KG i. v., dann kontinuierlich 1 000–2 000 I.E./h.
  - *Steuerung:* Über ACT = Activated Clotting Time (S. 256).
    - Initial Ausgangswert für ACT bestimmen.
    - 15-minütliche ACT-Kontrollen.
    - Zielwert: 150–200 % des ACT-Ausgangswertes.
- **Behandlungsdauer:** 4–12 Behandlungen (je nach Grunderkrankung).

Cave: Bei Austausch gegen FFP i. v. Kalzium substituieren, da FFP einen Zusatz von ACD (Acidium-Citricum-Dextrose) enthält → Gefahr der Hypokalzämie.

Komplikationen

Hinweis: Komplikationen sind in 1–10 % der Fälle zu erwarten.

- Allergische Reaktion → Verfahren abbrechen, Steroide, Antihistaminika.
- Hypertension → Antihypertensiva, Volumenverschiebungen beachten.
- Virusinfektion bei FFP-Gabe (HCV, HIV, HBV, CMV) → Aufklärung über Restrisiko trotz Kontrolle.
- Hypokalzämie bei FFP-Gabe → Kalziumsubstitution i. v.

22.5 Blutaustauschtransfusion

- Ein Vollblutaustausch beim Erwachsenen ist selten notwendig.
- **Indikationen:** Sehr selten bei schwersten Verläufen der Malaria tropica (> 20 % der Erythrozyten von Schistosomen befallen), Sichelzellkrisen oder schwersten Transfusionszwischenfällen.
- **Methode:** Durchführung mittels eines Hämofiltrationsgerätes unter Verwendung einer isovolumetrisch arbeitenden Doppelrollenpumpe.
  - Austausch von 6–8 l Blut.
  - Zugabe von Natriumzitrat zum zugeführten Blut.
  - Kalziumglukonat zur Vermeidung von Hypokalzämien (10 ml 10 % Ca-Glukonat pro l Blut).

23 Antimikrobielle Therapie

F. Setzer, G. Marx

23.1 Grundlagen der antimikrobiellen Therapie

Grundlagen

- Auf einer Intensivstation erhalten Patienten **zehnmal häufiger Antibiotika** als auf Normalstationen. **Mehrere Faktoren** spielen hierbei eine Rolle:
  - Grundleiden des kritisch kranken Patienten.
  - Massenhafter Einsatz von Antibiotika im Umfeld mit Selektion resistenter Keime.
  - Invasivität vieler intensivmedizinischer Maßnahmen.
  - Kontaminationsgefahr bei der alltäglichen Pflege des Patienten.
- Auch die **Infektlokalisation** unterscheidet sich von ambulanten oder Patienten auf Normalstation:
  - 60 % Lunge und Atemwege.
  - 23 % Katheter.
  - 23 % Urogenitalsystem (Harnwegsinfekte).
  - 12 % Bakteriämien.
  - 29 % andere Infektionen.
- Bis zu 50 % aller Antibiotikagaben sind inadäquat, d. h. nicht indiziert, falsch dosiert, zu kurz, zu lang oder in falscher Medikamentenkombination verordnet. Neben den damit verbundenen medizinischen Komplikationen muss auch angesichts der weltweit zunehmenden Multiresistenzen und der Mehrkosten (die Behandlung einer auf der Intensivstation erworbenen Sepsis kostet ca. 50 000 €!) zum vorsichtigen und fachkundigen Umgang mit antimikrobieller Therapie gemahnt werden.

Strategien der Therapie: Weder Fieber noch ein einzelner Laborwert genügen, um die Indikation zur antibiotischen Therapie zu stellen. Die Verdachtsdiagnose einer Infektion muss immer auf mehreren Faktoren und Laborparametern beruhen.

Antibiotikaresistenz auf der Intensivstation

- Eine in den letzten Jahren zunehmende Anzahl von Infektionen mit Organismen, welche resistent gegen alle gängigen Antibiotika sind, wird zum lebensbedrohlichen Problem. Die WHO sieht als ein mögliches Szenario das Ende der Möglichkeit der kausalen Therapie von Infektionskrankheiten in der „postantibiotischen Ära"!

Beachte: Teilweise sind multiresistente Erreger in bestimmten Regionen endemisch (Europa: Griechenland, Spanien) bzw. können durch Kontakt mit Produkten der industriellen Tierhaltung bei zuvor nicht hospitalisierten Patienten nachgewiesen werden (z. B. MRGN in der Geflügelzucht).

- **Restriktiver und rationaler Einsatz** von Antibiotika hilft, Selektionsdruck zu vermindern und damit die Ausbreitung resistenter Stämme einzudämmen.

Konsequente, regelmäßige Desinfektion der Hände auf der Intensivstation ist Pflicht! Vor und nach jedem Kontakt mit Patienten.

- **Begriffe:** „multidrug-resistant" (MDR), „extensive-drug-resistant" (XDR), „pandrug-resistant" (PDR) beziehen sich auf die Resistenz gegen die häufigsten bakteriziden Antibiotika. *Beachte:* Definitionen der Kommission für Krankenhaushygiene und Infektionsprävention (KRINKO).
- **Resistente Erreger:**
  - *Grampositiv:* z. B. (ha)MRSA: („healthcare-associated") Methicillin-resistenter Staphylococcus aureus, VRE: Vancomycin-resistente Enterococcus spp. (= GRE, Glycopeptid-resistenter Enterococcus).
  - *Gramnegativ:* z. B. ESBL (Extended-Spectrum-β-Lactamase) Enterobacteriaceae (E. coli, Klebsiellen), multi- und panresistente Nonfermenter (Pseudomonas aeru-

ginosa, Acinetobacter baumanii), teilweise kann eine Extremresistenz (XDR-Acinetobacter) vorliegen. Aktuell werden alle mehrfachresistenten, gramnegativen, fakultativ pathogenen Stäbchenbakterien unter dem Begriff "**MRGN**" (**M**ulti**R**esistente **G**ram**N**egative) zusammengefasst. Die Subklassifizierung in 3- oder 4-MRGN, bezieht sich auf die Resistenz gegen 3 bzw. 4 ausgewählte Leitsubstanzen aus verschiedenen Antibiotikagruppen: Piperacillin/Cefotaxim oder Ceftazidim/Imipenem oder Meropenem/Ciprofloxacin (Siehe Empfehlungen des Robert Koch Instituts: www.rki.de).

- Infektionen mit multiresistenten gramnegativen Erregern sind schwierig zu therapieren und gehen mit höherer Mortalität einher.
- **Maßnahmen zur Prävention und Kontrolle multiresistenter Erreger:**
  - Screening: Abhängig von der örtlichen Resistenzlage durchführen, bei Hochrisiko-Patienten
  - Isolierung: Einzelzimmer oder Kohortenisolierung.
  - Gefahr der Tröpfcheninfektion: Schutzkittel, Handschuhe, Mundschutz.
  - Hygienemaßnahmen sind bei multiresistenten gramnegativen Keimen aufgrund langandauernder Kolonisierung wahrscheinlich während des gesamten Klinikaufenthalts notwendig.

Zeitpunkt der Therapie

- Antibiotika sind wichtige **Notfallmedikamente!** Die Überlebenschancen von Patienten im septischen Schock verschlechtern sich durch Verzögerung der Therapie rapide: Die Mortalität steigt ohne adäquate antiinfektiöse Therapie pro Stunde um 8 % und nach einem Tag auf > 80 %.
- Diagnostische Maßnahmen oder organisatorische Probleme (Schichtwechsel, etc.) dürfen den Therapiebeginn nicht verzögern!
- *Vor jeder Gabe:* Material für mikrobiologische Untersuchung sichern: Mehrere Blutkulturen, Sekret, Sputum, etc.
- Vor Nachweis des Keims oder Resistenztestung *kalkuliert (= empirisch)* behandeln.

Adäquate antibiotische Therapie

- **Kalkulierte Therapie:** Deckt ein möglichst breites Erregerspektrum ab, das den vermuteten Erreger umfasst.
- Wahrscheinlicher Fokus der Infektion sollte bekannt sein.
- **Gezielte Therapie:** Vorgehen bei bekanntem Erreger.
- Differenzierung zwischen *Kolonisation vs. Infektion*; z. B. sind im Trachealsekret nachgewiesene Candida spp. nur bei ausgeprägter Immunschwäche als Auslöser einer Infektion zu werten.
- *Beachte:* Kritisch kranke Patienten sollten möglichst früh (s. o.) und mit hohen therapeutischen Dosen behandelt werden („hit early, hit hard").
- **Patientenspezifische Faktoren** berücksichtigen:
  - Alter, Vorerkrankungen (Diabetes, Malignom, Immunsuppression).
  - Strukturelle Lungenerkrankungen, COPD (Risiko ↑ ↑ für Infektionen mit multiresistenten Erregern, v. a. Pseudomonaden).
  - Patienten aus Pflegeeinrichtungen (Resistenzentwicklung – MRSA oder andere multiresistente Erreger).
  - Ein- oder Mehrorganversagen (auch im Anfangsstadium).
  - Vorbehandlung mit Antibiotika (Dauer? Wirkstoffe?).
- **Örtliche Gegebenheiten:** Erregerspektrum und Resistenzspektrum variiert zwischen Kontinenten, Ländern, Regionen, Krankenhäusern, Stationen (!).
- Wirkung der Antibiotika hängt auch ab vom *Spitzenspiegel* (z. B. Aminoglykoside, Fluorchinolone) und von der Dauer, während der der *Wirkspiegel über der minimalen Hemmkonzentration* liegt (z. B. β-Laktame).

- V. a. bei kritisch Kranken empfiehlt sich die verlängerte Infusion von β-Laktamen mit kurzer Halbwertszeit über einen Zeitraum von 2–4 h: Piperacillin-Tazobactam, aber auch Penicillin G, Ceftazidim, Cefuroxim, Cefazolin.
- *Gewebegängigkeit* oder *Ausscheidungsweg* beachten (z. B. biliäre Exkretion).
- *Kombinationstherapie* kann sinnvoll sein, um synergistische Effekte zu nutzen oder eine bekannte Resistenz zu umgehen.
- Deeskalation und gezielte Therapie nach Nachweis des Erregers (obligat) → Verordnung eines Antibiotikums mit schmalerem Wirkspektrum und möglicherweise besserer Wirksamkeit → geringere Gefahr der Resistenzentwicklung.
  - *Cave:* In-vitro-Sensibilität bedeutet nicht zwangsläufig Wirksamkeit in vivo, daher nicht blind auf die Ergebnisse der mikrobiologischen Resistenztestung vertrauen.
- **Dauer der Therapie:**
  - Abhängig von der Art der Infektion und patientenbezogenen Faktoren (s. o.):
    - Unkomplizierter Harnwegsinfekt: Single-Shot-Antibiose.
    - Endokarditis, Osteomyelitis: mindestens 14 Tage.
    - Ventilatorassoziierte Pneumonie: 8 Tage (evtl. länger bei Infektionen mit Pseudomonas oder Acinetobacter sowie bei schwerstkranken Patienten [SAPS > 65])!
  - *Beachte:* Zu lange Therapie begünstigt Resistenzentwicklung und Selektion von Problemkeimen und führt zu mehr Nebenwirkungen.
  - *Therapieindikation* regelmäßig (täglich) überprüfen, um unnötige Gaben zu vermeiden.
    - Hilfreich ist dazu z. B. der Clinical Pulmonary Infection Score (CPIS).
    - Resistenzentwicklung aufgrund kurzzeitiger Antibiotika-Gabe ist nicht zu befürchten.
- Weitere Konzepte (endgültige Beurteilung steht noch aus):
  - *Antibiotika-Cycling:* Turnusmäßiger (z. B. halbjährlicher) Wechsel der am meisten verwandten Antibiotika, um Resistenzbildung zu vermeiden.
  - *„Mixed Antibiotic":* Unterschiedliche Substanzen mit geeignetem Wirkspektrum für Patienten eines Zimmers (Bettnachbarn) → geringere Zahl an Patienten, die das gleiche Antibiotikum erhalten → geringere Resistenzentwicklung.
- *Antibiotic-Stewardship:* Durch Fortbildungsmaßnahmen und Supervision soll eine rationale Verordnung von Antibiotika erreicht werden (z. B. www.antibiotic-stewardship.de).
- Weitere Online-Resourcen, teilweise auch als Smartphone- oder Tablet-App erhältlich: www.dgai-abx.de, www.rki.de, www.hopkinsguides.com (kostenpflichtig).

23.2 Toxizität der Substanzen

Allgemeines

- In ca. 10 % führen Antibiotika zu **unerwünschten Arzneimittelwirkungen.**
- Vorwiegend betroffen sind **drei Organsysteme**:
  - Gastrointestinaltrakt (Übelkeit, Erbrechen, Diarrhö).
  - Haut (Exanthem, Phototoxizität. Urtikaria).
  - ZNS (Schwindel, Kopfschmerz, Schlafstörungen, Krampfanfälle).
- **Mögliche Mechanismen:**
  - *Toxisch:* Direkte Toxizität der Stoffe.
  - *Allergisch:* Reaktionen des Immunsystems.
  - *Biologisch:* Verdrängung der natürlichen Standortflora.
- **Clostridium difficile Infektion (CDI):**
  - Alteration der Kolon-Mikroflora durch Antibiotikatherapie und Kolonisierung mit C. difficile (Toxinbildner).

- Typischerweise Durchfälle bis hin zur pseudomembranösen Kolitis.
- Therapie: Tab. 41.11.

▶ **Wirkstoffgruppen** Tab. 23.1.

Tab. 23.1 • **Antibiotischen Wirkstoffgruppen und ihre wichtigsten Vertreter.**

Gruppe	wichtigste Wirkstoffe
β-Laktam-Antibiotika	Penicilline, Cephalosporine
Makrolide	Azithromycin, Clarithromycin, Erythromycin
Oxazolidinone	Linezolid (einziger in der Humanmedizin eingesetzter Wirkstoff)
Glykopeptide	Vancomycin, Teicoplanin
Aminoglykoside	Streptomycin, Tobramycin, Neomycin, Gentamicin
Fluorchinolone	Norfloxacin, Ciprofloxacin, Levofloxacin, Moxifloxacin
Tetracycline	Tetracyclin, Doxycyclin, Minocyclin

β-Laktam-Antibiotika

▶ Meist gut verträglich.

▶ Gelegentlich kommt es zu *morbilliformen Exanthemen* (1–2 %) oder zu *gastrointestinalen Nebenwirkungen* (Übelkeit, Bauchschmerzen, Diarrhö).

▶ *Schwellungen* im Gesichts- oder Rachenbereich (Extremfall: Quincke-Ödem) sind selten.

Cave: Sehr selten (< 0,1 %) entwickelt sich ein anaphylaktischer Schock (meist in den ersten 30 min nach Applikation) → sorgfältige Überwachung des Patienten.

▶ *Thrombozyto- oder Leukopenie* sind selten und nach Absetzen meist in kurzer Zeit reversibel.

▶ Erhöhung der *Leberwerte* (Transaminasen) in bis zu 10 %; selten Hepatitis.

▶ *ZNS-Reaktionen:*
- Bei sehr hoher Dosierung.
- Bei eingeschränkter Nierenfunktion, Epilepsie oder gestörter Blut-Hirn-Schranke (z. B. Meningitis).

▶ *Superinfektion* oder *Kolonisation* mit resistenten Erregern (z. B. Mundsoor, Vulvovaginitis) bei langfristiger Anwendung (v. a. bei Präparaten mit sehr breitem Wirkspektrum).

▶ *Ceftriaxon* führt in seltenen Fällen zu einer *transitorischen biliären Pseudolithiasis* mit sonografischen Verschattungen der Gallenblase.

▶ **Interaktionen** mit anderen Pharmaka:
- *Penicilline:*
  - Saure Pharmaka (Probenicid, Salicylate, Indometazin): Verminderung der tubulären Penicillinsekretion.
  - Cumarine, Heparine, Thrombozytenfunktionshemmer: Verstärkung des antikoagulatorischen Effekts.
  - Diuretika: Erhöhte renale Ausscheidung der Penicilline.
- *Cephalosporine:* Erhöhung der nephrotoxischen Potenz anderer Pharmaka.

Makrolide

▶ Häufig *lokale Unverträglichkeitsreaktionen* an der Infusionsstelle.

▶ Häufig *gastrointestinale Störungen* durch Stimulierung der glatten Muskulatur (motilinartige Wirkung der Makrolide).

▶ *Allergische Reaktionen* seltener als bei β-Laktamen.

▶ *Reversibler Hörverlust* bei hoher Dosierung von Erythromycin.

▶ *Kardiale Nebenwirkungen:* Verlängerung der QTc-Zeit, im Extremfall Torsades-de-Pointes-Tachykardien.

- **Interaktionen:**
  - Mit zahlreichen Pharmaka, die *Cytochrom-P450-abhängig* metabolisiert werden (gilt nicht für Azithromycin) → *Spiegelerhöhung* von: Carbamazepin, Glukokortikoide, Warfarin (erhöhte Blutungsneigung), Theophyllin, Carbamazepin, Cyclosporin (erhöhte Nephrotoxizität).
  - Fallberichte über Interaktion mit *Herzglykosiden* (unbekannter Mechanismus).

Oxazolidinone

- Allgemein gut verträglich; gastrointestinale Störungen und leichte ZNS-Reaktionen möglich.
- Bei längerer Behandlungsdauer *Blutbildveränderungen* (Thrombopenie, Anämie).
- *Hemmung der Monoaminooxidase* → Interaktionen mit adrenerg oder serotonerg (z. B. SSRI) wirkenden Pharmaka möglich.

Glykopeptide

- *Überempfindlichkeitsreaktionen* mit Fieber, Urtikaria und Exanthemen.
- Gelegentlich *gastrointestinale Störungen.*
- Selten *Blutbildveränderungen* (Anämien).
- *Nierenversagen* und teilweise bleibende *Hörschäden* sind im Einzelfall beschrieben; *Cave:* Interaktionen mit anderen nephro- oder ototoxischen Pharmaka (z. B. Aminoglykoside, Colistin, Amphotericin B, Ciclosporin, Cisplatin, Schleifendiuretika) erhöhen das Risiko.

Beachte: „*Red-Man-Syndrom*" mit Hautrötung und Krämpfen der Muskulatur am Oberkörper durch schnelle Infusion von Vancomycin möglich → unbedingt langsam infundieren.

Aminoglykoside

- Geringe therapeutische Breite der gesamten Substanzgruppe.
- Potenziell *nephro- und ototoxisch* wegen Kumulation in Nierenrinde und Innenohr. Schädigungsrisiko erhöht:
  - Bei Therapiedauer > 8 Tage.
  - Wenn die letzte Aminoglykosid-Therapie < 6 Wochen zurückliegt.
  - Bei hoher Dosierung und eingeschränkter Nierenfunktion.
  - Bei intramuskulärer Gabe.
- Einmal tägliche i. v. Gabe bezüglich antibakterieller Wirkung und Nebenwirkungen am günstigsten.
- Selten allergische Reaktionen.
- **Kontraindiziert** bei Myasthenia gravis wegen Störung der neuromuskulären Übertragung.
- **Interaktionen:**
  - *Verstärkung der neuromuskulär blockierenden Wirkung* von nichtdepolarisierenden Muskelrelaxanzien, Narkosegasen, Magnesium. Ggf. Dosisreduktion notwendig.
  - Andere nephro- oder ototoxische Pharmaka (z. B. Aminoglykoside, Colistin, Amphotericin B, Ciclosporin, Cisplatin, Schleifendiuretika) erhöhen das Risiko von *Gehör- und Nierenschäden.*

Fluorchinolone

- Unerwünschte Wirkungen bei bis zu 10 % der Patienten.
- *Magen-Darm-Trakt:* Inappetenz, Meteorismus, Diarrhö.
- *ZNS-Reaktionen:* Insomnie oder Benommenheit.
- *Photosensibilisierung* → UV-Exposition vermeiden.
- *Verlängerung der QTc-Zeit* → keine Kombination mit anderen arrhythmogen wirkenden Arzneimitteln; Störungen des Magnesium- oder Kaliumhaushalts ausgleichen.

- **Kontraindiziert** bei Kindern, Jugendlichen und Schwangeren wegen potenzieller Schädigung der unreifen Gelenkknorpel (klinische Relevanz allerdings fraglich).
- **Interaktionen:**
  - Barbiturate, Phenytoin, Carbamazepin: Beschleunigter Fluorchinolon-Abbau.
  - Substanzen mit hoher Proteinbindung (z. B. Cumarine): Wirkungsverstärkung durch Erhöhung ihres freien Anteils.

Tetracycline

- Nebenwirkungen durch *Bindung mehrwertiger Metallionen*, z. B. Ca^{2+}.
  - Einbau in Zähne und Knochen des wachsenden Organismus → kontraindiziert bei Kindern, Schwangeren und Stillenden.
  - Nicht mit kalziumhaltigen Lösungen geben.
- *Photosensibilisierung* möglich → UV-Exposition meiden.
- Erhöhung der *Leberwerte* und *Leberschädigung* möglich (in hoher Dosierung).
- Selten: Ohrgeräusche und Tinnitus, nach Absetzen in der Regel reversibel.
- Starke *Dezimierung der natürlichen Darmflora.*
  - Erhöhtes Risiko für pseudomembranöse Colitis und intestinale Candidosen.
  - Vermehrte Wirkung von Cumarinen durch fehlende Vitamin-K-Produktion der normalen Darmflora.

23.3 Antimikrobielle Therapie bei Organinsuffizienz

Leberinsuffizienz

- Medikamente mit *extrahepatischem Abbau* (Biotransformation und Ausscheidung) bevorzugen.
- *Dosisreduktion und Monitoring der Leberfunktion* bei Antibiotika, welche vorwiegend hepatisch eliminiert werden: Ceftriaxon, Ciprofloxacin, Clindamycin, Erythromycin, Makrolide, Metronidazol, Mezlocillin, Sulfonamide.

Beachte: Chronisches Leberversagen erfordert meist keine Dosisanpassung. **Cave:** Akut auf chronisches Leberversagen auf der Intensivstation!

- *Potenziell lebertoxische Medikamente* meiden: Clavulansäure, Tetracycline, Rifampicin, Ketoconazol, Miconazol.
- *β-Laktam-Antibiotika* führen in bis zu 10 % zu einem meist reversiblen Transaminasenanstieg; auch ausgeprägtes Leberversagen ist beschrieben.

Niereninsuffizienz

Beachte: Beim kritisch Kranken können Verteilungsvolumina und Clearance der einzelnen Pharmaka stark schwanken, deshalb wenn möglich Spiegelbestimmungen durchführen. Bleibt der Therapieerfolg aus, ist möglicherweise die Dosis zu niedrig gewählt!

- **Dosierungsanpassung** ist meist erst ab einer Einschränkung der Nierenfunktion auf weniger als die Hälfte notwendig (Kreatinin-Clearance < 50 ml/min, Tab. 23.2).
  - *Keine Dosisanpassung* notwendig bei vorwiegend biliärer Ausscheidung: z. B. Amphotericin B, Clindamycin, Doxycyclin, Erythromycin, Rifampicin, Ceftriaxon, Chloramphenicol, Linezolid, Tigecyclin, Moxifloxacin.
  - *Dosisanpassung nur bei stark eingeschränkter Nierenfunktion* bei sowohl hepatischer als auch renaler Ausscheidung: z. B. Cefotaxim, Ethambutol, Amoxicillin, Cefoxitin, Isoniazid, Ampicillin, Ceftazidim, Penicillin G, Cefuroxim, Piperacillin, Cefazolin, Ciprofloxacin, Trimethoprim/Sulfamethoxazol.
  - *Dosisanpassung bei Niereninsuffizienz obligat* bei überwiegend renaler Ausscheidung: z. B. Aminoglykoside, Vancomycin, Fosfomycin, Ofloxacin, Levofloacin, Flucytosin, Teicoplanin.

▶ Kreatinin- oder Harnstoffwerte sind keine guten Parameter zur Beurteilung der Nierenfunktion. Besser geeignet ist die *glomeruläre Filtrationsrate (GFR)*. Sie lässt sich mit folgender Formel grob abschätzen:

- GFR = (140-Alter) × Körpergewicht/Serumkreatinin (µmol/)].
- Bei Frauen wird dieser Wert mit 0,85 multipliziert.

Tab. 23.2 • **Dosierung ausgewählter Antiinfektiva bei Niereninsuffizienz oder kontinuierlichen Nierenersatzverfahren.**

Wirkstoff	übliche Dosis	Clearance-abhängige Dosisreduktion	Dosis bei Nierenersatzverfahren
Amphotericin			
• Pulver (Deoxycholat)	0,5–1 mg/kg KG/d		1 × /d 0,4–1 mg/kg
• Lipid-Komplex	3–4 mg/kg KG/d	nein	1 × /d 3–5 mg/kg
• liposomal	3 mg/kg KG/d		1 × /d 3–5 mg/kg
Aciclovir	3 × /d 5–10 mg/kg	ja	1 × /d 5–7,5 mg/kg
Ampicillin-Sulbactam	4 × /d 1,5–3 g	ab < 10 ml/min	2–3 × /d 1,5–3 g
Caspofungin	1 × /d 50 mg (1. Gabe 70 mg)	nein	normale Dosierung
Cefazolin	3 × /d 1–2 g	ab < 35 ml/min	2 × /d 1–2 g
Cefepim	3 × /d 2 g	ja	normale Dosierung
Cefotaxim	3 × /d 1–2 g	ja	2 × /d 1–2 g
Ceftazidim	3 × /d 1–2 g	ja	2 × /d 1–2 g
Ceftriaxon	1 × /d 1–2 g	nur bei zusätzlicher Leberinsuffizienz	1–2 × /d 2 g
Cefuroxim	3 × /d 1,5 g	ab < 10 ml/min	2 × /d 1,5 g
Clindamycin	3 × /d 600 mg	nein	3 × /d 600–900 mg
Ciprofloxacin	2 × /d 200–400 mg	< 30 ml/min alternative Substanz wählen	normale Dosierung
Colistin	3 × /d 2 Millionen IE (> 60 kg KG)	Ja	3 × /d 1,5 Mio. I. E.
Daptomycin	1 × /d 4–6 mg/kg	ab < 30 ml/min	4–6 mg/kg alle 2 d
Doxycyclin	2 × /d 100 mg	nein	normale Dosierung
Fluconazol	1 × /d 100–800 mg	ja	1 × /d 200–800 mg
Gentamycin	1 × 3–5 mg/kg	ja	Spiegelbestimmung
Imipenem-Cilastatin	4 × /d 500 mg (KG > 70 kg)	ja	3–4 × /d 500 mg
Levofloxacin	1 × /d 250–500 mg	ab < 20 ml/min	1 × /d 250 mg
Linezolid	2 × /d 600 mg	nein	normale Dosierung
Meropenem	3 × /d 1 g	ja	2 × /d 1 g
Metronidazol	3 × /d 0,5 g	nein	3–4 × /d 0,5 g
Moxifloxacin	1 × /d 400 mg	nein	normale Dosierung
Piperacillin-Tazobactam	3–4 × /d 4,5 g	ja	4 × /d 2,25–3,375 g

Tab. 23.2 • **Fortsetzung**

Wirkstoff	übliche Dosis	Clearance-abhängige Dosisreduktion	Dosis bei Nierenersatzverfahren
Tigecyclin	2 × /d 50 mg (1. Gabe 100 mg Bolus)	nein	normale Dosierung
Vancomycin	2 × /d 1–2 g	Spiegelbestimmung	1 g alle 1–2 Tage, Spiegel
Voriconazol	2 × 4 mg/kg KG i. v. (1. Gabe 6 mg/kg KG)	nein, aber möglichst p. o. Gabe (wg. Trägersubstanz)	normale Dosierung

- **Therapie unter Nierenersatzverfahren** (Tab. 23.2).
  - Unzureichende Datenlage zur Dosierung von Antibiotika.
  - Kontinuierliche Verfahren: CVVH und CVVHDF – nur unwesentliche Unterschiede für die meisten Substanzen zwischen den Verfahren.

23.4 Einzelne antimikrobielle Substanzen

Penicilline

- Gruppeneinteilung nach der Struktur in **Benzylpenicilline, Aminopenicilline, Acylaminopenicilline** und **Isoxazolylpenicilline.**
  - Unterschiedliche Wirksamkeit der Gruppen gegenüber Erregern und β-Laktamasen.
  - Wirkungsspektrum sehr unterschiedlich (von breit bis schmal) → wichtiges Auswahlkriterium.
- **Ausgeprägter bakterizider Effekt**, wenn die minimale bakterizide Konzentration überschritten wird.
- **Pharmakokinetisch ähnliche Eigenschaften:**
  - Halbwertszeit 1–2 h beim Nierengesunden.
  - Ausscheidung unverändert renal.
  - Gut liquorgängig (Ausnahme: Flucloxacillin).
- **Benzylpenicillin (Penicillin G):**
  - *Dosierung:* **1–5 Mega-I. E./d in 4–6 Einzelgaben,** Steigerung bis auf 20 Mega-I. E. möglich.
  - *Indikation:* Alle empfindlichen Erreger, unabhängig von der Lokalisation.
  - *Wirkspektrum:*
    - Streptokokken, Pneumokokken, Meningokokken, Spirochäten, einige Anaerobier (Clostridien und Actinomyces-Arten).
    - Nicht wirksam gegen Staphylokokken (wegen β-Laktamasen oder veränderter Bindeproteine).

  Beachte: Penicillin G eignet sich wegen seines sehr schmalen Wirkspektrums nicht zur initialen Monotherapie, ist aber sehr wirksam bei Monoinfektionen durch Strepto- oder Pneumokokken.
  - *Resistenzlage* bei Pneumokokken in Deutschland gut; *Cave:* Hohe Resistenzraten in anderen europäischen Ländern oder in Asien.
- **Aminopenicilline (Ampicillin, Amoxicillin):**
  - *Präparate, Dosierungen:*
    - Ampicillin + Sulbactam (Unacid): **3–4 × 1,5–3 g i. v.**
    - Amoxicillin + Clavulansäure (Augmentan): **2 × 2,2 g – (–4,4 g) i. v.**

- *Wirkspektrum:*
  - Gut gegen Pneumokokken und Streptokokken.
  - Gegen Enterococcus faecalis und Listerien effektiver als Benzylpenicillin.
  - Nur sehr eingeschränkt wirksam gegen gramnegative Erreger (Enterobacteriacae, Moraxella catarrhalis und Bacteroides fragilis).
- *Erweiterung des Spektrums* durch Kombination mit β-Laktamase-Inhibitor auf β-Laktamase produzierende grampostitive und gramnegative Keime, inklusive Anaerobier (fixe Kombinationen s. o.).
- *Multiresistenete Acinetobacter*-Infektionen können teilweise auf Therapie mit Sulbactam ansprechen aufgrund einer möglichen Empfindlichkeit gegen diese Substanz.
- *Indikation:* Infektionen mit empfindlichen Erregern, unabhängig von Lokalisation und Schweregrad.
- *Häufigste unerwünschte Wirkung:* Hautreaktion (morbilliformes Exanthem) nach 5–10 Tagen Behandlung; tritt sehr häufig bei gleichzeitiger *EBV-Infektion* auf (Mononukleose, Ampicillingabe bei durch EBV verursachter Tonsillitis).

▶ **Isoxazolylpenicilline (Flucloxacillin, Oxacillin):**
- *Präparate, Dosierungen:*
  - Flucloxacillin (Staphylex): **3 × 1 g bis 4 × 3 g.**
  - Oxacillin (InfectoStaph): **2–4 g/d in 4 Einzeldosen.**
- *Wirkspektrum:*
  - Sehr schmal im grampositiven Bereich.
  - Gute Wirkung auf Staphylokokken inklusive β-Laktamase-produzierende Stämmen („Staphylokokken-Penicilline").
  - Unwirksam gegen Methicillin-resistente Staphylokokken (MRSA).
- *Pharmakokinetik:* Hohe Eiweißbindung, geringe Gewebegängigkeit.
- *Nebenwirkungen:* Erhöhung der Leberwerte unter Therapie möglich.

▶ **Acylaminopenicilline (Piperacillin, Mezlocillin):**
- *Präparate, Dosierungen:*
  - Piperacillin (Pipril) **3–4 × 2 g/d.**
  - Piperacillin + Tazobactam (Tazobac) **3–4 × 4,5–7,5 g i. v./d.**
  - Mezlocillin (Baypen) **3 × 5 g oder 2 × 10 g i. v./d** (bei schweren Infektionen).
- *Wirkspektrum:* Breit; umfasst auch Enterokokken und Enterobacteriaceae.
  - Piperacillin wirkt auch gegen Pseudomonaden.
- *Erweiterung des Spektrums* durch β-Laktmase-Inhibitor auf β-Laktmase produzierende Staphylokokken, Escherichia, Bacteroides- und Proteusarten.
  - Kombination mit Sulbactam möglich.
  - Fixe Kombination mit Tazobactam (s. o.) bei Infektionen des Bauchraums, Haut- und Weichteilinfektionen, Infektionen der Lunge (nicht nosokomial), Fieber bei Neutropenie; geeignet für die kalkulierte Antibiotikatherapie.
- *Indikation:* Atemwegsinfektionen, schwere systemische Infektionen, Sepsis, Meningitis, Endokarditis, intraabdominelle Infektionen, Osteomyelitis, Urogenitalinfektionen.

Cephalosporine

▶ **Pharmakodynamische Eigenschaften** ähnlich den Penicillinen.

▶ **Pharmakokinetisch inhomogene** Gruppe bezüglich der Elimination:
- Meist überwiegend renal; Halbwertszeit bei normaler Nierenfunktion ca. 2 h.
- Ceftriaxon wird zur Hälfte in der Galle ausgeschieden; Halbwertszeit ca. 8 h.

▶ Allgemein gut verträglich; selten allergische Reaktionen; *Kreuzallergien zu Penicillinen* < 10 %.

Beachte: Bis auf Ceftarolin sind alle Cephalosporine unwirksam gegen MRSA.

▶ **Cephalosporine der Gruppe 1** (nach Einteilung der Paul-Ehrlich-Gesellschaft): **Cefazolin.**
- *Präparate, Dosierungen:* **Cefazolin** (Basocef, Elzogram): **2–3 × 2 g i. v./d.**

- *Wirkspektrum:*
  - Streptokokken und Staphylokokken (ohne MRSA).
  - Kaum wirksam gegen gramnegative Erreger (Haem. influenzae, Escherichia, Klebsiella).
- *Indikation:* Infektionen der Haut, Weichteile, Knochen, Gelenke, Atemwege, Sepsis.

Hinweis: Ungeeignet für die kalkulierte Therapie wegen des eingeschränkten Spektrums.

▶ **Cephalosporine der Gruppe 2: Cefuroxim, Cefotiam.**
- *Präparate, Dosierungen:*
  - **Cefuroxim (Zinacef): 3 × 1,5 g i. v./d.**
  - **Cefotiam (Spizef): 3 × 1–2 g i. v./d.**
- *Wirkspektrum:* Erweitert im gramnegativen Bereich, gute Wirkung gegen Staphylokokken, Haem. influenzae, Moraxella catarrhalis, Escherichia und Klebsiella.
- *Indikation:* Urogenital-, Haut-, Weichteil-, Knochen-, HNO- und Atemwegsinfektionen, perioperative Prophylaxe, Sepsis.

▶ **Cephalosporine der Gruppe 3: Cefotaxim, Ceftriaxon (3a), Ceftazidim (3b).**
- *Präparate, Dosierungen:*
  - Cefotaxim (Claforan): **2–3 × 2 g i. v.**, Dosiserhöhung bis 12 g/d möglich.
  - Ceftriaxon (Rocephin, Cefotrix): **1 × 2 g/d** bis **max. 1 × 4 g/d i. v.** (tägliche Einmalgabe wegen langer HWZ ausreichend).
  - Ceftazidim (Fortum, InfectoZidim) **2–3 × 1–2 g/d i. v.**
- *Wirkspektrum:* Sehr breit; hohe Aktivität gegen gramnegative Erreger.
- *Ungeeignet* zur Therapie von Staphylokokken-Infektionen.

Ausnahme: *Ceftazidim* wirkt als einzige Substanz der Gruppe 3a auch gegen Pseudomonaden.

- Indikation: Infektionen der Haut, Weichteile, Knochen, Gelenke, Atemwege, des Urogenitaltrakts, Sepsis, Endokarditis.

▶ **Cephalosporine Gruppe 4: Cefepim.**
- *Präparate, Dosierungen:* **Cefepim (Maxipime): 2 × 1–2 g i. v./d.**
- *Wirkspektrum:* Wie Gruppe 3, zusätzlich gute Aktivität gegen Pseudomonaden und Staphylokokken.
- *Indikation:* Sepsis, Pneumonien, schwere Infektionen der Harn- oder Gallenwege, Infektionen des Bauchraums (inklusive Peritonitis).

▶ **Cephalosporine der Gruppe 5: Cefoxitin, Ceftarolin.**
- *Präparate, Dosierungen:*
  - **Cefoxitin (Mefoxitin): 3–4 × 1–2 g i. v.**
  - **Ceftarolin (Zinforo): 2 × 600 mg i. v. über 60 min.**
- *Wirkspektrum:*
  - *Cefoxitin:* Wirksam gegen Anaerobier, aber sonst schwächer gegen grampositive und gramnegative Erreger als andere Cephalosporine. *Cave:* Cefoxitin induziert bei manchen Erregern die *Bildung von β-Laktamasen.*
  - *Ceftarolin:* als einziges Cephalosporin (bzw. β-Laktam-Antibiotikum) wirksam gegen MRSA; besitzt ein breites Wirkspektrum im grampositiven und -negativen Bereich, ausgenommen ESBL-bildende Enterobacteriaceae und Non-Fermenter.
- *Wechselwirkung:* Erhöhte Blutungsgefahr bei Komedikation mit *Antikoagulanzien.*
- *Indikation:*
  - *Cefoxitin:* Perioperative Prophylaxe (Allgemeinchirurgie, Gynäkologie).
  - *Ceftarolin:* Komplizierte Haut- und Weichteilinfektionen, ambulant erworbene Pneumonie, MRSA-Infektionen.

Carbapeneme

- **Imipenem, Meropenem, Ertapenem, Doripenem:**
  - *Präparate, Dosierungen:*
    - **Imipenem (Zienam): 3–4 × 0,5–1 g i. v./d.**
    - **Meropenem (Meronem): 3 × 0,5–1–2 g i. v./d.**
    - **Ertapenem (Invanz): 1 g i. v./d.**
    - **Doripenem (Doribax): 3 × 0,5–1 g i. v./d über 4 h.**
  - *Wirkung:* Hohe Stabilität gegen β-Laktamasen; bakterizide Wirkung.
  - *Wirkspektrum:* Sehr breit im gramnegativen und grampositiven Bereich, auch Anaerobier.
  - *Indikation:* Pneumonien, intraabdominelle Infektionen, Haut- und Weichteilinfektionen, Knochen- und Gelenkinfektionen (nur Imipenem), Meningitis (nur Meropenem, kombiniert mit Dexamethason), Infektionen der Niere und Harnwege, Sepsis (nur Meropenem und Imipenem).
  - *Gruppe 1: Imipenem/Cilastatin, Meropenem, Doripenem.*
    Beachte: Cilastatin hemmt die renale Ausscheidung von Imipenem.
    - Verteilungsvolumen ca. 0,2 l/kg.
    - Proteinbindung 20 % (Imipenem), 2 % (Meropenem) und 8 % (Doripenem).
    - Halbwertszeit beim Nierengesunden 1 h.
    - Doripenem muss bei nosokomialer Pneumonie höher als in der Fachinformation empfohlen dosiert werden, 3 × 1 g i. v. über 4 h.
  - *Gruppe 2: Ertapenem.*
    - Geringere Wirksamkeit gegen Pseudomonas und Acinetobacter spp.
    - Verteilungsvolumen ca. 0,1 l/kg.
    - Proteinbindung 90 %.
    - Halbwertszeit 4 h (einmal tägliche Gabe möglich).

Fluorchinolone

- *Parenteral verfügbar:* Moxifloxacin, Levofloxacin und Ciprofloxacin.
- *Verteilungsvolumen:* 2–4 l/kg (→ gut gewebegängig, Verteilung intra- und extrazellulär).
- *Proteinbindung:* < 40 % (parenteral verfügbare Subtanzen).
- *Wirkung:* Konzentrationsabhängig bakterizid.
- **Ciprofloxacin:**
  - *Präparate, Dosierungen:* **Ciprofloxacin (Ciprobay, Cipro Hexal): 2 × 100–400 mg i. v., 2 × 250–750 mg p. o. täglich.**
  - *Elimination:* Renal, hepatisch und intestinal.
  - *Wirkspektrum:* Sehr gut wirksam gegen Enterobakterien, Haem. influenzae; wirksam gegen Pseudomonas aeruginosa; schwächer gegen Staphylokokken, Pneumokokken, Enterokokken, Chlamydien, Legionellen und Mykoplasmen.
  - *Indikation:* Infektionen der Niere oder Harnwege, des HNO-Bereichs, der Atemwege (Ausnahme: Pneumokokken-Infektionen), der Knochen, Gelenke, Haut, Weichteile und bei Sepsis.
- **Levofloxacin:**
  - *Präparate, Dosierungen:* **Levofloxacin (Tavanic): 1 × 250–500 mg i. v. oder p. o./d.**
  - *Elimination:* Ausschließlich renal.
  - *Wirkspektrum:* Gramnegative Erreger (vergleichbar mit Ciprofloxacin); schwächere Wirkung gegen Pseudomonaden; besser wirksam gegen grampositive Erreger (Staphylokokken, Streptokokken, Pneumokokken, Enterokokken) sowie gegen atypische Erreger (Legionellen, Chlamydien, Mykoplasmen).
  - *Indikation:* Ambulant erworbene Pneumonien, (komplizierte) Harnwegsinfektionen, Haut- und Weichteilinfektionen.
- **Moxifloxacin:**
  - *Präparate, Dosierungen:* **Moxifloxacin (Avalox): 1 × 400 mg i. v. oder p. o./d.**

- *Elimination:* Überwiegend hepatisch durch Konjugation.
- *Wirkspektrum:*
  - Sehr breit; gegen grampositive und gramnegative sowie „atypische" Keime.
  - Wirkt besser als Levofloxacin gegen Staphylokokken, Streptokokken (inklusive Pneumokokken) und anaerobe Erreger.
  - Keine ausreichende Wirkung gegen Pseudomonas.
- *Indikation:* Ambulant erworbene Pneumonien aller Schweregrade.

Makrolide

▶ **Erythromycin, Clarithromycin, Azithromycin:**

- *Präparate, Dosierungen:*
  - **Erythromycin (Erycinum, Erythrocin): 1–2 g i. v. oder p. o./d.**
  - **Clarithromycin (Klacid): 1–3 × 500 mg i. v. oder p. o./d.**
  - **Azithromycin (Zithromax): 1 × 500 mg i. v. oder p. o./d.**
- *Wirkung:* Überwiegend bakteriostatisch, in hoher Konzentration bakterizid.
- *Pharmakokinetik:* Sehr unterschiedlich.
  - Erythromycin: Halbwertszeit < 2,5 h, Verteilungsvolumen 0,7 l/kg.
  - Clarithromycin: Halbwertszeit 2–5 h, Verteilungsvolumen 4 l/kg.
  - Azithromycin: Halbwertszeit > 14 h, Verteilungsvolumen 25 l/kg.
- *Elimination:* In der Galle nach ausgeprägter hepatischer Metabolisierung.
- *Wirkspektrum:* Mykoplasmen, Legionellen, Chlamydien, Streptokokken (auch Pneumokokken), Bordetella pertussis.

Hinweis: Pneumokokken entwickeln zunehmend Resistenzen → Therapieversagen.

- *Indikation:* Atemwegsinfektionen (v. a. durch Chlamydien oder Legionellen), Keuchhusten, Diphtherie, Scharlach und Erysipel, Infektionen des Urogenitaltrakts durch Chlamydien oder Ureaplasmen.

Glykopeptide

▶ **Vancomycin, Teicoplanin:**

- *Präparate, Dosierungen:*
  - **Vancomycin (Vanco-cell, Vancomycin Hexal): 2 (4–8) g in 2–4 Einzeldosen als Kurzinfusion, Spiegelkontrolle, v. a. bei Niereninsuffizienz (Talspiegel 5–10 mg/l, Spitzenspiegel 30–40 mg/l).**
    Alternativ: 1–2 (–4) g in 24 h als Dauerinfusion, Spiegelobergrenze dabei 15 mg/l.
    Bei pseudomembranöser Kolitis 3–4 × 125 mg p. o.
  - **Teicoplanin (Targocid): Initial 2 × 400 mg i. v. im Abstand von 12 h, dann alle 24 h 400 mg.**

  Hinweis: Spiegelbestimmungen sind bei i. v.-Gabe notwendig, um therapeutische Konzentrationen zu erreichen und Toxizität zu vermeiden.
- *Pharmakokinetik:* Zeitabhängige und nur langsam einsetzende therapeutische Wirkung.
  - **Vancomycin:** Verteilungsvolumen 0,6–0,9 l/kg, Halbwertszeit 6–8 h.
  - **Teicoplanin:** Verteilungsvolumen 1 l/kg, Halbwertszeit 70–100 (!) h.

  Cave: Sehr starke interindividuelle Schwankungen!
- *Elimination:* Überwiegend unverändert renal.
- *Wirkspektrum:* Ausschließlich grampositive Erreger (Staphylokokken, Streptokokken, Clostridium difficile und Clostridium diphtheriae).

Beachte: Methicillin-resistente Staphylokokken (MRSA) und Ampicillin-resistente Enterokokken sind in der Regel empfindlich, nur vereinzelt treten resistente Stämme auf.

- *Indikation:* Reserveantibiotika bei Infektionen mit grampositiven Erregern, z. B. bei Endokarditis, Pneumonie, Sepsis, Knochen-, Weichteil- und Gelenkinfektionen, Urogenitalinfektionen (nur Teicoplanin). Zunehmende Bedeutung durch vermehrte Hospital- und Fremdkörperinfektionen mit MRSA.

Aminoglykoside

▶ **Amikacin, Gentamicin, Netilmicin, Tobramycin:**

- *Präparate, Dosierungen:*
  - **Amikacin (Biklin): 15 mg/kg KG/d in 2–3 Einzeldosen.**
  - **Gentamicin (Gencin, Genta-CT): 80 mg (3–5 mg/kg KG)/d.**
  - **Netilmicin (Certomycin): 4–7,5 mg/kg KG/d in 1–2 Dosen.**
  - **Tobramycin (Gernebcin, TOBRA-cell): 80 mg (3–5 mg/kg KG)/d.**

  Beachte: Monitoring der Plasma-Spiegel fast immer notwendig; tägliche Einmalgabe führt zu höheren Plasmaspiegeln und ist daher meist zu bevorzugen.
- *Wirkung:* Ausgeprägt bakterizid; starker postantibiotischer Effekt.
- *Pharmakokinetik:* Verteilung überwiegend extrazellulär; Verteilungsvolumen 0,1–0,8 l/kg; Halbwertszeit beim Nierengesunden ca. 2 h.
- *Wirkspektrum:* Gramnegative Keime, v. a. Enterobakterien.
  - Tobramycin und Amikacin bei Pseudomonasinfektionen wirksamer.
  - Kaum wirksam gegen grampositive Keime, aber sinnvoll in Kombination mit β-Laktam-Antibiotika → synergistische Wirkung!
- *Indikation:* Schwere nosokomiale Infektionen durch gramnegative Stäbchen, Fieber bei Neutropenie und Pseudomonas-Infektionen bei zystischer Fibrose.

Merke: Fast immer ist Kombination z. B. mit einem Aminopenicillin notwendig.

Oxazolidinone

▶ **Linezolid:**

- *Präparate, Dosierungen:* Linezolid (Zyvoxid): **2 × 600 mg i. v./p. o.** täglich.
- *Wirkung:* Bakterizid gegen Streptokokken; bakteriostatisch gegen Staphylokokken und Enterokokken.
- *Pharmakokinetik:* Verteilungsvolumen ca. 0,6 l/kg; Proteinbindung 30 %; Halbwertszeit 5–7 h.
- *Elimination:* Überwiegend renal nach Metabolisierung in der Leber.
- *Wirkspektrum:* Gute Wirkung gegen grampositive Kokken, einschl. MRSA und Vancomycin-resistente Enterokokken (VRE).
- *Indikation:* Ambulante und nosokomiale Pneumonien, komplizierte Haut- und Weichteilinfektionen.

Cave: Wegen Thrombopeniegefahr sind tägliche Blutbildkontrollen notwendig.

Lincosamide

▶ **Clindamycin:**

- *Präparate, Dosierungen:* **Clindamycin (Sobelin, Clindamycin-ratiopharm): 3–4 × 0,6–1,2 g i. v. bzw. p. o./d.**
- *Pharmakokinetik:* Verteilung extra- und intrazellulär; Verteilungsvolumen ca. 0,6 l/kg, Halbwertszeit 2–3 h; Metabolisierung überwiegend hepatisch.
- *Wirkspektrum:* Vorwiegend wirksam gegen Staphylokokken, Streptokokken, Bacteroides spp., Corynebacteriae und Mycoplasma pneumoniae; meist unwirksam gegen MRSA und MRSE (Methicillin-resistente Staph. epidermis).
- *Indikation:* Infektionen der Knochen und Gelenke, Atemwege, Haut, im Mund- und HNO-Bereich, im Beckenbereich und Bauchraum sowie Sepsis und Endokarditis.

Streptogramine

▶ **Quinupristin/Dalfopristin:**

- *Präparate, Dosierungen:* **Quinupristin/Dalfopristin (Fixkombination; Synercid): 2 × 7,5 mg/kg KG über 60 min.**

Hinweis: Bezug über internationale Apotheke, da in Deutschland nicht mehr im Handel.

- *Wirkung:* Kombiniert stark bakterizid, ausgeprägter postantibiotischer Effekt.
- *Pharmakokinetik:* Verteilungsvolumen 0,9 l/kg, Halbwertszeit ca. 1 h (für beide Substanzen).
- *Wirkspektrum:* Staphylokokken inklusive MRSA, Streptokokken, Enterococcus faecium.
- *Indikation:* Reserveantibiotikum für nosokomiale Pneumonien, Haut- und Weichteilinfektionen und Infektionen durch VRE.
- *Unerwünschte Wirkungen:* Wegen geringer Erfahrung beim Menschen nur eingeschränkt beurteilbar: Gastrointestinale Störungen, Anstieg der Transaminasen, Interaktionen mit anderen Medikamenten, lokale Reizungen an der Injektionsstelle.

Tetracycline

▶ **Doxycyclin:**

- *Präparate, Dosierungen:* **Doxycylin (Doxy Hexal, Doxycyclin-ratiopharm): 100–300 mg/d i. v. bzw. p. o.**
- *Wirkung:* Bakteriostatisch.
- *Pharmakokinetik:* Intrazelluläre Anreicherung; Verteilungsvolumen 0,8 l/kg; Halbwertszeit 10–20 h.
- *Elimination:* Biliär und renal; geringe Metabolisierungsrate.

Hinweis: Häufiger Einsatz oral im ambulanten Bereich → verbreitete Resistenzen.

- *Indikation:* Mittel der Wahl bei Rickettsiose, Brucellose, Pest, Lues sowie bei leichteren Infektionen mit Chlamydien oder Mykoplasmen.

Ansamycine

▶ **Rifampicin:**

- *Präparate, Dosierungen:* **Rifampicin (Eremfat, Rifa): 1 × 10 mg/kg KG i. v. täglich.**
- *Pharmakokinetik:* Hohe Gewebegängigkeit und intrazelluläre Anreicherung; Proteinbindung 70–90 %, Verteilungsvolumen > 1 l/kg.
  Beachte: Starke Induktion von Cytochrom P450 → Halbwertszeit sinkt nach längerer Therapie auf ca. 2–3 h; häufige Interaktionen.
- *Indikation:* Therapie der Tuberkulose und Prophylaxe von Meningokokken-Infektionen.
- Als *Reserve-Antibiotikum* und nur als Kombinationspartner sinnvoll gegen Staphylokokken (inkl. MRSA), Streptokokken und Enterokokken, z. B. bei Implantatinfektionen in der Orthopädie.
- *Unerwünschte Wirkungen:* Gastrointestinale Störungen, Leberfunktionsstörungen, Blutbildveränderungen.

Nitroimidazole

▶ **Metronidazol:**

- *Präparate, Dosierungen:* **Metronidazol (Clont, Flagyl): 3–4 × 500 mg i. v. oder p. o., alternativ 1 × 1,5–2 g täglich.**
- *Wirkung:* Bakterizid auf anaerobe Keime.
- *Pharmakokinetik:* Verteilungsvolumen ca. 0,5 l/kg; Halbwertszeit 6–8 h.
- *Elimination:* Hauptsächlich renal nach Metabolisierung (Konjugation).
- *Indikation:* Infektionen mit Anaerobiern unterschiedlicher Lokalisation, perioperative, Prophylaxe. Bei Mischinfektionen kombinierte Gabe mit anderen Antibiotika.
  Hinweis: Mittel der Wahl bei invasiver Amöben-Infektion.
- *Unerwünschte Wirkungen:* Selten periphere und zentrale Neuropathien.

Fosfomycine

▶ **Fosfomycin:**

- *Präparate, Dosierungen:* **Fosfomycin (Fosfocin): 2–3 × 4–8 g i. v.**
- *Pharmakokinetik:* Verteilung ausschließlich extrazellulär, Verteilungsvolumen 0,2 l/kg.
- *Elimination:* Unverändert renal.
- *Indikation:* Meningitis und Osteomyelitis durch Staph. aureus und andere grampositive oder gramnegative Keime. Nach Resistenztestung: Therapie von ESBL-Infektionen.
  ➲ *Beachte:* Häufige Resistenzentwicklung unter Monotherapie, deshalb nur als Kombinationspartner sinnvoll.
- *Unerwünschte Wirkungen:* Gastrointestinale Störungen, lokale Reizung am Injektionsort.

Sulfonamide/Benzylpyrimidine

▶ **Cotrimoxazol:**

- *Präparate, Dosierungen:* **Sulfamethoxazol/Trimethoprim (Eusaprim, Bactrim): 2 × 160/800 mg bis 2 × 240/1200 mg p. o. täglich.**
- *Pharmakokinetik* der Kombinationspartner verschieden.
  - Sulfamethoxazol: Verteilungsvolumen 0,3 l/kg, Halbwertszeit 10 h.
  - Trimethoprim: Verteilungsvolumen 1,1 l/kg, Halbwertszeit 12 h.
- *Elimination:* Teilweise Metabolisierung und renale Elimination.
- *Indikation:* Infektionen mit Stenotrophomonas maltophilia, Pneumocystis jirovecii (früher: P. carinii) und Nocardia asteroides. Sonst nur noch untergeordnete Bedeutung in der Klinik.
- *Unerwünschte Wirkungen:* Gastrointestinale Beschwerden, Nephritis, Blutbildveränderungen, selten dermatologische Beteiligung (Lyell-Syndrom).

➲ *Cave:* Folsäuremangel unter Therapie ausgleichen.

Glycylcycline

▶ **Tigecyclin:** aktuell einzig verfügbare Substanz der Gruppe, Weiterentwicklung von Minocyclin.

- *Präparate, Dosierungen:* **Tigecyclin (Tigacyl): initial 100 mg, später 2 × 50 mg/d.**
- *Pharmakokinetik:* Halbwertszeit terminal ca. 42 h, Proteinbindung bis zu 90 % (dosisabhängig).
- *Elimination:* Überwiegend mit der Galle nach hepatischer Metabolisierung, ca. ein Drittel renal.
- *Wirkspektrum:*
  - Wirksam gegen grampositive und gramnegative Keime, inklusive Anaerobier und Mykobakterien (außer Tuberkulose-Erreger), MRSA und VRE, ESBL-bildende (Extended Spectrum Beta-Lactamase) und Tetracyclin-resistente Erreger.
  - Regelhaft resistent oder nicht sensibel: Pseudomonaden, Proteus spp., Providentia spp., Stenotrophomonas maltophilia und Burkholderia spp.
- *Nebenwirkungen:* Wie Tetracycline (S. 281).

➲ *Cave:* Tigecyclin nur dann einsetzen, wenn andere Antibiotika bekannterweise oder vermutlich ungeeignet sind. Unter Behandlung mit Tigecyclin zeigt sich eine erhöhte Mortalität, v. a. bei Behandlung der noskomialen Pneumonie.

Zyklische Lipopeptide

▶ **Daptomycin** (bislang einziger Vertreter):

- *Präparate, Dosierungen:* **Daptomycin (Cubicin): 4(–6) mg/kg KG i. v. täglich.**
- *Wirkung:* Bakterizid.
- *Pharmakokinetik:* Proteinbindung ca. 90 %; Halbwertszeit 8–9 h.
- *Elimination:* Überwiegend unverändert renal.

- *Wirkspektrum:* Grampositive Bakterien inklusive Enterococcus faecalis und faecium, VRE und MRSA; keine Wirkung auf gramnegative Keime und atypische Erreger.
- *Indikation:* Schwere Haut- und Weichteilinfektionen bei Infektionen Keimen, die gegen andere Antibiotika resistent sind (Reserve-Antibiotikum!).
- *Nebenwirkungen:*
  - Gastrointestinale Beschwerden (Diarrhö, Erbrechen u. a.).
  - Myositis und Rhabdomyolyse (v. a. bei Niereninsuffizienz → Kontrolle der Creatinkinase!), Muskelschwäche und Muskelschmerzen.
  - Transaminasenerhöhung.
  - Kopfschmerzen.
  - Pilzinfektionen durch Verdrängung der natürlichen Standortflora.

Colistin (Polymyxin E)

- Altbekannte Substanz, welche zunehmend wieder systemisch (parenteral) eingesetzt wird und in Deutschland wieder zur parenteralen Anwendung verfügbar ist.
- *Präparate, Dosierungen:* **Colistimethat-Natrium Infectopharm: initial 6–9 Mio. I. E., 10 Mio. I. E./d in 2–3 Einzeldosen.**
- *Wirkung:* Bakterizid.
- *Pharmakokinetik:* Colistimethat-Natrium (CMS) ist ein Prodrug, welches zu ca. 30 % in die aktive Substanz umgewandelt wird. Halbwertszeit beim kritisch Kranken ca. 6–7 h.
- *Elimination:* Überwiegend unverändert renal.
- *Wirkspektrum:*
  - Wirksam gegen P. aeruginosa, Acinetobacter baumannii, Klebsiella pneumoniae, Escherichia coli, Enterobacter spp. und Citrobacter spp.
  - Wirksamkeit klinsch stark individuell unterschiedlich.
- *Indikation:* Schwere und lebensbedrohliche Infektion mit multiresistenen gramnegativen Erregern, bei fehlenden Alternativen.
- *Nebenwirkungen:*
  - Nierenfunktionsstörungen bis Nierenversagen.
  - Neurotoxische Effekte, Parästhesien, Muskelschwäche.
  - Juckreiz und lokale Reaktionen.
- Bei kritisch kranken Patienten sind wahrscheinlich deutlich höhere als vom Hersteller empfohlene Dosierungen (s. o.) notwendig. Keine Monotherapie!

23.5 Antimykotika und Virustatika

Antimykotika

- **Einteilung nach chemischer Struktur:** Tab. 23.3.

Tab. 23.3 • **Einteilung der Antimykotika nach ihrer chemischen Struktur.**

Chemische Gruppe	Wirkstoffe
Polyene	Amphotericin B, Nystatin
Triazole	Miconazol, Ketoconazol, Fluconazol, Itraconazol, Voriconazol
Echinocandine	Caspofungin, Anidulafungin, Micafungin

- **Amphotericin B:**
  - *Präparate, Dosierungen:*
    - **Amphotericin B als Pulver (Amphotericin B BMS): Initial 0,1 mg/kg KG i. v., täglich steigern um 0,1–0,25 mg/kg KG bis auf 0,5–1 mg/kg KG/d.**

- **Amphotericin B als Lipidkomplex (Abelcet): Initial 1 mg/kg KG i. v. täglich, Steigerung auf max. 3–4 mg/kg KG.**
- **Liposomales Amphotericin B (Ambisome): 3 mg/kg KG i. v. täglich.**

Beachte: Unabhängig von der Darreichungsform ist wegen möglicher Unverträglichkeitsreaktionen vor Therapiebeginn die Gabe einer Testdosis angeraten (Pulver: 1 mg über 30 min; liposomales Amphotericin und Lipidkomplex: 20 mg der Infusionslösung über 10 min).

- *Indikation:*
  - Organmykosen und generalisierten Mykosen durch fast alle menschenpathogenen Pilze (Candida, Aspergillus, Blastomyzeten, Kryptokokken, Kokzidien).
  - Protozoonosen (Trichomonaden, Leishmanien, Trypanosomen, Entamoeba).
  - Unwirksam gegen Aktinomyzeten, Candida lusitaniae, Aspergillus terreus und Dermatophyten.
- *Nebenwirkungen:* Fieber (> 75 %), gastrointestinale Beschwerden (50 %), hohe Nephrotoxizität (trotzdem *keine Dosisanpassung* bei Niereninsuffizienz), Transaminasenanstieg, Leberschädigung, Leuko- und Thrombopenie, Agranulozytose, Eosinophilie, Leukozytose, periphere Neuropathien, Hypokaliämie.

  Beachte: Liposomales Amphotericin B hat ein *günstigeres Nebenwirkungsprofil*, die Therapiekosten sind jedoch ungleich höher. Die *Gewebepenetration* ist im Vergleich zu nicht-liposomalen Darreichungsformen eingeschränkt, besonders pulmonal.
- *Interaktionen:*
  - Verstärkte Nephrotoxizität durch Kombination mit Diuretika.
  - Verstärkte Wirkung von Muskelrelaxanzien, Herzglykosiden, Antiarrhythmika (v. a. bei Hypokaliämie).
  - Kortikoide verstärken eine Hypokaliämie.
  - Abgeschwächte Wirkung durch Kombination mit Azolen.

Nystatin:

- Nur untergeordnete Rolle in der Intensivmedizin.
- Als Schmalspektrum-Antimykotikum nur zur lokalen/topischen Anwendung geeignet.

Triazole:

- *Präparate, Dosierungen:*
  - **Fluconazol (Diflucan): 1–2 × 200–400 mg i. v., Schleimhautinfektionen: 1 × 50–100 mg p. o.**
  - **Itraconazol (Sempera): 1.–4. Tagesdosis: 3 × 200 mg i. v., anschließend 2 × 200 mg i. v.**
  - **Voriconazol (Vfend): 1. Tag 2 × 6 mg/kg KG i. v., anschließend 2 × 4 mg/kg KG i. v. (KG > 40 kg).**
- *Indikation:*
  - Sprosspilz-Infektionen: Systemkandidosen, Kandidosen der Schleimhäute, Prophylaxe der Kryptokokkenmeningitis (bei HIV), Kandidosen bei Chemo- oder Strahlentherapie.
  - Voriconazol: Invasive Aspergillosen und Kandidosen, wenn keine Neutropenie vorliegt.

  Hinweis: Voriconazol wirkt als Breitspektrum-Antimykotikum auch gegen Fluconazol-resistente Candia spp., Cryptococcus neoformans und Aspergillen.
  - Keine ausreichende Wirkung auf Candida glabrata und krusei (Ausnahme: Voriconazol) sowie auf Candida tropicalis und Aspergillen (gilt für Fluconazol).
- *Nebenwirkungen:* Gastrointestinale Störungen, Exantheme, periphere Neuropathien, Blutbildungsstörungen, Leukopenie, Thrombopenie, Hepatotoxizität und Transaminasenanstieg, Nephrotoxizität.

- *Wechselwirkungen:*
  - Wirkungsverstärkung von Kumarinen, Sulfonylharnstoffen, Phenytoin und Theophyllin.
  - Absinken des Voriconazol-Spiegels um bis zu 70 % durch Rifampicin.
  - Wirkungsverstärkung von Voriconazol bis zu 40 % durch Omeprazol.

▶ **Echinocandine:**

- *Präparate, Dosierungen:*
  - **Caspofungin (Caspofungin MSD): 1. Tag 70 mg über 1 h, dann 50 mg/d je über 1 h.**
  - **Anidulafungin (Ecalta): 1. Tag 200 mg über 3 h, dann 100 mg/d über 1,5 h.**
  - **Micafungin (Mycamine): 50–150 mg/d (1–3 mg/kg, wenn KG < 40 kg).**
- *Wirkung:* Ausgeprägt postantifungal, d. h. das Pilzwachstum bleibt auch nach dem Kontakt mit der Substanz weiter gehemmt.
- *Pharmakokinetik:*
  - Caspofungin: Proteinbindung 96 %, Halbwertszeit 9–10 h; überwiegend hepatische Elimination → keine Dosisanpassung bei Niereninsuffizienz, aber Reduktion bei mittelschwerer Leberinsuffizienz.
  - Anidulafungin: Proteinbindung 99 %, Halbwertszeit 40–50 h; überwiegende biliäre Elimination ohne Metabolisierung → keine Dosisanpassung bei Nieren- oder Leberinsuffizienz.
- *Wirkspektrum:*
  - Candida spp., Aspergillus, Pneumocystis jirovecii (früher: P. carinii).
  - Eingeschränkt oder nicht wirksam gegen Cryptococcus neoformans, Blastomyces dermatitidis, Fusarium und Trichosporon.
- *Indikation:* Invasive Candida-Infektionen (auch bei Fluconazol-Resistenz) und invasive Aspergillosen.
  - Caspofungin: Empirische Therapie bei V. a. Mykose bei Fieber und Neutropenie.
  - Anidulafungin und Micafungin: Auch Prophylaxe von Candida-Infektionen.
- *Nebenwirkungen:* Übelkeit, Kopfschmerzen, gastrointestinale Störungen, Thrombozytopenie, Hautreaktionen, Juckreiz, Transaminasenerhöhung, ZNS-Reaktionen.

Virustatika

▶ **Aciclovir, Valaciclovir:**

- *Präparate, Dosierungen:*
  - **Aciclovir (Zovirax, Supraviran): 3 × 5–10 mg/kg i. v. KG/d.**
  - **Valaciclovir (Valtrex): 2 × 500 mg p. o./d.**
- *Pharmakokinetik:* Halbwertszeit 2,9 h; deutlich verlängert bei eingeschränkter Nierenfunktion; überwiegend unverändert renale Ausscheidung.
- *Wirkspektrum:* Herpes-simplex-Viren (HSV) Typ 1 und 2, Varicella-zoster-Viren (VZV).
- *Indikation:* Therapie von HSV-Infektionen und Herpes zoster, Prophylaxe bei Immunschwäche.

Cave: Einsatz während Schwangerschaft und Stillzeit nur nach strenger Indikationsstellung.

- *Nebenwirkungen:* Hautausschläge, gastrointestinale Störungen, Schwindel, Somnolenz, Krampfanfälle.

▶ **Ganciclovir, Valganciclovir (= Prodrug von Ganciclovir):**

- *Präparate, Dosierungen:*
  - **Ganciclovir (Cymeven): 2 × 5 mg/kg KG/d für 14 Tage, dann 1 × 5 mg/kg KG/d.**
  - **Valgancyclovir (Valcyte): 2 × 900 mg p. o./d für 21 Tage, dann 1 × 900 mg p. o./d.**
- *Pharmakokinetik:* Halbwertszeit 3–3,7 h; Ausscheidung überwiegend unverändert renal.
- *Wirkspektrum:* Herpesviren, v. a. Zytomegalie-Viren (CMV).

- *Indikation:* lebensbedrohliche Zytomegalie-Infektionen (z. B. Retinitis, Pneumonie; v. a. bei Immunsuppression), CMV-Prophylaxe bei Transplantation
- *Kontraindikationen:* Schwangerschaft, Stillzeit, Alter < 18 Jahren, Neutropenie, Thrombopenie.
- *Nebenwirkungen:* Reversible BB-Veränderungen (Neutropenie, Thrombopenie, Anämie); Exantheme, Fieber; zentralnervöse Störungen (Depression, Verwirrtheit, Krampfanfälle); Diarrhö, Dysphagie, Obstipation.

Vorsichtsmaßnahmen: Strenge Kontrazeption unter Therapie, regelmäßige Blutbildkontrollen, Kontrolle der Nierenfunktion (Kumulationsgefahr).

▶ **Foscarnet:**

- *Präparate, Dosierungen:* **Foscarnet (Foscavir): 2 × 90 mg/kg KG i. v. für 2–3 Wochen, dann 1 × 90–120 mg/kg KG/d (Erhaltungsdosis).**
- *Pharmakokinetik:* Halbwertszeit 2–4 h; Ausscheidung zu > 80 % unverändert renal.
- *Wirkspektrum:* HSV 1 und 2, HHV 6, VZV, EBV, CMV, HBV, HIV.
- *Indikationen:* CMV-Retinitis und gastrointestinale CMV-Infektionen bei AIDS; initiale Therapie von Infektionen mit Aciclovir-resistenten Herpesviren bei immunkompromittierten Patienten (lebensbedrohliche Infektionen).
- *Kontraindikationen:* Pentamidin-Therapie, Schwangerschaft und Stillzeit, Nierenersatzverfahren (mangelnde Erfahrung).
- *Nebenwirkungen:* Nephrotoxizität, Anstieg der Retentionsparameter, Elektrolytstörungen (Hypokalziämie, Hypo- oder Hyperphosphatämie, Hypokaliämie, Hypomagnesiämie), gastrointestinale Störungen, Blutbildungsstörungen, Erhöhung der Leberwerte, zentralnervöse Störungen, EKG-Veränderungen, Rhythmusstörungen.

Beachte: Regelmäßige Kontrolle von Elektrolyten und Blutbild.

▶ **Ribavirin:**

- *Präparate, Dosierungen:* **Ribavirin (Copegus, Virazole): 6 g als Aerosol über 12–18 h. Therapie der Hepatitis: siehe Fachinfo (Kombination mit Interferon).**
- *Wirkspektrum:* RSV, HCV, Arenaviren.
- *Indikation:* Therapie der Hepatitis C (kombiniert mit Peg-Interferon α-2b), Therapie der RSV-verursachten Bronchiolitis und Pneumonie im 1. Lebensjahr.
- *Kontraindikationen:* Schwere Leber- und Niereninsuffizienz, Herzinsuffizienz und organische Herzerkrankung, Autoimmunerkrankungen, Dyshämoglobinämien.
- *Nebenwirkungen:* Zentralnervöse und psychiatrische Störungen, gastrointestinale Nebenwirkungen, Haarausfall, Störungen der Blutbildung (Panzytopenie), Sehstörungen, Exanthembildung, Herzrhythmusstörungen und Herzinsuffizienz, Leberfunktionsstörungen, Hepatitis, Hämolyse.

24 Perioperative Intensivmedizin

G. Marx, O. Zuzan

24.1 Allgemeines Vorgehen

Präoperative Vorbereitung auf der Intensivstation

- **Patient nüchtern** lassen, keine orale Zufuhr, Zufuhr über Magensonde beenden.
- **Aktuelles Labor:** Blutbild, Gerinnung, Elektrolyte, Kreatinin, Harnstoff, Glukose, arterielle Blutgasanalyse.
- **Blut** für Blutgruppenbestimmung und Kreuzprobe abnehmen und Erythrozytenkonzentrate kreuzen lassen.
- **Gerinnungshemmende Medikation stoppen:**
  - Zufuhr von Antikoagulanzien (z. B. Marcumar, Heparin) und Thrombozytenaggregationshemmern rechtzeitig beenden.
  - Vor dringlichen Operationen:
    - Unter Kumarin-Therapie ggf. Vitamin K, FFP (S. 231) und/oder PPSB (S. 231) substituieren.
    - Unter Heparin-Therapie ggf. Heparin-Antagonisierung mit Protamin (S. 248).

Aufnahme des Patienten aus dem OP

- **Übergabegespräch** mit der Anästhesistin bzw. dem Anästhesisten: Grundkrankheit, Op.-Anlass, Verlauf und Art der durchgeführten Operation, operative Besonderheiten, Lage der Drainagen, Anordnungen des Operateurs für die postoperative Phase, Blutverlust, Vorerkrankungen, anästhesiologische Besonderheiten, Intubationsbedingungen (wichtig für die Extubation bzw. die ggf. notwendige Reintubation), Kreislaufsituation, Oxygenierung/Beatmung, Diurese.
- **Kontrolle von Vitalfunktionen** (Blutdruck, Herzfrequenz, Pulsoxymetrie) und Körpertemperatur (Hypothermie?).
- **Orientierende Kurzuntersuchung:**
  - *Thorax:* Auskultation von Lunge und Herz, Atemexkursionen (Spontanatmung, Atemtiefe, Seitendifferenz).
  - *Herz-Kreislauf:* Pulsqualität (Amplitude, Seitendifferenz), Kapillarfüllungszeit, Hautkolorit, Färbung der Konjunktiven, Charakter der arteriellen Druckkurve (bei Hypovolämie: schmale Druckwellen, ausgeprägte atemsynchrone Schwankungen), Diurese (Inspektion des Urinauffangbehälters → Menge, Färbung).
  - *ZNS:* Pupillenbefund, Prüfung von Bewusstseinslage/Sedierungstiefe, Reaktion auf Schmerzreize, Muskeleigenreflexe, Babinski, Meningismus.
  - *Abdomen:* Auskultation (Darmgeräusche?), Perkussion, Palpation (Abwehrspannung?).
  - *Extremitäten:* Inspektion, Beweglichkeit, Hautturgor, Hauttemperatur, ggf. Fußpulse.
  - *Allgemein:* Inspektion von Verbänden und Drainagen, alle Zugänge und Drainagen auf Lage und Funktion prüfen, Beschaffenheit und Menge von Sekreten prüfen.
- **Aufnahmelabor:** Arterielle Blutgasanalyse, Blutbild, Quick, PTT, Elektrolyte, Glukose, Kreatinin, GOT/GPT, Laktat, Gesamteiweiß.
- **Röntgen-Thorax:** Als Ausgangsstatus, Veränderungen gegenüber Voraufnahmen, pathologische Veränderungen (Atelektase, Pneumothorax o. Ä.), Lagekontrolle von Endotrachealtubus, ZVK, Magensonde, Thoraxdrainage etc.
- **Entscheidung über geplanten Extubationszeitpunkt:** Frühzeitige Extubation? Extubation am nächsten Tag? Prolongierte Beatmung erforderlich? Danach Festlegung von Analgosedierungsregime (S. 172) und Beatmungsregime (S. 195).
- **Schriftliche Dokumentation des Aufnahmestatus.**

Typische früh-postoperative Komplikationen

- **Nachblutung:**
  - *Klinische Zeichen:* Kreislaufreaktionen, Zentralisation (blasse und kühle Haut, verlängerte Kapillarfüllungszeit), Rückgang der Diurese, Abfall von Hämoglobinkonzentration und Hämatokrit, Durchbluten von Verbänden, Blutverlust über Drainagen, Schmerzen und Abwehrspannung, sonografisch freie Flüssigkeit im Abdomen.
  - *Maßnahmen*: Operateur informieren, Ausgleich eines Volumenmangels durch kristalloide und kolloidale Volumenersatzmittel (S. 224), Substitution von Blutkomponenten (Erythrozytenkonzentrate (S. 229), Fresh Frozen Plasma (S. 231), ggf. auch Thrombozytenkonzentrate (S. 230), Bereitstellen zusätzlicher Konserven, auf Re-Operation vorbereiten (→ Vorgehen s. o.).
- **Hypothermie** (S. 600)**:**
  - *Ursachen:* Bei größeren bzw. längeren Operationen kommt es auch unter wärmeerhaltenden Maßnahmen häufig zu einem deutlichen Abfall der Körpertemperatur.
  - *Vorgehen:*
    - Unterhalb von 35 °C Körpertemperatur den Patienten nicht extubieren, sondern weiter sedieren und aufwärmen. Ansonsten kann es zu Kältezittern mit starker Zunahme des O_2-Verbrauchs kommen. Bei hypothermen Patienten mit Bewusstseinstrübung rechnen!
    - Den Patienten mit mehreren Decken zudecken → Erwärmen durch die eigene Körperwärme (passive Wiedererwärmung).
    - Am schnellsten lassen sich Patienten mit ausgeprägter Hypothermie durch eine Warmluftgebläse-Decke (z. B. Bair Hugger) wieder erwärmen.
    - Kühle Haut kann Ausdruck einer Zentralisation bei Hypovolämie sein → großzügige Volumensubstitution mit kristalloiden und kolloidalen Volumenersatzmitteln unter hämodynamischer Überwachung.
- **Respiratorische Insuffizienz:**
  - Häufige nichtchirurgische postoperative Komplikationen sind Atelektasen und Pneumonien. *Typische Kausalkette:* Medikamentenüberhang oder unzureichende Analgesie → Hypoventilation + Sekretretention → Dystelektasen-/Atelektasenbildung → vom atelektatischen Bezirk ausgehende Pneumonie.
  - *Diagnostik:*
    - Auskultation und Perkussion der Lungen.
    - Labor: Arterielle Blutgasanalyse, Blutbild.
    - Röntgen-Thorax.
    - Bronchoskopie.
    - Thorax-CT.
  - *Therapie und Prophylaxe:*
    - Bronchialtoilette.
    - Bronchoskopie, gezieltes bronchiales Absaugen.
    - Blähen der Lungen (ca. 40 mbar Beatmungsdruck für 15 s).
    - Bei *beatmeten* Patienten: PEEP (S. 199) bzw. CPAP (S. 203).
    - Bei *extubierten* Patienten: Incentive Spirometrie (S. 211) oder Intermittent Positive Pressure Breathing = IPPB (S. 211).
    - Antibiotische Therapie bei Anhalt für bronchopulmonalen Infekt (Fieber, Färbung und Menge des Trachealsekrets, Auskultationsbefund, Röntgenbefund, Leukozytose, CRP-Anstieg).
- **Verzögertes Erwachen und postoperativer Verwirrtheitszustand:**
  - *Ursachen:* Akkumulation von Sedativa und/oder Opiaten, Hypoxämie, Elektrolytstörungen (Hyper- oder Hyponatriämie, Hyperkalzämie), Hypo- oder Hyperglykämie, Hypo- oder Hypertension, zerebrale Ischämie, intrazerebrale Blutung (Antikoagulation), Hypothermie, Sepsis (Sepsis-Enzephalopathie), zentrales anticho-

linerges Syndrom (S. 554), Schmerzen, Blasen- oder Magenüberdehnung, Relaxanzienüberhang.
- *Diagnostik:*
  - Klinische Untersuchung: Neurologische Auffälligkeiten? Hemisymptomatik? Pupillomotorik?
  - Pulsoximetrie, Blutdruckkontrolle, Temperaturmessung.
  - Labor: Arterielle Blutgasanalyse, Elektrolyte, Glukose, Infektzeichen (Leukozyten, CRP, wenn möglich Procalcitonin).
  - Kraniale Computertomografie (CCT): Bei Anhalt für intrakranielles Geschehen.
  - Relaxometrie: Bei Verdacht auf Relaxanzienüberhang.

Verlegung des Patienten

▶ **Entlassungskriterien** für „postoperative Patienten" von der Intensiv- auf eine Normalstation:
- Der Patient ist wach und orientiert.
- Der Patient hat freie Atemwege und ausreichende Spontanatmung.
- Der Patient zeigt stabile Kreislaufverhältnisse.
- Der Patient ist analgetisch ausreichend versorgt.
- Der erforderliche Pflegeaufwand kann auf einer Normalstation erbracht werden.

▶ **Ein kurzer Übergabebrief** sollte folgende Informationen enthalten:
- Grunderkrankung und durchgeführte Operation.
- Komplikationen und Besonderheiten.
- Aktueller Zustand des Patienten.
- Aktuelle Therapie bzw. Medikation.
- Geplantes Prozedere (z. B. Mobilisation, Krankengymnastik, Kostaufbau, Atemtraining).

25 Spezielle postoperative Intensivmedizin

25.1 Abdominalchirurgische Operationen

W. Gross-Weege, K. Riesener, G. Haeseler

Präoperative Risikoanalyse und Screening

- **Kardiovaskuläre Erkrankungen und Rhythmusstörungen** (z. B. absolute Arrhythmie): begünstigen Durchblutungsstörungen im Splanchnikusbereich mit Atonie und/oder Anastomoseninsuffizienz, Wundheilungsstörungen, postoperative Niereninsuffizienz, perioperative kardiovaskuläre Ereignisse.
- **Neoadjuvante Chemotherapie:** Stört Immunkompetenz des Gesamt-Organismus und den Darm als hochregeneratives Organ in seiner Integrität. Kann bei Hinzukommen anderer Faktoren (Durchblutungsstörungen oder Atonie) zur Beeinträchtigung der Barrierefunktion führen.
- **Adipositas:** Prädisponiert u. a. zu postoperativen Infektionen, Wundheilungsstörungen, Pneumonien (gestörte Atemmechanik!), thromboembolischen Ereignissen (*Cave:* Antikoagulation an Körpergewicht anpassen!).
- **Mangelernährung:**
  - *Prädisponiert zu:* kardialen Ereignissen (Elektrolytverschiebung!), Anasarka mit Pleuraergüssen und respiratorischer Insuffizienz (Hypalbuminämie).
  - *Screening*: Nutritional Risk Index (NRS 2002) und Labor (erniedrigtes Gesamteiweiß, Serumalbumin, wichtigster Indikator: Präalbumin < 0,1 g/l).
  - *Wichtig: Dokumentation* von standardisiertem Screening, Ernährungsberatung und Erstellung eines Ernährungsplanes, ggf. präoperativ hochkalorische Ernährung.
- **Besiedelung/Infektion mit Problemkeimen:** Präoperativ MRSA-Screening bei Risikopatienten! Bei Kolonisation Isolierung und Eradikation, bei Infektion zusätzlich angepasste Antibiotikatherapie.

Allgemeine Maßnahmen

- **Schmerztherapie-Verfahren:**
  - *Postoperative Analgesie* und *Sympathikolyse* über einen Epiduralkatheter können einer Atonie nach Magen-Darm-Resektionen vorbeugen.
  - *Cave:* Das *Für* (Prophylaxe einer möglicherweise komplikationsreichen Magen-Darm-Lähmung) und *Wider* (schwere neurologische Komplikationen in bis zu 1:6 000 postoperativen Verläufen) des Katheters sorgfältig mit dem Patienten besprechen.
  - Möglichst frühzeitige bedarfsadaptierte analgetische Basistherapie mit einer Kombination aus Nicht-Opioiden und oralen retardierten Opioiden (z. B. Oxycodon/Naloxon oral, Polamidon Trp., Buprenorphin s. l.), ermöglicht gleichmäßigere Opiat-Wirkspiegel mit einer niedrigeren Nebenwirkungsrate als die intravenöse Patienten-kontrollierte Opiattherapie (i. v.-PCA).
- **Prophylaxe und Therapie von postoperativer Übelkeit und Erbrechen:**
  - Intraoperative Prophylaxe bei Disposition.
  - Postoperativ sofort medikamentöse Behandlung, um einen frühzeitigen oralen Kostaufbau nicht zu verzögern (Metoclopramid (MCP) > Serotonin-Antagonisten > Antihistaminika/Neuroleptika).
- **Antikoagulation:**
  - Nach Standard Einsatz von niedermolekularen Heparinen (NMH) beginnend frühestens 6 h postoperativ mit z. B. Enoxaparin 1 x/d 40 mg s. c. Bei bestehendem Thromboembolierisiko Dosissteigerung am 1. postoperativen Tag gewichtsadaptiert 1 x täglich und frühestens ab dem 2. postoperativens Tag gewichtsadaptiert 2 x täglich bis max. 200 mg/d (*Cave:* Blutungsrisiko).

Cave: Nierenfunktion! Bei Kreatinin-Clearance ≤ 30 ml/min Dosisreduktion, bei ≤ 15 ml/min Umstellung auf unfraktioniertes Heparin (UFH).

- **Stressulcus-Prophylaxe:**
  - Nach Standard Einsatz von Protonenpumpen-Inhibitoren (z. B. Pantoprazol 40 mg 1 x/d).

  Cave: Längerdauernde Anwendung begünstigt intrahepatische Cholestase.
- **Weaning von der künstlichen Beatmung:**
  - Möglichst frühzeitig postoperativ anstreben. Hilfreiche Maßnahmen:
    - Intraoperativer Einsatz von aktiven Wärmemaßnahmen.
    - Ersatz von intraoperativen Flüssigkeitsverlusten zur Kreislaufstabilisierung.
    - Ausgleich des Elektrolyt- und Säure-Basen-Haushaltes.
    - Falls notwendig Ausschleichen von Katecholaminen und Sedierung.

  Achtung: Hypothermie begünstigt Koagulopathien mit diffuser Blutungsneigung, Herzrhythmus-Störungen, Ateminsuffizienz durch Störung der Atemmechanik bei gleichzeitig erhöhtem Sauerstoffbedarf des Organismus durch Kältezittern.
  - Weaning immer Ventilator-assistiert mit schrittweiser Reduktion des ASB (Assisted spontaneous Breathing) und CPAP (Continous positive Airway Pressure) um einen Alveolenkollaps zu verhindern.
  - Nach Extubation ggf. Einsatz einer CPAP-Maske (S. 210).
- **Apparatives Monitoring:**
  - *Standard:* Nicht-invasive Blutdruckmessung (NIBP), EKG, Kontrolle der Urinausscheidung und der Drainagen, Pulsoximetrie (SpO_2), unter Beatmung: Kapnometrie und Beatmungsparameter.
  - *Erweitert:* ZVD, invasive Blutdruckmessung über Arterienkanüle (bei Kreislaufinstabilität, zu erwartenden oder tatsächlichen Blutungskomplikationen, Katecholaminpflichtigkeit), invasives hämodynamisches Monitoring z. B. über PiCCO (S. 65) im komplizierten hämorrhagischen oder septischen Schock.
- **Verlaufsbeobachtung, Körperliche Untersuchung:**
  - Mindestens 1 x täglich nach Algorithmus (S. 287), falls möglich 1 x täglich Weckversuch für neurologische Beurteilung unter Analgosedierung.
  - *Herz-Kreislauf-System:*
    - Blutdruck, Herzfrequenz und Urinausscheidung überwachen.
    - Bei niedrigem Blutdruck und Rückgang der Diurese zunächst Infusionstherapie, Blutbild-Kontrolle, ggf. Abdomen-Sonografie zum Blutungssausschluss.
    - Auf neu aufgetretene Rhythmusstörungen oder ST-Strecken-Veränderungen achten!

    Achtung: Eine *absolute Arrhythmie* muss – wenn perioperativ neu aufgetreten – innerhalb von 48 h kardiovertiert werden. Ist eine Kardioversion nicht möglich muss gewichtsadaptiert mit Enoxaparin antikoaguliert werden, sobald keine akute Blutungsgefahr mehr besteht.
  - *Atmung:*
    - Achten auf: Störungen der Atemmechanik (Tachypnoe? Dyspnoe?), Oxygenierung, pathologische Nebengeräusche.
    - Klinischer Verdacht z. B. auf Pneumonie, dekompensierte Herzinsuffizienz, Pneumothorax, Erguss → zunächst Rö-Thorax-Kontrolle, dann ggf. weitere Abklärung der Ursachen (Peritonitis bei Anastomoseninsuffizienz? Atonie?).
  - *Bewusstsein/Neurologie:*
    - Bei akuter neurologischer Verschlechterung *sofort* weitere Abklärung ggf. über Schädel-CT (Intrazerebrale Blutung oder Ischämie? Epidurales Hämatom oder Abszess? Bei Hirnstammsymptomen: Basilaristhrombose? Zentrale pontine Myelinolyse nach Elektrolytverschiebungen?).
    - Unter laufender Epiduralanästhesie neurologischen Status/Motorik im anästhesierten Bereich engmaschig überwachen.
    - Bei motorischer Parese: Zufuhr des Lokalanästhetikums stoppen, bei Wiedereinsetzen der Motorik mit niedriger konzentriertem Lokalanästhetikum fort-

fahren. Bei persistierender Parese: Sofort Ausschluss eines epiduralen Hämatomes per MRT.

Achtung: Eine neurologische Beeinträchtigung (z. B. Verlangsamung, Unruhe, Delir) kann Zeichen einer beginnenden Sepsis sein! Bei Verdacht umgehend Kontrolle der Infektparameter (Fieber? Leukozytose? CRP?), arterielle Blutgasanalyse (Azidose?), Darmperistaltik (V. a. Atonie?), ggf. Ausschluss einer Anastomoseninsuffizienz (Abdomen-CT), Fokussuche bei beg. Sepsis (S. 335).

- *Abdomen:*
  - Achten auf: Störungen der Magenentleerung (Erbrechen oder vermehrter Rücklauf aus der Magensonde), Peristaltik (geblähtes Abdomen und Rückgang der Peristaltik bei Atonie), peritoneale Reizerscheinungen (stark druckschmerzhaftes und gespanntes Abdomen bei intraabdomineller Blutung oder Peritonitis)
  - Drainagen kontrollieren (Blutverlust? Austritt unerwarteter Drainageflüssigkeiten, z. B. V. a. Kot-, Urinleck?). Bei Verdacht auf Blutung oder sonstige freie Flüssigkeit zunächst Abdomen-Sonografie.

  Cave: Postoperativ keine zuverlässige Differenzierung zwischen Abszess, Serom oder Hämatom, ggf. sonografisch gesteuerte Punktion.
- *Extremitäten:* Achten auf: Störungen von Durchblutung, Motorik und Hautturgor (Ödemneigung bei generalisierter Schrankenstörung), Sensibilität.

▶ **Perioperative Infusionstherapie:**

- Stabile Kreislaufverhältnisse herstellen: Flüssigkeits- und Elektrolytsubstitution mit balancierten kristalloiden und kolloidalen Lösungen (Abschätzen zunächst durch ZVD, atemabhängige Schlagvolumen-Variabilität in der Pulsoximetrie, Diurese).
- Kontrolle von Drainagen, Sonden, Urinausscheidung, Blutbild.
- Bei kreislaufwirksamer Blutung: Transfusion, ggf. zusätzlich Ersatz von Gerinnungsfaktoren.

Achtung: Vermeiden sowohl von Überwässerung als auch Exsikkose (führt zu Minderperfusion durch Rheologie-Verschlechterung und ggf. Anstieg der Retentionsparameter).

- Bei trotz ausreichender Flüssigkeitssubstitution persistierender Kreislaufinstabilität und schlechter Diurese: Anlage einer Arterienkanüle, invasive Druckmessung, engmaschige Blutbildkontrollen. Katecholamintherapie beginnend mit niedrig dosiertem Dopamin (S. 714) 0,5–5 µg/kg/min oder Noradrenalin (S. 748) 0,05–0,4 µg/kg/min, zur Anhebung des arteriellen Mitteldruckes.

▶ **Labor:**

- *Basismonitoring bei unkompliziertem Verlauf:*
  - Direkt und 4 h postoperativ sowie am Morgen des Folgetages: Kleines Blutbild, Elektrolyte inkl. Kalzium, BGA, BZ, am Folgetag mit CRP.

  Achtung: Niedrig-normwertiges Kalium und Kalzium perioperativ substituieren! Bei Rhythmusstörungen mit Tachyarrhythmien auch an eine Magnesiumsubstitution denken. (Kann in niedriger Dosierung auch „blind" erfolgen, ggf. bei höherem Kaliumbedarf Substitution mit Magnesium-haltiger Mischelektrolytlösung).
- *Differentialdiagnostik bei kompliziertem Verlauf (nach Klinik):*
  - *Blutungskomplikation bei Leberinsuffizienz, Dilutionshypokoaguabilität oder präoperativer Gerinnungsstörung nach Cumarintherapie:* Gerinnungsanalysen nach Klinik (Quick, PTT, AT III), ggf. Einzelfaktor-Analyse und Thrombozytenfunktionstests.
  - *V. a. Verbrauchskoagulopathie:* Thrombozytenzahl, Fibrinogen und Fibrinogen-Spaltprodukte, D-Dimere.
  - *Blutung unter NMH:* Anti-Xa-Aktivität.
  - *Eingriffe am Urogenitalsystem (z. B. Nephrektomie), Flüssigkeitsverschiebungen und Rückgang der Diurese sowie Anstieg von Entzündungsparametern:* Zusätz-

lich Nierenretentionswerte (Kreatinin, falls erhöht → Harnstoff), Urinanalysen mit Glukose- und Eiweißausscheidung im Urin, Erythrozyten- und Leukozytenzahl, Qualität des Urinsedimentes.
  - *Durchblutungsstörungen im Splanchnikusbereich (Hypovolämie, Thromboembolie, Herzrhythmusstörungen, Katecholamintherapie):* zusätzlich Laktat (Anstieg kann mit Ausmaß der Mesenterialischämie/Leberfunktionsstörung korrellieren, Normalwert schließt Ischämie aber nicht aus).
  - *V.a. extra- oder intrahepatische Cholestase, Begleit-Cholezystitis unter längerdauernder Ileussituation und parenteraler Ernährung:* Transaminasen (GOT, falls erhöht GPT, γ-GT), Cholestaseparameter (γ-GT, LDH, AP und Bilirubin).
  - *V.a. Begleit-Pankreatitits oder biliäre Pankreatitis:* zusätzlich Lipase bei Eingriffen am Pankreas.

▶ **Perioperativer Kostaufbau:**

- Grundsätzlich: Frühzeitig enteralen Kostaufbau anstreben, idealerweise per os.
- Falls nicht möglich ggf. intraoperatives Positionieren einer 3-l-Magensonde (S.102) palpatorisch mit der Spitze in das Jejunum (ermöglicht Sekretabsaugung über das proximale Lumen und Kostaufbau über das distale Lumen).
- Am ersten postoperativen Tag ggf. zusätzlich Glukose- (5–10 %) und/oder Aminosäure-Lösung parenteral; enteraler und/oder parenteraler Kostaufbau nach gastrointestinaler Toleranz.
- *Nach unkomplizierten Dickdarm-Resektionen* kann z.B. folgendermaßen vorgegangen werden:
  - Magensonde entfernen, sofort trinken lassen, Kostaufbau zunächst flüssig ggf. mit gut resorbierbarer Trinknahrung ab dem 2./3. Tag
  - Reflux/Antiperistaltik/Gastroparese sofort behandeln (Stufenschema mit MCP 3x 10 mg als K.I. i.v., Domperidon 3x 10 Trp.oral, Erythromycin 4 × 250 mg i.v. über max. 4 Tage)
  - Keine osmotisch wirksamen/ reizenden Abführmaßnahmen oder Stimulation der Peristaltik (z.B. Neostigmin) vor dem 4. postoperativen Tag (***Achtung:*** Die Koordination der Darmmotilität ist postoperativ das Problem, nicht das Fehlen der kontraktilen Aktivität!)
  - Intravenöse Opiate bis zum 3. postoperativen Tag nach Möglichkeit ausschleichen
- *Bei kompliziertem Verlauf* (z.B. postoperative Sepsis, protrahierte Beatmung): Vorsichtige Enteralisierung (S.244) nach gastrointestinaler Toleranz, anteilig weiter parenterale Ernährung (S.242).
- *Kontraindikation für Enteralisierung:* Protrahierter Ileus, V.a. Anastomoseninsuffizienz.
- Prüfung des gastralen Residual-Volumens: Nach Zufuhr von max. 200 ml über die Magensonde, diese hoch hängen, nach 20 min Reflux aus Magensonde prüfen.
- *Eingeschränkte gastrointestinale Toleranz* (z.B. Beatmung, Sedierung, Katecholamintherapie):
  - Nur enterale Pharmakonutrition über 3 Tage (enterales Glutamin- und Antioxidanzienkonzentrat ohne Kalorien) mit Wasser/Tee bis max. 25 ml/h über Magen- oder Jejunalsonde.
  - Bei Reflux ggf. Gastroparese behandeln.
- *Zunehmende gastrointestinale Toleranz* (kein Reflux, Darmgeräusche vorhanden, allgemeine Stabilisierung):
  - Sondenkost und Wasser/Tee aufbauend von 25 ml/h um 10–20 ml/h täglich steigern.
  - Bei abdomineller Sepsis ggf. Glutamin-, Arginin-, Olivenöl- und Fischöl-reiche Sondenkost.
  - Ggf. abführende Massnahmen: Laktulose, Macrogol Btl., Magnesiumzitrat (z.B. Magnesium-Diasporal), Klysma.

- Ggf. entblähende Massnahmen: Simeticon (z. B. Sab simplex).
- Ggf. Stimulation der Peristaltik: Neostigmin.

Achtung: Stop-Kriterien für enterale Zufuhr: Regurgitation, Obstipation.

Spezielles Vorgehen nach definierten Eingriffen

▶ **Dickdarmoperation:**

- Magensonde direkt postoperativ entfernen.
- Abdomen palpatorisch untersuchen und auskultieren (Bauch weich? Darmgeräusche? Dokumentation!).
- Behandlung von Übelkeit und Erbrechen (S. 290).
- Oralisierung:
  - Abend des Operationstages: Wenn Patient ausreichend wach, schluckweise Tee/Wasser trinken lassen.
  - 1. postoperativer Tag: Weiter schluckweise trinken lassen.
  - 2. postoperativer Tag: Bei vorhandenen Darmgeräuschen, Fehlen von Übelkeit und Erbrechen: Vorsichtig Joghurt/Brühe anbieten.
  - 3. postoperativer Tag: Weiter Kostaufbau in Stufen.
- Bei Blähungen: Simeticon (z. B. Sab simplex), Bauch wärmen, Rheologie verbessern (Behandlung von Rhythmusstörungen, Ausgleich einer Hypovolämie mit Kristalloiden und Kolloiden), Elektrolytersatz i. v.
- Bei komplikationslosem Verlauf und erfolgreicher Oralisierung Verlegung am ersten postoperativen Tag möglich.

▶ **Dünndarmoperation:**

- Magensonde:
  - Bei vorbestehendem Ileus mit massivem Reflux belassen.
  - Bei präoperativ leerem Magen postoperativ entfernen (Absprache!!).
- Abend des Operationstages: Schluckweise trinken lassen (Tee, Wasser), wenn Patient ausreichend wach. Ggf. mit offener Magensonde.
- Abdomen palpatorisch untersuchen und auskultieren (Bauch weich? Darmgeräusche? Dokumentation!).
- Am Folgetag weiter schluckweise trinken lassen.
- Zunächst flüssige Nahrungsaufnahme unter sorgfältiger klinischer Beobachtung.
- Bei Hinweisen auf Atonie/Gastroparese: *Gastroparese medikamentös behandeln* (s. o.), *Rheologie verbessern* (s. o.), *Sympathikolyse*, *Überdenken der Opiattherapie* oder Antagonisierung der Opiatwirkung auf den Darm.

▶ **Magenteilresektion:**

- Magensonde belassen.
- Schluckweise Wasser trinken lassen (bei offener Magensonde).
- Frühzeitige Behandlung einer evtl. Magenentleerungsstörung (Stufenkonzept s. o.).
- Ggf. Enteralisierung über jejunales Lumen einer transnasalen Mehrlumensonde.

▶ **Gastrektomie und Gastroenterostomie:**

- Magensonde als Schienung der Anastomose in Abhängigkeit vom Reflux belassen.
- Dichtigkeit der Anastomose am 5. postoperativen Tag prüfen.
- Ggf. Kostaufbau über jejunales Lumen einer intraoperativ gelegten transnasalen Mehrlumensonde.

Spezielle Problemsituationen

▶ **Postoperativer Ileus:**

- *Symptome:* Übelkeit; Inappetenz; verminderte gastrointestinale Toleranz; Erbrechen; distendiertes, geblähtes Abdomen; Rückgang der Peristaltik.
- *Therapie:*
  - Anlage einer Magensonde zur Entlastung.
  - Ggf. Elektrolytausgleich.

- Kaugummi kauen lassen.
- Mobilisation.
- Sympathikolyse: PDK, ggf. Antidepressivum oder Neuroleptikum bei Agitationszustand, ggf. Clonidin i. v.
- Rheologie-Verbesserung: Hydroxyethylstärke, ggf. Dobutamin.
- Pharmakologische Behandlung der Magenentleerungsstörung: Stufenkonzept s. o.
- Stimulation der Peristaltik: Neostigmin 3 Amp. (1,5 mg) über 4 h, Klysma.
- Ggf. Darmspülung mit Amidotrizoat-haltigem Kontrastmittel (z. B. Gastrografin oral).
- Ggf. orales Naloxon, ggf. Methylnaltrexon s. c.
- Ggf. entblähende Massnahmen (Simeticon, Wärme).

▶ **Postoperative Peritonitis:**
- *Inzidenz:* 1 % nach Laparotomie. **Achtung:** Hohe Letalität!
- *Diagnostik:* Bei klinischem Verdacht (prall gespanntes, druckschmerzhaftes Abdomen, Anstieg der Entzündungsparameter, Sepsis) und unklarem Fokus: Stuhlkultur und Clostridien-Schnelltest zum Ausschluss einer Clostridium-difficile-Infektion, Kontrastmittel unterstütztes Abdomen-CT.
- *Therapie:*
  - Chirurgische Fokussanierung.
  - Lavage.
  - Ggf. vorübergehende Entlastung der Anastomose durch künstlichen Darmausgang.
  - Bei lokalisiert abszedierendem Prozess ggf. interventionelle Drainage.
  - Bei diffuser Peritonitis ggf. offene Abdominalbehandlung oder geplante Relaparotomie.
  - Antibiose: Breitband-Antibiose mit Carbapenem (z. B. **Imipenem/Cilastatin 3–4 × 0,5–1 g i. v.), ggf. plus Vancomycin 2 × 1 g**; dann Deeskalation und gezielte Therapie nach Antibiogramm.
  - Weitere Massnahmen (S. 335).
  - Ggf. Na-Selenit am 1. Tag 2000 µg/d, dann 1000 µg/d über 3 Tage, ggf. Immunonutrition (s. o.) parenteral oder enteral über 3 Tage.

▶ **Blutungskomplikation:**
- *Symptomatik:* Zunehmende Kreislaufinstabilität unter Volumenersatz mit kristalloiden und kolloidalen Lösungen, Sinustachykardie, Rückgang der Diurese, Hb-Abfall, lokalisierte Abwehrspannung, ggf. blutiger Sekretaustritt aus Drainagen.
- *Diagnostik:* Sonografie Abdomen mit Nachweis freier Flüssigkeit.
- *Therapie:* Transfusionstherapie (S. 229), ggf. chirurgische Revision.

▶ **Abdominelles Kompartment-Syndrom** (S. 351).

25.2 Neurochirurgische Operationen

M. U. Schuhmann, U. Birkenhauer

Übernahme aus dem OP

▶ **Übergabe:**
- Grundsätzlich direkt vom Anästhesie-Team an das Intensiv-Team.
- Kurzbericht oder telefonische/persönliche Absprache mit Operateur:
  - Begleiterkrankungen: Hypertonie? COPD? Antikoagulation?
  - OP-Verlauf: Schwellungsneigung des Gehirnes? Blutungsneigung? Blutverlust?
  - Probleme: Intubation? Narkoseführung? Kreislaufmanagement?
  - Sitzposition: Luftembolie? Abfall der endexspiratorischen CO_2-Konzentration? Kreislaufwirksam?
  - Vaskuläre OP: Blutung? Vasospasmus? Ausklemmzeiten welcher Gefäße?
  - Weiterführen: Dexamethason? Osmotherapie? Antibiose? CCT-Kontrolle?

- **Pupillenkontrolle:**
  - Da die Patienten nach intrakraniellen Eingriffen meist analgosediert und beatmet sind, ist die sofortige und engmaschige Pupillenkontrolle ein wichtiges neurologisches Beurteilungskriterium.
  - *Beachte:* Anisokorie (nicht vorbeschrieben, nicht durch intraoperative Manipulation am N. oculomotorius) erfordert sofortige CCT, ggf. noch vor Aufnahme auf die Intensivstation, zum Ausschluss einer Nachblutung oder massiven Hirnschwellung.
- **Präoperativer Status:**
  - Wichtig zur Einordnung postoperativer Defizite (Vergleich).
  - Neurostatus: Vigilanz, Orientierung, Sprache, Paresen, Reflexe, Pyramidenbahnzeichen, Sensibilität, Hirnnerven, Cephalgien, bei spinalen Pathologien Querschnittsniveau.
  - Befunde der präoperativen Bildgebung.

Prinzipien der postoperativen Betreuung

- **Kreislauf:**
  - Flüssigkeits- bzw. Volumendefizit ausgleichen.
  - Normalisierung der Körperkerntemperatur. Kältezittern vermeiden/behandeln (↑ O_2-Verbrauch, Gefahr der Laktazidose).
  - Nachblutungsrisiko minimieren:
    - Arterieller Blutdruck im individuellen präoperativen Normbereich.
    - Bei persistierender Hypertonie (trotz ausgeglichenem Volumenstatus und adäquater Analgesie) RR-Senkung mit **Urapidil** (S. 773) oder **Nifedipin** (S. 746).
  - MAD ≥ 80 mmHg bei: drohende ICP Erhöhung, nach vaskulären Eingriffen, Gefahr des Vasospasmus nach ausgedehnter intraoperativer Gefäßmanipulation.
- **Beatmung**:
  - Oberkörperhochlagerung (30 °) (außer bei persistierender Hypotonie).
  - Normoventilation (p_aCO_2 35–40 mmHg), Normoxie (keine routinemäßige Hyperventilation oder Hyperoxie).
  - Niedriger Beatmungsdruck, PEEP ≤ 5 mbar.
  - Kurzdauernde Nachbeatmung: Analgosedierung mit kurzwirksamen Medikamenten wie **Propofol/Remifentanil**. Dosierung so steuern, dass Beatmung und Tubus toleriert werden; der Patient kann/soll erweckbar sein.
  - Postoperative Dauerbeatmung (z. B. Hirnödem/-schwellung): Milde Hyperventilation (p_aCO_2 33–35 mmHg).
  - Bei COPD/Asthma bzw. hyperreagiblen Atemwegen: Vor Extubation Vernebelung von ß-Mimetika oder Suprarenin.
- **Extubation:** So rasch wie möglich (wichtig für neurologische Beurteilung).
  - *Extubationskriterien*:
    - *Prompte Reaktion* auf Ansprache.
    - Aufforderungen mit den (oberen) Extremitäten werden ausgeführt (z. B. Hände drücken).
    - Patient streckt auf Aufforderung Zunge heraus.
    - Patient schluckt und hustet.
    - Keine Hypoventilation (leichte Hyperventilation wegen Stimulation durch den Endotrachealtubus normal, p_aCO_2 > 45 mmHg pathologisch!).
  - *CCT-Kontrolle*:
    - Vor Extubation, wenn Kriterien nicht vollständig erfüllt.
    - Wenn trotz fehlender Sedierung nicht erweckbar (auch nachts, nicht bis zum Morgen warten!)
  - *Nach Extubation*:
    - Engmaschige Vigilanzkontrolle (halbstündlich bis stündlich).
    - Keine Sedierung in 1. postoperativen Nacht. *Cave:* sedierender Effekt einiger Antiemetika.

- **Erbrechen:**
  - Oft nach intrakraniellen Eingriffen.
  - Nur bei gleichzeitiger Vigilanzabnahme Zeichen für erhöhten intrakraniellen Druck.
  - Frühzeitige Behandlung wegen Gefahr des Anstiegs von arteriellem Blutdruck und intrakraniellem Druck.
  - Muss vor Extubation sistieren!
  - *Therapie*:
    - **Metoclopramid 30 mg i. v.**
    - **Tropisetron** (Navoban) 2–4 mg i. v.
    - **Droperidol (Xomolix) 2,5 mg i. v.** (potenzielle Sedierung → nur bei noch intubiertem Patienten oder *nach* Extubation bei sicherer Vigilanz).

Spezielle Aspekte nach neurochirurgischen Operationen

- **Intrakranielle Drucksteigerung:**
  - Vor Ausprägung der Anisokorie erkennen!
  - *Typische Warnzeichen:*
    - Vigilanzabnahme.
    - Hyperventilation.
    - Hypertonie.
    - Abfall der Serum-Na^+-Konzentration.
  - *Ursachen:* Nachblutung, Ödem (vaskulär-interstitiell oder zytotoxisch-intrazellulär), Schwellung (↑ Blutvolumen z. B. bei venöser Abflussstörung infolge Venen- oder Sinusverschluss), Liquoraufstau (Hydrocephalus), Krampfanfall (Hyperämie).
  - *Therapie:*
    - Operativ (Blutung, Hydrocephalus).
    - Konservativ (S. 525).
    - Hirndrucksonde: Bei fehlender Beurteilbarkeit durch Sedierung.
- **Eingriffe in der hinteren Schädelgrube:**
  - Postoperative Komplikationen: Nachblutung, venöse Schwellung, Hydrocephalus.
  - Gefahr von lebensbedrohlichem Druck auf den Hirnstamm. Spätzeichen: Hypertonie, Hypotonie, Bradykardie, Anisokorie.
  - Kontinuierliche Vigilanzkontrolle.
  - Möglichst rasche Extubation. Im Zweifel CCT-Kontrolle.
  - OP mit Beteiligung kaudaler Hirnnerven bzw. Medulla oblongata:
    - Evtl. Schluck- und Hustenfunktion gestört. ***Cave:*** Aspirationsgefahr durch abgeschwächte Schutzreflexe!
    - Bei Störung von Schlucken, Husten, Würgen: Endotrachealtubus möglichst belassen, Patient soll wach und beurteilbar bleiben. Erhöhte Atemarbeit durch Druckunterstützung ausgleichen. Keine nächtliche Extubation! Ggf. niedrigdosiert **Propofol (bis maximal 4 mg/kg/h).**
  - OP in Sitzposition: Evtl. Vigilanzbeeinträchtigung durch intraventrikuläre/subdural-frontale Luftansammlung (CCT-Kontrolle, ersatzweise seitliche Aufnahme des Schädels auf Station).
  - Bei massiven Lufteinschlüssen externe Drainage, Patient eher flach lagern.
- **Krampfanfälle:** Möglich nach supratentoriellen (!) Eingriffen.
  - *Prophylaxe:* Präoperative antikonvulsive Dauermedikation weiterführen. Ggf. Spiegelbestimmung postoperativ.
  - *Therapie:*
    - **Diazepam 5–20 mg i. v.**
    - Ggf. **Phenytoin**-Schnelläufsättigung (750 mg über 24 h, dann 3 × 125 mg i. v.). Spiegelkontrolle.
    - Alternativ: **Levetiracetam (Keppra) 2 × 1 g i. v. (12-h-Intervall).**
    - Nach Grand-Mal Anfall Laktatazidose behandeln (4 Amp. Vitamin B_1 i. v.)

- *Status epilepticus*: EEG, ggf. Intubation, Barbiturattherapie (S. 183). Arterielle Hypotonie verhindern (Vasopressor bzw. Katecholamine, *Cave:* Kritische Abnahme der Hirndurchblutung!!).

▶ **Intrakranielle Hämatome unter Therapie mit Thrombozytenaggregationshemmern oder Kumarinen:**
- Gerinnung rasch normalisieren, um weitere Volumenzunahme des Hämatoms zu bremsen.
- *Acetylsalicylsäure:* Halbwertszeit (HWZ) ca. 24 h.
  - Präop./intraop. Gabe von (1–)2 Thrombozytenpools.
  - **Desmopressin** (Minirin) als Bolus präop./intraop.: **0,4 µg/kg KG langsam über 30 min i. v.** *Cave:* Unter hochdosierter Desmopressin-Gabe vereinzelt Myokardinfarkt. Bei disponierten Patienten individuelle Nutzen-Risiko-Abwägung.
  - Wegen HWZ Thrombozytengabe zumindest 1 × nach 12 h wiederholen.
- *Clopidogrel* (Plavix, Iscover): HWZ ca. 5 d.
  - Thrombozytensubstitution über Tage notwendig.
- *Phenprocoumon (Marcumar):*
  - **Initial 1 000–4 000 I.E. bzw. 20–30 I.E./kg KG PPSB (Prothrombinkomplex-Konzentrat, z. B. Beriplex oder Octaplex) i. v. und 10 mg Vitamin K (Konakion) i. v. bis Quick normal.**
  - Quick Kontrolle 3x/d; **Konakion 10 mg i. v. 3 × /d.**
  - PPSB-Resubstitution nach Bedarf (Ziel: Quick > 80 %).

▶ **Hypophysenadenom/andere periselläre Tumoren:**
- OP über transsphenoidalen oder supraorbitalen/pteryonalen Zugang.
- Postoperativ stündliche Visuskontrolle.
- CCT zum Blutungsausschluss bei Verschlechterung (Vergleich mit präoperativem Status).
- Bei manifestem Diabetes insipidus (↑ Urin-Stundenvolumen, ↑ Serum-Na^+, ↓ Urin-Na^+) initial **Desmopressin** (Minirin) **1–2 µg i. v.**, später Umstellung auf orale/nasale Applikation.
- Hydrocortison-Substitution (meistens) initial 100 mg/24 h i. v. als Perfusor, dann Reduktion auf Substitutionsdosis oder Ausschleichen innerhalb 5 d.
- Morbus Cushing: Keine Hydrocortison-Substitution, stattdessen 6–12-stündliche Dokumentation des postoperativen Abfalls des Cortisolspiegels. Substitution bei Symptomen des Cortisolmangels (Hypotonie, Oligurie, Apathie) oder bei Nachweis niedriger Cortisolspiegel.

▶ **Spinale Eingriffe:**
- Ausmaß der Stabilität (Lagerungs-, Belastungsstabilität) kennen.
- Engmaschige Kontrolle von Motorik und Sensibilität/Schmerzempfinden.
- Querschnitts-Symptomatik: Volumenmangel und peripheres Vasomotorenversagen beachten!

25.3 Herz-Thorax-Gefäß-Operationen

K. F. Klotz, B. Sedemund-Adib

Vorerkrankungen und präoperative Befunde

▶ **Lunge:**
- *Anamnese:* u. a. Vorerkrankungen, Operationen, Medikation.
- *Arterielle Blutgasanalyse:* Präoperativer p_aO_2-Wert bei Raumluftatmung.
- *Röntgen-Thorax (möglichst 2 Ebenen), Lungenfunktionsprüfung, Auskultation.*

▶ **Herz-Kreislauf-System:**
- Anamnese.
- EKG, Langzeit-EKG, Belastungs-EKG.
- Rechts- und Links-Herz-Katheterbefund.

- Echokardiografiebefund (TTE, TEE).
- Dauermedikation.
- Laborbefunde, kardiale Marker (z. B. CK, CK-MB, Myoglobin, Trop-T oder Trop-I).

▶ **Niere:**

Cave: Akutes Nierenversagen durch präoperative Herzkatheteruntersuchung (KM!) und intraoperative Belastung möglich!

- u. a. Kreatinin, Harnstoff, ggf. Cystatin C, Krea-Clearance; Dialyse, Diuretika, bekannte Nierenerkrankungen, Hämaturie.

▶ **Magen-Darm-Trakt:** u. a. Operationen, Vorerkrankungen (z. B. Ulzera, erosive Ösophagitis, Blutungen), präoperativer Ulkusschutz, längere Stressphasen.

▶ **Neurologischer und mentaler Status:**

- Residuen zerebraler Insulte, Augenoperationen (z. B. Anisokorie) oder Verletzungen.
- Gefahr der Demaskierung neurologischer Störungen durch Operation (z. B. frühere Infarkte).
- Analgetika- und/oder Sedativaabusus beeinflusst prä-/postoperativen Analgetika-/Sedativaverbrauch. *Cave:* Entzugssymptomatik!

▶ **Gerinnungsstatus, Thrombozytenfunktion:**

- Dauertherapie:
  - Kumarinderivate.
  - Direkte orale Antikoagulantien.
  - Thrombozytenaggregationshemmer.

▶ **Präoperative Medikamenteneinstellung:** Einnahmedauer, Dosierung und Absetzzeitpunkt dokumentieren!; u. a. Digitalispräparate, β-Rezeptorenblocker, ACE-Hemmer, Nitrate, Antiarrhythmika, Lipidsenker, Antikoagulanzien, Thrombozytenaggregationshemmer.

Allgemeines postoperatives Monitoring

▶ **Monitoring** postoperativer kardiochirurgischer Patienten:

- *Basismonitoring:* EKG, Pulsoxymetrie, invasive Blutdruckmessung, zentraler Venendruck, Bilanzierung von Drainagen, Ein- und Ausfuhr, arterielle und zentralvenöse Blutgasanalysen, Temperaturmessung.
- *Erweitertes Monitoring:* Echokardiografie, Pulmonaliskatheter mit Cardiac Index, gemischtvenöser Sauerstoffsättigung oder alternativ transpulmonale Thermodilution und die kalibrierte Pulskonturanalyse, NIRS.

▶ **Postoperative Zielparameter** (S 3-Leitlinie der AWMF 2010):

- Ventralvenöse Sauerstoffsättigung (ScvO2) > 70 % oder gemischt-venöse Sauerstoffsättigung (SvO2) > 65 %.
- Mittlerer arterieller Druck (MAP): > 65 mmHg.
- Cardiac Index: > 2,0 l/min/m^2.
- ZVD: 8–12 mmHg (abhängig von der Beatmung).
- Linksventrikulärer enddiastolischer Flächenindex (LV-EDAI): 6–9 cm^2/m^2.
- Intrathorakaler Blutvolumenindex (ITBVI): 850–1000 ml/m^2.
- Globaler enddiastolischer Volumenindex (GEDVI): 640–800 ml/m^2.
- Pulmonalkapillärer Okklussionsdruck (PAOP): 12–15 mmHg.
- Diurese: > 0,5 ml/kgKG/h.
- Laktat: < 2 mmol/l.

▶ **ZVK** (S. 45):

- Immer indiziert. Präoperativ meist mehrlumiger Katheter (Verwendung: Tab. 25.1).
- Durchgängigkeit und Lage der Lumina prüfen: Röntgen, EKG-Kontrolle!

Tab. 25.1 • **Lumenbenutzung des Trilumenkatheters (Beispiel).**

Lumen	Nutzung
distal	• spezielle Medikamente • hochpotente Katecholamine, die keine schwankenden Förderraten erlauben
Mitte (meist am größten)	• sonstige Medikamente • *intraoperativ* hohe bzw. *postoperativ* konstant niedrige Flussrate einer Spülflüssigkeit (Volumenbilanz!)
proximal	• zentralvenöser Druck, Blutabnahmen für Labordiagnostik. ***Cave:*** Für *intraoperative* Gerinnungsdiagnostik darf dieses Lumen nicht mit Heparin in Verbindung kommen!
weitere Lumina	• bestimmte Medikamente mit Neigung zum Ausfällen (z. B. Calcium, Amiodaron)

- **Pulmonalarterienkatheter:**
  - Indikation abhängig vom klinischen Zustand und der Einschätzung während der Operation (v. a. bei niedriger EF, instabilen Kreislaufverhältnissen, Operationen an Aorten- und Mitralklappe).
  - Vorgehen bei Übernahme (S. 303).
- **Arterieller Zugang** (S. 40):
  - Meist A. radialis (evtl. auch A. femoralis oder A. brachialis) zur perioperativen kontinuierlichen RR-Kontrolle + engmaschigen Blutgasanalysen.
  - Bei Aufnahme: Kontrolle der Punktionsstelle (Knick, Blutung, Rötung?), arterielles Blut aspirieren (Blutgase, Elektrolyte, Blutzucker, evtl. gesamtes Kontrolllabor), neu sicher fixieren, Leitungen sichern, an Druckwandler anschließen und Druckkurve am Monitor überprüfen, Alarmgrenzen einstellen.
  - Allgemein: Durchblutung und Neurologie der nachfolgenden Versorgungsgebiete kontrollieren. Bei Minderversorgung sofortige Entfernung der arteriellen Kanüle!
- **Epikardial aufgenähte Schrittmacherkabel:**
  - *Anlage:* Intraoperativ bei allen (rhythmusinstabilen) Patienten. Schrittmachersonden epikardial aufgenäht (1–2 atrial, 1–2 ventrikulär, 1–2 neutral), transkutan ausgeleitet. Eindeutige Kennzeichnung für spätere Identifizierung!
  - *Indikation:* Bedarfsweise postoperative elektrische Stimulation. Schwelle für Sensing und Stimulation regelmäßig kontrollieren, v. a. bei höhergradigen Blockbildern. Ggf. passageren Schrittmacher einschwemmen (alternativ permanenter Schrittmacher).
  - *Immer* externen Schrittmacher an die Sonden anschließen (Tab. 25.2).

✓ *Tipp zur Sondenidentifizierung:*
Äußere Kabelstecker mit Monitor-EKG-Kabel (z. B. rotes Kabel) verbinden und Spannung ableiten:
- Atriales Kabel: Überhöhte P-Wellen.
- Ventrikuläres Kabel: Prominente R-Zacken.

Tab. 25.2 • **Anschlussmöglichkeiten und Schrittmachereinstellung (Beispiele).**

Rhythmus	Kammerfrequenz	Sondenanschluss	Schrittmachereinstellung
Sinus	ausreichend	ventrikulär	Sicherheitsfrequenz (z. B. 60/min, niedrige Reizerkennungsschwelle [„Sense"])
Sinus	zu niedrig	atrial	Vorhofstimulation mit einer gewünschten Frequenz (z. B. 90–100/min, sehr hohe Reizerkennungsschwelle [„Fixfrequenz"])
Sinus-R mit vielen hämodynamisch wirksamen VES	ausreichend oder zu niedrig	atrial	Vorhofstimulation mit einer gewünschten erhöhten Frequenz (z. B. 100–110/min, sehr hohe Reizerkennungsschwelle)
Vorhofflimmern	ausreichend oder zu hoch	ventrikulär	Sicherheitsfrequenz (z. B. 60/min, niedrige Reizerkennungsschwelle)
Vorhofflimmern mit tachykarder Überleitung	zu hoch	atrial (unbedingt Anschlüsse überprüfen!)	„Overpacing": Durch kurzzeitige schnelle Stimulation (300–400/min) des Vorhofes kann ein Sinusrhythmus erreicht werden
AV-Block II oder III	zu niedrig oder ausreichend	atrial und ventrikulär	Einsatz eines sequenziellen Schrittmachers (z. B. Herzfrequenz 100/min, AV-Verzögerung, Reizerkennungsschwelle im Vorhof hoch, in der Kammer niedrig)

Tab. 25.3 • **Schrittmachereinstellungen.**

Modus	Funktionsweise	Indikation
VVI	Ventrikel wird stimuliert, im Ventrikel werden Erregungen registriert und registrierte Erregungen führen zur Unterdrückung der Stimulation	Eigenrhythmus mit Bradykardie- oder Asystolie-Risiko
A00	Vorhof wird stimuliert, es werden aber keine Erregungen registriert und keine Stimulationsmodifizierungen durchgeführt	langsamer Sinusrhythmus (→ Herzaktion beschleunigt)
DDD	Zweikammersystem, beide Abschnitte in festgelegter Sequenz stimuliert, Erregungen führen zu Stimulationsunterdrückung	atrioventrikuläre Überleitungsblockaden
„Overdrive"-Stimulation (S. 164)	Vorhofunterdrückung	Vorhofflattern oder Vorhofflimmern

▶ **Schrittmachertherapie:**
- Schrittmacher-Codierung:
  - 1. Buchstabe = stimulierter Herzbereich (A = Vorhof, V = Ventrikel, D = Vorhof + Ventrikel).
  - 2. Buchstabe = registrierter Herzbereich („Sensing"; A, V, D s. o.; 0 = keiner).
  - 3. Buchstabe = Stimulationsmodus (I = unterdrückt, T = getriggert, D = beides, 0 = keines, R = revers).
- Anwendungen und Schrittmachereinstellungen: Tab. 25.3.

- **Blasenkatheter:**
  - Immer indiziert.
  - Sammelbehälter bei Aufnahme leeren.
  - Exakte Messung des stündlichen Diuresevolumens, bes. nach OP mit Herz-Lungen-Maschine.
- **Magensonde:**
  - Immer indiziert bei maschineller Beatmung und Analgosedierung.
- **Temperatur:**
  - Kontinuierliche Überwachung, v. a. in Aufwachphase.
  - Postoperative Hyper- und Hypothermie vermeiden!
  - Temperatur am besten über Blasenkatheter ableiten.
- **Mediastinal- und Pleuradrainagen** (genaue Dokumentation der Sekretmenge!):
  - *Mediastinaldrainagen:*
    - Nach herzchirurgischen Eingriffen meist 2 Mediastinal- oder Perikarddrainagen (substernal und subkardial).
    - Nie zur Atmosphäre hin öffnen → bei Transporten *hinter* dem Auffanggerät abklemmen!
    - Entfernung meist 2.–3. postoperativer Tag (kein Sekret mehr).
  - *Pleuradrainagen:*
    - Drainagen in eine oder beide Pleurahöhlen abhängig von OP.
    - Handhabung, Entfernung: Immer am Sog lassen, wenn erforderlich ggf. Wasserschloss; steriles Vorgehen; Entfernung nach Rücksprache mit Herzchirurgie, danach sterilen Wundverband anlegen; im Anschluss Röntgen-Thorax zum Ausschluss von Pneumothorax, Hämatomediastinum, Hämatothorax.

Beatmung

- **Übernahme:**
  - War Maskenbeatmung möglich?
  - Waren bestimmte Handgriffe erforderlich (BURP, verbesserte Jackson-Position)?
  - Waren spezielle Intubationshilfen erforderlich (u. a. McCoy, Bonfils, Bronchoskop, Glidescope, Airway Scope, Airtraq)?
  - Gab es andere Intubationsschwierigkeiten oder -komplikationen?
  - Gab es Manipulationen, die zu einer Glottisschwellung führen könnten?
- **Methoden zur Respiratorentwöhnung:**
  - *Regelfall:* Patient in Narkose auf Intensivstation, dort Ausleitung nach Stabilisierungsphase.
  - *Häufig:* Patient in Aufwachraum. Dort kurzzeitige Beatmung bis Stabilisierung, dann zügige Extubation und Verlegung in die Intermediate Care-Einheit.
  - *„Fast Track"-Methode (selten):* Extubation im Operationssaal.
- **Vorgehen bei Beatmung:**
  - *Tubuslage kontrollieren* (S. 94)*:* Sichtprüfung, Auskultation (seitengleiches Atemgeräusch, Pneumothorax, Sekretverhalt).
  - *Respiratoranschluss (Beispiel für Grundeinstellung):* BIPAP (P_{insp} = 22 mbar, PEEP = 7 mbar, I ÷ E = 1 ÷ 2, Atemfrequenz = 12/min, FiO_2 = 0,6, Tidalvolumen = 6 ml/kg KG [an Zustand anpassen]).
  - *Blutgasanalyse nach kurzem Intervall (z. B. 10 min):*
    - Anpassung des Beatmungsregimes.
    - *BGA-Zielwerte* bei schneller Entwöhnung vom Respirator in den ersten 6 h postoperativ: $p_aO_2 \geq 100$ mmHg, $pCO_2 \approx 40$ mmHg.
  - *Röntgen-Thorax (liegend a. p.):*
    - Lage von Kathetern, Drainagen, Tubus und Magensonde, Mediastinum verbreitert, Pneumothorax, Erguss, Dys- bzw. Atelektasen, Stauung, Infiltrate.

▶ **Dys- oder Atelektasen:**
- Bronchoskopische Freisaugung betroffener Segmente vor Ausschleichen der Sedierung.
- Nach Extubation nichtinvasive Beatmung über CPAP (Maske, Helm).

Cave: Gefahr von Gasaustauschstörungen oder Reintubation durch inadäquate Therapie von Dys-/Atelektasen!

Monitoring des Herz-Kreislauf-Systems

Achtung: In den ersten Stunden nach herzchirurgischer OP lückenlose Überwachung der Kreislaufparameter wegen Gefahr von Dysregulationen!

▶ EKG, Herzfrequenz, Herzrhythmus:
- *Monitorsystem, Ableitung:*
  - Elektroden auf Brustwand umstecken.
  - EKG und invasiven arteriellen Druck nie gleichzeitig diskonnektieren!
  - ST-Segmentanalyse, Rhythmuserkennung und Ableitung II einstellen.
- *Intraoperative Rhythmusereignisse:*
  - Genaue Dokumentation von Ereignissen und Therapie (mit Erfolgsbeurteilung) sowie Therapie bei Übergabe.
  - Informationen vollständig an die weiterbehandelnden Ärzte der Intensivstation übergeben!

▶ **Systemischer arterieller Blutdruck:**
- *Allgemein:*
  - Individuelle Festlegung der Druckgrenzen (Operateur konsultieren; operative Gegebenheiten, spezielle anatomische Situationen etc.).
  - MAP (mittlerer arterieller Druck) > 65 mm HG.
- *Evtl. Anpassung nach oben* ($RR_{syst} \approx 120$ mmHg): Arterielle Hypertonie, Niereninsuffizienz, zerebrale Durchblutungsstörungen, Stenosen der hirnversorgenden Arterien, Mikrozirkulationsstörung etc.
- *Evtl. Anpassung nach unten* ($RR_{syst} < 100$ mmHg): u. a. gefährdete Nähte, Gerinnungsstörungen, anamnestische Hypotonie.

▶ **Soforttherapie bereithalten**:
- **Epinephrin (z. B. Suprarenin): 0,1 mg auf 10 ml und 1 mg auf 10 ml.**
- **Norepinephrin (z. B. Arterenol): 0,1 mg auf 10 ml und 1 mg auf 10 ml.**
- **Lidocain (z. B. Xylocain): 100 mg auf 10 ml.**
- **Nitropräparat (z. B. Nitroglycerin): 1 mg auf 10 ml.**

▶ **Zentralvenöser Druck (ZVD):** 8–12 mmHg (abhängig von der Beatmung).

▶ **Pulmonalarterienkatheter** (S. 54):
- Lumina auf Durchgängigkeit prüfen; Lagekontrolle (z. B. Rö-Thorax, Druckkurve).
- Katheterkanäle an Druckwandler und Monitor anschließen (zentralvenöses und pulmonalarterielles Lumen).
- Temperaturfühler anschließen, Herzzeitvolumen (S. 59) messen.
- Kreislaufabschnittsdrücke (S. 58) messen.
- Hämodynamik berechnen, systemischer und pulmonalvaskulärer Gefäßwiderstand (S. 60).
- Gemischt-venöse Blutgasanalytik aus dem Pulmonalarterienlumen, gemischtvenöse Sättigung (S. 60).
- Gesamtstatus des Kreislaufes (einschl. Herzindex und Schlagvolumenindex) einschätzen und mit den prä- und intraoperativen Werten vergleichen.
- Kontinuierliche Kurvendarstellung auf dem Monitor, um sofort Wedge-Position (S. 57) der Katheterspitze zu erkennen.

▶ **PiCCO-System** (S. 65): HZV aus Pulskonturanalyse ermitteln. Regelmäßig mit Thermodilution kalibrieren!

▶ **NIRS** (Nahinfrarotspektroskopie).

- **Ursachen für Kreislaufschwankungen** (Tab. 25.4):
  - Nachlassende Anästhesie, Aufwachreaktion (Lagerung), Schwankung der kontinuierlichen Medikamentenzufuhr durch Spritzenpumpen- und Spülflüssigkeitswechsel, Perikardtamponade oder Pneumothorax durch fehlendes Drainagevakuum während des Transports, Volumenverluste durch Nachblutung, Diurese und Umverteilung durch Erwärmung.
- **Medikation:**
  - Weiterführung der herzunterstützenden OP-Medikation.
  - Dosierung frühzeitig anpassen.
  - Basale inotrope Therapie nicht obligat.
- **Postoperative Untersuchungen inkl. Sofortbefundung**:
  - Echokardiografie.
  - (Koronar-)Angiografie.
  - Ggf. Thorax-CT.

Postoperative Hypotension und verminderte Kontraktilität

Beachte: Intraoperative kardiale Medikation zunächst lückenlos fortführen!

- **Diagnostik:** Echokardiografie, PAK platzieren und Werte beurteilen, Rö-Thorax, Laborparameter (u. a. Serumlaktat ↑, zentral-/gemischt-venöse Sauerstoffsättigung ↓, Hb, Hk, kardiale Marker)
- **Kreislaufinsuffizienz:** Hinweisende Parameter (S 3-Leitlinie der AWMF 2010):
  - $ScvO_2 < 60\,\%$ bei SaO_2 98 %
  - MAP < 60 mmHg
  - Urinausscheidung < 0,5 ml/h, länger als 1 h bestehend.
  - Plasmalaktat > 2,0 mmol/l.
  - Periphere Vasokonstriktion mit verzögerter Rekapillarisierungszeit bzw. kühlen Extremitäten im Sinne einer Zentralisation.
- **Ursachen für hämodynamische Dekompensation** (Tab. 25.4):
  - Nachlassende Anästhesie.
  - Aufwachreaktion (Lagerung).
  - Versehentlicher Katecholaminbolus bei Wechsel von Spritzenpumpen oder Spülinfusion.
  - Perikardtamponade, Pneumothorax durch fehlendes Drainagevakuum während Transport.
  - Nachblutung, Diurese, Umverteilung bei Erwärmung.
  - Myokardinsuffizienz, Herzinfarkt.
  - Bypassverschluss.
- **Erste Maßnahme:**
  - Kopftieflage + Kreislaufparameter beobachten.
  - RR-Anstieg spricht für Hypovolämie → Flüssigkeitszufuhr durch Volumengabe ausbalancieren.
  - Medikamente: Tab. 25.5.
- **Volumenersatz, Transfusionstherapie**:
  - Volumensubstitution orientieren an festgelegten Zielparametern:
    - Direkte Volumenmessung: z. B. GEDVI (Globaler endiastolischer Volumenindex).
    - Dynamische, die Volumenreagibilität anzeigende Parameter: SVV (Schlagvolumen Variation), PPV (Pulsdruck Variation).
    - Abschätzung des Volumenstatus mittels Echokardiografie.
  - Gleichzeitige Messung statischer Vorlastparameter und dynamischer Parameter der Volumenreagibilität ermöglichen optimale Steuerung der Volumentherapie.

  Hinweis: Ob kristalloide oder kolloidale Volumenersatzlösungen bevorzugt werden sollten, ist derzeit nicht eindeutig. Jedoch sollten balancierte künstliche Kolloide und kristalloide Lösungen bevorzugt werden.

- *Künstliche Kolloide* (S.225):
  - Humanalbumin 5 %, isoonkotische Lösung, Gelatine 4 % (harnstoffvernetzte Gelatinelösungen wegen hohen Kalium- und Kalziumgehalten restriktiv verwenden!)
  - Es wird vermehrt Humanalbumin 5 % eingesetzt.
  - Bei Infusion von Gelatine Kontaindikationen (z. B. Hypervolämie, Herzinsuffizienz, Allergie gegen das Präparat, Capillary Leakage, eingeschränkte Nierenfunktion, Olig-/anurie) beachten!

> **!** *Transfusionstherapie:*
> *Cave:* Die **Transfusionsassoziierte akute Lungeninsuffizienz (TRALI),** ausgelöst durch eine immunologische Reaktion auf Blutprodukte und/oder deren Bestandteile, tritt am häufigsten durch die Gabe von Fresh Frozen Plasma und/oder Thrombozytenkonzentraten auf.

- ▶ *Erythrozytenkonzentrate (EK):*
  - Grenzwert: Hb ≤ 80–90 g/l.
  - Niedrigere stabile Werte tolerabel, wenn keine weitere Blutung auftritt.

  Hinweis: Großzügige Indikation für Erythrozytenkonzentrate bei Herzinsuffizienz (Ziel-Hb: 90–100 g/l).
- ▶ *Fresh Frozen Plasma (FFP):* Strenge Indikationsstellung (pulmonale Komplikationen erhöht!).
- ▶ *Thrombozytenkonzentrate:*
  - Starker Thrombozytenabfall auf 40 000–60 000/µl (z. B. durch lange maschinelle Bypass-Phase) + Blutungskomplikationen.
  - Vorbehandlung mit ASS: **Desmopressin** (*Cave:* KI, z. B. KHK), Thrombozytenkonzentrate (häufig präoperativ).
- ▶ **Intraaortale Ballonpumpe (IABP**; s. a. Deutsch-Österreichische S 3-Leitlinie Infarktbedingter kardiogener Schock – Diagnose, Monitoring und Therapie 2012):
  - *Prinzip:*
    - Ballon in Aorta descendens über A. femoralis (mit Schleuse + in Seldinger-Technik) oder über direkten transthorakalen Zugang.
    - Füllung mit Helium in Diastole und Absaugen vor systolischer Aortenklappenöffnung synchron zur Herzaktion (Triggerung über EKG oder Druckkurve).

    Hinweis: IABP verbessert Koronardurchblutung und reduziert Nachlast. Keine primäre Erhöhung des HZV!
  - *Indikationen:*
    - Kardiale Dekompensation (z. B. ZVD-Anstieg bei Volumengabe), hoher Katecholaminbedarf.
    - Kardiogener Schock (Infarkt, Entzündung, Kardiomyopathie), präoperative Unterstützung, Dekompensation bei Koronarangiografie.
  - *Kontraindikationen:* Aortenklappeninsuffizienz, Aortenaneurysma, höhergradige paVK.
  - *Komplikationen:* Thrombose, Embolisation, Perforation, Gefäßdissektion (Aorta, große Arterien); Extremitätenischämie, Kompartmentsyndrom, Rückenmarksischämie, Hämolyse, Thrombopenie, Ballonruptur.
  - *Ziele:*
    - Erhöhung des *diastolischen* Aortendruckes → verbesserte Koronarperfusion und reduzierter Abstrom in untere Körperhälfte.
    - Erniedrigung des *systolischen* aortalen Flusswiderstandes durch Entleerung des Ballons.
    - Verminderte Herzarbeit.
    - Stabilisierung der kardialen Funktion und Reduzierung der Katecholamindosis.

    Hinweis: IABP bewirkt keine Erhöhung des Blutdruckes oder des HZV.

- *Bei Übernahme überprüfen:*
  - Ballonfunktion + einwandfreie Erkennung des Triggerreizes durch Pumpensensoren.
  - Fortführung in Absprache mit Operateur.
- *Anwendungsdauer:* Ca. 24–72 h.
- *Voraussetzungen:*
  - Sinusrhythmus < 130/min (Herzindex > 1,2–1,4 l/min/m^2 KO).
  - Antikoagulation (Heparin) mit Ziel-PTT von 50–60 s.
  - Bei femoralem Zugang engmaschige Durchblutungskontrolle der Beine (z. B. Doppler-Sonografie der Beinarterien).
  - Entfernung der IABP bei Unterbrechung der arteriellen Versorgung.

▶ **Mono- oder biventrikuläres implantiertes maschinelles Herzunterstützungssystem (LVAD, BVAD = „Kunstherz"; ECMO** (extrakorporale Membranoxygenierung)**):**

- *Prinzip:*
  - Teilweiser oder vollständiger Ersatz der Herzfunktion durch mechanisches Unterstützungssystem.
  - Anschluss an große thorakale Gefäße oder Herzkammern.
- *Indikationen:*
  - Überbrückung zur Herztransplantation bei therapierefraktärer Herzinsuffizienz.
  - „Stunned myocardium" (Kontraktilitätsminderung nach Ischämie mit langsamer Erholung [2–3 d]).
  - Akutes Lungenversagen.
  - Langfristiger Organersatz.

  Hinweis: An evtl. spätere Herztransplantation denken! Hochsteriles Vorgehen.
- *Besonderheiten, Probleme:*
  - Patienten wie Herztransplantierte behandeln.
  - Gefahr der Thrombenbildung und möglicher Embolisation.
  - Bei überschießender Unterdrückung der Gerinnung Gefahr der Nachblutung.
  - Drohende disseminierte intravasale Gerinnung (S. 347) → engmaschige Gerinnungskontrollen
  - Weaning, z. B. mit Levosimendan.
  - Perfusionsdruck nur über mechanische Pumpleistung und über peripheren Gefäßwiderstand regelbar (z. B. durch Noradrenalin).

Tab. 25.4 • **Ursachen für postoperativ verminderte kardiale Kontraktilität und Hypotension.**

Problem	Ursache	Therapie
Hypovolämie	starke Diurese, Volumenverschiebung bei peripherer Gefäßöffnung	kolloidaler Volumenersatz (S. 225)
Nachblutung	Gerinnungsstörung, chirurgische Blutung	Blutersatz, Gerinnungstherapie, Re-Thorakotomie
verminderte Kontraktilität	postoperative Adaptationsstörung, stunning heart, stone heart	Katecholamine, Phosphodiesterase-III-Hemmer, Calciumsensitizer
Perikardtamponade	Nachblutung bei verlegten, verschlossenen Mediastinaldrainagen	Drainagenkorrektur, Re-Thorakotomie
periphere Gefäßweitstellung	Aufwärmphase, Einschwemmung von Metaboliten, SIRS	Fiebersenkung, periphere Vasokonstriktoren

Tab. 25.4 • **Fortsetzung**

Problem	Ursache	Therapie
Arrhythmien	Postoperative Erregungsleitungsstörung	Korrektur der Homöostase (insbes. Elektrolyte), spezifische medikamentöse Therapie, Schrittmachertherapie
Höhergradige AV-Blockierungen	Chirurgische Ursache mit Störung der Erregungsleitung, Ödem, Elektrolytstörung	Schrittmacher, Elektrolytausgleich
Pulmonale Hypertonie	Exazerbation	Iloprost-Inhalation (6–12 × /d 5–15 µg per inhalationem), Sildenafil, NO

Tab. 25.5 • **Medikamentöse Therapie verminderter Kontraktilität und Hypotension.**

Medikament (Beispiel für Handelsname)	Wirkung, Klinische Anwendung, Probleme	Dosierung (µg/kg/min)
Dobutamin	positiv inotrop, senkt peripheren Widerstand, erhöht Herzfrequenz. Anwendung: Schlechte Herzauswurfleistung bei hohem peripherem Gefäßwiderstand	**2–10**
Epinephrin	stark inotrop, keine Dosisbeschränkung (*Cave:* Herzrhythmusstörungen, Tachykardie, pulmonalarterielle Vasokonstriktion, Vasokonstriktion im mesenterialen Stromgebiet)	**0,02–0,2**
Norepinephrin	ausgeprägte arterielle Vasokonstriktion. Anwendung: Hypotonie bei niedrigem peripherem Widerstand	**0,02–0,2**
PDE-III-Hemmer		
• **Milrinon**	• positiv inotrop, gut steuerbar	• **0,3–1,0**
• **Enoximone** (Perfan)	• positiv inotrop, bei Niereninsuffizienz Dosis reduzieren!	• Therapiebeginn: **90**, Erhaltungstherapie: **2,5–10**
Levosimendan (Simdax)	bei zu schneller Applikation Vasodilatation mit Blutdruckabfall	Bolusgabe: **6–24 µg/kg KG über 10 min.** Erhaltungstherapie: **0,05–0,2 über 24 h**
Kalzium	kurzfristige Stabilisierung (positiv inotrop) (*Cave:* Stone heart !)	**Bolus 1–2 g**
Vasopressin (*Cave:* NW!)	Einsetzbar im vasodilatatorischen Schock	**0,02–0,1 U/min**

Postoperative Hypertension, Arrhythmien

- **Ursachen:** Aufwachreaktion mit Freisetzung endogener Katecholamine, humorale Mechanismen (Renin, Angiotensin), vorbestehende Hypertonie.
- **Antihypertensive Therapie:** Tab. 25.6.

Tab. 25.6 • **Antihypertensive Substanzen.**

Substanz	Indikation, Probleme	Dosierung
Nitroglycerin	v. a. venöse Vasodilatation, antiischämisch	**Bolus: 0,1–0,5 mg i. v.** **Infusion: 2–10 mg/h**
Natrium-Nitroprussid	v. a. arterielle Vasodilatation, kann gefährlich lange wirken → vorsichtig einsetzen! Höchstdosis beachten! Immer mit Natrium-Thiosulfat kombinieren!	**Infusion: 0,2–10 µg/kg KG/min**
Urapidil	gut steuerbar	**Bolus: 5–10 mg** **Infusion: 2–10 mg/h**
ACE-Hemmer	längerfristiger Einsatz bei Herzinsuffizienz, Hypertonus.	

- Vorhofflimmern und -flattern sind die häufigsten supraventrikulären Rhythmusstörungen nach herzchirurgischen Eingriffen (30–40 %); Genese: multifaktoriell; Ältere haben ein höheres Risiko.
- **Antiarrhythmische Therapie:**
  - *Im Vordergrund stehen:*
    - Verminderung hämodynamischer Beeinträchtigung durch die Tachyarrhythmie.
    - Vermeidung von Thromboembolien.
  - *Korrektur von Elektrolytstörungen*, v. a. Magnesium und Kalium normal halten.
  - *Bei hämodynamischer Instabilität rasche Konversion in den Sinusrhythmus* durch Elektrokardioversion oder medikamentös (s. u.).
  - *Therapie von Schmerzen, Vermeidung von erhöhtem Stress.*
  - **Medikamentöse Therapie des Vorhofflimmerns:**
    - **Vernakalant:** 3 mg/kgKG i. v. über 10 min, erneut nach 15 min 2 mg/kg KG über 10 min.
    - **Amiodaron:** 5 mg/kgKG i. v. (ca. 300 mg als Bolus) gefolgt von ca. 50 mg/h (Perfusor: 450 mg/50 ml: 6 ml/h).
    - **Flecainid:** 2 mg/kg KG i. v. über 10 min.
    - **Ibutilide** (über Import-Apotheke erhältlich): 1 mg über 10 min, nach 10 min erneut 1 mg über 10 min. *Cave:* QT-Zeit-Verlängerung, Torsades-de-pointes-Tachykardien.
    - **Propafenon:** 2 mg/kgKG über 10 min. *Cave:* QT-Zeit-Verlängerung.
  - Weitere Informationen: www.escardio.org/guidelines, http://leitlinien.dgk.org

Überwachung der Nierenfunktion

- **Ursachen einer postoperativ verschlechterten Nierenfunktion:**
  - Langer Einsatz der Herz-Lungen-Maschine.
  - Nicht-pulsatile Perfusion.
  - Low-cardiac-Output.
  - SIRS.
  - Sepsis.
  - Nierenschädigung durch Hämolyse.
- **Vorgehen:**
  - Tägliche Kontrolle der Retentionswerte, ggf. Cystatin C, Bestimmung der Kreatinin-Clearance, ILMA (immunoluminometrische Assays) der Urinproteine, Röntgen-Thorax (Stauung, Erguss?).
  - Bei steigenden Retentionswerten Flüssigkeitsbilanz optimieren.
  - Bei Oligo- oder Anurie frühzeitig Nierenersatzverfahren (S. 254).

Überwachung der Verdauung

- **Bei Aufnahme kontrollieren:** Lage der Magensonde, Sekret (blutig tingiert, frisch blutig, klar?), präoperative Ulkusprophylaxe?
- **Allgemeine Maßnahmen:** Stressulkusprophylaxe, frühe orale Ernährung, d. h. innerhalb der ersten 24 h (Hypomotilität vermeidbar). Falls nicht möglich, Beginn der enteralen Ernährung via Magensonde innerhalb der ersten 24 h.

Cave: Darmischämie durch Perfusions- und Gerinnungsstörung!
  - *Klinik, Diagnostik:* Fehlende Darmgeräusche, Ileuszeichen (S. 465) in den ersten postoperativen Tagen, Serumlaktatspiegel ↑.
  - *Vorgehen, Therapie* (S. 467).

Sedierung und Analgesie

- Sofortiges Aufwachen bei klinisch stabiler Situation.
- Weiterführung der perioperativen Analgosedierung (bei intraoperativer Inhalationsanästhesie Umstellung auf intravenöse Analgosedierung, z. B. Remifentanil/Propofol oder Alfentanil/Propofol, bis Körperkerntemperatur ein Aufwachen erlaubt und keine Nachblutung, kardiale Dekompensation oder respiratorische Insuffizienz zu beobachten sind.)
- Nach Extubation Analgetika bei Bedarf:
  - *Leichte Schmerzen*: Nichtopioid (WHO-Stufe 1). Zusätzlich evtl. Opioid (WHO-Stufe 2).
  - *Starke Schmerzen*: Initial Opioid (WHO-Stufe 3) in Kombination mit Nichtopioid.
  - *Beatmete Patienten:* Immer i. v.-Schmerztherapie.
  - *Wache Patienten*: I. v.- oder perorale Schmerztherapie, selten rektal, *nie* i. m. (Labordiagnostik!).
  - *Kontinuierliche Regionalanästhesie* (thorakaler PDK): Bei Bed. zusätzlich Nichtopioid, starke Opioidtherapie in Kombination vermeiden (meist liegt Therapieversagen der RA vor).
  - *Analgesie mit kurzwirkenden Opioiden* (Remifentanil, Alfentanil): Vor Absetzen alternative Schmerztherapie etablieren!
- **Bei Analgosedierung beachten:**
  - *Ausreichende Analgesie sicherstellen*; Opioide, z. B. Sufentanil (S. 765) oder Remifentanil (S. 760), sind hier unverzichtbar.
  - *Analgosedierung während der Operation:* Gesamtmenge der intraoperativ applizierten Sedativa und Analgetika, Zeitpunkt der letzten Gabe von Opioiden?
  - *Präoperativer Status:* Mentaler Status, Therapie mit zentral wirkenden Substanzen (Abhängigkeit, Tachyphylaxie)?
  - Sedativa nicht routinemäßig kontinuierlich i. v. geben, sondern vom Bedarf abhängig machen → Scoring: z. B. RASS-Score (Tab. 15.3).

Gerinnung, Nachblutung, Antikoagulation

- **Klinik:**
  - Postoperative Gerinnungsstörungen häufig.
  - Chirurgische und koagulopathische perioperative Blutverluste verstärken sich gegenseitig.
- **Ursachen für postoperative Gerinnungsstörungen:**
  - *Plasmatische Gerinnung:*
    - Präoperativ (Einnahme von Antikoagulanzien).
    - Intraoperativ (Unterdrückung der plasmatischen Gerinnung durch Heparin; Antagonisierung der Antikoagulation durch Protamin; andere gerinnungsaktive Substanzen).

- *Zelluläre Gerinnung:*
  - Abfall der Thrombozytenzahl oder Funktionseinschränkung der Thrombozyten durch längeren intraoperativen Kontakt zu Fremdoberflächen oder durch Verdünnung (Blutverluste oft nur durch Ersatz der Erythrozyten aufgefangen).
  - Präoperative Einnahme von Thrombozytenaggregationshemmern (ASS etc.).
  - Auswaschung von Thrombozyten durch maschinelle Autotransfusion.
- *Hypothermie.*
- *Azidose.*
- *Hypokalzämie.*
- *Hyperfibrinolyse.*
- *Verbrauchskoagulopathie.*

▶ **Abschätzung der postoperativen Gerinnungsstörung:**

- *Intraoperativ:*
  - Anzahl der transfundierten EK, FFP, TK.
  - Dauer des Einsatzes der Herz-Lungen-Maschine.
  - Prokoagulatorische oder antifibrinolytische Medikamente (Tranexamsäure).
  - Gerinnungspräparate (z. B. Faktorenkonzentrate).
  - Gerinnungsdiagnostik.
  - Gerinnsel in der Schlussphase der Operation, „Operationsfeld trocken“.

▶ **Postoperative Einstellung der Gerinnung:**

- Engmaschige Überwachung aller Globalparameter der Gerinnung (v. a. PTT, mindestens 4 × /d kontrollieren).
- Bei Blutungskomplikationen postoperativ: erweiterte Labordiagnostik: Quick, PTT, Fibrinogen, Fibrinspaltprodukte, D-Dimere, Thrombozytenfunktion.
- *Antikoagulation nach herzchirurgischen Eingriffen:*
  - Festlegung der individuellen antikoagulatorischen Therapie gemeinsam mit Operateur.
  - Ziel-PTT postoperativ mittels Heparin-Dauerinfusion.
  - Im Verlauf Umstellung auf orale und subkutane Therapie.
  - Z. B. **ASS 125 mg i. v. 6 h postoperativ, danach 1 × 100 mg p. o.** (außer bei Kontraindikationen).
  - Niedermolekulare Heparine.
  - Bei hohem Risiko für thromboembolische Komplikationen (Vorhofflimmern, LA-Dilatation, LVEF < 30 %, thrombogener Aortenbogen) bei Marcumartherapie INR-Wert 3,0 anstreben.
  - Langzeitantikoagulation: Entsprechend der Empfehlungen der European Society of Cardiology (www.escardio.org).
- Prokoagulatorische Therapie:
  - **Tranexamsäure** (Ugurol): Z. B. Bolus 0,01 g/kg KG, danach 0,01 g über 24 h.
  - **Frisch gefrorenes Plasma** (FFP): Faustregel 1 ml enthält eine Einheit aller Faktoren. *Cave:* Hypervolämie, TRALI.
  - **Gerinnungsfaktoren:** z. B. **Fibrinogen, PPSB** (Faustregel 1 Einheit/kg erhöht Konzentration um 1 %), **Faktor XIII.**

Perioperative Infektionsprophylaxe

▶ **Allgemein:**

- Postoperative Antibiose nur nach interdisziplinärer Absprache.
- Etablierung perioperativer Infektionsprophylaxeschemata in vielen herzchirurgischen Zentren.
- Siehe auch Leitlinien der Paul-Ehrlich-Gesellschaft.

▶ **Endokarditistherapie:**

- Bei Herzklappenersatzoperationen wegen florider bakterieller Endokarditis.
- Kalkulierte oder gezielte antibakterielle Therapie abhängig von Erreger und Art der Klappe (biologisch, künstlich).

- Zusätzlich kurzfristige perioperative Infektionsprophylaxe.
- Siehe auch Leitlinien der Paul-Ehrlich-Gesellschaft.

▶ **Akute Infektionszeichen:**
- Präoperativ Fieber, Leukozyten ↑, CRP ↑, PCT?, Bronchitis, Zystitis, Sinusitis o. Ä.: Operationsindikation streng überprüfen. *Cave:* Exazerbation!
- Engmaschige Kontrolle der Infektionsparameter.
- Evtl. rationaler Antibiotikaeinsatz.
- Strenge Asepsis.
- Häufige mikrobielle Untersuchung relevanter Herde.

▶ **Chronische Infektionen:** Vorgehen abhängig von Behandlung der Grundkrankheit.

Spinale Ischämie nach Aortenchirurgie

▶ **Pathomechanismus:**
- Bei Aortenoperationen oft permanenter Verschluss mehrerer rückenmarksversorgender Arterien (Interkostal-, Lumbalarterien) → Kollateralversorgung meist ausreichend.
- Bei kritischem Abfall der regionalen Perfusion → Rückenmarkischämie.
- Oft Blutdruckabfall, gleichzeitig steigender Liquordruck im Subarachnoidalraum → weitere Abnahme der regionalen Perfusion.

▶ **Inzidenz:**
- < 1 % nach abdominellen Aortenoperationen.
- Bis zu 10 % nach Operationen der thorakalen Aorta.

▶ **Symptome:**
- Sensorischer und motorischer Querschnitt.
- Unmittelbar bis zu mehrere Tage postoperativ.

▶ **Differenzialdiagnose:**
- Spinales epidurales Hämatom.
- Spinaler epiduraler Abszess.
- Ausgeprägte sensorische und motorische Blockade unter Periduralanalgesie.

Beachte: Bei Querschnittssymptomatik sofortige Behandlung der spinalen Ischämie! Keine Verzögerung durch differenzialdiagnostische Erwägungen!

▶ **Diagnostik:**
- Sofortiges Notfall-MRT; Immer Neurochirurgen mit einbeziehen!

▶ **Therapie:**

Beachte: Notfall! Es droht ein bleibender Querschnitt. Therapie immer in enger Zusammenarbeit mit Neurochirurgen u/o Neurologen!

- Thorakales Spinalis-anterior-Syndrom während einer Aorten- oder Herzoperation mit und ohne extrakorporale Zirkulation: Option: Anlage einer lumbalen Liquordrainage (Spinalkanaldrainage):
  - Aseptische Einführung eines speziell weichen Katheters über eine Tuohy-Kanüle unterhalb von L2/3 und Vorschiebung ca. 4–6 cm *nach kaudal* (nicht nach kranial!) in den Subarachnoidalraum. Ersatzweise notfalls Periduralkatheter, aber hoher Drainagewiderstand wegen des geringen Lumens.
  - Katheter aseptisch an Drainagesystem anschließen (wie bei kranieller Liquordrainage/Ventrikeldrainage).
  - Befestigung des Drainagesystems mit Referenzpunkt (Nullpunkt) auf Höhe der unteren BWS, Liquordruck 10 mmHg bzw. 13 cm H_2O wählen → Drainage.
  - Kontinuierlichen Fluss in die Tropfkammer sichern (Dreiwegehähne und Klemmen öffnen).
  - Stündliche Dokumentation (normal: mehrere Tropfen/min bzw. 5–20 ml/h).
  - Sofortige Systemprüfung bei Sistieren der Liquorproduktion! Es droht erneute Rückenmarkischämie!
  - Position des Drainagesystems auf unterer BWS konstant halten (Anpassung bei Lagewechsel!).

- Bei Besserung Drainage für 24–48 h Liquor, dann abklemmen.
- Katheterentfernung, wenn Patient nach weiteren 24 h asymptomatisch ist.
- Antikoagulation wie bei Entfernen eines Periduralkatheters.

25.4 Urologische Operationen

C. Gratzke, C. G. Stief, B. Zwißler

Indikationen für intensivmedizinische Nachbetreuung

- Generell selten, Dauer und Invasivität variabel.
- **Operationen**:
  - Tumornephrektomie mit Resektion umgebender Organe oder großer Gefäße, ggf. mit Tumorthrombus.
  - Zystektomie mit Ileumconduit, Pouchanlage (Mainz-Pouch) oder Ileum-Neoblase.
  - Radikale Prostatektomie (Hochrisikopatienten).
  - Intraoperative Komplikationen bei radikaler retroperitonealer Lymphadenektomie.
- **Allgemeine Risikofaktoren:** Fortgeschrittenes Alter (erhöhtes kardiales Risiko), COPD, Alkoholabusus, kompensierte bis terminale Niereninsuffizienz, Obstruktives Schlafapnoe-Syndrom (OSAS).

Besonderheiten

- **Urologische Wunddrainage:** Differenzierung zwischen Urin und Blut anhand von Färbung, Hb, Krea in der Drainageflüssigkeit.
- **Einfache Tumornephrektomie:**
  - *OP-Dauer*: 60–120 min.
  - *Erwarteter Blutverlust*: 0–500 ml, Wunddrainage in der Nierenloge.
  - *Röntgen-Thorax:* Unmittelbar postoperativ wegen evtl. Pleuraverletzung, Pneumothorax (S. 422); ggf. Thoraxdrainage (S. 89).
  - *Wunddrainage prüfen*:
    - Blutung aus Nierenstil/-loge?
    - Bei Blutung Sonografie, ggf. CT.
  - *Substitution mit Hydrokortison:* Bei Entfernung der ipsilateralen und insuffizienter kontralaterater Nebenniere **Hydrokortison 100 mg/d** über Injektionspumpe, ab dem 3. postoperativen Tag Reduktion.
- **Tumornephrektomie mit intravenöser neoplastischer Extension („Tumorthrombus"):**
  - Intraoperativ Kreislaufstillstand mit Herz-Lungen-Maschine in tiefer Hypothermie.
  - OP-Dauer: 150–300 min.
  - Erwarteter Blutverlust: 500–1500 + ml.
  - *Postoperative Antikoagulation*:
    - **Heparin**: Nach Ziel-aPTT (z. B. 60–70 s). Zielwert in Rücksprache mit Operateur festlegen, da nur dieser das Blutungsrisiko der Operation realistisch einschätzen kann.
    - Nach intraoperativem Gefäßersatz (bei Gefäßwandinfiltration): Rücksprache mit dem Gefäßchirurgen.
  - Sonst wie bei einfacher Tumornephrektomie (s. o.).
- **Partielle Tumornephrektomie:**
  - OP-Dauer: 90–150 min.
  - Erwarteter Blutverlust: 200–600 ml.
  - Substitution mit Hydrokortison und Rö-Thorax s. o.

- Wunddrainage (s. o.):
  - Bei Urinmenge > 100 ml/24 h orthotope Lage des Pigtailkatheters (falls vorhanden) prüfen, ggf. neu legen, korrigieren oder wechseln. Kontinuierliche Blasendrainage sichern, ggf. mit Dauerkatheter oder Zystofix.
- *Fieber*: Wundhämatom, Urinom, devitalisiertes Nierengewebe (infiziert?).

▶ **Radikale Prostatektomie:**

- OP-Dauer: 60–120 min.
- Erwarteter Blutverlust: 200–600 ml.
- *Perioperative Antibiose:* z. B. **Ciprofloxacin** (S. 703) *oder* **Cephalosporin** (S. 276) 2. oder 3. Generation.
- *Dauerkatheter zur Überbrückung der Blasenhals-Urethrastumpf-Anastomose:*
  - Nicht abblocken, nicht ziehen!
  - Katheter spannungsfrei am Oberschenkel fixieren. Gefahr von Inkontinenz durch Urethrastumpfeinrisse bei Zug!
  - Kontinuierlichen Urinfluss sichern, ggf. Spülung mit 30–50 ml NaCl 0,9 %.
- *Flüssigkeitsverlust über Wunddrainage > 50 ml/h:* Urin? (DK-Lage prüfen/korrigieren). Blut? (Operateur benachrichtigen!).

Hinweis: Komplikation Rektumverletzung (selten): Blut ex ano, Temperaturanstieg, Stuhlbeimengung in der Drainage.

▶ **Radikale Zystektomie, Exenteration und Harnableitung:**

- OP-Dauer: 60–90 min.
- Erwarteter Blutverlust: 200–600 ml.
- *Wunddrainage*: Im kleinen Becken, ggf. beidseitige Harnableitung.
- *Perioperative Antibiose:* **Cephalosporin** (S. 276) 2. oder 3. Generation + **Metronidazol** (S. 741).
- *„Alle Schläuche auf Ablauf!"*:
  - Kontinuierlichen Urinfluss über Uretherkatheter sichern, ggf. Spülung mit 5–10 ml NaCl 0,9 %.
  - Evtl. radiologische Lagekontrolle (Abdomen-Leeraufnahme; ggf. Ureterkatheter vorher mit wasserlöslichem Kontrastmittel anspritzen).

Beachte: Darmsegmente produzieren weiter Schleim, deshalb bei kontinenter Harnableitung regelmäßige und gründliche Spülung: 4 × /d ca. 30–50 ml NaCl 0,9 % mit Blasenspritze über Zystofix/DK/Einmalkatheter, bis Spülflüssigkeit wasserklar zurückfließt.

▶ **Ileum-Conduit:**

- *Op-Dauer*: Ca. 1 h, Blutverlust vernachlässigbar.
- *Prinzip:* Ausschaltung von 12–16 cm des terminalen Ileums zur Überbrückung Ureterenden – Haut und Schaffung eines prominenten Stomas.
- Ureterkatheter und abgeschnittener DK werden über das Stoma ausgeleitet → DK nicht blocken!

▶ **Orthotoper Blasenersatz:**

- *Prinzip:* Schaffung einer Ersatzblase durch Ausschaltung von
  - *a)* 50–70 cm terminalen Ileums (Ileum-Neoblase) oder
  - *b)* ca. 30 cm terminalen Ileums + 15 cm Colon ascendens bzw. Colon sigmoideum (Mainz-I- oder Indiana-Pouch).
- *OP-Dauer:* 90–150 min, meist kein Blutverlust.
- *Ureterkatheter und Zystofix:* Ausleitung über vordere Bauchwand, DK über Urethra in die Neoblase (blocken!).

▶ **Katheterisierbarer Blasenersatz:**

- OP wie bei orthotopem Blasenersatz.
- Ureterenkatheter und Zystofix: s. o.
- Drainage der Neoblase mit Einmalkatheter über das Nabelstoma.

- **Sigma-Rektum-Blase:**
  - Antimesenteriale Inzision von ca. 12 cm Sigma und Rektum im Bereich der Taenia libera, Schaffung eines großvolumigen Pouches, antirefluxive Ureterimplantation.
  - Ausleitung Ureterenkatheter und DK über Anus, DK mit 5 ml NaCl 0,9 % blocken.

Intensivmedizinische Besonderheiten

- **Überwachung**: Retentionswerte, Elektrolyte (v. a. K^+), Diurese.
- **TUR-Syndrom** (TUR = *t*rans*u*rethrale *R*esektion; Tritt durch die weite Verbreitung der bipolaren TUR und aufgrund der Verwendung von NaCl als Spüllösung heute deutlich weniger häufig auf):
  - Hypotone Hyperhydratation (S. 446) durch Einschwemmung hypotoner Spüllösung in den Kreislauf nach monopolarer TUR → Gefahr von Hirnödem, Hämolyse, Lungenödem, Schock.
  - *Klinik:* Unruhe, Verwirrtheit, epileptiforme Krämpfe, Hypotonie nach initialem Blutdruckanstieg.
  - *Labor:* Na^+ ↓, Plasma-Osmolalität ↓, freies Hb ↑.
  - *Therapie:*
    - Schleifendiuretika (z. B. **Furosemid** 10–40 mg i. v.).
    - NaCl-Substitution.
    - Schocktherapie mit Katecholaminen: **Noradrenalin, Dobutamin** (S. 226).
    - Beatmung (ggf. auch nicht-invasiv mit CPAP-Maske) bei pulmonaler Dekompensation (großzügige Indikation; ***Cave:*** Schocklunge mit Gefahr der ARDS-Entwicklung).
- **Verbrauchskoagulopathie:** Selten nach ausgedehnter Prostataresektion durch gerinnungswirksame Mediatoren. Bei Verdacht engmaschige Gerinnungskontrollen (ggf. auch Fibrinspaltprodukte). Therapie (S. 347).
- **Urosepsis:** Häufig durch E.coli, Klebsiella, Enterobacter, Serratia, Proteus sp., Pseudomonas aeruginosa, Enterokokken. Therapie (S. 339).

26 Intensivtherapie nach Leber- bzw. Nierentransplantation

T. Bein, H. J. Schlitt

26.1 Lebertransplantation

Grundlagen

- Die Lebertransplantation ist die zweithäufigste Transplantation solider Organe. Sie erfolgt als *orthotope Transplantation* nach Entfernung der alten Leber, in seltenen Ausnahmefällen als *auxiliäre Transplantation*, bei der die erkrankte Leber belassen und von der transplantierten Leber in ihrer Funktion unterstützt wird.
- **Indikationen:** Fortgeschrittene Leberzirrhose unterschiedlicher Genese (Klassifikation nach Child-Pugh oder MELD-Score), bei der alle anderen therapeutischen Möglichkeiten ausgeschöpft sind und die chronische Einschränkung oder der akute Ausfall der Organfunktion zur vitalen Bedrohung des Patienten führt.
- **Indikationsgruppen:**
  - Zirrhose (infektiöse oder nichtinfektiöse Genese).
  - Tumoren limitierter Größe (v. a. primär hepatozelluläres Karzinom) in Zirrhose.
  - Akutes Leberversagen (auch als Transplantatversagen).
  - Stoffwechselstörungen (z. B. Morbus Wilson).
  - Bei Kindern: Angeborene Gallengangsatresie oder Stoffwechselstörung.

Präoperative Versorgung

- Die Vorbereitung (S. 287) entspricht der großer operativer Eingriffe. Wichtig sind v. a. latente oder manifeste Infektionserkrankungen (ca. 30 % der Zirrhotiker entwickeln eine spontane bakterielle Peritonitis).
- Häufig ist (z. B. im Rahmen der Transplantationslistung) eine kardiologische/pneumologische Abklärung sinnvoll (hepatopulmonales Syndrom, COPD etc.).
- Durch intermittierende Ösophagusvarizenblutungen sind gelegentlich vor Narkosebeginn Transfusionen erforderlich (*Ziel-Hb:* ≥ 9,0 g/dl).

Postoperative Überwachung

- Immer Intensivtherapie! Die Nachbeatmung ist nicht zwingend erforderlich; bei nichtdystrophen Patienten (meist Tumorpatienten) und offensichtlich guter Transplantatfunktion kann die Extubation zum Ende der Op. erfolgen.
- **Postoperative Diagnostik:**
  - Thorax-Röntgenaufnahme oder Sonografie: Erguss, Atelektase?
  - Vitalparameter überwachen (inklusive Pulmonalisdruck).
  - Dopplersonografisches Monitoring von Pfortader, Lebervene und Leberarterie direkt postoperativ und bei jeder irregulären Leberenzymveränderung (v. a. bei unklarem sekundärem GLDH-Anstieg).
  - Engmaschiges (8–12 h) Monitoring der Parameter eines Ischämieschadens: GOT, GPT, GLDH, Bilirubin, Laktat, Marker der Syntheseleistung.
  - *Frühe Einschätzung der Transplantatfunktion.:*
    - Verlauf der Serum-Laktat-Konzentration: Ansteigende Werte können auf Dysfunktion hinweisen.
    - Synthese von Gerinnungsfaktoren (hier speziell Faktor V).
  - Überwachung der Urinausscheidung.
- **Laborüberwachung:**
  - Blutgasanalyse *alle 4–6 h.*

- *2 × täglich:*
  - Gerinnungsanalysen (inklusive Faktor II, Faktor V, AT III).
  - Bilirubin und Leberenzyme, ab dem 3. Tag 1 × täglich GOT, GPT, AP, γ-GT, GLDH.
- 1 × täglich:
  - Elektrolyte (inklusive ionisiertes Kalzium, Phosphat und Magnesium).
  - Kreatinin und Harnstoff.
  - Procalcitonin/CRP. ***Cave:*** Procalcitonin kann in der Phase unmittelbar nach der Transplantation extrem erhöht sein, obwohl keine „Sepsis" vorliegt, offensichtlich Interaktion mit Immunsuppressiva.
  - Ciclosporin-A-Spiegel bzw. FK506-Spiegel (als Talspiegel frühestens 12 h nach Gabe; arteriell abnehmen oder nach frischer Venenpunktion!).
- Regelmäßige Blutzuckerkontrollen. ***Cave:*** Hyperglykämie durch Kortikosteroide im Rahmen der Immunsuppression!
- Gesamteiweiß und Albuminspiegel *alle 2 Tage.*

▶ **Mikrobiologisches Monitoring:** 1 × wöchentlich bei unkomplizierten Verläufen (sonst nach Bedarf), Blutkultur bei jedem Fieberanstieg > 37,8 °C.

▶ **Virologisches Monitoring:** 2 × wöchentlich CMV-pp65 oder PCR, sonstiges Screening 1 × wöchentlich, Hepatitisserologie.

- Bei Transplantation infolge von Hepatitis B: HB-Antigen, HB-Antikörper während der ersten 2 Wochen täglich, danach 2 × wöchentlich; Antikörper-Titer muss > 200 U/l liegen.

Postoperative Therapie

▶ **Basismaßnahmen:**

- Hypothermie (S. 600)? → Wärmedecken bis zur Normothermie.
- Stressulkusprophylaxe (unbedingt erforderlich!).
- Fortführung der Immunsuppression nach Klinik-spezifischem Schema.
- Perioperative Antibiotika-Gabe (S. 317).

▶ **Beatmung:**

- Eine Nachbeatmung ist nicht in jedem Fall zwingend erforderlich, häufig jedoch nicht vermeidbar (z. B. bei langer Op.-Dauer, Hypothermie, Kreislaufinstabilität oder Oxygenierungsproblemen).
- Nach der Transplantation PEEP initial nicht höher als 8 mbar, um die Transplantatfunktion nicht zu beeinträchtigen.

▶ **Volumenersatz:**

- *Steuerung* nach hämodynamischen Parametern (Verlauf von PAP, PCWP, ZVD oder PICCO-Monitoring), Urinausscheidung und nach dem Schweregrad des intraoperativ festgestellten Transplantatödems.
- Hinweis:
  - Ein Zuviel an Volumen kann sich ebenso nachteilig auf das Transplantat auswirken (Ödem ↑, venöser Abstrom durch hohen ZVD ↓) wie ein Zuwenig (hämodynamische Instabilität, Transplantatperfusion ↓, prärenale Nierenfunktionsstörung).
  - Nur laktatfreie Infusionslösungen verwenden (***Cave:*** Unzureichende hepatische Laktataufnahme und -metabolisierung)!
- Nach aktuell gültigen Empfehlungen ist die Gabe von Hydroxyäthylstärke wegen Gerinnungsstörungen und erhöhter Inzidenz von Nierenfunktionsstörungen *nicht* mehr zu empfehlen.

▶ **Postoperative Gerinnungsstörungen:**

- *FFP (Fresh Frozen Plasma)-Substitution:* Indiziert bei initialer Transplantatdysfunktion mit unzureichender Synthese von Faktor V und klinischer Blutungsneigung (bei Faktor-V-Konzentration > 25 % ist meist keine FFP-Gabe notwendig).

- *PPSB-Substitution* (S. 231):
  - Indikation: Mangelnde Synthese des Prothrombinkomplexes (Faktor II, VII, IX, X).
  - Diagnose: Quick-Wert und Aktivität der Faktoren stark erniedrigt bei bestehender Blutungsneigung.
  - Ziel: Quick > 30 %. Dosisbedarf (in I.E.) = Ziel-Quick – Ist-Quick × kg KG.
- *AT-III-Substitution* (S. 232): Indiziert bei AT-III-Konzentrationen < 60 %. Bei AT-III-Mangel droht eine Thrombose des Transplantats, die früh postoperativ immer zum Transplantatverlust führt.
- *Bei ausgeprägter postoperativer Blutungsneigung kann die Gabe von Tranexamsäure erwogen werden (Bolusgabe: 10 mg/kg, dann kontinuierlich 2 mg/kg), zu beachten ist allerdings die potenziell „thrombogene" Wirkung (Anastomosen!).*
- *Tranexamsäure*: Erwägung bei ausgeprägter postoperativer Blutungsneigung (Bolusgabe: 10 mg/kg, dann kontinuierlich 2 mg/kg). **Beachte:** Potenziell „thrombogene" Wirkung (Anastomosen!).
- *Thrombozyten-Substitution:*
  - Indikationen: Immer bei Thrombozytopenie < 20 000/µl; bei Konzentrationen zwischen 20 000 und 50 000/µl nur bei klinisch manifester Blutungsneigung.
  - Da viele der lebertransplantierten Patienten unter Hyperspleniismus leiden, sollte die Wirksamkeit der Thrombozytentransfusion in jedem Fall durch Blutbildkontrollen geprüft werden (1-Stunden-Recovery = Thrombozytenkonzentration 1 h nach Transfusion).

▶ **Ernährung:**
- Konsequenter Beginn einer niedrig dosierten enteralen Zufuhr einer Sondenkost innerhalb 24 h nach Transplantation (10 – 20 ml/h: „Zottenkost").
- *Energiebedarf:* Nach dieser Zeit wird die Kalorienzufuhr schrittweise aufgebaut. Ziel: ca. 25 kcal/kg KG/d nach einer Woche.
- *Parenterale Ernährung:*
  - Beginn am 2. postoperativen Tag mit Glukose (Hälfte der angestrebten Non-Protein-Kalorien) und Aminosäuren.
  - Unter Beachtung des Triglyzeridspiegels ab dem 3. postoperativen Tag Fettemulsionen (**Achtung:** Bei Propofol-Infusion keine weitere Lipidgabe!). Das Verhältnis Glukose:Fett sollte 50:50 betragen. MCT/LCT-Fettemulsionen sind wegen der geringeren Beeinflussung der RES-Funktion des Transplantats besser geeignet als LCT-Fettemulsionen.

▶ **Antibiotikaprophylaxe:**
- Dauer einer perioperativen Antibiotikaprophylaxe: 24–48 h.
  - Parameter sind individuelle Erfordernisse (z. B. Cholangitis bei PSC, abgelaufene spontane bakterielle Peritonitis bei Leberzirrhose) und aktuelle Resistenzentwicklungen auf der jeweiligen Intensivstation.
  - Antibiotikum mit ausreichendem Erregerspektrum wählen, z. B. Piperacillin/Sulbactam bzw. Combactam. Bei abdominellen Revisionen (z. B. „Packing") auch ein Antimykotikum zufügen, z. B. Fluconazol.
- Die selektive Darmdekontamination (SDD), z. B. mit 4 × täglich oral Colistinsulfat 2 Mio. I.E. (= 96 mg) + Amphotericin B 600 mg kann erwogen werden.
- Prophylaxe einer Cytomegalievirus-(CMV)-Reaktivierung:
  - Bei entsprechender Serum-Konstellation (Spender-CMV-IgG +, Empfänger CMV-IgG-) und/oder Nachweis der CMV-Replikation (CMV-pp65 oder PCR) ist die Gabe von *Ganciclovir* erforderlich.
  - Dosierung und Intervalle richten sich nach dem Ziel der Gabe (Prophylaxe oder Therapie), nach der Komedikation (erhöhte Toxizität durch zahlreiche weitere Medikamente) sowie nach der Nierenfunktion.

- **Immunsuppression:** Immer als Kombinationstherapie; Wahl der Substanzen richtet sich nach der Grunderkrankung oder nach der Einschränkung anderer Organe (s. u.). Folgende Substanzgruppen werden eingesetzt:
  - *Calcineurin-Inhibitoren*: z. B. Cyclosporin (z. B. Sandimmun), Tacrolimus (z. B. Prograf).
  - *Mycofenolatmofetil:* (z. B. CellCept).
  - *Kortikosteroide:* z. B. Prednisolon (z. B. Decortin H), Methylprednisolon (z. B. Urbason).
  - *Monoklonale Antikörper:* z. B. Basiliximab (z. B. Simulect).
  - *Polyklonale Antikörper:* z. B. Anti-Thymozytenglobulin (ATG), Thymoglobulin.
  - *mTOR-Inhibitoren:* z. B.Sirolimus (z. B. Rapamune), Everolimus (z. B. Certican).
  - In der Regel entwickelt jedes Transplantationszentrum einen eigenen Algorithmus zur Immunsuppression. Grundsätzlich gilt:
    - Bei metabolischen, cholestatischen, autoimmunen oder genetischen Grunderkrankungen, welche zur Transplantation führen, werden meist Calcineurin-Inhibitoren mit Kortikosteroiden und monoklonalen Antikörpern kombiniert.
    - Bei malignen Lebererkrankungen wird häufig im späteren Verlauf der Calcineurin-Inhibitor durch einen mTor-Inhibitor ersetzt.
    - Bei Patienten mit Niereninsuffizienz kann durch Hinzunahme von Mycofenolatmofetil die Dosis des Calcineurin-Inhibitors verringert werden.

Typische Komplikationen

- Komplikationen nach Leber-Transplantation erfordern ein zielgerichtetes diagnostisches Vorgehen (Abb. 26.1), um frühzeitig die Richtung zu erkennen (Infektion? Abstoßung? Operativ-technisches Problem?) und adäquate Maßnahmen einzuleiten.

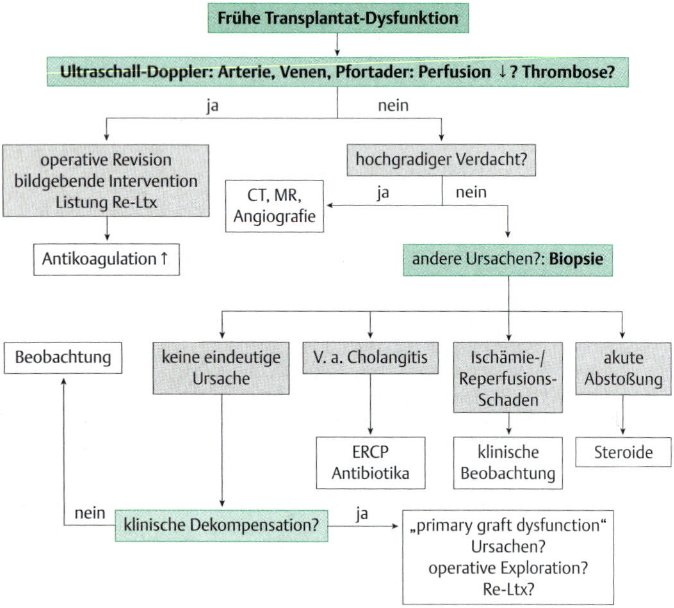

Abb. 26.1 • Vorgehen bei Transplantat-Dysfunktion während Intensivbehandlung.

Hinweis: Inzidenz und Schwere von Komplikationen sind mit dem Schweregrad der ursächlichen Lebererkrankung verknüpft: Je höher der Child-Pugh- oder MELD-Score, um so größer die Wahrscheinlichkeit und Schwere von Komplikationen!

- **Infektionen** (häufigste Todesursachen nach Lebertransplantation:
  - *Bakteriell* bei ca. 40 % der Patienten mindestens eine bakteriell bedingte Infektepisode → Antibiotische Therapie (S. 273).
  - *Zytomegalievirus* bei 20 % (Neuinfektion oder Reaktivierung).
  - *Pilzinfektionen:* Insgesamt bei 12–15 % (v. a. Candida; Aspergillosen bei 1–2 % der Patienten).
- **Abstoßung:**
  - *Häufigkeit:* 25–30 % während der ersten 14 Tage nach Transplantation.
  - *Klinik:*
    - Beachte: In der Frühphase nach Lebertransplantation sind die Symptome der Abstoßung nur selten klar zuzuordnen. Fieber kann fehlen. Allgemeines Unwohlsein oder Oberbauchbeschwerden ergeben sich aus der Operation. Häufig signalisiert nur ein Anstieg der Transaminasen und/oder des Bilirubins eine beginnende Abstoßung.
  - *Diagnostik:* „Goldstandard" ist die Leberbiopsie.
  - *Therapie:* Methylprednisolon/Prednisolon 500 mg/d i. v. über 3 Tage. Bei weiterem Anstieg von Bilirubin und/oder Transaminasen Rebiopsie. Bei weiterhin bestehender Abstoßung Umstellung auf Tacrolimus, bei vaskulärer Abstoßung OKT 3 (5 mg/d über 7 d) oder Rituximab. Anti-Thymozytenglobulin (ATG) erwägen.
- **Nierenversagen:**
  - *Manifestationsformen* (Inzidenz nach Lebertransplantation: 15–20 %): Prärenales Nierenversagen, toxisches Nierenversagen (Ciclosporin, FK506 = Tacrolimus, Amphotericin B) oder kombiniert bei vorbestehendem hepatorenalem Syndrom.
  - *Therapie:* I.d.R. Hämofiltration (CVVH oder CAVH) als extrakorporales Nierenersatzverfahren (S. 254).
- **Kardiovaskuläre Komplikationen** sind selten. Ausnahme ist die Lebertransplantation bei Amyloidose bzw. Hämochromatose mit einer perioperativen Letalität von 20 % infolge kardialer Komplikationen.
- **Blutungskomplikationen:** Bei 10–20 % der Patienten sind wegen Blutungen früh postoperativ Revisionen notwendig.
- **Thrombose der A. hepatica oder der V. portae** mit sekundärem Transplantatversagen: Selten, aber so schwerwiegend, dass frühzeitig die Indikation zur Retransplantation gestellt werden muss. Die lokale Lysebehandlung mit rt-PA kann im Einzelfall erwogen werden. Bei Budd-Chiari-Syndrom als Grunderkrankung sofort postoperativ Voll-Heparinisierung (*Ziel-PTT:* 80 ± 5 s).
- **Gallengangsstenose oder -nekrose:**
  - Seltene Komplikation im mittelbaren Verlauf nach Transplantation (> 1 Woche), deshalb: Daran denken!
  - *Symptome:* Isolierter Anstieg des Bilirubins ohne weitere Hinweise auf Abstoßung.
  - *Diagnose:* ERCP.
  - *Therapie:* Stenteinlage. Ist dies nicht möglich, biliodigestive Anastomose.

Prognose

- 1-Jahres-Überlebensrate (Patient): 80–90 %.
- 1-Jahres-Überlebensrate (Transplantat): 80 %.
- Frühe Retransplantationen bei ca. 8–10 % durch initiale Nichtfunktion (INF) des Transplantats.

26.2 Nierentransplantation

Grundlagen

- **Indikation** zur Nierentransplantation: Terminale Niereninsuffizienz.
- **Transplantationsort:** Meist in die Fossa iliaca unter Anastomisierung der Transplantatgefäße mit den Iliakalgefäßen des Empfängers (heterotope Transplantation unter Belassen der eigenen Nieren).
- Der **Ureter** des Transplantats wird in die Blasenwand implantiert.

Präoperative Versorgung

- **Allgemeine Operationsvorbereitung** (S. 287)**:** Labor (Crossmatch!), EKG, Blutgruppe, Rö-Thorax, Nüchternheitsgebot usw.
- **Dialyse** bei Serum-K^+-Konzentration > 5,4 mmol/l oder bei Anhalt für Überwässerung, Indikationen (S. 254).
- **Bildgebende Untersuchung** (Abdomen-CT oder Beckenübersichtsaufnahme) bei anamnestischen oder klinischen Hinweisen auf AVK (atherosklerotische Veränderungen gefährden den Transplantationserfolg).
- **Ausschluss von Kontraindikationen** für eine Nierentransplantation: Aktive Infektionserkrankungen oder Malignome zum Zeitpunkt der Transplantation.

Postoperative Versorgung

- **Indikationen für eine intensivstationäre Nachbetreuung:**
  - Schwerwiegende Begleiterkrankungen.
  - Ausgeprägte Hypertonie.
  - Postoperatives polyurisches Nierenversagen.
  - Immunsuppressive Therapie mit OKT 3.
- **Überwachung:**
  - *Monitoring:* Blutdruck, EKG, Pulsoxymetrie, ZVD, Kontrolle der Elektrolyte (v. a. Kalium).
  - *Ausreichenden Perfusionsdruck (MAP ≥ 70 mmHg)* sicherstellen.
  - *Diurese überwachen:* 30 % der Transplantate haben keine Primärfunktion; diese kann aber durch stimulierte Restdiurese vorgetäuscht werden. Plötzlicher Diureseeinbruch bei guter Primärfunktion beruht fast immer auf Komplikationen wie Urinleck oder Thrombose (s. u.).
  - *Genaue Bilanzierung* von Ein- und Ausfuhr.
  - *Dopplersonografische Kontrolle der Transplantatgefäße* innerhalb der 1. Stunde postoperativ.
    - Häufigste Gefäßkomplikation: Venöse Thrombose → dopplersonografisch als Pendelfluss der Transplantatarterie zu erkennen. Die Kontrastmittelsonografie bietet hier als innovative bildgebende Technik differenzierte diagnostische Möglichkeiten.
- **Therapie:**
  - *Immunsuppression* nach Klinik-spezifischem Schema (beinhaltet meist Prednisolon und Calcineurin-Inhibitor (Ciclosporin, Tacrolimus) → BZ-Kontrollen alle 4–6 h, Kontrolle der Ciclosporin-A-Spiegel 3 × wöchentlich in den ersten 2 Wochen).
  - *Perioperative Antibiotikaprophylaxe* als „Single Shot" oder maximal für 24 h.
  - *Großzügige Flüssigkeitssubstitution* (Ziel: ZVD 8–12 mmHg). Ausnahmen: Schwere Herzinsuffizienz, Therapie mit OKT 3 zur Immunsuppression. Bei initialer Transplantatdysfunktion zunächst K^+-freie Infusionslösungen verwenden.
  - *Ulkusprophylaxe* (Stress, Kortikoidtherapie).
  - *Oropharyngeale Pilzprophylaxe* mit Amphotericin-B-Lutschtabletten oder Nystatin-Suspension.
  - *Thromboseprophylaxe* mit Heparin.

Typische Komplikationen

- **Initiale Transplantatdysfunktion:**
  - *Doppler-/Kontrastmittelsonografie* zum Ausschluss einer Thrombose der Transplantatgefäße.
  - *Volumenmangel ausschließen bzw. behandeln*, großzügige Flüssigkeitssubstitution.
  - *Urinleck ausschließen (s. u.).*
  - *Nuklearmedizinische Untersuchung* auf Transplantatperfusion und Funktion bei weiterhin unklarer Situation.
  - *Nierenbiopsie* (nach 6–8 d) zum Ausschluss einer Abstoßungsreaktion.
  - *Calcineurin-Inhibitor-Toxizität vermeiden* → empfohlene Plasma-Konzentrationen (Talspiegel) nicht überschreiten! Ggf. Dosisreduktion durch Kombination mit anderen Immunsuppressiva (z. B. Mycophenolatmofetil [CellCept]).
- **Urinleck:**
  - *Häufigkeit:* ca. 5 %.
  - *Ursachen:* Insuffizienz der Blasenanastomose oder distale Ureternekrose.
  - *Diagnostik/Diagnose:* Körperliche Untersuchung, Sonografie, ggf. auch durch nuklearmedizinische Untersuchung.
  - *Therapie:* Operative Revision.
- **Harnverhalt:**
  - *Ursachen:* Ureterstenose, Blasentamponade durch Blutung, extrarenale Nachblutung ins Transplantatlager mit Kompression des Ureters.
  - *Diagnostik:* Klinik (Oligo-/Anurie, Schmerzen), Sonografie.
  - *Vorgehen:* Operative Revision.
- **Abstoßung:**
  - *Häufigkeit:* 20–30 % während der ersten 30 postoperativen Tage.
  - *Erstes Anzeichen:* Rückgang der Diurese und/oder Anstieg der Kreatininkonzentration im Serum.
  - *Diagnose:* Transplantatbiopsie.
  - *Therapie:*
    - Methylprednisolon/Prednisolon 500 mg/d über 3 d.
    - Bei Rückgang der Serum-Kreatinin-Konzentration und Zunahme der Diurese Rückkehr zum ursprünglichen Schema der Immunsuppression.
    - Bei weiterem Kreatininanstieg Rebiopsie nach 2 d.
    - Bei vaskulärer Abstoßung Behandlung mit OKT 3 (5 mg/d über 7 d), sonst Umstellung auf Tacrolimus (= FK 506).

27 Tod des Patienten, Organspende

27.1 Tod des Patienten

J.-M. Hahn

Ärztliches Verhalten bei sterbenden Patienten

- Bei chronischen Erkrankungen im Endstadium sollten medizinische Maßnahmen auf das notwendige Minimum beschränkt bleiben. Behandlungsziel: Linderung des Leidens, Optimierung der Lebens*qualität* in der Zeit vor dem Tod. Unter Berücksichtigung der Wünsche des Patienten und bei vorhandener häuslicher Pflege ist eine Entlassung nach Hause anzustreben.
- Wenn keine Reanimationsmaßnahmen mehr erfolgen sollen, so sind Kollegen (v. a. Diensthabender) und Pflegepersonal rechtzeitig zu informieren, evtl. entsprechender Eintrag ins Krankenblatt.
- Die Aufklärung des Patienten richtet sich in dieser Situation nach seinen eigenen Wünschen. Alle Fragen sollten geduldig, einfühlsam und ehrlich beantwortet werden. Die Aussichtslosigkeit und die Möglichkeit des nahen Todes muss dem Patienten aber im Allgemeinen nicht „aufgedrängt" werden.
- Noch mehr als in den anderen Phasen eines stationären Aufenthaltes benötigen Angehörige eines Sterbenden Zeit des behandelnden Arztes. Eine rechtzeitige Aufklärung über die Schwere des Krankheitsbildes erspart oft Unannehmlichkeiten nach einem „überraschenden" Tod des Patienten. Zu beachten ist, dass jede Information der Angehörigen bezüglich der ärztlichen Behandlung prinzipiell das Einverständnis des Patienten erfordert – vgl. Kapitel Ethische und rechtliche Aspekte (S. 141). Rechtzeitig klären, ob der Patient seelsorgerischen Beistand wünscht oder ein Testament verfassen will.
- Nach dem Tod eines Patienten im Krankenhaus Hausarzt informieren. Bei geplanter *Obduktion* frühzeitig Einverständnis der Angehörigen einholen. Bei Seuchenverdacht kann die Obduktion durch den Amtsarzt, bei unklarer bzw. unnatürlicher Todesursache durch den Staatsanwalt herbeigeführt werden.

Feststellung des Todes

- **Unsichere Todeszeichen:** Blässe, Abkühlung, Bewusstlosigkeit, Pulslosigkeit, Atemstillstand, weite reaktionslose Pupillen (= klinischer Tod).
- **Erste sichere Todeszeichen:**
  - *Totenflecke (Livores):* Rotviolette Flecken durch Absinken des Blutes in die abhängigen Körperabschnitte; meist ½–1 Std. nach dem Todeseintritt.
  - *Totenstarre:* 4–12 Std. nach Todeseintritt beginnende Muskelstarre zunächst an der Unterkiefer-, Hals- und Nackenmuskulatur, schreitet dann in die Peripherie fort. Verschwindet nach 2–6 Tagen in der gleichen Reihenfolge.

Todesbescheinigung und Leichenschauschein

- Die Leichenschau erfordert den Nachweis mindestens eines sicheren Todeszeichens (s. o.) und die Untersuchung der unbekleideten Leiche.
- Ist die unmittelbare Todesursache nicht vollständig klar, so sollte die vermutete wahrscheinliche Todesursache und der mögliche pathophysiologische Zusammenhang zur Grunderkrankung genannt werden. Z. B. *Todesursache*: protrahierter septischer Schock – *Folge von*: Cholangitis – *ursächliche Grunderkrankung*: inoperables Pankreaskopfkarzinom.
- Bei völlig unklarer Todesursache oder bei Hinweisen für unnatürlichen Tod polizeiliche Anzeige oder Staatsanwalt informieren. Bei übertragbaren Krankheiten (nach Infektionsschutzgesetz) örtliches Gesundheitsamt informieren.

27.2 Hirntod

E. Rickels

Grundlagen

- **Definition:**
  - Folge des irreversiblen Ausfalls der gesamten Hirnfunktion.
  - Mit Tod des Individuums gleichzusetzen, keine besondere Todesform.
  - Bei Hirntod Aufrechterhaltung von Herzaktion und Kreislauf durch Beatmung möglich.
- **Hirntoddiagnostik:** Die Untersuchungen zur Feststellung des völligen und irreversiblen Hirnausfalls sollen durch Ärzte erfolgen, die vom Transplantationsteam unabhängig sind. Zur rechtlichen Absicherung und bei jeder Organspende sollte das „Protokoll zur Feststellung des Hirntodes" der Bundesärztekammer verwendet werden.
- Allgemeine Todesfeststellung (S. 322).

Ausschlussdiagnostik, Voraussetzungen für die Hirntoddiagnostik

- **Intoxikation:**
  - *Toxikologisches Screening:*
    - Objektivierung des Konsums sedierender Medikamente, Drogen, Alkohol.
    - Lange Eliminationshalbwertszeit von Benzodiazepinen und Barbituraten.
    - Pharmakologische Wirkung von Metaboliten.
  - *Quantitative Messung:*
    - Bestimmung der Plasmakonzentrationen, da auch unterhalb toxischer oder therapeutischer Konzentrationen EEG-Beeinflussung möglich.
    - Plasmakonzentrationen, bei denen EEG-Diagnostik für zulässig gehalten wird, variieren in verschiedenen Zentren.
- **Neuromuskuläre Blockade:**
  - Im Zweifelsfall Abklingen von Muskelrelaxanzienwirkung abwarten.
- **Hypothermie:**
  - Neurologische Untersuchung ≤ 35 °C Körpertemperatur nicht verwertbar.
- **Metabolisches, endokrines Koma:**
  - Hypo- oder Hyperglykämie (S. 432).
  - Urämie; Leberausfallkoma (S. 500).
  - Addison-Krise (S. 440).
  - Thyreotoxisches Koma (S. 436).
- **Schock:** Voraussetzung für die neurologische Untersuchung ist eine suffiziente Hirnperfusion mit RR_{syst} mind. 100 mmHg.

Klinische Untersuchung

- **Koma-Feststellung:** Keine Erweckbarkeit auf Schmerzreize; vgl. Kap. Hirnödem, ICP (S. 524).
- **Ausfall der Hirnstammreflexe:**
  - *Pupillen:* Beidseits weit oder mittelweit, fehlende Lichtreaktion.
  - *Beidseits nicht auslösbar:*
    - Okulo-zephaler Reflex (→ bei Kopfwendung liegen die Bulbi starr in der Augenhöhle).
    - Korneal-Reflex.
    - Trigeminus-Schmerzreiz-Reaktion.
    - Pharyngeal- und Trachealreflexe (Prüfung durch Reize im Pharynx, Wackeln am Tubus, tiefes Absaugen).

    Achtung: Nur der Gesichtsbereich bis zum Tragus ist durch den N. trigeminus: sensibel innerviert. Die Ohrläppchen werden wie der übrige Körper über das

Rückenmark versorgt. Hier ausgelöste Schmerzreaktionen sind keine Hirnstammreaktionen und können rein spinale Antworten sein.

- **Apnoe-Test:**
  - Ausfall der Spontanatmung bei Anstieg des p_aCO_2 über 60 mmHg.
  - *Durchführung:*
    - O_2-Zufuhr 6 l/min über Sonde in diskonnektierten Tubus (= O_2-Aufsättigung, um Hypoxämien zu verhindern) oder Hypoventilation.
    - Dokumentation des p_aCO_2-Anstiegs ohne Einsetzen der Spontanatmung durch wiederholte Blutgasanalysen.

Irreversibilitätsnachweis

- Nachweismethoden:
  - Wiederholung der klinischen Untersuchung.
  - ergänzende technische Untersuchung.
- Erneute klinische Untersuchung:
  - *Zeitpunkt der Wiederholungsuntersuchung:*
    - Erwachsene und Kinder ab dem 2. Lebensjahr bei primärer supratentorieller Schädigung: Wiederholung nach 12 h.
    - Erwachsene und Kinder ab dem 2. Lebensjahr bei sekundärer supratentorieller Schädigung: Wiederholung nach 72 h.
    - Kinder unter 2 Jahren: Initial Untersuchung und nach 24 h zusätzlich apparative Diagnostik.
    - Reife Neugeborene (bis 4. Lebenswoche): Initial Untersuchung und nach 72 h zusätzlich apparative Diagnostik.
- Apparative Ergänzungsuntersuchungen (bei infratentorieller Schädigung obligat):
  - *EEG:* Null-Linie (isoelektrisch) unter maximaler Verstärkung über 30 min.
  - *Akustisch evozierte Hirnstammpotentiale (AEP)* beidseits Welle III–V erloschen. **Cave:** Evtl. vorbestehende beidseitige Taubheit ausschließen!
  - *Medianus-SEP* bei hochzervikaler und zervikaler Ableitung beidseits erloschen.
  - *Zerebraler Zirkulationsstillstand:*
    - Transkranielle Dopplersonografie einschließlich der A. basilaris (Pendelfluss).
    - *Oder:* Perfusionsszintigrafie.
    - *Oder:* Zerebrale Angiografie.
- Aufgrund der Zusammenfassung der klinischen und apparativen Befunde wird der Tod des Patienten festgestellt → möglicherweise Organspende?

27.3 Organspende

M. Leuwer, O. Zuzan

Untersuchungen beim Spender

- Zustimmung zur Organspende?
- Infektions-Screening (Serologie): Lues, HIV, Hepatitis, CMV.
- Blutgruppe, Rh-Faktor, HLA-Typisierung.
- Komplettes Routinelabor.
- Sonografie (Abdomen, Nieren): Organgröße, Auffälligkeiten?
- **Ausschlusskriterien**:
  - *Allgemein:*
    - Sepsis/generalisierte Infektion (HIV; HBV-/HBC-Infektion).
    - Malignom (außer Haut- + Hirntumoren)
    - Prolongierter Schock.
    - Drogenmissbrauch in der Vorgeschichte.
  - *Speziell:* Tab. 27.1.

Organerhaltende Maßnahmen beim Spender

- **Beatmung:** Normoxämie anstreben, *Cave:* Hohe F_iO_2- (> 0,5) und PEEP-Werte
- **Hämodynamik:**
  - *Volumentherapie:*
    - Isotone oder halbisotone NaCl-Lösung (ggf. Albumin); Monitoring des arteriellen Mitteldrucks. Ziel: 70–80 mmHg. Ziel-ZVD: > 10 cm H_2O.
    - Bei Polyurie mit erheblichem Volumenbedarf und Hypernatriämie/Hypokaliämie: Ggf. Desmopressin 2–4 µg s. c./i. v. (zur Vermeidung schwerer Elektrolytstörungen).
  - *Katecholamine:*
    - Wegen evtl. negativer Wirkung auf Spenderorgane kein routinemäßiger Einsatz.
    - Nur zur Aufrechterhaltung eines erforderlichen Blut-/Perfusionsdruck bei Hypotonie/Schock, wenn Volumensubstitution allein nicht ausreichend (kein spezielles Katecholamin empfohlen).
- **Azidose:** Meist metabolische Azidose, Korrektur (S. 461).
- **Hypothermie < 35 °C:** Heizmatten und/oder vorgewärmte Infusionslösungen.
- **Hyperthermie > 38,5 °C:** Physikalische Maßnahmen, evtl. Metamizol (S. 737).

Tab. 27.1 • **Organspende – spezielle Ausschlusskriterien (nach Largiadèr).**

Organ (Altersgrenze)	Ausschlusskriterien
Niere (jedes Alter)	rezidivierender Harnwegsinfekt, renaler Hypertonus, generalisierte Arteriosklerose, Oligoanurie, Anstieg der harnpflichtigen Substanzen unter Kreislaufunterstützung und Infusionstherapie
Leber (< 65)	Alkoholanamnese, Hepatitis, Medikamentenintoxikation, schweres Lebertrauma, Fettleber, protrahierter Schock, Oligoanurie, Azidose, Transaminasen > 100 U/l ohne Rückbildungstendenz
Herz (< 65)	(intraoperativ tastbare) Koronarsklerose, Kammerflimmern vor Kardioplegie, schlechte myokardiale Funktion, Klappenvitium
Lunge (< 55)	pulmonale Vorerkrankungen, Thoraxtrauma, Raucheranamnese, pulmonales Infiltrat, Aspiration
Pankreas (< 50)	(s. *Leber*), Amylasämie, Diabetes mellitus, Trauma, Operationen im Oberbauch, Reanimation

Wichtige Adressen

- **Regionaler Transplantationsbeauftragter**: ________________.
- **Nationale Koordinationsstellen:**
  - *Deutschland:* Deutsche Stiftung Organtransplantation (DSO):
    - DSO-Regionen und Kontaktdaten: Tab. 27.2.
    - Nähere Informationen: www.dso.de
  - *Schweiz:*
    - Swiss Transplant – Schweizerische Nationale Stiftung für Organspende und Transplantation: www.swisstransplant.org
    - Informationen auch bei Bundesamt für Gesundheit: www.bag.admin.ch/transplantation/
  - *Österreich:* Österreichisches Bundesinstitut für Gesundheitswesen (ÖBIG): www.goeg.at/de/Transplant

Tab. 27.2 • **Regionen der Deutschen Stiftung Organtransplantation (DSO).**

Region (Bundesländer)	Adresse	24 h-Rufnummer für Spendermeldung
Nord (Bremen, Hamburg, Niedersachsen, Schleswig-Holstein)	Berliner Allee 20, 30 175 Hannover Tel.: + 49 69 677 328 1001 Fax: + 49 69 677 328 1088	0800 77 88 099
Nord-Ost (Berlin, Brandenburg, Mecklenburg-Vorpommern)	Straße des 17. Juni 106–108, 10 623 Berlin Tel.: + 49 69 677 328 2001 Fax: + 49 69 677 328 2099	0 800 488 00 88
Ost (Sachsen, Sachsen-Anhalt, Thüringen)	Walter-Köhn-Straße 1A, 04 356 Leipzig Tel.: + 49 69 677 328 3 001 Fax: + 49 69 677 328 3 088	0800 44 33 033
Nordrhein-Westfalen (Nordrhein-Westfalen)	Lindenallee 29–41, 45 127 Essen Tel.: + 49 69 677 328 7 001 Fax: + 49 69 677 328 7 099	0800 33 11 33 0
Mitte (Hessen, Rheinland-Pfalz, Saarland)	Haifa-Allee 2, 55 128 Mainz Tel.: + 49 69 677 328 6 001 Fax: + 49 69 677 328 6 099	0800 66 55 456
Bayern (Bayern)	Marchioninistraße 15, 81 377 München Tel.: + 49 69 677 328 4 001 Fax: + 49 69 677 328 4 099	0 800 376 366 67
Baden-Württemberg (Baden-Württemberg)	Kriegerstraße 6, 70 191 Stuttgart Tel.: + 49 69 677 328 5 001 Fax: + 49 69 677 328 5 099	0800 80 50 888

- **Eurotransplant** (für Organaustausch innerhalb Belgien, Deutschland, Kroatien, Luxemburg, Niederlande, Österreich, Slowenien):
  - Eurotransplant International Foundation, Postfach 2304, NL 2301 CH Leiden, Niederlande.
  - Tel.: + 31 71 579 57 00, Fax: + 31 71 71 579 00 57.
  - Web-Adresse: www.eurotransplant.org

28 Delirprophylaxe

H. Ruschulte

28.1 Prophylaxe des Alkoholentzugsdelirs

Grundlagen

- **Risikopatienten:** Aktiv bekennende und „stille", aber auch „trockene" Alkoholkranke.
- **Opiatentzugsdelir:** Kann durch erneute Opiatgabe in seinem Verlauf aufgehalten werden.
- **Alkoholentzugsdelir:** Ab „point of no return" Delir weder medikamentös noch durch Alkoholsubstitution abwendbar.
- Intensivmedizinische Behandlung nach größeren Operationen ersetzt nicht den erfolgreichen Alkoholentzug.
- Gefahr schwerwiegender Komplikationen mit erhöhter Mortalität.

Beachte: Möglicherweise gleichzeitig auftretendes postoperatives kognitives Defizit (POCD) mit Risikofaktoren: Alter > 65 Jahre, koginitive Beeinträchtigung, schwere Allgemeinerkrankung, Hypertonie, eingeschränkte Nierenfunktion, vorherige Benzodiazepin-Einnahme.

Klinik des drohenden Delirs

- **Organisch:** Schwitzen, Durst, Tremor, Tachykardie, Tachypnoe, Hypertonie, erhöhte Körpertemperatur. 4 zeitabhängige Stadien:
  - Autonome Hyperaktivität: beginnt Stunden nach Abstinenz, kann Tage dauern.
  - Halluzinationen: beginnt 8–48 h nach Abstinenz, kann Tage dauern.
  - Neuronale Exzitation: beginnt 12–48 h nach Abstinenz, Dauer unbestimmt.
  - Delirium tremens: beginnt innerhalb 48 h nach Abstinenz.
- **Psychisch:** Unruhe, Aggressivität, Herumnesteln, Halluzinationen, gesteigerte Suggestibilität, aber auch Hypoaktivität.

Diagnostik und Differenzialdiagnose

- **Anamnese:**
  - *Suchtverhalten:* Alkoholmenge, Dauer der Abhängigkeit, aktueller oder ehemaliger Alkoholabusus, Politoxikomanie.
  - *Fragebogen*-basiertes Vorgehen, z. B. CAGE-Interview.
  - *Alkoholassoziierte Begleiterkrankungen:* Leberzirrhose, Alkoholhepatitis, Pankreatitis, Ösophagusvarizen, Anämie, Kardiomyopathie, degenerative ZNS-Erkrankungen, Hypopharynx-Karzinom, frühere Entzugssyndrome.
- **Körperliche Untersuchung:** Verhalten (häufig Dissimulieren, Scham, Angst), Stigmata des Alkoholkranken (Foetor [Alkohol, foetor hepaticus], Hepatomegalie, „Bauchglatze", Caput medusae), alkoholinduzierte Polyneuropathie.
- **Sonografie oder Computertomografie:** Fettleber.
- **Labor:** Blutalkoholspiegel bei Aufnahme; Quick ↓, γ-GT ↑, MCV ↑ (makrozytäre Anämie); CDT (kohlehydratdefizientes Transferrin) > 6 %; klinisch-laborchemisch Anhalt für Hepatitis bei negativer Hepatitisserologie.
- **Differenzialdiagnose:** Volumenmangel, Schmerzen/Angst bzw. unzureichende Analgosedierung, Infektionen (besonders des Respirationstraktes oder des jeweiligen Operations- bzw. Wundgebietes), postoperatives hirnorganisches Psychosyndrom.

Prophylaxe

▶ *Hinweis:* Identifizierung von Risikopatienten und frühzeitige kontinuierliche Delirprophylaxe sind entscheidend! Bei der regelmäßigen Beurteilung hilft ein protokollbasiertes Vorgehen (Beurteilung der Sedierung [z. B. Richmond Agitation Sedation Scale = RASS], Aufwach- und Spontanatmungsversuche; regelmäßige Schmerzbeurteilung)

▶ *Nichtmedikamentöse Maßnahmen:*
- Regelmäßige pflegerische Beurteilung.
- Beschaffen (bereits vor der Aufnahme) benötigter Lese- und Hörhilfen.
- Geregelter Tag-Nacht-Rhythmus.

▶ **Medikation allgemein**:
- Dosierung abhängig von Effekt.
- *Ziel*:
  - Balance zwischen Unterdrückung der deliranten Symptomatik und Sedierung.
  - Ideal: Patient unter der prophylaktischen Medikation gelassen, orientiert und kooperativ.
- Verschiedene Regime zur Delirprophylaxe, keines eindeutig favorisiert.
- Beginn evtl. mit einer Substanz, bei unzureichendem Effekt weitere Medikamente.
- Postoperativ: Kombination Clonidin + Midazolam (Analgosedierung).

▶ **Benzodiazepine:**
- *Effekt:* Verstärkung des hemmenden Effekts zentraler GABA-erger Neurone durch allosterische Wechselwirkung.
- *Dosierung:*
  - **Diazepam initial 5–10 mg i. v., dann 2–5 mg i. v. b. Bed.**
  - **Midazolam 1–3 mg i. v. b. Bed., ggf. über Perfusor.**
  - **Lorazepam 1–4 mg i. v. bzw. 2–4 mg p. o. b. Bed.**
- *Vorteile:* Schneller Wirkungseintritt; anxiolytisch, sedierend; antikonvulsiv; Kombination mit Neuroleptika und/oder Clonidin möglich; antagonisierbar.
- *Nachteile:* Kein antipsychotischer Effekt; Metabolite teilweise mit prolongiertem Effekt (Diazepam); Gewöhnung.
- *Unerwünschte Wirkungen:* Atemdepression (bes. + Opiate), evtl. paradoxe Reaktion.

▶ **Zentral wirksame α2-Agonisten (z. B. Clonidin, Dexmedetomidin):**
- *Effekt:* Zentral wirksamer α_2-Agonismus mit zentraler Dämpfung des Sympathikotonus → RR/HF ↓, Sedierung, Analgesie.
- *Dosierung (Clonidin):*
  - **Initialbolus 150–300 μg/70** kg über 15 min i. v., anschließend Dauerinfusion über Injektionspumpe mit **40–120 μg/h bzw. 0,01–0,03 μg/kg KG/min i. v.**
  - Dosis individuell anhand der klinischen Wirkung (Sedierung, RR, HF) titrieren. Evtl. höhere Dosierung.
  - Orale Fortführung der Therapie: 2–4 × 150 μg p. o.
- *Vorteile:* Verstärkung der dämpfenden Wirkung von Neuroleptika und Hypnotika (Kombination möglich), rascher Wirkungseintritt, kein Absetzen bei Delir erforderlich, orale Gabe möglich.
- *Nachteile:* Rebound-Phänomen bei plötzlichem Absetzen, bradykarde Herzrhythmusstörungen.
- *Unerwünschte Wirkungen:* Bradykardie bis AV-Block; Hypotonie; Mundtrockenheit, Obstipation, Sedierung.

▶ **Carbamazepin:**
- *Effekt:* Antikonvulsiv bzw. anti-kindling-Effekt („kindling" = wiederholte Erregungen, bes. im limbischen System mit Gefahr epileptischer Anfälle).
- *Mittlere Tagesdosis:* **0,6–1,2 g p. o., aufgeteilt auf 3–4 Einzeldosen.**
- *Vorteile:* Antikonvulsiv, eher stimmungsaufhellend.

- *Nachteile:* Nicht parenteral möglich (nur Saft oder Tabletten), Enzyminduktion (Wirkung weiblicher Sexualhormone reduziert), Überwachung der Plasmakonzentration erforderlich.
- *Unerwünschte Wirkungen:*
  - Appetitlosigkeit, Übelkeit, Brechreiz, Schwindel, Kopfschmerzen.
  - Leukopenie → Therapieabbruch!

▶ **Neuroleptika:**

- *Grundlagen:*
  - V. a. hochpotente Neuroleptika, z. B. Haloperidol.
  - Keine Monotherapie (Krampfschwelle ↓).
  - Ziel: Therapie psychotischer Symptome (Halluzinationen etc.).
- *Dosierung:* **Haloperidol 3–6 × 0,5–5 mg/24 h i. v., i. m. oder p. o. Max. 20–30 mg/24 h.**
- *Vorteile:* Antipsychotische Wirkung, akzeptable therapeutische Breite, Kombination mit Clonidin und Benzodiazepin möglich.
- *Nachteile:* Sedierende Wirkung; Senkung der Krampfschwelle.
- *Unerwünschte Wirkungen:* Extrapyramidal-motorische Effekte, vegetative Effekte (hypotone Dysregulation, Mundtrockenheit, Tachykardie), Depression.

! *Delirprophylaxe, Empfehlungen für die Praxis:*

▶ **Clonidin: Initial 150–300 µg i. v. als Kurzinfusion, dann über Injektionspumpe (750 µg/50 ml = 15 µg/ml) mit 2–5 ml/h, ggf. bis 10 ml/h.**

▶ *Zusätzlich:*

- **Carbamazepin 3 × 300 mg/24 h p. o. bzw. per Magensonde.**
- *oder:* **Midazolam 6 × 3 mg/24 h i. v.**
- *oder:* **Diazepam 3 × 2–10 mg/24 h p. o. oder i. v.**
- *oder:* **Lorazepam 3 × 1–4 mg/24 h p. o. oder i. v.**
- *oder:* **Haloperidol 3–6 × 1–5 mg/24 h p. o. oder i. v.**

▶ *Ggf. Kombination mehrerer Substanzen,* z. B. Clonidin + Carbamazepin + Midazolam (+ Haloperidol).

▶ **Begleitende Maßnahmen:**

- Psychiatrische Mitbetreuung.
- Vitamin-B-Substitution (bes. Vitamin B_1 = Thiamin).
- Magnesium-Substitution.

29 Intensivmedizinische Syndrome

29.1 Akutes Lungenversagen (ARDS)

R. Dembinski

Grundlagen

▶ **Definition:** Akut auftretende Inflammationsreaktion der Lunge mit ausgeprägter Hypoxämie vor allem auf dem Boden eines Lungenödems, das nicht allein Folge einer Herzinsuffizienz oder Hypervolämie ist. Nach der aktuellen *Berlin-Definition* einer Expertengruppe aus dem Jahre 2012 werden entsprechend des Ausmaßes der Hypoxämie drei Schweregrade (mild, moderat, schwer) unterschieden (Tab. 29.1).

Tab. 29.1 • **ARDS – die Berlin-Definition***

	Charakteristika
Beginn	Innerhalb einer Woche nach Auftreten von Risikofaktoren oder neuer oder zunehmender respiratorischer Symptome
Radiologische Befunde	Bilaterale Infiltrate in Röntgen- oder CT-Thorax-Aufnahmen – nicht gänzlich erklärt durch Pleuraergüsse, Atelektasen oder Knoten
Ursache des Lungenödems	Nicht gänzlich erklärt durch Herzinsuffizienz oder Hypervolämie; Eine Objektivierung (z. B. durch Echokardiografie) ist erforderlich, wenn keine Risikofaktoren vorliegen
Ausmaß der Hypoxämie	Mild: P_aO_2/F_iO_2 = 201–300 mmHg mit PEEP oder CPAP ≥ 5 cm H_2O. Moderat: P_aO_2/F_iO_2 = 101 mmHg–200 mmHg mit PEEP ≥ 5 cm H_2O Schwer: P_aO_2/F_iO_2 < 100 mmHg mit PEEP ≥ 5 cm H_2O

P_aO_2: arterieller Sauerstoffpartialdruck; F_iO_2: Inspiratorische Sauerstofffraktion; P_aO_2/F_iO_2: Horowitz-Quotient; CPAP: kontinuierlicher positiver Atemwegsdruck (nicht-invasive Beatmung); PEEP: positiver endexspiratorischer Druck (invasive Beatmung)

** aus: The ARDS Definition Task Force, Acute Respiratory Distress Syndrome: The Berlin Definition, The Journal of the American Medical Association 2012;307(23):2526-2533.*

▶ **Risikofaktoren:**

- *Direkte Lungenschädigung*: meist Pneumonie, weniger häufig: Aspiration, Inhalationstrauma, Lungenkontusion, pulmonale Vaskulitis, Beinahe-Ertrinken u. a.
- *Indirekte Lungenschädigung*: meist Sepsis, weniger häufig: Polytrauma, Pankreatitis, schwere Verbrennung, nicht-kardiogener Schock, Intoxikation, Massentransfusion, Transfusions-assoziierte Lungenschädigung u. a.

▶ **Pathophysiologie** (unabhängig von der Ätiologie):

- *Exsudative Phase:*
  - *Diffuse Entzündungsreaktion* mit Schädigung der alveolokapillären Permeabilität, Bildung von interstitiellem/intraalveolärem Exsudat/Ödem **(Röntgen-Thorax: Diffuse Infiltrate)**
  - *Atelektasenbildung* in abhängigen Lungenarealen durch erhöhten hydrostatischen Druck des ödematösen Lungengewebes und Surfactant-Mangel (Alveolarzelldefekt → Surfactant-Bildung ↓ sowie Surfactant-Inaktivierung durch intraalveoläre Ödemflüssigkeit).
  - *Hypoxie* durch intrapulmonalen Rechts-links-Shunt.
  - Reduktion der funktionellen Residualkapazität (FRC) → funktionelle „Baby-Lunge"
  - Bildung von *Mikrothromben* mit kapillären Perfusionstörungen und vermehrter Totraumventilation.

- *Pulmonalarterielle Hypertonie* durch Perfusionstörungen und hypoxische pulmonale Vasokonstriktion (→ pulmonale Ödembildung ↑, **Cave:** *Akutes Rechtsherzversagen möglich*).
- *Proliferative Phase:*
  - Einwanderung von Fibroblasten → Fibrosierung (potenziell reversibel).

! Beatmungsassoziierte Lungenschädigung

- Entsteht im Rahmen der maschinellen Beatmung, das Ausmaß ist entscheidend für die Prognose; betroffen sind v. a. funktionell noch intakte Lungenareale
- Pathophysiologisch sind folgende Mechanismen von besonderer Bedeutung:
  - End-inspiratorische Überdehnung: Entscheidend ist die Höhe des transpulmonalen Drucks (Atemwegsdruck – Pleuradruck).
  - Zyklischer endexspiratorischer Kollaps und Wiedereröffnung im Rahmen der Inspiration.
- *Maßnahmen zur Minimierung/Prophylaxe der beatmungs-assoziierten Lungenschädigung*: Möglichst lungenprotektive Beatmung (S. 209) mit niedrigem Atemzugvolumen.
- *Risiko und Ausmaß korrelieren mit dem Ausmaß der Atelektasenbildung.*

Klinik und Diagnostik

- **Diagnosekriterien**: Tab. 29.1.
- **Symptome:**
  - Dyspnoe/Tachypnoe (ggf. zunächst Hypokapnie, respiratorische Alkalose).
  - Hypoxämie (kaum Besserung durch Erhöhung der inspiratorischen Sauerstofffraktion).
  - Verminderte Lungencompliance.
- **Diagnostik:**
  - *Röntgen-Thorax:* Bilaterale Infiltrate bis hin zur *„weißen Lunge"*.
  - *Echokardiografie:* Ausschluss von Linksherzinsuffizienz, Klappenvitien und Septumdefekten, Bestimmung des pulmonalarteriellen Drucks.
  - *CT-Thorax:* Nachweis von Infiltraten und Atelektasen; Ausschluss von Embolie oder ventralem Pneumothorax; ggf. funktionelle endexspiratorische und endinspiratorische Aufnahmen bei unterschiedlichen Atemwegsdrücken zum Test von *Rekrutierbarkeit*.
  - *Rechtsherzkatheter (umstritten):*
    - Venöse Beimischung (Q_{VA}/Q_T) meist > 20 %; Berechnung anhand des kapillären (C_cO_2), arteriellen (C_aO_2) und gemischt-venösen (C_vO_2) Sauerstoffgehaltes:

$$\frac{Q_{VA}}{Q_T} = \frac{C_cO_2 - C_aO_2}{C_cO_2 - C_vO_2}$$

    - Mittlerer pulmonalarterieller Druck (MPAP) > 25 mmHg.
    - Pulmonalkapillärer Verschlussdruck (PCWP) ≤ 18 mmHg.

Therapie

- **Kausal:** Behandlung der Grunderkrankung (z. B. Antibiotikatherapie bei Pneumonie).
- **Lungenprotektive Beatmung:**
  Beachte: Die Minimierung der beatmungs-assoziierten Lungenschädigung durch lungenprotektive Beatmung mit niedrigem Atemzugvolumen ist die einzige Therapie des Lungenversagens mit hohem Evidenzgrad!

- *Atemzugvolumen:* 6 ml/kg KG_{ideal}.
  - KG_{ideal} Frauen [kg]: 45,5 + 0,91 × (Größe [cm] – 152,4).
  - KG_{ideal} Männer [kg]: 50,0 + 0,91 × (Größe [cm] – 152,4).
- *Plateaudruck:* < 30 cmH_2O; unter Kontrolle des transpulmonalen Drucks sind ggf. höhere Drücke akzeptabel (z. B. bei erhöhtem intraabdominellen Druck).
- Ggf. *permissive Hyperkapnie* (S. 209) bis pH 7,2, wenn sich die lungenprotektiven Beatmungseinstellungen sonst nicht einhalten lassen. *Beachte* dabei Kontraindikationen wie z. B. erhöhten Hirndruck (S. 524)!.
- *PEEP (positiver endexpiratorischer Druck):* Individuelle Anpassung (z. B. stufenweise als PEEP-Trial nach PaO_2, $PaCO_2$ und Hämodynamik oder näherungsweise mittels PEEP-Tabelle (Tab. 29.2). Der Ziel-PaO_2 ist den aktuellen Umständen anzupassen (höherer Ziel-PaO_2 z. B. bei Schädel-Hirn-Trauma).
- Verhältnis Inspiration:Exspiration = 1:1 bis 1:3; keine Inverse-Ratio-Ventilation.
- *Muskelrelaxierung* in der Akutphase (*umstritten*): in den ersten 48 h nach Auftreten des ARDS kann eine Muskelrelaxierung mit cis-Atracurium erwogen werden.
- Erhalt der Spontanatmungsaktivität spätestens 48 h nach Auftreten des ARDS, z. B. während BIPAP (= biphasisch positiver Atemwegsdruck).

Tab. 29.2 • **PEEP-Tabelle zur ersten orientierenden Einstellung.**

	Werte													
F_iO_2*	0,3	0,4	0,4	0,5	0,5	0,6	0,7	0,7	0,7	0,8	0,9	0,9	0,9	1,0
PEEP (cmH_2O)	5	5	8	8	10	10	10	12	14	14	14	16	18	18–24

* *(Ziel-PaO_2: 60–80 mmHg)*

► **Adjuvante Therapie:**
- *Flüssigkeitsrestriktion* bei hämodynamischer Stabilität (Steuerung z. B. anhand des extravaskulären Lungenwassers mittels PiCCO-System).
- *Bauchlagerung* für mind. 12 h bei schwerer Hypoxie (P_aO_2/F_iO_2 < 100 mmHg).
- Ggf. *NO-Inhalation* zur selektiven pulmonalen Vasodilatation bei schwerster Hypoxie (PaO_2 < 60 mmHg) und/oder pulmonaler Hypertonie als Bridging-Therapie bis zum Einsatz extrakorporaler Verfahren (s. u.)
- Ggf. *extrakorporale CO_2-Eliminationsverfahren* bei schwerer respiratorischer Azidose (pH < 7,2) im Rahmen lungenprotektiver Beatmung.

Ultima Ratio: *Extrakorporale Membranoxygenierung = ECMO* (S. 214) bei akut lebensbedrohlicher Hypoxie (P_aO_2 < 55 mmHg) trotz Ausschöpfung aller anderen Maßnahmen (PEEP, Flüssigkeitsrestriktion, Bauchlagerung).

Prognose

- ► Mortalität bei ARDS 40–60 %, bedingt auch durch sekundäre Schädigung anderer Organe bei Beatmungs-assoziierter Lungenschädigung
- ► Reduzierte Lungenfunktion in bis zu 33 % (obstruktiv), 50 % (restriktiv) bzw. 82 % (Diffusionskapazität) der überlebenden Patienten in entsprechenden Studien.
- ► Einschränkung der Lebensqualität vor allem durch sekundäre neurologische und psychologische Störungen: In Studien zeigen z. B. bis zu 100 % der überlebenden Patienten kognitive Störungen!

29.2 Schock

T. Schürholz, G. Marx

Definition, Formen

- **Definition:** Akute, generalisierte O_2-Minderversorgung lebenswichtiger Organe durch ein Missverhältnis zwischen O_2-Bedarf der Organe und O_2-Angebot durch das Herz-Kreislauf-System.
- **Schockformen:**
  - Septisch (S. 335).
  - Hypovolämisch und traumatisch-hämorrhagisch (S. 584).
  - Anaphylaktisch (s. u).
  - Neurogen (S. 334).
  - Kardial (S. 334).

Anaphylaktischer Schock

- **Definition:** Akute Verteilungsstörung des Blutvolumens (distributiver Schock). IgE-abhängig oder IgE-unabhängig. Fließende Übergänge zwischen leichtem und schwerem Verlauf.
- **Pathophysiologie:** Freisetzung von Mediatoren (Histamine, Leukotriene) aus Mastzellen und Basophilen → Spasmen der glatten Muskulatur, periphere Vasodilatation, erhöhte Kapillarpermeabilität.
- **Symptome:** Innerhalb von min bis h (meist ≤ 60 min) nach Allergenkontakt:
  - Hautsymptome (Juckreiz; Rötung, Urtikaria).
  - Hypotonie.
  - Obstruktion der Atemwege.
  - Erbrechen und/oder Durchfall.
- **Diagnose:**
  - Klinik.
  - Anamnese: Allergenexposition?
  - Evtl. Nachweis erhöhter Histamin-Spiegel.
- **Differenzialdiagnose**:
  - Andere Schockformen.
  - Akute respiratorische Störungen (Asthma bronchiale, Lungenödem).
  - Kardiale Störungen (akutes Koronarsyndrom).
- **Therapie:**
  - Sofortige Allergenkarenz (allergisierende Infusionen stoppen, z. B. Erythrozytenkonzentrat).
  - Großzügige Volumentherapie (primär kristalloid). Vorsicht bei kardial vorbelasteten Patienten!
  - O_2-Gabe.
  - Evtl. Intubation.
  - Katecholamine: **Adrenalin**, fraktioniert **50–100 µg** (1 mg = 1 Ampulle, verdünnt mit 9 ml NaCl 0,9 %, 0,5–1 ml entspricht 50–100 µg). Bei persistierender Hypotonie evtl. **Noradrenalin (Anfangsdosis 0,05 µg/kg KG/min).**
  - Glukokortikoide bei schwerer Atemwegsobstruktion: **Einmalig bis zu 1 000 mg Prednisolon i. v.**
  - H_1- und H_2-Antagonisten kombiniert (**Dimetiden** oder **Clemastin** kombiniert mit **Cimetidin** oder **Ranitidin**, je 1 Ampulle) i. v.
  - **Theophyllin 200 mg i. v.** fraktioniert. ***Cave:*** Tachykardie und/oder Arrhythmie!

Intensivmedizinische Syndrome

Neurogener Schock

- **Definition:** Akute Verteilungsstörung des Blutvolumens (distributiver Schock) durch ausgeprägte Vasodilatation.
- **Ursachen:**
  - Beeinträchtigung der Vasomotorenzentren:
    - *Hirnstamm (zentrale Dysregulation):* Vasospasmen, Hirnödem, Basilaristhrombose.
    - *Rückenmark (periphere Dysregulation):* Traumatische oder ischämische Schädigung, Guillain-Barré-Syndrom.
  - Wechselnde sympathische/parasympathische Stimuli: Epilepsie, Schmerz, Angst.
- **Symptome:**
  - Bewusstseinsverlust.
  - Bradykardie.
  - RR-Abfall.
  - Verlust spinaler Reflexe/Sensibilität.
- **Diagnose:**
  - Klinik.
  - Volumenstatus.
  - Anamnese (Vorerkrankungen?).
  - Neurologische Basisdiagnostik (zentrale Reflexe, Meningismus, Pyramidenbahnzeichen, Streck- und Beugesynergismen).
  - CT, evtl. MRT (große Hirninfarkte, Basilaristhrombose, Meningitis), evtl. DSA (Basilaristhrombose, SAB).
  - Liquordiagnostik (Meningitis, GB-Syndrom).
- **Therapie:**
  - Großzügige (kristalloide/kolloide) Volumentherapie (S. 224).
  - O_2-Gabe.
  - Evtl. Intubation.
  - Katecholamine: Primär **Noradrenalin** kontinuierlich i. v. **(anfänglich 0,05 µg/kg KG/min),** Dosis bis MAP ≥ 65 mmHg.
  - **Mannitol 125–250 ml i. v.** bei akut erhöhtem Hirndruck.
  - Evtl. chirurgische Dekompression.
  - Thrombolyse bei Basilaristhrombose (S. 542). ***Cave:*** Nur innerhalb der ersten 6 h!.
  - **Evtl.** Gabe von hochdosiertem **Methylprednisolon** (NASCIS-Schema: Methylprednisolon Initialbolus 30 mg/kg KG, 15 min Pause, dann 5,4 mg/kg KG jede Stunde für 23 Stunden) bei spinaler traumatischer Schädigung. Nur innerhalb der ersten 6 h nach Trauma!
  - **Desmopressin** (jeweils ½ Ampulle [2 µg] subkutan und intravenös) bei Polyurie. Voraussetzung: Flüssigkeitsbilanzierung, Elektrolytkontrolle. ***Cave*** bei Hyponatriämie!

Kardialer Schock

- **Definition:** Myokardiales Pumpversagen mit konsekutivem Organversagen bei ↓ HZV.
- **Ursachen:**
  - Myokardinfarkt.
  - Kardiomyopathie.
  - Myokarditis.
  - Medikamentenwirkung (z. B. Antiarrhythmika, Antidepressiva).
  - Contusio cordis.
  - Klappenvitien, Papillarmuskelabriss.
  - Intrakardiale Thromben, Tumoren (Vorhofmyxom).
  - Nachlasterhöhung durch Lungenembolie.
  - Spannungspneumothorax.

- Akute Perikardtamponade.
- Tachykarde oder bradykarde Rhythmusstörungen.

▶ **Symptome:**
- Unruhe, Somnolenz.
- Haut blass, feucht und kühl.
- Oligo- bis Anurie.
- RR-Abfall.
- Low-cardiac Output (2,2 l/min/m²).
- Erhöhte kardiale Füllungsdrücke (PAOP > 18 mmHg).

▶ **Diagnose:**
- Klinik.
- Körperliche Untersuchung.
- Anamnese (Risikofaktoren, akute Entwicklung).
- Rö-Thorax (Herz, Mediastinum).
- EKG: 12-Kanal-EKG (nach Diagnosestellung tgl. Kontrolle).
- Echokardiografie (transthorakal oder transösophageal): Pumpfunktion, Klappenfunktion, Tamponade, Rechtsherzbelastung.
- Troponin T und I: Anstieg ≥ 2 h.
- CK-MB: Anstieg ≥ 4–6 h (> 10 % der Gesamt-CK).
- Herzkatheter: PCI; Dilatation, Stent.

▶ **Therapie, kardiogener Schock** (S. 372)**:**
- Hohe Letalität, Therapie unverzüglich beginnen!
- O_2-Gabe.
- Evtl. Intubation.
- Analgesie **(Morphin 4–8 mg i. v.)** und Anxiolyse **(Midazolam 1–2 mg i. v.).** *Cave:* RR-Abfall!
- ZVK.
- Evtl. PAK.
- Pufferung bei pH < 7,25 (Na-Bicarbonat 1 mmol/kg KG).
- Frequenzkontrolle:
  - Tachykardie: R-Zacken-getriggerte Kardioversion, **Amiodaron** 150–300 mg i. v.
  - Bradykardie: **Atropin** 0,5–1 mg i. v., passagerer Schrittmacher.
- Katecholamine, Inotropika (S. 226).
- Mechanische Kreislaufunterstützung – intraaortale Ballongegenpulsation = IABP (S. 227).

29.3 Sepsis

T. Schürholz, G. Marx

Definition und Epidemiologie

▶ **Definition:**
- Bei kritisch kranken Patienten häufig systemisches inflammatorisches Response-Syndrom (SIRS) und multiple Organdysfunktionen, nicht immer sicherer Zusammenhang mit Infektion.
- Sepsis: komplexe inflammatorische Wirtsreaktion auf eine Infektion.
- Sepsis, schwere Sepsis, septischer Schock definieren Krankheitskontinuum, Definition: Tab. 29.3.

Tab. 29.3 • **Definition SIRS, Sepsis, schwere Sepsis und septischer Schock.**

Bezeichnung	Kriterien
„Systemic inflammatory Response Syndrome" (SIRS)	• Körperkerntemperatur ≥ 38 °C oder ≤ 36 °C • Tachykardie ≥ 90/min • Tachypnoe ≥ 20/min oder $PaCO_2$ ≤ 33 mmHg • Leukozyten ≥ 12 000/µl, ≤ 4 000/µl oder ≥ 10 % unreife Neutrophile
Sepsis	• SIRS (2 oder mehr Punkte) mit **vermuteter** oder **nachgewiesener** Infektion
schwere Sepsis (wenigstens eine durch Infektion verursachte Organdysfunktion)	• akute Enzephalopathie (eingeschränkte Vigilanz, Desorientiertheit) • kardiovaskulär (Hypotension, Katecholaminpflicht) • renal (Diurese < 0,5 ml/kg/h für mind. 2 h, Kreatinin > 2,0 mg/dl [176,8 µmol/l]) • respiratorisch (paO_2/FiO_2 ≤ 250) • hepatisch (Bilirubin > 2 mg/dl [34,2 µmol/l]) • hämatologisch (Thrombozyten ≤ 100 G/L oder Abfall um > 30 % innerhalb eines Tages) • metabolisch (pH ≤ 7,30 oder Basendefizit ≥ 5 mmol/l und Laktat > 1,5-fach über Referenzwert)
septischer Schock	• Sepsisinduzierte Hypotension (systolischer art. Blutdruck ≤ 90 mmHg oder mittl. art. Blutdruck ≤ 65 mmHg über mind. 1 h trotz adäquater Volumenzufuhr), zusammen mit Veränderungen der Perfusion (Laktazidose, Oligurie, Verwirrtheit) oder Vasopressoreinsatz

► **Epidemiologie:**
- Sepsisinzidenz ca. 154 000 Fälle pro Jahr (220/100 000 Einw.).
- Sepsisletalität bis zu 54 % (unverändert hoch).
- Mortalität: Ca. 60 000 Menschen pro Jahr.
- Dritthäufigste Todesursache nach KHK und akutem Myokardinfarkt.

Erreger

► Große Varianz in Abhängigkeit von Fokus, Komorbidität, Hospitalisierungsdauer, Tab. 29.5.

Beachte: Therapie an Risikoprofil (Tab. 29.4) und örtliche Resistenzlage anpassen!

Tab. 29.4 • **Risikofaktoren für die Entwicklung einer Pneumonie.**

Kriterium	Punkte
Alter > 65 Jahre	1
strukturelle Lungenerkrankung	2
antiinfektive Vorbehandlung	2
hospitalisiert > 5 Tage	3
schwere respiratorische Insuffizienz	3
zusätzliche Organversagen außer Lunge	4

mittleres Risiko ≥ 3 Punkte, hohes Risiko ≥ 6 Punkte

Tab. 29.5 • **Erregerspektrum der Sepsis nach Lokalisation und Therapievorschlag.**

vermuteter Fokus	häufige Erreger	Therapie
(Meningitis)	Neisseria meningitidis, Strepococcus pneumoniae, Listerien, Haemophilus influenzae Typ B	Benzylpenicillin + Cephalosporin Gruppe 3a + Nitroimidazol oder Aminopenicillin + Cephalosporin Gruppe 3a + Nitroimidazol
Lunge		
ambulant (CAP)	Streptococcus pneumoniae, Mycoplasma pneumoniae, Haemophilus influenzae, Klebsiella spp.	Cephalosporin Gruppe 2 + Makrolid oder Acylaminopenicillin + Betalaktamase-Inhibitor und Makrolid oder Fluorchinolon Gruppe 3 oder Carbapenem Gruppe 1 und Makrolid
nosokomial (HAP)	Streptoc. pneumoniae, Staph. aureus (MSSA/MRSA), Haemophilus influenzae, E. coli, Klebsiella spp., Enterobacter spp., Serratia spp., Proteus spp., Pseudomonas aeruginosa, Acinetobacter spp.	Cephalosporin Gruppe 2/3a oder Fluorchinolon Gruppe 3 oder Acylaminopenicillin + Betalaktamase-Inhibitor oder Carbapenem Gruppe 1; bei hohem Risiko auch Fluorchinolon Gruppe 3 + Acylaminopenicillin + Betalaktamase-Inhibitor oder Cephalosporin Gruppe 3b + Fluorchinolon Gruppe 3
Beatmung (VAP)	Pseudomonas aeruginosa, Streptoc. pneumoniae, Staph. aureus (MSSA/MRSA), Haemophilus influenzae, E. coli, Klebsiella spp., Enterobacter spp., Serratia spp., Proteus spp., Acinetobacter spp.	Fluorchinolon Gruppe 3 + Acylaminopenicillin + Betalaktamase-Inhibitor oder Cephalosporin Gruppe 3b + Fluorchinolon Gruppe 3 oder Carbapenem Gruppe 1
Abdomen		
Peritonitis lokal/diffus	Enterobacteriaceae, Enterokokken, Anaerobier, selten Staphylococcus spp.	Cephalosporin Gruppe 2 + Nitroimidazol oder Acylaminopenicillin + Betalaktamase-Inhibitor oder Cephalosporin Gruppe 3a + Nitroimidazol oder Fluorchinolon Gruppe 2 + Nitroimidazol
Peritonitis postop.	Enterokokken, gramnnegative, Anaerobier, Candida spp.	Cephalosporin Gruppe 3a + Nitroimidazol oder Acylaminopenicillin + Betalaktamase-Inhibitor oder Carbapenem Gruppe 1
Herz (Endokarditis)	Staph. aureus, koagulasenegative Staphylococci, Enterokokken, Viridans-Streptococci, Streptoc. bovis	MSSA: Isoxazolylpenicillin + Aminoglykosid (+ Ansamycin bei Klappenersatz); MRSA: Glykopeptid + Aminoglykosid (+ Ansamycin bei Klappenersatz): Enterokokken
Weichteile	grampositive Kokken, Anaerobier, Enterobacteriaceae, (Candida spp.)	Cephalosporin Gruppe 3a + Nitroimidazol oder Acylaminopenicillin + Betalaktamase-Inhibitor oder Carbapenem Gruppe 1 und (Imidazol)

Tab. 29.5 • **Fortsetzung**

vermuteter Fokus	häufige Erreger	Therapie
Urogenitaltrakt	E. coli, Klebsiella spp., Proteus spp., Enterobacter spp., Pseudomonas spp., Enterokokken	Fluorchinolon Gruppe 2 oder Gruppe 3; bei Versagen der Initialtherapie: Acylaminopenicillin + Betalaktamase-Inhibitor oder Carbapenem Gruppe 1
Katheter	Staphylococci spp.	Cephalosporin mit Pseudomonaswirkung + Glykopeptid
unbekannt	Staphylococcus aureus, Streptococcus spp., Escherichia coli, koagulasenegative Staphylococci, Enterokokken, Klebsiellen, Pseudomonaden	Acylaminopenicillin + Betalaktamase-Inhibitor (+ Fluorchinolon Gruppe 2) oder Carbapenem Gruppe 1 je nach Fokusverdacht auch Kombinationen (s. o.) möglich

Bei mehreren Therapievorschlägen sind die Angaben nach steigendem Risiko oder steigender Erkrankungsschwere gestaffelt.
MSSA = Methicillinsensibler Staph. aureus, MRSA = Methicillinresistenter Staph. aureus

Scores zur Bestimmung von Krankheitsschwere und Prognose

- Acute Physiology and Chronic Health Evaluation II = APACHE II (S. 132).
- Simplified acute Physiology Score II = SAPS II (S. 134).
- Sequential Organ Failure Assessment = SOFA (S. 135).
- Multiple Organ Dysfunction Score = MODS.
- Alle Scores können online eingegeben und errechnet werden: www.sfar.org

Diagnostik

- **Klinische Parameter:** Tab. 29.3 und „Clinical pulmonary Infection Score" (CPIS) (Diagnose ventilatorassoziierter Pneumonie, Tab. 29.6).
- **Labor:** Arterielle BGA inkl. Laktatclearance (prozentualer Abfall bis 6 h nach Diagnose), zentralvenöse O_2-Sättigung, Blutbild (Leukozyten, Hb, Hk, Thrombozyten), Gerinnung (Quick, PTT, Fibrinogen evtl. auch Spaltprodukte) Pro-Calcitonin (PCT).
- **Nachweis pathogener Organismen** (nur in ca. 50 % der Fälle):
  - Liquor (nur bei V. a. Meningitis).
  - Blutkultur; immer 2 Paare.
  - Evtl. PCR-basierter Nachweis
  - Tracheal-, Bronchialsekret.
  - Ergusspunktion, Wundabstrich.
  - Urin.
  - Stuhl (nur bei V. a. Clostridien, Salmonellen o. Ä.).
- **Bildgebende Verfahren:** Rö-Thorax, Echokardiografie, Sonografie, CT-Thorax/-Abdomen.

Tab. 29.6 • **Modifizierter „Clinical Pulmonary Infection Score".**

	0	1	2
Trachealsekret	wenig (nicht eitrig)	reichlich (nicht eitrig)	eitrig
pulmonale Infiltrate	leine	diffus	lokalisiert
Fieber (°C)	36,5–38,4	38,5–38,9	> 38,9 oder < 36
Leukozytose	4,0–11,0	< 4,0 oder > 11,0	< 4,0 oder > 11,0 und Linksverschiebung
PaO_2/FiO_2	> 240 oder ARDS	–	≤ 240 und kein ARDS

Bei > 6 Punkten ist die Diagnose einer ventilatorassoziierten Pneumonie wahrscheinlich. Bei < 6 Punkten alternative Diagnose bedenken.

Monitoring und Therapie

- **Monitoring:** Invasive RR-Messung, arterielle BGA, zentralvenöse O_2-Sättigung ($ScvO_2$), gemischt-venöse O_2-Sättigung (SvO_2), Pulsoxymetrie, Laktatclearance, Diurese, Herzzeitvolumen.
- **Therapie:**
  - *Grundsätzlich gilt:* **Zeit ist der kritische Faktor!** Eine schwere Sepsis/ein septischer Schock müssen ebenso rasch und entschlossen wie ein hämorrhagischer Schock behandelt werden!
  - *Kausal (umgehend):*
    - Je nach vermutetem Fokus: Operative Sanierung, Wechsel von intravasalen und Harnblasenkatheter.
    - Antibiotika: < 1 h nach Probenentnahme kalkuliert oder gezielt nach Antibiogramm bei Erregernachweis (Tab. 29.5).

    Hinweis: Umgehende Antibiotikatherapie = Notfalltherapie! Jede Stunde Verzögerung mindert die Überlebensrate um ~ 8 %!
  - *Supportiv* (bis 6 h nach Diagnosestellung):
    - Zielparameter: volumetrische Parameter (GEDVI [Globaler endiastolischer Volumenindex]: 680–800 ml/m², ITBVI [Intrathorakaler Blutvolumenindex]: 850–1000 ml/m²); MAP ≥ 65 mmHg; ScvO2: ≥ 70 %; Urinausscheidung ≥ 0,5 ml/kg/h; Laktatclearance ≥ 10 %; nach aktuellen „Surviving-Sepsis-Campaign" Leitlinien auch: ZVD ≥ 8 mmHg (bei beatmeten Patienten 12–15 mmHg).
    - Kristalloider Volumenersatz: 20–25 ml/kg KG balancierte Vollelektrolyt-Lösung initial über 30 min.
    - Kolloidaler Volumenersatz: Initiale Stabilisierung (z. B. mit balancierter Gelatine) solange Schock anhält und Verwendung eines Algorithmus zur Volumeneffektivität (Abb. 29.1); Nach Stabilisierung keine weitere Indikation für Kolloid-Gabe zur Volumensubstitution; Keine hyperonkotischen Lösungen!
    - **Noradrenalin: 1 mg/50 ml NaCl 0,9 % bis MAP ≥ 65 mmHg.**
    - **Dobutamin: 250 mg/50 ml NaCl 0,9 % bis $ScvO_2$: ≥ 70 % (Maximum: 20 µg/kg KG/min).**

    Cave: Gefahr der Hypotension und Tachykardie unter Dobutamin bei unzureichendem Volumenstatus! Prinzipielle Anhebung des HZV mit Dobutamin auf supranormale Zielgrößen (Konzept der „supramaximalen Sauerstoffversorgung") nicht empfohlen!
    - EK: Hb < 8 g/dl, bei myokardialer Ischämie, akuter Hämorrhagie, SAB Hb von 10 g/dl anstreben.
    - FFP: Bei Blutung oder geplantem invasiven Vorgehen.
    - TK: immer < 5 Tsd./µl. Bei chirurgischen Patienten oder invasiven Prozeduren bis > 50 Tsd./µl, bei Blutungsrisiko bis > 30 Tsd./µl.

- *Adjunktiv (bis 24 h nach Diagnosestellung):*
  - BZ-Einstellung: Insulin i. v., BZ < 180 mg/dl (10 mmol/l). Keine intensivierte Insulintherapie.
  - Hydrokortison über 5–7 d: Bei Hypotension trotz adäquater Volumentherapie und Noradrenalin ≥ 0,5 µg/kg/min, initiale Loading Dose mit 100 mg als Kurzinfusion; dann 200 mg/d i. v. über Perfusor (*Cave:* Innerhalb von 12 h verbrauchen → Perfusorgeschwindigkeit anpassen; Dosierung langsam reduzieren [„ausschleichen"]).

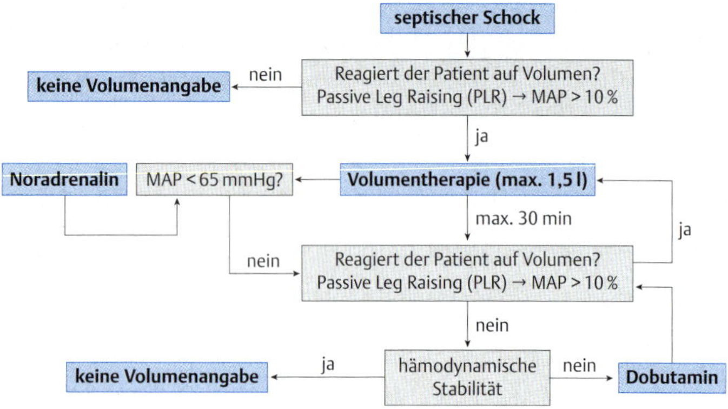

Abb. 29.1 • Algorithmus zur Volumeneffektivität – Septischer Schock.

> ***Merkhilfe für tägliche Standardbehandlung:***
> **„FAST HUG"** (schnelle Umarmung): **F**eeding (Ernährung), **A**nalgesia (Analgesie), **S**edation (Sedierung), **T**hromboembolic Prophylaxis (Thrombembolie-Prophylaxe), **H**ead-of-Bed elevation (Oberkörperhochlagerung 30–45°), **U**lcer Prevention (Stressulkusprävention), **G**lucose Control (Blutzuckerkontrolle).

► *Weitere Maßnahmen:*
- Nierenersatzverfahren kontinuierlich – CVVH (S. 258) – oder diskontinuierlich – HD (S. 256) – in der Akutphase bei Nierenversagen.
- Stressulkusprophylaxe mit Protonenpumpen-Inhibitoren oder H2-Blockern.

29.4 Multiorganversagen

T. Schürholz, G. Marx

Definition und Diagnostik

► **Definition:**
- Versagen von 2 oder mehr Organen/Organsystemen zeitgleich oder nacheinander.
- Dynamisches Geschehen, durch Infektionen, Schockzustände, Traumata oder große operative Eingriffe getriggert.

- **Diagnose:**
  - Bewertung und Sicherung der Diagnosestellung anhand des „Multiple Organ Failure Score" (Tab. 29.7).
  - Tägliche Neubewertung.
  - Mortalität abhängig von Zahl und Dauer der Organversagen.
  - Patienten mit 5 und mehr Punkten haben ein erhöhtes Risiko zu versterben.
  - Keine Bewertung von ZNS und GI-Trakt bei unsicherer Beurteilbarkeit (Einschränkung durch Autor) des Scores.

Tab. 29.7 • **Punktesystem für die Bewertung der Schwere des Multiorganversagens („Multiple Organ Failure Score").**

	normale Organfunktion (0 Punkte)	Organdysfunktion (1 Punkt)	Organversagen (2 Punkte)
ZNS	normal	verminderte Ansprechbarkeit	schwer gestörte Ansprechbarkeit
Lunge	Spontanatmung	Beatmung mit PEEP ≤ 10 cm H_2O und $FiO_2 \leq 0{,}4$	Beatmung mit PEEP ≥ 10 cm H_2O oder $FiO_2 \geq 0{,}4$
Herz	$RR_{sys} > 100$ mmHg	$RR_{sys} \geq 100$ mmHg und niedrigdosiert Vasopressor	zeitweise $RR_{sys} < 100$ mmHg und/oder hochdosiert Vasopressor
Leber	Bilirubin und ASAT im Referenzbereich	ASAT ≥ 25 U/l; Bilirubin ≥ 2 mg/dl (≥ 34 mmol/l)	ASAT ≥ 50 U/l; Bilirubin ≥ 6 mg/dl (≥ 100 mmol/l)
Niere	Serum-Kreatinin < 2 mg/dl (176 µmol/l)	Serum-Kreatinin ≥ 2 mg/dl (176 µmol/l)	Dialyse (Verfahren unerheblich)
GI-Trakt	normal	Stressulkus, akalkuläre Cholezystitis	blutendes Ulkus, nekrotisierende Enterokolitis und/oder Pankreatitis; Gallenblasenperforation
Blut	Werte im Referenzbereich	Leukozyten ≥ 30 Tsd/µl Thrombozyten ≤ 50 Tsd/µl	Leukozyten ≥ 60 Tsd/µl oder < 2,5 Tsd/µl

Therapie

- Abhängig von auslösender Ursache und Organversagen.
- Spezifische Therapie einer Infektion, s. Kap. Sepsis (S. 335).
- **Lunge:** Protektive Ventilation, s. Kap. ARDS (S. 330).
- **Herz:** Differenzierte Volumen- und Katecholamin-Therapie, s. Kap. Schock (S. 333).
- **Leber:** Substitution von Gerinnungspräparaten nur bei Blutung oder evtl. bevorstehenden operativen Eingriffen, unterstützende Therapie s. Kap. Leberversagen (S. 500).
- **Niere:**
  - Diurese von > 0,5 ml/kg/h anstreben.
  - Nierenersatztherapie intermittierend oder kontinuierlich.
  - Kontinuierliche venovenöse Hämodialyse = CVVHD (S. 259) oder kontinuierliche venovenöse Hämofiltration = CVVH (S. 258) bei hämodynamisch instabilen Patienten vorteilhaft.
- **GI-Trakt:** Vermeidung eines Stressulkus (adäquate Schmerztherapie, Abschirmung durch Sedierung, medikamentöse Prophylaxe mit H_2-Blockern oder Protonen-Pumpen-Inhibitoren (PPI); frühe enterale Ernährung.

29.5 Akutes Nierenversagen (ANV)

O. Zuzan

Grundlagen

- **Ursachen:** Tab. 29.8.

Tab. 29.8 • Ursachen des akuten Nierenversagens (ANV).

Ursache	Ätiologie
prärenal (70–80 % der Fälle)	
Hypovolämie, Herz-/Kreislaufinsuffizienz, Schock	• Blut, Wasser- und Elektrolytverluste • hepatorenales Syndrom (Leberzirrhose) • Pankreatitis • reduziertes Herzzeitvolumen (Herzinsuffizienz) • Sepsis
intrarenal	
prolongierte hämodynamische Schädigung (ischämisches ANV)	• wie bei prärenalem ANV, v. a. nach großen Ops • Sepsis – Multiorganversagen (MOV) • Nierenarterienthrombose oder -embolie • operative arterielle Abklemmung • Nierenarterienstenose etc. • Hämolyse
toxische Schädigung (toxisches ANV)	• Ciclosporin, Tacrolimus, ACE-Hemmer, nichtsteroidale Antiphlogistika, Amphotericin B, Antibiotika, Anästhetika, Cisplatin, Methotrexat • Röntgenkontrastmittel • Myolyse • Hämolyse
Nierenerkrankung (intrinsische Ursachen)	• akute interstitielle Nephritis (10–15 % ANV-Ursache) • rapid-progressive Glomerulonephritis • hämolytisch-urämisches Syndrom, thrombotisch-thrombozytopenische Purpura • akute Transplantatabstoßung (Rejektion) • Präeklampsie • Vaskulitis • Cholesterinembolie
postrenal	
Verschluss der ableitenden Harnwege	• urethrale Obstruktion (Prostata) • Tumoren • Steine • neurogene Blasenentleerungsstörung • retroperitoneale Fibrose (Morbus Ormond)

- **Stadieneinteilung:** RIFLE-Score (Tab. 29.9).
- **Pathophysiologische Mechanismen:**
  - *Verminderter Perfusionsdruck in den glomerulären Kapillaren:* Hypotonie und/oder Konstriktion des Vas afferens und/oder Dilatation des Vas efferens → verminderte glomeruläre Filtration.
  - *Reduktion der glomerulären Permeabilität.*
  - *Schädigung proximaler Tubuluszellen* (Ischämie, Hypoxie, Toxine, andere Noxen): Exzessive Rückresorption von Wasser und Elektrolyten mit Oligurie und Urämie.

- *Obstruktion des Tubulussystems:* z. B. durch Zelldetritus, hochmolekulare Substanzen, Myoglobin.

► **Folgen der renalen Funktionseinschränkung:**
- Elektrolytstörungen (Hyperkaliämie).
- Störungen der Hydratation (Volumenmangel bei polyurischem ANV, Hypervolämie bei anurischem/oligurischem ANV).
- Urämie durch Retention harnpflichtiger Substanzen (Harnstoff, Kreatinin) → Schwächung des Immunsystems, urämische Gastroenteritis, urämische Perikarditis.

► **Formen des akuten Nierenversagens:**
- *Anurisches bzw. oligurisches Nierenversagen:* Vermindertes Urinvolumen.
- *Nonoligurisches Nierenversagen:* Normales bzw. erhöhtes Urinvolumen.

► **Definitionen:**
- *Oligurie:* 24-h-Urinmenge < 500 ml (Erwachsene).
- *Anurie:*
  - 24-h-Urinmenge < 200 ml (Erwachsene).
  - Anstieg des Serumkreatinins von > 50 % des Ausgangswerts.

Tab. 29.9 • **RIFLE-Score.**

	Serumkreatinin	**Urinausfuhr**
Risk	Anstieg der Serumkreatinin-Konzentration um das 1,5-Fache oder Abnahme der GFR um mehr als 25 % des Ausgangswertes	< 0,5 ml/kg/h für 6 h
Injury	Anstieg der Serumkreatinin-Konzentration um das 2-Fache oder Abnahme der GFR um mehr als 50 % des Ausgangswertes	< 0,5 ml/kg/h für 12 h
Failure	Anstieg der Serumkreatinin-Konzentration um das 3-Fache oder Abnahme der GFR um mehr als 75 % des Ausgangswertes oder Anstieg der Serumkreatinin-Konzentration auf ≥ 4 mg/dl (≥ 354 µmol/l) mit einem akuten Anstieg um mindestens 0,5 mg/dl (44 µmol/l)	Anurie für 12 h
Loss of Function	persistierende Nierenschädigung mit komplettem Funktionsverlust für mehr als 4 Wochen	
End-Stage Kidney Disease	terminales Nierenversagen (mehr als 3 Wochen)	

Klinik

► Ggf. Symptome der Grunderkrankung.

► Initial zunächst keine spezifischen Symptome.

► Bei fortgeschrittenem Nierenversagen Zeichen der Hypervolämie: Lungenödem mit Atemnot, Hirnödem mit Bewusstseinstrübung, gestaute Halsvenen, Hypertonie.

► Ggf. Zeichen von Hypovolämie/Exsikkose: Tachykardie, (orthostatische) Hypotonie, stehende Hautfalten, trockene Schleimhäute.

► Herzrhythmusstörungen (Elektrolytstörungen).

Komplikationen

► **Metabolisch:** Hyperkaliämie, Azidose, Hypokalzämie, Hyperphosphatämie, Hyperurikämie, Hypermagnesiämie, Insulinresistenz, Malnutrition und Katabolie.

► **Kardiovaskulär:** Hypervolämie mit Lungenödem, Hypertonie, maligne Herzrhythmusstörungen durch Elektrolytentgleisungen bis hin zum Kreislaufstillstand, urämische Perikarditis mit Perikarderguss.

- **Neurologisch:** Hirnödem, Bewusstseinstrübung bis zum Koma, epileptische Anfälle, Myoklonien.
- **Gastrointestinal:** Übelkeit, Erbrechen, Stressulkus, urämische Gastroenteritis, Anorexie, Ileus.
- **Hämatologisch:** Thrombozytäre Dysfunktion, Faktor-VII-Mangel, Anämie.
- **Infektiös:** Schwächung des Immunsystems, Pneumonie, Sepsis, Harnwegsinfektion, Infektion intravasaler Katheter.

Diagnostik

Achtung: Bei der Diagnostik einer akuten Oligurie/Anurie kommt es zunächst darauf an, prärenale und postrenale Ursachen aufzudecken!

- **Anamnese:** Flüssigkeits- bzw. Volumenverluste, Flüssigkeitszufuhr, Ausscheidung, Gewichtsänderung, vorbestehende Nierenerkrankungen, Pharmaka?
- **Körperliche Untersuchung:**
  - Zeichen der Dehydratation/Hypovolämie (trockene Schleimhäute, verminderter Hautturgor, schlechte Venenfüllung, ggf. auch Hypotonie und Tachykardie).
  - Zeichen der Hypervolämie (periphere Ödeme, Lungenödem, gestaute Halsvenen).
  - Auskultatorisch *keine* Rasselgeräusche.
- **Labor:**
  - *Serum:* Elektrolyte, Blutbild, Kreatinin, Harnstoff, Myoglobin, Kreatinkinase.

    Hinweis: Das Serumkreatinin steigt beim akuten Nierenversagen um ca. 1–4 mg/dl pro Tag an.
  - *Urin:* Elektrolyte, Osmolalität, Protein (ggf. auch mit Elektrophorese), Myoglobin, Mikrobiologie, Urinsediment (Tab. 29.10).
- **EKG:** Arrhythmien, Zeichen der Hyperkaliämie → hochpositive T-Wellen, Störung der Erregungsausbreitung mit Verbreiterung des QRS-Komplexes und Verlängerung der PQ-Zeit, Verkürzung der QT-Zeit.
- **Röntgen-Thorax:** Interstitielle Zeichnungsvermehrung, zentral betont (fluid lung).
- **Echokardiografie:** Normale linksventrikuläre Funktion.
- **Abdomensonografie:**
  - Ausschluss einer Obstruktion des Blasenausgangs oder der Harnröhre (volle Blase).
  - Beurteilung der Nieren:
    - Nierenbeckenstauung.
    - Steine.
    - Große Nieren → akutes Nierenversagen.
    - Kleine Nieren (*Ausnahme:* Diabetes mit Amyloidose) → chronisches Nierenversagen.

Tab. 29.10 • **Laborchemische Differenzialdiagnose bei akuter Oligurie (nur grober Anhalt, Abweichungen möglich).**

Urinparameter	prärenale Oligurie	renale Schädigung	postrenale Obstruktion
spezifisches Gewicht	> 1,020	1,012	1,012
Osmolalität	> 500	< 350	< 350
Natrium	< 20 mmol/l	> 40 mmol/l	< 30 mmol/l*
fraktionelle Na^+-Ausscheidung	< 1 %	> 1 %	< 1 %*

* *nur während der ersten 24 h*

Differenzialdiagnose

- **Funktionelle prärenale Oligurie**: Bei Volumenmangel und/oder Exsikkose kommt es physiologischerweise zu einem Rückgang der Diurese. Dieser ist im Unterschied zum prärenalen Nierenversagen durch Rehydratation reversibel, solange es nicht zur ischämisch-hypoxischen Schädigung des Nierenparenchyms gekommen ist.
- **Chronische Niereninsuffizienz.**

Therapie

- **Monitoring:** EKG-Monitoring, Blutdruck, ZVD, ggf. PCWP/PAP und HZV, engmaschige Kontrollen von BGA, Elektrolyten, Kreatinin und Harnstoff.
- **Volumensubstitution und Kreislaufstabilisierung:**
  - *Keine Hinweise auf ausgeprägte Hypervolämie:* An erster Stelle Volumenzufuhr: Initial z. B. 500–1 000 ml Vollelektrolytlösung, bei Volumenmangel u. U. mehr.
  - *Unklarer Volumenstatus und hämodynamische Instabilität:* Invasive hämodynamische Überwachung der Volumenzufuhr (ZVD, PCWP, HZV).
  - *Hypotonie trotz Volumensubstitution:* Katecholamine in blutdruckwirksamer Dosierung.

  Hinweis: Keine Vorteile von 0,9 %iger NaCl-Lösung gegenüber Vollelektrolytlösung wie Ringer-Laktat (Kaliumgehalt von Ringer-Laktat nicht von Bedeutung). Gefahr der hyperchlorämischen Azidose mit ↑ Kalium-Konzentration$_{Plasma}$ unter NaCl-Gabe. Evtl. Verschlechterung der Nierenfunktion durch hyperchlorämiebedingte renale Vasokonstriktion.
- **Diuretika:** Positiver Effekt von Diuretika auf Verlauf des ANV fraglich, evtl. sogar Verschlechterung der Prognose. Daher:
  - *Keine unkritische Diuretika-Gabe.* Priorität hat Korrektur des Volumenstatus und Aufrechterhaltung eines akzeptablen Blutdrucks und Herzzeitvolumens.
  - *Furosemid:*
    - Evt. zeitlich begrenzter Therapieversuch, falls trotz Volumensubstitution und Kreislaufstabilisierung Rückgang der Diurese und Anstieg der Retentionswerte.
    - Dosierung: 0,1–0,2 mg/kg KG/h i. v. als Dauerinfusion.

    Wichtig: Konsultation eines Nephrologen und Einsatz eines Nierenersatzverfahrens nicht verzögern!
- **Hyperkaliämie** (S. 451)**.**
- Ggf. **Therapie der Grundkrankheit**:
  - Systemische Vaskulitis, rapide progressive Glomerulonephritis (ANCA-positiv, Histologie!): Glukokortikoide, Cyclophosphamid.
  - Pyelonephritis, andere infektiöse Erkrankungen: Antibiotika.
- **Unspezifische Basismaßnahmen:**
  - Stressulkusprophylaxe: Sucralfat, H_2-Blocker.
  - Reduktion der Kaliumzufuhr.
  - Anpassung der Flüssigkeitszufuhr: Bei ausgeglichenem Volumenstatus Positivbilanz von etwa 500 ml/24 h anstreben (Perspiratio insensibilis). In die Bilanz gehen Flüssigkeitsverluste über die Nieren, den Darm, Wundsekrete und durch extrakorporale Nierenersatzverfahren ein.
  - Infektionsprophylaxe: Anzahl und Liegedauer invasiver Katheter begrenzen.
- **Ernährung** (evtl. günstig für ANV-Prognose):
  - *Prinzip:* Suffiziente Alimentation (mit modifizierter Aminosäurenzusammensetzung) → Reduktion des Proteinkatabolismus, verbesserte Wundheilung, Immunkompetenz, Regeneration des geschädigten Nierenparenchyms.
  - Möglichst enterale Ernährung (Erhaltung der mukosalen Abwehrfunktion, Vermeiden bakterieller Translokation).
  - *Aminosäuren:*
    - Unter Dialyse 1–1,2 g/kg KG/d.
    - Ohne Dialyse 0,6–0,8 g/kg KG/d.

- *Kalorien:* 20–25 (max. 30) kcal)/kg KG/24 h, davon Kohlenhydrate 3–5 (max. 7) g/kg KG/d und Lipide 0,8–1,2 (max. 1,5) g/kg KG/d.
- **Extrakorporale Nierenersatzverfahren** (S. 254).

Prognose, Prävention

- **Letalität**: Je nach zugrunde liegender Erkrankung 25–80 %; bei ANV im Rahmen eines Multiorganversagens) bis zu 100 %. Häufigste Todesursache ist eine Sepsis.
- Bei Überlebenden häufig Verminderung der GFR. Nur ein Teil der Patienten bleibt chronisch dialysepflichtig.
- Phase der Olig-/Anurie üblicherweise 10–14 d; danach nimmt Urinvolumen kontinuierlich zu.
- Verlaufsformen mit normalem oder erhöhtem Urinvolumen haben günstigere Prognose.
- **Prävention:**
  - Normovolämie aufrechterhalten, Hypotonie vermeiden, großzügige Volumenzufuhr.
  - Nichtsteroidale Antirheumatika und peripher wirksame Analgetika bei Risikopatienten vermeiden.
  - Vermeiden nephrotoxischer Substanzen.

Vorgehen bei Rhabdomyolyse mit Myoglobinurie

- **Definition Rhabdomyolyse:** Muskelzelluntergang in quer gestreifter Muskulatur.
- **Ursachen:** Medikamente (z. B. Succinylcholin), Alkoholabusus, direktes Muskeltrauma, Verschüttungsunfälle oder elektrothermische Verbrennungen (Crush-Syndrom), Kompartmentsyndrom, ischämische Muskelschädigung, Vergiftungen (z. B. Kohlenmonoxid), Elektrolytstörungen (z. B. Hypophosphatämie).
- **Klinik, Befunde:** Muskelschwäche, Muskelschmerzen, Muskeleigenreflexe ↓.
- **Komplikationen:** Hyperkaliämie, Herzrhythmusstörungen, Hypokalzämie (im Verlauf auch Hyperkalzämie), Hyperphosphatämie, Hypovolämie, Hypotonie/Schock, Hämokonzentration, disseminierte intravasale Gerinnung, Leberfunktionsstörungen. Entstehung eines akuten Nierenversagens durch Hypovolämie, Schock, ischämisch/hypoxische Nierenschädigung, toxische Effekte von Myoglobin und -Spaltproduktion, Ausfällung von Myoglobin und -Spaltproduktion mit Tubulusobstruktion.
- **Diagnostik:** „Muskelenzyme" (CK ↑, Aldolase ↑), Myoglobin ↑, Transaminasen ↑, LDH ↑, Kreatinin und Elektrolyte (Natrium, Kalium, Chlorid, Kalzium, Phosphat) im Serum. Myoglobin im Urin. Blutbild, Gerinnung, arterielle BGA.
- **Therapie:**
  - Verhindern weiterer Muskelschädigung, Therapie der Grunderkrankung. Ggf. Faszienspaltung bei Kompartmentsyndrom.
  - Großzügige Volumenzufuhr, ggf. mehrere Liter kristalloide und kolloidale Volumenersatzmittel (S. 224).
  - Osmodiuretikum (z. B. Mannitol 20 %, 3 × 125–250 ml/24 h).
  - Natriumbikarbonat zum Alkalisieren des Harns (Ziel: pH > 5,6): Soll die Myoglobin-Dissoziation und damit die Freisetzung von nephrotoxischen Spaltprodukten vermindern; Wirksamkeit bislang nicht belegt.
  - Hypokalzämie (S. 453) zurückhaltend behandeln, ggf. nachteilige Wirkung auf bereits geschädigte Nierenzellen.
  - Therapie der Hyperkaliämie (S. 451).

29.6 Disseminierte intravasale Gerinnung

J.-M. Hahn

Grundlagen

- **Definition:** Pathologische intravasale Aktivierung des Gerinnungssystems unter Verbrauch („Verbrauchskoagulopathie") von Gerinnungsfaktoren und Thrombozyten mit nachfolgender hämorrhagischer Diathese.
- **Ursachen:**
  - Kreislaufschock (S. 333), schwere Infektionen mit Sepsis, Endotoxinbildung, Virämie, schwere Hämolysen, geburtshilfliche Ursachen wie Fruchtwasserembolie, vorzeitige Plazentalösung oder intrauteriner Fruchttod.
  - Ausgedehnte Gewebeschädigung: z. B. Verbrennung, Polytrauma.
  - Operationen an thrombokinasereichen Organen: Pankreas, Lunge, Prostata.
  - Malignome, akute Leukämien (v. a. Promyelozyten- und Monozytenleukämie).
- **Klinik:** Je nach Schweregrad Thrombosen, petechiale und flächenhafte Haut- und Schleimhautblutungen, innere Blutungen (Magen-Darm-, Hirn- u. a.), ischämisches Multiorganversagen: Nieren, Leber, ZNS, Lunge (ARDS) u. a.
- **Diagnose:** Labordiagnostik: Tab. 29.11.

Therapie

- **Beachte:** Konsequente Therapie der Grunderkrankung. Aufgrund der Komplexität der Gerinnungsstörungen auf dem Boden unterschiedlicher Krankheitsbilder gibt es keine standardisierbare Therapie der DIC. Zu erwägen (aber in ihrer Effektivität teilweise nicht belegte Maßnahmen) sind:
  - **Heparin** (*nur* Vorstadium): Niedrig dosiert **100–200 I.E./h über Perfusor.**
  - **AT III:** z. B. **Kybernin: 1 I.E./kg KG** pro erwünschtem %-Anstieg (Ziel: ~ 80 %).
  - **Frischplasma** (S. 231)**:** Bevorzugt bei Volumenmangel; 500 ml initial, dann nach INR und Fibrinogen, Ziel: INR < 1,5, Fibrinogen > 50 mg/dl.
  - **PPSB (Beriplex):** Bei lebensbedrohlicher Blutung und INR > 3,5. **Anhaltsdosis 1 I.E./kg KG pro erwünschtem Quick-%-Anstieg.** Ziel: Quick > 50 % (INR < 1,5).
    Beachte: Vor Gabe von Gerinnungsfaktoren AT III substituieren (auf ~ 80 %).
  - **Thrombozytenkonzentrate** (S. 230)**:** Bei Blutungen und Thrombose < 20 000/µl.

Tab. 29.11 • **Disseminierte intravasale Gerinnung (DIC): Labordiagnostik.**

Labor	Vorstadium, kompensiert	manifeste DIC
Thrombozyten	→↓	↓↓
INR	→	↑↑
Fibrinogen	→↑	↓↓
Antithrombin III (AT III)	→↓	↓↓
Fibrinogenspaltprodukte (D-Dimer)	→↑	↑↑

↓↓ = erniedrigt; → = normal; →↑ = normal bis leicht erhöht; ↑↑ = erhöht

29.7 Polyneuropathie/Myopathie bei Intensivpatienten

M. Leuwer, O. Zuzan

Grundlagen

- **Häufige neuromuskuläre Störungen bei Intensivpatienten:**
  - *Critical-Illness-Polyneuropathie (PNP):* Akute reversible axonale PNP bei schweren intensivmedizinischen Krankheitsbildern, v. a. bei Sepsis bzw. SIRS (S. 335).
  - *Myopathien:*
    - Inaktivitätsatrophie: Dystrophie bzw. Atrophie von Muskelfasern (v. a. Typ-II-Muskel-Fasern) durch Inaktivität, Katabolie und Kachexie.
    - Akute Myopathie der dicken Filamente: Bei Asthma bronchiale unter hochdosierter Glukokortikoidtherapie und neuromuskulärer Blockade.
    - Akute nekrotisierende Myopathie des Intensivpatienten: Akute Myopathie mit disseminierten Muskelfasernekrosen bei schweren intensivmedizinischen Krankheitsbildern.

  Hinweis: Typische neuromuskuläre Störung bei Intensivpatienten nicht exakt abgrenzbar, Überlagerungen möglich. Bei Critical-Illness-PNP z. B. auch myopathische Muskelveränderungen möglich und umgekehrt.
- **Häufigkeit:**
  - 60–90 % der > 7 d beatmeten Patienten.
  - Ca. 60 % erfolgloser Entwöhnungen vom Respirator durch neuromuskuläre Störungen verursacht.
  - Ausmaß der Störungen proportional zur Behandlungsdauer und zum klinischen Zustand.
- **Risikofaktoren**:
  - Sepsis, SIRS, Multiorganversagen.
  - Schwere des Krankheitsbildes.
  - Dauer der Organdysfunktion.
  - Nierenversagen und Einsatz Nierenersatzverfahren.
  - Hyperglykämie.
  - Hohe Plasmaosmolalität.
  - Parenterale Ernährung.
  - Niedriges Serum-Albumin.
  - Verweildauer auf der Intensivstation.
  - Vasopressor-/Katecholamintherapie.
  - ZNS-Beeinträchtigung.
- **Ätiologie, Pathophysiologie:**
  - *Allgemein:* Nutritive Störungen, Immobilisierung, Medikamente, Grunderkrankung, multiple Organdysfunktionen (MODS), systemische Entzündungsreaktion (SIRS).
  - *Neuropathie:* Axonale Schädigung durch Störung der Mikrozirkulation mit Minderperfusion/Hypoxie, aktivierte Leukozyten/Zytokine, mitochondriale Dysfunktion, Hyperglykämie → Denervierung → neurogene Muskelatrophie + evtl. sekundäre myopathische Veränderungen, die über die einfache Atrophie hinausgehen.
  - *Myopathie:* Muskelfaserschädigung durch Störung der Mikrozirkulation mit Minderperfusion/Hypoxie, aktivierte Leukozyten/Zytokine, mitochondriale Dysfunktion. Elektrische Unerregbarkeit durch Inaktivierung von Natriumkanälen. Verlust kontraktiler Elemente (Myosin). Proteinkatabolismus. Gestörte Kalziumhomöostase mit Beeinträchtigung der Erregungs-Kontraktions-Sequenz. Evtl. zusätzliche Schädigung durch hochdosierte Glukokortikoide, Aminoglykoside, Muskelrelaxanzien.

Klinik

- Problematische oder erfolglose Entwöhnung vom Respirator trotz Besserung des Gesamtzustands.
- Höhergradige symmetrische Paresen bis hin zur Tetraparese/-plegie.
- Abschwächung oder Verlust der Muskeleigenreflexe.
- **Komplikationen:** Lagerungsschäden (Druckschäden von Nerven, Druckulzera); venöse Thrombosen und thromboembolische Komplikationen; Folgen der protrahierten Respiratortherapie bzw. Langzeitintubation, z. B. beatmungsassoziierte Pneumonie, Kehlkopfläsionen, Trachealläsionen und -stenosen.

Diagnostik

Hinweis: Obwohl es keine spezifische Therapie der neuromuskulären Störungen gibt, ist die Diagnose wichtig, um prognostische Fehlschlüsse bei fehlenden Muskeleigenreflexen und Atembemühungen zu vermeiden!

- **Neurologische Untersuchung** (unverzichtbar, aber unspezifisch!): Meist symmetrische Hypo- oder Areflexie, ggf. distal und an den Beinen stärker. Sensible Ausfälle oft nur schwer verifizierbar.
- **Elektroneurografie, Elektromyografie (EMG):**
  - Amplitudenreduziertes Muskelsummenaktionspotenzial, ggf. reduzierte sensorische Summenaktionspotenziale, im EMG pathologische Spontanaktivität (spontane Fibrillationen und positive scharfe Wellen), Nervenleitgeschwindigkeit (NLG) meist im Normbereich.

  Cave:
    - Vorbestehende Neuropathie, Myopathie (Anamnese!)?
    - Beurteilung der Amplituden bei generalisierter Ödembildung problematisch!
    - Pathologische Spontanaktivität frühestens ca. 14 d nach Beginn → ggf. Wiederholung.
  - Evtl. EMG von Brustwandmuskulatur und Zwerchfell.
  - Critical-Illness-Polyneuropathie und akute Myopathien durch EMG nicht eindeutig abgrenzbar.
- **Labor:** CK (bei kontinuierlicher Erhöhung fortschreitende Muskelfasernekrose?), Phosphat (Hypophosphatämie?), Elektrolyte (Elektrolytstörungen?).
- **Muskelbiopsie:** Bei pathologischem EMG (Diagnose, Klassifizierung).

Differenzialdiagnose

- Guillain-Barré-Syndrom (S. 559): Demyelinisierend (→ NLG-Verlangsamung, Leitungsblock), Liquorbefund (typischerweise zytoalbuminäre Dissoziation).
- PNP anderer Genese (u. a. metabolisch, toxisch): Anamnese, Medikamente.
- Elektrolytstörungen (Kalzium, Magnesium): Labor.
- Hypophosphatämie: Labor.
- Myasthenia gravis und myasthenische Syndrome (S. 561).
- Vorbestehende Myopathien: Anamnese.
- ZNS-Läsionen: Klinik, Anamnese, Bildgebung (CCT, MRT).
- Periphere Nervenläsionen: Anamnese, keine disseminierte Symptomatik.
- Prolongierte neuromuskuläre Blockade: Medikamentenanamnese!

Therapie

- Keine spezifische Therapie!
- Therapie der Grunderkrankung bzw. von Sepsis/SIRS (S. 335).
- Strenge Indikationsstellung für hochdosierte Glukokortikoide, neurotoxische Antibiotika (v. a. Aminoglykoside) und Muskelrelaxanzien.
- Hyperglykämie vermeiden, Elektrolyt- und Phosphatentgleisung ausgleichen.

- **Achtung:** Keine weiteren Weaning-Versuche bei manifester Critical-Illness-Polyneuropathie oder akuter Myopathie. Verlaufskontrolle und Weaning-Beginn anhand der Elektromyografie/Elektroneurografie.
- Physiotherapie; adäquate Lagerung (*Cave:* Lagerungsschäden).
- Aufwendige Rehabilitation erforderlich.

Prognose

- Hohe Letalität bei schweren Krankheitsbildern, höher als bei Intensivpatienten ohne diese Syndrome.
- Längere Respiratorabhängigkeit mit verlängertem Aufenthalt auf der Intensivstation bzw. im Krankenhaus.
- Langwierige Rehabilitation, Erholung nach mehreren Wochen bis Monaten. Vereinzelt schwere Residuen nach mehr als einem Jahr.

29.8 Hyperglykämie und Insulinresistenz

O. Zuzan

Grundlagen

- **Vorkommen:** Häufig bei Intensivpatienten, auch bei Nichtdiabetikern.
- **Pathophysiologie:**
  - ↑ Ausschüttung von Insulin und antiinsulinären Hormonen (z. B. Kortisol, Katecholamine, Glukagon) durch Stress.
  - *Insulinresistenz (stressinduzierte ↓ Insulinwirkung)*:
    - Verminderte Glukoseaufnahme/-utilisation in Skelettmuskulatur und Myokard.
    - Vermehrte Glukoneogenese in der Leber, keine ausreichende Hemmung durch exogene Glukose- bzw. Insulinzufuhr.
  - *Folgen:* Hyperglykämie und vermehrter insulinunabhängiger Glukoseeinstrom ins Gewebe (Wunden, Zellen des Immunsystems, Nieren, Gehirn) mit potenziell nachteiligen Effekten.
- **Klinische Bedeutung:**
  - Hyperglykämie bei Intensivpatienten assoziiert mit infektiösen Komplikationen, akutem Nierenversagen, Multiorganversagen, Polyneuromyopathie und höherer Letalität.
  - Senkung der Letalität durch intensive Insulintherapie und Vermeidung von Hyperglykämien.
- **Therapieindikation:** Leitlinienempfehlung der Surviving Sepsis Campaign: BZ < 180 mg/dl (10 mmol/l).

Praktisches Vorgehen

- Hyperglykämien bei Intensivpatienten nicht ignorieren!
- Frühzeitig mit Insulinzufuhr beginnen, bes. wenn Intensivtherapie wahrscheinlich > 5 d.
- **Hyperglykämien vermeiden:**
  - Exogene Glukosezufuhr im Rahmen der Ernährung mit kleinen Mengen beginnen.
  - Vorsichtig schrittweise steigern, um plötzliche BZ-Entgleisungen bei Überschreiten der metabolischen Kapazität zu vermeiden.
  - Kortikoide möglichst kontinuierlich applizieren, um Blutzuckerspitzen zu vermeiden.
- **Therapieüberwachung/-anpassung:**
  - Therapieprotokoll etablieren, welches Vorgehen bei verschiedenen BZ-Werten regelt.
  - Qualität der BZ-Einstellung regelmäßig überwachen, Protokoll evtl. anpassen.

Cave: Bei intensiver Insulintherapie Gefahr von Hypoglykämien – können bei sedierten Patienten unbemerkt bleiben! Engmaschige BZ-Kontrollen obligat (stündlich, bei stabilen Werten bis vierstündlich).

29.9 Abdominales Kompartment-Syndrom (ACS)

O. Zuzan

Grundlagen

- **Definition**: Kritisch erhöhter intraabdominaler Druck mit Beeinträchtigung von Atmung/Beatmung, Oligo-/Anurie und Hypotonie/Schock.
- **Ätiologie**: Laparatomie, Pankreatitis, Ileus, Aszites, Verbrennung, Abdominaltrauma, retroperitoneale oder intraabdominale Blutung.
- **Primäres ACS**: Verursacht durch intraabdominelle Pathologie.
- **Sekundäres ACS**: Verursacht durch extraabdominelle Pathologie.
- **Pathophysiologie**:
  - Anstieg des intraabdominalen Drucks durch verminderte Dehnbarkeit der Bauchwand oder intraabdominale Raumforderung (z. B. durch Darmschwellung oder Blutung). Zwerchfellhochstand.
  - Erschwerte Atmung/Beatmung. Anstieg von ZVD und pulmonal-kapillärem Verschlussdruck (PCWP). Rückgang des HZV mit Hypotonie/Schock.
  - Beeinträchtigung der Perfusion intraabdominaler Organe, insbesondere der Nieren (Oligo-/Anurie) und des Darms. Durch intraabdominale venöse Kompression erhöhter kapillärer Filtrationdruck mit Ödembildung und weiterem Anstieg des intraabdominalen Drucks → Circulus vitiosus.
  - Darmischämie, ggf. bakterielle Translokation. Schließlich Multiorganversagen.
- **Risikofaktoren** (nach WSACS, www.wsacs.org):
  - Azidose (pH < 7,2).
  - Hypothermie (< 33 °C).
  - Polytransfusion und/oder Polyinfusion.
  - Koagulopathie.
  - Sepsis.
  - Intraabdominale Infektion, Abszess, Peritonitis.
  - Leberinsuffizienz bzw. -zirrhose mit Aszites.
  - Beatmung mit hohem PEEP/Auto-PEEP.
  - Pneumonie.
  - Abdominale Operationen, Wund/-Faszienverschluss unter Spannung.
  - Gastroparese, Ileus.
  - Volvulus.
  - Haemoperitoneum, Pneumoperitoneum.
  - Schwere Verbrennungen.
  - Polytrauma.
  - Adipositas.
  - Intraabdominale und retroperitoneale Tumoren.
  - Bauchlagerung.
  - Verschluss eine großen Bauchwandhernie.
  - Abdominale Distension.
  - Notfallchirurgie für Bauchtrauma.
  - Peritonealdialyse.

Klinik

- Verschlecherung der Beatmungssituation und hämodynamische Instabilität sowie Auftreten einer Oligo-/Anurie trotz sorgfältiger Korrektur des Volumenstatus.
- Nachweis eines erhöhten intraabdominalen Drucks (IAP, s. u.).

Diagnostik

- **Messung des intraabdominalen Drucks** (Abb. 29.2):
  - Retrograde Füllung der Harnblase durch sterile Injektion von 25 ml sterilem Wasser oder NaCl 0,9 % über den Blasenkatheter, Abklemmen des Katheters.
  - Punktion des Injektionsports des Blasenkatheters mit 18-G-Venenverweilkanüle. Entfernen des Stahlmandrins der Kanüle. Anschluss an den Druckaufnehmer.
  - Referenzpunkt für Druckmessung: Mittlere Axillarlinie. Nullpunktabgleichung des Druckaufnehmers auf diesem Niveau am flach liegenden Patienten.
  - Prüfung des Druckmesssystems durch vorsichtige Applikation von manuellem Druck auf das Abdomen → Anstieg des IAP.
  - Dokumentiert wird der Druck am Ende der Exspiration
  - Bei pathologisch erhöhten Werten und bei Hochrisikopatienten Kontrolle alle 4 Stunden.
- **Interpretation des IAP:**
  - Normalwert: 5–7 mmHg.
  - Intraabdominale Hypertonie: > 12 mmHg.
    - Grad I: 12–15 mmHg.
    - Grad II: 16–20 mmHg.
    - Grad III: 21–25 mmHg.
    - Grad IV: > 25 mmHg.
  - Abdominales Kompartmentsyndrom: > 20 mmHg mit Organdysfunktion bzw. -versagen.

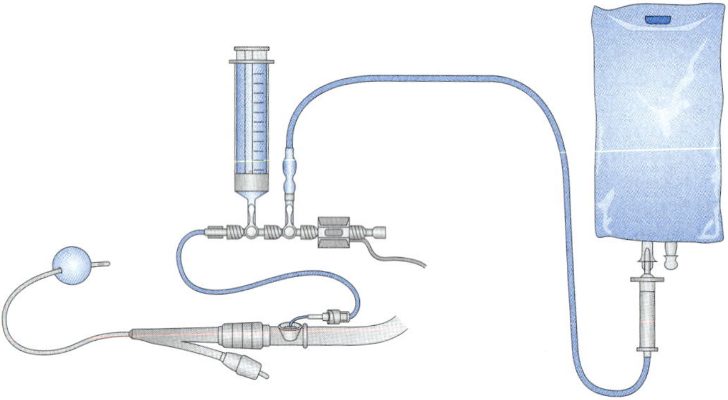

Abb. 29.2 • Messaufbau zur Messung des intraabdominalen Drucks (in Anlehnung an Cheatham und Safcak; nach Van Aken H. et al, Intensivmedizin, Thieme 2006.).

Therapie

- **Entlastungslaparotomie:**
  - Indikation zur Entlastungslaparotomie: Progrediente Organdysfunktion bei IAP > 20 mmHg. Ggf. präventive Entlastungslaparotomie bei Hochrisikopatienten.
  - Laparotomie, Korrektur intraabdominaler Raumforderungen, Lavage. Offenlassen des Abdomens (sog. Laparostoma).
  - Temporäre Abdeckung des offenen Abdomens (z. B. mit Zweischicht-Vakuum-Folienverband). Verbandswechsel im OP in regelmäßigen Abständen.
  - ***Beachte:*** Wenn die temporäre Abdeckung nicht genug Raum für weitere Ausdehnung lässt, kann es erneut zum ACS kommen.
  - ***Beachte:*** Nach der Dekompression kann ein Reperfusionssyndrom mit hämodynamischer Dekompensation auftreten.

- Endgültiger Verschluss des Abdomens nach mehreren Tagen oder sogar Wochen, wenn der Patient hämodynamisch stabil ist, der APP mühelos ≥ 60 mmHg zu halten ist (APP = Abdominal Perfusion Pressure = MAP – IAP), und der IAP anhaltend < 20 mmHg ist.

▶ **Supportive Therapie**:

- Behandlung von Ileus bzw. Magen-Darm-Atonie:
  - Prokinetika (Metoclopramid, Erythromycin)
  - Ggf. Magensonde
  - Einläufe, rektale Drainage
- Volumenersatz und Katecholamine:
  - Sowohl Hypovolämie (mesenteriale Hypoperfusion) als auch Überwässerung (Exazerbation der intraabdominalen Ödembildung) durch überschießende Volumentherapie sind gefährlich und müssen vermieden werden.
  - Sorgfältiger, maßvoller und differenzierter Einsatz von Volumenersatzmitteln und Katecholaminen unter Messung des Herz-Zeit-Volumens (siehe Kap.18). Das Anstreben supranormaler Zielparameter (Sauerstoffangebot, Vorlast/Füllung) ist hier nicht vorteilhaft.
  - Der arterielle Mitteldruck soll so gesteuert werden, dass ein APP von mindestens 60 mmHg aufrechterhalten wird (APP = MAP – IAP).
  - Ausmaß der positiven Flüssigkeitsbilanz beachten bzw. begrenzen. Frühzeitig eine negative Bilanz anstreben (spätestens ab dem 3. Behandlungstag).
  - Ggf. aktiver Flüssigkeitsentzug durch Diuretika und/oder extrakorporalen Nierenersatz, insbesondere bei Hinweisen auf Überwässerung.
- Perkutane Entlastung/Drainage intraabdominaler Flüssigkeitsansammlungen (ultraschall- oder CT-gesteuert)

▶ **Prognose:** Letalität bis > 50 %.

30 Erkrankungen des Herz-Kreislauf-Systems

H.-J. Trappe

30.1 Akutes Koronarsyndrom ohne persistierende ST-Streckenhebung (NSTEMI)

Grundlagen

▶ **Definition:** Akutes Koronarsyndrom (ACS) = Phasen der koronaren Herzerkrankung, die unmittelbar lebensbedrohlich sind; dies sind **instabile Angina pectoris**, **akuter Myokardinfarkt** und **plötzlicher Herztod**. Da die Übergänge fließend sind, hat man anhand des EKG folgende Einteilung definiert:

- *Akutes Koronarsyndrom ohne persistierende ST-Streckenhebung* (*NSTEMI/instabile Angina pectoris*)*:* mit Anstieg von Troponin I oder Troponin T. Die Diagnose basiert im Wesentlichen auf der Klinik und den Laborveränderungen. Das EKG bleibt vielfach unauffällig.
- *Akutes Koronarsyndrom mit persistierender ST-Hebung = STEMI/Myokardinfarkt* (S. 360). Dem EKG kommt beim STEMI besondere Bedeutung zu!

Beachte: Alle Formen des akuten Koronarsyndroms können unmittelbar oder im Verlauf lebensbedrohlich sein. Das akute Koronarsyndrom ist mit einer Häufigkeit von 20 % der häufigste Grund zur Alarmierung eines Notarztes. Jedes akute Koronarsyndrom (ACS) erfordert umgehende Abklärung und zielgerichtete Behandlung.

Klinik

▶ **Leitsymptom:** Akuter Thoraxschmerz! Diagnose und Risikostratifizierung sind beim ACS unmittelbar miteinander verbunden.

▶ Das **ACS ohne persistierende ST-Streckenhebung** kann sich auf verschiedene Art und Weise manifestieren, z. B. als:

- Erstmals auftretende Symptomatik („de novo"), Klasse II oder III nach CCS (Canadian Cardiovascular Society).
- Akzeleration einer bisher stabilen Symptomatik (Crescendo Angina, mind. Klasse III nach CCS).
- Anhaltende Angina pectoris in Ruhe > 20 min.

Beachte: Charakteristisch ist, dass sich die Beschwerden innerhalb von 5 min nach antiischämischer Medikation (z. B. Nitroglyzerin sublingual) bessern.

▶ **Risikomerkmale:**

- Erhöhung von Troponin T oder Troponin I.
- ST-Senkung (> 0,1 mV) im EKG.
- Hämodynamische Instabilität (z. B. Schock).
- Rhythmusinstabilität (Kammerflimmern, Kammerflattern, ventrikuläre Tachykardie).
- Diabetes mellitus.

▶ **Langzeitrisiko der Patienten mit ACS:** Frühere Myokardinfarkte, frühere Koronarrevaskularisationen, Diabetes mellitus, Herzinsuffizienz, biologische Marker (CRP, Kreatinin-Clearance, BNP, pro-BNT), eingeschränkte linksventrikuläre Funktion, Hauptstammstenose, schwere 3-Gefäßerkrankung.

Basisdiagnostik

▶ **Klinische Untersuchung:** Die körperliche Untersuchung ist häufig unauffällig! Meist mäßig beeinträchtigter Patient mit thorakalen Schmerzen. Häufig nur unspezifische Befunde, die aber zur Differenzialdiagnose wichtig sein können (Tab. 30.3). Der Brustschmerz kann von anderen Symptomen (Kaltschweißigkeit, Übelkeit, abdominelle Beschwerden) begleitet sein. Wichtig: Ausschluss von nichtkardialen Ursachen des Thoraxschmerzes (z. B. Pneumothorax, Lungenembolie, Aortendissektion).

- **EKG:** Entscheidendes diagnostisches Verfahren. Immer 12-Kanal-EKG schreiben! (Auch mit den rechtspräkardialen Ableitungen V_3R und V_4R). Vergleich mit früher aufgezeichneten EKG anstreben. Sorgfältige EKG-Analyse aller 12 Ableitungen (systematisches Vorgehen vermeidet Fehler!). Ein EKG sollte innerhalb von 10 min nach erstem Kontakt aufgezeichnet werden!
  - *Zeitpunkt:* Sofort bei V. a. ACS, Kontrolle nach 6–12 h.
  - *Wegweisende Befunde:*
    - ST-Streckensenkung > 0,1 mV in 2 oder mehr Ableitungen.
    - T-Wellen-Inversion > 0,1 mV; in Zusammenhang mit hohen R-Zacken jedoch weniger spezifisch, T-Negativierung (S. 36).
    - Tiefe negative T-Wellen (möglicher Hinweis auf signifikante Hauptstammstenose oder proximale hochgradige Stenose des Ramus interventricularis anterior).
    - Transiente (d. h. unter 20 min andauernde) ST-Streckenhebungen (selten).

  Merke: Ein normales EKG schließt ein ACS nicht aus! In jedem Fall: Wiederholung des EKG bei erneuten Beschwerden und/oder nach 6 h.
- **Labordiagnostik:** Messung von Troponin T oder Troponin I (quantitativ oder qualitativ mittels Schnelltest). Das Ergebnis sollte < 60 min nach Aufnahme vorliegen! Kardiales Troponin T und I sind die spezifischsten und sensibelsten Marker einer Myokardschädigung und haben die höchste prognostische Bedeutung. Schon geringe Erhöhungen von Troponin sind mit einem erhöhten Risiko verbunden.
  - *Troponin T:*
    - Nachweis bei etwa ⅓ der Patienten mit ACS ohne ST-Streckenhebung.
    - Erhöhte Troponinwerte sind frühestens 3–4 h nach dem Ischämieereignis nachweisbar. Kontrolle nach 6–12 h. Maximum nach ca. 20 h, Normalisierung nach 1–2 Wochen.

    Hinweis: Bei typischen persistierenden Beschwerden sind weitere Messungen sinnvoll; wenn das Gesamtereignis nicht für ein ACS spricht und das Schmerzereignis > 12 h zurückliegt, kann im Einzelfall auf eine zweite Bestimmung verzichtet werden.
    - Falsch positive Erhöhungen von Troponin T und I finden sich selten bei Patienten mit Niereninsuffizienz (Kreatinin > 2,5 mg/dl).
    - Troponin-Erhöhung findet sich auch bei Myokarditis, Lungenembolie, dekompensierter Herzinsuffizienz oder hypertensiver Krise. Außerdem nach Herz-Op, PCI, Anthracyclin-Therapie.
  - *Weitere biochemische Marker* (in der Akutdiagnostik unwesentlich, jedoch wichtig für die Langzeitprognose): C-reaktives Protein, zirkulierende CD-40-Liganden (sCD-40), BNP (B-type natriuretic peptide), Kreatinkinase (CK) mit Isoenzym CK-MB. Myoglobin ist zur Diagnose oder zur Risikostratifizierung beim ACS ohne ST-Streckenhebung nicht geeignet. Andere Biomarker sind hilfreich für die Differentialdiagnose: D-Dimere (Lungenembolie), natriuretische Peptide BNP oder NT-proBNP (Dyspnoe, Herzinsuffizienz), Hämoglobin (Anämie), Leukozytose (Entzündung).
- **Risikoabschätzung:** Das ACS ohne ST-Hebung ist eine instabile koronare Herzerkrankung mit hoher Neigung zu rezidivierenden Ischämien und anderen Komplikationen, die zu Myokardinfarkt oder Tod führen können. Ein erhöhtes Risiko für Tod oder Myokardinfarkt innerhalb von 30 Tagen besteht bei Patienten mit ACS und einem der folgenden Merkmale:
  - Troponin-T- oder Troponin-I-Erhöhung. Jede Troponinerhöhung ist mit einer schlechten Prognose assoziiert.
  - Erhöhte Spiegel (> 10 mg/l) des hochsensitiven CRP (hsCRP) weisen darüber hinaus auch auf eine Langzeitsterblichkeit hin.

- ST-Senkung > 0,1 mV, besonders aber > 2,0 mV! Anzahl der Ableitungen mit ST-Strecken-Senkungen und Ausmaß der ST-Strecken-Senkungen korrelieren mit Ausdehnung und Schweregrad der Ischämie.
- Hämodynamische Instabilität (z. B. kardiogener Schock).
- Rhythmusinstabilität (Kammerflimmern, Kammerflattern, ventrikuläre Tachykardien).
- Diabetes mellitus und Hyperglykämie sind prädiktiv für Herzinsuffizienz und Tod.
- Alter.
- Niereninsuffizienz: Die Langzeitmortalität steigt mit abnehmender eGFR (geschätzte glomeruläre Filtrationsrate) bzw. CrCl (Kreatininclearance) exponentiell an.
- Ruheangina.

Risikostratifizierung und weiteres Vorgehen

- **Patienten mit definierten Risikomerkmalen** → Koronarangiografie *so früh wie möglich*, spätestens innerhalb der ersten 48 h.
- **Patienten ohne Risikomerkmale** → zunächst konservatives Vorgehen. Indikation zur Koronarangiografie in Abhängigkeit vom Ergebnis der funktionellen Diagnostik, Ischämiediagnostik (S. 358).

Akutmanagement allgemein

- **Lagerung:** Oberkörperhochlagerung um 30°.
- **Auskultation** von Herz und Lungen.
- **Venenzugang:** Periphere Verweilkanüle.
- **RR-Messung.**
- **Elektrokardiogramm:** 12-Kanal-Oberflächen-EKG (mit rechtspräkardialen Ableitungen, besonders bei inferioren Infarkten!).
- **Kontinuierliches Monitoring:** Erfassung von Herzrhythmusstörungen und Beurteilung der Herzfrequenz.

Akutmanagement, Primärtherapie

Beachte: Die prästationären Therapiemaßnahmen sind dieselben wie bei Patienten mit V. a. STEMI/akuten Myokardinfarkt (S. 365). Zu den antiischämischen Substanzen für die Behandlung des NSTEMI gehören Nitrate, Betablocker und Kalziumkanalblocker.

- **Nitroglyzerin akut: s. l. 0,8–1,6 mg (entspricht 2–4 Sprühstößen Nitrolingual oder 1–2 Kps.).** Wirkungsdauer ca. 20 min. Vorsicht bei RR_{syst} < 90 mmHg und höhergradigem AV-Block!
- **Kontinuierliche Überwachung** und diagnostische Abklärung; schnellstmöglich 12-Kanal-EKG.
- **Schmerztherapie: Morphin 3–5 mg i. v.**, eventuell wiederholen bis Schmerzfreiheit.
- **Vagale Reaktion: Atropin 0,5 mg i. v.**, eventuell wiederholen.
- **Übelkeit und Erbrechen:** Antiemetika (z. B. **Metoclopramid**).
- **Transport:** In Arztbegleitung zur Intensivstation. Patienten nie allein fahren lassen!
- **Lagerung:** Oberkörperhochlagerung um 30°.
- **Venenzugang:** Periphere Verweilkanüle. Keine i. m.-Injektion!
- **Basismonitoring:** RR-Messung, EKG-Monitoring.
- **Sauerstoff: O_2-Gabe** über Nasensonde/Maske (**4–8 l/min**).
- **Nitroglyzerin-Perfusor:** (50 mg = 50 ml, z. B. **Nitrolingual** Fertiglösung): **5–200 µg/min i. v.** (LR 0,3 bis max. 12 ml/h) bei RR_{syst} > 100 mmHg. Nach klinischer Wirkung und RR_{syst} titrieren → mittlere Dosis in der Regel bei 10–40 µg/min i. v. (LR 0,6–2,4 ml/h).

Beachte: RR_{syst} muss > 100 mmHg sein! Gabe auf Intensivstation. Monitorüberwachung.

- **Thrombozytenaggregationshemmer:** Therapie mit Thrombozytenaggregationshemmern so früh wie möglich beginnen. Die Plättchenhemmung kann durch Acetylsalicylsäure, PsY_{12}-Inhibitoren (Clopidogrel, Prasugrel, Ticagrelor) und Glykoprotein IIb/IIIa-Inhibitoren erfolgen.
  - **Acetylsalicylsäure** (z. B. **Aspirin, ASS**): Standardtherapie bei Patienten mit ACS ohne ST-Streckenhebung, hochwirksam und kosteneffektiv. Lebenslange Therapie notwendig! *Dosierung:* Initialdosis: 150–300 mg, Erhaltungsdosis: 75–100 mg/d p. o. Bei Patienten, die zuvor kein Aspirin eingenommen haben, initiale Sättigungsdosis von 250–500 mg i. v. Wirkungseintritt nach 3 min. Die sofortige Gabe von ASS (schon bei Verdacht auf Herzinfarkt) zeigte in der ISIS-2-Studie eine Letalitätssenkung von über 20 %!
  - **PsY_{12}-Inhibitoren:**
    - **Clopidogrel** (z. B. **Iscover, Plavix**): Alternative bei ASS-Allergie/gastrointestinaler Unverträglichkeit und für NSTEMI-Patienten, die kein Prasugrel oder Ticagrelor erhalten können. *Dosierung:* Startdosis: 600 mg p. o., anschließend 1 × 75 mg/d (erhöhte Erhaltungsdosis von 150 mg/d während der ersten 7 d bei PCI-Behandelten, wenn kein erhöhtes Blutungsrisiko vorliegt). Bei Initialdosis von 300 mg zum Zeitpunkt der PCI weitere 300 mg. *Wirkbeginn:* nach 2–4 h. *Wirkdauer:* 3–10 d. Absetzen vor großen chirurgischen Eingriffen: 5 d.
    - **Prasugrel** (z. B. **Efient**): *Dosierung:* Startdosis: 60 mg, Dauerdosis: 10 mg/d, wenn keine Vorbehandlung mit PsY_{12}-Inhibitoren (vor allem bei Diabetikern), Koronaranatomie bekannt, PCI geplant und kein hohes Blutungsrisiko. *Wirkbeginn:* 30 Minuten. *Wirkdauer:* 5–10 d. Absetzen vor großen chirurgischen Eingriffen: 7 d.
    - **Ticagrelor** (z. B. **Brilique**): *Dosierung:* Startdosis: 180 mg, Dauerdosis: 2 × 90 mg/d bei moderatem bis hohem Risiko ischämischer Ereignisse (z. B. erhöhtes Troponin) empfohlen, unabhängig von initialer Behandlungsstrategie; auch wenn mit Clopidogrel vorbehandelt (Clopidogrel zu Beginn der Ticagrelortherapie absetzen). *Wirkbeginn:* nach 30 min. *Wirkdauer:* 3–4 d. Absetzen vor großen chirurgischen Eingriffen: 5 d.
  - **GP-IIb/-IIIa-Rezeptor-Antagonisten:** periinterventionelle Gabe bei Patienten mit ACS ohne ST-Streckenhebung und definierten Risikomerkmalen (S. 354). Auswahl einer Kombination aus oralen Thrombozytenaggregationshemmern, einem GP IIb/IIIa-Rezeptorantagonisten und Antikoagulantien abhängig vom individuellen Blutungsrisiko und Risiko ischämischer Komplikationen treffen. *Wirkstoffe/Dosierungen:* **Tirofiban** oder **Eptifibatide** bei unbekanntem Koronarstatus; **Abciximab**, wenn bei bekanntem Koronarstatus eine PCI innerhalb von 24 h geplant ist.
    - **Abciximab (z. B. ReoPro): Bolus 0,25 mg/kg KG i. v., Erhaltungsdosis 0,125 µg/kg KG/min i. v. (maximal 10 µg/min) über 12–24 h.**
    - **Eptifibatide (z. B. Integrilin): Bolus 180 µg/kg KG i. v., Erhaltungsdosis 2,0 µg/kg KG/min über 72–96 h.**
    - **Tirofiban (z. B. Aggrastat): Bolus 0,3 µg/kg KG/min i. v. über 30 min, Erhaltungsdosis 0,1 µg/kg KG/min über 48–96 h.**

    Studienlage: Bei Hochrisiko-PCI-Patienten unter dualer oraler Plättchenaggregationshemmung wird zusätzlich Eptifibatid oder Tirofiban empfohlen, wenn das Blutungsrisiko gering ist! Kombination ASS mit Eptifibatid oder Tirofiban soll vor invasiver Koronarangiografie erwogen werden, wenn nicht mit PsY12-Inhibitoren vorbehandelt wurde. Bei Hochrisikopatienten mit anhaltender Ischämie und niedrigem Blutungsrisiko kann die Therapie mit Eptifiabid oder Tirofiban vor einer frühzeitigen Koronarangiografie zusätzlich zur dualen Plättchenaggregationshemmung erwogen werden.
- **Antikoagulation:** zusätzlich zur Thrombozytenaggregationshemmung empfohlen.
  - **Fondaparinux:** günstige Balance zwischen Effektivität und Sicherheit. *Dosierung:* 1 × 2,5 mg/d s. c.; Wenn initiale Fondaparinux-Antikoagulation → einzelne Dosis unfraktioniertes Heparin zum Zeitpunkt der PCI (85 IE/kg mit Anpassung nach

ACT oder 60 IE/kg bei gleichzeitiger Therapie mit GP IIa/IIIb-Rezeptorantagonisten).

- **Enoxaparin**: wenn Fondaparinux nicht verfügbar. *Dosierung:* 2 × 1 mg/kg KG/d.
- **Heparin:** wenn Fondaparnux oder Enoxaparin nicht verfügbar; *Unfraktioniertes Heparin* (z. B. **Liquemin**): 5 000 I.E. als Bolus i. v. (bei > 90 kg KG evtl. 10 000 I.E.), anschließend Perfusor mit 1 000–1 400 I.E./h über 48 h.
  - Perfusor-Einstellung (bei 25 000 I.E. Heparin auf 50 ml NaCl 0,9 %): 2–2,5 ml/h.
  - Ziel: Verlängerung der PTT auf das 1,5–2,5-Fache des Ausgangswertes (ca. 60–80 s) zur Verhinderung appositioneller Thromben. Keine thrombolytische Wirkung!
  - PTT-Kontrolle nach 3, 6, 12 und 24 h.
  - Bivalirudin + GP IIb/IIIa-Rezeptorantagonisten alternativ zu unfraktioniertem Heparin + GP IIb/IIIa-Rezeptorantagonisten für Patienten mit geplanter sofortiger oder früher invasiver Strategie, wenn hohes Blutungsrisiko vorliegt.

  Studienlage: Die Wirksamkeit verschiedener niedermolekularer Heparine in der Therapie der instabilen AP wurde in mehreren großen Studien überprüft. In einem Behandlungskonzept mit frühzeitiger Revaskularisation sind sie *nicht* effektiver als unfraktioniertes Heparin. Die Antikoagulation ist zusätzlich zur Thrombozytenaggregationshemmung nachweislich wirksam und die Kombination beider Therapien ist effektiver als jede der beiden Therapien alleine.

- **Betablocker:** Besonders bei Tachykardie, Hypertonie. β-Blocker ohne partiell agonistische Aktivität (PAA) bevorzugen. Therapeutisches Ziel: Herzfrequenz 50–60/min. *KI:* COLD, schwere pAVK, SA-, AV-Blockierungen, manifeste Linksherzinsuffizienz, Hypotension. Wirkstoffe:
  - **Metoprolol (z. B. Beloc): 2,5–5 mg langsam i v., dann 50–100 mg/d p. o.**
  - **Esmolol (z. B. Brevibloc): 500 µg/kg KG/min i. v., anschließend Erhaltungsdosis 50 µg/kg KG/min. Steigerung der Erhaltungsdosis je nach Symptomatik, Herzfrequenz und Blutdruck bis auf 200 µg/kg KG/min (maximale Erhaltungsdosis).**
  - **Atenolol (z. B. Tenormin): 2,5 mg langsam i. v., dann 25–50 mg/d p. o.**

  Wichtig: Dosierungen je nach Herzfrequenz und Blutdruck modifizieren. Leitparameter: Herzfrequenz ≈ 60/min, RR_{syst} ≅ 100 mmHg.

- **Kalziumantagonisten:** Bei Kontraindikationen für eine Betablockertherapie, Beschwerdepersistenz, schwerer obstruktiver Lungenerkrankung oder Verdacht auf eine koronarspastische Komponente. Wirkstoffe:
  - **Verapamil (z. B. Isoptin): 5–10 mg/h in 0,9 %-NaCl-Lösung i. v. Dauerbehandlung mit 240–480 mg/d p. o.**
  - **Diltiazem (z. B. Dilzem): 0,3 mg/kg KG i. v. langsam über 2–3 min, bei Bedarf anschließend Dauerinfusion mit 0,2–1 mg/min (0,0028–0,014 mg/kg KG/min). Dauerbehandlung mit 180–360 mg/d.**

  Beachte: Ausschließlich Kalziumantagonisten vom Nicht-Dihydropyridin-Typ verwenden. Keine Nifedipin-Applikation (ohne Betablockertherapie dosisabhängig sogar nachteiliger Effekt)!

Nichtinvasive Diagnostik bei NSTEMI

- **Echokardiografie:** Zusätzliche Beurteilung von LV-Funktion, regionalen und/oder globalen Wandbewegungsstörungen, Klappenfunktionen. Großzügig einsetzen!
- **Belastungs-EKG:** Bei fehlenden Risikomerkmalen (S. 354) kann die Ergometrie in der Beobachtungsperiode zum Ischämienachweis genutzt werden.
- **Stress-Echokardiografie, Myokardszintigrafie, Stress-MRT:** Zum Ischämienachweis im Intervall.

Cave: Niemals Belastungsuntersuchungen bei symptomatischen Patienten mit ACS ohne ST-Streckenhebung!

Koronarangiografie und Revaskularisation

Merke: Eine frühzeitige Koronarangiografie ist die Voraussetzung für eine koronare Revaskularisation durch Katheterintervention (PCI) oder Bypass-OP. Die Revaskularisation mittels PCI oder ACB-Operation bei NSTEMI ist symptomatisch wirksam, verkürzt den Krankenhausaufenthalt und verbessert die Prognose.

- **Koronarangiografie:** Goldstandard zur Diagnose der koronaren Herzkrankheit.
  - *Indikationen:*
    - Vorliegen von definierten Risikomerkmalen (S. 354).
    - Eingeschränkte LV-Funktion mit EF < 35 % oder Ischämienachweis in den nichtinvasiven Untersuchungen.
  - *Befunde:* Bis zu 25 % der Patienten mit ACS ohne ST-Streckenhebung haben einen normalen koronarangiografischen Befund oder nur minimale Wandveränderungen.
- **Perkutane koronare Intervention (PCI):** Rekanalisation durch Katheter und/oder Stentimplantation.
  - *Indikation:* Abhängig vom angiografischen Befund.
  - *Vorgehen:* unmittelbar, Strategie zur Revaskularisation beruhend auf: klinischen Bild, Schweregrad der koronaren Herzkrankheit und angiographischen Charakteristika der Stenosen (z. B. SYNTAX-Score). Keine PCI bei nicht signifikanten Stenosen!

  Studienlage: Durch die invasive Behandlungsstrategie kann das Risiko für Tod und Myokardinfarkt im Vergleich zu Plazebo um etwa 50 % gesenkt werden.
- **Operative Therapie (ACB-Operation):** Rekanalisation durch aortokoronare Bypass-Grafts.
  - *Indikationen:*
    - Konservativ oder durch Katheterintervention von nicht ausreichend behandelbaren Patienten (weiterhin klinische Zeichen der Ischämie und/oder Ischämienachweis).
    - Erfolglose PCI.
    - Linkskoronare Hauptstammstenose, die interventionell nicht angegangen werden soll/kann. Klassifikation nach angiografischen Charakteristika (z. B. SYNTAX-Score), Strategie nach lokalem „Herz-Team"-Protokoll.
  - *Risiken:* Das OP-Risiko ist dem von Patienten mit stabiler Angina pectoris vergleichbar; das Risiko perioperativer Blutungen ist auch unter der Therapie mit GP-IIb-/-IIIa-Antagonisten nicht erhöht. *Cave:* HWZ der verschiedenen Substanzen beachten! (Bei Risikopatienten möglichst Thrombozytenaggregationshemmung bis zum Anschluss an die Herz-Lungen-Maschine.)

Nachbehandlung

- Konservativ behandelte Patienten können bei Beschwerdefreiheit aus der stationären Behandlung entlassen werden.
- **Empfehlungen:**
  - *Schonung:* Stärkere körperliche Belastung für 4 Wochen meiden.
  - *Allgemeinmaßnahmen:* Gewichtsreduktion, RR-Einstellung, Diabeteseinstellung, Verzicht auf Nikotin.
- **Kontrolluntersuchungen:**
  - *Kardiologisch:* Nach 4–6 Monaten (klinische Untersuchung, EKG, Belastungs-EKG).
  - *Angiografisch:* Kontrollangiografie nur bei Angina pectoris und/oder Ischämienachweis; keine Routinemaßnahme.

30.2 Akutes Koronarsyndrom mit persistierender ST-Streckenhebung (STEMI)

Grundlagen

Merke: Das akute Koronarsyndrom mit ST-Streckenhebung (STEMI) entspricht dem „klassischen“ Myokardinfarkt der alten Nomenklatur. Klinisch besteht zwischen instabiler Angina pectoris, NSTEMI und STEMI ein fließender Übergang! Klinisches Leitsymptom des ST-Strecken-Hebungsinfarktes (STEMI) ist der akut auftretende retrosternale Brustschmerz!

- **Definition:** Manifestationsform der akuten ischämischen Herzerkrankung. Der Myokardinfarkt war als akuter Verschluss einer Koronararterie mit nachfolgender Myokardnekrose definiert. Diese Definition wurde kürzlich erweitert. Sie stützt sich jetzt auf die Troponin- (bzw. CK-MB-) Erhöhung in Verbindung mit der infarkttypischen klinischen Symptomatik (S. 361). Der ST-Strecken-Hebungsinfarkt ist durch die Trias akuter thorakaler Schmerz, Troponin-Erhöhung und ST-Strecken-Hebungen im EKG definiert.
- **Ätiologie:**
  - Thrombotischer Verschluss einer Koronararterie auf dem Boden einer koronaren Herzkrankheit als Folge einer Plaqueruptur.
  - Koronargefäßspasmus.
  - Koronarembolie.
  - Koronararteriitis mit/ohne vorbestehende Stenose.
  - Trauma (Dissektion eines Koronargefäßes).
- **Pathophysiologie:**
  - *Thrombusbildung und begleitende endogene Fibrinolyse:* Aufbrechen einer arteriosklerotischen Plaques (Ruptur der fibrösen Deckplatte) mit Freisetzung thrombogenen Materials → Gerinnungsaktivierung → Thrombozytenaggregation → Bildung intravasaler Thromben mit konsekutivem passagerem oder permanentem, vollständigem oder unvollständigem Koronargefäßverschluss. Die Plaqueruptur ist ein komplexer Prozess, bei dem inflammatorische Vorgänge eine wichtige Rolle spielen.

  Merke: Die Thrombusbildung im Gefolge einer Plaque-Ruptur bzw. Fissur in einem arteriosklerotisch veränderten Koronargefäß ist das pathomorphologische Verbindungsglied zwischen den verschiedenen Formen des ACS.

  - *Entzündliche Veränderungen* (Erhöhung von CRP, Fibrinogen, Interleukin 6).
  - *Freisetzung lokal vasokonstriktorischer Substanzen* (Serotonin, Thromboxan, Endothelin).
- **Auslösende Faktoren** (Trigger der Plaqueruptur): extreme körperliche Belastungen, psychische Stresssituationen, plötzlicher Blutdruckanstieg.
- **Plaqueruptur-Risiko:** abhängig von Plaquekomposition, Plaque-Vulnerabilität, Stenosegrad.
- Häufig besteht eine Latenz zwischen Plaqueruptur und dem ersten Auftreten von Symptomen. Etwa ⅓ der Patienten mit STEMI zeigt in den Tagen und Wochen vor dem akuten Ereignis Prodromalsymptome.

Klinik

Beachte: NSTEMI, instabile Angina pectoris und STEMI lassen sich anhand der Symptomatik nicht klar voneinander abgrenzen. Charakteristisch für einen STEMI ist eine > 20 min anhaltende, nitrorefraktäre Schmerzsymptomatik mit nachweisbarer ST-Streckenhebung ! Häufig sind dem eigentlichen Infarkt in den letzten Stunden oder Tagen kurze Schmerzattacken unter geringer Belastung oder in Ruhe vorausgegangen.

- **Leitsymptom:** Akut auftretender, anhaltender Brustschmerz.

- **Typische klinische Symptome des STEMI:**
  - *Akut einsetzender Thoraxschmerz* mit retrosternaler (60 %), präkordialer (20 %) oder epigastrischer (20 %) Lokalisation.
  - *Stärkste Schmerzintensität*, Vernichtungsgefühl.
  - *Ausstrahlung* in linke Schulter, linken Arm (meist ulnarseitig), in Unterkiefer (nie Oberkiefer!), Epigastrium, Rücken oder Nacken.
  - *Schmerzcharakter:* Bohrend, dumpf, gelegentlich brennend oder stechend.
  - *Schmerzdauer:* > 20 min.
  - *Nichtansprechbarkeit* der Schmerzen auf Nitroglyzerin (Nitrorefraktärität).
  - *Begleitsymptome:* Nervöse Unruhe, Rastlosigkeit bis zu Todesangst; Blässe, Schwitzen, Kaltschweißigkeit; Herzrhythmusstörungen; Übelkeit, Erbrechen (oft bei inferioren Infarkten); Dyspnoe.

  Cave: Bei älteren Patienten, Frauen und Diabetikern auch atypische Symptomatik möglich! (Oberbauchschmerzen, Schmerzen im Rücken zwischen den Schulterblättern).

Basisdiagnostik

- **Klinische Untersuchung:** Befunde abhängig von Infarktgröße/hämodynamischer Auswirkung. Jeder Patient muss vollständig untersucht werden!
  - *Zeichen der Linksherzinsuffizienz bis hin zu Lungenödem und/oder kardiogenem Schock* (bei großem Infarkt).
  - *Gestaute Halsvenen mit Jugularvenenpuls* (bei großem Rechtsherzinfarkt).
  - *Inspektion:* Meist erheblich beeinträchtigter Patient mit starken thorakalen Schmerzen, Schweißausbruch, kaltschweißiger Haut, Übelkeit, Schwächegefühl.
  - *Auskultation:* Oft 3. und/oder 4. Herzton, Mitralklappeninsuffizienzgeräusch bei Sehnenfaden- oder Papillarmuskelabriss, systolisches Geräusch bei Ventrikelseptumperforation; über der Lunge fein- bis mittelblasige Stauungs-RG (bei größeren Infarkten mit Linksherzinsuffizienz).
- **EKG:** so schnell wie möglich 12-Kanal-Standard-EKG (< 10 min nach Eintreffen). Bei inferioren Infarkten sind oft auch Nebenableitungen sinnvoll; bei rechtsventrikulärer Beteiligung pathologische Befunde in V_3R–V_4R; zusätzliche Ableitungen (S. 29).
  - *Befunde* (Abb. 30.1): Bereits 1–2 min nach Koronararterienverschluss Nachweis eines Erstickungs-T, Übergang in eine ST-Streckenhebung (Abgang aus absteigender R-Zacke, monophasische Deformierung).
  - *Infarktdiagnose:*
    - ST-Hebung in mindestens 2 benachbarten Ableitungen eines 12-Kanal-Standard-EKGs: ≥ 0,1 mV in 2 zusammenhängenden Extremitätenableitungen, ≥ 0,2 mV in 2 zusammenhängenden Brustwandableitungen.
    - Linksschenkelblock (neu aufgetreten?) mit infarkttypischer Symptomatik.
  - *Infarktlokalisation:* Tab. 30.1 und Abb. 30.2.
  - *Infarktausdehnung:* Abschätzung nach Anzahl der im 12-Kanal-Standard-EKG betroffenen Ableitungen:
    - ≤ 2 Ableitungen: Kleiner Infarkt.
    - 3–4 Ableitungen: Mittelgroßer Infarkt.
    - > 5 Ableitungen: Großer Infarkt.

Stadium	Zeit nach Infarktbeginn	Kennzeichen	typisches Bild
Initialstadium	Minuten bis wenige Stunden	T-Überhöhung („Erstickungs-T“)	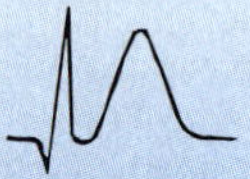
Stadium I	Stunden bis ca. 5 Tage	ST-Hebung	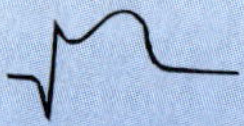
Zwischenstadium	1 – 7 Tage	R klein ST-Hebung abnehmend T spitz negativ	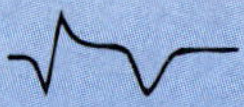
Stadium II	1 Woche – 6 Monate	Q pathologisch R klein keine ST-Hebung* T spitz negativ	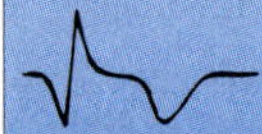
Stadium III (Endstadium)	> 6 Monate	Q pathologisch R klein** keine ST-Hebung* T positiv	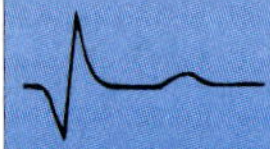

* bleibt die ST-Hebung länger als 6 Wochen bestehen, muss an die Ausbildung eines Ventrikelaneurysmas gedacht werden
** auch kompletter R-Verlust

Abb. 30.1 • EKG-Veränderungen bei STEMI (aus Hahn J.-M., Checkliste Innere Medizin, Thieme 2010).

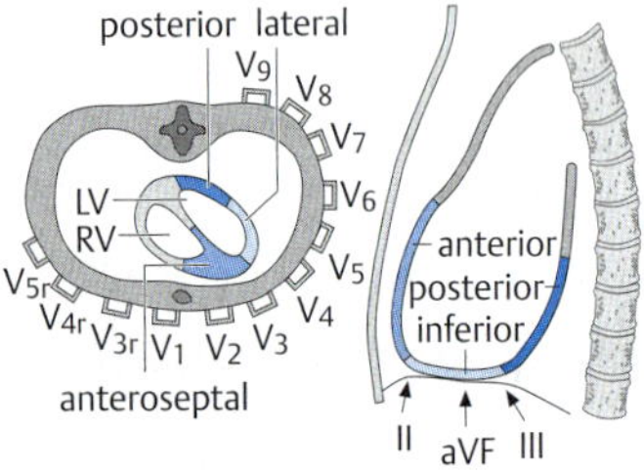

Abb. 30.2 • EKG-Ableitungen zur Lokalisierung des Infarktareals (aus Hahn J.-M., Checkliste Innere Medizin, Thieme 2010).

Tab. 30.1 • **Infarktlokalisation bei STEMI.**

Lokalisation	pathologische EKG-Ableitung	betroffenes Gefäß
supraapikal	V_2–V_3	RIVA
anteroseptal	V_2–V_4	RIVA
anterolateral	I, aVL, V_2–V_6	Cx
lateral	I, aVL, V_5–V_6	RIVA oder Cx
posterolateral	II,III, V_5–V_6	meist Cx
posterior	hohes R in V_1, V_2, R/S > 1 (V_1)	RCA oder Cx
inferior	II,III, aVF	meist RCA
inferolateral	I,II,III, aVL, aVF, V_5–V_6	RCA oder Cx
rechtsventrikulär	V_3R–V_6R	RCA oder Cx

Cx = Arteria circumflexa, RCA = rechte Koronararterie, RIVA = Ramus interventricularis anterior

- **Labordiagnostik:**
  - *Allgemein:* BB (Anämie, Leukozytose > 10 000/µl), BSG ↑, CRP ↑, gestörte Glukosetoleranz, Kreatinin, Elektrolyte, Gerinnung, Lipase (DD: Pankreatitis), AP, Bilirubin (DD: Cholestase), BGA (respir. Situation, Lungenembolie), Laktat, Blutgruppe/Kreuzblut (bei evtl. Lysetherapie).
  - *Spezifisch = Herzenzyme:* Gesamt-CK (Leitenzym), CK-MB (= Myokardtyp), Troponin T, Myoglobin, LDH, HBDH, GOT, GPT. Zeitlicher Verlauf der Enzymaktivitäten: Tab. 30.2 und Abb. 30.3 Die Infarktgröße lässt sich anhand der maximalen CK-/CK-MB-Werte und anhand des Troponin-Wertes abschätzen.

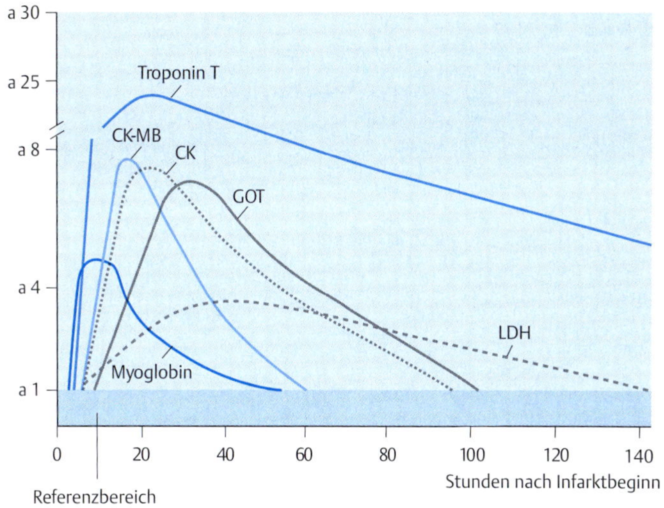

Abb. 30.3 • Enzymverlauf bei Myokardinfarkt.

Tab. 30.2 • **Labordiagnostik beim STEMI/Myokardinfarkt.**

Enzym	Normwert	Anstieg	Maximum	Normalisierung	Bedeutung
Gesamt-CK	10–80 U/l	4–8 h	12–18 h	2–3 d	Leitenzym zur MI-Diagnose
CK-MB	< 6 % CK	4–8 h	16–36 h	3–6 d	nicht ganz MI-spezifisch
Troponin T	nnb	2–6 h	24–48 h	7–14 d	herzmuskelspezifisch
Myoglobin	< 10 µmol/l	2–6 h	8–12 h	2 d	unspezifischer Parameter
LDH	120–240 U/l	6–12 h	24–60 h	7–14 d	zur Spätdiagnostik
HBDH	68–135 U/l	6–12 h	30–72 h	ca. 14 d	LDH/HBDH < 1,3 →MI
GOT	< 19 U/l	4–8 h	24–60 h	7–14 d	wenig myokardspezifisch
GPT	< 23 U/l				Anstieg bei Leberstauung

Nnb = normalerweise nicht nachweisbar, MI = Myokardinfarkt

Differenzialdiagnose von Thoraxschmerzen

▶ **Übersicht:** Tab. 30.3.

Tab. 30.3 • **Differenzialdiagnose von Thoraxschmerzen (aus Lorenz J., Checkliste XXL Pneumologie, Thieme 2009).**

Ursprung des Schmerzes	Verdachtsdiagnose	wegweisende Untersuchung
Pleura	• Infektion, Kollagenose, Vaskulitis • Mediastinitis • Tumor	• Sonografie, CT
Brustwand	• Rippenfraktur, Myalgie • Infektion, Kollagenose • Phlebitis (Mondor-Syndrom) • Costochondritis (Tietze-Syndrom) • Tumor	• Röntgenbild • Labordiagnostik • Sonografie • CT
pulmonal-vaskulär	• Lungenembolie • primäre pulmonale Hypertonie • Eisenmenger-Syndrom	• Echokardiografie, Blutgasanalyse, Szintigrafie, Spiral-CT, Herzkatheter
tracheobronchial	• Tracheobronchitis • Reizgasinhalation • Tumor	• Bronchoskopie
neural-radikulär	• Herpes zoster • BWS-Syndrom	• klinischer Befund • Röntgenbild
Schulter-Arm	• Pancoast-Tumor • Schulter-Hand-Syndrom • Thoracic-Outlet-Syndrom	• CT, MRT
myokardiale Ischämie	• Angina pectoris • Präinfarkt-Angina • Variant („Prinzmetal"-)Angina • Herzinfarkt, Aortenstenose • hypertroph-obstruktive Kardiomyopathie • Mitralklappenprolaps	• EKG, Echokardiografie, Ergometrie mit EKG, Linksherzkatheter

Tab. 30.3 • **Fortsetzung**

Ursprung des Schmerzes	Verdachtsdiagnose	wegweisende Untersuchung
Perikard	• Perikarditis • Dressler-, Postkardiotomiesyndrom	• EKG, Echokardiografie
Ösophagus	• (Reflux-)Ösophagitis • Motilitätsstörungen	• pH-Metrie, Gastroskopie
projiziert	• Cholezystitis • Pankreatitis • peptisches Ulkus • Appendizitis	• Sonografie, Gastroskopie, CT
psychosomatisch	• Panikattacke („soldier's heart")	• psychopathologischer Befund
Aortendissektion		• Echokardiografie, CT

Akutmanagement

- **Nitroglyzerin: 0,8–1,6 mg s. l.** (2–4 Sprühstöße Nitrolingual oder 1–2 Kps.).
- **Transport:** Sofort auf Intensivstation (Arztbegleitung!).
- **Lagerung:** Oberkörper hochlagern, absolute Bettruhe!
- **Zugang:** Venösen Zugang legen! Keine i. m. Injektionen (Verfälschung des CK-Wertes!). ZVK nur in Ausnahmefällen (Gefahr der Fehlpunktion → Probleme bei geplanter Fibrinolyse).
- **Sauerstoff: 4–8 l/min** über Nasensonde/Maske.
- **Nitroglyzerin-Perfusor** (50 mg = 50 ml, z. B. **Nitrolingual Fertiglösung**): **5–200 µg/min i. v.** bei RR_{syst} > 100 mmHg (LR 0,3 bis max. 12 ml/h). Nach klinischer Wirkung und RR_{syst} „titrieren". RR_{syst} muss > 100 mmHg sein! → mittlere Dosis in der Regel bei 10–40 µg/min i. v. (LR 0,6–2,4 ml/h).
- **Analgesie: Morphin 5–10 mg i. v.** oder **Pethidin (z. B. Dolantin) 25–100 mg langsam i. v.** oder **Fentanyl 0,05–0,1 mg i. v.**
- **Sedierung: Diazepam (z. B. Valium) 5–10 mg p. o./i. v.** oder **Triflupromazin (z. B. Psyquil) 5–10 mg i. v.**
- **Thrombozytenaggregationshemmer:**
  - **Acetylsalicylsäure (ASS, z. B. Aspirin): 500 mg p o./i. v.**, danach **100 mg/d p. o.** Gabe bei allen Infarktpatienten so früh wie möglich! Absolute Kontraindikationen beachten (z. B. blutendes Ulkus, bekannte ASS-Allergie).
  - **PsY_{12}-Inhibitoren:**
    - **Prasugrel** (z. B. **Efient**): *Dosierung:* Startdosis: 60 mg, Dauerdosis: 10 mg/d, wenn keine PsY_{12}-Inhibitoren Vorbehandlung (vor allem bei Diabetikern), Koronaranatomie bekannt, PCI geplant und kein hohes Blutungsrisiko. *Wirkbeginn:* nach 30 min. *Wirkdauer:* 5–10 d. Absetzen vor großen chirurgischen Eingriffen: 7 d. *Kontraindikationen:* vorangegangener Schlaganfall/transistorisch ischämischer Attacke (TIA).
    - **Ticagrelor**(z. B. **Brilique**): *Dosierung:* Startdosis: 180 mg, Dauerdosis: 2 × 90 mg/d bei moderatem bis hohem Risiko ischämischer Ereignisse (z. B. erhöhtes Troponin) empfohlen, unabhängig von initialer Behandlungsstrategie; auch bei Clopidogrel-Vorbehandelung (Clopidogrel zu Beginn der Ticagrelortherapie absetzen). *Wirkbeginn:* nach 30 min. *Wirkdauer:* 3–4 d. Absetzen vor großen chirurgischen Eingriffen: 5 d.
    - **Clopidogrel (z. B. Iscover, Plavix): 300 mg p. o.** initial, anschließend **1 × 75 mg/d.** Indikationen: Applikation, wenn Prasugrel oder Ticagrelor nicht verfügbar oder kontraindiziert ist.

- **Heparin:**
  - **Unfraktioniertes Heparin (z. B. Liquemin) 5 000 I.E. als Bolus i v.** (bei > 90 kg KG evtl. 10 000 I.E.), anschließend Perfusor mit **1 000–1 400 I.E./h über 48 h.**
    - Perfusoreinstellung: 2–2,5 ml/h (bei 25 000 I.E. Heparin auf 50 ml NaCl 0,9 %).
    - Ziel: Verlängerung der PTT auf das 1,5–2,5-fache des Ausgangswertes (ca. 60–80 s) zur Verhinderung appositioneller Thromben. Auch bei geplanter Lyse! (keine thrombolytische Wirkung).
    - PTT-Kontrolle nach 3, 6, 12 und 2 h. 219
  - **Fraktioniertes Heparin: z. B. Enoxaparin (Clexane) 2 × 1 mg/kg KG/d.**
- **Bivalirudin:** Direkter Thrombininhibitor.
  - Dosierung: i. v. Bolus: 0,75 mg/kg KG, dann Infusion mit 1,75 mg/kg KG/h (ohne ACT-Messung). Beendigung nach Ende der PCI.

  Studienlage: In der HORIZONS-AMI-Studie wurden über 3 600 Patienten entweder mit Bivalirudin + GP-IIb/IIIa-Rezeptorantagonisten oder Heparin (oder Enoxaparin) + GP-IIb/IIIa-Rezeptorantagonisten behandelt. Für die Bivalirudin-Kombination wurde eine deutliche Reduktion von schwerwiegenden Blutungen (- 40 %) bei geringer Reduktion der Gesamtsterblichkeit (- 1 %) beobachtet. Bivalirudin kann als sinnvolle Alternative bei hohem Blutungsrisiko angesehen werden.
- **GP-IIb/-IIIa-Rezeptor-Antagonisten:**
  - **Abciximab (z. B. ReoPro): Bolus 0,25 mg/kg KG i. v., Erhaltungsdosis 0,125 µg/kg KG/min i. v. (maximal 10 µg/min) über 12–24 h.**
  - **Eptifibatide (z. B. Integrilin**): Bolus 180 µg/kg KG i. v., Erhaltungsdosis 2,0 µg/kg KG/min über 72–96 h.
  - **Tirofiban (z. B. Aggrastat): Bolus 0,4 µg/kg KG/min i. v. über 30 min, Erhaltungsdosis 0,1 µg/kg KG/min über 48–96 h.**

  Studienlage: Trotz einiger vorliegender Studien (ON-TIME 2, HORIZONS-AMI, BRAVE-3) ist der definitive Stellenwert von GP-IIb/IIIa-Rezeptorantagonisten als „Routinemedikation“ bei Patienten mit STEMI und Primär-PCI unklar. GP-IIb/IIIa-Rezeptorantagonisten werden empfohlen als „Bailout-Therapie“ bei angiografisch nachweisbarem massivem Thrombus oder thrombotischer Komplikationen im Koronargefäß.
- **Betablocker:** Besonders bei Tachykardie, Hypertonie. β-Blocker ohne partiell agonistische Aktivität (PAA) bevorzugen. Therapeutisches Ziel ist eine Herzfrequenz von 50–60/min. *KI:* COLD, schwere pAVK, SA-, AV-Blockierungen, manifeste Linksherzinsuffizienz, Hypotension.
  - *Wirkstoffe:*
    - **Metoprolol (z. B. Beloc): 2,5–5 mg langsam i. v., dann 50–100 mg/d p. o.**
    - **Esmolol (z. B. Brevibloc): 500 µg/kg KG/min i. v.,** anschließend **Erhaltungsdosis 50 µg/kg KG/min.** Steigerung der Erhaltungsdosis je nach Symptomatik, Herzfrequenz und Blutdruck bis auf **200 µg/kg KG/min (maximale Erhaltungsdosis).**
    - **Atenolol (z. B. Tenormin): 2,5 mg langsam i. v., dann 25–50 mg/d p. o.**
  - Dosierungen je nach Herzfrequenz und Blutdruck modifizieren. Leitparameter: Herzfrequenz ≈ 60/min, RR_{syst} ≈ 100 mmHg.

  Studienlage: Die intravenöse Betablocker-Therapie führt innerhalb von 7 Tagen nach Infarkt zu einer Reduktion der Sterblichkeit. In den meisten Fällen ist eine frühe orale Gabe ausreichend.
- **Kalziumantagonisten:** Bei KI für eine Betablockertherapie oder Beschwerdepersistenz. Gabe von Kalzium-Antagonisten vom Nicht-Dihydropyridin-Typ, z. B.:
  - **Verapamil (z. B. Isoptin): 5–10 mg/h in 0,9 %-NaCl-Lösung i. v., Dauerbehandlung mit 240–480 mg/d p. o.**
  - **Diltiazem (z. B. Dilzem): 0,3 mg/kg KG i. v.** langsam über 2–3 min, bei Bedarf anschließend **Dauerinfusion mit 0,2–1 mg/min (0,0028–0,014 mg/kg KG/min), Dauerbehandlung 180–360 mg/d.**

  Beachte: Nichtretardiertes Nifedipin ist als Routinebehandlung kontraindiziert (Tachykardie, Hypotonie)!

- **Renin-Angiotensin-Aldosteron-Antagonisten:** Gabe bei Herzinsuffizienzzeichen und/oder linksventrikulärer Auswurffraktion < 40 % innerhalb der ersten 24 h. Vorsicht bei Niereninsuffizienz! Wirkstoffe:
  - **Captopril (z. B. Lopirin): 6,25 mg initial p. o.,** nach 2 h 12,5 mg, nach weiteren 12 h 25 mg, Steigerung bis zur Dosis von **50–100 mg/d.** alternativ:
  - **Lisinopril (z. B. Acerbon): Initial 5 mg p. o., Steigerung bis auf 10 mg/d.**
  - **Enalapril (z. B. Xanef): 5–10 mg p. o./d.**
  - **Ramipril (z. B. Delix): 2,5–10 mg p. o./d.**
  - **Zofenopril (z. B. Bifril): 7,5–60 mg p. o./d.**
  - **Trandolaprilpril (z. B. Mavik): 0,5–4 mg p. o./d.**
  - **Valsartan (z. B. Diovan): 80–320 mg p. o./d.**
  - **Lorsatan (z. B. Lorzaar): 12,5–100 mg p. o./d.**

Monitoring

- EKG-Monitoring.
- RR-Messung.
- Pulsoxymetrie.
- Bilanzierung.
- Bei instabiler Hämodynamik oder therapierefrakträrer Herzinsuffizienz: Kontinuierliche i.a.-RR-Messung (S. 44) und Pulmonaliskatheter (S. 54) oder PiCCO (S. 65) zur Beurteilung von pulmonalkapillärem Druck und HZV.
- **Laborkontrollen** (alle 4–6 h): CK/CK-MB, beachte Kinetik (S. 363); PTT; Fibrinogen.

Weiterführende Diagnostik

- **Röntgen-Thorax:** Beurteilung der Herzgröße, Nachweis pulmonal-venöser Stauung (bis hin zum Lungenödem bei Linksherzinsuffizienz).

Beachte: Röntgen-Befunde „hinken" aktuellen hämodynamischen Befunden um mehrere Stunden hinterher und spielen daher im Rahmen der Infarktdiagnostik keine wesentliche Rolle.

- **Echokardiografie** (S. 67), auch in der Akutphase!): Segmentale Kontraktionsstörungen (Hypo-, Dys- oder Akinesie), kompensatorische Hyperkinesien, Lokalisation und Ausdehnung des Infarktareals, globale Ventrikelfunktion, Größe der Herzhöhlen (Vorhöfe, Ventrikel), Klappenfunktionen, Infarktkomplikationen.
- **Angiografie:**
  - *Rechtsherzkatheter:* Zur exakten Beurteilung der hämodynamischen Situation und optimierten Therapiesteuerung. Diagnose einer infarktbedingten Ventrikelseptumruptur mit Links-Rechts Shunt (typischer O_2-Sättigungssprung auf Ventrikelebene).
  - *Linksherzkatheter:* Beurteilung von Infarktlokalisation und -ausdehnung, Lokalisation und Ausmaß des Gefäßverschlusses, Nachweis anderer Stenosierungen der Kranzgefäße. Quantifizierung einer begleitenden Mitralklappeninsuffizienz. Diagnose einer Ventrikelperforation oder eines KM-Übertritts in den rechten Ventrikel bei infarktbedingtem Ventrikelseptumdefekt.
- **Koronarangiografie:**
  - Sicherung der Diagnose (in > 90 % der Fälle kann ein thrombotisch verschlossenes Koronargefäß nachgewiesen werden). Beurteilung der Koronaranatomie, exakter Nachweis von Art und Schweregrad der Koronarveränderungen. Voraussetzung zur perkutanen Koronarintervention = PCI (S. 369).

  Merke: Bei allen Patienten mit klinischen Zeichen eines STEMI, neu (oder vermutlich) neu aufgetretenem Linksschenkelblock, ist innerhalb der ersten 12 Stunden nach Symptombeginn eine Reperfusionstherapie indiziert!

Reperfusionsstrategien bei STEMI

- Bei allen Patienten mit STEMI innerhalb der ersten 12 h nach Symptombeginn.
- Bevorzugte Behandlungsstrategie ist die Katheterintervention (S. 369). Eine Fibrinolyse ist indiziert, wenn die PCI erst mit einer zeitlichen Verzögerung von > 90 min erfolgen könnte (Beginn der PCI gegenüber Beginn der Fibrinolyse).
- Bei Patienten im kardiogenen Schock ist eine PCI auch bei längeren Transportzeiten die bevorzugte Behandlungsmethode.

Studienlage:

- Durch PCI in 90 % der Fälle Wiederherstellung des Blutflusses im zuvor verschlossenen Gefäß.
- Bei primärer PCI Reduktion der Infarktsterblichkeit um etwa 25 % im Vergleich zur Fibrinolysetherapie. Senkung des Reinfarktrisikos im Vergleich zur Fibrinolysetherapie um mehr als 50 %.
- Inwieweit GP-IIb/-IIIa-Rezeptor-Antagonisten routinemäßig verabreicht werden sollen, ist nach vorliegender Datenlage nicht gesichert; mehrere Studien sprechen jedoch für den Einsatz von Abciximab (S. 689).

Fibrinolyse

- **Ziele:** Verminderung der Nekrosezone, Verbesserung von Ventrikelfunktion und Prognose, Reduktion der Krankenhaussterblichkeit.
- Innerhalb der ersten 12 h nach Schmerzbeginn stellt die Thrombolyse eine Alternative zur Akutintervention bei STEMI dar (wenn keine Primär-PCI erfolgen kann). Das gilt auch für Patienten mit LSB und typischer Infarktsymptomatik mit entsprechender Anamnese.
- **Indikationen:**
  - *Gesicherter Infarkt:*
    - ST-Hebung ≥ 0,1 mV in mindestens 2 zusammenhängenden Extremitätenableitungen und/oder ≥ 0,2 mV in mindestens 2 zusammenhängenden Brustwandableitungen *oder*
    - Linksschenkelblock mit infarkttypischer Symptomatik.
    - Symptomdauer < 12 Stunden.
    - Fehlen absoluter Kontraindikationen (s. u.).

    Beachte: Die systemische Fibrinolyse ist *keine* Therapieoption bei Patienten mit NSTEMI!
- **Kontraindikationen:**
  - *Absolut:* Schlaganfall innerhalb der letzten 6 Monate (hämorrhagisch zeitunabhängig); Trauma, Operation, Kopfverletzung innerhalb der letzten 3 Wochen; Neoplasma oder andere ZNS-Erkrankung; Magen-Darm-Blutung innerhalb des letzten Monats, bekannte Blutungsdiathese, disseziierendes Aortenaneurysma.
  - *Relativ:* TIA innerhalb der letzten 6 Monate, Therapie mit oralen Antikoagulanzien, Schwangerschaft, nichtkomprimierbare Gefäßpunktion, therapierefraktäre Hypertonie (RR_{syst} > 180 mmHg), aktive Ulkuserkrankung, floride Endokarditis, fortgeschrittene Lebererkrankung, traumatische Reanimationsmaßnahmen.
- **Zeitlimits:**
  - *Contact to Needle:* Erstkontakt bis zum Beginn der prästationären Fibrinolyse < 30 min.
  - *Door to Needle:* Krankenhausaufnahme bis zur Einleitung der Fibrinolyse stationär < 30 min.
  - *Maximal tolerabler Zeitverlust PCI versus Lyse:* 90 min.
- **Wirkstoffe/Dosierungen:** In Deutschland stehen zur Fibrinolysetherapie des akuten Myokardinfarktes Streptokinase, Alteplase, Reteplase und Tenecteplase zur Verfügung. Für Streptokinase spricht im Vergleich zu den anderen Fibrinolytika nur der relativ niedrige Preis.

- **Reteplase (r-PA, z. B. Rapilysin)**:
  - Dosierung: **2-mal 10 U langsam i. v. im Abstand von 30 min.**
  - Begleitend **Heparin 60 I.E./kg KG (max. 5 000 I.E.) als i. v. Bolus, dann 12 I.E./kg KG/h über 48 h (max. 1000 I.E./h).** Ziel-PTT: 50–75 s.
- **Streptokinase:**
  - Fakultativ **Prednison (z. B. Decortin) 250 mg i. v.** (zur Verhinderung allergischer Reaktionen), evtl. Magenschutz.
  - **Streptokinase 1,5 Mio. I.E. über 30–60 min i. v.**
  - Nach Lyseeende (12–24 h) Heparin → Dosierung (S. 366).
- **Alteplase (z. B. Actilyse)**:
  - Dosierung**: 15 mg i. v. als Bolus, dann 0,75 mg/kg KG über 30 min, dann 0,5 mg/kg KG über 60 min i. v. Gesamtdosis = 100 mg.**
  - Begleitend **Heparin 60 I.E./kg KG (max. 4 000 I.E.) als i. v. Bolus, dann 12 I.E./kg KG/h über 48 h (max. 1000 I.E./h).** Ziel-PTT: 50–70 s.
- **Tenecteplase (TNK-tPA, z. B. Metalyse)**:
  - **Dosierung nach Körpergewicht: KG < 60 kg → 30 mg; KG 60 bis < 70 kg → 35 mg; KG 70 bis < 80 kg → 40 mg; KG 80 bis < 90 kg → 45 mg; KG > 90 kg → 50 mg als i. v. Bolus.**
  - Begleitend **Heparin 60 I.E./kg KG (max. 5 000 I.E.) als i. v. Bolus, dann 12 I.E./kg KG/h über 48 h (max. 1 000 I.E./h).** Ziel-PTT: 50–75 s.

  ▶ ***Beachte:*** Eine Kombination von Fibrinolytika mit GP-IIb/-IIIa-Rezeptor-Antagonisten (Abciximab) senkt zwar das Risiko eines Infarktrezidivs, erhöht aber das Blutungsrisiko und senkt nicht die Sterblichkeit.

▶ **Monitoring:** PTT, Quick, TZ, Fibrinogen, BB, U-Status (Erys?) alle 4–8 h.

▶ **Zeichen einer erfolgreichen Fibrinolyse:**
- Rückgang von Infarktschmerzen.
- Rascher Rückgang von ST-Streckenhebungen.
- Rascher Anstieg, dann rascher Abfall der Herzenzyme (Myoglobin, CK, CK-MB).
- Auftreten von Reperfusionsarrhythmien (ventrikuläre Extrasystolen, Salven, nicht anhaltende Kammertachykardien, idioventrikuläre Ersatzrhythmen).

▶ **Komplikationen:** Blutungsneigung, Blutungen im Bereich der Punktionsstellen, intrakraniale Blutungen (Häufigkeit circa 0,5–1,0 %). Maßnahmen:
- *Sofort Fibrinolyse- und Heparininfusion unterbrechen!*
- **Aprotinin (z. B. Trasylol): 1,0 Mio. I.E. in 100 ml NaCl 0,9 % über 20 min i. v., evtl. Wiederholung nach 4–6 h.** ***Cave:*** Keine antifibrinolytischen Maßnahmen bei rt-PA!
- **Fresh Frozen Plasma (FFP): 600–1000 ml über 1–2 h.**
- **Protamin**: Dosis je nach PTT → 1 I.E. Protamin inaktiviert 1 I.E. Heparin.

Akute perkutane Koronarintervention (PCI)

▶ Therapie der Wahl bei STEMI-Patienten und Schmerzbeginn < 12 Stunden. Ob auch später (> 12 Stunden nach Schmerzbeginn) sinnvoll, lässt sich zum jetzigen Zeitpunkt nicht entscheiden.

▶ **Definition, Prinzip:** Direkter angiografischer Nachweis eines verschlossenen Koronargefäßes, Rekanalisation durch PCI und/oder Stent-Implantation.

▶ **Ziel:** Verbesserung der linksventrikulären Funktion und Prognose.

▶ **Indikationen:**
- *ST-Streckenhebungsinfarkt (STEMI)* mit ST-Streckenhebungen in mindestens 2 benachbarten Ableitungen (≥ 0,1 mV in 2 benachbarten Extremitätenableitungen, ≥ 0,2 mV in 2 benachbarten Brustwandableitungen).
- *Neuer Linksschenkelblock* bei infarkttypischer Symptomatik.
- *Typische Schmerzsymptomatik*, Dauer 0,5–6 h.
- *Kardiogener Schock* innerhalb der ersten 36 h nach ST-Streckenhebung bzw. neu aufgetretenem Schenkelblock.
- *Kontraindikationen* gegenüber Fibrinolyse.

- **Zeitlimits:**
  - *Contact to Balloon:* Erstkontakt bis zum Beginn der PCI < 120 min.
  - *Door to Balloon:* Krankenhausaufnahme bis zum Beginn der primären PCI < 30 min bei angekündigten Patienten, < 60 min bei nicht angekündigten Patienten.
- **Voraussetzungen:** 24-h-PCI-Bereitschaft, erfahrenes Untersuchungsteam (ärztliches und nicht ärztliches Personal), gute Kooperation zwischen Leitstelle, Notarzt und Katheterzentrum.
- **Ergebnisse:** Wenn die Voraussetzungen erfüllt sind, lässt sich die Mortalität bei STEMI-Patienten durch Primär-PCI wesentlich senken. Das Zeitintervall zwischen Schmerzbeginn und PCI sollte kurz sein; Verzögerungen gehen mit schlechteren Überlebensraten einher.

Chirurgische Maßnahmen

- **Definition, Prinzip:** Rekanalisation durch Anlegen aortokoronarer Bypass-Grafts.
- **Ziel:** Verbesserung der linksventrikulären Funktion und Prognose.
- **Indikationen:**
  - *Nicht erfolgreiche PCI* mit weiter bestehender Beschwerdesymptomatik und/oder hämodynamischer Instabilität.
  - *Kardiogener Schock.*
  - *STEMI mit persistierender Ischämie* ohne medikamentöse Therapieansprache bei interventionell nicht angehbarem Koronarstatus.
  - *Ungeeignete Koronarmorphologie für PCI* (Hauptstammstenose links, Hauptstammäquivalent, schwere 3-Gefäß-Erkrankung).
  - *Papillarmuskelabriss, Sehnenfadenabriss.*
  - *Ventrikelseptumruptur* mit hämodynamisch relevantem Ventrikelseptumdefekt (manifeste Herzinsuffizienz bei großem Links-rechts-Shunt).
- **Voraussetzungen:** Verfügbarkeit einer 24-h-OP-Bereitschaft; schneller Transport in herzchirurgisches Zentrum; erfolgreiche hämodynamische Stabilisierung – medikamentös, intraaortale Ballonpumpe = IABP (S. 305).

  Beachte: Die Notfall-ACB-OP ist nur als Ausnahme anzusehen; im akuten Infarkt keine ACB-OP! Keine Alternative zur frühen Reperfusionstherapie beim STEMI (hohe Zeitverzögerung bis zum OP-Beginn, hohe Komplikationsrate). Bei jedem operativen Eingriff sollte von vornherein abgeschätzt werden, ob die erwartete Letalität des chirurgischen Eingriffs geringer ist als die einer rein medikamentösen Behandlung.

Infarktkomplikationen

- **Rhythmusstörungen:**
  - *Ventrikuläre Extrasystolen:* Keine generelle Therapie; bei häufigen Extrasystolen mit hämodynamischer Beeinträchtigung und/oder nicht tolerabler Symptomatik: Betablocker p. o. (z. B. **Metoprolol 95 mg/d**).
  - *Ventrikuläre Tachykardien:*
    - Hämodynamisch instabil → sofortige elektrische DC-Kardioversion (S. 162).
    - Hämodynamisch stabil → **Ajmalin (z. B. Gilurytmal)** 50–100 mg langsam über 5 min i. v.; ventrikuläre Überstimulation (S. 164) oder **Amiodaron** (150–300 mg als Bolus i. v.). Amiodaron ist nach Leitlinien das Antiarrhythmikum der Wahl bei anhaltenden ventrikulären Tachykardien! Ajmalin ist nicht in den Leitlinien genannt!

    Tipp: Ajmalin hat eine hohe Effektivität hinsichtlich der Terminierung von ventrikulären Tachykardien. Es ist jedoch in anglo-amerikanischen Ländern unbekannt und (möglicherweise) deshalb nicht in den Leitlinien aufgeführt!

    Cave: Keine prophylaktische Lidocain-Gabe (mit erhöhter Sterblichkeit des Infarktpatienten assoziiert). Lidocain hat eine wesentlich höhere Degenerationsrate in Kammerflimmern bei ventrikulären anhaltenden Tachykardien als Ajmalin oder Amiodaron!

- *Kammerflattern:* Sofortige elektrische DC-Kardioversion (S. 162) mit 200–360 Joule, evtl. mit Reanimation (S. 150).
- *Kammerflimmern:* Sofortige elektrische Defibrillation (S. 153) mit 200–360 Joule, evtl. mit Reanimation.
- *Anhaltende ventrikuläre Tachykardie, refraktäres Kammerflimmern:* **Amiodaron (z. B. Cordarex) 300 mg i. v.** als Bolus (Wiederholungsbolus mit 150 mg möglich), dann Dauerinfusion **1 050 mg/d (LR bei 1 050 mg in 50 ml → 2 ml/h).** Bei hämodynamischer Instabilität → elektrische DC-Kardioversion (S. 162)/Defibrillation (S. 153).
- *Vorhofflattern/Vorhofflimmern:*
  - Hämodynamisch instabil → sofortige elektrische DC-Kardioversion (S. 162).
  - Hämodynamisch stabil: *Vorhofflattern Typ I* (negative Flatterwellen in II, III, aVF) → atriale Überstimulation (S. 164), sonst Frequenzverlangsamung mit **Digoxin 0,4 mg i. v., dann 0,8–1,8 mg i. v. in 24 h** und/oder **Verapamil (z. B. Isoptin) 5–10 mg i. v.;** *Vorhofflattern Typ II* (positive Flatterwellen in II, III, aVF) → elektrische DC-Kardioversion in Kurznarkose (S. 187).
- *Bradykarde Rhythmusstörungen, Leitungsstörungen:*
  - **Atropin 0,5–1,0 mg i. v.** (max. bis 2 mg) oder (Mittel der 2. Wahl) **Orciprenalin 0,5–1,0 mg i. v.**
  - Passagere Schrittmacherstimulation (S. 165), transthorakal oder transvenös: Bei AV-Block °II (Typ Mobitz) oder AV-Block °III, neu aufgetretenem bifaszikulärem Block, neu aufgetretenem Linksschenkelblock – s. Kap. 3.2 EKG-Differenzialdiagnose (S. 31).

  Beachte: AV-Blockierungen bei inferiorem Infarkt sind meist reversibel (< 10 d) → keine permanente Schrittmacherstimulation notwendig; AV-Blockierungen bei Vorderwandinfarkt haben eine eher ungünstige Prognose → Indikation zur permanenten Schrittmacherimplantation frühzeitig stellen.

Tab. 30.4 • **Herzinsuffizienz-Klassifikation nach Killip.**

Grad	Beurteilung der HI	klinische Zeichen	Häufigkeit (%)	Letalität (%)
I	keine	keine	30–40	< 5
II	mäßig	RG basal, 3. HT	30–50	ca. 20
III	schwer	RG über gesamter Lunge, 3. HT, Lungenödem	5–10	ca. 40
IV	kardiogener Schock	RR_{syst} < 90 mmHg, Oligurie, Bewusstseinstrübung, Zyanose, Lungenödem	10	> 90

RG = Rasselgeräusche, HT = Herzton

▶ **Linksherzinsuffizienz** (bei Ausfall von LV-Muskelmasse von 20–25 %).

- *Klinik und Klassifikation:* Tab. 30.4.
- *Monitoring:* Mit Pulmonaliskatheter (S. 54) oder PiCCO (S. 65). Zielwerte: Pulmonal-kapillärer Druck (PCWP) 10–20 mmHg, Cardiac Index 2 l/min/m².
- *Therapie:*
  - **Furosemid (z. B. Lasix): 20–40 mg i. v.,** evtl. nach 2–4 h wiederholen.
  - **Nitroglyzerin** über Perfusor: **5–200 µg/min i. v.** bei RR_{syst} > 100 mmHg; Titration nach klinischer Wirkung und RR_{syst} → in der Regel mittlere Dosis bei **10–40 µg/min.**
  - **Dopamin** bei renaler Minderperfusion **(2,5–5,0 µg/kg/min i. v.).**

- **Dobutamin** bei überwiegender pulmonaler Stauung **(initial 2,5 µg/kg/min; nach jeweils 5–10 min Steigerung der Dosis je nach Hämodynamik bis auf 10 µg/kg/min).**

▶ **Kardiogener Schock** (bei Ausfall von LV-Muskelmasse von ≈ 40 %):
- *Klinik/Diagnostik:* Periphere Hypoperfusion, RR_{syst} < 90 mmHg, linksventrikulärer Füllungsdruck > 20 mmHg, Cardiac Index < 1,8 l/min/m². Linksventrikulärer enddiastolischer Druck (LVEDP) > 20 mmHg, PCW-Druck > 20 mmHg.
- *Monitoring:* Echokardiografie zur Beurteilung der linksventrikulären Funktion, Beurteilung der Hämodynamik durch Pulmonaliskatheter (S. 54) oder PiCCO (S. 65).
- *Therapie:*
  - Bei Patienten im kardiogenen Schock kann die Prognose durch eine rasche Reperfusionstherapie entscheidend gebessert werden (Notfall-PCI oder Notfall-Bypass-Op).
  - Optimale Steuerung der Vorlast unter Kontrolle von Blutdruck, ZVD, linksventrikulärem Füllungsdruck und Herz-Zeit-Volumen.
  - Nachlastsenkung: Bei akuter Mitralinsuffizienz oder akutem Ventrikelseptumdefekt **Nitroprussid-Natrium** unter invasivem arteriellem und venösem Druckmonitoring.
  - **Dobutamin (5–10 µg/kg/min) i. v.**
  - **Noradrenalin**: Im kardiogenen Schock dann indiziert, wenn sich der Blutdruck allein durch Dobutamin nicht stabilisieren lässt.
  - Frühzeitige Fibrinolyse (S. 368) oder primäre PCI (S. 369) zur Rekanalisation des Infarktgefäßes. Evtl. Implantation einer intraaortalen Ballonpumpe (S. 305) zur Kreislaufunterstützung. *Aber:* Die intraaortale Ballonpumpe (30-Tage-Letalität: 39,7 %) führt im Vergleich zur medikamentösen Therapie (30-Tage-Letalität: 41,3 %) nicht zu einer signifikanten Verbesserung der Überlebensrate (NEJM 2012).
  - Mechanische Kreislaufunterstützungssysteme: Bei drohendem Pumpversagen und beim kardiogenen Schock besteht die Indikation zum Einsatz einer intraaortalen Ballonpumpe (S. 305).
  - Links- oder biventrikuläre Unterstützungssysteme (Assist devices).
- *Prognose:* Trotz der genannten Maßnahmen ist die Sterblichkeit des kardiogenen Schocks hoch (etwa 90 %)!

▶ **Rechtsherzinsuffizienz** (bei inferiorem Infarkt mit Beteiligung des rechten Ventrikels):
- *Klinik:* Hypotension, Lungenstauung, erhöhter Jugularvenendruck.
- *Diagnostik:*
  - EKG pathologisch in V_3R und V_4R.
  - Echokardiografie: Dilatation des rechten Ventrikels mit Hypo- oder Akinesie, Dilatation des rechten Vorhofs, Trikuspidalinsuffizienz.
- Therapie:
  - Vasodilatatoren vermeiden (z. B. Nitrate, Diuretika, ACE-Hemmer).
  - Volumensubstitution mit NaCl 0,9 % unter enger hämodynamischer Kontrolle.
  - Frühzeitige Behandlung von Rhythmusstörungen.
  - Wenn möglich, hämodynamische Stabilisierung durch Akut-PCI (S. 369).

▶ **Ventrikelruptur:**
- *Klinik/Diagnostik:* Zeichen der Perikardtamponade, Pumpversagen mit pulsloser elektrischer Aktivität, Herz-Kreislauf-Stillstand.
- *Therapie:* Sofortige Perikardpunktion (S. 77) und umgehende chirurgische Versorgung.

▶ **Papillarmuskel-, Sehnenfadenabriss mit akuter schwerer Mitralinsuffizienz:**
- *Klinik/Diagnostik:* Bei höhergradiger Mitralinsuffizienz kardiogener Schock mit Lungenödem (S. 377).

- *Therapie:*
  - Vasodilatatoren (Nitroglyzerin und/oder Diuretika, s. o.) zur Verringerung des Regurgitationsvolumens.
  - Hämodynamische Stabilisierung durch Katecholamine (s. o.) und/oder intraaortale Ballonpumpe (S. 305) oder andere Kreislauf-Unterstützungssysteme.
  - Umgehende chirurgische Intervention (Klappenrekonstruktion, Klappenersatz).

▶ **Ventrikelseptumdefekt (postinfarziell):**
- *Klinik:* Neues systolisches Herzgeräusch innerhalb der ersten Woche nach dem Infarkt (Häufigkeit 1–2 %).
- *Diagnostik:* Darstellung in der Echokardiografie.
- *Therapie:*
  - Hämodynamisch relevanter VSD und großer Links-rechts-Shunt → operative Intervention. Perkutaner Verschluss mit Okkludersystem noch in Erprobung.
  - Asymptomatischer und/oder hämodynamisch nicht relevanter VSD → medikamentöse Therapie (Digitalis, Diuretika).

▶ **Ventrikelaneurysma:**
- *Klinik:* Meist ohne Symptome, selten kardiogene Embolien, Rhythmusstörungen; bei Ventrikelruptur mit Perikardtamponade Zeichen schwerer Herzinsuffizienz und/oder ventrikulären Tachykardien.
- *Diagnostik:* EKG (persistierende ST-Strecken-Hebung), Echokardiografie.
- *Therapie:*
  - Konsequente Antikoagulation mit Kumarinen (Gefahr ventrikulärer Thromben mit nachfolgenden Embolien).
  - Bei Ventrikelruptur → Aneurysmektomie, evtl. Endokardresektion.

▶ **Perikarditis epistenocardica:**
- *Klinik:* Lage- und/oder atemabhängige Schmerzen in der ersten Woche nach dem Infarktereignis.
- *Diagnostik:* Auskultatorisch Perikardreiben; ubiquitäre ST-Streckenhebungen im EKG.
- *Therapie:* Bei stärkeren Schmerzen **Acetylsalicylsäure 0,5 mg i. v., NSAR (z. B. Ibuprofen 0,8–2,4 g/d p. o.);** kurzfristig **Glukokortikoide (Prednisolon 50 mg/d, z. B. Decortin H**).

▶ **Dressler-Syndrom:** Spätperikarditis autoimmunologischer Genese.
- *Klinik:* Fieber, Brustschmerz, Abgeschlagenheit.
- *Diagnostik:* BSG ↑, CRP ↑, Leukozytose.
- *Therapie:* **Acetylsalicylsäure 0,5–1 g/d; Glukokortikoide (Prednisolon 50 mg/d),** ausschleichend über 14 d. Bis zum Rückgang der Perikarditis keine Antikoagulation.

▶ **Linksventrikuläre Thromben:** Inzidenz bis zu 20 % nach großem Vorderwandinfarkt; Embolierisiko gering (Ausnahme: mobile Anteile) → Antikoagulation mit Heparin (S. 247) und überlappende Therapie mit Kumarinen (S. 250) für 3–6 Monate.

Prognose des Patienten mit ST-Streckenhebungsinfarkt

▶ **Letalität:** Akutletalität vor Krankenhausaufnahme 30 %, Krankenhausletalität 10–20 %. 50 % der Todesfälle treten < 4 h nach Auftreten der ersten Symptome auf.

▶ **Schlechte Prognose bei:**
- Linksventrikulärer Auswurffraktion < 30 %.
- Höhergradigen ventrikulären Rhythmusstörungen.
- Mehrgefäßerkrankung oder Hauptstammstenose links.
- Fortbestehenden Risikofaktoren.
- Hohem Lebensalter, Multimorbidität.

▶ **Prognoseverbesserung durch:**
- Frühzeitige Revaskularisation durch Fibrinolyse und/oder PCI.

- Langzeittherapie mit Betablockern ohne ISA, Acetylsalicylsäure 100 mg/d p. o., Renin-Angiotensin-Aldosteron-Antagonisten (bei linksventrikulärer Dysfunktion [Remodelling]).
- Risikostratifizierung
- Adäquate Therapie von Herzrhythmusstörungen.

30.3 Stabile Angina pectoris

Grundlagen

- **Definition:** Die koronare Herzkrankheit ist die Manifestation der Atherosklerose in den Herzkranzarterien. Bedingt durch Stenosierung von Koronararterien kommt es zum nachfolgenden Missverhältnis von Sauerstoffangebot und -bedarf im Herzmuskel → Myokardischämie im Versorgungsgebiet des Koronargefäßes; meist im Bereich des linken Ventrikels.
- **Ätiologie:**
  - Am häufigsten arteriosklerotische Plaques (signifikante Koronarstenose = Einengung des Innendurchmessers eines Koronargefäßes um ≥ 75 %).
  - Gefäßspasmus (Prinzmetal-Angina).
  - Entzündliche Gefäßveränderungen (z. B. bei Vaskulitiden).
  - *Extrakardiale Ursachen:* Anämie, Lungenerkrankungen, arterielle und pulmonale Hypertonie, gesteigerte Herzfrequenz bei Fieber, psychischen Belastungen, Hyperthyreose.
- **Auslösende Faktoren:** Körperliche Anstrengung, hypertensive Kreislauflage, Kälteexposition, opulente Mahlzeiten.
- **Klassifikation:** Tab. 30.5.

Tab. 30.5 • **CCS-Klassifikation der stabilen Angina pectoris.**

Schweregrad	Symptomatik
Grad I	keine Angina bei normaler Belastung
Grad II	geringe Einschränkung der Leistungsfähigkeit, Angina pectoris bei stärkeren Belastungen
Grad III	deutliche Einschränkung der Leistungsfähigkeit, Angina pectoris bei leichteren Belastungen
Grad IV	Angina in Ruhe

Klinik

- **Thorakale Schmerzen** sind Leitsymptom der stabilen Angina pectoris und treten in der Regel bei kritischer Koronarstenose (Einengung des Innendiameters eines Kranzgefäßes ≥ 75 %) auf. Schmerzcharakter: Drückend, brennend, bohrend, stechend, hauptsächlich retrosternal mit Ausstrahlung in linke Schulter, linken Arm, gelegentlich auch in Hals, Unterkiefer, Rücken oder Oberbauch. *Kein* Vernichtungsschmerz! Das Vorhandensein typischer Angina-pectoris-Anfälle macht die Diagnose einer KHK wahrscheinlich. Das Fehlen von typischen Angina-pectoris-Anfällen schließt jedoch eine KHK nicht aus.
- **Belastungsabhängigkeit:** Die Schmerzen können typischerweise durch körperliche Belastung provoziert werden. Besserung/Sistieren nach Belastungsende.
- **Ansprechen auf Nitroglyzerin:** Die stabile Angina pectoris spricht typischerweise innerhalb weniger Minuten auf Nitroglyzerin an.

Beachte: Jede erstmals aufgetretene Symptomatik („de novo"), die Akzeleration einer bisher stabilen Symptomatik oder Ruhebeschwerden > 20 min sprechen für ein akutes Koronarsyndrom (S. 354) → sofortige Klinikeinweisung + Intensivbehandlung (S. 379).

Diagnostik

- **Klinischer Befund:**
  - *Inspektion:* Meist mäßig beeinträchtigter Patient mit thorakalen, belastungsabhängigen Schmerzen. Kein Schweißausbruch, keine Übelkeit, kein Schwächegefühl. In der Regel völlig unauffällige klinische Situation nach dem Anfall.
  - *Auskultation:* Meist Normalbefund; auffällige Auskultationsbefunde (3. HT, Mitralinsuffizienz) lediglich nach vorangegangenem Myokardinfarkt.
- **Labor:** Triglyzeride, Gesamt-/HDL-/LDL-Cholesterin, BB, BZ, fT_3, fT_4, TSH, BKS, CRP, CK, CK-MB, Troponin T (H.a. Mikronekrosen bei ca. 40 % der Patienten mit instabiler Angina pectoris), GOT, Kreatinin, Elektrolyte. Engmaschige Kontrollen von CK/CK-MB bis zum definitiven Infarktausschluss!
- **Ruhe-EKG** (immer bei Patienten mit thorakalen Schmerzen!):
  - *Stabile Angina pectoris:* Oft völlig unauffälliges EKG oder nur in den ST-T-Abschnitten unspezifisch verändert, evtl. Zeichen eines abgelaufenen Myokardinfarktes mit pathologischen Q-Zacken.
  - *Instabile Angina pectoris:* evtl. deszendierende ST-Strecken-Veränderungen, pathologische T-Wellen oder ST-Strecken-Hebungen.
  - *Prinzmetal-Angina:* typisch sind ST-Elevationen in Ruhe, Phasen von ST-Senkungen oder T-Wellen-Inversionen können folgen.
- **Belastungs-EKG:** Typisch sind ST-Strecken-Senkungen mit horizontalen oder deszendierenden ST-Strecken-Senkungen ≥ 0,1 mV in den Extremitäten und ≥ 0,15 mV in den Brustwandableitungen. Aber: Diverse Medikamente (Digitalis, Chinidin, Antidepressiva) bewirken ST-Strecken-Senkungen ohne Vorliegen einer KHK!
- **Langzeit-EKG:** ST-Streckensenkungen/-hebungen v. a. bei Patienten mit stummer Myokardischämie, supraventrikulären/ventrikulären Rhythmusstörungen.
- **Röntgen-Thorax:** Obligat bei Verdacht auf KHK, pulmonal-venöse Stauung, nachweisbare Anomalien der Herzsilhouette bei Aneurysma? Nichtkardiale Ursachen von Thoraxschmerzen (Infiltrate, Tumoren, entzündliche Erkrankungen)?
- **Echokardiografie:** Beurteilung der kardialen Funktion, Analyse von Vorhöfen, Kammern und Klappen. Andere kardiale Ursachen von Thoraxschmerzen (Perikarditis, Aortendissektion)? Regionale Wandbewegungsstörungen?
- **Stressechokardiografie:** Ischämienachweis durch parallele Beurteilung der myokardialen, segmentalen und globalen Funktion unter Belastungsbedingungen (Fahrradbelastung, medikamentöse Belastung mit Dobutamin oder Vorhofstimulation). Alternatives Verfahren zur Thallium-Myokardszintigrafie.
- **Myokardszintigrafie:** Nachweis von belastungsabhängigen, reversiblen myokardialen Speicherdefekten als Hinweis für ischämische Myokardbezirke; irreversibler Myokardspeicherdefekt = Infarktnarbe.
- **Angiografie:** Direkte angiografische Darstellung von linkem und rechtem Ventrikel bzw. von Koronararterien; Nachweis und Schweregradbestimmung von Koronarstenosen; definitive Diagnosestellung einer koronaren Herzerkrankung.
- **CT-Thorax:** Nicht obligat beim Verdacht auf KHK, jedoch unumgängliches Verfahren zum Nachweis nichtkardial bedingter Ursachen von Thoraxschmerzen.
- **MRT:** Noch experimentelles Verfahren zum Nachweis von Koronarstenosen (3-D-Rekonstruktion von Koronararterien mit Aussagen über Flussprofile in Koronararterien und Bypässen). MRT ist gut geeignet zur Beurteilung der Ventrikelgeometrie und -funktion.

Differenzialdiagnose

- **Übersicht:** Tab. 30.3.

Vorgehen bei stabiler Angina pectoris

- **Nichtkardiale Ursachen behandeln:** Anämietherapie, Behandlung nichtkardialer Erkrankungen (z. B. Hyperthyreose).
- **Nitrate:**
  - *Prinzip:* Bessere myokardiale O_2-Versorgung durch Senkung der Vor- und Nachlast.
  - *NW:* Kopfschmerzen, orthostatischer Kollaps durch Blutdruckabfall, Reflextachykardie und Toleranzentwicklung. *KI:* Schwere Hypotonie, hypertrophisch-obstruktive Kardiomyopathie, toxisches Lungenödem.
  - *Substanzen und Dosierungen:*
    - **Nitroglyzerin 0,2–0,8 mg** (Spray [1–2 Sprühstöße à 0,4 mg], Kapseln; Wirkdauer 30–60 min).
    - **Isosorbitdinitrat (ISDN) 5–40 mg p. o.** (Wirkdauer 2–4 h).
    - **Isosorbit-5-Mononitrat (ISMN) 20 mg p. o.** (Wirkdauer 6–8 h).
    - **Pentaerithrityltetranitrit (PETN) 2 × 50 mg p. o.**
- **Molsidomin (z. B. Corvaton):** Wirkungsprinzip ähnlich den Nitraten (s. o.). Deutlich weniger NW (Kopfschmerzen), dadurch Therapiealternative zu Nitraten. *Dosierung:* **2 × 1–8 mg/d p. o.**
- **Betarezeptorenblocker:**
  - *Prinzip, Anwendung:* Senkung von Herzfrequenz, Blutdruck, myokardialem O_2-Verbrauch. Bei KHK bevorzugt β-Blocker ohne ISA anwenden:
  - *Substanzen und Dosierungen:*
    - **Atenolol (z. B. Tenormin) 1–2 × 50 mg/d p. o.**
    - *Oder* **Carvedilol (z. B. Dilatrend) 1./2. Tag 2 × 12,5 mg; dann 1–2 × 25 mg/d p. o.**
    - *Oder* **Metoprolol (z. B. Beloc) 1–2 × 50–100 mg/d p. o.**
    - *Oder* **Propranolol (z. B. Dociton) 2–4 × 40–80 mg/d p. o.**
  - *NW:* Bradykardie, AV-Blockierung, Entwicklung einer Herzinsuffizienz, Bronchokonstriktion, Schlafstörungen, Unruhe, Depressionen, Impotenz, Überempfindlichkeit gegen Insulin bei Diabetikern. *KI:* s. Kap. Wirkstoffprofile (S. 697).
- **Kalziumantagonisten:**
  - *Prinzip, Anwendung:* Nachlastsenkung (bei Verapamil-Typ auch Herzfrequenzsenkung); myokardialer O_2-Verbrauch ↓, O_2-Versorgung ↑, additiv bei mangelnder Wirkung/Verträglichkeit von Nitraten und/oder β-Blockern.
  - *Substanzen, Dosierung:*
    - **Nifedipin (z. B. Adalat) 4 × 5–40 mg/d p. o.** („retard": 2 × 20 mg; max. 60 mg/d).
    - *Oder* **Verapamil (z. B. Isoptin) 3 × 40–120 mg/d p. o.** („retard": 1–2 × 120–240 mg).
    - *Oder* **Diltiazem (z. B. Dilzem) 3 × 60 mg/d** *oder* **2 × 1 retard-Tabletten à 90/120 mg p. o.; max. 360 mg/d p. o.).**
    - *Oder* **Amlodipin (z. B. Norvasc) 1 × 5–10 mg/d p. o.**
  - *NW:* Hypotonie, Kopfschmerzen, Schwindel, Gesichtsrötung. Bei Verapamil-Applikation kommt es in ca. 10 % der Fälle zu einer systemischen Vasodilatation, GI-Symptomen (Obstipation) und ZNS-Erscheinungen (Kopfschmerzen, Benommenheit). *KI:* Herzinsuffizienz NYHA III/IV, AV-Block II./III.Grades, Schock, Hypotonie (RR_{syst} < 90 mmHg), höhergradige Aortenstenose.
- **Ivabradin:** Ionenkanalblocker des Sinusknotens. Antiischämische Wirkung beruht auf Absenkung der Herzfrequenz. *Substanz:* Procoralan. Initial 2 × 5 mg p. os, ggf. nach 3–4 Wochen auf 2 × 7,5 mg steigern.

- **Thrombozyten-Aggregationshemmer:**
  - **Acetylsalicylsäure 100 mg/d.**
  - *Alternativ bei ASS-Unverträglichkeit* **Clopidogrel (Plavix) 1 × 75 mg/d p. o.** *oder* **Ticlopidin (Tiklyd) 2 × 250 mg/d p. o.** *Cave:* Neutropenie bei Ticlopidin → zu Beginn alle 2 Wochen Blutbildkontrollen!
- **Perkutane transluminale Angioplastie (PCI):** Alternative zu ACB-OP bei 1- oder 2-Gefäßerkrankung mit/ohne Implantation intrakoronarer Stents. Hohe Erfolgsrate (> 90 %). Nach den Ergebnissen der COURAGE-Studie verbessert die PCI-Therapie bei stabiler KHK, die optimal behandelt wird, die Prognose nicht signifikant (Beobachtungszeitraum 4,6 Jahre). Indikation nach klinischen und angiografischen Befunden (z. B. SYNTAX-Score). Im Zweifelsfall Absprache in Kooperation mit Herzchirurgie („Heart-Team"). Letalität bei stabiler Angina pectoris: < 0,5 %.
- **Aortokoronare Bypassoperation (ACB):** indiziert bei konservativ nicht hinreichend behandelbaren Patienten bzw. erfolgloser PCI-Therapie. Therapie der Wahl bei linkskoronarer Hauptstammstenose. Operations-Letalität ca. 1 %.

Prognose

- Die Prognose der KHK hängt ab von der linksventrikulären Funktion, dem Ausmaß der persistierenden myokardialen Ischämie und der Progression der Koronarsklerose. Die instabile Angina pectoris hat eine relativ schlechte Prognose: Das Myokardinfarktrisiko in den ersten Monaten nach Auftreten beträgt ca. 20 %, das Herztod-Risiko ca. 5 %.
- **Jährliche Letalitätsraten (ohne Revaskularisation)**:
  - 1-Gefäß-Erkrankung: 3–4 %.
  - 2-Gefäß-Erkrankung: 6–8 %.
  - 3-Gefäß-Erkrankung: 10–13 %.
  - Hauptstammstenose links: > 30 %.

30.4 Akute Herzinsuffizienz, kardiales Lungenödem

Grundlagen

- **Definition:** Akute Funktionsstörung des Herzens mit unzureichender Versorgung des Organismus mit Blut. Auftreten als Vorwärtsversagen („low-output-failure"), Rückwärtsversagen (Blutstau vor der jeweiligen Herzhälfte) und bei Hyperzirkulation („high-output-failure"). Einteilung nach den betroffenen Myokardarealen in akute Links-, Rechts- oder Globalinsuffizienz. Bei Lungenödem Flüssigkeitsaustritt aus den Lungenkapillaren in das Interstitium und in den Alveolarraum.
- **Ätiologie:**
  - *Kardial:* Akuter großer Myokardinfarkt (evtl. mit Septum- oder Ventrikelruptur); arterielle Hypertonie, pulmonale Hypertonie, hypertensive Krise (dekompensiertes Hochdruckherz); Herzrhythmusstörungen; Kardiomyopathien (dilatativ, hypertroph obstruktiv, restriktiv); Myokarditis; dekompensierte Vitien (Klappenvitien, Shuntvitien); Papillarmuskelabriss, Sehnenfadenabriss; Perikardtamponade; Aortendissektion.
  - *Pulmonal:* Überwässerung; Permeabilitätserhöhung der Kapillaren; Allergie; erniedrigter Alveolardruck bei zu forcierter Pleurapunktion; ARDS.
- **Pathophysiologie:** Abrupter Abfall des Herzzeitvolumens → Entwicklung eines interstitiellen Lungenödems durch Verminderung der Lungendehnbarkeit, Einengung der kleinen Atemwege, Erhöhung des Atemwegswiderstandes bis hin zum Asthma cardiale, Erhöhung der Atemarbeit → zusätzlich Entwicklung eines alveolären Lungenödems durch Übertritt des Transsudates in die Alveolarräume → Oxygenierungsstörungen aufgrund eines erhöhten Rechts-links-Shunts bei verminderter Gasaustauschfläche. Bei fortschreitendem Abfall des Herzzeitvolumens periphere Vasokonstriktion, arterieller RR-Abfall, Anstieg des RR_{diast}, Verkleinerung der RR-Ampli-

tude → *kardiogener Schock:* Hypotension (RR_{syst} < 90 mmHg), Tachykardie (Frequenz > 100/min), Oligurie (Ausscheidung < 20 ml/h), metabolische Azidose, Bewusstseinstrübung, Tod.

Klinik, klinische Befunde

- Schwerkranker, oft vital bedrohter Patient, Todesangst; Dyspnoe, Tachypnoe, Orthopnoe, Husten, Zyanose, gelegentlich blutig-schaumiger Auswurf, gestaute Halsvenen, Aszites, Stauungsleber, periphere Ödeme, Blässe, Kaltschweißigkeit, Tachykardie, Bewusstseinstrübung. Blutdruck: Bei reflektorischer Vasokonstriktion erhöht (RR_{syst} > 200 mmHg), bei kardiogenem Schock erniedrigt (RR_{syst} < 90 mmHg).
- **Auskultation:**
  - *Herz:* Oft 3. Herzton (Galopprhythmus) oder 4. Herzton. Typische Auskultationsphänomene bei Klappenerkrankungen oder Ventrikelseptumdefekt.
  - *Lunge:* Im Anfangsstadium (interstitielles Ödem) verlängertes Exspirium mit Giemen, später (alveoläres Ödem) feuchte RG und „Brodeln" über der Lunge.
- Eine Differenzierung der Ursachen einer akuten Herzinsuffizienz ist oft aus Auskultations-Befunden, klinischen Zeichen und Anamnese möglich (Tab. 30.6).

Tab. 30.6 • **Differenzierung der Ursachen einer akuten Herzinsuffizienz.**

kardiale Ursachen	nicht kardiale Ursachen
klinische Befunde	
• Zentralisation • gestaute Halsvenen • Rhythmusstörungen • Galopprhythmus • 3. Herzton • feinblasige, feuchte RG	• warme Peripherie • Halsvenen nicht sichtbar • Sinustachykardie • kein Galopprhythmus • kein 3. Herzton • eher trockene feinblasige RG
Anamnese	
• kardiale Grundkrankheit • Angina pectoris • Belastungsdyspnoe • frühere Lungenödeme • kardiale Medikamente	• nichtkardiale Grundkrankheit • Fieber, Abszess • Niereninsuffizienz, Dialyse • Unfall, Trauma

Diagnostik, Differenzialdiagnose

- **Labor:** Routinelabor, BGA (p_aO_2 ↓ p_aCO_2 zunächst ↓ oder normal, später ↑), BNP < 100pg/ml bzw. NT-BNP < 300pg/ml: Herzinsuffizienz unwahrscheinlich (90–95 %), BNP > 400pg/ml bzw. NT-BNP > 1600pg/ml: Herzinsuffizienz wahrscheinlich (90–95 %)
- **EKG:**
  - Pathologisches EKG je nach vorliegender Grundkrankheit.
  - Zeichen eines akuten oder abgelaufenen Myokardinfarktes.
  - Zeichen akuter Rechtsherzbelastung (Zeichen akuter *Links*herzbelastung gibt es nicht): Steil- bis Rechtstyp, S_IQ_{III}-Typ, $S_IS_{II}S_{III}$-Typ, inkompletter oder kompletter Rechtsschenkelblock, T-Negativierungen rechtspräkardial (V_1–V_3). Meistens Tachykardie (Frequenz > 100/min), primär oder sekundär supraventrikuläre oder ventrikuläre Rhythmusstörungen.
- **Röntgen-Thorax:** Herzdilatation (Quotient maximaler Herzdurchmesser/Thoraxtransversaldurchmesser > 0,5), Blutumverteilung auf die Lungenoberfelder (Gefäße im oberen Pulmonalbereich sind genauso dick wie im unteren Pulmonalbereich), symmetrische, perihiläre, schmetterlingsförmige Stauungszeichen („Fluid Lung"), verwaschene Hila, Kerley-B-Linien (feine horizontale Linien in den Unterlappen la-

teral), alveoläres Lungenödem mit kleinfleckigen konfluierenden Verschattungen, Pleuraergüsse.

- **Echokardiografie** (Befunde abhängig von der Grunderkrankung): Oft erhebliche Dilatation des linken und/oder rechten Ventrikels mit mäßig bis schwer eingeschränkter Kontraktilität (E-Septum-Abstand ↑). Charakteristische Befunde bei Perikarderguss, Perikardtamponade, Klappenfehlern, Ventrikelseptumdefekt, Papillarmuskelabriss, Hypertonie, Aortendissektion.
- **Pulmonaliskatheter** (S. 54): u. a. indiziert zur DD akute Dyspnoe – Schock und bei instabiler Hämodynamik (Infarkt). *Bei kardial bedingtem Lungenödem:* PCWP ↑ (> 12 mmHg), Herzzeitvolumen ↓ (< 5 l/min), Herzindex ↓ (CI < 2,5 l/min/m²). Schweregradeinteilung der Linksherzinsuffizienz: Tab. 30.7.

Tab. 30.7 • **Schweregrade der Linksherzinsuffizienz nach Befunden des Pulmonaliskatheters (nach Swan und Forrester).**

Befunde	Stadium I	Stadium II	Stadium III	Stadium IV
pulmonale Stauung	nein	ja	nein	ja
Hypotension	nein	nein	ja	ja
PCWP (mmHg)	≤ 18	> 18	≤ 18	> 18
CI (l/min/m²)	≤ 2,2	≤ 2,2	< 2,2	< 2,2

PCWP = pulmonalkapillärer Verschlussdruck, CI = Herzindex

- **Differenzialdiagnosen:**
  - *Herz:* Primäre Herzinsuffizienz.
  - *Niere:* Überwässerung bei Niereninsuffizienz.
  - *Lunge:* Respiratorische Insuffizienz, Asthma bronchiale, nicht kardiales Lungenödem, toxisches Lungenödem.

Allgemeine Therapiemaßnahmen

- **Lagerung**: Oberkörperhochlagerung, Beine tief nach unten („Herzbett").
- **O_2-Gabe**: **2–6 l/min;** dann nach BGA.
- **Analgesie: Morphin 2–5 mg i. v. über 2–3 min.**
- **Vorsichtige Sedierung:** z. B. **Diazepam 5–10 mg p. o./i. v.**
- **Flüssigkeitsrestriktion** auf ca. 750–1000 ml/24 h; kochsalzarme Kost.
- **Unblutiger Aderlass** (RR-Manschette um Oberschenkel, Druck 60–80 mmHg).
- **Monitoring**: EKG, kontinuierliche arterielle RR-Messung, Pulsoxymetrie, i. v.-Zugang, Pulmonaliskatheter (s. o.), Flüssigkeitsbilanzierung (Einfuhr, Ausfuhr → Blasenkatheter).

Spezielle Therapiemaßnahmen

- **Kausale Therapie:** *Hypertone Krise:* Blutdrucksenkung; *Herzinfarkt*: Rekanalisationstherapie. *Akute Insuffizienz oder Shuntvitien:* Kardiochirurgie; *Perikardtamponade:* Perikarddrainage. *Bradykarde Rhythmusstörungen:* Atropin, Schrittmachertherapie; *Tachykardie. Rhythmusstörungen:* Antiarrhythmika, Elektrokardioversion.
- **Furosemid: 20–120 mg i. v.,** ggf. Wiederholung.
- **Nitroglyzerin: 1–6 mg/h i. v.** über Perfusor unter enger RR-Kontrolle. Alternativ **Molsidomin** (S. 376).
- **Katecholamine: Dobutamin 10–15 µg/kg KG/min i. v.** Bei persistierendem niedrigem RR zusätzlich **Adrenalin** (1 mg 1:10 mit NaCl 0,9 % verdünnen → fraktionierte Gaben von **2–10 ml i. v.** *oder* **Perfusor 0,01–0,04 µg/kg KG/min i. v**) *oder* **Noradrenalin** (1 mg 1:10 mit NaCl 0,9 % verdünnen → **3–8 ml fraktioniert i. v.** *oder* **Perfusor 0,05–0,3 µg/kg KG/min i. v.).**

- **Natriumnitroprussid: 0,3–0,8 µg/kg KG/min** zur Nachlastsenkung in der Akutphase. *Cave:* Nur unter arteriellem Monitoring und Pulmonaliskatheter!
- **Antiarrhythmika:** Je nach vorliegender Rhythmusstörung (S. 380).
- **Intubation und Beatmung:** bei schweren Oxygenierungsstörungen trotz O_2-Zufuhr (O_2-Sättigung < 85 %), am besten mit PEEP bis 5–10 cm H_2O.
- **Phosphodiesterase-Hemmer** (PDE-Hemmer) bei kardiogenem Schock als Ultima-Ratio-Therapie:
  - **Enoximon (Perfan i. v.):**
    - Initial **0,5 mg/kg KG/min langsam i. v. Kann nach 30 min** (und ggf. 60 min) wiederholt werden.
    - Alternativ **90 µg/kg KG/min über 10–30 min.**
  - *Oder* **Amrinon (Wincoram):** Initial als **Bolus 0,5 mg/kg KG langsam i. v., weitere Bolusgaben von 0,5–1,5 mg/kg KG jeweils nach 10–15 min; max. 4 mg/kg KG in der ersten Stunde.**
  - *Oder* **Milrinon (Corotrop):** Initial **50 µg/kg KG langsam über 10 min i. v., danach 0,375–0,75 µg/kg KG/min i. v.; max. 1,13 mg/kg KG/d i. v.;** *Cave:* Dosisanpassung bei Niereninsuffizienz!
- **Kalziumsensitivierende Substanzen** (Levosimendan, Simdax): Steigerung des Herzminutenvolumens, Senkung der Füllungsdrücke.
  - *Indikation:* Kurzzeitbehandlung der akut dekompensierten, schweren chronischen Herzinsuffizienz.
  - *Dosierung:*
    - *Initial:* **12–24 µg/kg über 10 min i. v.** („loading dose"). Niedrigere Initialdosis (6 µg/kg) bei gleichzeitiger Behandlung mit Vasodilatatoren.
    - *Dauerinfusion:* **0,1–0,2 µg/kg/min i. v.** Bei überschießender Wirkung (Hypotonie, Tachykardie) Reduktion der Dosis auf 0,05 µg/kg/min. Infusionsdauer: 24 Stunden.

  Beachte: Vorsicht bei eingeschränkter Nieren- oder Leberfunktion. Keine Applikation bei Niereninsuffizienz mit Kreatinin-Clearance < 30 ml/min!
- **Hämofiltration:** Indiziert bei unzureichender Diurese bei Versagen der medikamentösen Maßnahmen zum Flüssigkeitsentzug.
- **Intraaortale Ballonpumpe** (S. 305)**:** indiziert bei unzureichendem Blutdruck zur Überbrückung vor geplantem kardiochirurgischem Eingriff (z. B. kardiogener Schock bei ischämischer Genese vor geplanter ACB-Operation). Nach neuster Studienlage (NEJM 2012) kein Überlebensvorteil im Vergleich zur medikamentösen Therapie!
- **Kreislauf-Unterstützungssysteme:** Assist-Systeme.
- **Chirurgische Maßnahmen:** Therapie der Grunderkrankung; chirurgische Intervention bei Septumruptur, Ventrikelruptur, Papillar- oder Sehnenfadenabriss.

Prognose

- Die Prognose der manifesten Herzinsuffizienz ist ungünstig mit 1-Jahres-Letalitäten von 15–50 % je nach vorliegendem Herzinsuffizienz-Schweregrad. Häufigste Todesursache ist ein plötzlicher Tod (Inzidenz ca. 50 %).

30.5 Herzrhythmusstörungen – Übersicht

Grundlagen

- **Definitionen:**
  - *Bradykarde Rhythmusstörungen* (S. 382): Störungen des Rhythmus mit zu langsamer Herzfrequenz (< 50/min).
  - *Tachykarde Rhythmusstörungen* (S. 382): Störungen des Rhythmus mit zu schneller Herzfrequenz (> 100/min).
  - *Extrasystolen:* Supraventrikulär und/oder ventrikulär.

- *Nomotope Erregungsbildungsstörungen:* Vom Sinusknoten ausgehende Rhythmusstörungen.
- *Heterotope Erregungsbildungsstörungen:* Von außerhalb des Sinusknotens (supraventrikulär oder ventrikulär) ausgehende Rhythmusstörungen.

▶ **Rhythmusstörungen mit sofortigem Handlungsbedarf:** Symptomatische Bradykardie (S. 382), supraventrikuläre und ventrikuläre Tachykardie (S. 385), Kammerflattern (S. 394), Kammerflimmern (S. 394), akutes Koronarsyndrom (S. 360).

▶ **Ätiologie:**
- *Kardial:* Koronare Herzkrankheit mit akuter (Myokardinfarkt) oder chronischer Ischämie (chronisches Infarktstadium), Kardiomyopathien (dilatativ, hypertroph obstruktiv, restriktiv), entzündliche Herzerkrankungen, angeborene und/oder erworbene Herzklappenfehler, Mitralsegelprolaps, Herztumoren.
- *Andere Ursachen:* Thoraxtraumen, Elektrolytstörungen (Kalium-, Natrium-, Magnesiumstoffwechsel), Stoffwechselentgleisungen (Hyperthyreose), Medikamenten-Nebenwirkungen.

▶ **Pathophysiologie:**
- *Bradykarde Rhythmusstörungen:* Erregungsbildungsstörungen, Erregungsleitungsstörungen.
- *Tachykarde Rhythmusstörungen:*
  - Gesteigerte und abnorme Automatie: Pathologische Spontandepolarisation; Erregungsbildungsstörung durch Verlust eines stabilen Ruhemembranpotenzials infolge transmembranöser Ionenströme.
  - Getriggerte Aktivität („triggered activity"): Auftreten ektoper, abnormer Erregungen. Entstehung abhängig von der vorangegangenen Erregung, keine Möglichkeit der spontanen Arrhythmieentwicklung. Auslöser: depolarisierende Nachpotenziale („afterdepolarizations") in der Repolarisationsphase des Aktionspotenzials („early afterdepolarizations") oder nach einem Aktionspotenzial („delayed afterdepolarizations").
  - Kreisförmige Erregung („reentry"): Wiedereintrittsphänome elektrischer Erregungen als Ursache für Echoschläge und Tachykardien, häufigster Mechanismus von Tachykardien. Voraussetzung: Leitungsverzögerung mit unidirektionaler Leitung und Wiedereintritt eines Erregungsimpulses in das Gewebe; für das Zustandekommen einer Tachykardie müssen beide Voraussetzungen (Verkürzung der Erregungswelle und inhomogene Erregbarkeit) erfüllt sein.

Klinik

▶ Je nach vorliegender Rhythmusstörung, Grunderkrankung und linksventrikulärer Funktion: Blässe, Palpitationen, Herzrasen, Schwindel, Synkopen bis hin zum Herz-Kreislauf-Stillstand.

Basisdiagnostik

▶ **Anamnese:** Beschwerden (s. Klinik)? Vorerkrankungen (s. Ätiologie)?
▶ **Körperliche Untersuchung:** Pulsfrequenz, Pulsdefizit, Blutdruck.
▶ **EKG**: 12-Kanal-EKG, EKG-Monitoring.
▶ **Labor:** Elektrolyte, GOT, CK, LDH, HBDH, BB, BZ, Quick, PTT, TZ, Kreatinin; evtl. Digitalisspiegel; fT_3, fT_4, TSH.
▶ **Röntgen-Thorax:** ggf. Veränderungen durch die Grunderkrankung.
▶ (Zu speziellen diagnostischen Maßnahmen siehe einzelne Rhythmusstörungen.)

Therapieprinzipien

▶ **Allgemeine Maßnahmen:** Bettruhe; EKG-Monitoring, Telemetrie (S. 38); venöser Zugang; Möglichkeit zur Kardioversion (S. 162)/Defibrillation (S. 153), zur temporären Schrittmacherstimulation (S. 165) und zur Herz-Lungen-Wiederbelebung (S. 150).

- **Spezifische Therapie** (abhängig von klinischer Symptomatik und hämodynamischer Situation):
  - *Hämodynamisch instabile Situation* (Hypotonie, Schock, Herz-Kreislauf-Stillstand): Sofortige elektrische DC-Kardioversion/Defibrillation, Herz-Kreislauf-Reanimation.
  - *Hämodynamisch stabile Situation:* Vorliegende Rhythmusstörungen analysieren, die Grundkrankheit und linksventrikuläre Funktion beurteilen, gezielt therapeutisches Vorgehen nach Analyse der klinischen und technischen Parameter.
- **Rezidivprophylaxe:** Siehe bei den einzelnen Krankheitsbildern.

30.6 Bradykarde Herzrhythmusstörungen

Definition

- Störungen von Erregungsbildung und Erregungsleitung im Bereich des Sinusknotens, der sinu-atrialen Überleitung, im AV-Knoten, im His-Bündel und im rechten und/oder linken Tawara-Schenkel. Herzfrequenz < 50/min.

Sinusbradykardie, SA-Blockierungen, Sinusarrest, Sinusknotensyndrom

- **Definition:** Sinusrhythmus mit Herzfrequenzen < 50/min, reguläre atrioventrikuläre Überleitung, normaler QRS-Komplex (Breite < 0,12 s).
- **Ätiologie:** Exzessive vagale Stimulation, hypersensitiver Karotissinus, KHK, akuter Myokardinfarkt, Hyperkaliämie, Hypokaliämie, Herztumoren, Myokarditis, Medikamenten-Nebenwirkungen (z. B. β-Blocker, Ca-Antagonisten, Digitalis), physiologisch (z. B. bei Sportlern durch hohes SV).
- **Klinik** (abhängig von Grunderkrankung).
- **Diagnostik, Monitoring:**
  - *Basisdiagnostik* (S. 381), K^+?; mögliche EKG-Befunde: Tab. 30.8.
  - *EKG-Monitoring,* Telemetrie (S. 38) bei Patienten mit symptomatischen Bradyarrhythmien.
  - *Intrakardiales EKG:* Beurteilung der Sinusknotenfunktion (Sinusknotenerholungszeit), Bestimmung sinuatrialer Leitungszeiten; indiziert bei Patienten mit pathologischen Befunden (Bradykardien) und/oder klinisch auffälligen Befunden wie Schwindel oder Synkopen.
  - *Atropintest (bei V. a. Sinusknotensyndrom):* **0,5–1,0 mg Atropin** i. v. unter EKG-Kontrolle → beim Herzgesunden Erhöhung der HF um 25 % (oder auf 90/min), kein Frequenzanstieg beim Sinusknotensyndrom.
  - *Karotisdruckversuch* (S. 384).

Tab. 30.8 • **Oberflächen-EKG bei Störungen des Sinusknotens.**

SA-Block	EKG-Befund
I. Grades	im Oberflächen-EKG nicht nachweisbar
II. Grades	
• Typ 1 (Wenckebach)	• bei gleichbleibender PQ-Zeit-Verkürzung der PP-Intervalle bis zum Auftreten einer längeren Pause (kürzer als doppeltes RR-Intervall)
• Typ 2 (Mobitz)	• Pause ohne vorangehende Änderung der PP-Intervalle; Pausen, die exakt dem Mehrfachen der PP-Intervalle entsprechen
III. Grades (totaler SA-Block)	keine sichtbaren P-Wellen, junktionaler (ventrikulärer) Ersatzrhythmus
Sinusarrest	keine Impulsbildung im Sinusknoten; keine sichtbaren P-Wellen, junktionaler Ersatzrhythmus

- **Differenzialdiagnose:** AV-Blockierungen → Abgrenzung durch EKG-Befund, Sicherung der Diagnose durch Oberflächen-EKG und/oder intrakardiale elektrophysiologische Untersuchung.
- **Therapieprinzipien:** Grunderkrankung behandeln, alle zur Bradykardie führenden Medikamente absetzen (Digitalis, β-Blocker, Kalziumantagonisten vom Verapamil-Typ, Clonidin, Antiarrhythmika).
- **Spezielle Therapiemaßnahmen:**
  - *Sinusbradykardie:* Selten Therapie notwendig, evtl. **Atropin (0,5–1,0 mg i. v.)** *oder* **Orciprenalin (0,5–1,0 mg i. v.);** in sehr seltenen Fällen temporäre und/oder permanente Schrittmacherimplantation (S. 165).
  - *Sinuatriale Leitungsstörungen:* Bei SA-Block I. und II. Grades meistens keine Therapienotwendigkeit, bei symptomatischen Patienten **Atropin (0,5–1,0 mg i. v.)** *oder* **Orciprenalin (0,5–1,0 mg i v.).**
  - *Bei SA-Block III. Grades und klinischer Symptomatik:* Implantation eines permanenten Schrittmachersystems.

AV-Block

- **Definition:** pathologische atrioventrikuläre Überleitung mit häufig normaler Herzfrequenz, aber auch ausgeprägte Bradykardien sind möglich.
- **Ätiologie:** Hypersensitiver Karotissinus, akutes Koronarsyndrom, Hyperkaliämie, Hypokaliämie, Herztumoren, Myokarditis, Medikamentennebenwirkungen.
- **Klinik** (abhängig von Grunderkrankung): meist symptomlos bei AV-Block I°; bei AV-Block II° klinisches Spektrum von „unauffällig" bis „Synkope". Bei AV-Block III° Gefahr von Adams-Stokes-Anfällen durch zerebrale Minderperfusion.
- **Diagnostik, Monitoring:**
  - *Basisdiagnostik* (S. 381): charakteristische EKG-Befunde (bei normalem QRS-Komplex), Abb. 30.4.
  - *Basismonitoring:* EKG-Monitoring (Telemetrie) bei Patienten mit symptomatischen Bradyarrhythmien (Schwindel, Synkope usw.).
- **Differenzialdiagnose:** SA-Blockierungen → Abgrenzung durch EKG-Befund (Tab. 30.8); Sicherung der Diagnose durch Oberflächen-EKG und/oder intrakardiale elektrophysiologische Untersuchung.
- **Therapieprinzipien:** Grunderkrankung behandeln, alle zur Bradykardie führenden Medikamente (S. 382) absetzen.
- **Symptomatische Therapie: Atropin 0,5–1,0 mg i. v.** *oder* **Orciprenalin 0,5 mg i. v.;** passagere Schrittmacherimplantation (S. 165).
- **Spezielle Therapiemaßnahmen** (indiziert bei Beschwerden):
  - *AV-Block I. Grades:* Möglicherweise zum AV-Block führende Therapie absetzen (z. B. Digitalis, β-Blocker etc.); meist keine andere Therapie notwendig.
  - *AV-Block II. Grades (Typ Wenckebach):* Häufige und engmaschige Beobachtung des Patienten; eher keine spezifische Therapie notwendig; ansonsten bei Bedarf wie bei AV-Block Grad I.
  - *AV-Block II. Grades (Typ Mobitz):* Passagere und/oder permanente Schrittmacherimplantation (S. 165), bei inferiorem Infarkt 10 Tage warten!).
  - *AV-Block III. Grades:* Passagere und/oder permanente Schrittmacherimplantation (S. 165), bei inferiorem Infarkt 10 Tage warten!).

Karotissinussyndrom

- **Definition:** Krankheitsbild mit Synkopen, bedingt durch zerebrale Mangeldurchblutung und pathologischer AV-Überleitung.
- **Ätiologie:** Hypersensitiver Karotissinus vom kardioinhibitorischen *(Typ A)* oder vasodepressorischen Typ *(Typ B).*
- **Klinik:** Schwindel, Synkopen, oft provozierbar durch extreme Halsbewegungen (Dreh- und Streckbewegungen, Rasieren, Knöpfen eines engen Kragens).

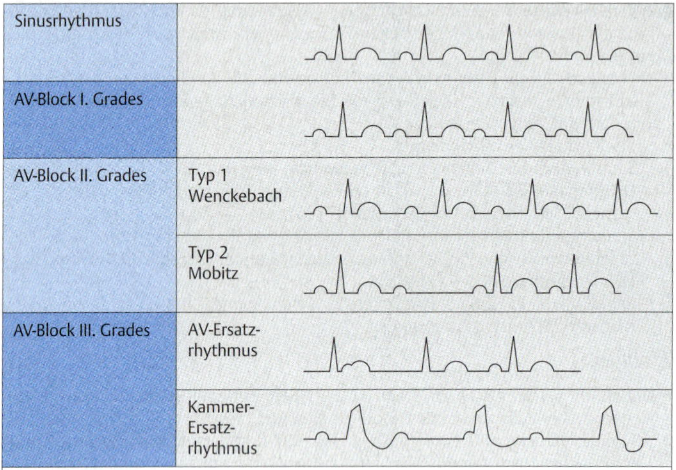

AV-Block I. Grades
Verlängerung der PQ-Zeit (> 0,20 sec), alle vom Sinusknoten kommenden Impulse werden auf die Kammern übergeleitet, reguläre übergeleitete P-Wellen

AV-Block II. Grades
die Überleitungen sind z.T. blockiert, gelegentlich fallen Kammerkomplexe aus, nicht alle P-Wellen werden auf die Kammern übergeleitet

- **Typ Wenckebach**
  die PQ-Zeit wird mit jedem Herzschlag länger, bis ein Kammerkomplex ganz ausfällt
- **Typ Mobitz**
  PQ-Zeit konstant und meist normal, nur jede zweite oder dritte u.s.w. Erregung wird auf die Kammern übertragen während die Überleitungsstörung beim Typ Wenckebach in der Regel im AV-Knoten lokalisiert ist, liegt die Störung beim Typ Mobitz subnodal oder im Bereich des His-Bündels

AV-Block III. Grades
komplette Unterbrechung der Erregungsleitung vom Vorhof auf die Kammern, dissoziierte Vorhof- und Kammeraktionen

Abb. 30.4 • AV-Blockierungen.

▶ **Diagnostik:**
- *Karotisauskultation:* Ein Strömungsgeräusch ist in der Regel nicht zu erwarten (bei älteren Personen muss nach einer gleichzeitig vorliegenden kritischen Karotisstenose gefahndet werden → Dopplersonografie).
- *Karotisdruckversuch:*
  - Prinzip: Auslösung eines vagalen Reflexes nach einseitiger Kompression der A. carotis (***Cave:*** Niemals beidseitig!).
  - Durchführung: Kontinuierliches EKG-Monitoring, 1 Amp. Atropin bereithalten, Reanimationsbereitschaft, Kompression der tastbaren A. carotis in Höhe des Kieferwinkels zunächst auf der einen, dann auf der anderen Seite.
  - Beurteilung: Bradykardie/Asystolie → kardioinhibitorischer Typ; Blutdruckabfall (RR-Abfall ≥ 50 mmHg) → vasodepressorischer Typ.

▶ **Differenzialdiagnose:** SA-Block (S. 382); AV-Block (S. 383); Synkopen aufgrund metabolischer oder neurologischer Veränderungen.

▶ **Therapie, spezielle Therapiemaßnahmen:**
- *Kardioinhibitorischer Typ:* Implantation eines permanenten Schrittmachers.
- *Vasodepressorischer Typ:* Schrittmachertherapie ohne Erfolg.

30.7 Tachykarde Herzrhythmusstörungen

Grundlagen

- **Definition:** Störungen von Erregungsbildung und Erregungsleitung im Bereich von Sinusknoten, Vorhof, AV-Knoten, His-Bündel, rechtem und/oder linkem Tawara-Schenkel. Tachykardien aufgrund zusätzlicher (akzessorischer) Leitungsbahnen. Herzfrequenz > 100/min.
- **Differenzierung, Differenzialdiagnose** (Abb. 30.5, Abb. 30.6 und Tab. 30.9):
  - *Schmaler QRS-Komplex < 0,12 s* → supraventrikuläre Arrhythmie.
  - *Breiter QRS-Komplex ≥ 0,12 s* → supraventrikuläre oder ventrikuläre Arrhythmie.

Tab. 30.9 • **Tachykarde Rhythmusstörungen.**

supraventrikulär	**ventrikulär**
regelmäßige Überleitung: • Sinustachykardie (S. 385) • AV-Knoten-Reentry-Tachykardie (S. 385) • Tachykardie bei akzessorischen Leitungsbahnen (S. 388) • ektop atriale Tachykardie (S. 389) *unregelmäßige Überleitung:* • Vorhofflimmern (S. 390) • Vorhofflattern (S. 392)	• ventrikuläre Tachykardie (S. 392) • Kammerflattern (S. 394) • Kammerflimmern (S. 394) • Torsade-de-pointes-Tachykardie (S. 393)

Sinusknoten-Reentry-Tachykardie

- **Definition:** Sinusrhythmus mit HF > 100/min, *reguläre* AV-Überleitung.
- **Ätiologie:** psychische und physische Belastungen, Hyperthyreose, Phäochromozytom, Hypotonie, Schock, Anämie, Blutung, Hypoxie, akutes und chronisches Cor pulmonale, akute und chronische Herzinsuffizienz, Aorteninsuffizienz, Perikarditis, Perikardtamponade, Myokarditis, Endokarditis, Schmerzen, Angst, Fieber, Sepsis, Alkoholentzug, Sinusknoten-Reentry, Orthostase, Kollaps, Koffein, Nikotin.
- **Pathophysiologie:** Geschwindigkeitszunahme der diastol. Spontandepolarisation im Sinusknoten unter neuralen, hormonalen, medikamentösen oder toxischen Wirkungen. Selten Reentry-Mechanismen (Sinusknoten-Reentry-Tachykardie).
- **Klinik** (abhängig von Grunderkrankung): Palpitationen, Schwindel.
- **Diagnostik**: Basisdiagnostik (S. 381); auch fT_3, fT_4, TSH; im EKG keine typischen Veränderungen, Tachykardiefrequenz > 100/min, regelrecht konfigurierte P-Wellen, regelrechter QRS-Komplex (QRS < 0,12 s).
- **Differenzialdiagnose:** Ektop atriale Tachykardie (S. 389), AV-Knoten-Reentry-Tachykardie (S. 385), Präexzitationssyndrome (S. 388), Vorhofflattern (S. 392), ventrikuläre Tachykardie (S. 392).
- **Therapieprinzipien:** Behandlung der Grunderkrankung; β-Blocker (Propanolol, z. B. Dociton 2–4 × 10–80 mg/d p. o./i. v.), Sedativa (Diazepam 5–10 mg p. o./i. v.).
- **Spezielle Therapiemaßnahmen:**
  - Bei Volumenmangel: Volumenzufuhr (S. 224).
  - Bei (seltenen) Sinusknoten-Reentry-Tachykardien: Katheterablation (S. 164).

AV-Knoten-Reentry-Tachykardie

- **Definition:** Kreiserregung v. a. innerhalb des AV-Knotens bzw. der paranodalen Region bei in der Regel herzgesunden Patienten mit *regulärer* atrioventrikulärer Überleitung und Herzfrequenzen > 100/min.
- **Ätiologie, Pathophysiologie:** klassischer Mechanismus einer Reentry-Tachykardie bei zwei unterschiedlich schnell leitenden Bahnen innerhalb des AV-Knotens bzw.

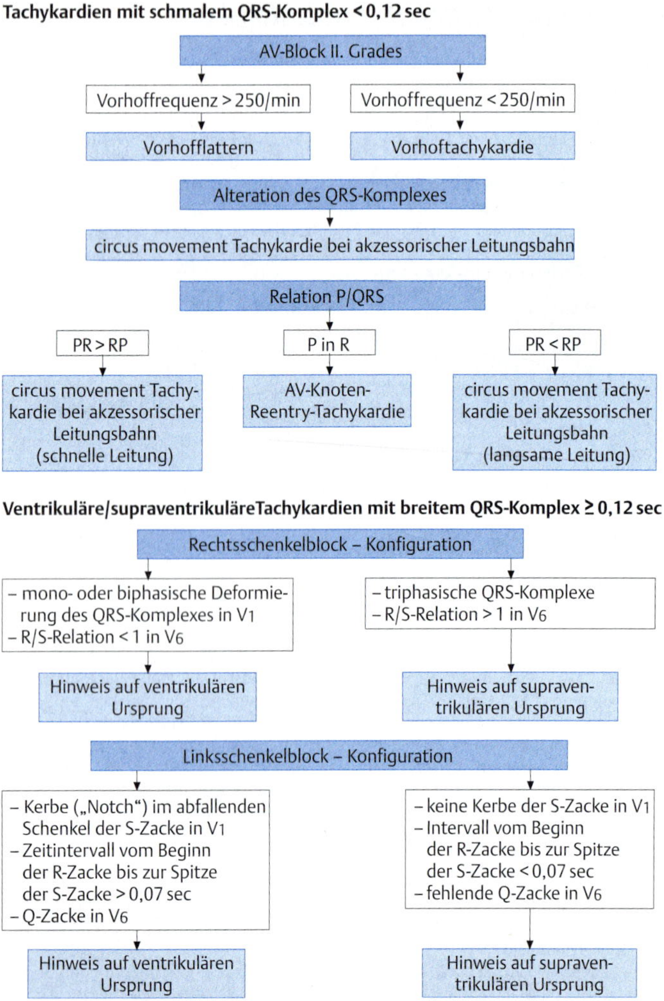

Abb. 30.5 • Differenzialdiagnose von Tachykardien. PR = PR-Intervall; RP = RP-Intervall.

der paranodalen Region. Meist „slow-fast"-Typ (anterograd langsame Leitung, retrograd schnelle Leitung), seltener ist der „fast-slow"- oder „slow-slow"-Typ.

- **Klinik:** Anfallsweise (für Sekunden bis Stunden) auftretendes Herzrasen mit abruptem Ende; bei schnellen Tachykardiefrequenzen Schwindel („on-off"-Tachykardien). Auch situationsbedingte Häufung möglich (z. B. bei psychischer Belastung).

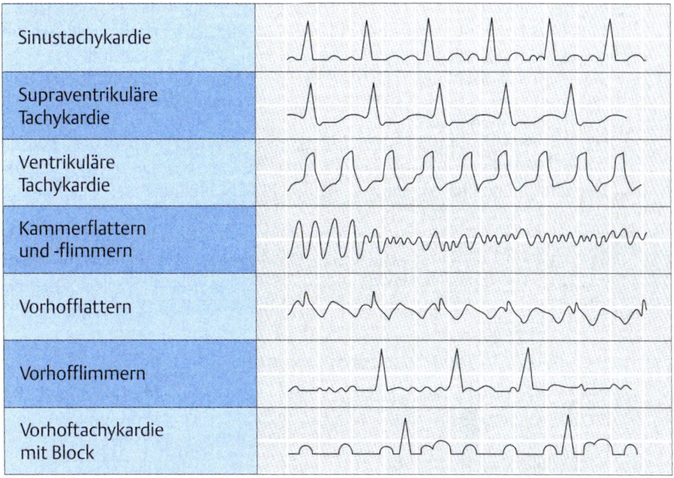

Abb. 30.6 • Tachykarde Rhythmusstörungen.

- **Diagnostik, Monitoring:**
  - *Basisdiagnostik* (S. 381); meist unauffälliges Ruhe-EKG.
  - *Tachykardie-EKG:* HF > 100/min, regelrechter QRS-Komplex (QRS < 0,12 s), P-Wellen nicht sichtbar (im QRS-Komplex verborgen) oder am Ende des QRS-Komplexes auszumachen („Pseudo-S-Zacke").
  - *Intrakardiale elektrophysiologische Untersuchung:* Nachweis des Tachykardiemechanismus, Bestimmung der anterograden und retrograden Refraktärzeiten, Lokalisation der intra-/paranodalen Leitungsbahnen.
  - Kontinuierliches *EKG-Monitoring* bei Tachykardie-Terminierung.
  - *Venöser Zugang*, Möglichkeit der *Schrittmacherstimulation* (bei passagerem komplettem Block).
- **Differenzialdiagnose:** Sinustachykardie (S. 385), ektop atriale Tachykardie (S. 389), AV-Knoten-Reentry-Tachykardie (S. 385), Präexzitationssyndrome (S. 388), Vorhofflattern (S. 392), ventrikuläre Tachykardie (S. 392).
- **Therapieprinzipien:**
  - *Akuttherapie:* Terminierung der Tachykardie; Sedativa (Diazepam 5–10 mg).
  - *Langzeittherapie:* Kurative Therapie (Katheterablation) oder Rezidivprophylaxe.
- **Spezielle Therapiemaßnahmen:**
  - *Akuttherapie:*
    1. Vagale Manöver (Pressen, Husten, Dive-Reflex [= Kopf in kaltes Wasser tauchen], Trendelenburg-Lagerung, Karotissinusmassage (S. 384). ***Beachte:*** Vor Karotissinusmassage Auskultation der Karotiden notwendig!
    2. Wenn erfolglos, **Adenosin 6–18 mg als Bolus i. v.** (gefolgt von NaCl 0,9 %-Injektion) *oder* **Amiodaron 150 mg i. v. über 10 min,** dann **300 mg i. v. über 1 h** *oder* **Ajmalin 50 mg i. v. über 5 min** *oder* **Verapamil 5–10 mg i. v.** *oder* **Diltiazem 0,25 mg/kg KG i. v. über 2 min** (bei Ineffektivität gefolgt von **0,35 mg/kg KG i. v. über 5 min**) *oder* **Digoxin initial 0,25–0,50 mg i. v. (nach 30 min 0,25 mg i. v.).**
    3. Wenn erfolglos Überstimulation (S. 164) oder elektrische DC-Kardioversion (S. 162) in Kurznarkose.

- *Langzeittherapie:*
  1. Katheterablation mit selektiver Zerstörung der langsamen Leitungsbahn („slow-pathway-Ablation") [Erfolgsrate ca. 95 %, Gefahr AV-Block III° ca. 2 %]); „Fast-Pathway-Ablation" (Erfolgsrate ca. 95 %, Gefahr AV-Block III° ca. 5–10 %). Aufklärung des Patienten über mögliche Schrittmachernotwendigkeit erforderlich (Dokumentation!).
  2. Rezidivprophylaxe: Klasse-I-Antiarrhythmika (**Flecainid**, **Propafenon**), Klasse-III-Antiarrhythmika (**Sotalol**, **Amiodaron**). ***Wichtig:*** Kontrolle der QT-Zeit bei Einstellung auf Antiarrhythmika (tägliche EKG-schreibung mit Bestimmung der QT-Zeit erforderlich!!).

  Beachte: Kurative Therapie versus lebenslange Antiarrhythmika-Therapie! Katheterablation Therapiestrategie der ersten Wahl! Antiarrhythmika zurückhaltend (Dauertherapie, Nebenwirkungen, Gefahr der Proarrhythmie!). **Wichtig:** Gute Aufklärung und Information des Patienten über kurative (ablative) Therapiemöglichkeiten!

Präexzitationssyndrome (akzessorische Leitungsbahnen)

- **Definition:** Akzessorische Leitungsbahnen sind charakteristischer Bestandteil von „Präexzitationssyndromen" mit vorzeitiger Erregung von Ventrikel- und/oder Vorhofmyokard. Typisch: Tachykardien mit HF > 100/min bei zusätzlicher („akzessorischer") muskulärer Leitungsbahn.
- **Ätiologie:** In der Regel herzgesunde Patienten mit zwei unterschiedlich leitenden atrioventrikulären Leitungsbahnen (AV-His-System, akzessorische Bahn), erhöhte Inzidenz akzessorischer Leitungsbahnen bei Morbus Ebstein.
- **Pathophysiologie** (klassischer Mechanismus einer Reentry-Tachykardie):
  - *Orthodrome Tachykardie:*
    - Leitung anterograd: Vorhof → His-Bündel → Ventrikel.
    - Leitung retrograd: Ventrikel → akzessorische Bahn → Vorhof.
  - *Antidrome Tachykardie:*
    - Leitung anterograd: Vorhof → akzessorische Bahn → Ventrikel.
    - Leitung retrograd: Ventrikel → His-Bündel → Vorhof.
- **Vorkommen:**
  - *WPW (= Wolff-Parkinson-White)-Syndrom:* Atrioventrikulär („Kent-Bündel").
  - *Seltenere:* Nodoventrikulär, atrionodal, atriohissär, atriofaszikulär („Mahaim-Bündel").
- **Klinik:** Anfallsweise auftretendes Herzrasen mit abruptem Ende („on-off-Tachykardien"); bei schnellen Tachykardiefrequenzen Schwindel, bei Vorhofflimmern und anterograder Leitung über die akzessorische Leitungsbahn Gefahr von Kammerflimmern, Synkope und Tod.
- **Diagnostik, Monitoring:** Basisdiagnostik (S. 381). Typische EKG-Befunde:
  - Ruhe-EKG:
    - WPW-Syndrom: Delta-Welle, verkürzte PQ-Zeit (< 0,12 s), Repolarisationsstörungen (ST-Senkungen durch veränderte Repolarisation). ***Hinweis:*** Eine Delta-Welle ist nur bei Sinusrhythmus nachzuweisen, nicht während einer Tachykardie!
    - Verborgene akzessorische Leitungsbahn, andere Präexzitationssyndrome (z. B. atrio-hissär, nodoventrikulär): Normales Oberflächen-EKG.
  - *Tachykardie-EKG:*
    - Orthodrome Tachykardie: HF > 100/min, *regelrechter* QRS-Komplex (QRS < 0,12 s), P-Welle nach dem QRS-Komplex zu erkennen; Intervall QRS → P abhängig vom Leitungseigenschaften der akzessorischen Bahn.
    - Antidrome Tachykardie: HF > 100/min, *verbreiterter* QRS-Komplex (QRS ≥ 0,12 s), P-Welle *nach* dem QRS-Komplex zu erkennen; Intervall QRS → P abhängig von Leitungseigenschaften der akzessorischen Bahn.

- *Intrakardiale elektrophysiologische Untersuchung:* Nachweis des Tachykardiemechanismus, Bestimmung der anterograden und retrograden Refraktärzeiten, Lokalisation der akzessorischen Leitungsbahn. Bestimmung der atrialen und ventrikulären Insertionsstelle der akzessorischen Bahn.
- *Basismonitoring:* EKG-Dokumentation (möglichst 12-Kanal-EKG), kontinuierliches EKG-Monitoring bei Tachykardieterminierung.
- Venöser Zugang, Möglichkeit der Kardioversion/Defibrillation und Schrittmacherstimulation.

▶ **Differenzialdiagnose:** Sinustachykardie (S. 385), ektop atriale Tachykardie (S. 389), AV-Knoten-Reentry-Tachykardie (S. 385), Vorhofflattern (S. 392), ventrikuläre Tachykardie (S. 392).

▶ **Therapieprinzipien:**

- *Akuttherapie:* Terminierung der Tachykardie; Sedativa (**Diazepam 5–10 mg**).
- *Langzeittherapie:* kurative Therapie (Katheterablation) oder Rezidivprophylaxe (nur indiziert, wenn Patient Katheterablation ablehnt oder Kontraindikationen vorliegen).

▶ **Spezielle Therapiemaßnahmen:**

- *Akuttherapie:*
  1. Vagale Manöver (Pressen, Husten, Dive-Reflex, Trendelenburg-Lagerung, Karotissinusmassage). ***Beachte:*** Vor Karotissinusmassage Auskultation der Karotiden notwendig!
  2. Wenn erfolglos: **Adenosin 6–12 mg als Bolus i. v.** *oder* **Ajmalin 50 mg i. v. über 5 min.** ***Cave:*** Kein Adenosin bei WPW-Syndrom und Vorhofflimmern.
  3. Wenn erfolglos: Überstimulation (S. 164) oder elektrische DC-Kardioversion (S. 162) in Kurznarkose.

  Cave: Kein Digitalis, kein Verapamil! Gefahr der Blockierung des AV-Knotens mit dann ausschließlich anterograder Leitung über die akzessorische Bahn; bei Vorhofflimmern Gefahr des konsekutiven Kammerflimmerns!
- *Langzeittherapie:*
  1. Therapie der Wahl: Katheterablation (S. 164) mit selektiver Zerstörung der akzessorischen Bahn (Erfolgsrate ca. 95 %, Gefahr AV-Block III° < 1 %).
  2. Rezidivprophylaxe: Klasse-I-Antiarrhythmika (**Flecainid**, **Propafenon**), Klasse-III-Antiarrhythmika (**Sotalol**, **Amiodaron**).

  Beachte: Kurative Therapie versus lebenslange Antiarrhythmika-Therapie! Gefahr der QT-Zeit-Verlängerung mit Auftreten von Torsades-de-pointes-Tachykardien bei Antiarrhythmika! **Wichtig:** Aufklärung und Dokumentation über besprochene Maßnahmen und Risiken!

Vorhoftachykardie

▶ **Grundlagen:** Abnorme Automatie im rechten und/oder linken Vorhof mit Herzfrequenzen > 100/min und *regulärer* atrioventrikulärer Überleitung. In der Regel herzgesunde Patienten; relativ häufig bei Kindern.

▶ **Klinik:** Oft anfallsartiges Herzrasen mit abruptem Ende; bei hohen Tachykardiefrequenzen Schwindel. Häufig auch nicht beeinflussbare Dauertachykardie („incessant tachycardia").

▶ **Diagnostik, Monitoring:**

- Meist unauffälliges Ruhe-EKG.
- *Tachykardie-EKG:* HF > 100/min, regelrechter QRS-Komplex (QRS < 0,12 s), abnorm konfigurierte P-Wellen vor dem QRS-Komplex; Morphologie der P-Welle abhängig vom Tachykardie-Ursprungsort.
- *Intrakardiale elektrophysiologische Untersuchung:* Nachweis des Tachykardiemechanismus, Bestimmung des Tachykardie-Ursprungsortes.
- *Basismonitoring:* EKG-Dokumentation (12-Kanal-EKG), EKG-Monitoring bei Tachykardieterminierung, venöser Zugang.

- **Differenzialdiagnose:** Sinustachykardie (S. 385), AV-Knoten-Reentry-Tachykardie (S. 388), Präexzitationssyndrome (S. 388), Vorhofflattern (S. 392), ventrikuläre Tachykardie (S. 392).
- **Therapieprinzipien** (Abb. 30.7):
  - *Akuttherapie:* Terminierung der Tachykardie, Sedativa (**Diazepam 5–10 mg**).
  - *Langzeittherapie:* kurative Therapie oder Rezidivprophylaxe.
- **Spezielle Therapiemaßnahmen:**
  - *Akuttherapie:*
    Vagale Manöver (Pressen, Husten, Dive-Reflex, Trendelenburg-Lagerung, Karotissinusmassage). ***Beachte:*** Vor Karotissinusmassage Auskultation der Karotiden notwendig!
    1. Wenn erfolglos: **Adenosin 6–12 mg** als Bolus i. v. *oder* **Ajmalin 50 mg i. v. über 5 min.**
    2. Wenn erfolglos Überstimulation (S. 164).
  - *Langzeittherapie:*
    1. Katheterablation (S. 164) mit selektiver Zerstörung des autonomen Fokus (Erfolgsrate ca. 95 %, Gefahr AV-Block III° < 1 %).
    2. Rezidivprophylaxe: Klasse-I-Antiarrhythmika (**Flecainid**, **Propafenon**), Klasse-III-Antiarrhythmika (**Sotalol**, **Amiodaron**).

    Cave: Kurative Therapie versus lebenslange Antiarrhythmika-Therapie!

Vorhofflimmern

- **Definition:** Unregelmäßige atrioventrikuläre Überleitung mit variabler HF („absolute Arrhythmie" = AA); Kammerfrequenz abhängig von Leitungskapazität des AV-Knotens. *Bradyarrhythmia absoluta (BAA)* = HF < 50/min; *Tachyarrhythmia absoluta (TAA)* = Herzfrequenz > 100/min.
- **Ätiologie:** KHK, akute (frischer Myokardinfarkt)/chronische myokardiale Ischämie, Kardiomyopathie, entzündliche Herzerkrankung, Klappenfehler (v. a. Mitralklappenfehler), Herztumor, Thoraxtrauma, Elektrolytstörung, Stoffwechselentgleisung (Hyperthyreose!), Medikamenten-Nebenwirkung, Herzinsuffizienz, arterielle Hypertonie, nach herzchirurgischen Eingriffen, idiopathisch („ione atrial fibrillation"), Sinusknotensyndrom (S. 382).
- **Pathophysiologie:** Mikro-Reentry-Mechanismus im rechten und/oder linken Vorhof. Vorhoffrequenz 350–600/min, Kammerfrequenz variabel. Bei TAA ungenügende Diastolendauer und Ventrikelfüllung, niedriges Schlagvolumen.
- **Klinik:** Abhängig von Kammerfrequenz und der linksventrikulärer Funktionseinschränkung (z. B. TAA bei dilatativer Kardiomyopathie). Palpitationen, Schwindel, Synkopen. Herzinsuffizienzzeichen, zerebrale und/oder systemische Embolien.
- **Diagnostik, Monitoring:**
  - *Inspektion:* Bei idiopathischem Vorhofflimmern häufig Normalbefund, sonst abhängig von der Grundkrankheit (z. B. Facies mitralis bei Mitralstenose), Blässe bei ↑ HF; Pulsdefizit.
  - *Oberflächen-EKG:* Absolute Arrhythmie (= unregelmäßige RR-Intervalle), keine P-Wellen, typische Vorhof-Flimmerwellen (am besten in Ableitung V_1 als Flimmerwellen [Amplitude < 2 mm]). QRS-Komplex i. d. R. normal (< 0,12 s).
  - *Basismonitoring:* EKG-Dokumentation (12-Kanal-EKG), kontinuierliches EKG-Monitoring (Telemetrie) bei Konversionsversuch.
- **Differenzialdiagnose:** Sinustachykardie (S. 385), AV-Knoten-Reentry-Tachykardie (S. 388), Präexzitationssyndrome (S. 388), Vorhofflattern (S. 392), ventrikuläre Tachykardie (S. 392).
- **Therapieprinzipien:**
  - *Akuttherapie:* Terminierung der Tachykardie.
  - *Langzeittherapie:* Rezidivprophylaxe, Frequenzregularisierung, Antikoagulation.
- **Spezielle Therapiemaßnahmen:**
  - *Akuttherapie (Pharmakologische Konversion bei Vorhofflimmern):*

- Hämodynamisch instabil (Hypotonie/Schock, Atemnot, Brustschmerz/Myokardischämie, Bewusstseinstrübung): Elektrische Kardioversion (S. 162). Bei erfolgloser Kardioversion **Amiodaron 5 mg/kg KG i. v. über 1 h,** dann erneuter Kardioversionsversuch.
- Hämodynamisch stabil, Vorhofflimmern < 48 h: Kardioversion (S. 162) elektrisch oder medikamentös mit **Amiodaron** 5 mg/kg KG i. v. über 1 h in G5 %.
- **Flecainid:** 2 mg/kg KG i. v. über 10 min oder 200–300 mg per os.
- **Ibutilide:** 1 mg i. v. über 10 min. Weitere Dosierung: 1 mg i. v. über 10 min nach Wartezeit (10 min).
- **Propafenon:** 2 mg/kg i. v. über 10 min oder 450–600 mg per os.
- **Vernakalant:** 3 mg/kg i. v. über 10 min. Weitere Dosierung: 2 mg/kg i. v. über 10 Minuten nach Wartezeit (15 min).
- Hämodynamisch stabil, Vorhofflimmern > 48 h: Frequenzkontrolle mit **Verapamil** *oder* **Diltiazem** *oder* **Betablockern**, jeweils in Kombination mit **Digitalis**. Effektive Antikoagulation für 4 Wo., dann Kardioversion. Alternativ: Transösophageale Echokardiografie zum Ausschluss von Thromben, dann Kardioversion.

• *Langzeittherapie:*
  - Rezidivprophylaxe nur bei häufigerem Auftreten. *Keine vorliegende strukturelle Herzerkrankung:* z. B. **Propafenon 3 × 150–300 mg/d, Flecainid 2 × 100 mg/d, Dronedaron 2 × 400 mg/d.** *Strukturelle Herzkrankheit:* **Sotalol 2 × 80–3 × 160 mg/d, Amiodaron 200 mg/d.**
  - Frequenzkontrolle: **Verapamil, Diltiazem, Digitalis, Betablocker**.
  - Unterbrechung der atrioventrikulären Überleitung („His-Ablation") mit konsekutiver Schrittmacherimplantation oder Modulation der atrioventrikulären Überleitung.
  - Kurative Katheterablation (S. 164). ***Tipp:*** Durch die Weiterentwicklung und Erfolge (Erfolgsraten > 75 %) der Katheterablation (Pulmonalvenenisolation) sollte bei symptomatischen Patienten mit paroxysmalem Vorhofflimmern die Indikationen zur Pulmonalvenenisolation diskutiert werden!

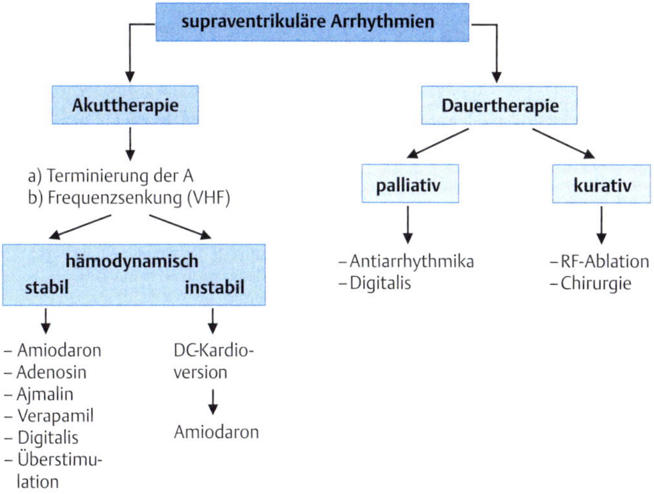

Abb. 30.7 • Algorithmus zum Vorgehen bei supraventrikulären Arrhythmien; DC-Kardioversion = Direct current Kardioversion; RF-Ablation = Hochfrequenz-Ablation.

Vorhofflattern

- **Definition:** HF variabel, meist regelmäßiger Rhythmus, wechselnde atrioventrikuläre Überleitung im Verhältnis 2:1, 3:1 oder 4:1.
- **Ätiologie:** Koronare Herzkrankheit, akute/chronische myokardiale Ischämie, Kardiomyopathien (dilatativ, hypertroph obstruktiv, restriktiv), entzündliche Herzerkrankungen, angeborene/erworbene Klappenfehler (v. a. Mitralklappenfehler), Herztumoren, Thoraxtraumen, Elektrolytstörungen, Stoffwechselentgleisungen (Hyperthyreose), Medikamenten-Nebenwirkungen, Herzinsuffizienz, arterielle Hypertonie.
- **Pathophysiologie:** Makro-Reentry-Mechanismus im rechten und/oder linken Vorhof. Vorhoffrequenz bei Typ-I-Vorhofflattern („gewöhnliche" Form): 240–340/min; Vorhoffrequenz beim Typ-II-Vorhofflattern („ungewöhnliche" Form): 340–430/min. Oft verbunden mit regelmäßiger 2:1- bis 4:1-Überleitung (Kammerfrequenz typischerweise ca. 140–150/min).
- **Symptomatik:** Abhängig von der Kammerfrequenz und der linksventrikulären Funktionseinschränkung: Palpitationen, Schwindel, Synkopen; Zeichen der Herzinsuffizienz, zerebrale und/oder systemische Embolien, Gefahr der 1:1-Überleitung (= potenziell lebensbedrohliche Rhythmusstörung).
- **Diagnostik:**
  - *Inspektion:* Häufig kein pathologischer Befund bei idiopathischem Vorhofflimmern, Befund sonst abhängig von Grundkrankheit (z. B. Facies mitralis bei Mitralstenose), Blässe bei schneller Überleitung.
  - *12-Kanal-EKG:* Typische Flatterwellen (*Typ I:* Negative, sägezahnartige Flatterwellen in II, III avF; *Typ II:* Positive, sägezahnartige Flatterwellen in II, III, avF).
- **Differenzialdiagnose:** Sinustachykardie (S. 385), ektop atriale Tachykardie (S. 389), AV-Knoten-Reentry-Tachykardie (S. 385), Präexzitationssyndrome (S. 388), ventrikuläre Tachykardie (S. 392).
- **Monitoring** (Basismonitoring): EKG-Dokumentation (möglichst 12-Kanal-EKG), kontinuierliches EKG-Monitoring bei Terminierungsverfahren.
- **Therapieprinzipien:**
  - *Akuttherapie:* Terminierung des Vorhofflatterns
  - *Langzeittherapie:* Rezidivprophylaxe, Frequenzregularisierung, Antikoagulation, kurative Katheterablation (S. 164).
- **Spezielle Therapiemaßnahmen:**
  - *Akuttherapie:*
    - Hämodynamische Beeinträchtigung: transösophageale Echokardiografie (Ausschluss kardialer Thromben) → konsekutive, synchronisierte Kardioversion (S. 162).
    - Geringeres AV-Überleitungsverhältnis (2:1, 3:1 usw.): Overdrive-Stimulation (S. 164).
  - *Langzeittherapie:*
    - Rezidivprophylaxe (Klasse-I-Antiarrhythmika [z. B. **Propafenon**] allein oder in Kombination mit Klasse-III-Antiarrhythmika [z. B. **Sotalol, Amiodaron**]);
    - Frequenzkontrolle (**Digitalis** und/oder **Verapamil**);
    - Kurative Katheterablation. ***Tipp:*** Die Katheterablation ist technisch einfach durchzuführen und geht mit hohen Erfolgsraten (> 90 %) einher. Deshalb sollte die Katheterablation als therapeutische Maßnahme im Vergleich zu medikamentösen Therapie diskutiert werden!

Ventrikuläre Tachykardie (VT)

- **Grundlagen:** Makro-Reentry-Mechanismus im rechten/linken Ventrikel mit Herzfrequenz > 100/min. Einteilung in nicht anhaltende (Dauer < 30 s) und anhaltende (Dauer > 30 s) ventrikuläre Tachykardien.

- **Klinik:** Palpitationen, Schwindel, Synkopen, Zeichen der Herzinsuffizienz, Lungenödem, Druckabfall, kardiogener Schock.
- **Diagnostik, Monitoring:**
  - *Inspektion:* Befund abhängig von Grundkrankheit, Blässe bei schnellen Frequenzen, Schock.
  - *EKG:* Tachykardie, QRS-Komplex < 0,12 s, Zeichen der AV-Dissoziation (= keine regelmäßige Abfolge von P-Wellen und QRS-Komplexen).
  - *Basismonitoring:* EKG-Dokumentation (12-Kanal-EKG), kontinuierliches EKG-Monitoring bei Tachykardie-Terminierung.
- **Differenzialdiagnose:** Sinustachykardie (S. 385), AV-Knoten-Reentry-Tachykardie (S. 388), Präexzitationssyndrome (S. 388), Vorhofflattern (S. 392), Vorhofflimmern (S. 390) mit präexsistentem/funktionellem Schenkelblockbild.
- **Therapie** (Abb. 30.9):
  - *Hämodynamisch instabil* → sofortige elektrische DC-Kardioversion (S. 162).
  - *Hämodynamisch stabil:*
    - **Amiodaron 300 mg in Glucose 5 % i. v. über 10 min.**
    - Evtl. weitere 150 mg in Glucose 5 % i. v. über 10 min.
    - Evtl. weitere 300 mg in Glucose 5 % i. v. über 1 h.
    - *Alternativ:* **Ajmalin 50–100 mg i. v. über 5 min** (langsam injizieren). ***Beachte:*** Ajmalin ist nicht in den Leitlinien erwähnt!
    - Overdrive-Stimulation: Gei Ineffektivität der medikamentösen Therapie oder rezidivierenden VT-Episoden Überstimulation (S. 164) mittels Elektrodenkatheter im rechten Ventrikel.
    - Elektrische DC-Kardioversion (S. 162).
    - Flankierende Maßnahmen:Kalium hochnormal einstellen (ggf. über ZVK), Magnesium substituieren (z. B. 2 g $MgSO_4$ 20 % als Kurzinfusion), proarrhythmische Medikamente absetzen.
- **Langzeittherapie:**
  - Rezidivprophylaxe (Klasse-I-Antiarrhythmika [?], Klasse-III-Antiarrhythmika [allein oder in Kombination]).
  - Katheterablation.
  - Antitachykarde Operation bei gut abgesetztem Vorderwandaneurysma mit ausreichender Restfunktion des linken Ventrikels (wird kaum noch durchgeführt).
  - Automatischer Defibrillator (S. 162).

Torsade-de-pointes-Tachykardie

- **Definition:** Polymorphe ventrikuläre Tachykardie ≥ 100/min bei Verlängerung der QT-Zeit (QT_c > 440 ms). Synonym: „Spitzenumkehrtachykardie“.
- **Ätiologie:** Angeborenes langes QT-Syndrom (Romano-Ward-Syndrom, Jervell-Lange-Nielsen-Syndrom), erworbenes langes QT-Syndrom (meist medikamentös bedingt), KHK, chronische myokardiale Ischämie, Kardiomyopathie, Elektrolytstörung (K^+ ↓, Na^+ ↓, Mg^{2+}), Medikamenten-Nebenwirkung (Chinidin, trizyklische Antidepressiva, spezifische Antiarrhythmika). Bisher 8 LQTS-Syndrome (LQTS 1–LQTS 8) als genetisch bekannte Gruppen nachgewiesen.
- **Klinik** (S. 392)**:** Oft im Anschluss an starke emotionale oder körperliche Belastung (starker Sympathikusreiz) beobachtete Synkopen! Kreislaufstillstand, plötzlicher Herztod.
- **Diagnostik, Monitoring:**
  - Inspektion, Monitoring (S. 393).
  - *12-Kanal-EKG* (Abb. 30.8): Polymorphe Tachykardie, breiter QRS-Komplex (> 0,12 s), wechselnder QRS-Vektor („Spitzenumkehrtachykardie“, Amplitude und Ausrichtung um die Nulllinie wechseln kontinuierlich). Zeichen der AV-Dissoziation (S. 393); Bei Sinusrhythmus QT-Zeit bestimmen (normale, nicht HF-korrigierte QT-Zeit)!

- **Differenzialdiagnose:** Vorhofflattern (S. 392), Vorhofflimmern (S. 390) mit präexistentem/funktionellem Schenkelblockbild, Kammerflimmern (S. 394).
- **Therapie:**
  - *Akut:* **$MgSO_4$ 2 g i. v. über 1–5 min**, anschließend weitere **2 g $MgSO_4$ i. v. über 15 min**; falls erforderlich Dauerinfusion von **500 mg $MgSO_4$/h.** *Bei Bradykardie:* **Isoproterenol** oder Pacing (S. 165). Bei Kreislaufstillstand Reanimationsmaßnahmen.
  - *Langzeittherapie: a)* Absetzen und Vermeiden aller Medikamente mit QT-Zeit-Verlängerung; *b)* **Propranolol** in hoher Dosierung (> 240 mg/d); *c)* atrialer Schrittmacher, AAI-Stimulation (S. 166). Prophylaktische ICD-Therapie.

Beachte: Verboten sind alle Medikamente, die zu einer QT-Zeit-Verlängerung führen. 5-Jahressterblichkeit bei angeborenem LQTS ohne Defibrillator-Therapie: 50 %

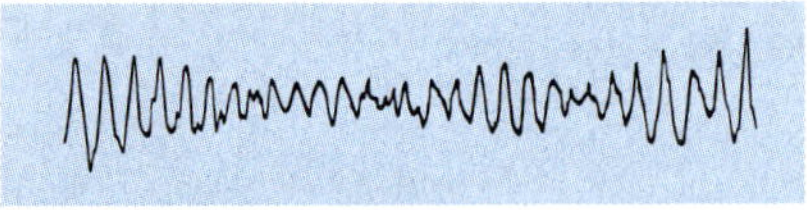

Abb. 30.8 • EKG bei Torsade-de-pointes-Tachykardie (aus Hahn J.-M., Checkliste Innere Medizin, Thieme 2003).

Kammerflattern

- **Grundlagen:** Makro-Reentry-Mechanismus im rechten und/oder linken Ventrikel mit ventrikulärer Tachykardie > 250/min.
- **Klinik:** Herz-Kreislauf-Stillstand.
- **Diagnostik, Monitoring:**
  - *Inspektion:* Befund abhängig von Grundkrankheit, Blässe, Schock, Herz-Kreislauf-Stillstand.
  - *12-Kanal-EKG:* Haarnadelförmig deformierte QRS-Komplexe (Breite > 120 ms). Zeichen der atrioventrikulären-Dissoziation (S. 393).
  - *Basismonitoring:* EKG-Dokumentation (12-Kanal-EKG), kontinuierliches EKG-Monitoring.
- **Differenzialdiagnose:** Kammerflimmern (S. 394).
- **Therapie:**
  - *Akut:* Reanimation (S. 150) bei Herz-Kreislauf-Stillstand.
  - *Langzeittherapie:* Je nach Grundkrankheit und linksventrikulärer Funktionsstörung; heute v. a. nichtmedikamentöse Verfahren wie Defibrillatortherapie. Antiarrhythmika oder β-Blocker nur noch sehr selten.

Kammerflimmern

- **Grundlagen:** Chaotische Erregung im rechten und/oder linken Ventrikel mit unregelmäßigen Flimmerwellen und Herz-Kreislauf-Stillstand.
- **Diagnostik:** Herz-Kreislauf-Stillstand, Schock. Im 12-Kanal-EKG unregelmäßige Flimmerwellen, Frequenz 200–400/min, keine erkennbaren QRS-Komplexe.
- **Differenzialdiagnose:** Kammerflattern (S. 394).
- **Spezielle Therapiemaßnahmen:**
  - *Akut:* Kardiopulmonale Reanimation (S. 150).
  - *Langzeittherapie:* Siehe Kammerflattern (S. 394).

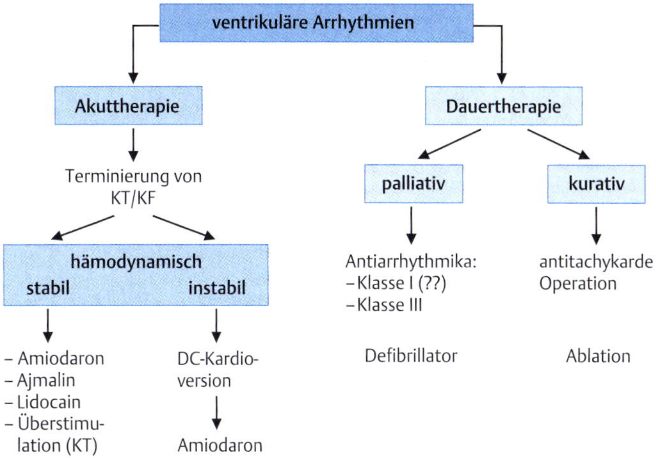

Abb. 30.9 • Algorithmus zum Vorgehen bei ventrikulären Arrhythmien (KT = Kammertachykardie; KF = Kammerflimmern).

30.8 Hypertensive Notfälle

Grundlagen

- **Definition:** Akuter und kritischer Blutdruckanstieg auf RR_{syst} > 230 mmHg und RR_{diast} > 130 mmHg mit Beeinträchtigung von Organfunktionen, kardiopulmonalen und/oder neurologischen Symptomen und potenziell vitaler Bedrohung. Hochdruckenzephalopathie, intrakranielle Blutungen, retinale Blutungen, Papillenödem, akute Linksherzinsuffizienz, Lungenödem, instabile Angina pectoris, Myokardinfarkt, Aortendissektion.
- **Ätiologie:**
  - Meist im Rahmen einer bekannten essenziellen Hypertonie (> 90 %).
  - *Sekundäre Ursachen:*
    - Endokrin: Phäochromozytom, Myxödem, Akromegalie, Hyperparathyreoidismus, primärer Hyperaldosteronismus, Hyperthyreose, Cushing-Syndrom.
    - Renal: Renoparenchymatös, renovaskulär, u. U. Erstmanifestation eines akuten Nierenversagens (S. 342).
  - *Andere:* Pharmaka: Abruptes Absetzen von Antihypertensiva, Psychopharmaka, MAO-Hemmer, Alkoholentzug (S. 566), Amphetaminabusus (S. 569), Kokainabusus (S. 569), Thyroxin; neurogen (Hirndruck); Schwangerschaft: EPH-Gestose, Präeklampsie (S. 611); Hypervolämie, akute intermittierende Porphyrie.

Klinik

- **Zerebral:** Kopfschmerzen, Dyspnoe, Übelkeit, Erbrechen, Flimmern vor den Augen, Desorientiertheit, Verwirrtheit, Sehstörungen, Paresen, Aphasien, Skotome bis Amaurose, zerebrale Krampfanfälle, Apathie, Koma.
- **Kardial:** Dyspnoe, Orthopnoe, Zyanose, Angina pectoris, Lungenödem.

Diagnostik

- **Klinischer Befund:**
  - *Körperliche Untersuchung:* RR-Messung an beiden Armen und Beinen mit kurzfristiger Kontrolle. Beurteilung des Gefäßstatus, Abdomenpalpation (Aortenaneurysma, vergrößerte Nieren?), orientierende neurologische Untersuchung (S.21): neurologisches Defizit?; Herzinsuffizienz?
  - *Auskultation:* Lunge (RG?), Gefäße (Nierenarterienstenose?).
- **Labor:** Kreatinin, Harnstoff, Serum-Elektrolyte, Kortisol-Tagesprofil, fT_3, fT_4, TSH basal, Gesamteiweiß, Cholesterin, Triglyzeride, Blutzucker, Blutbild. Urinstatus, Urinsediment, 24-h-Urin (Katecholamine, Kortisol).
- **EKG:** Keine spezifischen Befunde! Linksherzhypertrophie, P-sinistroatriale, ST-Strecken-Senkungen (horizontal, deszendierend)?
- **Röntgen-Thorax:** Zeichen der Herzvergrößerung und/oder Herzinsuffizienz (bis hin zum Lungenödem)?
- **Echokardiografie:** Linksventrikuläre Hypertrophie, Dilatation von linkem Vorhof und/oder linkem Ventrikel?
- **(Duplex-)Sonografie:** Nieren, Nebennieren (Größe, Parenchym, Tumor)? Abdominales Aneurysma? Duplex der großen Gefäße (A. carotis, A. renalis). Pathologisch: Intima/Mediadicke > 0,9 mm.
- **24-h-RR-Messung:** Beurteilung des RR-Verhaltens. *Normal:* Tagesmittelwerte max. 135/85 mmHg; nächtlicher RR-Abfall mindestens 10 % systolisch/diastolisch.
- **Augenhintergrund bei Fundus hypertonicus:** Tab. 30.10.
- **Monitoring:** EKG, i. v. Zugang, häufige Blutdruckmessungen und Pulskontrollen, Pulsoximeter, stündliche Urinausscheidung.

Tab. 30.10 • **Fundus hypertonicus.**

Stadium	Fundusbefund
I	Arterienverengung, gestreckte Arteriolen
II	Gunn-Kreuzungszeichen, Kaliberschwankungen
III	Blutungen, Cotton-wool-Exsudate
IV	Papillenödem, unscharfe Begrenzung der Papille

Therapie

- **Hypertensive Krise** *ohne* Lungenödem, *ohne* Brustschmerz:
  - **1. Nifedipin 10–20 mg s. l.,** nach 30 min bei Bedarf wiederholen.
  - **2. Urapidil 10–25 mg langsam i. v.,** danach Einzeldosen von 5–10 mg i. v. oder Perfusor (9–30 mg/h).
  - **3. Clonidin 75–150 µg langsam i. v.**
  - *Bei unzureichendem Erfolg Vorgehen s. u.*
- **Hypertensive Krise** *mit* Lungenödem *und/oder* Brustschmerz:
  - Sitzende Lagerung, O_2-Zufuhr 4–6 l/min.
  - **Nitroglyzerin 0,8 mg s. l.** (z. B. **Lorandin**) *oder* **1–2 Hübe als Spray** (z. B. **Nitrolingual**).
  - **Furosemid (z. B. Lasix) 20–40 mg i. v.**
  - **Morphin 2–5 mg i. v. alle 5–30 min.**
  - **Urapidil (Ebrantil) 10–25 mg langsam i. v.,** danach Einzeldosen von 5–10 mg oder Perfusor (9–30 mg/h).
  - *Bei unzureichendem Erfolg Vorgehen s. u.*
- **Hypertensive Krise** *bei Phäochromozytom:* **Phentolamin 5 mg i. v.**

- **Vorgehen bei unzureichendem Erfolg** (kein Stufenplan!):
  - **Nitroprussidnatrium 0,02–0,04 mg/min i. v.**
  - **Nimodipin (z. B. Nimotrop) 15 µg/kg KG/h i. v.**
  - **Dihydralazin (Nepresol) 6–12,5 mg i. v.**
  - **Diazoxid 150 mg i. v.**
  - **Captopril 25 mg s. l.**
  - **Clonidin (z. B. Catapresan) 9–45 µg/h.**
- **Prognose:** Durch dauerhafte Absenkung des Blutdrucks auf Normalniveau lassen sich kardiovaskuläre Komplikationen vermindern: Linksherzinsuffizienz (-50 %), Schlaganfälle (-40 %), Herzinfarkte (-25 %), Todesfälle an Herzinfarkt + Schlaganfall (-20 %).

30.9 Akute Venenthrombosen

Grundlagen

- **Definition:** Lokalisierte intravitale Gerinnung von Blutbestandteilen im Bereich der Venen mit frischem Verschluss einer oder mehrerer Leitvenen der Extremitäten im Bereich der Peripherie oder des Körperstammes (> 90 % im Bereich der Becken-Bein-Venen und der V. cava inferior, < 2 % im Bereich der oberen Extremität). *Sonderformen:*
  - *Phlegmasia coerulea dolens:* Fulminante tiefe Venenthrombose mit nachfolgender gestörter arterieller Durchblutung.
  - *Paget-von-Schroetter-Syndrom:* Thrombose der V. axillaris oder V. subclavia.
- **Ätiologie** (Virchow-Trias): Veränderungen der Venenwand, der Blutzusammensetzung (Hyperkoagulabilität); Blutströmungsverlangsamung.
- **Risikofaktoren:** Herzinsuffizienz, Bettlägerigkeit, Malignome, Diabetes mellitus, orale Kontrazeptiva, Schwangerschaft, Venenvorerkrankungen, postoperativ, Venenverweilkanülen, Trauma.
- **Pathophysiologie:**
  - *Schädigung des Endothels* (je nach zugrundeliegender Ursache) → freiliegendes Kollagen → Plättchenaggregation → Aktivierung des extrinsischen Gerinnungssystems → Bildung und Vernetzung von Fibrin. Die Freisetzung vasoaktiver Mediatoren (Serotonin, Bradykinin) aus verletztem Gewebe führt zu Vasodilatation, intimaler Lazeration mit weiterer Freilegung von Kollagen → erneut Thrombusformation.
  - *Blutflussverlangsamung* mit Plättchenaggregation und Thrombusbildung.

Klinik

Hinweis: Die nicht okkludierende Thrombusbildung ist oft asymptomatisch!

- **Allgemein:** Geschwollene, überwärmte, livide verfärbte Extremität distal der Thrombose.
- **Schultergürtelvenen (Paget-von-Schroetter-Syndrom):** Spannungsgefühl und Schwellung an Handrücken, Unter- und Oberarm (bis zur Schulter reichend).
- **Untere Extremität:** Schmerzhafte livide Schwellung der betroffenen Extremität, v. a. bei Tieflagerung, oft verbunden mit Überwärmung.
- **Vena cava inferior:** Abdominal- und Rückenschmerzen mit livider schmerzhafter Beinschwellung und epigastrischen Kollateralvenen.
- **Phlegmasia coerulea dolens:** Massive Schwellung und Drucksteigerung mit sekundärer arterieller Einflussstörung, heftigen Schmerzen und düsterrot-zyanotischer Hautfärbung.

Diagnostik, Differenzialdiagnose

- **Klinischer Befund:**
  - Rötung, Zyanose, Varikose, Kollateralkreisläufe, Hinweise auf abgelaufene Thrombosen, subfasziales/epifasziales Ödem, Druckschmerz, Hauttemperaturdifferenz, Umfangsdifferenz?
  - *Typische klinische Zeichen:* Fußsohlen-Kompressionsschmerz *(Payr-Zeichen)*, Wadenschmerz bei Dorsalflexion des Fußes *(Homan-Zeichen)*, Druckschmerz der Wadenmuskulatur *(Meyer-Zeichen)*, Schmerz unter einer Druckmanschette bei circa 60–80 mmHg *(Lowenberg-Zeichen)*.
- **Duplexsonografie** (S. 127)**:** Nachweis eines umflossenen Thrombus im Gefäßquerschnitt.
- **Phlebografie:**
  - *Prinzip:* KM-Injektion am Hand- (bei Armvenenthrombosen) oder Fußrücken (bei Beinvenenthrombosen) → KM-Abstrom (unter Durchleuchtung)?
  - *Beurteilung:* Sicherster Nachweis und Ausschluss einer Phlebothrombose. Die Darstellung muss zum Ausschluss von Verwechslungen mit Flussphänomenen in mehreren Ebenen erfolgen. Standard-Untersuchungsverfahren vor und nach rekanalisierenden Maßnahmen.
- **CT, MRT:** Darstellung der Ausdehnung von Vena-cava-(inferior und superior) und Beckenvenen-Thrombosen. Indiziert, wenn Phlebografie nicht ausreicht.
- **Labor:**
  - Akut: BB, Quick/INR, PTT, D-Dimere.
  - Erweiterte Diagnostik (Thrombophilie-Screening): APC-Resistenz, Faktor-II-Mutation, Faktor-V-Leiden-Mutation, AT III, Protein C, Protein S, Homozystein, Phospholipid-Antikörper.
- **Differenzialdiagnose:** Ödeme anderer Genese, oberflächliche Thrombophlebitis, Erysipel, Lymphödem, Kompartmentsyndrom, Angiodysplasie, Muskel- und Gefäßtrauma.

Cave: Labor *vor* Heparin- oder Marcumartherapie!

Therapie

- **Allgemein:**
  - Bettruhe mit Immobilisation (Becken-, Oberschenkelvenenthrombose), betroffene Extremität hochlagern, Stuhlregulierung.
  - Kompressionstherapie (Bein/Arm wickeln, später Kompressionsstrumpf nach Maß) KI: schwere AVK, Phlegmasia coerulea dolens.
  - Täglich Umfangsmessung (vergleichend).
- **Antikoagulation:**
  - **Unfraktioniertes Heparin (z. B. Liquemin): 5 000–10 000 I.E. als Bolus, dann 15–20 I.E./kg KG/h über Perfusor.** Initial engmaschige PTT-Kontrolle (S. 248).
  - **Niedermolekulares Heparin: z. B. Enoxaparin (Clexane): 2 × tgl. 1 mg/kg KG.** Vorteile gegenüber unfraktioniertem Heparin: Vergleichbar wirksam, s. c. Anwendung, in der Regel sind Laborkontrollen nicht erforderlich, weniger Nebenwirkungen. HIT Typ II, Blutungskomplikationen und Todesfälle sind seltener.
  - Überlappend (etwa ab 3. Tag) **Kumarin-Derivat** (S. 250)**, z. B. Marcumar**. *Ziel-INR:* 2–3. *KI* bei Trauma und postoperativ. Heparin erst nach Erreichen der Ziel-INR absetzen!
- **Thrombolyse:**
  - *Ziel:* Verhinderung eines postthrombotischen Syndroms, sorgfältige Risiko-Nutzen-Abwägung.
  - *Indikationen:* Frische Thrombose (< 6–10 Tage), Mehretagenthrombose, Alter des Patienten < 55.
  - *Kontraindikationen*, Komplikationen + deren Therapie: s. Fibrinolyse (S. 368).

- *Durchführung*:
  - **Streptokinase**: 250 000 I.E. in 50 ml NaCl 0,9 % über 30 min, dann 100 000 I.E./h bis zu 6 Tage. Nach der Lyse Heparinisierung; Ziel-Fibrinogen: 50–80 mg/dl (bei Werten > 80 mg/dl Dosis für mehrere Stunden halbieren).
  - *Alternativ*: **UHSK (ultrahochdosierte Streptokinase-Kurzzeitlyse): Bolus mit 250 000 I.E. über 30 min i. v., dann für 6 h 1,5 Mio. I.E./h i. v. (9 Mio. I.E./d) für 1–3 Tage.** Heparinisierung zwischen den Therapiezyklen. *Cave:* Keine Kurzzeitlyse bei Beckenvenenthrombose wegen erhöhter Lungenembolierate!
  - **Urokinase** (bei Streptokinaseunverträglichkeit)**: 500 000 I.E. über 20 min, dann 100 000 I.E./h bis zu 14 Tagen.** Parallel Heparinisierung; Ziel-Fibrinogen < 100 mg/dl.
  - **rt-PA:** bisher keine gesicherten Studienergebnisse.
- *Monitoring*: 2 × /d BB, Quick, PTT, TZ, Fibrinogen, U-Status (Erys?); täglich Sonografie zur Erfolgskontrolle.

▶ **Operativ (chirurgische Thrombektomie):**
- *Gesicherte und dringende Indikation:* Phlegmasia coerulea dolens.
- *Mögliche Indikationen:* Thrombusalter < 3–4 Tage, isolierte Beckenvenenthrombose (z. B. in der Schwangerschaft), Thrombose der V. cava inferior.

▶ **Vena-cava-Filter** (Cava-Schirm): Indikation aufgrund zahlreicher Nebenwirkungen umstritten. Die Implantation ist gerechtfertigt bei rezidivierenden Lungenembolien trotz effektiver Antikoagulation, Kontraindikationen für eine Antikoagulation (S. 247).

Prognose

▶ Bei ausreichender Kompression und Antikoagulation zumeist komplikationslos.

▶ Thromboserezidiv (< 5 Jahre): Etwa 10–15 %.

▶ Entwicklung eines postthrombotischen Syndroms abhängig von Lokalisation, Ausdehnung und Rekanalisierungsgrad der Thrombose.

30.10 Lungenembolie (akutes Cor pulmonale)

Grundlagen

▶ **Definition:** Akuter Pulmonalarterienverschluss durch embolisch verschlepptes Material, meist durch losgelöste Thromben aus dem venösen System, seltener embolisch (Fett, Luft, Fremdkörper, Tumor, Fruchtwasser). In > 90 % der Fälle stammt die Embolie aus dem Einflussgebiet der Vena cava inferior (tiefe Beinvenenthrombose, Beckenvenenthrombose). Embolien aus dem Bereich der oberen Hohlvene (zentraler Venenkatheter) oder dem rechten Herzen sind selten. Inzidenz: 60–70/100.000/Jahr, fulminante Lungenembolie: 1/100.000/Jahr.

▶ **Ätiologie** (prädisponierende Faktoren): Venöse Stase (Immobilisation, vermindertes HZV), Trauma, Varikosis, Schwangerschaft, Geburt, orale Kontrazeptiva (v. a. bei gleichzeitigem Nikotinkonsum), Glukokortikoide, AT-III-Mangel, Protein-C-/-S-Mangel, Malignome, Adipositas, APC-Resistenz.

▶ **Pathophysiologie:**
- *Pathologie:* Die Ablösung thrombotischen Materials (in 80–85 % von großen Venen der unteren Körperhälfte, bei offenem Foramen ovale [5–15 %] „paradoxe" arterielle Embolie) führt zum Verschluss einer (oder mehrerer) Pulmonalarterien → mechanische Verlegung der Lungenstrombahn + mediatorvermittelte (Thromboxan A_2, Serotonin, Fibrinopeptide, Leukotriene) pulmonale Vasokonstriktion
- *Mögliche hämodynamische Konsequenzen* (determiniert durch die Größe des Embolus und den Grad der pulmonalen Gefäßobstruktion):
  - Pulmonale Hypertonie (pulmonalarterieller Mitteldruck > 25 mmHg bei Verlegung der Lungenstrombahn > 50 % [= *akutes Cor pulmonale*]) mit Gasaustauschstörung durch inhomogene Ventilations-Perfusions-Verteilung (intrapulmonale Shuntbildung mit Reduktion der arteriellen O_2-Sättigung).

- Verminderung des Rückstroms zum linken Herzen → HZV ↓, RR ↓.
- Rechtsherzbelastung bis zur akuten Rechtsherzdekompensation.
- Globales myokardiales Versagen, Tod.

Klinik, klinischer Befund

Cave: Die klinische Symptomatik ist oft schwierig einzuschätzen. Es gibt keinen pathognomonischen Befund, typische Symptome fehlen bei der Mehrzahl der Patienten (Diagnosestellung in > 50 % [!] erst post mortem).

- **Häufigste Symptome:** Tab. 30.11.
  - *Bei schwerem Verlauf*: Schock, Herz-Kreislauf-Stillstand, „stehende" Halsvenen, Halsvenenpulsationen; Zeichen der tiefen Beinvenenthrombose (S. 397); Thoraxschmerzen bei Inspiration.
  - *Typisch für rezidivierende Lungenembolien*: Schwindelanfälle, kurzfristige Synkopen, unklares Fieber und Tachykardie! Verdachtsdiagnose stellen und weitere Diagnostik veranlassen!

Tab. 30.11 • **Symptome bei Lungenembolie.**

Symptom	Häufigkeit
Dyspnoe, Tachypnoe	90 %
Thoraxschmerzen	70 %
Angst, Beklemmungsgefühl	60 %
Husten Rasselgeräusche	50 %
Hämoptysen	10 %
Schweißausbruch	30 %
Synkope, Schock	15 %

Achtung:
- Kleine Lungenembolien verlaufen oft symptomfrei oder atypisch.
- Die Mehrzahl der letalen Embolien verläuft in Schüben.

- **Auskultation:** Oft gespaltener 2. HT mit Akzentuierung des Pulmonalklappentons; evtl. 3. oder 4. HT, systolisches Geräusch über 5. ICR rechts parasternal (Trikuspidalinsuffizienz), systolisches Geräusch im 2. ICR links parasternal (Pulmonalstenose), pathologischer Auskultationsbefund der Lunge (feuchte RG) bei > 50 %, evtl. Pleurareiben.
- **Schweregradeinteilung (nach Grosser):** Tab. 30.12

Tab. 30.12 • **Schweregrade der Lungenembolie (nach Grosser).**

	Stadium I (klein)	Stadium II (submassiv)	Stadium III (massiv)	Stadium IV (fulminant)
Klinik	kurzfristige Symptomatik oder unauffällig	leichtgradige Dyspnoe + Tachykardie	ausgeprägte Dyspnoe, Kollaps	zusätzlich Schocksymptomatik
Blutdruck	normal	normal	erniedrigt	stark erniedrigt
p_aO_2 (mmHg)	normal	< 80	< 65	< 50
p_aCO_2 (mmHg)	normal	< 40	< 30	< 30
PAm (mmHg)	normal	grenzwertig	> 30	> 30
Perfusionsausfall (%)	< 25	25–50	50–65	> 65

p_aO_2/p_aCO_2 = arterieller Sauerstoff-/Kohlendioxid-Partialdruck, PAm = mittlerer Pulmonalarteriendruck

Diagnostik

- **Klinik!**
- **Blutgasanalyse**: Hypoxie bei Hyperventilation, p_aO_2- und p_aCO_2-Erniedrigung, respiratorische Alkalose.

> ✓ ***Hinweise zur BGA bei Lungenembolie:***
> - Eine Lungenembolie kann durch normale arterielle Blutgase nicht ausgeschlossen werden! *Aber:* Bei $p_aO_2 > 80$ mmHg kann nur eine leichte Lungenembolie zugrunde liegen.
> - Bei schwerer Lungenembolie ist die Hypoxie durch O_2-Gabe kaum zu bessern.
> - Die sichere Interpretation der Blutgasanalyse ist nur bei Kenntnis von Anamnese und eventuell vorliegenden kardioplumonalen Vorerkrankungen möglich.

- **EKG:**
  - *Mögliche Befunde:* Pathologischer Lagetyp (S_I-Q_{III}-Typ, $S_IS_{II}S_{III}$-Typ), Abweichung der elektrischen Achse nach rechts, neu aufgetretener inkompletter oder kompletter RSB, P-dextroatriale, Tachykardie, unspezifische ST-Streckenveränderungen (T-Negativierungen von V_1–V_3), Rhythmusstörungen (Vorhofflimmern, Extrasystolen, AV-Blockierungen).

  Hinweis: Ein normales EKG schließt eine Lungenembolie nicht aus! Richtungweisende EKG-Veränderungen gibt es nur in ca. 50 % der Fälle! *Wichtig:* Vergleich zu Vor-EKG. EKG unbedingt kontrollieren! Sorgfältige Analyse aller 12-EKG-Ableitungen!
- **Labor:** humorales Entzündungssyndrom, Gerinnungsaktivierung (PTT ↓, TZ ↓), pathologisch erhöhtes D-Dimer (nach Ausschluss einer akuten Infektion/Tumor ist der Wert spezifisch für Thrombembolie). Ein negativer D-Dimer-Test schließt eine Lungenembolie mit großer Wahrscheinlichkeit aus!
- **Röntgen-Thorax** (häufig auch Normalbefunde bei Lungenembolien!):
  - Pathologischer Zwerchfellhochstand (ca. 30–40 %).
  - Prominente zentrale Pulmonalarterien, Kalibersprung der Gefäße (ca. 15 %).
  - Periphere Aufhellungszone nach dem Gefäßverschluss, manchmal Pleuraerguss (ca. 20 %).
  - Keilförmige Infiltrate, Atelektase (ca. 80 %).
  - Zeichen der regionalen Minderperfusion mit Hyperperfusion der nicht betroffenen Areale *(Westermark-Zeichen)* = typischer Befund einer massiven Lungenembolie (ca. 10 %).
- **Echokardiografie** (S. 67): Direkte und indirekte Zeichen einer Lungenembolie: Zeichen der Rechtsherzbelastung (Dilatation von rechtem Vorhof und Ventrikel, erhöhter rechtsventrikulärer Druck, erhöhter Druck in der A. pulmonalis, paradoxe Septumbewegung). Durch *transösophageale Echokardiografie* in Einzelfällen Darstellung der zentralen Abschnitte der A. pulmonalis (multiplane Darstellung). Periphere Embolien sind nicht darstellbar.
- **Lungenperfusionsszintigrafie:**
  - *Häufigste und beste Maßnahme* zur nichtinvasiven Diagnostik einer Lungenembolie (Injektion von ^{99}Tc-markierten Mikrosphären, Durchmesser ca. 20–50 µm).
  - *Beurteilung:* Bei Embolie segmenttypischer Ausfall der Lungenperfusion, der anatomisch einer Lungenarterie oder Arteriole entspricht. Bei unauffälligem Befund ist eine Lungenembolie wenig wahrscheinlich (*Sensitivität 99 %!*).
  - *Bei Perfusionsdefekt* (DD-Atelektase, Pleuraerguss, Raumforderung, Emphysem): Zusätzlich Röntgen-Thorax (s. o.) und Ventilationsszintigrafie.
- **Pulmonaliskatheter:**
  - *Indikation* (abhängig von Klinik und Hämodynamik): Zur Bestimmung von kapillärem Verschlussdruck = PCWP (S. 59), Pulmonalisdruck (S. 58) und Herzzeitvolumen (S. 59), zur Verifizierung einer pulmonalen Hypertonie.

- *Beurteilung* (mittlerer Pulmonalarteriendruck Pam korreliert gut mit Ausmaß der Lungengefäßobstruktion): < 20 mmHg = Lungenembolie unwahrscheinlich; > 30 mmHg = massive Lungenembolie. Typisch ist ein Sprung der Druckwerte zwischen PCWP und diastolischem Pulmonalisdruck (aber nur wegweisend bei signifikanten Änderungen im Vergleich zum Vorbefund!).

▶ **Pulmonalisangiografie:**
- *Prinzip:* Sicherste Methode zum Nachweis oder Ausschluss einer Lungenembolie (v. a. bei massiver bis submassiver Lungenembolie) mit direktem Nachweis von Thromben (Gefäßabbrüche, Füllungsdefekte). Letalität: 0,2–0,7 %.
- *Indikationen:* bei unsicherer Diagnose trotz nichtinvasiver Verfahren und Erwägung einer chirurgischen Embolektomie.

▶ **Spiral-CT:** Nachweis ausgedehnter Thromboembolien in den zentralen Abschnitten der Pulmonalarterien. Nur einsetzbar, wenn der Patient nicht akut vital gefährdet ist. (Sensitivität ist vergleichbar mit Szintigrafie; Spezifität ist vergleichbar mit Angiografie).

▶ **MR-Angiografie:** Darstellung der A. pulmonalis bis hin zu den Subsegmentarterien!

Differenzialdiagnose

▶ **Übersicht:** Tab. 30.13.

Tab. 30.13 • **Differenzialdiagnose der Lungenembolie nach Leitsymptomen (aus Lorenz J., Checkliste XXL Pneumologie, Thieme 2009).**

Symptom	Differenzialdiagnose
akute Luftnot	• Pneumothorax • Lungenödem • Pneumonie • Asthma bronchiale • Pleuritis exsudativa • Pericarditis exsudativa • Bronchusverschluss
akuter Thoraxschmerz	• Koronarischämie • Pleuritis • Perikarditis • Aortendissektion • akutes Abdomen • Milzinfarkt • Pankreatitis • Gallenkolik • Interkostalneuralgie
Tachykardie	• paroxysmale supraventrikuläre Tachykardie • Hochdruckkrise • Orthostasesyndrom • vasovagale Reaktion
Synkope	• zerebraler Krampfanfall • Hypoglykämie • zerebrale Embolie • Intoxikation • Bradykardie (AV-Block, Sick Sinus, Karotissinussyndrom) • vasovagale Reaktion

Tab. 30.13 • **Fortsetzung**

Symptom	Differenzialdiagnose
Schock	• Myokardinfarkt • Perikardtamponade • brady-/tachykarde Herzrhythmusstörungen • rupturierendes Aortenaneurysma • Sepsis • Anaphylaxie • Myokarditis, Endokarditis • Vorhofmyxom • Pankreatitis

- **Kardial:** Akuter Myokardinfarkt, Angina pectoris, Perikardtamponade, Herzrhythmusstörungen, Herzinsuffizienz.
- **Thorakal, pulmonal:** Lungenödem, Asthma bronchiale, akuter Asthma-Anfall, Spannungspneumothorax, Pneumothorax, Pleuritis, Pneumonie, thorakales Aortenaneurysma.
- **Andere:** Herpes-zoster-Infektion, unklare Schockzustände, Ulkusperforation, Pankreatitis.

Allgemeine Therapie

Cave: Keine i. m. Injektionen beim geringsten Verdacht auf Lungenembolie! Und: 70 % der letalen Lungenembolien verlaufen in Schüben!

- Lagerung mit leicht erhöhtem Oberkörper, O_2-Gabe 2–6 l/min, Bettruhe. Transport in die Klinik (wie „ein rohes Ei", damit keine weiteren Embolien eintreten!).
- **Monitoring:** Zentralvenöser Zugang (Messung von ZVD und Pulmonalisdruck), EKG (S. 43), kontinuierliche Blutdruckmessung (S. 43), Pulsoxymetrie (S. 81), i. v. Zugang, Pulmonaliskatheter (S. 54).
- **Analgesie, Sedierung: Morphin (2,5–5 mg i. v.)** *oder* **Fentanyl (0,05–0,1 mg i. v.), Diazepam 5–10 mg p. o./i. v.**
- **Volumensubstitution:** bei arterieller Hypotonie kristalloide Lösungen (z. B. Tutofusin 200 ml/30 min i. v.).
- **Nitrate: Nitroglyzerin (1–6 mg/h i. v.)** und/oder Kalziumantagonisten (**Nifedipin 5 mg/50 ml mit LR 6–12 ml/h**) zur Senkung des Druckes in der Arteria pulmonalis.
- **Katecholamine:** Bei Hypotonie und Schock **Dobutamin (4–8 µg/ kg KG/min).** Bei massiver Lungenembolie **Noradrenalin (2–20 µg/kg KG/min);** alternativ **Adrenalin (0,05–0,15 µg/kg KG/min).**
- **Heparin** (zur Verhinderung von Appositionsthromben, keine Lyse!):
  - *Dosierung:* Bei Fehlen von Kontraindikationen (S. 248) **5 000–10 000 I.E. Heparin i. v.** als Bolus; anschließend ca. **1 000–2 000 I.E./h** (*Ziel-PTT:* 1,5–2,5-facher Ausgangswert).
  - *Monitoring:* Initial ca. alle 3–4 h PTT-Kontrolle zur Dosisanpassung.
  - Überlappend *Kumarin-Therapie* (auch als Sekundärprophylaxe!), Ziel-INR 2–3.
- **Kreislaufstillstand:** Kardiopulmonale Reanimation mit Herzdruckmassage über einen längeren Zeitraum mit dem Ziel einer Fragmentierung des Embolus. Zusätzlich Thrombolysetherapie!
- **Vorgehen:** Abb. 30.10.

Spezielle Therapie

- **Thrombolyse:**
  - *Indikation:* Therapie der Wahl bei akuter Lungenembolie mit hämodynamischer Instabilität → Stadium III und IV nach Grosser, gelegentlich auch im Stadium II bei chronisch rezidivierenden Lungenembolien (Tab. 30.12).

- *Kontraindikationen, Komplikationen + deren Therapie* (S. 368).
- *Monitoring:* 2 × /d BB, Quick, PTT, TZ, Fibrinogen, U-Status (Erys?).
- *Durchführung (alternativ):*
  - **Urokinase**: 1–2 Mio. I.E. als Bolus, dann 3 Mio. I.E./h über 2 h. Unter Reanimationsbedingungen ggf. 2 Mio. I.E. i. v. Parallel Heparinisierung (Ziel-Fibrinogen < 100 mg/dl).
  - **Streptokinase**: **Prednison 250 mg i. v.; 1,5 Mio. I.E. über 30 min, dann 1,5 Mio. I. E. über 2 h.** Zum Monitoring Fibrinogen von 50–80 mg/dl anstreben. Bei Werten > 80 mg/dl Dosis für mehrere Stunden halbieren. Nachbehandlung mit Heparin 800–1 000 I.E./h i. v.
  - **rt-PA: 20 mg als Bolus, 100 mg über 2 h;** parallel immer Vollheparinisierung.

- **Katheterfragmentation:** Indiziert im Stadium IV (ggf. auch III) bei KI gegen Lyse bzw. mangelndem Lyse-Erfolg. Das thrombotische Material wird über einen Katheter mechanisch zerkleinert, der im Bereich des Pulmonalisverschlusses platziert werden muss („clot-buster"). Hoher technischer Aufwand, nur in spezialisierten Kliniken möglich.
- **Operativ = chirurgische Embolektomie** (Trendelenburg-OP): indiziert bei massiver Lungenembolie mit hämodynamischer Instabilität (= Stadium IV) bei unzureichendem Thrombolyse-Erfolg. Hohe OP-Letalität (30–50 %).
- **Vena-cava-Filter** (Cava-Schirm): Indiziert bei rezidivierenden Lungenembolien trotz effektiver Antikoagulation oder bei Kontraindikationen für eine Antikoagulation. Implantation unterhalb der Nierenvenen. OP-Letalität 2–5 %; hohe Komplikationsraten (Verschluss der V. cava inferior, Perforation in Nachbarorgane) → sehr strenge Indikationsstellung!
- **Therapie in Abhängigkeit vom klinischen Stadium:** Tab. 30.14.

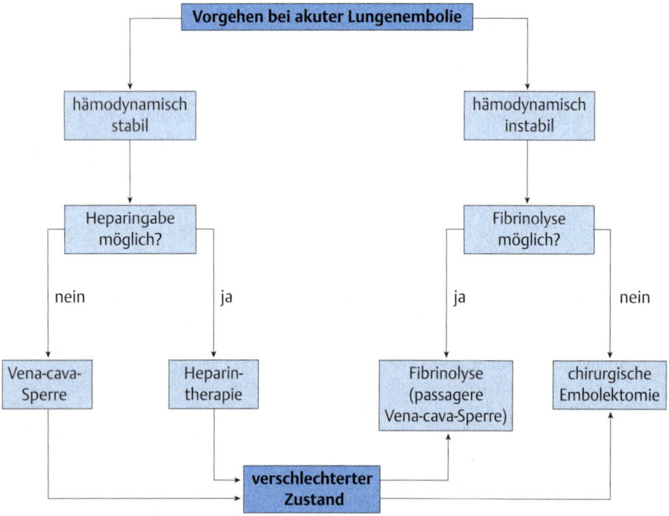

Abb. 30.10 • Therapeutisches Vorgehen bei akuter Lungenembolie (nach Lasch).

Tab. 30.14 • **Therapie in Abhängigkeit vom klinischen Stadium.**

Therapiemaßnahme	Stadium I	Stadium II	Stadium III	Stadium IV
Heparin	+	+	+	+
Thrombolyse	–	(+)	+	+
Katheterfragmentation	–	–	(+)	+
chirurgische Embolektomie	–	–	–	+

+ = Indikation, (+) = Einzelfallindikation, – = keine Indikation

Prognose

- Abhängig vom Ausmaß des Verschlusses der pulmonalarteriellen Strombahn und vorbestehender kardialer Erkrankungen. Verlegung der Lungenquerschnittsfläche < 50 % → Letalität 5 %; > 50 % → Letalität 32 %. Entscheidend ist die Einleitung einer adäquaten frühzeitigen Therapie!

30.11 Aortendissektion, Aortenaneurysma

Definition und Klassifikation

- **Aneurysma verum:** Ausweitung aller Gefäßwandschichten; meist in Form eines *Bauchaortenaneurysmas* (> 80 % distal der Nierenarterienabgänge).
- **Aneurysma dissecans aortae:** lokalisierter Intimaeinriss mit longitudinaler Aufsplitterung der Aortenwand und Einblutung im Mediabereich mit konsekutiver Entstehung zweier Lumina (wahres und falsches Lumen). Meist beginnt die Dissektion im Bereich der Aorta ascendens, seltener im Bereich der Aorta descendens, sehr selten im Bereich des Aortenbogens. Etwa 2/100 000 Einwohner/Jahr.
  - *Einteilung nach DeBakey:*
    - Typ I: Dissektion der *gesamten* Aorta ascendens und descendens bis zur Bifurkation. Evtl. Einbeziehung von Viszeral-, Nieren- und Beckenarterien (Inzidenz: 50–60 %).
    - Typ II: Dissektion der Aorta ascendens (Inzidenz: 10–20 %). Dissektion bleibt auf Aorta ascendens beschränkt.
    - Typ III: Dissektion der Aorta descendens (Inzidenz: 30–40 %). Nur thorakaler Anteil der Aorta = *Typ IIIa*; Ausdehnung bis abdominal = *Typ IIIb*.
  - *Einteilung nach Stanford:*
    - Typ A: Dissektion der Aorta ascendens, fakultativ auch im Bereich der Aorta descendens (= DeBakey-Typ-I, -II).
    - Typ B: Dissektion nur im Bereich der Aorta descendens (= DeBakey-Typ-III).

Ätiologie, Pathophysiologie

- **Ätiologie:** Arteriosklerose, idiopathische zystische Medianekrose, selten Lues und Marfan-Syndrom, Trauma.
- **Pathophysiologie der Aortendissektion:**
  - *Retrograde Ausbreitung:* Bis zur Aorta ascendens mit teilweisem Abriss der Aortenklappe → akute Aortenklappeninsuffizienz → linksventrikuläre Volumenüberlastung, bei Verlegung der Koronararterien mit akuter Myokardischämie oder Myokardinfarkt (evtl. Perikardtamponade, kardiogener Schock).
  - *Anterograde Ausbreitung:* u. U. bis in die Aortenbifurkation oder in die Beinarterien → akute Verlegung aller Gefäßabgänge (keine ausreichende Perfusion mehr!). Gelegentlich „Reentry“ = erneuter Einriss im distalen Anteil der Aorta

vom falschen Lumen in Richtung wahres Lumen (evtl. lebensbedrohliche Blutung, wenn die Dissektion durch die Adventitia nach außen fortschreitet).

Klinik

- **Bauchaortenaneurysma:** Oft asymptomatisch; evtl. in den Rücken oder die Beine strahlende Bauchschmerzen, Claudicatio intermittens, palpabler abdominaler Tumor (evtl. pulsierend). Bei Ruptur (gedeckt oder frei) häufig „akutes Abdomen", evtl. mit Blutungsschock.
- **Aortendissektion:**
  - *Typisch:* plötzlich einsetzender massiver Thoraxschmerz mit Vernichtungscharakter, der an Intensität spontan wieder abnehmen kann („inneres Zerreißen").
  - *Charakteristische Schmerzlokalisation:* Thorax (Aorta ascendens) oder zwischen den Schulterblättern (Aorta descendens); bei einer sich nach kaudal ausbreitenden Dissektion auch Ausstrahlung in die Nierengegend oder ins Abdomen.
  - *Symptome durch Komplikationen:* Hemiparese, Sensibilitätsstörungen, Paresen, akutes Abdomen, akuter arterieller Verschluss. Bei Perikardtamponade Zeichen des kardiogenen Schocks (S. 334) mit oberer Einflussstauung. Ausgeprägte Pulsation im Bereich der oberen Thoraxapertur bei Dissektion der Aortenäste.
  - *Blutdruck, Puls:* Hypertensive oder hypotensive Blutdruckwerte möglich, hinweisend für Dissektion sind Seitendifferenzen des Pulsstatus oder des peripheren Blutdrucks, bei Dissektion und Stenosierung des wahren Lumens durch das falsche Lumen Blutdruckdifferenz zwischen Armen und Beinen.
  - *Auskultation:* Bei Dissektion DeBakey-Typ-I und -II möglicherweise Zeichen der Aortenklappeninsuffizienz (diastolisches Decrescendogeräusch p. m. über Erb). Sehr verdächtig ist ein neu aufgetretenes Aortenklappen-Insuffizienzgeräusch!

Diagnostik

- **Bauchaortenaneurysma:** Abdomen-Sono, Abdomen-CT, Angiografie der Aorta.
- **Aortendissektion:**
  - *EKG:* Oft unauffällig (keine typischen EKG-Zeichen), bei arterieller Hypertonie evtl. Zeichen der Linksherzhypertrophie, bei Dissektion mit Verlegung (Beteiligung) der Koronarostien Zeichen einer akuten Myokardischämie oder eines akuten Infarktes.
  - *Röntgen-Thorax* (mögliche Befunde): Mediastinalverbreiterung (vergrößerter Herzschatten), Elongation und/oder Verbreiterung der Aorta ascendens und des Aortenbogens, Hämatothorax links, neu aufgetretener Pleuraerguss. Unspezifische Veränderungen wie Aortenektasie, Aortenelongation oder Aortensklerose. Gelegentlich Doppelkontur der Aortenwand.

  Cave: Ein unauffälliges Röntgenbild schließt eine Dissektion nicht aus!
  - *CT-Thorax/-Abdomen:* Aorta in Längs- und Querschnitten; direkter Nachweis der Dissektionsmembran und des wahren und falschen Lumens (oft erst nach KM-Applikation); Beurteilung des Ausmaßes (Ausdehnung) der Dissektion, v. a. zur Beurteilung der unter dem Zwerchfell gelegenen Anteile der Aorta.
  - *Magnetresonanztomografie (MRT):* Nachweis zweier Lumina; Dissektionsmembran im Lumen der Aorta; Lokalisation der Einrissstelle der Intima (häufig möglich). Begleitende Aorteninsuffizienz? Einbeziehung der Aortenbogengefäße in die Dissektion? Begleitender Perikarderguss?
  - *Echokardiografie* (S. 67):
    - Transösophageal: Nachweis der Dissektionsmembran und -eintrittspforte. Farbdopplersonografisch kann eine begleitende Aorteninsuffizienz qualitativ und quantitativ beurteilt werden.
    - Transthorakal: direkte Darstellung der abgelösten Innenschicht (nicht immer möglich), bei akuter Dissektion flottierende Bewegungen, Aorteninsuffizienz, Perikarderguss, Pleuraerguss. Darstellung der Aorta ascendens.

- *Angiografie:* Nur indiziert, wenn die nichtinvasiv erhobenen Befunde nicht ausreichen. Bei Hinweisen für eine Beteiligung der Koronararterien (Klinik?) zusätzlich diagnostische Koronarangiografie (Technik nach Sones).

Differenzialdiagnose

- **Kardial, Kreislauf:** Akuter Myokardinfarkt (S. 360), Angina-pectoris-Anfall (S. 374), Perikarditis, hypertensive Krise (S. 395).
- **Thorakal, pulmonal:** Penetration eines thorakalen Aortenaneurysmas, akute Lungenembolie (S. 399), Pleuritis, Kostovertebralsyndrom.
- **Andere:** Zerebraler Insult (S. 536), akutes Abdomen (S. 477), periphere arterielle Embolie.

Vorgehen, Therapie

- **Bauchaortenaneurysma:** *Operation* sofort bei Ruptur, binnen Stunden bei symptomatischen Aneurysmen, elektiv bei Durchmesser ≥ 5 cm. In anderen Fällen abwarten und regelmäßig Sono-Kontrollen (¼-jährlich), RR-Kontrolle.
- **Aortendissektion:**
  Merke: Bei Verdacht auf Aortendissektion sofort Blutkonserven bestellen!
  - *Bettruhe, Lagerung* mit leicht erhöhtem Oberkörper, O_2-Gabe (2–4 l/min).
  - *Labor:* BB, Gerinnung, Kreatinin, Elektrolyte, CK, GOT, Blutgruppe, Kreuzblut.
  - *Monitoring:* ZVD, EKG (S. 29), arterielle RR-Messung (S. 43), Pulsoxymetrie (S. 81), i. v. Zugang, langsame Infusion einer Ringer-Laktat-Lösung (S. 224).
  - *Analgesie:* Fraktionierte Schmerztherapie mit **Morphin (2,5 mg in einer Verdünnung von 1:10 mit NaCl 0,9 % langsam i. v.).**
  - *Sedierung:* **Diazepam 10 mg p. o./i. v.**
  - *Bei Hypertonie:* Senkung auf Ziel-RR_{syst} von 100–120 mmHg mit **Nifedipin 10 mg p. o., Urapidil 10–50 mg langsam i. v., Esmolol** initial **500 µg/kg KG/min i. v.**
  - *Operation, spezielle Therapie:*
    - DeBakey-Typ-I und -II: notfallmäßige OP in herzchirurgischem Zentrum.
  - DeBakey-Typ-III: aufgrund der hohen OP-Komplikationsrate konservative Therapie; OP nur bei therapierefraktären Schmerzen, fortschreitender Dissektion, Organkomplikationen (z. B. ischämisch bedingtes Nierenversagen, Blutung).
  - *Endovaskuläre Therapie (Aortenstentimplantation):* Indikation: Typ B-Dissektion mit zu hohem OP-Risiko. *Aber:* Langzeitdaten fehlen!
  - *Prognose:* Unbehandelt meist letaler Ausgang (Letalität: 50 % in den ersten 48 h, 80–90 % in den ersten 3 Monaten). OP-Letalität ca. 20 %, Paraplegie als Frühkomplikation nach Ersatz der Aorta ascendens (durchtrennte Spinalarterien mit konsekutiver Rückenmarksischämie). Gute Prognose bei zufriedenstellender antihypertensiver Therapie einer Dissektion der Aorta descendens.

30.12 Herzbeuteltamponade

Grundlagen

- **Definition:** Rasche Ansammlung von Flüssigkeit im Herzbeutel mit Beeinträchtigung der Füllung des Herzens und der Herzfunktion.
- **Ätiologie:**
  - *Trauma:* Stumpfes Thoraxtrauma mit Verletzungen des Perikards, penetrierende Herzverletzungen, Komplikation bei diagnostischen und/oder therapeutischen Kathetereingriffen, nach herzchirurgischen Eingriffen
  - *Im Rahmen von (Vor-)Erkrankungen:* Herzwandruptur; nach Myokardinfarkt: Dressler-Syndrom (S. 373), Ventrikelruptur; entzündliche Herzerkrankungen, Urämie, Malignome, primäre und sekundäre Herz- und Perikardtumoren, Tuberkulose, Zustand nach Bestrahlung, Myxödem, Aortendissektion (S. 405), Postkar-

diotomiesyndrom, Lupus erythematodes disseminata, Antikoagulation (überdosiert).

- **Pathophysiologie:** Austretende Flüssigkeit (Erguss, Blut) → Erhöhung des intraperikardialen Drucks → Anstieg des transmuralen Drucks auf Vorhof und Ventrikel, Abnahme des diastolischen Koronarflusses → verminderte Ventrikelfüllung, vermindertes Herzzeitvolumen → verminderter venöser Rückfluss → rechtskardiales Vorwärtsversagen, linkskardiale Füllungsbehinderung → reflektorischer Anstieg der Herzfrequenz und Zeichen der peripheren Vasokonstriktion → plötzlicher Kreislaufzusammenbruch.
  - *Hinweis:* Bei rascher Ergussentwicklung können bereits 250 ml zur Perikardtamponade führen, bei langsamer Ergussbildung sind mehr als 2 l ohne Tamponadezeichen möglich.

Klinik

Hinweis: Das klinische Bild wird häufig durch Begleitverletzungen (z. B. perforierende Herzverletzung) verschleiert!

- **Plötzliche Tachykardie, Tachypnoe, vegetative Symptomatik** (Blässe und Kaltschweißigkeit), **Leberstauung.**
- **Hypotonie, Pulsus paradoxus** (= Abfall des RR_{syst} um mind. 10–15 mmHg bei tiefer Inspiration, palpatorisch deutliche Pulsabschwächung bis zum nicht tastbaren Puls → meist nur bei kontinuierlicher arterieller RR-Messung feststellbar).
- **Kardiale Dekompensation** – kardiogener Schock (S. 334) – mit weiterem RR-Abfall, Herzinsuffizienz, oberer Einflussstauung (starke Jugularvenenfüllung, Kußmaul-Zeichen positiv = paradoxer inspiratorischer Druckanstieg in der Jugularvene/anstelle 2-phasiger Venenpulsation nur 1-phasige Füllungsverminderung in der Systole).
- Je nach Ursache Zeichen eines Thoraxtraumas oder einer perforierenden Herzverletzung (*Cave:* „versteckte" Verletzungen!), Zeichen der Grundkrankheit.
- **Auskultation:** Die Herztöne können normal sein, sind aber oft abgeschwächt; Perikardreiben.

Diagnostik, Differenzialdiagnose

- **EKG:** Es gibt keine spezifischen EKG-Veränderungen – *mögliche* Befunde:
  - *Elektrischer Alternans* (spezifisches Zeichen des „swinging heart" als Ausdruck von Lageänderungen der Ventrikel im ergussgefüllten Perikard; ein „swinging heart" reflektiert lediglich einen ausgedehnten Erguss, nicht aber eine Tamponade.). Der Alternans erklärt sich durch eine von Schlag zu Schlag wechselnde anatomische Position des Herzens.
  - *ST-Streckenhebung bei akuter Perikarditis* (aus aufsteigender S-Zacke) in Extremitäten- und Brustwandableitungen.
  - *Niedervoltage* bei großen Perikardergüssen.
  - *Unauffälliger Befund* bei Thoraxtraumen oder perforierenden Verletzungen.
- **Röntgen-Thorax:**
  - *Akute Tamponade* durch Perforation oder Penetration: Keine Veränderungen von Herzform/-größe, aber auch Vergrößerung des Herzschattens ohne Zeichen der pulmonalen Stauung möglich! *Tipp:* Wenn möglich Vergleich mit Voraufnahmen!
  - *Chronischer Perikarderguss (> 250 ml):* Vergrößerte Herzsilhouette mit „Bocksbeutelform" (oder Dreiecksform) des Herzens.
- **Echokardiografie** (S. 67) – *Methode der Wahl!*:
  - *Transthorakal:* Große Flüssigkeitsansammlung im Herzbeutel (vor der Vorder- und Hinterwand) mit Kompression des rechten Ventrikels. Spätdiastolischer und frühsystolischer Kollaps des rechten Vorhofs. Die Ergussmenge kann gut abgeschätzt werden.
  - *Doppler:* Die Strömungsgeschwindigkeit über der Mitral- und Trikuspidalklappe nimmt inspiratorisch zu.

- **Rechtsherzkatheter:** Erhöhter Druck im rechten Vorhof; Angleichung von Mitteldruck im rechten Vorhof, enddiastolischem Druck im linken und rechten Ventrikel und in der A. pulmonalis.
- **Differenzialdiagnose:** Spannungs-Pneumothorax (S. 422), akutes Rechtsherzversagen/Lungenembolie (S. 399), konstriktive Perikarditis, Hämatothorax, Erkrankungen mit vermindertem Herzzeitvolumen.

Therapie

- **Monitoring:** EKG, kontinuierliche Blutdruckmessung, Pulsoxymetrie, i. v. Zugang.
- **Perikardpunktion** (S. 77)**:** Bei akuter Perikardtamponade mit instabiler Hämodynamik sofort punktieren und Perikarddrainage einlegen (z. B. Pigtail-Katheter).
- **Operative Therapie:** Indiziert bei perforierender Herzverletzung (Dekompression des Perikardraumes und Versorgung der kardialen Verletzung), bei purulenter Perikarditis oder TBC sowie bei chronischem Erguss.

30.13 Akuter arterieller Verschluss

Grundlagen

- **Definition:** Akuter Arterienverschluss durch Embolie (ca. 80 %) oder lokale Thrombose (ca. 20 %) mit akuter Ischämie. Je nach Schweregrad der Durchblutungsstörung Einteilung in komplettes oder inkomplettes Ischämiesyndrom (*Lokalisation:* A. femoralis > A. iliaca > A. poplitea > Aorta > A. axillaris > A. brachialis > Unterschenkelarterien > Unterarmarterien).
- **Ätiologie:**
  - *Arterielle Embolie:* In der Regel ohne präformierte Kollateralen (ca. 80 % der Fälle). Ursprung in 90 % aus linkem Vorhof (Herzohr) oder linkem Ventrikel. Prädisponierend sind Vorhofflimmern, Mitralvitien, Myokardinfarkt, Zustand nach Kunstklappenersatz, Endokarditis. In ca. 10 % Embolien aus thrombosierten arteriosklerotischen Plaques oder Aneurysmen (aortoiliakaler Bereich).
  - *Arterielle Thrombose:* Gei vorbestehender Stenose oder Aneurysma möglich.
  - Kompression (Knochenbruchstück, Hämatom), entzündliche/degenerative Gefäßerkrankungen, mechanische oder chemische Gefäßtraumen, Arterienspasmus, Phlegmasia coerulea dolens (S. 397), Aortendissektion (S. 405).
- **Pathophysiologie, Komplikationen:**
  - Plötzlicher Gefäßverschluss → vollständige O_2-Ausschöpfung → Anhäufung saurer/toxischer Stoffwechselprodukte → *schwere Azidose, Hyperkaliämie* (mit kardiodepressiver Wirkung).
  - Bei prolongierter Ischämie (Revaskularisation > 6 h nach Gefäßverschluss) Risiko der Myoglobinämie und Myoglobinurie mit *sekundärem Nierenversagen*.
  - Nach Revaskularisierung mögliche Permeabilitätssteigerung mit Ödembildung und interstitieller Drucksteigerung in den Unterschenkellogen mit Ausbildung eines *Kompartmentsyndroms*.

Klinik

- Akuter, peitschenartiger Schmerz, nachfolgend Blässe, Kühle, Gefühl- und Bewegungslosigkeit. **„6 P" nach Pratt** (in etwa 60 % der Fälle mit akuten Extremitätenverschlüssen nachweisbar): **p**ain (Schmerz), **p**ulselessness (Pulsausfall), **p**aleness (Blässe), **p**aresthesia (Gefühlsstörung), **p**aralysis (Lähmung), **p**rostration (Schock).
- Diese Symptome treten nur in Ausnahmefällen gemeinsam auf. Oligosymptomatische Verläufe sind möglich, besonders bei älteren bettlägerigen Patienten.
- Lokalisationen: Aortenbifurkation (10 %), Femoralisgabel (45 %), A. poplitea (15 %), Unterschenkel-/Fußarterien (20 %), Armarterien (10 %).

Diagnostik, Differenzialdiagnose

- **Klinischer Befund:**
  - *Inspektion:* Extremität hängt meistens nach unten (Restdurchblutung zur Schmerzsenkung), evtl. livide marmorierte Haut (Farbunterschiede, Stasezeichen?) Beim Anheben der Extremität unverkennbare Blässe (Seitenvergleich!).
  - *Körperliche Untersuchung:* Extremität kalt (aber auch abrupte Temperatursprünge), fehlender Puls distal des Verschlusses, Schwäche, Parästhesie, Ödem, Schock? *Auskultatorisch* Strömungs- und/oder Stenosegeräusche als Hinweis auf mögliche Emboliequellen (z. B. im Bereich der Mitralklappe)?
- **Echokardiografie:**
  - Emboliequelle (v. a. im linkem Vorhof, Herzohr und Ventrikel (Mitralvitien, Morphologie und Funktion implantierter Herzklappen)?
  - Transthorakal, TEE: Aneurysmata und/oder Dissektionen der Aorta, Vegetationen bei Endokarditis?
- **EKG:** In der Regel unauffällig, bei Embolien oft Vorhofflimmern; sonst Veränderungen im Rahmen der Grunderkrankung (Hypertrophie, Myokardinfarkt?).
- **Duplexsonografie** (S. 127)**:** Indiziert zur Lokalisation des Gefäßverschlusses und zur Beurteilung seiner hämodynamischen Konsequenzen.
- **Angiografie und DSA:** akut nur selten indiziert (zu zeitaufwendig), gut zur Verschlusslokalisation und zum Nachweis zusätzlicher Gefäßveränderungen.
- **Differenzialdiagnose**:
  - Periphere arterielle Verschlusskrankheit (pAVK).
  - Akute Phlebothrombose, Phlegmasia coerulea dolens (S. 397).
  - Polyneuropathie (S. 348).
  - Diskusprolaps.

Therapie

Hinweis: Die Therapie muss so schnell wie möglich eingeleitet werden! Chirurgen sofort informieren! Patienten nüchtern lassen!

- **Allgemeine Maßnahmen:**
  - *Extremität flach oder leicht tief lagern* (Verbesserung des Perfusionsdrucks), in Verbandswatte hüllen (gegen Auskühlung), Druckstellen an Ferse oder Fibulaköpfchen vermeiden. Nicht aktiv aufwärmen → der lokale O_2-Verbrauch wird erhöht, die Ischämiefolgen werden aggraviert!
  - *Analgesie:* **Morphin 5–10 mg i. v.** *oder* **Pethidin 50–100 mg i. v.**
  - *Immer* **Heparin-Bolus** 5 000–10 000 I.E. i. v.

  Cave:
    - Nur i. v.! Eine Lysetherapie ist nach i. m./i. a. Injektion nicht mehr möglich!
    - Keine gefäßerweiternden Medikamente (**Cave:** Steal-Effekt!).
    - Den Patienten möglichst in ein Gefäßzentrum überweisen!
- **Monitoring:** i. v. Zugang, Ringer-Laktat-Lösung (HZV ↑).
- Weiteres therapeutisches Vorgehen abhängig von:
  - *Ausmaß der Ischämie:* Kompletter Verschluss oder inkomplettes Ischämiesyndrom?
  - *Mechanismus*: Embolie und/oder Thrombose?
  - *Verschlusslokalisation?*
- **Konservative Therapie:**
  - *Kriterien:* noch grenzwertige hämodynamische Kompensation mit eher distaler Verschlusslokalisation und schlechten Rekonstruktionsmöglichkeiten.
  - *Durchführung:* Infusionsbehandlung mit Prostaglandinen – **2 × 40 µg Alloprostadil in 250 ml NaCl 0,9 % pro Tag i. v.**
- **Heparin: 5 000–10 000 I.E. Heparin als Bolus i. v.** zur Verhinderung von Appositionsthromben, dann Heparin **15–20 I.E./kg KG/h über Perfusor.** *Ziel-PTT:* Verlängerung auf das 1,5–2,5-Fache des Ausgangswertes.

- **Embolektomie:**
  - *Indikationen:* Arterienverschluss durch Embolus, Aneurysma, Kompressionssyndrom (kausale Therapie, Vermeidung von Rezidiven).
  - *Zeitpunkt:* Nur innerhalb von 6 h nach Gefäßverschluss! Bei späterer chirurgischer Intervention Gefahr des *Tourniquet-Syndroms:* Muskelödeme, Rhabdomyolyse mit Myoglobinurie, Hyperkaliämie, metabolischer Azidose, Schock, akutem Nierenversagen, Verbrauchskoagulopathie.
  - *Technik:* In der Regel Embolektomie mittels Fogarty-Katheter, alternativ Bypassverfahren oder Desobliteration.
- **Lokale Thrombolyse:**
  - *Indikationen:* Erfolglose Embolektomie, sehr langer oder distaler Gefäßverschluss, Bypassverschluss, multimorbider Risikopatient.
  - *Durchführung:*
    - **Urokinase**: Lokale Lyse mit **mehrfachen Bolusgaben von 50 000–100 000 I.E. i. a., alternativ Dauerlyse mit 100 000 I.E./h.** Verbesserung der Wiedereröffnungsrate durch mehrfaches Injizieren von **je 500 I.E. Plasminogen nach Unterbrechung der Urokinase-Zufuhr für max. 10 min.**
    - **rt-PA** Lokale Gabe von **2–5 mg i. a. über 2 h** (max. 2 mg/h über 48 h).
- **Systemische Thrombolyse:** Aufgrund der Therapiedauer und der unklaren Erfolgsraten nur bei inkomplettem Ischämiesyndrom nichtembolischer Genese.
- **Operative Faszienspaltung** bei Kompartmentsyndrom (Faktor Zeit beachten!).

Prognose

- Bei komplettem Ischämiesyndrom ist die Ischämiezeit entscheidend.
- *Amputationsraten* bei Reperfusion:
  - < 6 h nach Gefäßverschluss ca. 10 %.
  - 6–12 h nach Gefäßverschluss ca. 25 %.
  - 12–24 h nach Gefäßverschluss ca. 50 %.
  - 24–72 h nach Gefäßverschluss ca. 60 %.
  - > 72 h nach Gefäßverschluss > 60 %.
- *Mortalität*:
  - Ischämiedauer < 6 h unter 15 %.
  - Ischämiedauer > 12 h ca. 30 %.

31 Erkrankungen von Lungen, Bronchien und Pleura

31.1 Aspirationssyndrom

H.-J. Trappe

Grundlagen

- **Definition:** Akute Verlegung der Atemwege durch Bronchospasmus, übermäßige Sekretion von zähem Schleim und Bronchialwandödem (bronchiale Hyperreagibilität). Verlegung durch Fremdkörper.
- **Ätiologie:**
  - *Risikofaktoren:*
    - Bewusstseinsstörung mit eingeschränkten Schutzreflexen: *Endogen* (Apoplex, Koma, Krampfanfall, Synkope, Psychose), *exogen* (Trauma [v. a. Schädel-Hirn-Trauma], Intoxikation [z. B. Drogen, Alkohol], Narkose, Reanimation).
    - Anatomische Störung: *exogen* (Sondenernährung, Intubation, Tracheotomie), *endogen* (ösophagotracheale Fistel, Zenker-Divertikel, Pharynxdeformation).
  - *Pathogenese:*
    - Obstruierend/Fremdkörper: Organisch (v. a. bei Kindern, z. B. Nüsse, Erbsen), anorganisch (z. B. Zahnersatz, Münzen, Batterien).
    - Toxisch (potenziell bakteriell kontaminiert): Magennüchternsekret *(Mendelson-Syndrom)*, Mageninhalt, Blut, Galle, Öle, Puder, Kohlenwasserstoffe.

Klinik

- **Allgemein, Fremdkörperaspiration:** *Anamnese oft wegweisend:*
  - Bei bekanntem Asthma, seit Tagen bestehendem Husten mit Auswurf, oft Infekt als Auslöser des Anfalls.
  - Bei akuter Verlegung der Atemwege: Akuter Hustenreiz, Dyspnoe, Stridor, inverse Atmung, Atemstillstand.

  Hinweis: Aspiration klinisch häufig stumm! Bei Bolus-Aspiration droht reflektorischer Herz-Kreislauf-Stillstand!
- **Mendelson-Syndrom, toxische Aspiration:** Innerhalb von Stunden Entwicklung eines toxischen Lungenödems mit Bronchospastik, feinblasige RG.
- **Komplikationen:**
  - *Aspirationspneumonie* (S. 413): Innerhalb von Stunden bis max. 2 Wochen.
  - *ARDS* (S. 330), *Lungenödem* (S. 377).

Diagnostik

Hinweis: Bei akuter Dyspnoe hat Akuttherapie Vorrang!
- **Anamnese:** Risikofaktoren?
- **Klinik:** Dyspnoe, Tachypnoe, Stridor, aufgehobenes Atemgeräusch, RG?
- **Labor:** Häufig massive Leukozytose, CRP ↑.
- **Röntgen-Thorax**:
  - *Toxische Aspiration:* Lungenödem (diffuse, beidseitige Trübung).
  - *Fremdkörperaspiration:* Atelektasen, Überblähung, Fremdkörper, Pneumonie.
- **Bronchoskopie:** Immer indiziert außer bei Ödem.
- **Mikrobiologische Untersuchung** von Abszess- und Empyempunktaten.

Therapie

- **Allgemein:**
  - Manuelle Ausräumung/Absaugen des Nasen-Rachen-Raumes in Kopftieflage unter laryngoskopischer Sicht, evtl. Sedierung mit **Diazepam** 5–10 mg i. v.
  - Wenn nicht ausreichend, bronchoskopische Sekretabsaugung und Fremdkörperentfernung.
  - *O_2-Gabe* (4–8 l/min) per Nasensonde.
- **Heimlich-Handgriff:**
  - *Indikation:* Nur bei *vitaler Bedrohung* mit kompletter Verlegung der Trachea!
  - *Durchführung:* Sitzende Patienten von dorsal mit beiden Händen im Epigastrium umfassen (bei liegenden Patienten von ventral). Mehrere kräftige Stöße ins Epigastrium in Richtung Zwerchfell.
  - *Cave:* Beim Heimlich-Handgriff besteht die Gefahr der Verletzung innerer Organe, deshalb strenge Indikationsstellung!
- **Toxische Aspiration/Mendelson-Syndrom:** Glukokortikoide (umstritten!), initial **Prednisolon** 250 mg i. v. (z. B. **Solu-Decortin H**), 100 mg nach 12 h, 50 mg nach weiteren 12 h, usw., immer Intubation und Beatmung mit PEEP!
- **Nottracheotomie** (S. 98)**:** Nur bei unmittelbarer Erstickungsgefahr!
- **Bolus-Aspiration** mit reflektorischem Herz-Kreislauf-Stillstand → Reanimation (S. 150).
- **Therapie der Komplikationen:**
  - Aspirationspneumonie (S. 417).
  - Lungenödem (S. 377), s. auch oben „toxische Aspiration“; ARDS (S. 330).

31.2 Pneumonie

H.-J. Trappe

Grundlagen

- **Definition:** Akute oder chronische Entzündung der Lunge, die den Alveolarraum und/oder das Interstitium betrifft. Häufigste zum Tode führende Infektionskrankheit in den Industrieländern. Pneumonien stehen weltweit in der Todesursachenstatistik an 3. Stelle mit einer Inzidenz von 8–15/1000/Jahr.
- **Einteilungen:**
  - *Ätiologisch:*
    - Infektionen: Viren, Bakterien (einschließlich Tbc), Pilze, Parasiten.
    - Physikalisch: Strahlen, Fremdkörper in den Bronchien.
    - Chemisch: Reizgase, Aspiration von Magensaft oder Öl.
    - Kreislaufbedingt: Infarktpneumonie, Stauungspneumonie.
  - *Klinisch:*
    - Primär: Ohne prädisponierende Vorerkrankung (meist ambulant erworben, oft Pneumokokken).
    - Sekundär: Folge einer anderen pulmonalen oder kardialen Erkrankung, z. B. Bettlägerigkeit, kardiale Stauung, vorbestehende Lungenerkrankung (z. B. COPD), Abwehrschwäche (Alkoholismus, Diabetes mellitus, Immunsuppression, Zytostatikatherapie, Malignome, AIDS etc.). Anderes Erregerspektrum (Haemophilus influenzae, Pneumokokken, Klebsiellen, Staphylokokken, gramnegative Problemkeime). Zirkulationsstörungen, Bronchusveränderungen, nach Aspiration, bakterielle Superinfektion.
  - *Pathoanatomisch (Lokalisation):*
    - Alveolär (oft bakteriell).
    - Interstitiell (oft viral).
  - *Epidemiologisch:* Ambulant erworben, nosokomial.

- *Verlauf:*
  - Typisch.
  - Atypisch (häufige Erreger: Chlamydien, Mykoplasmen, Legionellen, Viren).
- *Pathophysiologie:* Lobärpneumonie (bei Pneumokokken), lobuläre Herdpneumonie, akute interstitielle Pneumonie, chronische interstitielle Pneumonie, Bronchopneumonie.

▶ **Ursachen:** Erregerquelle ist hauptsächlich der infizierte Oropharynx. Von dort gelangen die Erreger durch Mikroaspirationen am Tubus vorbei ins Bronchialsystem. Begünstigend wirken:
- Störung der Hustenmechanik und der mukoziliaren Clearance (durch den Tubus, bei Rauchern, COPD, Asthma etc.).
- Schleimhautläsionen infolge von Intubation und Absaugen.
- Wegfall des natürlichen Luftfilters (Nase).
- Konsumierende Grunderkrankungen, fortgeschrittenes Alter, längerfristige Beatmung.

▶ **Erreger, ambulant erworben**:
- *Neugeborene/Säuglinge:* Pneumokokken (Streptococcus pneumoniae), Haemophilus influencae, Staphylococcus aureus. Clamydien, Pneumocystis jiroveci (früher Pneumocystis carinii), Mykoplasmen. Respiratory-Syncitial-Viren (RSV): Nosokomiale RSV-Infektionen sind die häufigsten nosokomialen Infektionen in Kinderkliniken!
- *Junge Patienten:* Pneumokokken (30–60 %), Haemophilus influencae. Clamydia pneumoniae (bis zu 10 %), Legionellen (bis zu 5 %), Mykoplasma pneumoniae, pneumotrope Viren (10 %): Influenza A und B. Adenoviren, Parainfluenzaviren, humanes Metapneumovirus (hMPV), Coronavirus NL 63, SARS-Coronavirus.
- *Patienten > 65 Jahre:* Erreger wie bei jungen Patienten. Zusätzlich gramnegative Bakterien (E. coli, Enterobacter, Klebsiellen).
- *Health care assiciated pnaumonia (HCAP):* Pneumonie von Patienten mit regelmäßigem Kontakt zum Gesundheitssystem (z. B. Patienten in Pflegeheimen, Dialysepatienten, onkologische Patienten).

▶ **Erreger, nosokomial erworben:**
- *Frühe HAP („Hospital acquired Pneumonia"):* > 24 Stunden bis 5 Tage nach Hospitalisierung. Erreger wie bei der ambulant erworbenen Pneumonie.
- *Späte HAP:* Pneumonie nach dem 5. Tag nach Hospitalisierung. Am häufigsten verursacht durch gramnegative Bakterien wie Pseudomonas, Enterobacter, E. coli, Proteus, Serratia, Klebsiella pneumoniae.
- *Beatmungsassoziierte Pneumonien*: Staphylococcus aureus, Pseudomonas aeruginosa, Klebsiellen, Enterobacter, E. coli.

Klinik

▶ **Typischer Verlauf:** Akuter Beginn mit hohem Fieber, Schüttelfrost, Husten, Atemnot, Nasenflügelatmen, evtl. atemabhängiger Thoraxschmerz bei Begleitpleuritis, Tachypnoe, Tachykardie, Schmerzen im Oberbauch, rotbraunes Sputum, kritische Entfieberung am 7.–9. Tag. Dauer ohne Antibiose ca. 4 Wochen.

▶ **Atypischer Verlauf** (häufiger als typischer Verlauf): Langsamer Beginn, Kopfschmerzen, Myalgien, geringes Fieber, trockener Reizhusten, spärlicher oder fehlender Auswurf.

▶ **Komplikationen:** Septische Streuung bei bakterieller Pneumonie, Pleuritis, Pleuraerguss, Pleuraempyem, chronische Pneumonie, toxisches Herz-Kreislauf-Versagen, respiratorische Insuffizienz, Thrombembolien, Leber- und Nierenbeteiligung, Rezidiv.

Diagnostik

- **Körperliche Untersuchung:** Bei typischem Verlauf Dyspnoe, Tachypnoe, Bronchialatmen, klingende feinblasige RG. Bei atypischem Verlauf nur geringer Auskultationsbefund.
- **Labor:** BSG ↑, Differenzialblutbild (Leukozytose mit Linksverschiebung, toxische Granulationen, Eosinopenie, Lymphopenie), evtl. HIV-Titer (bei Verdacht auf Pneumocystis-carinii-Pneumonie), CRP.
- **Blutgasanalyse:** Hypoxie, evtl. Hypokapnie (zu Beginn Hyperventilation), respiratorische Globalinsuffizienz (= Indikation zur Beatmung).
- **Lungenfunktion:** Abnahme der Compliance.
- **Röntgen-Thorax:**
  - *Lobärpneumonie:* Dichte, scharf begrenzte Verschattung, positives Bronchoaerogramm.
  - *Bronchopneumonie* Segmentale Verschattung.
  - *Atypische Pneumonie:* Diskrepanz zwischen Röntgenbefund (bds. fleckige, retikuläre oder homogene Verschattungen) und geringem Auskultationsbefund.
  - *Interstitielle Pneumonie:* Fleckig-netzartige Zeichnung.
- **Erregernachweis:**
  - *Mikroskopie/Kultur:* Aus eitrigem Sputum, Bronchiallavage (BAL; Keimzahlen < 10^4/ ml sind nicht signifikant), Pleuraerguss, Blut, Lunge (transthorakale Nadelaspiration, transbronchiale Lungenbiopsie): Aussagen über Zellart, Zellzahl und Erreger. Die Menge der Leukozyten ermöglicht die Unterscheidung zwischen Infektion und Besiedelung. Quantitativer Nachweis von Bakterien und Pilzen.

  Hinweis: Eine Bronchoskopie zur Keimgewinnung ist nur dann vorteilhaft, wenn die Infektion höchstwahrscheinlich von einem bestimmten Bereich ausgeht (z. B. Atelektase). Empfehlenswert für die Materialgewinnung ist in diesen Fällen eine geschützte Teleskopbürste (Protected Specimen Brush = PSB). Aufwendiges Verfahren!

  Cave: Lokalanästhetika wirken bakterizid! Eine BAL kann zur Erregerverschleppung und Surfactantauswaschung führen → strenge Indikationsstellung! Weitere Risiken: Atemwegsläsion, Blutung, Pneumothorax/Luftleck.
  - *Serologie* (bei begründetem Verdacht):
    - Antikörpernachweis (frühestens nach 1 Woche, nicht bei immunsupprimierten Patienten): Legionella, Chlamydien, Mycoplasma, Q-Fieber, Influenza, Adenovirus, RSV.
    - Immunfluoreszenz, z. B. Antikörper gegen Legionellen.
    - Antigennachweis, z. B. gegen Legionellen.
    - PCR (Nachweis spezifischer DNA- und RNA-Sequenzen), z. B. bei Mykobakterien, Chlamydien.

  Hinweis: Der Erregernachweis gelingt nur in ca. ⅓ aller Fälle!

Differenzialdiagnosen

- **Primär pulmonal:**
  - *Pneumonitis:* Entzündungsreaktion durch physikalische (Strahlen, Fremdkörper in den Bronchien) oder chemische Noxen (Reizgase [Inhalationstrauma], Aspiration von Magensaft, Zytostatika).
  - *Andere:* Lungeninfarkt nach Lungenembolie (S. 399), Lungenödem (S. 377), ARDS (S. 412), Aspiration (S. 412), Lungenblutung (S. 426).
- **Autoimmunerkrankungen.**
- **Weitere Differenzialdiagnosen**: Tab. 31.1.

Tab. 31.1 • **Differenzialdiagnose der Dyspnoe** *

	Verdachtsdiagnose	wegweisende Untersuchung
Störung der Atemmechanik		
tracheobronchiale Obstruktion	• Asthma, Bronchitis, Emphysem	• Lungenfunktionsprüfung
	• zentraler, endobronchialer Tumor	• Bronchoskopie
	• Trachealstenose, stenosierender Larynxprozess	• Endoskopie
pulmonale Complianceströrung	• Lungengerüsterkrankung	• HR-CT, Lungenfunktionsprüfung
	• Linksherzinsuffizienz	• Echokardiografie
thorakale Compliancestörung	• Pleuraschwarte	• Röntgenbild, Sonografie
	• Kyphoskoliose	• Röntgenbild, Lungenfunktionsprüfung
	• abdominale Raumforderung	• Sonografie
	• Adipositas	• klinischer Befund, Lungenfunktionsprüfung
Schwäche der Atempumpe		
neuromuskuläre Erkrankung	• Poliomyelitis, Guillain-Barré-Syndrom, Amyotrophe Lateralsklerose, Muskeldystrophie, Lupus erythematodes (Myopathie), Polymyositis, Hyperthyreose (Myopathie)	• neurologisch-klinischer Befund, Lumbalpunktion, Lungenfunktionsprüfung, Labordiagnostik, Elektromyografie
überlastete Atempumpe	• Überblähung: Emphysem, Asthma, Kyphoskoliose, andere Deformitäten	• Lungenfunktionsprüfung, Röntgenbild, CT
	• Pneumothorax, Pleuraerguss	• Röntgenbild, Sonografie
	• Schlafapnoe-Syndrom	• Polysomnografie
vermehrter Atemantrieb		
Hypoxämie, metabolische Azidose		• Blutgasanalyse
Anämie, Hämoglobinopathie		• Labordiagnostik
erniedrigtes Herzzeitvolumen		• Echokardiografie, Linksherzkatheter
Stimulation pulmonaler Rezeptoren	• pulmonale Infiltration, pulmonale Hypertonie, Lungenödem	• Röntgenbild, Szintigrafie, Rechtsherzkatheter, Echokardiografie

Tab. 31.1 • **Fortsetzung**

	Verdachtsdiagnose	wegweisende Untersuchung
Totraumventilation		
Kapillardestruktion	• Lungengerüsterkrankung, Lungenemphysem	• HR-CT, Lungenfunktionsprüfung
Gefäßobstruktion	• Lungenembolie	• Szintigrafie
	• Vaskulitis	• Labordiagnostik, Lungenbiopsie
psychische Alteration		
	• Konversionssyndrom, Somatisierung, Angst, Depression	• psychopathologischer Befund

modifiziert nach: Stulberg MS, Adams L. Dyspnoe. In: Murray JF, Nadel JA. Textbook of Respiratory Medicine. Philadelphia: Saunders; 1994.

Allgemeine Therapie

- Körperliche Schonung, bei Fieber eventuell Bettruhe, Thromboemboliephrophylaxe (Antithrombosestrümpfe, Heparin 3 × 5 000 I.E. s c.), ausreichend Flüssigkeit (Flüssigkeitsverlust bei Fieber: ca. 500 ml/°C), ausreichende Flüssigkeitszufuhr = Voraussetzung für Sekretolyse! Fiebersenkung, Atemtherapie mit Klopfmassagen, Inhalationsbehandlung (NaCl-Lösung), bei Hypoxie O_2-Gabe mit BGA-Kontrollen, Beatmung bei respiratorischer Insuffizienz. Behandlung einer eventuell vorliegenden Herzinsuffizienz.
- Lagerungsmaßnahmen, intensive Atemtherapie.
- Bei MRSA: Isoliermaßnahmen, Schutzkleidung, Dekontamination versuchen.

Antibiotikatherapie, Prophylaxe

- Nur nach vorheriger Materialentnahme zur Erregerdiagnostik (S. 415), zunächst ungezielte Behandlung nach vermuteter Ätiologie. Therapie an Antibiogramm anpassen (evtl. Antibiotikum wechseln). Differenzierung der Therapie bei nicht hospitalisierten und hospitalisierten Patienten (Tab. 31.2).
- **Ambulant erworbene Pneumonien:**
  - *Pneumokokken-Pneumonie:* Aminopenicillin + Beta-Lactamase-Inhibitor (z. B. **Amoxycillin + Clavulansäure**). Therapiekontrolle durch Antibiogramm! Therapiealternativen bei Pneumokokkeninfektion mit verminderter Penicillin-Empfindlichkeit: Cephalosporine der 3. Generation (z. B. **Cefotaxim**), Fluorchinolone (z. B. **Sparfloxacin**), **Telithromycin**.
  - *Haemophilus-influenzae-Pneumonie:* Bei Erwachsenen: Chinolone, bei Kindern: Cefotaxim.
  - *Mykoplasmen-Pneumonie:* Makrolide oder Doxycyclin über mindestens 2 Wochen.
  - *Legionellen-Pneumonie:* Makrolidantibiotika (am wirksamsten soll Azithromycin sein) oder Fluorchinolone der Gruppen III–IV. Ob eine zusätzliche Kombination mit Rifampicin Vorteile bringt, ist nicht sicher. Dauer der Behandlung: 3 Wochen.
  - *Clamydia-pneumoniae-Pneumonie:* Doxycyclin oder Makrolide über 3 Wochen.
- **Pneumonien bei herabgesetztem Immunstatus:**
  - *Pneumocystis-Pneumonie (PCP):* PCP ist mit 50 % die häufigste Erstmanifestation bei AIDS-Patienten. Mit 85 % die häufigste opportunistische Infektion. Mittel der 1. Wahl: **Cotrimoxazol** in hoher Dosierung über 21 Tage, bei schweren Fällen i. v. Mittel der 2. Wahl: **Atovaquon** oder **Pentamidin-Infusion**. Sekundärprophylaxe (nach überstandener PCP): **Cotrimoxazol** in niedriger Dosierung (0,5 g/d) oder **Pentamidin-Inhalationen**.

Tab. 31.2 • **Therapie ambulant erworbener Pneumonien (CAP = Community aquired Pneumonia)**

Status	Risikoprofil	Mittel der Wahl	Alternativen
nicht hospitalisiert	ohne Risikofaktoren	• Aminopenicillin: Amoxicillin	• Makrolide: Azithromycin • Clarithromycin, Roxithromycin • Tetracyclin: Doxycyclin
	mit Risikofaktoren	• Betalaktam: Amoxicillin, Clavulansäure, Sultamicillin	• Fluorchinolon Gr. 3/4: Levofloxacin, Moxifloxacin • bei V. a. Myokoplasmen, Clamydien, Legionellen: Kombination Betalaktam + Makrolide möglich
hospitalisiert	ohne Risiko einer P.-aeruginosa-Infektion	• Amoxicillin • Clavulansäure • Ampicillin • Sulbactam • Cefuroxim • Ceftriaxon • Cefotaxim	• Fluorchinolon Gr. 3/4: Levofloxacin, Moxifloxacin
	mit Risiko einer P.-aeruginosa-Infektion	• Piperacillin • Tazobactam • Cefepim	• Imipenem • Meropenem • Levofloxacin • Pseudomonaswirksames Betalaktam + Amionoglykosid und Makrolid

Risikofaktoren allgemein: Alter ≥ 65 Jahre, Krankenhausvorbehandlung, schwere Begleiterkrankungen, Antibiotikavorbehandlung, schweres Krankheitsbild
Zusätzliche Risikofaktoren für das Auftreten einer P.-aeruginosa-Pneumonie: Pulmonale Komorbidität, Kortikosteroidtherapie ≥ 4 Wochen

▸ **Prophylaxe:**

- *Lagerung:* Oberkörper 30–45° hochlagern, reduziert die Inzidenz beatmungsassoziierter Pneumonien.
- *Stressulkusprophylaxe mit Sucralfat:* Nur bei Patienten mit moderatem Stressulkusrisiko.
- *Subglottische Sekretabsaugung:* Mit speziellen Endotrachealtuben (mit separatem nach dorsal öffnendem Lumen). Wirksamkeit nicht eindeutig belegt.
- *Kinetische Therapie:* Kontinuierliche Rotation, z. B. mit Rotorest-Bett, sehr aufwendig → Anwendung nur bei ausgewählten Indikationen, z. B. Thoraxtrauma, Lungenkontusion.
- *Selektive Darm-Dekontamination:*
  - Wirksamkeit: Reduktion der Mortalität. Kritiker befürchten zunehmende Resistenzentwicklung bei routinemäßiger prophylaktischer Anwendung.
  - Anwendung: **4 × /d 0,5 g Salbe** auf die Schleimhaut der Mundhöhle bzw. Wangen (**Polymyxin E 2 %, Tobramycin 2 %, Amphotericin B 2 %**). Zusätzlich **4 × /d Polymyxin 100 mg + Tobramycin 80 mg + Amphotericin B 500 mg** als Suspension per Magensonde. Zusätzlich **Cefotaxim 4 × 1 000 mg i. v. über 4 d.** Bei Patienten mit von der Passage ausgeschalteten Darmsegmenten (z. B. Ileostoma) zusätzlich rektale Applikation von **Polymyxin + Tobramycin + Amphotericin B.**

  Hinweis: Mikrobiologische Überwachung bzw. Konsultation erforderlich.
- *Nosokomiale Pneumonien:* Strenge Beachtung der Hygieneregeln im Krankenhaus! Schulung und Überwachung des Personals. Einhaltung strenger Kontrollmaßnahmen bei MRSA!

Prognose

- Häufigste zum Tode führende Infektionserkrankung!
- Ungünstig: Hohes Lebensalter, Herz-/Lungenerkrankungen, Immunschwäche, Erregertyp, Niereninsuffizienz, ungünstige antibiotische Therapie.
- Bei ambulant erworbenen Pneumonien Abschätzung der Prognose mit CRB-65-Score. Score 1: Sterberisiko < 1 %; Score 2: Risiko 2 %, Score 4: Risiko 25 %.

31.3 Asthma bronchiale, akute bronchiale Obstruktion

H.-J. Trappe

Grundlagen

- **Definition:** Asthma bronchiale = chronisch entzündliche Erkrankung der Atemwege. Hyperreaktivität der Atemwege (bedingt durch eine Vielzahl von Reizen) mit meist nachweisbarer Entzündung und meist anfallsweiser Atemwegsobstruktion (Bronchialobstruktion). Atemwegsobstruktion ist spontan oder durch Behandlung reversibel.
- **Ätiologie:**
  - *Allergisches Asthma (extrinsic Asthma):* IgE-vermittelte Reaktion vom Sofort-Typ auf Antigenexposition (z. B. Pollen, Hausstaubmilben, Nahrungsmittel). Bedingt durch allergisierende Stoffe in der Umwelt und/oder der Arbeitswelt.
  - *Nichtallergisches Asthma (intrinsic Asthma):* Asthma durch unspezifische Reize (inhalative Reizstoffe, körperliche Anstrengung, kalte Luft, respiratorischer [Virus-]Infekt, Medikamente [ASS, Betablocker, Parasympathomimetika]). Asthma durch chemisch-irritativ oder toxisch wirkende Stoffe.
  - *Mischformen* aus extrinsic und intrinsic Asthma.
- **Pathogenese:**
  - *Bronchiale Entzündung:* Entzündungsreaktion der Bronchialschleimhaut, ausgelöst durch Allergene oder Infekte, hat zentrale pathogenetische Bedeutung.
  - *Bronchiale Hyperreaktivität:* Unspezifische bronchiale Hyperreaktivität zu Beginn und im Verlauf der Erkrankung. Überempfindlichkeit der Atemwege bei 15 % der erwachsenen Bevölkerung, aber nur 5 % leiden an manifestem Asthma.
  - *Endobronchiale Obstruktion:* Limitierung des Atemflusses durch Bronchospasmus, Scheimhautödem, Hypersekretion eines zähen Schleims (Dyskrinie) und Umbauvorgänge der Atemwegswände (Remodeling)
- **Pathophysiologie**:
  - *Akutphase:* Sofortreaktion innerhalb von Minuten mit Bronchospasmus und erhöhter Permeabilität der Bronchialschleimhaut aufgrund von freigesetzten Mediatoren.
  - *Verzögerte Phase:* Spätreaktion mit zusätzlichem Schleimhautödem und Hyperreagibilität.
  - *Späte entzündliche Phase:* Bronchospasmus, Schleimsekretion mit eosinophiler Infiltration der Schleimhäute.

Klinik

- Anfallsweise auftretende **Luftnot** mit exspiratorischem Stridor (Leitsymptom!).
- **Husten** mit zähem, glasigem, bei Infekt auch eitrigem Auswurf.
- **Chronischer Husten** als Asthmaäquivalent (cough-variant asthma).
- **Verlängertes Exspirium, Dyspnoe, Orthopnoe**, Benutzung der Atemhilfsmuskulatur.
- **Tachykardie**, evtl. Pulsus paradoxus durch inspiratorischen Blutdruckabfall (> 10 mmHg).

Diagnostik

- **Klinischer Befund:**
  - *Auskultation:* Giemen, Brummen, verlängertes Exspirium, im Status asthmaticus nahezu kein Atemgeräusch („Silent Lung").
  - *Perkussion:* Zeichen der Lungenüberblähung (hypersonorer Klopfschall, Zwerchfelltiefstand).
  - Tachykardie, evtl. Pulsus paradoxus (inspiratorischer RR-Abfall um > 10 mmHg).
  - Typische Klinik (s. o.).
- **Labor:** Eosinophilie, Immunglobuline und IgE erhöht.
- **EKG:** Sinustachykardie, Zeichen der Rechtsherzbelastung (P-pulmonale, Rechtslagetyp, S_I/Q_{III}-Typ, $S_I/S_{II}/S_{III}$-Typ).
- **Röntgen-Thorax:** Tiefstehende Zwerchfelle, fast waagerechte Rippen, vermehrt strahlentransparentes Lungenparenchym, schmale Herzsilhouette.
- **Lungenfunktion:**
  - FEV_1 ↓ (forciertes exspiratorisches Volumen in der ersten Sekunde).
  - PEF ↓ (exspiratorischer Spitzenfluss: „peak expiratory flow rate").
  - Vitalkapazität ↓ bei ausgeprägter Obstruktion.
- **Arterielle Blutgase im Asthmaanfall:**
  - *Stadium I:* p_aO_2 normal, p_aCO_2 ↓, pH ↑ (respiratorische Alkalose).
  - *Stadium II (resp. Partialinsuffizienz):* $p_aO_2 < 70$ mmHg, pCO_2 normal, pH normal.
  - *Stadium III (resp. Globalinsuffizienz):* $pO_2 < 50$ mmHg, $pCO_2 > 50$ mmHg, pH ↓ (respiratorische Azidose).
- **Schweregradeinteilung:** Tab. 31.3.

Tab. 31.3 • **Schweregradeinteilung des stabilen Asthmas bei Erwachsenen (Leitlinie zur Diagnostik und Therapie von Patienten mit Asthma, Deutsche Atemwegsliga 2006).**

Schweregrad	Kennzeichen vor Behandlung, Symptomatik	Lungenfunktion
IV schwergradig persistierend	anhaltende Symptomatik hoher Intensität und Variabilität häufig nächtliche Asthmasymptome Einschränkung der körperlichen Aktivität häufig Exazerbation	$FEV_1 \leq 60$ % des Sollwertes oder PEF ≤ 60 % des Sollwertes PEF-Tagesvariabilität > 30 %
III mittelgradig persistierend	täglich Symptome nächtliche Asthmasymptome > 1 x/Woche Beeinträchtigung von körperlicher Aktivität und Schlaf bei Exazerbationen täglicher Bedarf an inhalativen raschwirksamen β_2-Symptomimetika	FEV_1 > 60 bis < 80 % des Sollwertes PEF 60–80 % des Sollwertes PEF-Tagesvariabilität > 30 %
II geringgradig persistierend	1 x/Woche < Symptome am Tag < 1 x/Tag nächtlicher Symptomatik > 2 x/Monat Beeinträchtigung von körperlicher Aktivität und Schlaf bei Exzerbationen	$FEV_1 \geq 80$ % des Sollwertes PEF ≥ 80 % des Sollwertes PEF-Tagesvariabilität 20–30 %
I intermittierend	intermittierende Symptome am Tag (< 1 x/Woche) nächtliche Asthmasymptome ≤ 2 x/Monat kurze Exzerbationen (von einigen Stunden bis zu einigen Tagen)	$FEV_1 \geq 80$ % des Sollwertes PEF ≥ 80 % des Sollwertes PEF-Tagesvariabilität < 20 %

Komplikationen

- **Status asthmatikus** (vitale Bedrohung!).
- **Obstruktives Lungenemphysem.**
- **Pulmonale Hypertonie mit Cor pulmonale.**
- **Respiratorische Insuffizienz.**

Differenzialdiagnose

- **Asthma cardiale:** Dyspnoe bei Prälungenödem/Lungenödem. Atemnot bei Patienten mit Linksherzinsuffizienz und Lungenstauung.
- **Lungenembolie** (S. 399). Bei Lungenembolie kann es zu einer Reflexbronchokonstriktion kommen: Antiasthmatische Therapie führt dann zur Besserung! Vorsicht vor einer Fehldiagnose!
- **Aspirationssyndrom** (S. 412)**:** Inspiratorischer Stridor.
- **Spannungspneumothorax** (S. 423)**.**
- **Hyperventilationssyndrom.**
- *Cave:* Initial ist auch bei Asthma bronchiale bei normalem pO_2 der pCO_2 erniedrigt!
- **Pneumonie** (S. 413)**.**
- **Bronchiolitis obliterans**, chronisch obstruktive Bronchitis, Obstruktion zentraler Atemwege.
- **Vocal Cord Dysfunction (VCD):** Betroffen sind vor allem jüngere Frauen. Paradoxer, intermittierender Stimmbandschluss mit schlagartig einsetzender, bedrohlicher Atemnot. Meist inspiratorisch hörbarer Stridor, innerhalb von Sekunden/Minuten selbst limitierend. Im symptomfreien Intervall kein pathologischer Befund!

Therapie (akuter Asthmaanfall/Status asthmaticus)

- **Sedierung:** Möglichst zurückhaltend (Verringerung des Atemantriebes). Patienten beruhigen, **Promethazin (Atosil) 10–20 Tropfen p. o.** (evtl. 1 Amp. i. v.) *oder* **Ketamin ½ Amp. (= 25 mg) i. v.** Bei beginnender CO_2-Retention sind sedierende Massnahmen kontraindiziert!
- **Zentraler Zugang** (S. 45)**.**
- **Sauerstoffgabe: 4–6 l/min** unter BGA-Kontrolle (O_2 reduziert Atemantrieb → laufende Bewusstseinskontrollen!). Bei zunehmender CO_2-Narkose O_2-Zufuhr reduzieren, evtl. Intubation und Beatmung. Bedarfsgerechte O_2-Zufuhr (Berücksichtigung von Pulsoxymetrie und Blutgasanalyse)!
- **β_2-Sympathomimetika:** Wirkung vorwiegend an den mit β_2-Rezeptoren ausgestatteten Bronchien. Kardiale Wirkungen treten in den Hintergrund! β_2-Sympathomimetika sind die am stärksten wirksamen Bronchodilatatoren!
  - *Dosieraerosol:* **Salbutamol (Sultanol), initial 5 Hübe, dann 2 Hübe alle 5 min bis 20** (max. 50[!] Hübe → Kalium kontrollieren).
  - *Alternativ Inhalation mit Düsenvernebler:* Lösung = **Salbutamol (Sultanol) 1,25 mg + Ipratropiumbromid (Atrovent) 4–8 Tropfen 0,25 %ige Lösung in 4 ml sterile 0,9 %ige NaCl-Lösung.**
  - Evtl. **Terbutalin (Bricanyl) ½–1 Amp. s. c.** (*Cave:* Tachykardie!) *oder* **Reproterol 0,09 mg (= 1 Amp.) langsam i. v.** (Wiederholung nach 10 min möglich)**.** *Perfusor***: 5 Amp. Reproterol (= 0,45 mg) auf 50 ml NaCl 0,9 %, Laufrate 2–10 ml/h** (= 0,018–0,09 mg/h).
- **Theophyllin** (z. B. **Euphyllin**):
  - *Ohne Vorbehandlung:* **5 mg/kg KG innerhalb von 20 min i. v. (1–2 Amp. à 200 mg)** oder als Kurzinfusion.
  - *Vorbehandelte Patienten:* **2–2,5 mg/kg KG innerhalb von 20 min i. v.**
  - *Erhaltungsdosis:* **10 mg/kg KG/d** (1–2 Amp. à 200 mg 2–3 × d langsam i. v.) oder über Perfusor **1 mg/kg KG/h für 12 h**, danach **0,8 mg/kg/h.** (→ z. B. 1 Amp. à 200 mg mit NaCl 0,9 % auf 50 ml verdünnen; LR 4–14 ml/h).
  - Kontraindikationen, Nebenwirkungen (S. 767).
  - Blutspiegelkontrollen nach 24 h (therapeutischer Bereich: 8–20 mg/l).

- **Glukokortikoide:** Wirken am stärksten antiinflammatorisch! **50–100 mg Prednisolonäquivalent i. v (Solu-Decortin-H, Urbason)**; evtl. nach ⅓–1 h wiederholen. Kontraindikationen und Nebenwirkungen (S. 738), Glukokortikosteroide i. v. sind unverzichtbar!
- **Sekretolyse:**
  - **Ambroxol (Mucosolvan) 1–2 Amp. i. v., Flüssigkeit 3–4 l/d** zur Sekretverdünnung i. v. (*Cave:* Herzinsuffizienz!).
  - Bei zunehmender respiratorischer Insuffizienz bronchoskopische Sekretabsaugung mit Lavage (z. B. **0,1–0,2 mg Adrenalin in 20 ml NaCl 0,9 %**).
- **Antibiotika:** Bei Infektexazerbation (Röntgen) Antibiotikatherapie nach Erregerspektrum und Antibiogramm.
- **Beatmung:**
  - *Nichtinvasive Maskenbeatmung* vor Intubation und maschineller Beatmung. Unter nichtinvasiver Beatmung deutlich niedrigere Komplikationsrate und deutlich niedrigere Mortalität als unter invasiver Beatmung!
  - *Maschinelle Beatmung:* Indiziert bei respiratorischer Globalinsuffizienz (BGA), klinisch drohender Erschöpfung durch Atemarbeit, Atemfrequenz > 30/min, zunehmender Eintrübung.
- **Therapiekonzepte bei Asthma bronchiale:**
  - *Kausal:* Nur in begrenztem Maße möglich!
  - *Glukokortikosteroide:* Am stärksten antiinflammatorisch!
  - *Bronchodilatatoren:* Methode der Wahl ist die inhalative Anwendung!
  - *Leukotrien-Rezeptor-Antagonisten (LTRA, Antileukotriene:* Nicht alle Patienten profitieren von LTRA (z. B. Montelukast 10 mg/p. o. zur Nacht). Nur prophylaktisch Anwendung als Reservemittel, nicht geeignet zur Therapie des akuten Asthmaanfalls.
  - *Cromone:* Hemmung der Mediatorfreisetzung aus sensibilisierten Mastzellen. Kaum besser als Plazebo.
  - *Omalizumab:* Monoklonaler Ig-E-Antikörper, Ultima Ratio bei therapieresistentem allergischem Asthma.

31.4 Pneumothorax

H.-J. Trappe

Grundlagen

- **Definition:** Luftansammlung im Pleuraraum.
- **Einteilung, Formen:**
  - *Spontanpneumothorax:* Auftreten ohne äußere Einwirkung.
  - *Traumatischer Pneumothorax:* Nach äußerer Einwirkung.
  - *Offener Pneumothorax:* Verbindung des Pleuraraumes zur Außenluft (über Thoraxwand oder Atemwege). Äußerer offener Pneu durch Öffnung der Thoraxwand, innerer offener Pneu durch Verbindung zum Bronchialsystem.
  - *Geschlossener Pneumothorax:* Pneumothorax ohne Verbindung zur Außenluft.
  - *Spannungspneumothorax:* Akut lebensbedrohlicher Notfall!
    - Mechanismus: Inspiratorisch wird Luft in den Pleuraraum angesaugt, exspiratorisch kommt es zur Verlegung des Pleuralecks → mit jedem Atemzug steigt die Luftmenge und der Druck im Pleuraraum, was konsekutiv zur Verschiebung des Mediastinums zur gegenüberliegenden Seite unter Abscherung der großen Gefäße führt.
- **Ätiologie:**
  - *Spontanpneumothorax:* Meist bei Männern im Alter von 20–40 Jahren durch Platzen einer subpleural gelegenen Emphysemblase.

- *Sekundär:* Bei Lungenemphysem, Asthma bronchiale, Lungenzysten, intrapulmonalen Einschmelzungshöhlen, Lungenfibrosen, Thoraxwandtrauma, iatrogen (nach Subklaviakatheter, Biopsie, Pleuradrainage, Reanimation, Beatmung). Deshalb nie beidseitige Subklaviapunktion!

Klinik

- Plötzlich oder allmählich einsetzende Atemnot, kurzfristig schmerzhafter Husten, Tachypnoe, bei Spannungspneumothorax Schock. Stechender Schmerz auf der betroffenen Thoraxseite.
- Asymmetrische Thoraxbewegungen (Nachhinken).
- Hautemphysem bei posttraumatischem oder iatrogenem Pneu an der Verletzungsstelle.

Diagnostik, Differenzialdiagnosen

- **Körperliche Untersuchung:** Asymmetrische Atembewegung, hypersonorer Klopfschall auf der kranken Seite mit abgeschwächtem Atemgeräusch, abgeschwächter Stimmfremitus. Einen Pneu hört man oft nicht!
- **Röntgen-Thorax:** (Im Stehen in tiefer Inspiration *und* Exspiration – bei Exspiration deutlichere Darstellung des Pneumothorax).
  - Beim geringsten Pneu-Verdacht sowie nach Pleurapunktion, Legen von Subclaviakathetern und Eingriffen, bei denen ein Pneu entstehen kann (z. B. Schrittmacher- oder Defibrillatorimplantationen): immer Röntgen-Thorax durchführen! Auskultation erlaubt keinen Ausschluss!
  - *Pneumothorax:* Spiegelbildung im Pleuraspalt ist beweisend für Luft zusammen mit Flüssigkeit.
  - *Verlaufskontrollen.*
- **BGA:** Hypoxämie bei Normo-/Hypokapnie. Bei schwerer Hypoxämie ($p_aO_2 < 45$ mmHg) oder Hyperkapnie Verdacht auf Spannungspneumothorax oder symptomatischen Spontanpneumothorax bei schwerer pulmonaler Grunderkrankung.
- **EKG:** Evtl. Rechtsherzbelastung.
- **Thorax-CT:** Zu einem späteren Zeitpunkt zur weitergehenden Abklärung.
- **Differenzialdiagnosen:** Alle Erkrankungen mit Thoraxschmerz (Angina pectoris, Myokardinfarkt, Lungenembolie, Aortendissektion, Pleuritis).

Therapie

- **Kleiner Spontanpneumothorax** (Breite der Luftsichel < 2 cm): Bettruhe (→ spontane Resorption der Luft). Klinische und Röntgenkontrollen sind erforderlich!
- **Größerer Pneumothorax:** Anlage einer Thoraxsaugdrainage (S. 89), evtl. in Kombination mit Thorakoskopie mit lokalen therapeutischen Maßnahmen (Koagulation). Dauersog mit ca. 10 cm H_2O. Die Drainage muss so gelegt werden, dass die Pleurakuppe drainiert wird (Pleurapunktion im 2. ICR medioklavikulär oder im 4. ICR in der hinteren Axillarlinie).
- **Spannungspneumothorax:** Sofortige Entlastung durch Pleurapunktion (S. 87) mit möglichst großer Braunüle. Notfall!
- **Analgesie: Paracetamol 500 mg bis zu 8 × /d.**
- **Antitussiva: Kodein (z. B. Paracodin) 3 × 1–3 Tbl. à 20 mg.**
- **Pleurodese:** Indiziert bei symptomatischem, rezidivierendem oder größerem Spontanpneumothorax; größerer Pneumothorax (iatrogen/traumatisch); erfolglose konservative Therapie.
- Operativer Verschluss des Lecks.
- **Komplikationen:** Hautemphysem, Mediastinalemphysem, bilateraler Pneumothorax, Blutung, Infektion.

Prognose

- **Primärer Spontanpneumothorax**: Rezidivrate 30–50 % → prophylaktisch frühe Op-Indikation.

Hinweis: Möglichst nicht tauchen, keine Flugreisen unter Druckausgleichsbedingungen bei größeren Emphysemblasen.

31.5 Pleuraerguss

H.-J. Trappe

Grundlagen

- **Definition:** Flüssigkeitsansammlung in der Pleurahöhle.
- **Ergussformen:**
  - *Transsudat:* Pleuraerguss mit niedrigem spezifischem Gewicht (< 1,016 g/ml).
  - *Exsudat:* Pleuraerguss mit höherem spezifischem Gewicht (> 1,016 g/ml).
  - *Pleuraempyem:* Eitriger Pleuraerguss (> 15 000 Leukozyten/µl).
  - *Chylothorax:* Lymphe (milchig, > 4 g Fett/l).
  - *Hämatothorax:* Blut (Hk im Ergussmaterial > 50 % des peripheren Blutes).
- **Ätiologie**:
  - *Onkotisch, hydrostatisch:* z. B. Herzinsuffizienz, Leberzirrhose, Hypalbuminämie, nephrotisches Syndrom.
  - *Infektiös:* Bakteriell (unspezifisch, tuberkulös, Mykoplasmen), viral, Pilze, Parasiten.
  - *Neoplastisch:* z. B. Metastasen, Bronchialkarzinom, diffuses malignes Mesotheliom, hämatologische Systemerkrankung.
  - *Vaskulär:* Lungeninfarkt, Kollateralen bei Leberzirrhose.
  - *Autoimmunologisch:* z. B. rheumatoide Arthritis, systemischer Lupus erythematodes, Churg-Strauss-Syndrom, Mittelmeerfieber.
  - *Gastrointestinal:* z. B. Pankreatitis, subdiaphragmaler Abszess, Leberzirrhose, Aszites, Meigs-Syndrom.
  - *Traumatisch:* Hämatothorax.
  - *Idiopathisch* (10–15 %).

Klinik

- **Atemnot:** Entweder durch große Ergussmenge oder durch zugrunde liegende Lungenerkrankung.
- **Thoraxschmerzen:** Atemabhängig bei Pleuritis sicca ohne größeren Erguss oder durch zugrunde liegende Erkrankung (Tumorinfiltration, Rippenfraktur).
- **Husten, Auswurf.**

Diagnostik

- **Anamnese:** Fieber, Gewichtsabnahme, Thoraxschmerzen?
- **Klinischer Befund:** Abgeschwächte Perkussion, Bronchialatmen, verstärkter Stimmfremitus.
- **Labor**: Gesamteiweiß, spezifisches Gewicht, LDH in Pleura und Serum, Amylase, Lipase, allgemeines Labor.
- **Röntgen-Thorax** (2 Ebenen): Liegendaufnahme im lateralen Strahlengang zeigt Ergüsse ab ca. 100 ml, bei der a.-p.-Aufnahme im Stehen ab ca. 200 ml.
- **Sonografie:** Erguss ab 20 ml sichtbar. Erkennung von Pleuraschwarte oder Pleuratumor.
- **Pleurapunktion** (S. 87)**:** Eiweißgehalt, LDH, Bakteriologie, Zytologie.
- **Differenzierung Exsudat/Transsudat:** Tab. 31.4.

- **Video-Thorakoskopie:** Makroskopische Beurteilung, gezielte Biopsie und Histologie, evtl. bakteriologische Untersuchung.

Tab. 31.4 • **Differenzierung Exsudat/Transsudat.**

Parameter	Transsudat	Exsudat
spezifisches Gewicht	< 1,016 g/ml	> 1,016 g/ml
Gesamteiweiß (GE)	< 30 g/l	> 30 g/l
Quotient GE-Punktat/GE-Serum	< 0,5	> 0,5
LDH	< 200 U/l	> 200 U/l
Quotient LDH-Punktat/LDH-Serum	< 0,6	> 0,6 (bei Malignom oft > 1)
Glukose	wie im Blut	bei Infektionen niedriger als im Blut, sehr niedrige Werte bei Kollagenosen
Leukozyten	< 1 000/µl	> 1 000/µl
Erythrozyten	< 10 000/µl	> 10 000/µl

- **Diagnostik aus Ergusspunktat:**
  - *Klinische Chemie:* Spezifisches Gewicht, pH, Gesamteiweiß, LDH, Glukose, Leukozyten, Erythrozyten, Triglyzeride, Lipase.
  - *Mikrobiologie:* Bakteriologie (Blutkulturflaschen), Tbc-Diagnostik (natives Material).
  - Zytologie.
- Weiterführende Diagnostik durch Pleurastanzbiopsie oder Thorakoskopie.

Hinweis: Ein blutiger Erguss ist tumorverdächtig! Abklärung durch: Zytologie, Röntgen, CT, Pleurabiopsie, Thorakoskopie.

Therapie und Prognose

- **Kausal:** Behandlung z. B. einer Linksherzinsuffizienz, Pneumonie, Tuberkulose usw.
- **Punktion**: Jeder Pleuraerguss erfordert eine diagnostische und gegebenenfalls therapeutische Punktion, evtl. Anlage einer Saugdrainage (S. 89), wenn konservativ nicht beherrschbar oder rezidivierend.
- **Analgesie: Paracetamol, maximal 8 × 500 mg/d.**
- **Antitussiva: Kodein (z. B. Paracodin) 3 × 1–3 Tbl. à 20 mg.**
- **Pleurodese** (= chemische oder chirurgische Verödung des Pleuraspaltes bei malignem rezidivierendem Erguss): Pleuraverklebung mit Tetrazyklin, Fibrin oder asbestfreiem Talkum-Puder (am wirksamsten). Evtl. auch Mitoxantron intrapleural.
- **Weitere Behandlung**: Abhängig von der Grunderkrankung.
- **Antibiotika:** Bei bakterieller Infektion entsprechend Erreger und Antibiogramm.
- **Prognose:** Abhängig von der Grunderkrankung.

31.6 Pleuraempyem

H.-J. Trappe

Grundlagen

- **Definition:** Infizierter Pleuraerguss (eitriger bakterieller Infekt [nichttuberkulös]).
- **Ätiologie:** Pneumonie (häufigste Ursache, v. a. Aspirationspneumonie), Lungenabszess, nach Thorakotomie, bronchopleurale Fisteln, Verletzungen der Brustwand, subphrenischer/peritonealer/retroperitonealer Infektionsherd, Ösophagusperforation, selten hämatogen. In > 60 % der Fälle sind Anaerobier ursächlich beteiligt. Seltene Ursachen: Tuberkulose, Aktinomykose, Pilze.

Klinik

- **Akut**: Starke Schmerzen, septische Temperaturen, Schock (Notfall!).
- **Subakut**: Bei anaeroben Infektionen.
- **Komplikationen:** Organisation und Verklebung des Ergusses, Abheilung mit Verschwartung und Funktionsminderung, Thoraxschrumpfung bis zur Kyphoskoliose mit respiratorischer Insuffizienz und Cor pulmonale.

Diagnostik

- **Röntgen, Sonografie, Labor.**
- **Probepunktion** (S. 86) bei einer Ergussbreite > 10 mm! (Diagnostik des Ergusspunktates: Tab. 31.4). Mikroskopisch evtl. Nachweis von Bakterien.
- **Weiterführende Diagnostik:** CT-Thorax, Thorakoskopie.

Hinweis: Ein makroskopisch nicht eitriger Erguss in Zusammenhang mit einer Lungeninfektion wird wie ein Pleuraempyem behandelt, wenn folgende Kriterien erfüllt sind: pH < 7,0 *oder* Glukose < 40 % der Serumkonzentration *oder* mikroskopischer und/oder der kultureller Nachweis von Erregern.

Therapie und Prognose

- **Analgesie.**
- **O_2-Gabe.**
- **Drainage**: Sofortige Anlage einer großlumigen Thorax-Saug-/Spül-Drainage (S. 89). Regelmäßige Spülung.
- **Intrapleurale Fibrinolyse:** Im fibropurulenten Stadium.
- **Empirische Antibiose** (bis zum definitiven Erregernachweis):
  - *Parapneumonisches Empyem ohne bekannte Pseudomonas-Infektion + ohne vorangegangene Thorakotomie:* **Amoxicillin + Clavulansäure (Augmentan**; S. 242) **3 × 2,2 g** als Kurzinfusion, *oder:* **Cefuroxim (Zinacef**; S. 243) **3 × 1,5 g als Kurzinfusion + Metronidazol (Clont**; S. 248) **3 × 500 mg als Kurzinfusion.**
  - *Alle andere Fälle oder bei klinischer Verschlechterung:* **Piperacillin-Tazobactam – Tazobac** (S. 276) 3 × 4,5 g als Kurzinfusion, *oder:Imipenem – Zienam* (S. 278) 4 × 0,5 g als Kurzinfusion. Antibiotische Therapie nach Erregerspektrum und Antibiogramm!
  - *Nach Erregernachweis:* gezielte Antibiose nach Antibiogramm!
- **Frühdekortikation:** Indiziert bei ausbleibender Entfieberung innerhalb von 3–4 d, ausbleibendem Rückgang der Leukozytose, fehlender klinischer Besserung.
- **Prognose:** Abhängig von Grunderkrankung, Lebensalter, Zeitpunkt der Behandlung, insbesondere der Anlage einer Pleuradrainage. Letalität 50 %, wenn Folge einer nosokomial erworbenen Pneumonie.

31.7 Lungenblutung

H.-J. Trappe

Grundlagen

- **Definition:** Sämtliche Übergänge zwischen blutig tingiertem Auswurf und massiver Lungenblutung. Bluthusten immer sofort abklären!
- **Einteilung:**
  - *Hämoptyse* = blutig tingiertes Sputum oder < 300 ml/24 h reines Blut. Leichte Blutbeimischung im Auswurf.
  - *Massive Hämoptoe:* > 300 ml/24 h reines Blut oder akut 150 ml. Massives Aushusten von hellrotem (schaumigem) Blut.

- **Ätiologie** (Beispiele):
  - *Pulmonal:* Bronchialkarzinom (< 10 %), Bronchiektasen, akute Tracheobronchitis, Pneumonie, Tuberkulose (ca. 45 %), Gangrän, Lungenabszess, Mykosen, Zysten-/Wabenlunge.
  - *Vaskulär:* Lungeninfarkt, AV-Fistel, Morbus Osler, Goodpasture-Syndrom, Hämosiderose, Panarteriitis nodosa, Wegener-Granulomatose, Lungenegel (Tropenanamnese).
  - *Extrapulmonal:* Linksherzinsuffizienz, Ruptur eines Aortenaneurysmas, Endometriose.
  - *Traumatisch:* Punktion, Biopsie, Bronchusruptur, Fremdkörperaspiration, Thoraxtrauma.
  - *Iatrogen:* Antikoagulation, pulmonalarterieller Katheter.

Klinik, Diagnostik, Differenzialdiagnose

- **Klinik:** Abhängig von der Ursache; oft nur blutig tingierter Auswurf bis hin zu massiver Blutung.
- **Diagnostik:**
  - *Körperliche Untersuchung:* RR, Herzfrequenz, Thorax-Auskultation (RG, Bronchialatmen), Thorax-Perkussion (Dämpfung).
  - *Labor:* Kreuzblut, BGA, Gerinnung.
  - *Röntgen-Thorax:* Pneumonisches Infiltrat, noduläre Verdichtungen.
  - *HNO-ärztliche Untersuchung* (bei unklarer Blutungsquelle).
  - *Bronchoskopie (s. u.):* Zur Soforttherapie; bei akuter, massiver Hämoptoe.
  - *Ösophago-Gastro-Duodenoskopie* (obligat bei unklarer Blutungsquelle).
  - *Angiografie* (bei Lungenembolie, AV-Missbildung).
  - *Bronchoalveoläre Lavage:* Differenzierung lokalisierte/diffuse Blutung.
  - *Thorax-CT:* Bei AV-Missbildung, Lungenembolie, Bronchiektasen.
- **Differenzialdiagnose:**
  - *Bluterbrechen:* Kaffeesatzartig, sauer → Therapie: Magensonde.
  - *Pseudohämoptoe:* Aus supraglottischem Raum stammendes, aspiriertes und wieder ausgehustetes Blut (HNO-Bereich, oral).

Therapie

- **Lagerung**: Flach auf die kranke Seite. Schrägsitzende Lagerung mit blutendem Lungenflügel nach unten.
- **Sedierung**: **Promethazin (Atosil) 1 Amp. i. v.** oder **Diazepam ½–1 Amp. i. v.** Hustenreflex nicht unterdrücken!
- **Antitussiva**: **Hydrocodon (Dicodid) 1 ml (15 mg) s. c.** bei Bedarf.
- **O_2-Gabe: 2–4 l/min** per Nasensonde.
- **Volumenersatz** (S. 224), i. v., bei Bedarf.
- **Notfallbronchoskopie** (S. 127), evtl. starres Bronchoskop in Narkose, mit Absaugung, Lokalisation der Blutungsquelle, lokaler Blutstillung. Spülung mit eiskalter 0,9 %-NaCl-Lösung, lokale Gabe von Noradrenalin, Elektro- oder Laserkoagulation, Fibrinklebung. Verschließen des betroffenen Lappens durch Bronchusblocker, der Verlegung der übrigen Atemwege durch Blut verhindern soll.
- **Intubation** mit Doppellumen-Tubus und Blockierung der gesunden Seite.
- **Bluttransfusion** (S. 233).
- **Weitere Therapie**: Op. bei fortbestehender Blutung. Evtl. Bronchialarterienembolisation.

31.8 Inhalationstrauma

M. Leuwer, O. Zuzan

Grundlagen

- **Definition:** Thermische und/oder chemische Verletzung der Atemwege und der Lunge bei einem Verbrennungsunfall.
- **Ätiologie:**
  - Verbrennungsunfall im geschlossenen Raum mit starker Verqualmung. Häufig begleitend Intoxikation mit CO (S. 678), Zyanid, Reizgasen.
  - Explosion mit Stichflamme.
- **Pathophysiologie:**
  - *Direkte Schädigung des respiratorischen Epithels* durch Hitze und/oder chemische Bestandteile des inhalierten Rauchs → chemotaktisch bedingte Einwanderung von neutrophilen Granulozyten → Freisetzung proteolytischer Enzyme.
  - *Mukosaschädigung/-abschilferung* bei behinderter mukoziliärer Clearance → Mukus-Aggregate mit Obstruktion mittlerer Atemwege → Atelektase, distales Air-Trapping, zunehmendes Barotrauma.
  - *Thromboxan-Freisetzung durch Rauch* → Anstieg des pulmonalarteriellen Drucks.
  - *Schädigung der endothelialen/epithelialen Integrität* → Plasmaexsudation in die terminalen Atemwege → Nährboden für Bakterienwachstum → Pneumonie.
  - *Schädigung von Typ-II-Pneumozyten* → beeinträchtigte Surfactant-Produktion.
  - Häufig *Hypoxie* durch Einatmen eines sauerstoffarmen Gasgemisches (bei Brand in geschlossenen Räumen) und/oder als Folge der begleitenden Intoxikationen.

Klinik, Komplikationen

- **Klinik:** Heiserkeit, Stridor, Husten, rußiges Sputum, Atemnot, Tachypnoe, Zyanose, Koma, Desorientiertheit (Hypoxie!).

Achtung:
  - Bei gleichzeitig bestehenden Verbrennungen an der Körperoberfläche darf ein Inhalationstrauma nicht übersehen werden!
  - Die Symptome des Inhalationstraumas können sehr variabel und verzögert auftreten!
- **Komplikationen:** Progrediente respiratorische Insuffizienz und pulmonale Infektionen bis hin zum ARDS (S. 330). Spätkomplikationen: Bronchiolitis obliterans, Lungenfibrose.

Diagnostik

- **Inspektion:** Ruß im Rachenraum, Verbrennungen im Gesichts- oder Halsbereich, versengte Nasenhaare, Rachen- und Kehlkopfrötung.
- **Auskultation:** Trockene und/oder feuchte RGs, ggf. initial unauffälliger Befund.
- **Labor:** Blutgasanalyse, CO-Hb-Bestimmung, Zyanid-Bestimmung.
- **Röntgen-Thorax:** ggf. unspezifische Veränderungen, initial häufig unauffällig.
- **Bronchoskopie** (S. 127)**:** Rötung, Ödem, Ischämie, Bläschenbildung, Hämorrhagie, Ulzeration, ggf. Ruß. In der Initialphase sind falsch negative Befunde möglich.
- **^{133}Xe-Ventilations-Perfusions-Szintigrafie:**
  - *Indikation:* Dringender Verdacht auf Inhalationstrauma bei unauffälligem Bronchoskopiebefund.
  - *Beurteilung:* Inhomogene Aktivitätsverteilung, verlangsamte Aktivitätsabnahme (Gas-Retention) in betroffenen Arealen.

Differenzialdiagnose

- Gelegentlich Fehlinterpretation von vorbestehenden entzündlichen Veränderungen des Tracheobronchialsystems (z. B. chronische Bronchitis).

Therapie

- **Therapieprinzipien:** Atemwege offenhalten; adäquate Oxygenierung; Prophylaxe + Therapie der bronchialen Obstruktion; zusätzliche Beatmungsschäden (hohe F_iO_2 und Beatmungsdrücke) vermeiden; Infektionen (Pneumonie) gezielt therapieren.
- **Monitoring:** Kreislaufüberwachung, engmaschig BGA und mikrobiologische Überwachung.
- **Spezielle Therapiemaßnahmen:**
  - *Atemwegsmanagement:*
    - Intubation bei Atemnot, Stridor, Hypoxämie/Hyperkapnie, Kehlkopfödem, schweren Brandverletzungen an Gesicht und Hals. Innendurchmesser des Tubus möglichst nicht < 7,5 mm (wegen Bronchoskopie + Bronchialtoilette).
    - Bei absehbar längerer Beatmung frühzeitig Tracheotomie (S. 98) – umstritten!
    - Atemgaskonditionierung (S. 197), regelmäßige Bronchialtoilette.
  - *Beatmung:*
    - 100 % O_2 bis zum sicheren Ausschluss einer CO-Intoxikation (S. 678).
    - Beatmung unter Einbeziehung der Spontanatmung: CPAP + S-IMV (S. 203), CPAP + Druckunterstützung (S. 203), BIPAP (S. 206); bei schwerer respiratorischer Insuffizienz frühzeitig Inverse-Ratio-Ventilation (S. 199).
    - Hochfrequenz-Jet-Beatmung (möglicherweise sinnvoll): Verminderte Atemwegsdrücke → geringeres Barotrauma; Verbesserung des Ventilations-/Perfusions-Verhältnisses → F_iO_2 ↓, bessere Sekretmobilisation.
    - Kinetische Therapie: Bauchlagerung, Rotorest-Bett o. Ä. (S. 212)
  - *Flüssigkeitszufuhr:*
    - Erhöhter Flüssigkeitsbedarf → Erhöhung der Zufuhr von kristalloiden Lösungen um mindestens 40 % über den anhand der verbrannten Körperoberfläche (S. 582) errechneten Bedarf – Berechnung s. Kap. Brandverletzung, Verbrennungskrankheit (S. 590).
    - Nach den ersten 24 h zusätzlich kolloidale Lösungen.

  Hinweis: Keine Flüssigkeitsrestriktion; Studien mit erhöhtem Volumenersatz zeigen kein erhöhtes Lungenödemrisiko.
  - *Kortikosteroide:* Nicht routinemäßige einsetzen! Wirksamkeit nicht belegt, ggf. sogar höhere Letalität – im Gegensatz zur Reizgasinhalation (S. 680).
  - *Antibiotikatherapie:* Keine prophylaktische Antibiotikatherapie! Bei Infektzeichen gezielte Therapie nach Keimnachweis, Resistenzbestimmung.
  - *Adjuvante Maßnahmen:* Atemgymnastik, Sekretolytika (z. B. N-Acetylcystein [zusätzliche Wirkung als Radikalenfänger, ggf. positive Wirkung durch inhalative Applikation]), Bronchodilatatoren (Behandlung der bronchialen Obstruktion, z. B. mit Theophyllin (S. 767).

Prognose

- Letalität von Verbrennungspatienten mit Inhalationstrauma: Etwa 60 % (deutlich höher als bei gleich starker Verbrennung ohne Inhalationstrauma).

31.9 Beinahe-Ertrinken

M. Leuwer, O. Zuzan

Grundlagen

- **Definitionen:**
  - *Beinahe-Ertrinken:* Primäres Überleben eines asphyktischen Geschehens bei Untertauchen in flüssigem Medium (evtl. mit Aspiration).
  - *Verzögerter Tod nach Beinahe-Ertrinken:* Tod nach initial erfolgreicher Primärversorgung bzw. Wiederbelebung eines Beinahe-Ertrunkenen.

- *Ertrinken ohne Aspiration:* Tod durch Atemwegsobstruktion und Ersticken bei Untertauchen in flüssigem Medium.
- *Ertrinken mit Aspiration:* Tod durch Ersticken und pulmonale Veränderungen infolge Aspiration bei Untertauchen in flüssigem Medium.

▶ **Ursachen:**
- Erschöpfung, Hypothermie, unbeabsichtigter Sturz ins Wasser.
- Alkohol- oder Drogeneinfluss.
- SHT oder Wirbelsäulenverletzung durch Sprung in flaches Wasser.
- Hypoxämie bei längerem Tauchen nach vorheriger Hyperventilation.
- Kardiale Probleme, Myokardinfarkt, Herzrhythmusstörungen.
- Epilepsie oder andere Ursachen für Bewusstseinsstörungen.

▶ **Folgen, Pathophysiologie:**
- *Hypoxie:*
  - *Süßwasser:* Wird relativ rasch aus der Lunge resorbiert (evtl. mit akuter Hämodilution und Hämolyse durch Abfall der Plasma-Osmolalität).
  - *Salzwasser:* Hohe Osmolaliät → Flüssigkeit strömt noch zusätzlich aus den Gefäßen in die Alveolen → Verstärkung des Lungenödems.
- *Zusätzliche Hypothermie* (S. 600): Hypoxiefolgen werden u. U. gemindert, andererseits können auch spezielle therapeutische Maßnahmen erforderlich werden.

Klinik, Komplikationen

▶ **Klinik:** Bewusstseinstrübung/-losigkeit, Zyanose, Apnoe, Bradykardie, Asystolie.

▶ **Komplikationen:**
- *Hirnödem* (S. 524): ***Cave:*** Hirndruckkrisen und Einklemmung.
- *Pulmonale Störungen mit respiratorischer Insuffizienz:* Häufige Folge der Aspiration von Wasser und korpuskulären Bestandteilen.
- *Nierenversagen* (S. 342): Selten durch eingeschränkte Perfusion, Hypoxämie oder schwere Hämoglobinurie.
- *Elektrolytstörungen:* Selten (betreffen v. a. K^+- und Cl^--Homöostase).
- *Disseminierte intravasale Gerinnung* (S. 347): Sehr selten.

Diagnostik

▶ **Anamnese** (Augenzeugen, Angehörige, Ersthelfer, Rettungsdienstpersonal): Genaue Umstände, mögliche Ursachen? Dauer des Untertauchens? Temperatur und Art der Flüssigkeit (Kontamination, Süß- oder Salzwasser)? Beginn und Effektivität von Ersthelfermaßnahmen? Vorerkrankungen?

▶ **Auskultation:** Ggf. feuchte Rasselgeräusche; häufig auch unauffällig.

▶ **Begleitverletzungen ausschließen** → bei Aufnahme Röntgen-HWS.

▶ **Röntgen-Thorax:** Unspezifische Veränderungen.

▶ **Monitoring:**
- *Basismonitoring:* EKG, (invasive) RR-Messung, Pulsoxymetrie, Temperatur.
- *Labor:* Engmaschig BGA, Elektrolyte, Retentionswerte, Gerinnung.
- Dauerkatheter, Kontrolle der Urinausscheidung.
- *Pulmonaliskatheter* (S. 54) bei Patienten mit instabiler Hämodynamik und/oder schlechter respiratorischer Situation (hoher O_2-Bedarf).

Therapie

Cave: Jeden Patienten nach einem Ertrinkungsunfall mindestens 24 h stationär überwachen, auch wenn er zunächst asymptomatisch erscheint!

▶ **Kardiopulmonale Reanimation** (S. 150) bei Atem-/Herz-Kreislauf-Stillstand.

Cave: Die Kreislauf- und Pulskontrolle kann durch Hypothermie, Bradykardie und Vasokonstriktion erschwert sein. Im Zweifel mit Thoraxkompressionen beginnen.

▶ **Atemwegsmanagement:**
- *Möglichst frühzeitige Intubation!* Häufig werden große Mengen an Wasser geschluckt → Aspirationsgefahr! ***Cave:*** Begleitende HWS-Verletzung!

- *Indikation zur Beatmung:* Bewusstseinstrübung, Hypoventilation, Hypoxämie ($p_aO_2 < 90$ mmHg bei $FiO_2 > 0{,}5$ und/oder p_aO_2/FiO_2-Quotient < 300 mmHg).

▶ **Beatmung:**

Beachte: Bis zum Ergebnis der ersten BGA 100 % O_2.

- *Immer CPAP oder PEEP:* „Best PEEP" titrieren, ohne dass es zum ausgeprägten Abfall des Herzzeitvolumens kommt (ggf. Pulmonalarterienkatheter).
- *Bei Spontanatmung* CPAP (S. 203) + S-IMV (S. 204) *oder* CPAP + ASB (S. 204) *oder* BIPAP (S. 206).
- *Bei wachen Patienten* mit ausreichenden Schutzreflexen ggf. Masken-CPAP (S. 210).
- *Bei Hinweis auf Hirnödem/Hirndruck* (S. 524)*:* Hyperkapnie vermeiden.

▶ **Therapie der Hypothermie** (S. 593):

- Zügig erwärmen, vor weiteren Wärmeverlusten schützen!
- *„Nobody is dead until warm and dead"* → so lange reanimieren, bis die Körpertemperatur annähernd normal ist. *Ausnahme:* Sichere Todeszeichen (S. 322).

Cave: < 30 °C keine Katecholamine (Vasokonstriktion + Arrhythmieneigung ↑) und keine Antiarrhythmika. Bei Kammerflimmern bis zu 3-mal defibrillieren; wenn erfolglos, nächste Defibrillation erst bei Temperatur > 30 °C.

▶ **Flüssigkeitshaushalt, Hämodynamik:**

- *Bei instabiler/schlechter hämodynamischer Situation:* Pulmonalarterienkatheter (S. 54).
- *Volumenzufuhr:*
  - Kristalloide (z. B. Ringer-Lösung) und/oder kolloidale Volumenersatzmittel (S. 224); ggf. auch Katecholamine.
  - Glukosehaltige Lösungen nur bei *Hypo*glykämie verwenden (Hyperglykämie verstärkt die sekundäre ischämische Hirnschädigung).

  Cave: Keine hypoosmolalen Infusionslösungen (ischämisches Hirnödem ↑)!

▶ **Säure-Basen-Haushalt** (gemischt respiratorisch-metabolische Azidose): Respiratorisch → adäquate Ventilation; metabolisch → NaHCO3 (S. 461) bei pH < 7,2.

▶ **Kortikosteroide:** Kein routinemäßiger Einsatz!

▶ **Antibiose** (S. 268)**:** Keine Antibiotikaprophylaxe (Ausnahme: Stark kontaminiertes Aspirat). Kalkulierte Antibiotikatherapie nur bei Zeichen einer beginnenden Infektion.

▶ **Maßnahmen bei Hirnödem** und erhöhtem intrakranialem Druck (S. 524).

Prognose

▶ **Outcome nach primär erfolgreichen Wiederbelebungsmaßnahmen:**

- 10–30 % der Patienten sterben im Krankenhaus.
- 10 % der Patienten haben schwerste neurologische Schäden und/oder bleiben im persistierenden vegetativen Status" (= apallisches Syndrom/Coma vigile).
- 50–80 % der Patienten können ohne oder nur mit geringen neurologischen Schäden das Krankenhaus verlassen.

32 Endokrinologische Erkrankungen

T. H. Schürmeyer

32.1 Coma diabeticum

Übersicht

▶ Wichtige Befunde und charakteristische Parameter: Tab. 32.1.

Tab. 32.1 • **Wichtige mit Diabetes mellitus assoziierte Komaformen.**

	Ketoazidose	hyperosmolares Koma	Laktat-Azidose	Hypoglykämie
Entstehungszeitraum	1–24 h	24 h–2 Wochen	1–24 h	plötzlich
Serum-Glukose (mg/dl)	> 300	> 600	unterschiedlich	< 50 (bei Diabetikern z. T. bei < 80)
Osmolalität	normal	> 360 mosm/l	normal	normal
pH	< 7,2	normal	< 7,2	normal
Base Excess (BE)	< -20	normal	< 20	normal
Ketonurie	+++	0	0	0
Hyperventilation	+++	0	+++	0
Dehydratation	+++	+++	+	0

+: gering ausgeprägt, +++: deutlich ausgeprägt

Ketoazidotisches Koma

▶ **Grundlagen:**
- *Definition:* Stoffwechselentgleisung bei Insulinmangel und ungehemmter Glukoneogenese mit metabolischer Azidose durch gesteigerte Lipolyse und letalem Ausgang ohne Therapie.
- *Epidemiologie:* 5 × häufiger als hyperosmolares Koma; 2–3 Fälle/1 000 Diabetiker jährlich; Erstmanifestation bei 20 % der Diabetiker; F:M ≅ 1,7:1; Altersgipfel um 17. und 60. Lebensjahr.
- *Auslöser:* 64 % Infekte (Initialkoma bei Erstmanifestation), 6 % kardiovaskuläre Krankheiten, selten Medikamente (z. B. Glukokortikoide, Diuretika), Alkohol, körperliche Überbelastung.

▶ **Klinik und Diagnostik:**
- *Klinik:* Erbrechen (70 %), initial Polyurie (40 %), Schwäche und Müdigkeit (25 %), Gewichtsverlust (20 %).
- *Klinische Befunde:*
  - Schwere Exsikkose: Weiche Bulbi, Hautturgor ↓, kollabierende V. cava, trockene Schleimhäute, später Oligo-Anurie.
  - Schock: Hypotonie, Tachykardie, oft akutes Nierenversagen, aber rotes Gesicht.
  - Kußmaul-Atmung (S. 19). (DD Cheyne-Stokes-Atmung), Azidose-Geruch.
  - Allgemein: Reflexe ↓, u. U. Pseudoperitonitis = Bauchschmerzen (verschwindet ca. 3 h nach adäquater Therapie, DD akutes Abdomen).

- *Labor:*
  - Serum: Hyperglykämie (meist > 300 mg/dl), Hämatokrit ↑, Leukozytose, Harnstoff ↓, häufig CPK ↑ und Transaminasen ↑, Serum-Na^+ ↓ („Pseudohyponatriämie") und -K^+ ↓.
  - Urin: Glukosurie, Ketonkörperausscheidung.
  - Arterielle Blutgasanalyse: Metabolische Azidose (pH < 7,2).

► **Differenzialdiagnose:**
- *Andere metabolische Azidosen:* Urämie, Laktatazidose (S. 434), Salizylat-Intoxikation (S. 666), Alkohol-Intoxikation (S. 653).
- *Schädel-Hirn-Trauma* (S. 519) mit Läsion im Bereich des 4. Ventrikels und schwerer Hyperglykämie.
- *Sonstige:* Coma hepaticum (S. 500), Sepsis (S. 335), Hypoglykämie.

► **Therapie:** Übersicht in Tab. 32.2.

► **Prognose:** Die Letalität beträgt in den ersten 3 Tagen ca. 3 %, in den ersten 12 Tagen ca. 12 %, bei initialem Koma bis zu 20 %. Höhere Letalität bei alten Patienten (durch kardiovaskuläre Belastung). Gefahr einer Infektionsverkennung (Infektion ohne Fieber!) und Fehldeutung eines Pseudoperitonismus als gastroenterologische Erkrankung.

Hyperosmolares Koma

► **Grundlagen:**
- *Definition:* Langsame Stoffwechselentgleisung bei Diabetes mellitus mit erhaltener Insulin-Sekretion durch Flüssigkeitsverlust z. B. bei starker Glukosurie.
- *Epidemiologie:* Mischbilder mit einer Ketoazidose sind häufig; Altersgipfel > 70 Jahre.
- *Auslöser:* Mangelnde Flüssigkeitszufuhr bei gestörter Osmoregulation (Alter, ZNS-Schädigung); gesteigerter Flüssigkeitsverlust (Diuretika, Diarrhö, Fieber) bei gleichzeitiger Glukosurie.

► **Klinik und Diagnostik:**
- *Symptomatik:* Apathie, neurologische Störungen, Hypotonie.
- *Klinische Befunde:*
  - Schwere hypovolämische Dehydratation: Exsikkose, trockene und heiße Haut.
  - Schock: Tachykardie und Hypotonie, Gefahr des Nierenversagens.
  - Neurologisch: Apathie, generalisierte Krampfanfälle, Lähmungen.

Hinweis: *Keine* Kußmaul-Atmung (S. 19), *kein* Azidose-Geruch!

- *Labor:* Hyperglykämie (> 600 mg/dl), Plasma-Osmolalität > 360 mosmol/l, Serum-Na^+ und -K^+ meist ↓, *keine* metabolische Azidose (S. 461), *keine* Ketonurie.

Hinweis: Abschätzung der Plasma-Osmolalität nach der Formel 2 × Na^+ (in mmol/l) + BZ (in mg/dl) ÷ 20 + Harnstoff (in mg/dl) ÷ 3.

► **Differenzialdiagnose:**
- ZNS-Erkrankungen: Apoplektischer Insult (S. 536), Fieberkrämpfe, Epilepsie (S. 546), Parkinson-Krise, intrazerebrale Blutung (S. 532), Intoxikation (Medikamente, CO).
- Exsikkose bei Infekten.
- Ketoazidose (S. 432).

► **Therapie:** Siehe ketoazidotisches Koma – Tab. 32.2.

► **Prognose:** Vermutlich bedingt durch das höhere Lebensalter der Patienten ist die Letalität mit ca. 50 % *höher* als beim ketoazidotischen diabetischen Koma.

Tab. 32.2 • **Therapie des ketoazidotischen diabetischen Komas. (nach Leitlinien der Deutschen Diabetes-Gesellschaft).**

	Maßnahme/Vorgehen
I. Allgemein	• Monitor, engmaschige RR-Messung, bei Bedarf O_2-Gabe • zentraler Venenkatheter (ZVD-Messung), Blasenkatheter (Bilanz, Überlaufschutz), Laborkontrollen (Glukose, K^+, Na^+, BGA) • Magensonde bei Bewusstlosigkeit • Heparin- und Dekubitusprophylaxe
II. Substitution von Flüssigkeit und Elektrolyten	• *Defizite:* Flüssigkeit ca. 5–10 l, Na^+ 500 mmol (3–4 l NaCl 0,9 %), K^+ 240 mmol, PO_4^{3-} 67 mmol • *akut:* In der ersten Stunde 1000 ml NaCl 0,9 % + 40 mval KCl, nachfolgend 500 ml Flüssigkeit/h bis ZVD bei ca. 10 cm H_2O liegt (bei Niereninsuffizienz genauso vorgehen unter Kalium- und ZVD-Kontrolle) • *Serum-Natrium:* – ≤ 145 mmol/l: Infusion NaCl 0,9 % – 145–165 mmol/l: Infusion NaCl 0,45 % – > 165 mmol/l: Infusion Glukose 5 % (entspricht freiem Wasser) • *Serum-Kalium:* Frühzeitig substituieren (K^+ sinkt vor BZ; ***Cave:*** Außer bei Hyperkaliämie!) – < 3,5 mmol/l: Infusion ca. 20 mmol/h – 3,5–5 mmol/l: Infusion ca. 10 mmol/h • *Phosphat:* Substitution nach neuesten Empfehlungen nicht mehr erforderlich
III. Insulingabe	• Ziel: BZ-Senkung maximal 100 mg/dl/h bis 250 mg/dl, danach maximal 50 mg/dl/h! • nur Normalinsulin, initial max. 10 I.E. i. v., sonst abhängig vom Serum-BZ: – < 300 mg/dl: 2 I.E./h. – < 500 mg/dl: 3 I.E./h. – > 500 mg/dl: 4–6 I.E./h (max. 0,1 I.E./kg KG/h) bis zur Beherrschung der Ketoazidose. • ab BZ < 250 mg/dl Glukose 5 % i. v. oder Beginn der oralen Ernährung. • vor Insulin-Gabe immer auf K^+ achten, Insulin u. U. erst nach Anhebung des K^+-Werts. • wenn BZ nicht ausreichend sinkt: Mehr Insulin, mehr Flüssigkeit!
IV. Azidosekorrektur	• nur bei pH < 7,0 • $NaHCO_3$ 1,39 % über 2 h; Errechnen des theoretischen Bikarbonat-Bedarfs: negativer BE (mmol/l) × kg KG × 0,3. In der Praxis zur Vermeidung einer Überkorrektur titrieren von $NaHCO_3$ in 50-mmol-Einzeldosen mit nachfolgender Blutgasanalyse

Laktatazidotisches Koma

- **Grundlagen:**
  - *Definition:* Anstieg des Serum-Laktats auf > 5 mmol/l unabhängig vom Blutzucker; metabolische Azidose, Anionenlücke (S. 461) > 12.
  - *Pathophysiologie:* Vermehrte Laktatproduktion bei Gewebehypoxie, verminderter Laktatabbau bei Leber- und Nierenfunktionsschädigung, Thiamin-Mangel bei längerer parenteraler Ernährung.
  - *Auslöser:* Biguanide, Salizylate, Fruktoseinfusion, Alkohol, Sepsis.
- **Klinik und Diagnostik:** Ähnlich wie bei Ketoazidose (S. 432); Tab. 32.1.
- **Therapie und Prognose:** Die Hämodialyse (S. 256) ist die einzige therapeutische Option. Trotzdem liegt die Letalität bei ca. 90 %.

32.2 Hypoglykämisches Koma

Grundlagen

- **Definition:** Symptomatisch niedrige Blutzuckerwerte mit insuffizienter endogener Gegenregulation.
- **Epidemiologie:** Oft mehrfach im Monat auftretende Begleiterscheinung einer blutzuckernormalen Diabetes-mellitus-Einstellung mit Insulin; selten Symptom anderer Erkrankungen.
- **Auslöser:** Medikamente (v. a. Sulfonylharnstoffe), falsche Insulin-Dosis, Alkoholkonsum (evtl. am Vortag), körperliche Belastung, zusätzliche Begleiterkrankung.

Klinik, Diagnostik

- **Klinische Symptome, Befunde:**
  - *Durch Neuroglykopenie:* Konzentrationsstörungen, Sprachstörungen, Teilnahmslosigkeit, Verwirrtheit, Amnesie, Stupor, Somnolenz, Bewusstlosigkeit, zerebrale Krampfanfälle, Paresen.
  - *Durch adrenerge Gegenregulation* (**Cave:** Kann unter β-Blocker-Therapie oder bei autonomer Neuropathie fehlen!): Heißhunger, Kopfschmerzen, Übelkeit, Schwitzen, Mydriasis, Affektlabilität, Parästhesien, Angst, Blässe, Tremor, Tachykardie, Blutdruckanstieg.
- **Labor:** Blutzucker < 50 mg/dl (bei Diabetikern gelegentlich schon Symptome < 80 mg/dl).

Differenzialdiagnose

- Gestörte Glykogen-Bereitstellung: z. B. Leberparenchymschaden, Untergewicht.
- Gestörte endokrine Gegenregulation: Nebennierenrindeninsuffizienz (S. 440), Hypothyreose (S. 436), Wachstumshormon-Mangel, autonome Neuropathie.
- Hyperhypoglykämie-Syndrom (= Hyperglykämie gefolgt von einer reaktiven Hypoglykämie): Spät-Dumping, Frühform des Diabetes mellitus.
- Autonome Insulin-Sekretion: Insulinom (selten), Nesidioblastose (= diffuse Inselzell-Hyperplasie; sehr selten).
- Große Tumoren mit Störung des Intermediärstoffwechsels durch Freisetzung von Stoffwechselprodukten oder paraneoplastisch sezernierte Hormone (z. B. IGF = Insulin-like Growth Factor).
- Kohlenhydrat-Verwertungsstörungen: Alkoholintoxikation (S. 653), Fruktose- und Galaktose-Intoleranz.
- Medikamente: Insulin, Sulfonylharnstoffe; *verstärkend wirken:* Kumarine, Sulfonamide, INH (Isoniazid), Pentamidin, PAS (Paraaminosalicylsäure), Hydantoine, Phenylbutazon, Salicylsäure, Paracetamol, ACE-Hemmer.

Therapie und Prognose

- **Therapie:**
  - Bei Zweifel, ob eine Hypo- oder Hyperglykämie vorliegt: Glukose-Gabe.
  - BZ > 50 mg/dl: 10–20 g (100–200 mg Glucose 10 %), BZ < 50 mg/dl: 20–30 g (200–300 ml Glucose 10 % oder 100–150 ml Glucose 20 %).
  - Alternativ: 1 mg Glukagon i. v., i. m. oder s. c.
- **Prognose:** Abhängig von der Dauer der Hypoglykämie; normalerweise gut.

32.3 Hyperthyreose (thyreotoxische Krise)

Grundlagen

- **Definition:** Akut beginnende, bedrohliche Exazerbation einer Schilddrüsenüberfunktion.
- **Epidemiologie:** In Deutschland ca. 800 Fälle/Jahr; F:M ≈ 3:1; Gipfel um das 60. Lebensjahr.
- **Auslöser:** In ca. 50 % der Fälle (oft iatrogene) Jodexposition (Röntgenkontrastmittel, Desinfektiva – auch in der Landwirtschaft –, Amiodaron), Änderung der Lebenssituation (Infektion, hormonelle Umstellung, Stress) bei vorbestehender Autonomie oder Morbus Basedow; selten Thyreotoxicosis factitia durch Überdosierung von Schilddrüsenhormonen.

Klinik, Diagnostik

- **Symptome, Befunde und Stadien** nach Herrmann (praktisch gut bewährt):
  Hinweis: Im Alter oft mono- oder oligosymptomatisch!
  - *Stadium I:* Tachykardie > 150/min, Herzrhythmusstörungen, Tremor, motorische Unruhe, psychische Erregbarkeit bis zum Delir, Exsikkose (durch Schwitzen, Diarrhö und Erbrechen), Adynamie, Fieber, Oligurie, hyperkinetischer Kreislauf, hohe RR-Amplitude, Gewichtsverlust.
  - *Stadium II:* Zusätzliche Bewusstseinstrübung (Desorientierung zu Zeit, Ort und Person), Psychose, Halluzinationen, ggf. Somnolenz und Stupor, u. U. Schock.
  - *Stadium III:* Bewusstseinsverlust (Koma).
- **Labor:** TSH ↓, fT_3 ↑, fT_4 ↑, Na^+, K^+, Ca^{2+}, GOT, Differenzialblutbild, Kreatinin. *Normwerte:* TSH: 0,3–4,0 µU/ml; fT_3: 1,8–4,6 pg/ml; fT_4: 0,9–1,7 ng/dl.
- **Sonstige Diagnostik:** EKG, Sonografie der Schilddrüse.
- **Scores** (beide schlecht evaluiert)**:** Burch-Wartofsky-Score > 45 Punkte, Akamizu-Score.

Differenzialdiagnose

- Neurologisch-pyschiatrische Krankheiten: Delir (S. 566), Psychose, Enzephalitis (S. 553), Bulbärparalyse.
- Toxische Komaformen und Intoxikationen: Amphetamine, Designer-Drogen (S. 664).
- Sepsis und kardiovaskuläre Erkrankungen mit zusätzlicher Hyperthyreose.

Akuttherapie

Hinweis: Bereits bei klinischem Verdacht unter Intensivüberwachung mit der Therapie beginnen!

- **Allgemeine, supportive Maßnahmen:**
  - Monitorüberwachung, RR-Messung, ggf. O_2-Gabe.
  - Zentraler Venenkatheter (ZVD-Messung).
  - Hochkalorische Ernährung (S. 239), 3 000 kcal.
  - Ggf. Kühlung, z. B. mit Eisbeuteln.
  - Thrombose- und Dekubitusprophylaxe.
  - Digoxin oder β-Blocker (s. u.) bei Herzrhythmusstörungen.
  - Laborkontrollen (z. B. täglich Diff.-BB bei hochdosierter Thiamazol-Gabe).
- **Thyreostatika:** *NW* (z. T. dosisabhängig): Thrombo-, Granulozytopenie, Cholestase, gastrointestinale Beschwerden, Exanthem. *KI:* Bekannte Allergie, bekannte Leberschäden, Knochenmarksdepression.
  - **Peroxidase-Hemmung: Thiamazol (i. v. oder Carbimazol p. o. 40–80 mg alle 8 h.**
  - Alternativ: Propylthiouracil 150–600 mg/d p. o.
- **Infusionstherapie** bei Exsikkose. *Cave:* Kardiale Dekompensation → ZVD-Kontrolle!

- **Sedierung:** Nur im Stadium I indiziert. *Cave:* Verschleiert Übergang in Stadium II.
  - **Diazepam 5–10 mg i. v.**
  - **Alternativ Promethazin** (z. B. Atosil) oder Phenobarbital (z. B. Luminal).
- **β-Blocker bei Hyperthyreose:** Zur Konversionshemmung von T_4 zu T_3. *NW:* Bradykardie, Hypotonie, Herzinsuffizienz, Bronchokonstriktion, Verschlechterung einer diabetischen Stoffwechsellage. *KI:* Dekomp. Herzinsuffizienz, AV-Block II/III, SA-Block, Sinusknotensyndrom, Hypotonie, Asthma bronchiale.
  - **Propranolol (z. B. Dociton) 20–80 mg alle 6–8 h p. o.** *oder* **Esmolol (z. B. Brevibloc) 0,25–0,5 mg/kg KG i. v., dann ca. 0,1 mg/kg KG/min.**
  - Alternativ z. B. **Metoprolol (z. B. Beloc) 50–200 mg/d** *oder* **Atenolol (z. B. Tenormin) 25–100 mg/d.**
  - *Therapiealternative bei KI gegen β-Blocker:* **Diltiazem (z. B. Dilzem) 180–360 mg/d.**
- **Unterbrechung des enterohepatischen Kreislaufes: Colestyramin (z. B. Quantalan) 3 × 8 g/d.**
- **Kortikoide: Hydrocortison 50–100 mg i. v. alle 8 h (alternativ Prednisolon 25–50 mg).**
- **Frühoperation:** Fast totale Thyreoidektomie (Schilddrüsenrest < 2 g).
  - *Indikation:* Im Stadium III und IV, v. a. bei jodinduzierter Hyperthyreose; spätestens, wenn innerhalb 48 h keine Stabilisierung (d. h. Rückführung ins Stadium I) erreichbar ist.
  - *KI:* Schwere Gerinnungssstörung, Veto des Anästhesisten.
- **Hämoperfusion:** Mit Aktivkohle, ca. 120 min/d. Bei KI gegen Operation.
- **Andere Therapieansätze:**
  - *Lithium* (Therapie 2. Wahl: Hemmung der Jodothyronin-Exkretion): 1 000–1 500 mg/d (Quilonum 3–6 Tbl./d); Ziel-Plasma-Lithiumspiegel: 1 mmol/l.
  - *Plasmapherese:* Ggf. indiziert bei Neugeborenen mit schwerer Hyperthyreose bei Immunthyreopathie der Mutter; sonst keine Indikation.
  - *Jodid:* Keine Indikation, überholte Therapieform!

Nachbehandlung

- **Allgemein:** Reduktion von Hydrocortison (Ausschleichen in wenigen Tagen) und Thyreostatika (Thiamazol 40–80 mg/d) anhand der fT_3- und fT_4-Werte (TSH reagiert verzögert).
- **Postoperativ:** Für eine Woche L-Thyroxin 50 µg/d und langsame Dosisanpassung (TSH-Zielbereich mittelfristig 0,3–2,5 µU/ml).
- **Laborkontrollen** (fT_3 und fT_4): Nach 7 d, dann alle 2–3 Wochen.

Prognose

- **Dauer:** Nach 48 h Entscheidung über Notwendigkeit der OP erforderlich.
- **Verschlechtert durch** Alter, Begleitkrankheiten, Therapieverzögerung, Jod-Exposition.
- **Komplikationen:** Nieren- oder Leberversagen, Herzinsuffizienz oder -infarkt, Myopathie.
- **Letalität:** Stadium I ca. 5–10 %; Stadium II ca. 10–20 %; Stadium III > 30 %.

32.4 Hypothyreotes Koma (Myxödem-Koma)

Grundlagen

- **Definition:** Vital bedrohlicher Thyroxin-Mangel, der sich innerhalb von Wochen entwickelt.
- **Epidemiologie:** In der BRD ca. 30 Fälle/Jahr; *Hypothyreose-Inzidenz* 1/1000 Einwohner jährlich; *Prävalenz* vor dem 60. Lj. 0,5–1 %, nach dem 60. Lj. 1–2 % der Bevölkerung; F:M ≈ 4:1; Altersgipfel ca. 70. Lj.

- **Ursache:** In 99 % der Fälle primärer Ausfall der Schilddrüsenfunktion durch chronische Thyreoiditis (70 %), iatrogen (20 %, z. B. Operation, Thyreostatika, Lithium, Interferon α, Interleukin) oder angeborene Defekte (10 %, anatomischer Defekt, Dyshormonogenese); in 1 % der Fälle sekundär durch gestörte Hypophysenfunktion (z. B. bei Hypophysentumor, nach Schädel-Hirn-Trauma, Operation oder Bestrahlung der Schädelbasis).

Klinik und Diagnostik

- **Symptome und Befunde** (*Cave:* Oft als „Altersbeschwerden" fehlinterpretiert!):
  - Muskelschwäche, Ermüdbarkeit, Bradykardie, Herzinsuffizienz, QT-Verlängerung, Perikard- und Pleuraerguss.
  - Interesselosigkeit, Konzentrationsstörungen, Apathie.
  - Hypoventilation, Globalinsuffizienz, Schlafapnoe-Syndrom, Gefahr des Atemstillstands, respiratorische Azidose.
  - Frieren, Hypothermie, kühle und blasse, schuppige Haut, raue Stimme, Gesichtsschwellung, Lidödeme.
  - Polyneuropathie, Schwerhörigkeit.
  - Hypoglykämieneigung, normochrome, normozytäre Anämie.
  - Obstipation bis zum Ileus, Aszites.
- **Labor:**
  - *Erhöht:* TSH (> 4,0 µU/ml, nur bei primärer Hypothyreose), Cholesterin; u. U. CPK, LDH, GOT, GPT, p_aCO_2; MAK u/o TAK (nur bei Hashimoto-Thyreoiditis).
  - *Erniedrigt:* Na^+, K^+, pH, p_aO_2; u. U. fT_4, fT_3, u. U. BZ, Hb.
- **Sonstige Diagnostik:** EKG, Echokardiografie (Perikarderguss).

Differenzialdiagnose

- Niedrig-T_3-T_4-Syndrom bei schwerer Grunderkrankung: Keine TSH-Erhöhung.
- Internistische Erkrankung: Herzinsuffizienz, Anämie, Niereninsuffizienz, Sepsis.
- Psychiatrische Erkrankung: Depression, Psychopharmaka-Intoxikation.
- Neurologische Erkrankung: Enzephalitis, Morbus Parkinson, apoplektischer Insult.
- Anderes endokrines Koma: Hypophysär, adrenal, diabetogen.

Therapie

- Intensivüberwachung (v. a. Atmung, BGA, ZVD, RR, Puls, Bilanz, Temperatur) und Intensivpflege. Großzügige Indikation zur Intubation und Beatmung.
- Infusionstherapie nur unter ZVD-Kontrolle.
- Glukosezufuhr im Rahmen der parenteralen Ernährung (S. 242).
- **Am 1. Tag:**
  - **L-Thyroxin 500 µg i. v.**
  - **Hydrocortison 50–100 mg i. v. alle 8 h** (empirische Empfehlung).
- **Ab 2. Tag: ca. 100 µg L-Thyroxin/d i. v.** oder **oral 1,5 µg/kg KG** (auch als Tropfen möglich, 20 Tropfen ≈ 100 µg); Dosis-Anpassung unter Kontrolle von fT_3 und fT_4 (ab 2. Tag kein Hydrocortison mehr, wenn keine NNR-Insuffizienz besteht).

! ***Cave bei der Therapie des hypothyreoten Komas:***

- Keine Sedativa (Ateminsuffizienz).
- Keine Katecholamine (Herzrhythmusstörungen, Herzinfarkt).
- Keine Gabe von Trijodthyronin-(T_3)haltigen Präparaten.
- Iatrogene Hypernatriämie – zentrale pontine Myelinolyse (S. 448).
- Bei gleichzeitiger NNR-Insuffizienz keine L-Thyroxin-Gabe ohne Kortison-Substitution!
- Eine zu rasche Infusionstherapie oder Normalisierung der Körpertemperatur führt zur kardialen Dekompensation, da das Herzminutenvolumen nicht gesteigert werden kann!
- Durch reduzierten Stoffwechsel Gefahr der Wirkstoffakkumulation von Medikamenten.

Prognose

- **Letalität:** Trotz Therapie bis zu 30 % (Gefahr von kardialer Dekompensation, Apnoe, Pneumonie und Nierenversagen).
- Der *kurzfristige Therapieerfolg* der schweren Hypothyreose ist sehr gut; der *längerfristige Therapieerfolg* ist durch Fehleinschätzung der Gefährlichkeit der Erkrankung (zunehmendes Desinteresse des Patienten und fehlerhafte Substitutionstherapie) dagegen oft schlecht.

32.5 Phäochromozytom

Grundlagen

- **Definition:** Tumor der chromaffinen Zellen, bei mehr als 90 % der Patienten in den Nebennieren gelegen (rechts > links, 5–10 % bilateral, < 10 % maligne).
- **Epidemiologie:** < 0,5 % der Hypertoniker, 1–2 % der Neurofibromatose-Patienten und 50 % der Patienten mit MEN-IIa-(Sippel-)Syndrom; F:M ≈ 1,7:1; Altersgipfel ca. 50. Lj.
- **Auslöser der Symptomatik:** Abdominale Druckerhöhung, Operation, Medikamente (z. B. Glukagon bei radiologischer oder endoskopischer Diagnostik), spontane Entwicklung.

Klinik und Diagnostik

- **Symptome:** Palpitationen (68 %), starkes Schwitzen (53 %), Kopfschmerzen (42 %).
- **Klinische Befunde:**
  - *Hypertonie:* Konstant (58 %), paroxysmal (20 %), keine (22 %).

  Cave: Hypotension möglich!
  - *Kardiale Symptome:* Angina pectoris (10–20 %), Myokardinfarkt (5–10 %), Rhythmusstörungen (10–20 %), akute Herzinsuffizienz (5–10 %, bei Kardiomyopathie ca. 50 %).
  - *Abdominale Symptome:* Akutes Abdomen (10–20 %), Schock bei Tumorruptur.
- **Labor:**
  - *Urin-Katecholamine* (Adrenalin, Noradrenalin, Vanillinmandelsäure) *oder besser Metanephrine:* Bei > 98 % der Patienten erhöht. Medikamente, die zerebral oder peripher mit dem adrenergen System interferieren, müssen 1 Woche vor der Untersuchung abgesetzt werden (β-Blocker, α-Blocker, Clonidin, MAO-Hemmer etc.).
  - *Blut:* u. U. Blutzucker ↑, Hämatokrit ↑, Metanephrin, Normetanephrin.
- **Lokalisationsdiagnostik:** Sonografie (> 80 %), CT (> 90 %), MIBG-Szintigrafie (> 85 %). Zur Differenzialdiagnose ggf. MRT.

  Cave:
    - Stimulationstests (z. B. mit Glukagon) sind nicht indiziert und Suppressionstests (z. B. mit Clonidin) ggf. gefährlich; keine Punktion eines Nebennierentumors, solange ein Phäochromozytom nicht ausgeschlossen ist.
    - Eine Punktion kann eine nicht beherrschbare Krise auslösen!

Differenzialdiagnose

- Hyperkinetische Kreislaufsituation z. B. bei Hyperthyreose (S. 436).
- Blutdruckkrise (S. 395) bei essenzieller Hypertonie oder Nierenarterienstenose.
- Psychiatrische Erkrankungen mit erhöhtem „Sympathikotonus".
- Alkoholentzug (S. 566).
- Plötzliches Absetzen von Clonidin oder β-Blockern.
- Einnahme von Drogen, z. B. Kokain (S. 659); Amphetamine (S. 664); Tyramin-Ingestion unter Therapie mit MAO-Hemmern.

Therapie

- **Akut:**
  - *1. Wahl:* α-Blocker (z. B. 10–50 mg Urapidil i. v.).
  - *2. Wahl:* Kalzium-Antagonist (z. B. Nifedipin 10–20 mg p. o. *oder* Nifedipin 1 mg/h i. v. *oder* Nitrendepin 5 mg i. v.).
  - *3. Wahl:* Vasodilatator (Dihydralazin 12,5 mg i. v. *oder* Nitroprussid 0,5–6 µg/kg KG/min i. v.).
  - Bei Tachykardie Kombination mit β-Blocker i. v. oder oral, z. B. Metoprolol oder Bisoprolol, oder Nebivolol unter Monitorkontrolle.
- **Chirurgische Therapie:**
  - *Präoperativ:* Mit Phenoxybenzamin (z. B. Dibenzyran) 10 mg/d beginnen und über ca. 2 Wochen langsam steigern, bis orthostatische Reaktion erreicht ist (bei ca. 200–300 mg/d); auch hier ggf. mit β-Blocker kombinieren (s. o.).
  - *Intraoperativ:* Nitroprussid (ca. 200 µg/min), Volumengabe vor Ligatur der Tumorvene (1 000 ml durch Anästhesisten).
  - Die Plasmakatecholamin-Spiegel normalisieren sich postoperativ nach ca. 5–10 min.

  Cave: Die Gabe von β-Blockern *ohne* α-Blockade kann durch periphere Vasokonstriktion zur RR-Krise und durch negative Inotropie zur akuten Herzinsuffizienz führen.
- **Bei Inoperabilität:**
  - *Symptomatische Therapie:* Phenoxybenzamin (Dibenzyran), α-Methyltyrosin, β-Blocker.
  - *Therapieversuch bei Malignität:* Nuklearmedizinisch → MIBG; onkologisch → Chemotherapie.

Prognose

- **Bei Benignität:** Gute Prognose, Mortalität perioperativ < 5 %. *Längerfristig* oft Folgeprobleme durch Kardiomyopathie, koronare Herzerkrankung, sekundär fixierte arterielle Hypertonie.
- **Bei Malignität** (< 10 %) schlechte Prognose.

32.6 Nebennierenrindeninsuffizienz (Addison-Krise)

Grundlagen

- **Definition:** Akuter, vital bedrohlicher Gluko- und Mineralkortikoid-Mangel.
- **Epidemiologie:** *Inzidenz* 3/1 Mio. Einwohner jährlich; *Prävalenz* ca. 100/1 Mio. Einwohner; Altersmaximum zwischen 30. und 50. Lebensjahr.
- **Ort der Störung:**
  - *Primär (Nebenniere; Syn.: Morbus Addison):* Autoimmunerkrankung (> 70 %), Infektion (Tbc, AIDS, CMV), Nebennieren-Infarkt (Waterhouse-Friderichsen-Syndrom = Meningokokkensepsis), -Blutung (Antikoagulation) oder -Metastasen (Bronchialkarzinom), adrenogenitales Syndrom, Adrenomyeloneuropathie, Medikamente (z. B. Ketokonazol, Aminoglutethimid, Etomidat, Mifepriston, Metapyrone, Rifampicin, INH).
  - *Sekundär (hypophysäre ACTH-Sekretion ↓):* Behandlung mit > 7,5 mg Prednisolon-Äquivalent/d über > 1 Woche; hypophysäre oder hypothalamische Erkrankung (Tumor, Operation, Trauma, Strahlentherapie).
- **Auslöser:** Oft starker Flüssigkeitsverlust (Diarrhö, Fieber, Schwitzen).

Klinik und Diagnostik

- **Symptome und Befunde:**
  - *> 90 % der Fälle: Schwäche* und Müdigkeit, Appetitlosigkeit, Überpigmentierung (*nicht* bei sekundärer NNR-Insuffizienz oder perakuter Entwicklung).
  - *> 70 % der Fälle: Hypotonie, Tachykardie,* Gewichtsverlust, Unruhe.
  - *> 50 % der Fälle: Übelkeit und Erbrechen,* sonstige gastrointestinale Beschwerden, Diarrhö, Adynamie, Myalgie, Arthralgien, Hypoglykämie, Salzhunger.
  - *Bei Waterhouse-Friderichsen-Syndrom:* Fieber, Meningismus, petechiale Einblutungen.
- **Labor:**
  - *Erniedrigt:* Na^+ (< 130 mmol/l in > 90 % der Fälle!), Cl^-, BZ, pH (metabolische Azidose), ZVD, Kortisol.
  - *Erhöht:* K^+ (> 50 % der Fälle), u. U. Ca^{2+}, Hämatokrit (Dehydratation), Renin, ACTH (bei primärer NNR-Insuffizienz).
- **Abdomen-Sono** zur Differenzialdiagnostik (z. B. Einblutung, Metastasen?).

Differenzialdiagnose

- *Endokrine Erkrankungen:* Hypothyreose (S. 437), Hypoglykämie (S. 435), Hyperkalzämie (S. 454).
- *Sonstige Erkrankungen:* Myokardinfarkt (S. 360), Lungenembolie (S. 399), Sepsis (S. 335), Intoxikation, Gastroenteritis.

Therapie

- **Allgemein:** Intensivmedizinische Überwachung (RR, Urinproduktion), Bilanzierung, Elektrolyte, Nierenfunktion, Stressulzera- und Thromboseprophylaxe.
- **Akut:**
  - *Schocktherapie (Volumentherapie):* 3–4 l NaCl 0,9 % i. v. (zusätzlich Glukosedauerinfusion [Glc 10 % mit 50–100 ml/h], wenn der Patient nicht essen kann).

  Cave: Hypertone NaCl-Lösungen (Gefahr der pontinen Myelinolyse!).
  - **Hydrocortison: Akut 100 mg i. v. als Kurzinfusion, dann 100–300 mg/24 h i. v.** Wird anstelle von Hydrocortison Prednisolon (z. B. Solu-Decortin H) gegeben (ca. ¼ der Hydrocortison-Dosis), ist die zusätzliche Gabe von Fludrocortison (z. B. Astonin H; ca. 0,1 mg/d) per Magensonde erforderlich.
- **Dauertherapie:**
  - **Hydrocortison 20–30 mg/d** (hiervon ⅔ morgens).

  Hinweis: Dosisanpassung (50–200 mg/d) bei Stress-Situationen (Operation, Trauma, Fieber) oder Wechselwirkungen mit anderen Medikamenten (z. B. beschleunigter Abbau durch Rifampicin, Barbiturate).
  - **Fludrocortison (z. B. Astonin H) 50–200 µg/d** nur bei *primärer* NNR-Insuffizienz.
- **Kontrollparameter:** Klinischer Befund, RR, Na^+, K^+, ggf. Renin; *nicht*: ACTH, Kortisol.

Hinweis: Notfallausweis erforderlich!

Prognose

- Bei adäquater Therapie gut, wenn die Gefahr durch Schock und Hyperkaliämie beherrscht ist.

32.7 Hypophysenvorderlappen-Insuffizienz (hypophysäres Koma)

Grundlagen

- **Definition:** Vital bedrohlicher Ausfall der hypophysären ACTH- und TSH-Sekretion (der zusätzliche Ausfall der Gonadotropin-, STH- und Prolaktin-Sekretion ist nicht lebensbedrohlich) → hypophysäres Koma.
- **Ursachen und Auslöser:**
  - *Unzureichende Substitution* bei bekannter Hypophysen-Insuffizienz.
  - *Perakut:* Schock, Schädel-Hirn-Trauma oder postpartale ischämische Hypophysen-Nekrose *(= Sheehan-Syndrom).*
  - *Akut:* Verminderte hypophysäre Sekretionsreserve (bei Tumor, nach neurochirurgischer Op. oder Bestrahlung) und zusätzlicher Stress-Situation (Infektion, Flüssigkeitsverlust).

Klinik und Diagnostik

- **Symptome und klinische Befunde:** Kombination der Symptome einer sekundären Nebennierenrindeninsuffizienz (S. 440) und sekundären Hypothyreose (S. 437).
- **Labor:**
  - *Erhöht:* Renin.
  - *Erniedrigt:* pH (respiratorische Azidose), BZ, Na^+, fT_3, fT_4, Kortisol, ACTH.
- Zur Differenzialdiagnostik kraniales MRT.

Differenzialdiagnose

- Nebennierenrindeninsuffizienz (S. 440), Hypothyreose (S. 437).
- Diabetes insipidus (S. 442), kardiogener oder hypovolämischer Schock (S. 333).

Therapie

- Flüssigkeits- und Elektrolytbilanzierung (s. u.).
- Therapie wie bei kombinierter NNR-Insuffizienz/Addison-Krise (S. 440) und Hypothyreose/Myxödem-Koma (S. 437).

Cave:
  - Durch sekundäre NNR-Insuffizienz hoher Flüssigkeitsbedarf, *aber* bei sekundärer Hypothyreose Gefahr der kardialen Dekompensation!
  - Nie Gabe von L-Thyroxin ohne vorherige Hydrocortison-Substitution!
  - Notfallausweis erforderlich!

Prognose

- Bei adäquater Therapie gut.

Cave: Eine verminderte hypophysäre Sekretionsreserve kann bei chronischer Entwicklung über viele Jahre verborgen bleiben und dann bei erhöhtem Kortison-Bedarf in einer Stress-Situation plötzlich zu vital bedrohlichen Symptomen führen! *Häufige Fehler:* Verkennung der sekundären Hypothyreose angesichts eines niedrigen TSH-Wertes und Verkennung der sekundären Nebenniereninsuffizienz angesichts einer fehlenden Überpigmentierung.

32.8 Diabetes insipidus

Grundlagen

- **Definition:** Vital bedrohlicher Wasserverlust durch Mangel oder fehlende Wirksamkeit von antidiuretischem Hormon (= ADH; *Syn.:* Vasopressin).

- **Ursachen:**
  - *Zentral (> 90 %; ADH-Mangel):* Durch Operation, Tumor (z. B. Kraniopharyngeom, Germinom, Histiozytosis X) oder sonstige Schädigung im Bereich von Hypothalamus und Hypophysen-Hinterlappen selten durch Phenytoin; ca. 20 % idiopathisch.
  - *Renal (< 10 %; fehlendes Ansprechen der Nieren auf ADH):* Angeboren oder bei Nierenerkrankung (Amyloidose, Nephritis) bzw. Nierenschädigung (Lithium, Amphotericin B, Cisplatin, Cidofovir, Foscarnet und durch eine Hyperkalzämie), auch vorübergehend in der polyurischen Phase des akuten Nierenversagens.

Klinik und Diagnostik

- **Symptomatik:** Plötzliche Polyurie und Polydipsie (bis zu 40 l/d!).
- **Klinische Befunde:** Exsikkose, massiver Flüssigkeitsverlust bis zum Schock.
- **Labor:**
  - *Erniedrigt:* Spezifisches Uringewicht (< 1 005 g/l), Urinosmolalität (< 300 mosmol/kg KG).
  - *Erhöht:* Na^+, HK, Plasma-Osmolalität
  - *Differentialdiagnose:* Copeptin (CT-proAVP) < 2,6 pmol/l (zentraler DI), > 20,0 pmol/l bei renalem Diabetes insidipus.

  Cave: Bei gleichzeitiger Hypophysenvorderlappen-Insuffizienz können die Laborbefunde irreführend sein: Eine *Hypo*natriämie bei sekundärer Nebennierenrindeninsuffizienz und Hypothyreose verschleiert die durch den Diabetes insipidus verursachte *Hyper*natriämie.
- **MRT** zur weiteren Abklärung.
- Nephrologische Abklärung nur bei anamnestischen Hinweisen (z. B. ANV).

Differenzialdiagnose

- Psychogene Polydipsie (Wasserintoxikation): Meist nicht plötzlich, Trinkmenge nur tagsüber ↑; hierbei keine Exsikkose, keine Hypernatriämie!
- Polyurie durch BZ ↑ („entgleister" Diabetes mellitus), Harnstoff ↑, Ca^{2+} ↑, Herzinsuffizienz, Diuretika: Hierbei meist Pseudohyponatriämie und keine Hypernatriämie!

Therapie

- **Zentraler Diabetes insipidus: Desmopressin (Minirin) 2 × 5–20 µg/d intranasal oder oral** *oder* **2–4 µg s. c./i. v.** *Mögliche NW:* Bei Überdosierung Verdünnungshyponatriämie, Wasserintoxikation mit Lungenödem. *WW:* Wirkungssteigerung bei gleichzeitiger Gabe von Prostaglandin-Synthesehemmern. *KI:* Psychogene Polydipsie, Polyurie bei ANV oder Diabetes mellitus, Nykturie bei Herzinsuffizienz.

  Achtung: Keine unkritische Desmopressin-Gabe bei Polyurie. Die hierdurch ausgelöste Wasserretention kann eine bedrohliche Hyponatriämie oder ein Hirnödem mit Krämpfen hervorrufen und die intravasale Hypervolämie bei kardiopulmonaler Vorerkrankung ein Lungenödem!
- **Renaler Diabetes insipidus:**
  - Polyurische Phase des akuten Nierenversagens: Volumentherapie (ZVD, Bilanz).
  - Andere Ursache: Versuch mit Thiazid-Diuretika (Hydrochlorothiazid 100 mg/d).
- **Erforderliche Kontrollen:** Einfuhr-Ausfuhr-Bilanz, spezifisches Uringewicht, Hämatokrit, Na^+.

Prognose

- Unbehandelt letal, aber bei adäquater Therapie gute Prognose. Selten pontine Myelinolyse bei sich rasch entwickelnder Hypernatriämie, zerebrale Dauerschäden sind bei wiederholten schweren Entgleisungen möglich.

33 Störungen des Wasser-, Elektrolyt- und Säure-Basen-Haushalts

33.1 Störungen des Wasser- und Natriumhaushalts

M. Karst

Grundlagen

- **Gesamtkörperwasser** (Wassergehalt des menschlichen Körpers): Erwachsene Frau 50 %, erwachsener Mann 60 %, Neugeborenes 75 %.
- **Wasserverteilung im Körper:** *Intra*zellulärvolumen 40 % des KG, *Extra*zellulärvolumen 20 % des KG (75 % interstitiell + 25 % intravasal [= Plasmavolumen]).
- **Wasserumsatz** eines gesunden Erwachsenen/24 h: Tab. 33.1.

Tab. 33.1 • **24-h-Wasserumsatz (gesunde Erwachsene).**

	Quelle/Organ	Menge
Aufnahme (ml)	Flüssigkeit	1 000–1 500
	feste Nahrung	700
	Oxidationswasser	300
	gesamt	**2 000–2 500**
Abgabe (ml)	Nieren	1 000–1 500
	Haut + Lunge (Perspiratio insensibilis)	900
	Darm	100
	gesamt	**2 000–2 500**

Beachte: Erhöhter Flüssigkeitsbedarf bei Fieber: ≥ 37 °C zusätzlich 0,5–1 l/°C/24 h.

- **Osmolarität und Osmolalität:**
  - *Osmolarität* = Menge osmotisch wirksamer Teilchen pro Volumeneinheit des Lösungsmittels. *Einheit:* mosm pro Liter (1 osmol = 1 Mol osmotisch wirksamer Teilchen).
  - *Osmolalität* = Menge osmotisch wirksamer Teilchen pro Masse des Lösungsmittels. *Einheit:* mosm pro kg Lösungsmittel.
  - *H_2O:* Osmolarität = Osmolalität.
  - *Plasma:* 1 l Plasma entspricht nur 0,93 kg Wasser (u. a. 70 g/l Plasmaproteine).
  - *Messung der Osmolalität:* Prinzip der Gefrierpunkterniedrigung – Wasser gefriert bei 0 °C; je mehr osmotisch wirksame Teilchen gelöst sind, desto mehr sinkt der Gefrierpunkt unter 0 °C.
  - *„Osmotische Lücke":* Gemessener Wert der Osmolalität > 10 mml/kg H_2O über berechnetem Wert. Ursache: Zusätzliche osmotisch wirksame Substanzen im Plasma (z. B. Alkohol, Ketonkörper, Laktat).
- **Osmotischer Druck:**
  - *Grundlagen:* Osmotisch wirksame Teilchen erzeugen an einer semipermeablen Membran einen osmotischen Druck (Tonizität, effektive Osmolalität). Harnstoffmolekül kann z. B. ungehindert durch Zellmembranen diffundieren und erzeugt keinen osmotischen Druck. Die errechnete effektive Osmolalität des Plasmas liegt deshalb bei 285 mosmol/kg H_2O, da die Harnstoffkonzentration nicht berücksichtigt wird.
  - *Klinik:*
    - Effektive Osmolalität$_{Plasma}$ abhängig von Na^+-Konzentration und begleitenden Anionen (Chlorid, Bikarbonat) (86 % Anteil an Gesamtosmolalität).

  - Regulation der Natriumbalance: Wasserzufuhr (Durst), „unsichtbare“ Wasserverluste (metabolisch, Verdunstung), renal (am bedeutsamsten). Hauptregulator: Antidiuretisches Hormon (ADH, Vasopression; Wasserreabsorption aus Primärharn über Aquaporine).
- Osmotischer Druck durch große Moleküle (Plasmaproteine): *Onkotischer bzw. kolloidosmotischerDruck.*

▶ **Störungen des Wasserhaushalts** (eng mit Störungen des Natriumhaushalts verknüpft):

- Nach Osmolalität bzw. Na^+-Konzentration$_{Plasma}$: *Isoton, hypoton, hyperton.*
- Nach Volumenstatus: *Normovolämie, Hypovolämie (Dehydratation), Hypervolämie (Hyperhydratation).*

Beachte: Na^+-Konzentration$_{Serum}$ entspricht nicht Na^+-Konzentration$_{gesamt}$. Eine Hyponatriämie kann Folge eines Wasserüberschusses sein, eine Hypernatriämie Folge eines Wasserdefizits. Gemeinsame Beurteilung von Na^+-Haushalt, H_2O-Haushalt und Volumenstatus wichtig!

▶ **Einschätzung des Volumenstatus:**

- *Subjektiv:* Durst (Der Verlust von wenigen 100 ml Wasser führt zu einem Anstieg der extrazellulären Ionenkonzentration und Verschiebung von Wasser aus der Zelle und damit einer Reduktion des Zellvolumens, was im ZNS Sensoren aktiviert, die die Aufnahme von Flüssigkeit und die Urinausscheidung steuern).
- *Klinisch:* Gewichtsänderung, periphere Ödeme, Lungenödem, Hautturgor, Venenfüllung (periphere Venen, Halsvenen, sublinguale Venen), Feuchtigkeitsgrad der Schleimhäute, Urinausscheidung.
- *Apparativ:* Zentraler Venendruck (ZVD), pulmonalkapillärer Verschlussdruck (PCWP), Herzzeitvolumen (HZV).

Dehydratation

▶ **Ursachen:**

- *Flüssigkeitsverluste:*
  - Gastrointestinal: Erbrechen (größter Vaspressin-Stimulator), Diarrhö.
  - Haut: Extremes Schwitzen, Verbrennungen.
  - Renal: Osmotische Diurese bei Hyperglykämie, polyurisches Nierenversagen, chronische Nierenerkrankungen mit mangelnder Konzentrationsfähigkeit und Salzverlust, Diuretika, Nebenniereninsuffizienz.
- *Unzureichende Flüssigkeitsaufnahme:* Vermindertes Durstempfinden bei älteren Patienten, Bewusstseinstrübung.

▶ **Klinik:**

- *Zentral:* Verwirrtheit, ggf. fokale neurologische Zeichen, Durst.
- *Haut:* Verminderte Venenfüllung, stehende Hautfalten, trockene Schleimhäute (Mund/Zunge).
- *Kardiovaskulär:* Blutdruckabfall, Tachykardie (häufig erst bei ausgeprägter Hypovolämie).
- *Renal:* Oligurie bis Anurie.

▶ **Diagnostik, Monitoring:**

- Anamnese, körperliche Untersuchung.
- RR-Messung: Engmaschig nichtinvasiv, bei ausgeprägter Hypovolämie kontinuierlich invasiv.
- Blasenkatheter mit stündlicher Ausscheidungskontrolle.
- Zentraler Venenkatheter zur ZVD-Messung bei ausgeprägter Dehydratation/Hypovolämie.
- *Labor:*
  - Blut: Natrium, Kalium, Chlorid, Kreatinin, Harnstoff, Glukose im Serum, BB.
  - Urin: Elektrolytkonzentration, Osmolalität, Proteingehalt (ggf. 24-h-Sammelurin).

- **Therapie:**
  - Behandlung der zugrunde liegenden Störung (s. o.).
  - Volumensubstitution (S. 224):
    - *Vollelektrolytlösung.*
    - Ggf. zusätzlich *kolloidale Volumenersatzmittel.*
    - Infusionsmenge abhängig von Urinproduktion, RR/HF, ggf. ZVD (S. 52).
  - Ggf. zusätzlich Therapie einer begleitenden Störung des Na + -Haushalts (S. 446).

Hyperhydratation

- **Ursachen:**
  - *Vermehrte Flüssigkeitszufuhr:* Iatrogen (Infusionen), transurethrale Operation (Resorption der Spülflüssigkeit), vermehrte Flüssigkeitsaufnahme bei Magenspülung.
  - *Verminderte renale Flüssigkeitselimination:* Akute Glomerulonephritis (nephritisches Syndrom), terminale Niereninsuffizienz, akutes Nierenversagen, Präeklampsie/Eklampsie.
  - *Pathologische renale Flüssigkeitsretention:* Primärer Hyperaldosteronismus, Herzinsuffizienz, nephrotisches Syndrom, Leberzirrhose.
- **Klinik:**
  - Periphere Ödeme, Gewichtszunahme.
  - Gute Venenfüllung, ggf. gestaute Halsvenen.
  - Arterielle Hypertonie.
  - Ggf. Lungenödem (Dyspnoe, feuchte Rasselgeräusche).
  - Ggf. Hirnödem (Übelkeit, Erbrechen, Kopfschmerzen, Bewusstseinstrübung).
- **Differenzialdiagnose:** Hypoproteinämie, Myxödem bei Hypothyreose (S. 437).
- **Diagnostik, Monitoring:**
  - Anamnese, körperliche Untersuchung.
  - *Labor:* Elektrolyte, Harnstoff, Kreatinin, Serumproteine, BB.
  - Abfall von Hk und Proteinen nicht spezifisch.
  - Dauerkatheter, stündliche Ausscheidungskontrolle.
  - Ggf. zusätzlich ZVD (S. 52).
- **Therapie:**
  - Behandlung der zugrunde liegenden Störung.
  - Herzinsuffizienz: ACE-Hemmer, Betarezeptorenblocker, Nitro-Präparate, Furosemid, kaliumsparende Diuretika, Flüssigkeitsrestriktion, Tolvaptan (USA), ggf. Katecholamine (Dobutamin).
  - Exzessive Hypertonie (syst. > 180 mmHg, diast. > 110 mmHg): Vorsichtige RR-Senkung.
  - Leberinsuffizienz: Furosemid, kaliumsparende Diuretika, Tolvaptan (USA).
  - Niereninsuffizienz mit erhaltener Urinproduktion: Natrium- und Flüssigkeitsrestriktion (bei Intensivpatienten Natriumgehalt von Antibiotika berücksichtigen!).
  - *Förderung der renalen Flüssigkeitselimination:*
    - **Furosemid** z. B. initial **20 mg i. v.**
  - Oligurie/Anurie: Extrakorporale Nierenersatzverfahren – Hämodialyse (S. 256), Hämofiltration (S. 257).

  Achtung: Flüssigkeitsentzug schonend (Ödemausschwemmung etwa 1 l/d bzw. Abnahme des KG 1 kg/d). Bei überschießender Therapie Gefahr der Hypovolämie mit Nierenfunktionsstörung bis zum akuten Nierenversagen! Ausnahme: Bedrohliche Hypervolämiesymptomatik.

Hyponatriämie (Serum-Na^+ < 135 mmol/l)

- **Definition:** Na^+-Konzentration$_{Serum}$ < 135 mmol/l. Mit einer Inzidenz von 1–4 % häufigste Elektrolytstörung.

Achtung: Extrazellulärvolumen erniedrigt, normal oder erhöht → Volumenstatus einschätzen! Natriumkonzentration im Urin erniedrigt oder erhöht → Bestimmung der Urinnatriumkonzentration!

- **Ursachen:**
  - *Hypovolämisch:* Renale Natriumverluste bei exzessiver Diuretikatherapie, Nebennierenrinden-Insuffizienz (Aldosteronmangel), persistierendes Erbrechen, Durchfall.
  - *Isovolämisch:*
    - Psychogene Polydipsie.
    - Syndrom der inadäquaten ADH-Freisetzung (SIADH): Tumoren (Bronchial-Ca, Pankreas-Ca, Duodenal-Ca, Lymphome), ZNS-Läsionen (Enzephalitis, Schädel-Hirn-Trauma, Hirntumoren), pulmonale Erkrankungen, Hypothyreose/Myxödem.
    - Medikamente: ADH-Analoga (z. B. Desmopressin), Oxytocin, Antidepressiva, Neuroleptika, Sulfonylharnstoffe, Zytostatika (Vincristin, Endoxan), Clofibrat, Carbamazepin.
  - *Hypervolämisch:*
    - Herzinsuffizienz: Aktivierung des Renin-Angiotensin-Aldosteron-Systems mit ADH-Freisetzung.
    - Niereninsuffizienz: Aktivierung des Renin-Angiotensin-Aldosteron-Systems mit ADH-Freisetzung, Abnahme der Natriumreabsorption.
    - Leberinsuffizienz: Verminderter Aldosteronmetabolismus mit ADH-Freisetzung.
    - Exzessive Wasserzufuhr, z. B. durch Spülflüssigkeit bei transurethralen Operationen oder durch überschießende Infusion von Kohlenhydratlösungen.
- **Symptome:**
  - Symptome der Grunderkrankung.
  - Mattigkeit, Konzentrationsschwäche, Kopfschmerzen, Nervosität, Bewusstseinsstörungen bis zum Koma, zerebrale Krampfanfälle.
  - Muskelkrämpfe.
- **Komplikationen:**
  - Zunehmende Hirnschwellung mit Einklemmung bis zum Hirntod.
  - Schwere zerebrale Komplikationen bei zu rascher Korrektur einer Hyponatriämie: Dehydrierung des Hirngewebes, intrazerebrale Blutungen, Demyelinisierung – zentrale pontine Myelinolyse (S. 448).
  - Linksherzinsuffizienz, Lungenödem: Infolge kritischer Zunahme des Extrazellulärvolumens durch Na^+-Substitution bei normo- oder hypervolämischer Hyponatriämie.
- **Diagnostik:**
  - Anamnese, körperliche Untersuchung, Kontrolle der Urinausscheidung.
  - *Labor:*
    - Blut: Na^+-, K^+-, Cl^--Konzentration, Harnstoff, Glukose, BB.
    - Urin: Na^+-Konzentration (> 30 mmol/l: renale Ursache wahrscheinlich; < 30 mmol/l: Extrarenale Ursache wahrscheinlich) und Osmolalität, ggf. Bestimmung der Na^+-Ausscheidung im 24-h-Sammelurin (normal 50–200 mmol/24 h).
  - Röntgen Thorax.
- **Differenzialdiagnostisches Vorgehen:** Tab. 33.2.

Tab. 33.2 • **Differenzialdiagnostisches Vorgehen bei Hyponatriämie.**

Volumenstatus	Beurteilung	Vorgehen
Hypovolämie Urinnatrium?	• *> 30 mmol/l:* renaler Natriumverlust • *< 30 mmol/l:* extrarenaler Natriumverlust	Korrektur des Volumenmangels, 0,9 %-NaCl-Lösung
Normovolämie Urinosmolalität?	• *< 100 mosm/kg:* psychogene Polydipsie • *> 100 mosm/kg:* inadäquate ADH-Wirkung	Behandlung der Grunderkrankung, Flüssigkeitsrestriktion (≤ 1 l/d), bei schweren Symptomen und akuter Störung (< 48 h) hypertone NaCl-Lösung (s. Text), ADH-(V2) Rezeptor-Antagonisten (z. B. Tolvaptan [in Europa nur für SIADH zugelassen, in den USA auch bei Herz- und Leberinsuffizinz])
Hypervolämie Urinnatrium?	• *> 30 mmol/l:* chronische Niereninsuffizienz • *< 30 mmol/l:* Herzinsuffizienz, Leberinsuffizienz, nephrotisches Syndrom	Behandlung der Grunderkrankung, Flüssigkeitsrestriktion, Diuretika, ADH-(V2-)Rezeptor-Antagonisten (z. B. Tolvaptan [in Europa nur für SIADH zugelassen, in den USA auch bei Herz- und Leberinsuffizinz])

► **Allgemeine Therapie:**
- Behandlung der zugrunde liegenden Störung, z. B. Diuretika absetzen.
- Ggf. **Hydrocortison 100 mg i. v.** nach Plasmacortisolbestimmung.

Cave: Kaliumsupplementation: Eintritt von Kalium und Chlorid in die Zellen führt zu einem Natriumshift aus den Zellen heraus. Dadurch Gefahr einer überschießenden Korrektur des Serumnatriums.

► **Natriumsubstitution:**

Achtung: Geschwindigkeit der Substitution:
- Steigerung Na^+_{Serum} max.0,5 mmol/l/h (Gefahr zentralnervöser Komplikationen, s. o.).
- Zielwert Na^+_{Serum}: *≤ 130 mmol/l.*
- Stündliche Kontrolle der Na^+-Konzentration!

► **Berechnung des Na^+-Defizits (Zielgröße 130 mmol/l):**
- Na^+-Defizit = Gesamtkörperwasser (S. 444) × (130 mmol/l – Na^+-Konzentration$_{aktuell}$).
- *Beispiel* (Na^+_{Serum} = 120 mmol/l, KG = 70 kg): 0,6 × 70 × 10 mmol = 420 mmol $Na^+_{Defizit}$.

► **NaCl-Lösungen:**
- 0,9 %-NaCl-Lösung (= isoton) → 154 mmol Na^+/l.
- 5,85 %-NaCl-Lösung (= 1 molar) → 1 000 mmol Na^+/l bzw. 1 mmol Na^+/ml.
- 10 %-NaCl-Lösung → ca. 1 700 mmol Na^+/l bzw. 1,7 mmol Na^+/ml.

► **Spezielle Therapie:**
- *Hypovolämisch:* Infusion isotoner Kochsalzlösung.
- *Isovolämisch:* Infusion hypertoner Lösung.
- *Hypervolämisch:*
  – Restriktion der Wasserzufuhr.
  – Bei ausgeprägten zerebralen Symptomen hypertone NaCl-Lösung (s. o.).
  – Furosemid, u. U. extrakorporale Nierenersatzverfahren (S. 254) – Hämofiltration, Dialyse.

► **Prognose:** Mortalität verdoppelt im Vergleich zu normalem Na^+_{Serum}.

► **Zentrale pontine Myelinolyse:**
- *Definition:* Akute symmetrische Demyelinisierung im Zentrum der Pons mit neurologischer Symptomatik.
- *Begünstigende Faktoren, Grunderkrankungen:*
  – Hyponatriämie (v. a. iatrogen bei zu schneller Anhebung des Na^+_{Serum}).
  – Hypernatriämie.

  - Dehydratation.
  - Chronischer Alkoholabusus (v. a. Delir).
  - Pulmonale Infektionen, Malignome der Lunge oder des Magen-Darm-Traktes.
  - ZNS-Erkrankungen.
  - Lebererkrankungen (z. B. Morbus Wilson) bzw. -versagen (z. B. nach Transplantation).
- *Klinik:* Verwirrtheit, Halluzinationen, Bewusstseinstrübung bis zum Koma, Para- oder Tetraparese bis hin zum Locked-in-Syndrom, Hirnnervenstörung (Störungen der Blickmotorik, Schluckstörungen, Sprechstörungen), zerebrale Krampfanfälle, Blasen- und Mastdarmstörungen, vegetative Störungen (Hypotonie, Atemdepression).
- *Diagnostik:* Kraniales MRT (Entmarkungsherde im Zentrum der Pons, ggf. auch extrapontin; bei fehlender MRT-Möglichkeit auch CCT).

Achtung: In Frühphase MRT und CCT oft unauffällig. Entmarkungsherde häufig erst nach 1–2 Wochen darstellbar.

- *Therapie:*
  - Keine kausale Therapie möglich!
  - Engmaschige Überwachung: Serumelektrolyte, Urinausscheidung (Ein- und Ausfuhrbilanz).
  - Vorsichtiger Ausgleich einer Hyponatriämie (s. o.) bis ca. 125–130 mmol/l.
  - Bewusstseinstrübung (Aspirationsgefahr), respiratorische Insuffizienz: Intubation und Beatmung.
- *Prognose:* Hohe Letalität, Überleben und Besserung der neurologischen Symptomatik aber prinzipiell möglich.
- *Prävention:* Langsame und maßvolle Na^+-Substitution bei Hyponatriämie!

Hypernatriämie (Serum-Na^+ > 145 mmol/l)

▶ **Definition, Grundlagen:** Na^+_{Serum} > 145 mmol/l. Ausgeprägte Symptome ≥ 160 mmol/l Na^+_{Serum}. ≥ 175 mmol/l oft letal.

Achtung: Ob tatsächlich ein Natriumüberschuss vorliegt, ist abhängig vom Volumenstatus.

▶ **Ursachen:**
- *Mangelnde Wasserzufuhr:* Durstregulation gestört, z. B. bei Bewusstseinstrübung.
- *Abnorme Wasserverluste:*
  - Extrarenal: Schwitzen, Verbrennungen, Hyperventilation, Diarrhö, Erbrechen, kontinuierliche Drainage von Magensaft, Fisteln.
  - Renal: Diabetes insipidus (renal oder zentral); osmotische Diurese durch übermäßige Zufuhr osmotisch wirksamer Teilchen (z. B. bei Osmotherapie oder nach Injektion größerer Kontrastmittelmengen) oder durch Hyperglykämie.
- *Verminderte renale Natriumaussscheidung:* z. B. bei Hyperaldosteronismus.
- *Vermehrte Na^+-Zufuhr:* Z. B. Antibiotika (v. a. Betalaktam-Antibiotika), Natriumbikarbonat.

▶ **Symptome:**
- Symptome der Grunderkrankung (s. o).
- *Symptome der Hypernatriämie:*
  - Zentral: Durst, Fieber, Bewusstseinsstörung bis zum Koma, epileptische Anfälle, selten fokale neurologische Ausfälle.
  - Kardial: Bei schwerer Hypernatriämie ventrikuläre Extrasystolen und tachykarde Herzrhythmusstörungen.
- *Hämodynamische Zeichen des Volumenmangels* (Tachykardie, Blutdruckabfall): Spätsymptom, kaum Hk-Anstieg!

▶ **Diagnostik:**
- Anamnese, körperliche Untersuchung, Kontrolle der Urinausscheidung.

- *Labor:*
  - Serum: Na^+- und K^+-Konzentration.
  - Urin: Na^+-Konzentration und Osmolalität.

▶ **Therapie:**

- Behandlung der zugrunde liegenden Störung(en).

Achtung: Wasserdefizit sehr langsam über 48–72 h ausgleichen, sonst bei Infusion hypotoner Lösungen Gefahr der Hirnschwellung.

- *Bei Notwendigkeit eines initial schnellen Volumenersatzes* (Blutdruckabfall, Oligurie): Isotone Elektrolytlösungen und/oder kolloidale Volumenersatzmittel (S. 224)!
- *Alle anderen Fälle:*
  - 5 %ige Glukoselösung.
  - Halbelektrolytlösungen.

  Cave: Gefahr der Hyperglykämie unter Glukoseinfusion bei Intensivpatienten mit Insulinresistenz!
- *V. a. zentralen Diabetes insipidus* (ZNS-Läsion, Urinosmolalität < 800 mosm/kg): Therapieversuch mit ADH-Analogon **Desmopressin** (z. B. 1 Ampulle Minirin s. c.).

▶ Diefferenzialdiagnostisches Vorgehen: Tab. 33.3.

Formel zur Abschätzung des Infusionsbedarfs:
Flüssigkeitsdefizit = 0,6 × kg KG × (1 – $[Na^+_{Soll}] \div [Na^+_{Ist}]$)
Infusionsvolumen = Flüssigkeitsdefizit × 1 / X (X = Verhältnis der Na^+-Konzentration im Ersatzvolumen bezogen auf die Na^+-Konzentration in einer isotonen Elektrolytlösung; X = $[Na^+]$ im Ersatzvolumen/154).
Beispiel: Wird als Ersatzvolumen eine halbisotone Elektrolytlösung (Na^+ = 75 mmol/l) verwendet, gilt für ein errechnetes Flüssigkeitsdefizit von 4,5 l:
Infusionsmenge = 4,5 × 1 / 0,5 = 9 l.

Tab. 33.3 • **Differenzialdiagnostisches Vorgehen bei Hypernatriämie.**

Volumenstatus	Vorgehen
Hypervolämie	• Natriumzufuhr reduzieren • Furosemid
Normovolämie	• Natriumzufuhr reduzieren • Wasserzufuhr steigern (Gluc. 5 %)
Hypovolämie	Urinosmolalität: • hoch (> 800 mosm/kg) → Wasserzufuhr steigern • niedrig (< 800 mosm/kg): Diabetes insipidus? → ADH-Zufuhr

33.2 Störungen des Kalium-Haushalts

H. Ruschulte

Grundlagen

▶ **Gesamtkörperkalium:** Beim Erwachsenen etwa 140 g bzw. 3 500 mmol (etwa 50 mmol/kg); 98 % intrazellulär, 2 % extrazellulär.

▶ **Physiologische Serum-Konzentration:** 3,5–5,0 mmol/l.

Hinweis: Bei der Beurteilung der Serumkonzentration ist zu prüfen, ob tatsächlich ein Kalium-Mangel oder -Überschuss besteht oder ob es sich um eine gestörte Verteilung zwischen Intra- und Extrazellulärraum handelt.

- **Physiologische K^+-Ausscheidung:**
  - Erwachsene 3–4 g/d (bzw. 75–100 mmol); ca. 90 % renal, ca. 10 % gastrointestinal.
  - Niereninsuffizienz: Gastrointestinale Kaliumausscheidung nimmt zu.
- **Physiologische K^+-Aufnahme:** 3–4 g/d (bzw. 75–100 mmol), Resorption in den oberen Dünndarmabschnitten.
- **Aufnahme von Kalium in die Zellen:** Hormonelle Stimulation u. a. durch Insulin, Mineralkortikoide und Katecholamine.

Hypokaliämie (Serum-K^+ < 3,5 mmol/l)

- **Definition:** Serum-Kalium-Konzentration < 3,5 mmol/l.
- **Ursachen:**
  - *Interne Bilanzstörung* (K^+-Verschiebung von extra- nach intrazellulär):
    - Alkalose.
    - β-Sympathomimetika (Adrenalin, β_2-Mimetika).
    - Insulin.
  - *Externe Bilanzstörung:*
    - Enterale K^+-Verluste: Erbrechen, Diarrhö, mangelnde K^+-Resorption.
    - Renale K^+-Verluste: Hyperaldosteronismus, Cushing-Syndrom, Medikamente (Diuretika, Penicillinderivate, Amphotericin B), Ureterosigmoidostomie.
- **Symptomatik:**
  - *Kardial:* EKG-Veränderungen (verlängerte QT-Zeit, flaches oder negatives T, U-Welle); Herzrhythmusstörungen (SVES, VES, Kammertachykardie, *evtl. maligne Arrhythmien bis zum Kammerflimmern*).

  Cave: Zunahme der Digitalistoxizität !
  - *Muskulär:* Generalisierte Schwäche der Muskulatur bis hin zur respiratorischen Insuffizienz durch Schwäche der Atemmuskulatur; Relaxation der glatten Muskulatur des Gastrointestinaltrakts mit Obstipation bis hin zum Subileus.
- **Diagnostik:**
  - Anamnese, körperliche Untersuchung.
  - *Labor:* Elektrolytbestimmung im Serum, (arterielle) Blutgasanalyse, K^+-Ausscheidung im 24-h-Sammelurin (< 10 mmol/d → extrarenale Ursache).
  - EKG.
- **Therapie:**
  - Behandlung der zugrunde liegenden Störung (s. o.).
  - *K^+-Substitution:*
    - Indikation: K^+ < 3 mmol/l, Hypokaliämie mit Herzrhythmusstörungen, Hypokaliämie unter Digitalistherapie.

    1. *Enterale Substitution* (Kalinor-Brause; 1 Tbl. enthält 40 mmol K^+; NW: Übelkeit, Erbrechen): Zur Anhebung der Serum-K^+-Konzentration um 1 mmol/l werden 100–200 mmol benötigt.
    2. *Parenterale Substitution* (KCl 7,45 %; 1 ml entspricht 1 mmol K^+):

    a) Maximal 15 mmol/h.

    b) Periphervenös als Infusionszusatz (*verdünnen* mit isotoner Lösung!). *Cave:* Gefahr der Phlebitis durch hochdosierte Lösung!

    c) Zentralvenös unverdünnt: Perfusor (50 mmol KCl 7,45 % = 50 ml; Laufrate max. 15 ml/h).

    Achtung: Parenterale K^+-Substitution nur unter EKG-Monitoring!

Hyperkaliämie (Serum-K^+ > 5,5 mmol/l)

- **Definition:** Serum-Kalium-Konzentration > 5,5 mmol/l.
- **Ursachen:**
  - Abnahme- bzw. Messfehler (zu lange Stauung, zu schnelle Aspiration, Hämolyse auf dem Transport bzw. in vitro).
  - K^+-Verschiebung von intra- nach extrazellulär (Azidose, Hämolyse, Chemotherapie bzw. Tumorzerfall, Verbrennung, Rhabdomyolyse).

- Exzessive K^+-Zufuhr:
  - Verminderte K^+-Ausscheidung: Niereninsuffizienz/Nierenversagen.
  - Hypoaldosteronismus.
  - Medikamente (kaliumsparende Diuretika, β-Blocker, Digitalis, ACE-Hemmer, Heparin, nichtsteroidale Antiphlogistika).

▶ **Symptomatik:**
- *Kardial:* Störung der Erregungsausbreitung mit Verbreiterung des QRS-Komplexes und Verlängerung der PQ-Zeit; hochpositive T-Wellen; Bradykardie, seltener maligne tachykarde Herzrhythmusstörungen (Kammertachykardie, Kammerflattern/-flimmern), Asystolie.
- *Neuromuskulär:* Schlaffe Lähmungen der Extremitäten, Hypo- bis Areflexie, Parästhesien.

▶ **Diagnostik:**
- Anamnese, körperliche Untersuchung (mögliche Befunde s. o.).
- *Labor:* Elektrolyte, Blutbild, Serumparameter (Kreatinin, Glukose, CK, GOT, LDH), (arterielle) Blutgasanalyse.
- EKG.

▶ **Therapie:**
- *Monitoring:* Kontinuierliche EKG-Überwachung, engmaschige Kontrolle der K^+-Konzentration.
- *Behandlung der Grunderkrankung,* z. B. Insulintherapie bei diabetischer Ketoazidose (S. 432), Hydrocortison bei Morbus Addison (S. 440), Reduktion der K^+-Zufuhr.
- *Diuresesteigerung:* Furosemid 40–80 mg i. v.
- *Kationenaustauscher:*
  - Z. B. **Resonium**, *KI:* Hypernatriämie.
  - **Oral 3 × 15 g in 100 ml H_2O oder rektal 1–2 × 30 g in 200 ml H_2O.**
  - Bei oraler Anwendung Kombination mit osmotischem Laxans (z. B. Sorbit).

! *Notfallmaßnahmen bei Hyperkaliämie (extreme Werte, maligne Arrhythmien, Kreislaufstillstand)*

▶ **Kalziumglukonat 10 %: 10 ml** (= 9 mg bzw. 2,3 mmol Ca^{2+}) langsam i. v., bei mangelndem Erfolg 1–2-mal wiederholen.
   Achtung: Kalzium darf bei digitalisierten Patienten nur sehr langsam als Kurzinfusion angewendet werden! Bei Digitalisüberdosierung mit Hyperkaliämie kontraindiziert!

▶ **Natriumbikarbonat 8,4 %: 50–100 mmol langsam i. v.**
   Achtung: Bikarbonat bindet Kalzium; daher ist die kombinierte Infusion von Kalzium und Natriumbikarbonat gefährlich.

▶ **Glukose-Insulin-Kurzinfusion:** Glukose-Insulin-Ratio: **2–5 g Glukose pro I.E. Insulin** (z. B. 500 ml G 20 % + 20 I.E. Alt-Insulin) über 30–60 min. Alternativ: Injektionspumpe mit 40 ml Glucose 40 % und 40 I.E. Alt-Insulin auf 20–40 ml/h (Faustregel „40–40–40").

▶ **Salbutamol 5 mg per inhalationem:** Wirkbeginn innerhalb von 60 min, Wirkmaximum nach 90 min, Wirkdauer 6 h; Effekt ähnlich wie Glukose-Insulin-Infusion.

▶ Bei Digitalisintoxikation mit Hyperkaliämie und malignen Arryhthmien: **Magnesiumsulfat 1–2 g langsam i. v.**

▶ Hämodialyse, Peritonealdialyse oder Hämofiltration.

33.3 Störungen des Kalzium-Haushalts

H. Ruschulte

Grundlagen

- **Konzentration im Serum:** 2,1–2,7 mmol/l.
- **Formen:**
  - *Frei (ionisiertes, physiologisch aktives Kalzium):* ca. 55 %; 1,0–1,5 mmol/l.
  - *Gebunden:* ca. 40 % an Proteine (davon zu 80 % an Albumin), ca. 5 % an organische Säuren.
- **Hormonelle Regelung der Kalzium-Homöostase:**
- **Parathormon (PTH):** Kalzium-Konzentration ↑.
- Freisetzung von Kalzium und Phosphat aus dem Knochen.
- Reduktion der renalen Kalziumausscheidung.
- Stimulation der renalen Kalzitriol-Bildung.
- **Kalzitonin (CT):**
  - Hemmung der Kalziumfreisetzung durch Osteoklasten.
  - Verstärkter Einbau von Kalzium in den Knochen.
  - Hemmung der intestinalen Kalziumresorption.
- **Kalzitriol (Vitamin-D-Hormon):** Erhöhung der intestinalen Kalziumresorption.

Hypokalzämie (Serum-Gesamt-Ca^{2+} < 2,1 mmol/l)

- **Definition:** Gesamtkalzium-Konzentration < 2,1 mmol/l bzw. Konzentration des ionisierten Kalziums < 1,0 mmol/l im Serum.
- **Ursachen:**
  - *Verminderte Parathormon-Wirkung:*
    - Postoperativer Hypoparathyreoidismus, z. B. nach Schilddrüsen-OP.
    - Idiopathischer bzw. immunologischer Hypoparathyreoidismus.
    - Hypomagnesiämie.
    - Verminderte Konzentration/Ansprechbarkeit der Parathormonrezeptoren.
  - *Verminderte Kalzitriol-Wirkung:*
    - Alimentärer Kalzitriol-Mangel.
    - Gesteigerter hepatischer Metabolismus, z. B. bei Therapie mit Antikonvulsiva.
    - Verminderte renale Hydroxylierung (terminale Niereninsuffizienz).
  - *Verminderte Kalzium-Aufnahme:*
    - Verminderte enterale Resorption.
    - Mangelernährung (z. B. bei Alkoholismus).
  - *Vermehrte renale Kalziumausscheidung:*
    - Schleifendiuretika.
    - Hyperaldosteronismus.
  - *Vermehrte Kalzium-Aufnahme in das Skelett,* z. B. nach erfolgreicher Nierentransplantation (Rückgang des sekundären Hyperparathyreoidismus).
  - *Vermehrte Bindung des ionisierten Kalziums* durch Zitrat aus Blutprodukten.
  - *Physikochemische Ursachen:*
    - Hyperphosphatämie (Ausfällung von Kalziumphosphat).
    - Akute Pankreatitis (Komplexbildung von Kalzium mit freien Fettsäuren).
    - Fluoridintoxikation (Ausfällung von Kalziumfluorid).
    - Sepsis (Mechanismus unklar, z. B. durch Zunahme der Albuminbindung).
    - Alkalose (Zunahme der Albuminbindung des Kalziums).
    - Medikamente (z. B. Aminoglykoside, Cimetidin, Heparin, Theophyllin [Bindung ionisierten Kalziums]).
    - Hypoproteinämie (Abnahme des proteingebundenen Kalziums; die Konzentration des ionisierten Kalziums ändert sich hierbei kaum).

- **Symptome:**
  - *Kardial:* Hypotonie, Abnahme des Herzzeitvolumens, ektope ventrikuläre Aktivität (VES, Kammertachykardie).
  - *Neuromuskulär:* Periorale und/oder periphere Parästhesien, Hyperreflexie, Muskelspasmen, besonders sog. Karpopedalspasmen (Pfötchenstellung der Hände) und Spasmen der Kiefermuskulatur (= Trismus). Gelegentlich auch Spasmen der Atemmuskulatur (Thoraxrigidität) und der Kehlkopfmuskulatur (Laryngospasmus).
  - *Zentral:* Psychische Veränderungen (gesteigerte Erregbarkeit, Verstimmung bis zur Psychose, hypokalzämisches Durchgangssyndrom), zerebrale Krampfanfälle.
- **Diagnostik:**
  - Anamnese und körperliche Untersuchung (mögliche Befunde s. o.).
  - *Labor:*
    - Kalzium, Phosphat, Kreatinin, Harnstoff, Gesamteiweiß im Serum.
    - Bei Hypokalzämie ggf. auch Hypomagnesiämie ausschließen.
    - Ggf. Hormonbestimmung im Serum: Parathormon, Kalzitriol.
  - EKG.
- **Therapie:**
  - Behandlung der zugrunde liegenden Störung.
  - *Akutsubstitution – intravenös:*

  Hinweis: Ca^{2+} i. v. nur zentralvenös oder verdünnt periphervenös (Hyperosmolarität!). *Cave:* Zunahme der Digitalistoxizität mit Herzrhythmusstörungen!
    - **Kalziumglukonat 10 % 10–30 ml langsam i. v. bzw. als Kurzinfusion,** weitere Dosierung nach Kontrolle der Serum-Konzentration.
    - **Erhaltungsinfusion, z. B. 1–2 mg Ca^{2+}/kg KG/h i. v. über 6 h** (10 ml Kalziumglukonat 10 % enthalten 90 mg Ca^{2+} bzw. 2,3 mmol Ca^{2+}).
  - *Orale Substitution:* **Kalzium-Brausetabletten 0,5 bis max. 4 g/d** (Kalziumglukonattabletten enthalten 500 mg Kalzium pro Tablette).

Hyperkalzämie (Serum-Gesamt-Ca^{2+} > 3 mmol/l)

- **Definition:** Gesamt-Kalzium-Konzentration > 3 mmol/l, freies Kalzium > 1,5 mmol/l.
- **Ursachen:**
  - *Endokrin:*
    - Hyperparathyreoidismus.
    - Hyperkalzämie nach Nierentransplantation (durch langjährigen sekundären Hyperparathyreoidismus oft Hyperplasie der Nebenschilddrüsen mit erhöhter Basalsekretion, bei Wiederaufnahme der Nierenfunktion Hyperkalzämie).
    - Morbus Addison.
  - *Verminderte renale Kalziumausscheidung:* Medikamente, z. B. Thiazide, Lithium, Östrogen, Vitamin A.
  - *Vermehrte Kalzium-Zufuhr:*
  - *Gesteigerter Knochenmetabolismus:* Maligne Tumoren (häufig: Mamma-Ca, Bronchial-Ca, Nieren-Ca, Schilddrüsen-Ca), Plasmozytom.
- **Symptomatik:**
  - *Gastrointestinal:* Übelkeit, Erbrechen, Verstopfung, Ileus, Pankreatitis.
  - *Renal:* Polyurie.
  - *Kardiovaskulär:* Hypovolämie, Hypotonie, Tachykardie, Herzrhythmusstörungen.
  - *Zerebral:* Verwirrtheit/Desorientiertheit, Somnolenz bis zum Koma.
- **Komplikationen:**
  - Maligne Herzrhythmusstörungen bis zu Kammerflimmern und Asystolie.
  - Hyperkalzämische Nephropathie durch Kalziumablagerungen in den Nierentubuli.
  - Koma.

- **Diagnostik:**
  - Anamnese und körperliche Untersuchung (Befunde s. o.).
  - *Labor:*
    - Serum: Kalzium, Phosphat, Kreatinin, Harnstoff, Gesamteiweiß im Serum.
    - (Arterielle) Blutgasanalyse, ggf. mit begleitenden Störungen des Säure-Basen-Haushalts.
    - Urin: Bestimmung der Kalzium- und Phosphatausscheidung im 24-h-Sammelurin.
    - Ggf. Parathormonbestimmung.
  - EKG.
- **Therapie:**
  - *Monitoring:* EKG, RR, Urinausscheidung (Dauerkatheter), ZVD, Elektrolyte.
  - Behandlung der zugrunde liegenden Störung.
  - *Flüssigkeitssubstitution* (Ausgleich der Hypovolämie): Isotone NaCl-Lösung, u. U. mehrere Liter.
  - *Förderung der renalen Kalziumausscheidung:* **Furosemid 40–80 mg i. v. alle 2 h.**
  - **Kalzitonin** (Hemmung der Kalziumfreisetzung aus dem Knochen): v. a. bei tumorassoziierter Hyperkalzämie, auch bei anderen Formen. Effekt nicht ausgeprägt. *Dosierung:* **4 I.E./kg KG s. c. oder i. m. alle 12 h.**
  - **Hydrocortison** (Hemmung des Wachstums lymphatischer Gewebe; Verstärkung der Wirkung von Vitamin D): v. a. bei Plasmozytom oder Nierenversagen. *Dosierung:* **2 × 100 mg/d i. v.** Kombination mit Kalzitonin.
  - *Hämodialyse oder Peritonealdialyse:* In schweren Fällen bzw. bei terminaler Niereninsuffizienz/Nierenversagen.

33.4 Störungen des Phosphat-Haushalts

M. Karst

Grundlagen

- **Phosphat im Serum:** 0,8–1,6 mmol/l, stark schwankend (frühmorgens hoch, vormittags niedrig).
- Oft kein direkter Zusammenhang zwischen Normabweichungen der Phosphat-Serumkonzentration und klinischer Symptomatik.
- Phosphat (85 %) im Körper überwiegend in organischen Molekülen und im Knochen. Wenig inorganisches intrazelluläres Phosphat (Glykolyse, ATP-Produktion).
- **Formen im Blut:**
  1. Freies Ion (55 %; nur die ionisierte Form ist physiologisch aktiv!).
  2. Proteingebunden (12 %).
  3. Komplexgebunden (33 %).
- **Hormonelle Regulation der Phosphat-Homöostase:** Parathormon und Vitamin D (gemeinsam mit Ca^{2+}), gesteuert über renale Exkretion.
- **Phosphat-Tagesbedarf** 0,5–0,7 mmol/kg KG/d.

Hypophosphatämie (Serum-PO_4^{3-} < 0,8 mmol/l)

- **Definition:** Phosphatkonzentration < 0,8 mmol/l im Serum.
- **Epidemiologie**: Hypophosphatämie gehäuft bei (gramnegativer) Sepsis, nach Operationen am offenen Herzen und nach Hepatektomie.
- **Ursachen:**
  - *Verschiebung von Phosphat nach intrazellulär:*
    - Verstärkte zelluläre Glukoseaufnahme (z. B. Beginn der parenteralen Ernährung mit Kohlenhydraten, ↑ Insulinzufuhr).

- Respiratorische Alkalose (pH ↑ → Glykolyse ↑ → zelluläre Glukoseaufnahme ↑).
- Erhöhte exogene oder endogene Katecholaminspiegel (Therapie mit β-Rezeptor-Agonisten oder Adrenalin bzw. Noradrenalin).

• *Renaler Verlust von Phosphat:*
  - Hyperglykämie mit osmotischer Diurese.
  - Polyurie verschiedener Ursache.
  - Medikamente (Diuretika, Glukokortikoide, Natriumbikarbonat).
  - Hyperparathyreoidismus.

• *Mangelnde Phosphat-Aufnahme:*
  - Orale Zufuhr phosphatbindender Substanzen, z. B. Aluminiumhydroxid oder Magnesiumhydroxid.
  - Gastrointestinale Erkrankungen mit gestörter Resorption.

• *Kombinierte Mechanismen:*
  - Diabetische Ketoazidose.
  - Alkoholismus.
  - Nierentransplantation.
  - Störungen des Vitamin-D-Stoffwechsels.

▶ **Pathophysiologie:** Geringere Verfügbarkeit von anorganischem Phosphat für die Synthese energiereicher Phosphate → Verschlechterung der zellulären Energieversorgung:

• Abnahme der myokardialen Kontraktilität.
• Schlechte Verformbarkeit der Erythrozyten und ggf. Hämolyse mit hämolytischer Anämie.
• Abnahme der 2,3-Diphosphoglycerat-Konzentration in den Erythrozyten (Linksverschiebung der O_2-Bindungskurve des Hb mit schlechterer O_2-Abgabe in die Gewebe; klin. Relevanz unklar).
• Evtl. Muskelschwäche, ggf. mit Beteiligung der Atemmuskulatur; Leberzellschäden.

▶ **Symptomatik:**

• Hypophosphatämie klinisch meist unauffällig.
• Symptome des Phosphatmangels bei extremer Hypophosphatämie:
  - *Kardial:* Evtl. akute Herzinsuffizienz. Verbesserung der Myokardfunktion durch Phosphatsubstitution.
  - *Neuromuskulär:* Rhabdomyolyse mit Muskelschmerzen und Muskelschwäche, ggf. Schwäche der Atemmuskulatur (weaning-Versagen), Parästhesien.
  - *Zentral:* Verwirrtheit, Halluzinationen, Bewusstseinstrübung bis zum Koma, epileptische Anfälle.
  - *Hämatologisch:* Hämolytische Anämie (s. o.).
  - *Hepatisch:* Leberzellschädigung (erhöhte Transaminasen).

▶ **Diagnostik:**

• Anamnese, klinische Untersuchung (Befunde s. o.).
• *Labor:*
  - Blutbild (Anämie?), LDH (Hämolyse?), Kreatinkinase (Rhabdomyolyse?), GOT/GPT (Leberschädigung?), Serum-Elektrolyte (Natrium, Kalium, Chlorid, Kalzium, Magnesium).
  - Bestimmung der Phosphat-Ausscheidung im Urin (normal: 23–40 mmol/24 h).

▶ **Therapie:**

• *Monitoring:* Engmaschige (z. B. alle 6 h) Überwachung der Phosphat-, Kalzium-, Natrium- und Kalium-Konzentration im Serum (abhängig vom zur Substitution verwendeten Phosphat-Salz).
• Behandlung der zugrunde liegenden Störung.
• *Parenterale Substitution:*
  - **Glycerolphosphat-Natrium-Konzentrat**, Natriumphosphat, **Natriumglycerophosphat**, **Kaliumphosphat**.

- Asymptomatisch: **0,02 mmol Phosphat/kg KG/h i. v.**
- Symptomatisch: **0,03 mmol Phosphat/kg KG/h i. v.** (maximal 1 mmol Phosphat/kg KG/24 h; meist 40–60 mmol/24 h per infusionem. **Cave:** Phosphat nicht mit kalziumhaltigen Lösungen mischen!).

Beachte: Bei *zu hohen Phosphat-Konzentrationen* Gefahr der Kalziumphosphat-Ausfällung im Gewebe. Vorsicht bei Patienten mit Hyperkalzämie!

- *Orale Substitution (Kapseln)*, z. B. **Reducto-spezial 4 × 2 Kps/d.**

Hinweis: Sucralfat und Antazida hemmen die Phosphatresorption!

Hyperphosphatämie (Serum-PO_4^{3-} > 1,7 mmol/l)

- **Definition:** Phosphatkonzentration im Serum > 1,7 mmol/l.
- **Ursachen:**
  - *Verminderte renale Elimination:* Niereninsuffizienz, Hypoparathyreoidismus, Akromegalie.
  - *Vermehrte Freisetzung aus dem Intrazellulärraum:* Zelluntergänge (z. B. Rhabdomyolyse, Tumorzerfall, Gewebenekrosen, Hämolyse), Sepsis, Hypothermie.
  - *Vermehrte Zufuhr:* Laxanzien oder Einläufe mit hohem Phosphat-Gehalt, überschießende Phosphat-Substitution.
- **Pathophysiologie:** Bildung von unlöslichen Kalzium-Phosphat-Komplexen mit Ausfällung in den Geweben und sekundärer Hypokalzämie.
- **Symptomatik:**
  - Durchfall, Übelkeit, Erbrechen, Bauchschmerzen.
  - Verwirrtheit, Somnolenz, Tetanie, zerebrale Krampfanfälle.
  - Muskelschwäche, Muskelkrämpfe.
- **Diagnostik:**
  - Anamnese und körperliche Untersuchung (Befunde s. o.).
  - Labor: Serum-Elektrolyte, Phosphat, Harnstoff, Kreatinin, Creatinkinase, LDH, Blutbild.
- **Therapie:**
  - Behandlung der zugrunde liegenden Störung (s. o.).
  - *Phosphatbinder* (oberer GI-Trakt): Aluminiumhaltige Substanzen, z. B. Aluminiumhydroxid.
  - *Förderung der renalen Ausscheidung:* Infusion von NaCl 0,9 % + Furosemid.
  - *Hämodialyse:* Terminale Niereninsuffizienz bzw. Nierenversagen.
  - *Kalziumacetat-Tabletten:* Serum-Kalzium ↑ → Phosphatkonzentration ↓.

33.5 Störungen des Magnesium-Haushalts

O. Zuzan

Grundlagen

- **Referenzbereich (Gesamt-Magnesium):** 0,8–1,6 mmol/l (1,6–2,4 mg/dl).
- **Mg^{2+}-Bestimmung im Serum:** Üblicherweise *nicht* freies, sondern *Gesamt-Serummagnesium.*
- **Verteilung:**
  - < 1 % des Gesamt-Körper-Magnesiums ist im Serum enthalten als
    - Freies ionisiertes Magnesium (55 %).
    - Proteingebundenes Magnesium (30 %).
    - Komplexgebundenes Magnesium (15 %).
  - Nur ionisiertes Magnesium physiologisch aktiv.
  - > 99 % überwiegend in Muskel- und Knochengewebe zellulär gebunden.

- **Physiologische Aufgaben:**
  - Intrazelluläres Ion, Koenzym elementarer Systeme wie z. B. der Natrium-Kalium-ATPase, Produktion von cAMP, Regulation der langsamen Ca^{2+}-Kanäle, Membranpermeabilität, neurochemische Übertragung, Zellteilungsvorgänge.
  - Physiologischer Kalziumantagonist.
- **Zusammenhang zwischen Mg^{2+}- und K^{+}-Homöostase:**
  - Mg^{2+}-Mangel führt zur K^{+}-Verarmung der Zelle und zu renalem K^{+}-Verlust.
  - Bei der K^{+}-Substitution ist Mg^{2+} für Eintritt des Kaliums nach intrazellulär erforderlich. Deshalb Magnesiummangel gleichzeitig mit Behandlung der Hypokaliämie ausgleichen.
- **Steuerung der Serum-Konzentration:** Vorwiegend durch renale Exkretion.

Hypomagnesiämie (Serum-Gesamt-Mg^{2+} < 0,7 mmol/l)

- **Definition:** Gesamt-Magnesium < 0,7 mmol/l.
- **Ursachen:**
  - *Renaler Verlust:* Nierenerkrankungen, Medikamente (Diuretika, Aminoglykoside, Amphotericin B, Ciclosporin, Digitalis, Kalzium, Ethanol, Schilddrüsenhormone), Phosphatmangel, Kaliummangel, Azidose.
  - *Gastrointestinaler Verlust:* Durchfall, Fisteln, kontinuierliche Magensaftdrainage.
  - *Mangelnde Zufuhr:* Mangelernährung, Malabsorption.
  - *Umverteilung:* Ernährungsbeginn nach Hungerzustand, Erwärmungsphase nach Hypothermie, Z. n. Parathyreoidektomie, Ausfällung im Gewebe bei Pankreatitis oder Rhabdomyolyse, Therapie mit Katecholaminen oder Insulin.
  - *Alkoholismus:* Mangelernährung, ↑ renale Ausscheidung, Delir (Verschiebung nach intrazellulär, respiratorische Alkalose).
- **Symptomatik:**
  - *Kardiovaskulär:* Herzrhythmusstörungen, Vasospasmen, Angina pectoris.
  - *Neuromuskulär:* Generalisierte Muskelschwäche bis hin zur Ateminsuffizienz, Muskelkrämpfe, Tetanie, Tremor.
  - *Zentral:* Depression, Apathie, Bewusstseinstrübung bis zum Koma, epileptische Anfälle.
  - *Gastrointestinal:* Übelkeit/Erbrechen, Schluckbeschwerden.
  - *Metabolisch:* Häufig begleitende Hypokalzämie, Hypokaliämie und Hypophosphatämie.
- **Diagnostik:**
  - Anamnese, körperliche Untersuchung.
  - *Labor:* Magnesium, Kalzium, Kalium, Natrium, Kreatinin, Harnstoff, Glukose, Phosphat im Serum.
  - EKG.
  - Magnesiumkonzentration im 24-h-Sammelurin (normal: 2,5–7,5 mmol Mg^{2+}/24 h).
- **Therapie:**
  - Behandlung der zugrunde liegenden Störungen.

  Beachte: Vorsicht bei Magnesium-Substitution bei Niereninsuffizienz (Gefahr der Hypermagnesiämie): Klinische Überwachung, EKG-Monitoring, engmaschige Kontrolle des Serum-Mg^{2+}.
  - *Parenterale Substitution:*
    - *Substanz:* **Magnesiumsulfat** (1 g Magnesiumsulfat enthält 4 mmol Mg^{2+}). 50 %ige Lösung (ca. 500 mg/ml bzw. 2 mmol/ml). Bei periphervenöser Injektion Verdünnung.
    - *Dosierung:* **8–12 mmol Mg^{2+} i. v. als Kurzinfusion** (z. B. in 100 ml NaCl 0,9 %) über 1 h. Bei schweren chronischen Mangelzuständen **bis zu 1–2 mmol Mg^{2+}/kg KG/24 h i. v.** (maximal 50–100 mmol/24h).
  - *Orale Substitution* (erhaltene enterale Resorption, milde Hypomagnesiämie): **20–50 mmol Mg^{2+}/d.** NW: Diarrhö.

Hinweis: Eine begleitende Hypophosphatämie (S. 455) ist häufig kausal mit für die Hypomagnesiämie verantwortlich (renale Magnesiumausscheidung ↑) und sollte deshalb auch behandelt werden.

Hypermagnesiämie (Serum-Gesamt-Mg^{2+} > 2 mmol/l)

- **Definition:** Gesamt-Magnesium > 2 mmol/l im Serum.
- **Ursachen:**
  - Niereninsuffizienz bei vermehrter Magnesiumzufuhr (z. B. magnesiumhaltige Antazida).
  - Diabetische Ketoazidose, Nebenniereninsuffizienz, Hyperparathyreoidismus, Lithium-Intoxikation, hochdosierte Magnesiumtherapie (z. B. bei Eklampsie).
- **Symptomatik:**
  - Motorische Schwäche bis hin zur schlaffen Lähmung, Hypo- bis Areflexie, in schweren Fällen bis hin zur respiratorischen Insuffizienz durch Schwäche der Atemmuskulatur.
  - Müdigkeit, Somnolenz bis zum Koma.
  - Hypotonie, Verlängerung der PQ-Zeit, AV-Überleitungsstörungen, Verbreiterung des QRS-Komplexes, Herzstillstand.
  - Evtl. sekundäre Hypokalzämie (Suppression der Nebenschilddrüsenfunktion); Klinik (S. 453).
- **Diagnostik:**
  - Anamnese, körperliche Untersuchung (Muskeleigenreflexe!).
  - Labor: Magnesium, Kalzium, Natrium, Kalium, Kreatinin, Harnstoff im Serum.
  - EKG.
- **Therapie:**
  - Magnesiumzufuhr stoppen.
  - *Notfallmaßnahme in bedrohlichen Situationen:* **Kalziumglukonat 10 % 1 g (= 10 ml) i. v. über 2–3 min.** Kalziumglukonat kann einige der kardialen Magnesiumwirkungen antagonisieren.
  - *Respiratorische Insuffizienz:* Endotracheale Intubation (S. 92) und kontrollierte Beatmung (S. 200).
  - *Elimination des Magnesiums:*
    - In schweren Fällen bzw. bei Niereninsuffizienz: Hämodialyse mit magnesiumfreiem Dialysat.
    - Bei erhaltener Nierenfunktion: Forcierte Diurese (großzügige Volumensubstitution mit Vollelektrolytlösung, NaCl 0,9 %, Furosemid).

33.6 Säure-Basen-Haushalt: Grundlagen

M. Karst

Referenzbereiche im arteriellen Blut

- **pH**: 7,36–7,44.
- **p_aCO_2**: 36–44 mmHg.
- **Bikarbonat (HCO_3^-)**: 22–26 mmol/l.
- **Base Excess (BE)**: 0 ± 2 mmol/l (vgl. S. 61).

Regulationsmechanismen

- Puffersysteme: Bikarbonat, Plasmaproteine, Phosphat, Hämoglobin.
- Ventilation: Abatmung von CO_2.
- Renale Ausscheidung von H^+ und Rückresorption von Bikarbonat.

Hinweis: Größte klinische Bedeutung hat das CO_2-HCO_3^--System.

Differenzierung möglicher Störungen

- **Primär metabolisch:** Gleichsinnige Veränderung von pH und pCO_2.
- **Primär respiratorisch:** Gegensätzliche Veränderung von pH und pCO_2.

Hinweis: Respiratorische Störungen werden *metabolisch* kompensiert; metabolische Störungen werden *respiratorisch* kompensiert. pCO_2 und Bikarbonat sind bei einfachen Störungen durch Kompensationsmechanismen gleichsinnig verändert. Starke Abweichungen der Bikarbonat-Konzentration (< 15 mmol/l oder > 40 mmol/l) deuten auf eine primär metabolische Störung hin.

Anionenlücke

- **Definition:**
  - Differenz zwischen Konzentration der nicht routinemäßig gemessenen Anionen (UA^- = unbekannte Anionen = alle Plasmaanionen außer Cl^- und HCO_3^-) und Konzentration der nicht routinemäßig gemessenen Kationen (UK^+ = unbekannte Kationen = alle Plasmakationen außer Na^+).
  - Konzentration aller Plasmaanionen = Konzentration aller Plasmakationen (Elektroneutralität):
    - $[Na^+] + [UK^+] = [Cl^-] + [HCO_3^-] + [UA^-]$ bzw.
    - *Anionenlücke* $= [UA^-] - [UK^+] = [Na^+] - ([Cl^-] + [HCO_3^-])$.
- **Normwert:** 8–12 mmol/l.
- **Ziel:** Weitere Differenzierung metabolischer Störungen. (Anionenlücke ↑ = erhöhte Konzentration nicht routinemäßig bestimmter Anionen, z. B. durch vermehrten Anfall von Säuren. Bei vermehrtem Anfall von HCl oder H_2CO_3 allerdings ändert sich die Anionenlücke nicht wesentlich.)
- **Blutgasanalytik:** Technische Aspekte (S. 81); BGA-Veränderungen der vier Hauptstörungen: Tab. 33.4.

Tab. 33.4 • **BGA-Veränderungen bei den 4 Hauptstörungen des Säure-Basen-Haushalts.**

	BE	pH	p_aCO_2
metabolische Azidose (S. 461)	↓	↔ bis ↓	↔ bis ↓
respiratorische Azidose (S. 461)	↔ bis ↑	↔ bis ↓	↑
metabolische Alkalose (S. 462)	↑	↔ bis ↑	↔ bis ↑
respiratorische Alkalose (S. 463)	↔ bis ↓	↔ bis ↑	↓

↓ = Abnahme, ↔ = unverändert, ↑ = Anstieg

33.7 Säure-Basen-Haushalt: Azidose

M. Karst

Pathophysiologie, klinische Folgen

- **Kardiovaskulär:**
  - Einerseits Zunahme des Sympathikotonus mit Freisetzung von Katecholaminen, andererseits verminderte Ansprechbarkeit des Myokards und der Gefäßmuskulatur auf endogene oder exogene Katecholamine.
  - Abnahme der myokardialen Kontraktilität.
  - Arterioläre Vasodilatation, venöse Vasokonstriktion.
  - Zunahme des pulmonalvaskulären Widerstands.
  - Abnahme von Herzzeitvolumen, arteriellem Blutdruck, hepatischem und renalem Blutfluss.
  - Herzrhythmusstörungen (Reentry-Tachykardien), Abnahme der Flimmerschwelle.

- **Respiratorisch:** Hyperventilation, verminderte Kraft und schnellere Ermüdbarkeit der Atemmuskulatur, Dyspnoe.
- **Metabolisch:**
  - Hyperkaliämie durch Kaliumverschiebung von intra- nach extrazellulär.
  - Erhöhter Energiebedarf (Zunahme der sympathikoadrenergen Aktivität).
  - Veränderter Glukosestoffwechsel: Insulinresistenz mit verminderter zellulärer Glukoseaufnahme, Hemmung der Glykolyse (verminderte Aktivität der Glc-6-phosphokinase) → verminderte ATP-Synthese → schlechtere Energieversorgung der Gewebe.
  - Katabolie mit Proteinabbau.
- **Zerebral:** Veränderter Hirnmetabolismus, Zunahme des Hirnvolumens mit Erhöhung des intrakranialen Drucks → Verwirrtheit, Bewusstseinsstörungen, Koma.

Metabolische Azidose

- **Symptome:** Kompensatorisch vertiefte Atmung – Kußmaul-Atmung (S. 19); Bewusstseinsstörungen, Herzrhythmusstörungen.
- **Diagnostik:**
  - *Arterielle BGA:* Bikarbonat ↓, kompensatorisch auch pCO_2 ↓; pH entweder ↓ (dekompensiert) oder normal (kompensiert).
  - Elektrolyte, Berechnung der Anionenlücke (S. 461) → Analyse: Tab. 33.5.

Tab. 33.5 • **Befunde und Ursachen bei metabolischer Azidose.**

Befund	möglicher Pathomechanismus	Ursachen
normale Anionenlücke (Serumchlorid ↑)	Subtraktionsazidose	• enteraler Bikarbonatverlust (Diarrhö, Mainz-Pouch u. a.) • renaler Bikarbonatverlust (proximal tubuläre Azidose, Therapie mit Carboanhydrase-Hemmern) • Renale Funktionsstörung (z. B. Nierenversagen, Hypoaldosteronismus) • exogene Chloridzufuhr (NaCl-Lösungen, Albuminlösungen)
vergrößerte Anionenlücke (Serumchlorid normal)	Additionsazidose	• endogene Säurebildung (Ketoazidose, Laktatazidose, Urämie) • exogene Säurezufuhr (z. B. Intoxikation mit Salizylaten, Ethanol) • Niereninsuffizienz • distale tubuläre Azidose mit verminderter Ausscheidung von H^+-Ionen

- **Therapie:**
  - Kausale Therapie der zugrunde liegenden Störung (Tab. 33.5).
  - *Natriumbikarbonat i. v.* (Voraussetzung: Intakte Atmung):
    - Berechnung des $NaHCO_3$-Bedarfs: *$NaHCO_3$ (mmol) = negativer BE × 0,3 × kg KG.*
    - Zunächst die Hälfte infundieren, danach erneute BGA-Kontrolle.
    - Weitere Infusion je nach Effekt der ersten Dosis.

Respiratorische Azidose

- **Pathomechanismus:** Respiratorische Insuffizienz mit Hyperkapnie durch:
  - Hypoventilation (Koma, Atemdepression, neuromuskuläre Erkrankungen).
  - Lungenerkrankung mit ausgeprägter Gasaustauschstörung.

- **Symptome:**
  - Hypoventilation, Koma.
  - Zeichen einer schweren Lungenerkrankung.
- **Diagnostik** *(arterielle BGA):* p_aCO_2 ↑, kompensatorisch oft Bikarbonatkonzentration ↑; pH ↓ (dekompensiert) oder normal (kompensiert); p_aO_2 ↓.
- **Therapie:**
  - Verbesserung der Ventilation bzw. kontrollierte Beatmung.
  - Behandlung der zugrunde liegenden Störung.

  Beachte: Bei länger dauernder respiratorischer Azidose setzen metabolische Kompensationsmechanismen ein. Bei rascher Normalisierung des Kohlendioxidpartialdrucks durch Beatmung Gefahr der Alkalose.
  - *Wenn kompensatorisch Bikarbonatkonzentration ↑:* Zufuhr von Chlorid (z. B. Kaliumchlorid) zur Förderung der renalen Elimination von Bikarbonat. Ggf. zusätzlich Acetazolamid 1–2 × 250–375 mg/d i. v.

33.8 Säure-Basen-Haushalt: Alkalose

M. Karst

Pathophysiologie, klinische Folgen

- **Kardiovaskulär:** Arterioläre Vasokonstriktion, Abnahme des koronaren Blutflusses, ggf. mit klinisch manifester Koronarischämie (Angina pectoris), supraventrikuläre und ventrikuläre Herzrhythmusstörungen.
- **Respiratorisch:** Hypoventilation mit Hyperkapnie und Hypoxämie.
- **Metabolisch:**
  - Stimulation der anaeroben Glykolyse und der Produktion organischer Säuren.
  - ↓ ionisiertes Kalzium im Plasma → Tetanie.
  - Hypokaliämie (S. 451) durch Verschiebung von K^+ von extra- nach intrazellulär.
  - Hypomagnesiämie (S. 458) und Hypophosphatämie (S. 455).
  - Linksverschiebung der Sauerstoffbindungskurve (S. 79) des Hämoglobins → ↓ O_2-Abgabe ins Gewebe.
- **Zerebral:** ↓ zerebraler Blutfluss, zerebrale Krampfanfälle, Delir, Bewusstseinstrübung.

Metabolische (hypochlorämische) Alkalose

- **Pathomechanismen:**
  - *Additionsalkalose:* Vermehrte Bikarbonatzufuhr.
  - *Subtraktionsalkalose:*
    - Verlust von saurem Magensaft (Erbrechen, Magensonde).
    - Diuretikatherapie mit Hypokaliämie (bei Hypokaliämie werden vermehrt H^+-Ionen renal ausgeschieden).
    - Mineralkortikoidexzess (Mineralkortikoide stimulieren die Sekretion von K^+- und H^+-Ionen im distalen Tubulus der Niere).
    - Verlust von schwachen Säuren (Hypoproteinämie).

Die metabolische hypochlorämische Alkalose ist die häufigste Säure-Basen-Störung beim Intensivpatienten, meist bedingt durch:
- Diuretikatherapie mit Verlust von Chlorid- und Kaliumionen.
- Drainage von Magensaft mit Verlust von HCl.
- Proteinverlust (Operationen, Flüssigkeitsansammlungen im dritten Raum).
- Zufuhr von natriumreichen, chloridarmen Lösungen wie Natriumbikarbonat, Antibiotika (häufig Natriumsalze) oder Blutprodukten mit Natriumzitrat.

- **Symptome:** ggf. verminderte Atmung als Kompensationsversuch, ggf. kardiale Symptomatik mit Extrasystolen, ggf. Tetanie.
- **Diagnostik:**
  - *Arterielle BGA:* Bikarbonatkonzentration ↑, p_aCO_2 kompensatorisch ↑, pH ↑ (dekompensiert) oder normal (kompensiert).
  - *Chloridausscheidung im 24-h-Urin:*
    - < 10 mmol/l: Chloridsensible Form (Magensaftverluste) → Behandlung durch Infusion physiologischer NaCl-Lösung.
    - > 10 mmol/l: Chloridresistente Form (Mineralokortikoidexzess) → Behandlung s. u.
- **Therapie:**
  - Therapie der zugrunde liegenden Störung.

  Hinweis: Zufuhr von Bikarbonat und Vorstufen (Laktat, Zitrat, Azetat) vermeiden!
  - *Chloridsensibel:* Infusion von NaCl 0,9 % (Volumeneffekt günstig), bei Kaliummangel + KCl.
  - *Chloridresistent:*
    - Azetazolamid 1–2 × 250–375 mg/d i. v. (fördert renale Bikarbonatausscheidung).
    - *Nebenwirkung:* Zunahme der renalen Kalium- und Phosphatausscheidung.
  - *Schwere Entgleisung:*
    - Infusion von L-Arginin-Hydrochloridlösung (Bedarf in mmol = BE × 0,3 × kg KG).
    - Ziel: pH-Senkung < 7,55. Nur über ZVK!
  - *Bei Herzinsuffizienz und/oder Niereninsuffizienz:* Extrakorporales Nierenersatzverfahren (Hämodialyse, Hämofiltration; s. S 223).

  Beachte: Kompensatorische Hypoventilation → ↑ p_aCO_2. Zunahme des BE um 1 mmol/l führt zu p_aCO_2-Anstieg um 1 mmHg. Bei p_aCO_2 > 50 mmHg kann Entwöhnung vom Respirator (weaning) scheitern!

Respiratorische Alkalose

- **Pathomechanismen:**
  - Psychogene Hyperventilation.
  - Kompensatorische Hyperventilation bei Hypoxie (Lungenerkrankungen, Aufenthalt in großer Höhe).
  - Zerebrale Störungen mit Hyperventilation.
- **Symptome:**
  - Ggf. Hyperventilationstetanie mit Muskelzittern und Parästhesien.
  - Ggf. Minderung der zerebralen Durchblutung mit Reizbarkeit und Bewusstseinsstörungen.
- **Diagnostik** (arterielle BGA): p_aCO_2 ↓, Bikarbonat ↓, pH ↑ (dekompensiert) oder normal (kompensiert).
- **Therapie:**
  - Behandlung der zugrunde liegenden Störung.

  Hinweis: Außer bei der psychogenen Hyperventilation ist in den meisten Fällen einer respiratorischen Alkalose keine Therapie notwendig, da sie nicht lebensbedrohlich ist und nur wenige oder keine Symptome zeigt.
  - *Psychogene Hyperventilation:* Beruhigung, ggf. medikamentöse Sedierung, CO_2-Rückatmung.
  - *Hypoxie:* Erhöhung der inspiratorischen O_2-Konzentration, Behandlung der zugrunde liegenden Störung.

Pseudorespiratorische Alkalose

- **Pathomechanismus:** Myokardiales Pumpversagen oder Reanimation mit verminderter Lungenperfusion bei erhaltener alveolärer Ventilation → reduzierte CO_2-Elimination über die Lungen → Hyperkapnie im gemischtvenösen Blut bei systemarterieller Normo- oder Hypokapnie.

- **Symptome:** Kardiales Pumpversagen bzw. während der kardiopulmonalen Reanimation.
- **Diagnostik:**
  - *Blutgasanalyse:* Gemischtvenös + arteriell (Tab. 33.6).

Beachte: Um bei einem Patienten mit kardialem Pumpversagen eine pseudorespiratorische Alkalose erkennen zu können, ist eine Blutgasanalyse aus gemischtvenösem Blut (Pulmonalarterienkatheter) oder ersatzweise aus zentralvenösem Blut notwendig.

Tab. 33.6 • **Blutgasanalyse bei pseudorespiratorischer Alkalose.**

	BGA gemischtvenös	BGA arteriell
pCO_2	↑	n oder ↓
pH	↓	leicht ↓ bis ↑

↓ = vermindert, n = normal, ↑ = erhöht

- **Therapie:** Therapie der zugrunde liegenden Störung.

Gemischte Alkalose

- **Definition:** Gemischte metabolisch-respiratorische Alkalose.
- **Pathomechanismus:** Vorbestehende respiratorische Alkalose und zusätzlich:
  - Verlust saurer Valenzen.
  - Akkumulation von Bikarbonat.
- **Prädisposition**:
  - Chronische Lebererkrankungen und primäre Hypokapnie (Erbrechen, Magensaftdrainage, Diuretika, Hypokaliämie, Zufuhr alkalischer Valenzen).
  - Terminale Niereninsuffizienzund primäre Hypokapnie (Zufuhr von Bikarbonat bei Nierenersatzverfahren).
- **Diagnostik** (arterielle BGA): pH ↑ ↑, p_aCO_2 ↓, HCO_3^- ↑, positiver Base Excess.
- **Therapie:**
  - Verlust saurer Valenzen reduzieren.
  - Reduktion des Bikarbonatgehalts der Dialyseflüssigkeit.
  - Ggf. zusätzlich Infusion von L-Arginin-Hydrochloridlösung (S. 463).

34 Gastrointestinale/abdominale Erkrankungen

34.1 Intestinale Motilitätsstörungen auf der Intensivstation

J. Hadem, T. H. Schürmeyer, M. P. Manns

Akute intestinale Obstruktion (Mechanischer Ileus)

- **Definition:** Passagestopp mit proximaler Hyperperistaltik und Darmdilatation sowie intraluminalem Flüssigkeitsverlust durch akute intestinale Obstruktion mit oder ohne Beeinträchtigung der Gefäßversorgung (Strangulation).
- **Epidemiologie:** Postoperativ bei 5–25 % aller abdominalchirurgischen Patienten, operative Therapie bei 10–50 % dieser Patienten notwendig.
- **Ursachen:**
  - *Dünndarm (in ⅔ der Fälle betroffen):* Briden und Adhäsionen (60 %), Peritonealkarzinose, Hernien (10 %), Stenosen (Morbus Crohn), Gallensteine, Invagination (bei Erwachsenen eher selten).
  - *Dickdarm (in ⅓ der Fälle betroffen):* Kolonkarzinom (70 %), Volvulus, Stenosen (Morbus Crohn, Colitis ulcerosa, Divertikulitis), Kotstau, Ascariasis, Fremdkörper, Peritonealkarzinose, DIOS (distales intestinales Obstruktionssyndrom) bei Zystischer Fibrose.
- **Pathophysiologie:**
  - 80 % des Gases proximal der Obstruktion ist verschluckte Luft.
  - Schocksymptomatik entsteht durch:
    - Einstrom von Na^+ und H_2O in die dilatierten Darmabschnitte mit intraluminalem Druckanstieg bis auf 10–60 cm H_2O, Darmwanddistension und gestörter intraluminaler Mikrozirkulation.
    - Konsekutiver Anstieg des intraabdominalen Drucks führt zur Reduktion des venösen Rückstroms mit mesenterialem Ödem, freier intraperitonealer Flüssigkeit und ggf. zur hämorrhagischen Infarzierung.
    - Bakterielle Translokation, systemische Endotoxineinschwemmung, ggf. Durchwanderungsperitonitis und hypovolämie-septischer Schock.
  - Hochstehendes Zwerchfell mit dorsobasalen Atelektase und Hypoxämie.
  - Beim Dickdarmileus: ggf. ischämische Wandperforation im Bereich des Zökums.
- **Klinik:**
  - *Obstruktion*: Krampf- bzw. kolikartiger Schmerz im Mittelbauch v. a. bei distaler Dünndarmokklusion, eher schleichender Verlauf beim Dickdarmileus.
  - *Strangulation:* plötzlicher Beginn mit starkem, umschriebenem Dauerschmerz, mit oder ohne Kolik.
  - Übelkeit, Erbrechen (anhaltend gallig bei proximaler Okklusion, um 24h verzögert und zunehmend fäkulent bei distaler Okklusion [Miserere]), Stuhl- und Windverhalt bei distaler Okklusion (zentral beim distalen Dünndarmileus, flankenbetont beim Dickdarmileus), evtl. passagere Diarrhö (blutig bei Invagination), abdominale Distension (v. a. bei Kolonobstruktion).
  - Dehydratation, Abwehrspannung (→ Peritonitis), Fieber, Schock.
- **Diagnostik:**
  - Abdominale Inspektion (Narben), Palpation (Bruchpforten und rektale Untersuchung), Auskultation (hochgestellte, metallisch klingende, evtl. spritzende Darmgeräusche [falls ohne Stethoskop hörbar: Borborygmi]; mind. 2 min auskultieren um „fehlende Darmgeräusche" zu diagnostizieren).

- Röntgen-Abdomen (besser in Exspiration → p.-a. Durchmesser ↓, Stehen oder Linksseitenlage [Lage mind. 5–10 min beibehalten], Abb. 34.2):
  - *Ileus* (allgemein): Distendierte Darmschlingen mit erhaltenen Kerckring-Falten und Flüssigkeitsspiegeln proximal der Stenose.
  - Duodenal-Ileus: Doppelblase im rechten Oberbauch (*„double bubble"*).
  - Dünndarm-Ileus (Abb. 34.1): *Kleine* Flüssigkeitsspiegel im Mittelbauch, rechten Oberbauch (hoher Ileus), linken Unterbauch (tiefer Ileus), Dünndarmdurchmesser > 3 cm.
  - Dickdarm-Ileus: *Große* Flüssigkeitsspiegel im Kolonrahmen, Dickdarmdurchmesser > 5 cm.
  - *Perforation:* Freie Luft perihepatisch/subphrenisch.
  - *Pneumoperitoneum:* Scharfe Zeichnung der inneren und äußeren Darmwand (Rigler-Zeichen).
  - *Retroperitoneale Luft:* Aufhellung entlang von M. psoas, Nieren und Zwerchfellschenkeln.
  - *Aerobilie* (Kennzeichen: Luft hilusnah): DD Biliodigestive Fistel, emphysematöse Cholezystitis, nach Papillotomie und Gallenwegsdrainage.
  - *Luft im Pfortadersystem* (Kennzeichen: Luft leberkapselnah): Fast immer Ausdruck einer Darmischämie (NOMI = non-occlusive mesenteric ischaemia).
  - *Pneumatosis intestinalis:* Darmischämie, Pneumatosis cystoides coli.
- Röntgen-Thorax: Perforation (subphrenische Luftsichel)?
- Sonografie: Flüssigkeitsgefüllte, erweiterte Darmschlingen mit stehenden Schleimhautfalten, evtl. mit verdickter Wand, sedimentierter Darminhalt, rückwärtsgerichtete oder Pendel-Peristaltik, Stenose, freie abdominale Flüssigkeit oder Ileusursache.
- CT Abdomen (Abb. 34.2): Meist mit intravenösem Kontrastmittel; rektaler KM-Einlauf bei V. a. Kolonperforation (100 ml Gastrografin + 500 ml H_2O); orales KM bei kompensiertem Dünndarmileus (1h vor CT 50 ml Gastrografin + 450 ml H_2O über Sonde).
- Mesenterikografie: Bei Verdacht auf NOMI.
- Labor: untergeordnet, Laktat und Blutgasanalyse am wichtigsten, ansonsten ggf. weiterführend: BB, K^+, Na^+, Ca^{2+}, Lipase, alkalische Phosphatase, γ-GT, Blutgruppe, Kreuzblut, ggf. δ-Aminolävulinsäure (bei V. a. Porphyrie), Urinstatus.

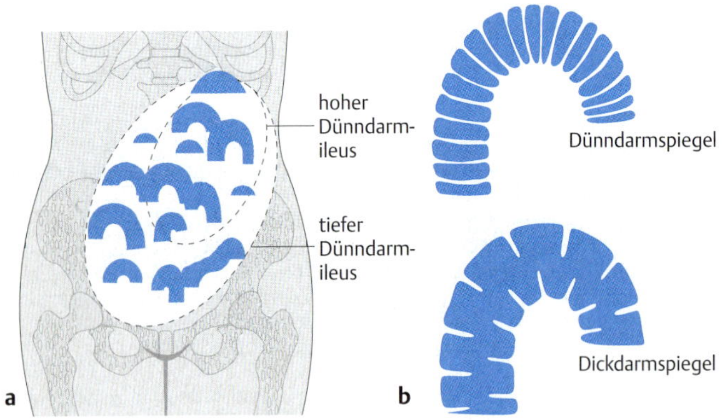

Abb. 34.1 • Dünndarmileus. **a** Lokalisation der Verschlusshöhe; **b** röntgenologische Unterscheidung Dünndarm- und Dickdarmspiegel.

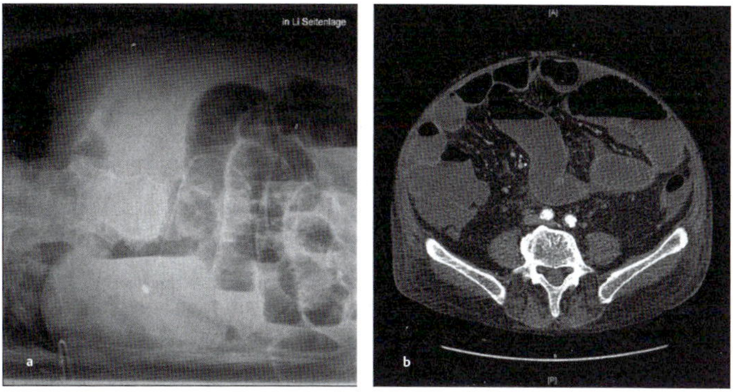

Abb. 34.2 • Mechanischer Dünn- und Dickdarmileus bis auf Höhe der linken Flexur. **a** Röntgen-Abdomen p.-a. in Linksseitenlage, **b** KM-verstärkte CT des Unterbauches. Man erkennt die Flüssigkeitsspiegel in den distendierten Dünndarmschlingen sowie im C. ascendens.

► **Therapie:**
- Regelmäßige klinische Reevaluation der OP-Indikation alle 6 h mit Dokumentation.
- Kristalloides Volumen, ggf. Schocktherapie (S. 333).
- Nahrungskarenz, Magensonde, ggf. Harnblasenkatheter.
- Koloskopische Dekompression bei DIOS.
- Komplette Dünndarmobstruktion: absolute, dringliche OP-Indikation, ggf. Adhäsiolyse und Darmresektion.
- Unkomplizierte rechtsseitige Dickdarmobstruktion: Hemikolektomie rechts mit primärer Ileotransversostomie.
- Linksseitige und/oder komplizierte Kolonobstruktion: Diskontinuitätsresektion mit endständigem Kolostoma und Verschluss des distalen Stumpfes nach Hartmann oder subtotale Kolektomie mit Ileosigmoidostomie.
- Zeichen von Perforation/Peritonitis: Antibiotische Therapie z. B. **Meropenem 3 × 1 g** oder **Imipenem 4 × 500 mg** oder **Ertapenem 1 × 1 g** (nicht wirksam gegen Pseudomonas und Acinetobacter) oder **Ceftriaxon 2 g + Metronidazol 3 × 500 mg i. v.**

► **Prognose:**
- Rezidivrate nach Strangulationsileus: 16 %.
- Letalität: Dünndarmileus 10 % (5–8 % bei Obstruktion, 20–75 % bei Strangulation), Dickdarmileus 20 %.

Adynamer Ileus und akute Pseudoobstruktion des Kolons (Paralytischer Ileus und Ogilvie-Syndrom)

► **Definition:** Ausfall der Darmpropulsion bzw. unzureichende Koordination der Darmmotilität.

► **Ursachen:**
- Postoperativ (peritoneale Reizung). Zeit bis zum Wiedereintritt der physiologischen Motilität nach OP: Magen 1–3 d, Dünndarm 5–24 h, Kolon 2–5 d.
- Gastroparese nach thoraxchirurgischem Eingriff.
- Ischämie (NOMI = Non-occlusive mesenteric Ischaemia).
- Peritonitis, Gastroenteritis, *Clostridium difficile*, Pankreatitis, retroperitoneale Blutung
- Medikamente: Opiate, Barbiturate, Anticholinergika, Sympathomimetika.
- Hypokaliämie, Hypomagnesiämie, Azidose.
- Diabetes mellitus.

- **Klinik und Diagnostik:**
  - Abdominale Palpation (Bruchpforten!) und Auskultation: Distendiertes, druckschmerzhaftes Abdomen mit Akkumulation von Gas und Flüssigkeit, verzögerte Luft- und Stuhlpassage, fehlende Darmgeräusche.
  - Übelkeit, Erbrechen, Fieber.
  - Röntgen-Abdomen (s. o.): Unspezifisches Muster von Gasansammlungen.
  - Sonografie: fehlende Peristaltik bei dilatierten Dünndarmschlingen.
  - Labor: Hypokaliämie, Hypomagnesiämie, Azidose.
- **Therapie:**
  - *Prävention:*
    - Minimalinvasive OP-Technik.
    - Reduktion des postoperativen Opioidbedarfs (Verwendung kurzwirksamer Substanzen [Remifentanil], epidurale Analgesie, nichtsteroidale Antiphlogistika, Paracetamol, niedrig dosiertes S-Ketamin, Clonidin oder Dexmedetomidin).
    - Frühzeitige postoperative enterale Ernährung und Mobilisation, ggf. Supplementierung von Ballaststoffen (z. B. **Benefibre**) zur enteralen Ernährung
    - **Macrogol (Movicol) 3 × 1 Beutel.**
  - *Supportive Maßnahmen:*
    - Abwarten der spontanen Darmentleerung nach bis zu 6 d bei fehlenden pathologischen Begleitbefunden.
    - Keine routinemäßige Anlage einer Magensonde.
    - Früher Beginn und Forführung einer (niedrigkalorischen, i. e. 250–500 ml) enteralen Ernährung oder Nahrungskarenz je nach Klinik.
    - Frühe Mobilisation.
    - Restriktives Volumenmanagement.
  - *Medikamentöse Maßnahmen* (Empfehlungen stützen sich auf persönliche Erfahrungen, da Substanzen nur unzureichend evaluiert wurden und für die Anwendung bei adynamem Ileus meist keine Zulassung besteht):
    - Bei moderater Darmdistension und GI-Blutung: Spülung des Darms mit **Macrogol-Reinigungslösung (z. B. Movicol 3 × 1 Btl. oder Oralav 2–3 l)** p. o. bzw. über Magen- oder Duodenalsonde.
    - Osmotisch wirksame Substanzen: **Laktulose 3 × 10 ml p. o.**, ggf. rektaler Einlauf mit 1 l Laktulose 20 %
    - **Metoclopramid** (v. a. bei Gastroparese, zur Verkürzung des postoperativen Ileus nicht gesichert): **bis zu 4 × 10 mg i. v.**, begrenzt auf 3 d.
    - **Erythromycin** (fördert intestinale Peristaltik, zur Verkürzung des postoperativen Ileus nicht gesichert): **bis zu 3 × 250 mg i. v.**, begrenzt auf max. 5 d.
    - **Neostigmin (z. B. Prostigmin) 3 Amp. (0,5 mg pro Ampulle) über 4 h i. v.**
    - **Gastrografin:** Keine Zulassung, kontraindiziert beim mechanischen Ileus, jedoch starke laxative Wirkung; **50 ml + H_2O 50 ml** über Magensonde.
    - **Methylnaltrexon (Relistor)** bei opiatinduziertem Ileus.
  - *Weitere Maßnahmen:*
    - Bei Gastroparese mit Übelkeit und Völlegefühl: Magensonde in duodenale Sonde wechseln bzw. PEG mit jejunaler Verlängerung versehen (PEG-JET).
    - Bei Ogilvie-Syndrom mit Zökum > 10 cm: Endoskopische Kolondekompression bis zum C. transversum und Einlage einer Dekompressionssonde (Erfolg 70 %, Rezidiv 40 %, periinterventionelle Letalität bis zu 2 %).
    - Sympathikolyse mittels thorakaler Epiduralanästhesie (sehr wirksam, aber beim Intensivpatienten häufig Kontraindikationen) erwägen.
    - OP-Indikationen: Perforation, Abszess, mechanischer Ileus.
- **Prognose:**
  - Verlängerter Intensivaufenthalt.
  - Ogilvie-Syndrom über > 7 d: 5-fach erhöhte Letalität.

Akute Diarrhö auf der Intensivstation

- **Grundlagen:**
  - Häufigste gastrointestinale Komplikation neben GI-Blutung.
  - Gefahr von Elektrolytverschiebungen, enterale Ernährung erschwert, *Clostridium-difficile*-Kolitis u. U. lebensbedrohlich.
  - Vorrangig klinische Einschätzung, Diagnostik nur eingeschränkt möglich.
- **Ursachen**:
  - *Iatrogen*:
    - Antibiotika (Erythromycin, Ampicillin, Clindamycin u. a.): Alteration der Darmflora, prokinetische Effekte, permissive Wirkung auf *C. difficile* (S. 475) in 15–20 % der Fälle.
    - Magnesium und Phosphat, Laktulose, Digitalis, L-Thyroxin, NSAR, Diuretika, u. a.
    - Enterale Ernährung (zu hohe Osmolalität der Sondenkost, Bolusgabe postpylorisch, Laktoseintoleranz).
  - *Sekundär*:
    - Infektionen und Neoplasien bei Immunsuppression.
    - GI-Blutung oder Darmischämie.
    - Postoperativ oder bei Kurzdarmsyndrom.
    - Opiatentzug.
  - *Im Rahmen der Grunderkrankung:*
    - Infektiös (*C. difficile*, Noroviren).
    - Mukosaentzündung: Chronisch-entzündliche Darmerkrankung (CED), GvHD nach allogener PSCT, Zöliakie.
    - Sepsis, Vaskulitis, Diabetes, Nierenversagen, Nebenniereninsuffizienz.
- **Diagnose:**
  - *Anamnese, Klinik*:
    - Zeitlicher Zusammenhang zu enteraler Ernährung oder Antibiotikagabe.
    - C. difficile: Bis zu 8 Wochen nach Antibiotikum.
    - Bauchschmerz: Ischämie, Infektion, Mukosaentzündung (s. o.).
    - Blutbeimengung: Ischämie, GI-Blutung oder *C. difficile*.
    - Häufige Passage kleiner Stuhlmengen: V. a. Kolonbeteiligung.
    - Hautexantheme: V. a. GvHD, Vaskulitis.
    - Rektale Untersuchung: Koprolith?
  - *Labor*:
    - Hyperchlorämische metabolische Azidose, Hypokaliämie, erhöhter Harnstoff bei Volumendepletion.
    - Leukozytose: *C.-difficile*-Kolitis.
    - Hb-Abfall: GI-Blutung.
  - *Stuhluntersuchung*:
    - *C.-difficile*-Toxin, Kultur pathogener Darmbakterien.
    - Immunsuppression: Stuhlmikroskopie auf Eier und Parasiten, Cryptosporidien, Mikrosporidien, Lambliasis.
    - „Osmolar Gap" im Stuhlwasser = berechnete Stuhlosmolarität – gemessene Stuhlosmolarität = 2 × ([Stuhl-Na^+] + [Stuhl-K^+]) – gemessene Stuhlosmolarität (Osmometer). V. a. osmotische Diarrhö bei > 70 mOsm/l.
    - Großvolumige Stühle trotz NPO: V. a. sekretorische Diarrhö.
    - Stuhl-pH erniedrigt: V. a. Kohlenhydratmalabsorption.
  - Sonografie: Darmdistension, Darmwandverdickung, Pendelperistaltik, Aszites.
  - Röntgen-Abdomen: Obstruktion, Perforation, evtl. nach Gastrografin-Kontrastierung.
  - Ösophagogastroduodenoskopie mit duodenaler Biopsie.
  - Koloskopie mit Biopsie: *C. difficile*, Viren (Zytomegalie, Herpes simplex), GvHD.

▸ **Therapie:**
- Elektrolyte und Volumendepletion ausgleichen.
- Auslösende Medikamente absetzen.
- Bei Verdacht auf gastrointestinale Intoleranz der enteralen Ernährung: enterale Ernährung pausieren oder reduzieren.
- Partiell hydrolysiertes Guarkernmehl (Benefibre, 1–5 Meßlöffel in Flüssigkeit einrühren).
- Pankreasinsuffizienz: ggf. peptidbasierte Sondenkost. Für CED und Kurzdarmsyndrom keine speziellen Empfehlungen.
- In schweren Fällen: ergänzende parenterale Ernährung (möglichst 250–500 ml Sondenkost beibehalten zur „Zottenernährung").
- Bakterielle Gastroenteritis: Therapie nach Antibiogramm.
- *C.-difficile-Kolitis* (S. 475): Hygienevorschriften bei Umgang mit *C.-difficile*-infiziertem Material während der Diarrhö beachten.
- Symptomatische Therapie bei fehlendem Infektionsnachweis:
  – **Loperamid 4 mg p. o. initial, bis zu 16 mg/d.**
  – **Octreotid 100 µg s. c. 3 × /d:** AIDS, GvHD, sekretorische Diarrhö.

34.2 Intestinale Perforationen und Durchblutungsstörungen

J. Hadem, T. H. Schürmeyer, M. P. Manns

Ösophagusfremdkörper und -perforation

▸ **Epidemiologie, Pathogenese:**
- Spontanruptur (Boerhaave-Syndrom): Schwerste Form des Mallory-Weiss-Syndroms, meist Männer nach Alkoholexzess, Ruptur meist im distalen Ösophagusdrittel (vertikaler Einriss, proximal der Kardia).
- Traumatisch: Verschluckter Fremdkörper (Fleischbolus, Verletzung durch spitze Knochenanteile beim „Steakhouse-Syndrom", autodestruktiv bei psychisch Kranken und Strafgefangenen), iatrogen nach Sondenanlage, Schuss- oder Stichverletzung.

▸ **Klinik:** Dysphagie (Fremdkörper), plötzlicher heftiger retrosternaler und epigastrischer Schmerz (Boerhaave-Syndrom), evtl. Peritonitis, Dyspnoe, Hautemphysem am Hals, Pleuraerguss, evtl. Pleuraempyem, Sepsis; in der Folge evtl. Mediastinitis.

▸ **Diagnostik:**
- Klinik: Peritonitis, Hautemphysem, pathologische Atmung.
- Röntgen-Thorax (Pneumothorax? Pleuraerguss? Mediastinalemphysem?).
- Röntgen-Abdomen (freie Luft?).
- Sonografie Pleura und Abdomen (freie Flüssigkeit? freie Luft?).
- Breischluck mit wasserlöslichem KM.
- Thorax-CT mit oraler Gabe von wasserlöslichem KM.
- Ösophagoskopie zur Einschätzung der Größe des Defektes.
- Routinelabor.

▸ **Therapie:**
- NPO („Nil per os").
- Infektzeichen: Breitspektrumantibiotika (z. B. Amoxicillin/Sulbactam, evtl. Eskalation auf Carbapenem).
- Endoskopische Fremdkörperextraktion (Gabel und Löffel mittels Schlinge, Rasierklingen mittels Greifzange und Overtube). ***Cave:*** iatrogene Perforation beim Vorschieben eines ösophagealen Bolus, ggf. Relaxation des unteren Ösophagus mittels 1 Amp. Glukagon i. v.).
- Bei Drogenbehältern sind abführende Maßnahmen sicherer als die endoskopische Manipulation.

- Frische gesicherte Perforation: Bei Anastomoseninsuffizienz, kleinem Defekt, frühen Befunden mit noch fehlenden Zeichen einer Mediastinitis: Endoskopischer vakuumassistierter Verschluss („Endosponge") mit regelmäßiger klinischer Reevaluation, ansonsten primäre Ösophagusübernähung (selten mit Fundoplicatio).
- Ältere Perforation: Evtl. ösophageale Diskontinuitätsresektion mit Rekonstruktion, alternativ Pleura- oder Abszessdrainage und Versuch des endoskopischen Stentings. Erhöhtes perioperatives Risiko, strenge Indikationsstellung (Begleiterkrankungen).

▶ **Prognose:** Sekundäre Perforation bei Fremdkörperextraktion 5 %, Letalität bei Ösophagusperforation und Therapieverzögerung ca. 50 %, sonst gut.

Ösophagusverätzung

▶ **Epidemiologie, Pathogenese:**
- In suizidaler Absicht oder akzidentell bei Kleinkindern (meist Laugen); Säuren führen zu Koagulations-, Laugen zu Kolliquationsnekrosen.
- Akute Schleimhautnekrose, nach 2–3 d lokale Thrombosen, evtl. Perforation mit Mediastinitis, nach 7 d Reepithelialisierung, nach 3 Wochen evtl. Strikturen, Stenosierung.

▶ **Klinik**: Pharyngealer und retrosternaler Schmerz, Würgereiz, Dysphagie, Dyspnoe, Stridor bei Glottisödem, Schockzeichen bei ösophagealer Nekrose (70 %), Peritonitis bei Magenperforation, tracheoösophageale Fisteln.

▶ **Diagnostik:**
- Inspektion von Mund und Rachen.
- Röntgen-Thorax (Pneumothorax? Pleuraerguss? Mediastinalemphysem?).
- Röntgen-Abdomen (freie Luft?).
- Breischluck mit wasserlöslichem KM zur Sicherung einer vermuteten Perforation.
- Ösophagogastroduodenoskopie (in den ersten 24 h, Wiederholung nach 3 d und 3 Wochen).
  - Stadium I: Erythem, fokales Ödem.
  - Stadium II: Ulzerationen, leichte Blutungen.
  - Stadium III: Nekrosen, größere Blutungen.
- HNO-Konsil.
- Routinelabor.

▶ **Therapie:**
- NPO.
- Analgosedierung (Morphin, Piritramid, Midazolam).
- Hämodynamische Stabilisierung.
- Stridor: **Prednisolon 250 mg i. v.**, ggf. frühzeitig endotracheale Intubation.
- V. a. Perforation, Infektzeichen: **Ampicillin/Sulbactam**, **Clindamycin + Ceftriaxon** oder **Carbapenem** i. v., bei Pilznachweis in Abszess- oder Pleudrainage evtl. Antimykotika.
- Kurzstreckige narbige Stenosen (20 %): Bougierung.
- Langstreckige Stenosen, Narbenkarzinom (nach 10–20 Jahren): Ösophagusresektion.

▶ **Prognose:** Letalität bei suizidaler Verätzung 20 %, bei Perforation und konsekutiver Mediastinitis 60 %.

Magen- und Duodenalperforationen

▶ **Epidemiologie, Pathogenese:** Häufigste Form der Hohlorganperforation und des akuten Abdomens, fast immer auf dem Boden eines Ulcus ventriculi oder duodeni, selten traumatisch (periinterventionell oder bei stumpfem oder penetrierendem Bauchtrauma).

▶ **Klinik:**
- Freie Ruptur: Abwehrspannung, Druckdolenz, Peritonismus, evtl. Schocksymptomatik.

- Gedeckte (retroperitoneale) Ruptur: Subakuter Beginn mit Abdominalschmerz und Fieber.

▶ **Diagnostik:**
- Klinische Untersuchung (s. o.).
- Röntgen-Thorax (subphrenische Luftsichel, Mediastinalemphysem?).
- Röntgen-Abdomen im Stehen und in Linksseitenlage (freie Luft?).
- Sonografie-Abdomen (freie Flüssigkeit? freie Luft?).
- CT Abdomen (meist mit intravenösem Kontrastmittel; ggf. orales KM [1 h vor CT 50 ml Gastrografin + 450 ml H_2O über Sonde]).
- Routinelabor.

▶ **Therapie:**
- Perforationsverschluss, Ulkusexzision und Übernähung, Pyloroplastik nach Heinecke-Mikulicz.
- Ggf. distale Magenresektion (Rekonstruktion nach Billroth I oder selten Billroth II).
- **Ampicillin/Sulbactam** oder **Clindamycin** + **Ceftriaxon** oder **Carbapenem** i. v.

▶ **Prognose:** Abhängig vom Zeitpunkt der Diagnosestellung.

Dünndarm- und Kolonperforation

▶ **Pathogenese:**
- *Dünndarm:* Stumpfes oder penetrierendes Trauma, postoperative Anastomoseninsuffizienz, Adhäsiolyse, Meckel-Divertikel, Dünndarmulzera, Dünndarmtuberkulose, intestinale Ischämie, Morbus Crohn.
- *Kolon:* Appendizitis, Divertikulitis, chronisch entzündliche Darmerkrankung, ischämische Kolitis, postoperative Nahtinsuffizienz, Koloskopie (mit Polypektomie), Pfählungsverletzung.

▶ **Klinik:** Ileus, Anämie, Malabsorption, Diarrhö, Fistelbildung, Schmerzen, Fieber, Sepsis, Peritonismus, Schock.

▶ **Diagnostik**:
- Sonografie-Abdomen (freie Flüssigkeit? Binnenecho? freie Luft?, Abb. 34.3).
- Röntgen-Abdomen im Stehen und in Linksseitenlage (freie Luft?).
- CT Abdomen (meist mit intravenösem Kontrastmittel; rektaler KM-Einlauf bei V. a. Kolonperforation [100 ml Gastrografin + 500 ml H_2O]; ggf. orales KM [1 h vor CT 50 ml Gastrografin + 450 ml H_2O über Sonde]).
- Routinelabor.

▶ **Therapie:**
- Explorative Laparotomie mit Übernähung oder Resektion des betroffenen Darmabschnitts, ggf. mit vorgeschaltetem protektivem Stoma oder als Diskontinuitätsresektion mit Hartmann-Stumpf und endständigem Stoma.

▶ **Prognose:**
- Hohe Letalität bei kotiger Peritonitis nach Kolonperforation.

Gastrointestinale Durchblutungsstörung

▶ **Epidemiologie:**
- Embolie A. mes. sup.: 50 %.
- Thrombose A. mes. sup.: 15–25 %.
- Mesenterialvenenthrombose: 5 %.
- Nichtokklusive mesenteriale Ischämie (NOMI): 20–40 %.

▶ **Pathogenese:**
- Splanchnikusperfusion reguliert durch Sympathikusaktivität (Noradrenalin u. a.), RAAS (Angiotensin II), Vasopressin, NO, VIP, CCK, Acetylcholin, Adenosin, Endothelfaktoren.
- Präzipitierende Faktoren auf der Intensivstation:
  - Splanchnische Hypoperfusion durch Katecholamine, extrakorporale Zirkulation, Herz-Kreislauf-Stillstand.
  - Reduzierte Darmmotilität (Sedativa, Pankreatitis, OP).

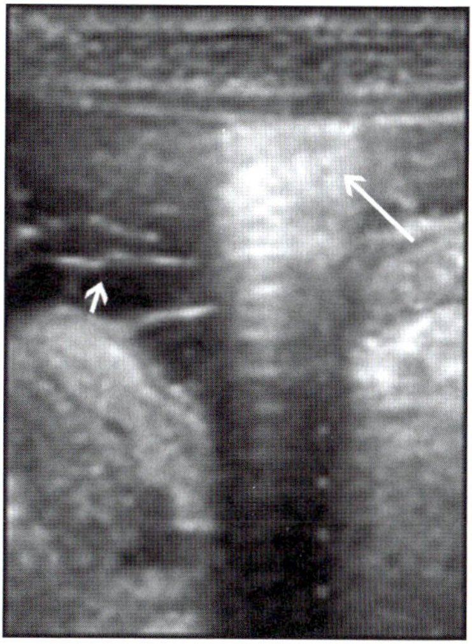

Abb. 34.3 • Fibrinreicher Aszites (kurzer Pfeil) und freie Luft (langer Pfeil) bei Dünndarmperforation.

  - Intoleranz der enteralen Ernährung.
  - Septischer Schock: Mikrozirkulationsstörung und Capillary Leakage mit mesenterialem Ödem → abdominales Kompartmentsyndrom mit vermindertem venösem Abfluss.
  - GI-Blutung.
- Mesenteriales O_2-Angebot ca. 1 ml O_2/kg KG/min, O_2-Extraktionsrate in Ruhe 25 %, bei Ischämie bis 50 %.
- < 40 % des normalen Blutflusses → hypoxischer Gewebeschaden mit bakterieller Translokation.
- Bei Reperfusion ischämischer Darmareale Einschwemmung von Bakterien, Toxinen und Sauerstoffradikalen in die systemische Zirkulation.

► **Klinik:**
- Stadium 1: Akut einsetzender Ober- und Mittelbauchschmerz mit Übelkeit und Erbrechen.
- Stadium 2: Paralytischer Ileus mit symtpomarmem Intervall (6–12h).
- Stadium 3: Durchwanderungsperitonitis mit Mehrorganversagen.

► **Therapie des akuten Mesenterialverschlusses:**
- Unverzügliche Wiederherstellung der Darmperfusion (Embolektomie bzw. Thrombektomie der A. mes. sup. oder Bypass).
- Im Stadium 3: symptomlindernde Therapie erwägen.

Nichtokklusive Mesenterialischämie (NOMI)

► **Definition**: Akute arterielle Mesenterialischämie, die weder durch Embolie noch durch Thrombose hervorgerufen wird.

► **Epidemiologie**:
- Steigende Bedeutung auf der Intensivstation.
- Mortalität 43–80 % (!), Mortaliätsverdopplung nach 24 h.
- Bis 8,5 % chirurgischer Intensivpatienten, bis 2 % nach kardiochirurgischen Eingriffen.

► **Pathophysiologie:**
- Risikofaktoren: Arteriosklerose (kardiovaskuläre Grunderkrankung), Diabetes, Niereninsuffizienz.

- Auslöser: Hypovolämie, Hypotension, hochdosierte Katecholamine (i. R. von septischem oder kardiogenem Schock), Vasopressin, Betablocker, rekombinantes Erythropoetin, Kokain, Herz-Lungen-Maschine, ECMO, LVAD, Nierenersatzverfahren, u. a.

▶ **Diagnostik:**
- Klinik: Heftiger Abdominalschmerz ohne adäquaten Befund (oft maskiert durch Analgosedierung).
- Latenz: Auslöser bis Manifestation durchschnittlich 9,5 d!
- NOMI-Verdacht: Ileus > 3 d.
- Thrombophilie: Mesenterialvenenthrombose?
- Sonografie V. portae: Luftblasen *vor* klinischer Verschlechterung (ggf. tgl. kontrollieren).
- Duplexsonografie (Tr. coeliacus, A. mes. sup./inf., V. mes. sup., V. portae).
- Mesenterikografie (extreme Vasokonstriktion des Hauptstamms der A. mes. sup., fehlende Darstellung der kleinen arteriellen Äste, fehlende Parenchymkontrastierung, fehlende Darstellung der mes. Venen, multiple spastisch verengte Gefäßsegmente).
- Angio-CT (fehlende Kontrastierung der betroffenen Darmschlingen, Pneumatosis intestinalis, evtl. Nachweis von portalvenösem Gas in der Leberperipherie, Abb. 34.4).
- Labor: Leukozyten > 11 000/µl, LDH-Anstieg (!), Laktat nicht unbedingt erhöht.
- Monitoring mittels regionaler intramukosaler pCO_2-Messung (bislang kaum etabliert).

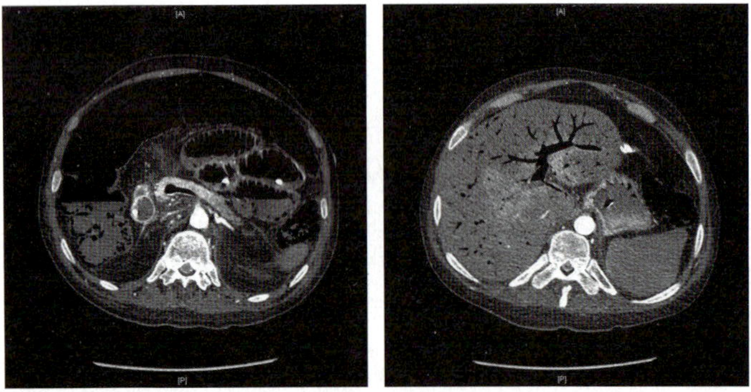

Abb. 34.4 • Nichtokklusive mesenteriale Ischämie (NOMI) mit portalvenöser Gasansammlung in V. lienalis und portalvenösem Konfluens (links) und in der Leberperipherie (rechts).

▶ **Therapie**:
- Unklares Ausmaß der Ischämie, früher Befund mit oder ohne Perforationsverdacht: unverzügliche Laparotomie.
- **Papaverin:** Relaxation der glatten Gefäßmuskulatur, systemische Toxizität gering, Verbesserung der Überlebensrate auf 60 %, Ileussymptomatik bei 50 % gebessert, Dosierung: **0,7 mg Papaverin/kg KG/h (= 30–60 mg/h)** über mesenterialarteriellen Angiografiekatheter bis zum Nachweis der Peristaltik.

Nota bene: Papaverin nicht mit Heparin mischen! Einsatz von Papaverin eher selten aufgrund des häufig bereits fortgeschrittenen und damit infausten Multiorganversagens.

- NOMI im Rahmen eines Mehrorganversagens: symptomorientierte Therapie bei infauster Prognose erwägen.

- **Prävention**: Ausreichende Volumentherapie, frühe enterale Ernährung, **Dobutamin** (1. Wahl) und **Noradrenalin** als Katecholamine bevorzugen, pH > 7,2, Hb > 7 g/dl, thorakale Periduralanästhesie.
- **Prognose**: Mortalität 43–80 % (!) mit Mortalitätsverdopplung nach 24 h.

34.3 Clostridium-difficile-Infektion, schwere/ fulminante Colitis ulcerosa, toxisches Megakolon

J. Hadem, M. P. Manns

Clostridium-difficile-Infektion

- Siehe Kapitel Intensivmedizinisch relevante Infektionskrankheiten (S. 640).

Schwere und fulminante Colitis ulcerosa

- **Definition, Klinik:**
  - Schwere Colitis ulcerosa (CU): Bis zu 10–15 Stühle/d, Gewichtsverlust, Volumendepletion, Fieber, Anämie.
  - Fulminante CU: Symptome der schweren CU + Anorexie, Bauchschmerz, blutige Diarrhö.
  - Prognose nach 72 h anhand Stuhlfrequenz, CRP und Temperatur abschätzbar.
- **Diagnostik:**
  - BB: Hb < 10 g/dl, Leukozytose.
  - CRP > 45 mg/l, Albumin < 30 g/l.
  - Röntgen-Abdomen (signifikant: Kolondilatation > 5,5 cm im C. transversum bzw. > 6 cm im Zökum [Megacolon]).
  - Sonografie mit hochauflösender Sonde.
  - Rektosigmoidoskopie (evtl. auch Koloskopie) ggf. mit Biopsie: Bei Erstmanifestation, V. a. CMV-Kolitis. Stellenwert bei späterem fulminantem Schub aufgrund Perforationsgefahr unklar.
  - Stuhlkultur: *C.-diff.*-Toxin, Salmonellen, evtl. Amöben.
  - Bei Erstmanifestation Abgrenzung von infektiöser Kolitis schwierig.
- **Therapie:**
  - Enterale Ernährung: Nicht generell kontraindiziert.
  - NPO, parenterale Ernährung: Ileus, präoperativ.
  - Kolondilatation: Nasogastrische und ggf. Kolondekompressions-Sonde.
  - Antibiotika: Bei nachgewiesener Infektion, hohem Fieber, hohem Anteil stabkerniger neutrophiler Granulozyten (Stellenwert nicht gesichert).
  - Therapie der 1. Wahl:
    - **Prednisolon 1,0–1,5 mg/kg KG/d i. v. aufgeteilt in 2 Gaben** (z. B. 30 mg alle 12 h) oder kontinuierlich.
    - **Methylprednisolon 16–20 mg alle 8 h i. v. oder bis zu 60 mg/d kontinuierlich i. v.**
    - Thromboseprophylaxe.
  - Falls kein Ansprechen (Druckschmerz, Stuhlfrequenz, Temperatur, CRP) nach 4–7 d oder initial bei Steroidunverträglichkeit: **Ciclosporin.**
    - CMV-Status überprüfen.
    - Überwachung der Serum-Magnesiumkonzentration, ggf. intravenöse Substitution (Ciclosprin kann Hypomagnesiämie verursachen).
    - Zusätzlich zum Steroid **Ciclosporin 2 (–4) mg/kg KG/d i. v. kontinuierlich,** selten alternativ **Tacrolimus 0,01 mg/kg KG/d i. v. kontinuierlich.**
    - Ciclosporin-Zielspiegel: 250–300 ng/ml (EMIT-Methode).
    - Prophylaxe einer Pneumozystis-jirovecii-Pneumonie.
    - Wirkungseintritt: Nach 4–7(–10) d.

   - Bei Ansprechen: Ciclosporin in Kombination mit **Azathioprin (2,0–2,5 mg/kg KG/d) p. o.** (Therapiedauer mind. 3–6 Monate).
- Frühes viszeralchirurgisches Konsil: Bei toxischem Megakolon und/oder fehlendem Therapieerfolg nach 48–72 h konservativer Therapie kontinenzerhaltende Proktokolektomie als 3-zeitiges Vorgehen.
- Infliximab: Keine Empfehlung, Ansprechraten schlecht.

▶ **Prognose:** In 80 % kann Kolektomie mit medikamentöser Therapie vermieden werden.

Toxisches Megakolon

▶ **Definition, Epidemiologie:**
- Lebensbedrohliche nichtobstruktive Erweiterung des Dickdarms mit systemischer Toxizität.
- Inzidenz ca. 5 % (Tendenz fallend, häufiger bei Colitis ulcerosa als bei Morbus Crohn).

▶ **Klinik:**
- Anamnese: Antibiotika (*C. difficile*?), Exanthem/Arthritis/PSC (Colitis ulcerosa?), Familienanamnese (CED?), Auslandsaufenthalte (*Entamoeba histolytica*?).
- 1–2 Wochen schwere Kolitis, dann blutige Durchfälle, dann Darmparalyse mit Kolondilatation und Bauchschmerz.

▶ **Diagnostik:**
- **1.** Röntgen-Abdomen (Übersicht): Kolonaufweitung >6 cm (Erwachsene) mit verminderter Haustrierung, Verlaufskontrollen alle 12 h.
- **2.** Systemische Toxizität:
   - 3 von 4 der folgenden Zeichen: Fieber, Tachykardie, Leukozytose, Anämie **und**
   - 1 von 4 der folgenden Zeichen: Dehydratation, Elektrolytstörungen, Einschränkung der Vigilanz.
- **Wenn 1. und 2. erfüllt, dann Diagnose gesichert.**
- Labor: Hypokaliämie, Hyponatriämie, Anämie, Leukozytose, CMV-pp65 im EDTA-Blut.
- Stuhl: C. diff. (Toxine A + B und Kultur), andere pathogene Darmbakterien (Kultur).
- CT-Abdomen: Abszess, Perforation etc.
- Darmsonografie (ergänzend).
- Ausnahmefall: Koloskopie (Biopsie bei CMV-Verdacht riskant, möglichst keine Luftinsufflation, auf Rektosigma beschränken).
- Differenzialdiagnosen: Intestinale Pseudoobstruktion, idiopathisches Megakolon, erworbenes Megakolon bei Obstipation etc.

▶ **Therapie:**
- **Analgosedierung (Paracetamol, Epiduralkatheter, evtl. S-Ketamin 0,5–1,0 mg/kg KG/h).**
- Frühenterale Ernährung abhängig von Klinik.
- Ausgleich der Volumendepletion.
- Thromboseprophylaxe.
- Dekompression (Magensonde, Endoskopie +/- Kolondekompressionssonde, Lagerung).
- Großzügige Indikation zur Antibiotikatherapie (**Ceftriaxon + Metronidazol** oder **Piperacillin + Tazobactam** oder **Carbapenem** (nach Ausschluss *C. diff.* [Therapie s. u.]).
- **Prednisolon 1,0–1,5 mg/kg KG/d** (keine vermehrten Perforationen oder infektiösen Komplikationen).
- Bei Nichtansprechen nach 4–7 d bzw. bei NW: **Ciclosporin** (Dosierung s. o.).
- Subtotale Kolektomie mit endständigem Ileostoma.
   - Letalität ohne Perforation 8 %, mit Perforation 40 %.
   - Indikationen: Perforation, schwere Blutung, Progress der Kolondilatation, fehlende Besserung innerhalb von 48–72 h.

- OP-Indikation innerhalb von 24–48 h stellen, Abwarten bei schwerer Erkrankung riskant.
- *C.-diff.*-Infektion: **Vancomycin** 4 × 500 mg per Sonde + **Metronidazol** 4 × 500 mg i. v.
- CMV-Kolitis: **Ganciclovir** (bei HIV oft OP notwendig).

34.4 Akutes Abdomen

J. Hadem, M. P. Manns

Grundlagen

- **Definition:** Akute, potenziell bedrohliche, diagnostisch unklare Erkrankung im Abdomen.
- **Obligate Leitsymptome:**
  - *Abdominalschmerz:*
    - Viszeral: Dumpf, krampfartig zu- und abnehmend (kolikartig), häufig schlecht lokalisierbar.
    - Somatisch: Scharf, brennend, in der Regel gut lokalisierbar.
  - *Unwillkürliche Abwehrspannung (Défense):*
    - Lokalisiert: In der Region des betroffenen Organs.
    - Diffus: Gesamtes Abdomen, Hinweis auf diffuse Peritonitis.
  - *Störung der Peristaltik.*
- **Fakultative Symptome:** Fieber, Unruhe, Dyspnoe, Diarrhö, Übelkeit, Erbrechen; Stuhl- und Windverhalt, aufgetriebenes Abdomen, Kollaps, Schock.

Hinweis: Schwere, Kombination und Reihenfolge des Auftretens der Leitsymptome und fakultativen Symptome ermöglichen meist eine genaue Diagnosestellung!

- **Schweregrade:**
  - *Perakut:* Vernichtungsschmerz, bretthartеr Bauch, Schocksymptomatik → Therapie innerhalb von Minuten!
  - *Akut:* Starker Abdominalschmerz, Peritonitis, Kreislauflabilität → Therapie innerhalb weniger Stunden.
  - *Subakut:* Persistierende oder abklingende abdominale Beschwerden mit geringer peritonealer Mitbeteiligung und ohne Kreislaufbeteiligung → kein unmittelbarer Handlungszwang, aber rasche Abklärung.

Ursachen

- **Jüngere Patienten:** Meist Appendizitis (hier oftmals initial Übelkeit und Erbrechen).
- **Ältere Patienten:** Meist Ileus oder Subileus durch inkarzerierte Hernien, Briden, intestinale Durchblutungsstörungen, Divertikelperforation.
- Cholezystolithiasis, Cholezystitis, Cholangitis, akute Pankreatitis, Nierenkolik, Divertikulitis, Ulkusperforation, Gastroenteritis, gynäkologische Ursachen (Tab. 34.1).

Diagnostik

Achtung: Diagnostisches Vorgehen abhängig vom klinischen Zustand und Akuität!

- **Anamnese (wichtiger als Labor und Bildgebung!):**
  - *Schmerzbeginn, Schmerzverlauf, Schmerztyp:*
    - Perforationsschmerz: Akuter, heftiger Beginn, evtl. passageres Abklingen, später Peritonitis; z. B. bei Ulkus-, Gallenblasen-, Divertikelperforation, Mesenterialinfarkt.
    - Kolikschmerz: An Intensität zu- und abnehmend, krampfartig; z. B. bei Gallen-, Nierenkolik, mechanischem Ileus.
    - Entzündungsschmerz: Langsam zunehmend; z. B. bei Appendizitis, Cholezystitis, Divertikulitis, Pankreatitis.

- *Schmerzlokalisation, -ausstrahlung (Beispiele):*
  - Rechter Oberbauch, rechter Rücken: Cholezystitis.
  - Oberbauchmitte: Ulcus duodeni, beginnende Appendizitis, Rektusscheidenhämatom.
  - Oberbauchmitte, Rücken: Akute Pankreatitis.
  - Rechter Unterbauch: Akute Appendizitis (häufig atypische Lokalisation!).
  - Linker Unterbauch, Leiste: Akute Sigmadivertikulitis, perforierte Kolontumoren, Ovarialzyste, Tubargravidität.
  - Rechte oder linke Flanke, Leiste oder äußeres Genitale: Nieren-, Uretersteine.
  - Radikulärer Schmerz: Herpes zoster.
- *Vorausgehende Ereignisse:* Alkoholkonsum (z. B. akute Pankreatitis)? Fettreiches Essen (z. B. Gallenkolik)? Postprandialer Schmerz (z. B. Mesenterialinfarkt)?, Sport (z. B. stielgedrehte Ovarialzyste)?
- *Stuhlgang:* Wann zuletzt, Konsistenz, Farbe?
- *Miktion:* Beschwerden?
- *Gynäkologische Anamnese:* Letzte Menstruation, Gravidität?
- *Vorerkrankungen?*
- *Medikamente, Alkohol-, Nikotin-, Drogenabusus?*

▶ **Klinische Untersuchung:**

- *Allgemeinzustand:* Schocksymptomatik? Volumenstatus (Haut, Schleimhäute, Ödeme, Halsvenenfüllung, Blutdruckverhalten nach Volumengabe, atemabhängige Blutdruckvarianz?)
- *Körperhaltung:* Gekrümmt (z. B. Pankreatitis, Appendizitis), unruhig (z. B. Gallen-, Nierenkolik).
- *Abdomenuntersuchung:*
  - Inspektion: Vorwölbungen? Narben?
  - Palpation: Bauchdecken weich? Resistenzen? Abwehrspannung? Druckschmerz? Klopfschmerz? Bruchpforten offen oder geschlossen? Inkarzerierte Hernie?
  - Perkussion: Meteorismus (z. B. Ileus)?
  - Auskultation (alle Quadranten, Aussagekraft begrenzt): Verstärkt (z. B. Enterokolitis), metallisch klingend, hochgestellt (z. B. mechanischer Ileus), fehlend (z. B. paralytischer Ileus).
- *Rektale Untersuchung (immer!):*
  - Druckschmerzhafter Douglas-Raum (z. B. Appendizitis, Adnexitis).
  - Blut (z. B. Mesenterialinfarkt).
  - Palpable Resistenz (z. B. Rektumkarzinom mit mechanischem Ileus).
- *Herz- und Lungenauskultation und -perkussion:* Herzinsuffizienz, Pleuritis, Pneumonie.

▶ **Obligate Untersuchungen:**

- *Labor:* CRP, BB, Diff.-BB, BZ, Gerinnung, CK, Aminotransferasen, Bilirubin, alkalische Phosphatase, Lipase, Amylase, Kreatinin, Harnstoff, Elektrolyte, Urinstatus, ggf. β-HCG bei V. a. Gravidität, ggf. Procalcitonin bei V. a. bakterielle Sepsis.
- *Abdomensonografie:* Appendix > 6–8 mm, Abszess, Konkremente, freie Flüssigkeit.
- *Röntgen-Abdomen (Übersicht)* (wenn möglich, Aufnahme im Stehen und im Liegen): Freie Luft unter dem Zwerchfell (Perforation), Konkremente, Spiegelbildung (Ileus).
- *Röntgen-Thorax* (wenn möglich, Aufnahme im Stehen): Freie Luft unter dem Zwerchfell (Perforation), Pleuraerguss, Pneumonie.
- *EKG:* Myokardinfarkt.

▶ **Ergänzende Untersuchungen** (Tab. 34.1):

- *CT Abdomen:*
  - Meist mit intravenösem Kontrastmittel; rektaler KM-Einlauf bei V. a. Kolonperforation (100 ml Gastrografin + 500 ml H_2O); ggf. orales KM (1 h vor CT 50 ml Gastrografin + 450 ml H_2O über Sonde).

- Nativ bei V. a. Nieren-/Ureterkonkremente.
- Großzügige Indikationsstellung bei unklarem Sonografiebefund oder V. a. retroperitoneale Ursache!
- *Gastroskopie:* Ulkus, Blutung.
- *Explorative Laparoskopie:* Bei extraluminalen Blutungen (Trauma), Entzündungen, Perforationen, Durchblutungsstörungen (Mesenterialinfarkt).

Soforttherapie

- **Schockbehandlung** (S. 333)**:** Kreislaufstabilisierung, engmaschige Überwachung.
- Schnelle OP-Indikationsstellung!
- Bei nicht eindeutiger Symptomatik: regelmäßige Reevaluation von Beschwerden und Untersuchungsbefund. Im Zweifel explorative Laparotomie!

Differenzialdiagnose

Tab. 34.1 • **Differenzialdiagnose des akuten Abdominalschmerzes nach Schmerzlokalisation.**

Verdachtsdiagnose	wegweisende Untersuchungen
Oberbauch	
Oberbauch allgemein	
• Gastritis	• Gastroskopie
• Gastroenteritis	• Stuhl auf pathogene Keime
• Magen-, Duodenalulkus, evtl. perforiert	• Gastroduodenoskopie, Röntgen Abdomenübersicht
• Pankreatitis	• Lipase
• Refluxösophagitis	• Ösophagogastroskopie
• traumatische Ösophagusruptur, Ösophagusspontanruptur	• Röntgen Thorax, Gastrografin-Breischluck, Ösophagogastroskopie
• basale Pleuritis	• Röntgen Thorax, Pleurasonografie
• Pneumothorax	• Röntgen Thorax
• Lungenembolie	• Thorakale Angio-CT mit KM
• Herzinfarkt	• EKG, Troponin T
Oberbauch links	
• Milzruptur	• Sonografie
• Milzinfarkt	• Sonografie
Oberbauch rechts	
• Cholelithiasis, Choledocholithiasis	• Sonografie und ggf. Endosonografie – keine diagnostische ERCP!
• Cholecystitis acuta, Gallenblasenempyem	• Sonografie
• Nephrolithiasis rechts	• Sonografie, Urinstatus
• subphrenischer Abszess	• Sonografie

Tab. 34.1 • **Fortsetzung**

Verdachtsdiagnose	wegweisende Untersuchungen
• Appendicitis acuta (bei Adipositas, Gravidität)	• Klinik, Sonografie, CT mit KM
• Leberabszess, Stauungsleber	• Sonografie
• Leberruptur	• Sonografie, CT
• Leberhämangiom	• (KM-verstärkte) Sonografie, CT mit KM
• Pleuritis rechts	• Röntgen Thorax, Pleurasonografie
Mittelbauch (evtl. schlecht lokalisiert)	
• unspezifische Enterokolitis	• Klinik, Stuhluntersuchung
• Appendizitis	• Klinik, Sonografie, CT mit KM
• Rektusscheidenhämatom	• Sonografie
• Dünndarmileus	• Röntgen Abdomenübersicht
• Dickdarmileus	• Röntgen Abdomenübersicht
• Angina abdominalis	• Klinik, Angio-CT, Angiografie
• Mesenterialinfarkt (Embolie, Thrombose, Gefäßruptur, Gefäßkompression, Sichelzellenanämie)	• Klinik, Angio-CT, Angiografie
• ischämische Kolitis	• Klinik, Koloskopie, CT mit KM
• Colitis ulcerosa	• Koloskopie, hochauflösende Sonografie, Röntgen Abdomenübersicht
• Aortenaneurysma (rupturierend)	• Klinik, Sonografie, Angio-CT
Unterbauch	
Unterbauch allgemein	
• Meckel-Divertikulitis	• Laparoskopie
• inkarzerierte Hernie	• Klinik, Sonografie
• Adnexitis (rechts, links oder beidseits)	• Sonografie, gynäkologische Untersuchung
• Tubarruptur (rechts oder links), Extrauteringravidität	• Sonografie, gynäkologische Untersuchung
• stielgedrehte Ovarialzyste (rechts oder links)	• (vaginale) Sonografie, gynäkologische Untersuchung
• Hodentorsion	• Klinik
• Ureterstein (rechts oder links)	• Sonografie, Urinstatus, CT
• Follikelsprung	• Sonografie, gynäkologische Untersuchung
• intraabdominale Blutung	• Sonografie, CT mit KM
• akuter Harnverhalt	• Klinik, Sonografie

Tab. 34.1 • **Fortsetzung**

Verdachtsdiagnose	wegweisende Untersuchungen
Unterbauch links	
• Sigmadivertikulitis	• Sonografie, Röntgen Abdomenübersicht, ggf. vorsichtige Sigmoidoskopie
Unterbauch rechts	
• Appendizitis	• Klinik, Sonografie, CT mit KM
• Enteritis regionalis (vorwiegend rechts)	• Sonografie, CT
diffuse Peritonitis	
• Perforation durch Ulkus, Tumor oder Trauma (Magen, Dünndarm, Kolon)	• nur ausnahmsweise vorsichtige Endoskopie, Röntgen Thorax und Abdomenübersicht, CT mit KM
• Appendicitis perforata	• Sonografie, Röntgen Abdomenübersicht
• Sigmadivertikulitisperforation	• Sonografie, Röntgen Abdomenübersicht, CT
• Gallenblasenperforation (Hydrops, Empyem)	• Sonografie, Röntgen Abdomenübersicht
• nekrotisierende Pankreatitis	• Sonografie, Röntgen Abdomenübersicht, im Verlauf KM-CT
• Ulkusperforation des Dünndarms	• Sonografie, Röntgen Abdomenübersicht, CT
• Mesenterialinfarkt (Spätphase)	• Sonografie, Laparoskopie, Angio-CT
• toxisches Megakolon mit Perforation	• Sonografie, Röntgen Abdomenübersicht, CT
• instrumentelle Uterusperforation	• Anamnese, Sonografie, Röntgen Abdomenübersicht
• hämatogene Peritonitis	• Klinik, Sonografie
Pseudoperitonitis (Peritonismus ohne Peritonitis)	
• Drogenentzug	• Anamnese
• hämolytische Krise	• Blutbild, LDH, Haptoglobin
• Urämie	• Kreatinin
• Porphyrie, akute intermittierende	• Porphobilinogen im Urin
• Pseudoperitonitis diabetica	• Blutzucker
• familiäres Mittelmeerfieber	• Familienanamnese, Arthritis, Nieren- oder Rektumbiopsie
• Intoxikationen (Blei, Thallium, Methylalkohol)	• Anamnese, Blutspiegel
• Epilepsie	• Anamnese, Klinik
• Gravidität	• β-HCG
• Tabes dorsalis	• Anamnese, Klinik

34.5 Obere gastrointestinale Blutung

J. Hadem, T. H. Schürmeyer, M. P. Manns

Grundlagen

- **Definition:** Blutung zwischen oberem Ösophagussphinkter und Flexura duodenojejunalis (Treitz'sches Band).
- **Epidemiologie:**
  - Häufigster gastroenterologischer Notfall.
  - Ca. 90 % aller GI-Blutungen.
  - Inzidenz: 50–100/100 000/Jahr.
  - Zunahme des Blutungsrisikos zwischen der 3. und 9. Lebensdekade um den Faktor 30.
  - Prävalenz von Ösophagusvarizen 30 % bei kompensierter und 60 % bei dekompensierter Leberzirrhose.
- **Ursachen:**
  - Ulzera (50–60 %, je 25 % Ulcus ventriculi/duodeni).
  - Ösophagus- oder Fundusvarizen (15–20 %).
  - Erosionen (13 %), Mallory-Weiss-Syndrom (7 %), Ösophagitis, Anastomosenulkus, Tumoren (je 5 %).
  - Portale Hypertension (S. 506).
  - *Seltene Ursachen:*
    - Angiodysplasien, portale Gastropathie/Wassermelonen-Magen.
    - Ulcus Dieulafoy, Hämobilie, aortointestinale Fisteln, Boerhave-Syndrom.
    - Morbus Whipple, Amyloidose, Vaskulitis.
- **Auslöser:** Antikoagulation, Thrombozytenaggregationshemmer, NSAR.

Klinik

- **Allgemein:**
  - Körperliche Schwäche.
  - Arterielle Hypotonie bis zum hypovolämischen Schock (S. 333). ***Cave:*** HF > 100/min zeigt häufig Blutverlust bis zu 1500 ml an!
  - Hauttemperatur erniedrigt, Rekapillarisierungszeit verlängert, Tachypnoe bei Laktatazidose, ggf. Vigilanzminderung.
- **Formen:**
  - *Hämatemesis (Bluterbrechen):*
    - „Kaffeesatz" (Hämatin durch Salzsäure zu Häm umgewandelt).
    - Reines Blut bei massiver Blutung, Blutung aus Ösophagus, Achlorhydrie.
  - *Meläna* (Teerstuhl):
    - Meist Blutung aus oberem GIT.
    - Bei Blutung > 50 ml mit fermentativer Zersetzung bei mehrstündiger Darmpassage.
- **Spezielle Klinik:**
  - Ulcus ventriculi oder duodeni: Schmerzen, Einnahme von NSAR, Steroiden oder Antikoagulanzien (z. B. **Phenprocoumon**- dann häufig begleitend Hämatome, Petechien, Nasenbluten oder Hämaturie). Postpylorische Ulcus-Duodeni-Blutung häufig ohne Hämatemesis.
  - Ösophagusvarizen: oft Hämatemesis (hellrotes Blut) aus Wohlbefinden heraus (oft bereits vorbekannte Leberzirrhose mit reduziertem EZ, Ikterus, Leberhautzeichen, Aszites).
  - Aortointestinale Fistel nach Gefäßoperation: Plötzliche Hämatemesis/Meläna mit rascher hämodynamischer Instabilität

Diagnostik und Differenzialdiagnosen

- **Vitalparameter:**
  - Kontinuierliche EKG-Ableitung (HF > 100/min identifiziert Risikopatienten).
  - RR-Messung alle 5–10 min.
  - Atemfrequenz [Laktatazidose?] und SaO_2 kontinuierlich.
- **Ösophagogastroduodenoskopie:**
  - *Indikation:* Immer erst *nach* Stabilisierung der Vitalfunktionen
  - *Gerät:* Großlumiges Endoskop (Arbeitskanal ≥ 3,7 mm).
  - *Ziel:*
    - Blutung lokalisieren (in 95 % möglich).
    - Ursache sichern.
    - Quantifizierung der Blutungsaktivität (Tab. 34.2).
    - Stadieneinteilung bei Ösophagusvarizen (Tab. 34.3).
    - Risikoabschätzung (Tab. 34.4).
    - Versuch der Blutstillung.
    - Evtl. Biopsie zur histologischen Sicherung + H.-pylori-Diagnostik.
- **Labor:**
  - BB (Hb, Hk initial evtl. unauffällig, 4-stdl. wiederholen!), Blutgruppe, Kreuzblut für 3–6 Erythrozytenkonzentrate, Quick, PTT.
  - Bei Koagulopathie: Antithrombin, Fibrinogen, Faktoren II, V, VIII, XIII nach klinischer Situation.
- **Sonografie** (bei stabilen Vitalfunktionen)**:**
  - Magenfüllung (Aspirationsrisiko?).
  - Portale Hypertension (Blutung aus Varizen?).
- **Differenzialdiagnosen:**
  - Hämoptysen, Blutung aus Nasen-Rachen-Raum.
  - Einnahme von Eisen-, Wismut- oder Kohle-Präparaten.

Tab. 34.2 • **Blutungsaktivität (Forrest-Klassifikation).**

Stadium	Befund	spontane Reblutungsrate
I aktive Blutung	**a** spritzend, arteriell	90 %
	b sickernd	30 %
II Blutungsstigmata	**a** sichtbarer Gefäßstumpf	50 %
	b aufsitzende Koagel	20 %
	c Hämatinbelag	< 5 %
III keine Blutungsstigmata	Fibrinbelag	< 5 %

Tab. 34.3 • **Endoskopische Stadien von Ösophagusvarizen (nach Paquet und Oberhammer).**

Stadium	Kriterien	Konsequenz
I	ektatische Venen	meist keine Ligatur
II	einzelne Varizen	normale Kost bis zur Ligatur
III	deutliche Lumeneinengung	passierte Kost bis zur Ligatur
IV	fast komplette Lumenverlegung	Nahrungskarenz bis zur Ligatur

Tab. 34.4 • **Rockall-Score bei oberer, nichtvariköser GI-Blutung.**

Kriterium	0 Punkte	1 Punkt	2 Punkte	3 Punkte
Alter	< 60	60–79	≥ 80	
Herzfrequenz	< 100	> 100	< 100	
RR_{sys}	> 100	> 100		
Komorbidität	keine		KHK, Herzinfarkt, Malignom	Niereninsuffizienz Leberversagen, metastasiertes Malignom
Diagnose	Mallory-Weiss-Läsion keine Blutungsläsion keine Blutungszeichen	sonstige	Malignome im GI-Trakt	
Forrest-Stadium	IIc + III		alle anderen	
Prognostische Bedeutung:				
Score (= Punktsumme)	Mortalität **ohne** Rezidivblutung (%)		Mortalität **mit** Rezidivblutung (%)	
0	0		0	
1	0		0	
2	0		0	
3	1		5	
4	6		19	
5	6		25	
6	9		19	
7	18		31	
≥ 8	32		55	

Therapie

- ▶ Abb. 34.5
- ▶ **Basistherapie:**
  - Großzügige Indikation zur *semielektiven, endotrachealen Intubation* (Rapid Sequence Induction), falls:
    - Großvolumiges Erbrechen von Frischblut.
    - Hohe Wahrscheinlichkeit einer Varizenblutung.
    - Sonografisch voller Magen.

    Cave: Endoskopie ohne vorherige Intubation allenfalls unter niedrig dosierter titrierter Gabe eines kurzwirksamen Sedativums (Propofol, Midazolam + S-Ketamin). Langwierige Endoskopie mit Luftinsufflation und Spülung erhöht Gefahr der Aspiration und erschwert Intubationsbedingungen. Daher: Falls reichlich Frischblut während der Initialendoskopie → semielektive Intubation vor weiteren therapeutischen Maßnahmen – *„Proper prepraration prevents poor performance!“*
  - *2 sichere, großvolumige periphervenöse Zugänge*, alternativ *High-Flow-multi-Lumen-Katheter* (V. femoralis).
  - *Initiale Schocktherapie:*
    - 2–10 l isotonische **Elektrolytlösung**.
    - Ggf. **Noradrenalin** 10 mg/50 ml, LR 2–10 ml/h.

- *Dann Substitutionstherapie (bei schwerer, Hb-wirksamer Blutung):*
  - Transfusion generell ab Hb < 7 g/dl (*Cave:* Dynamik der Blutung nicht unterschätzen – bei massiver Blutung frühzeitige Substitution!).
  - Erythrozytenkonzentrat (S. 229).
  - Evtl. Thrombozytenkonzentrat (S. 230).
  - FFP (S. 231), 1 FFP pro 2 EK.
  - Ca-Glukonat (falls > 4 EK).
  - Evtl. Faktorenkonzentrate (PPSB) und Fibrinogen.
  - Bei chronischer Lebererkrankung und persistierender Sickerblutung: **Tranexamsäure (3 × 1000 mg i. v.)** bzw. F XIII erwägen.
  - Bei katastrophaler Blutung nach Ausschöpfen aller Optionen: Evtl. F VIIa (*Cave:* Thrombotische Komplikationen).
- *Säureblockade:*
  - Hochdosis (häufig praktiziert, aber nicht evidenzbasiert): **Omeprazol (80 mg i. v., dann 40 mg alle 8 h)** oder **Pantoprazol (40 mg, dann 40 mg alle 8–12 h).** Nach 24 h doppelte Tagesdosis oral. *NW:* Leukopenie, Thrombopenie, Kopfschmerz, Schwindel, Depression. *Relative KI:* Schwere Leberfunktionsstörungen. Evtl. kontinuierliche i. v. Therapie über Perfusor.
  - Bei Unverträglichkeit von PPI: **Ranitidin (50 mg alle 6 h i. v.).** *NW:* Leukopenie, AV-Block, Sinusbradykardie, Schwindel, Verwirrung, AST ↑.
- *Perfusionsminderung im Splanchnikus-Gebiet bei Varizenblutung:*
  - **Terlipressin (1–2 mg i. v. initial, dann 1 mg i. v. alle 4–6 h**, *NW:* ↓ Haut-, Mesenterial- und Koronardurchblutung, RR-Anstieg).
  - **Somatostatin (3 mg/50 ml, LR 4 ml/h)** oder **Octreotid (initial 250 µg i. v., dann 50 µg/h als intravenöse Dauerinfusion).** *NW:* Übelkeit, Hypoglykämie.
- *Antibiotikaprophylaxe (Wirksamkeit belegt für Varizenblutung):*
  - **Ampicillin/Sulbactam 3 × 3 g i. v.** oder
  - **Ceftriaxon 2 g i. v.** ggf. plus **Metronidazol 3 × 500 mg i. v.**
- *Nota bene:* Thrombozytenaggregationshemmer bei hohem kardiovaskulärem Risiko nur nach interdisziplinärer Beratung absetzen!

► **Spezielle Therapie:**

- *Therapeutische Endoskopie (Hämostase in 90 %):*
  - KI: Nicht gesicherter Atemweg bei drohender respiratorischer Insuffizienz.
  - Erythromycin 250 mg i. v. zur Magenentleerung.
  - Ulkus (Forrest I, II): Haemostaseclip (Zangenclip, Triclip, schwierig an Duodenalhinterwand und prox. Kurvatur), Unterspritzung mit mehreren 2 ml-Aliquots Suprarenin (1:10 000), Fibrinkleber, Thermokoagulation (Heater-Probe), Argon-Plasma-Koagulation.
  - Mallory-Weiss-Syndrom: Unterspritzung mit 1-2 ml 1:10 000 verdünnter Suprareninlösung oder Hämostaseclip.
  - Angiodysplasie: Argon-Plasma-Koagulation, Laser- oder Elektrokoagulation.
  - Diffuse Schleimhautblutung: evtl. Argon-Plasma-Koagulation.
  - Ösophagusvarizen: Gummibandligatur (I. Wahl), intravasale Sklerosierung mit M-Butyl-2-Cyanoacrylat (rasch aushärtend, unter radiologischer Kontrolle, *Cave:* Embolisierung!) bzw. Polidocanol oder Unterspritzung mit mehreren 2-ml-Aliquots Suprarenin (1:10 000), bei Erfolglosigkeit → Sengstaken-Blakemore-Sonde (S. 103) oder gecoverter selbstexpandierender Stent. Endoskopie ggf. mit Kunststoffkappe im unübersichtlichen Duodenum!
  - Fundusvarizen: intravasale Sklerosierung mit M-Butyl-2-Cyanoacrylat (unter radiologischer Kontrolle, *Cave:* Embolisierung!), bei Erfolglosigkeit → Linton-Sonde (S. 103).
  - Geplante Second-Look-Endoskopie: Senkt Rezidivblutung.
- *Angiografische Katheterembolisation* z. B. der A. pancreaticoduodenalis mit Metallspiralen/Coils, ablösbaren Ballons, Partikeln. Voraussetzung: Blutungsrate 0,5 ml/min.

- **Ultima-Ratio-Therapie:**
  - Notfall-Shunt TIPS (= *T*ransjugulärer *I*ntrahepatischer *P*ortosystemischer *S*hunt): Evtl. frühzeitig bei Risikopatienten mit aktiver Blutung und Child-B/C-Status, großzügig bei Rezidivblutung (Tab. 34.11; KI beachten).
  - Operation (selten, bei nicht beherrschbarer Blutung und Perforation):
    - Magen: Ulcusexzision und Übernähung.
    - Duodenum: Duodenotomie, Übernähung und ggf. Ligatur der A. gastroduodenalis.
- **Rezidivprophylaxe:**
  - Ulcus duodeni und Ulcus ventriculi:
    - Helicobacter-pylori-Eradikation (Standard: **Omeprazol 2 × 20 mg p. o. + Clarithromycin 2 × 250 mg p. o. + Amoxicillin 2 × 1 000 mg p. o. oder Metronidazol 2 × 400 mg p. o. über 7 d**).
    - Säureblockade mit PPI für mindestens 6 Wochen.

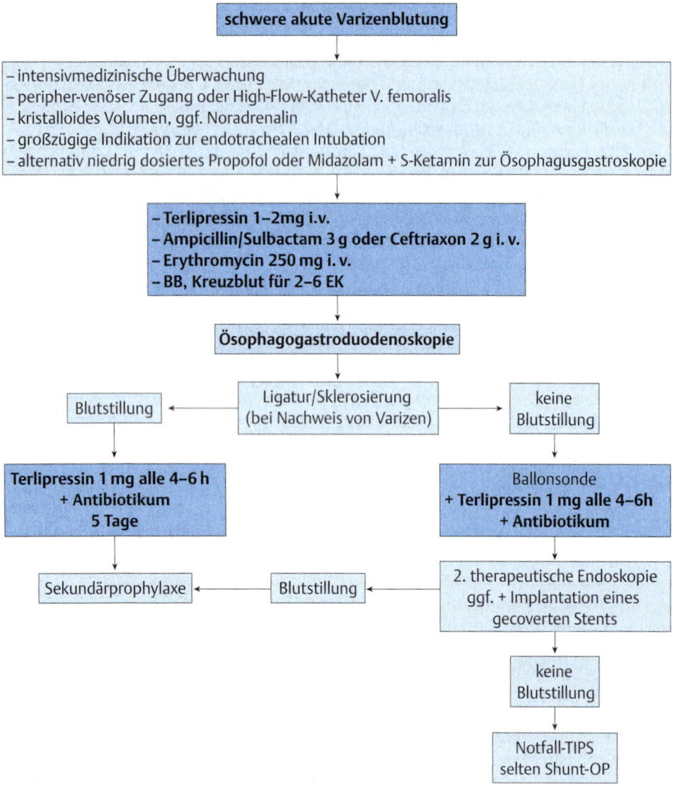

Abb. 34.5 • Vorgehen bei schwerer akuter Varizenblutung.

- Ösophagus- und Magenfundusvarizen (Risiko der Re-Blutung 60–70 %):
  - Konsequente Ligatur aller Ösophagus- und Fundusvarizen (Risikosenkung auf 10–20 %).
  - Alternativ oder zusätzlich: Propranolol 3 × 40 mg p. o. oder Carvedilol.
  - TIPS bei Rezidivblutung im Stadium Child A/B.
  - Splenorenaler Shunt im Ausnahmefall.

Komplikationen

- Hämorrhagischer Schock.
- Septischer Schock.
- Aspirationspneumonie.
- Transfusionsassoziierter akuter Lungenschaden (TRALI) nach Massivtransfusion.
- *Sklerosierung von Ösophagus- und Fundusvarizen:* Aszites, Schleimhautnekrosen, Fieber, Pleuraerguss, Pfortaderthrombose, Lungenembolie.
- *TIPS:* Intraperitoneale Blutung bei Leberkapselperforation, Enzephalopathie.

Prognose

- **Spontanes Sistieren:** Nichtvariköse Blutung ca. 80 %, variköse Blutung > 60 % nach Gabe von Terlipressin.
- **Ungünstige Prognosekriterien:** Schock bei Aufnahme (Hb < 8 g/dl), hohes Alter, gravierende (z. B. kardiovaskuläre) Begleiterkrankungen, Ulkus an Hinterwand des Bulbus duodeni (hier verläuft die A. gastroduodenalis).
- **Kliniketalität bei Varizenblutung:** 10–15 %.

34.6 Mittlere und untere gastrointestinale Blutung

J. Hadem, T. H. Schürmeyer, M. P. Manns

Grundlagen

- **Definition:**
  - Mittlere GI-Blutung (im Folgenden MGIB) = Blutung distal des Treitz'schen Bandes und proximal des terminalen Ileums.
  - Untere GI-Blutung (im Folgenden UGIB): Blutung distal des terminalen Ileums.
- **Epidemiologie:** MGIB: ca. 3–5 % aller GI-Blutungen; Inzidenz 20/100 000 pro Jahr; meist Männer zwischen 63 und 77 Jahren.
- **Ursachen** (jeweils in absteigender Reihenfolge):
  - *Jugendliche:* Meckel-Divertikel, Colitis ulcerosa, Morbus Crohn, Polypen.
  - *Erwachsene < 60. Lj.:* Divertikel, Colitis ulcerosa, Morbus Crohn, Polypen, Karzinom, Angiodysplasien.
  - *Erwachsene > 60. Lj.:* Angiodysplasien, Divertikel, Karzinom, Polypen.
  - MGIB: Angiodysplasie, Ulkus, Tumor, Meckel-Divertikel, Divertikel Jejunum/Ileum (***Cave:*** Bei 16 % kein Blutungsnachweis!)
  - UGIB: Divertikel, Angiodysplasie, Karzinom, (Strahlen-)Kolitis, Anorektum, Postpolypektomieblutung.
  - Trigger: Thrombozytenaggregationshemmer, Phenprocoumon, NSAR, CMV bei HIV-Infektion, Thrombozytopenie, GvHD.

Klinik

- **Allgemein:** Eisenmangelanämie (bei MGIB), körperliche Schwäche, Schwindel, arterielle Hypotonie bis hypovolämischer Schock, meist schmerzlos, ggf. B-Symptomatik (Fieber, Nachtschweiß, Gewichtsverlust).
- **Manifestationsformen:**
  - *Hämatochezie:* Roter Stuhl, 80 % aus Kolon, je 10 % aus Dünndarm oder oberem GI-Trakt (v. a. bei massiver Blutung und intestinalen Fisteln).

- *Meläna:* Teerstuhl, meist übel riechend und von flüssiger Konsistenz, Blutung weit proximal.
- *Hämorrhoidal:* Am Ende der Defäkation Abgang von hellrotem Blut, das dem Stuhl aufgelagert ist.
- Okkulte Blutung = Blutmenge mit bloßem Auge nicht erkennbar (20–30 % Ursache im Kolon).
- Obskure Blutung = klinisch UGIB, jedoch unklare Blutungsquelle.

► **Komplikationen** (S. 487).

Diagnostik

► **Beurteilung der Vitalparameter.**

► **Inspektion und Proktoskopie**: Anorektaler Lokalbefund, digitale rektale Untersuchung.

► **V. a. MGIB:**
- Sonografie (Leberzirrhose? Bauchaortenaneurysma? Dünndarm-RF?).
- (Video-)Kapselendoskopie (distaler Dünndarm z. T. nicht darstellbar; falls negativ, weitere luminale Diagnostik i. d. R. verzichtbar).
- Push-Enteroskopie (ggf. mit variabel versteifbarem Enteroskop, Erfolgsrate 21–75 %).
- Single- oder Doppelballonenteroskopie (hoher personeller und zeitlicher Aufwand, ähnlich wie intraoperative Enteroskopie).
- KM-verstärkte, mehrphasige Hydro-CT (zuvor je 500 ml Wasser oral und rektal; arterielle und spätvenöse Phase), ggf. CT-Angiografie.
- Selektive Angiografie der A. mesenterica superior und inferior mittels Angiokatheter:
  - Trefferquote ca. 50 % bei aktiver Blutung von 1 ml/min.
  - Bei endoskopisch nicht erkennbarer Blutungsquelle.
  - Vorteil: Keine Darmvorbereitung.
- Szintigrafie:
  - Nachweis intermittierender, endoskopisch nicht darstellbarer Blutungsquelle (Mindestblutungsmenge 0,2 ml/min).
  - ^{99m}Tc-markierte Erythrozyten oder Kolloide.
  - Bei V. a. Meckel-Divertikel zum Nachweis ektoper Magenschleimhaut, bes. bei Kindern und Jugendlichen.
  - Einsatz bei UGIB kontrovers.

► **Akute UGIB mit Kreislaufinstabilität:** Stuhlvisite, Ösophagogastroduodenoskopie (Blutungsquelle in 11 % im oberen GI-Trakt).

► **Intermittierende akute UGIB ohne Kreislaufinstabilität:** Stuhlvisite, diagnostische Koloskopie (meist frühelektiv nach 12 h, selten sofort).

► **Chronische moderate UGIB ohne Kreislaufinstabilität:** Elektive Koloskopie.

► **Labor:** BB, Quick, AST, Blutgruppe, evtl. Kreuzblut.

► **Hämoccult-Test:**
- Nachweis von Hämoglobin (*nicht* Hämatin), sensitiv für Blutung aus Kolon oder Rektum weniger für obere GI-Blutung.
- *Falsch positiv:* Rohes Fleisch, Eisenpräparate, Tomaten, Rohkost.
- *Falsch negativ:* Hämoglobin-Abbau bei langer Passagezeit.

Differenzialdiagnose

► **MGIB:** Hämobilie, Hämosuccus pancreaticus, Zöliakie.

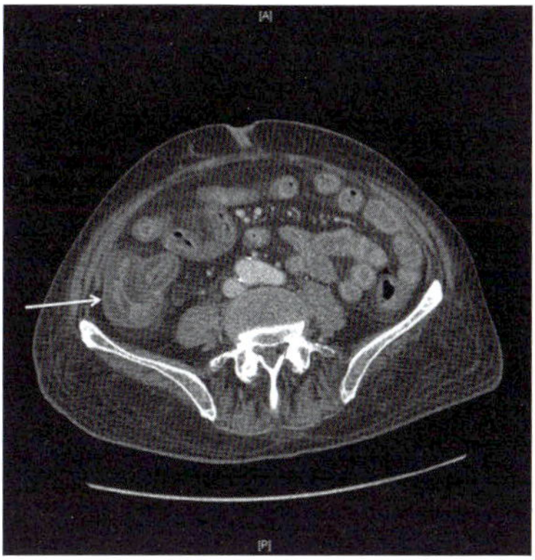

Abb. 34.6 • Wandverdickter ileozökaler Übergang (Pfeil) bei massiver unterer gastrointestinaler Blutung und Thrombozytopenie. V. a. Darm-GvHD und CMV-Infektion.

Therapie und Prognose

- **Allgemein** (S. 484)**.**
- **Speziell:**
  - *MGIB:* Argon-Plasma-Koagulation (bei Angiodysplasien), Heater-Probe, Polypektomie mit Schlinge i.R. der Push-Enteroskopie, intraoperativen Enteroskopie oder Doppelballonenteroskopie, Coiling/Partikelembolisation mittels Angiokatheter, Operation.
  - *UGIB:* Clipping, Banding, Argon-Plasma-Koagulation, Heater-Probe, Operation.
- **Prognose:** Spontanes Sistieren bis zu 90 % (häufiger bei Angiodysplasien).

34.7 Akute Pankreatitis

J. Hadem, T. H. Schürmeyer, M. P. Manns

Grundlagen

- **Definition:** Entzündung der Bauchspeicheldrüse mit akuten abdominalen Schmerzen, Spannungsgefühl im Oberbauch sowie Übelkeit und Erbrechen. Bestätigung durch 3-fach oberhalb der Norm erhöhte Lipase bei Ausschluss der u. g. Differenzialdiagnosen.
- **Epidemiologie:** Inzidenz 10/100 000 pro Jahr, Mortalität 1/100 000 pro Jahr (im 4. Lebensjahrzehnt ca. 1 % der Todesfälle!).
- **Ätiologie** (Ursache in ca. 75 % eruierbar)**:**
  - 30 % Alkoholabusus (v. a. Männer).
  - 35–40 % Cholezystolithiasis (v. a. Frauen).
  - Medikamente (Azathioprin, Steroide, Thiazide, Furosemid, Sulfonamide).
  - Hypertriglyzeridämie (> 1 000 mg/dl).
  - Postinterventionell (OP, ERCP).
  - Autoimmunologisch (erhöhte IgG4-Titer).
  - Hereditär.
  - 20 % unklar (DD Mumps, parainfektiös, Hyperparathyreoidismus, Mukoviszidose, Pankreas divisum).
- **Pathophysiologie:**
  - Formen: Ödematös, hämorrhagisch-nekrotisierend.

- Trigger: Sauerstoffradikale, Stop der apikal gerichteten Sekretion, gesteigerte intrapankreatische Trypsin-Aktivierung, lokale Entzündungsreaktion mit sekundärer Generalisierung.

Klinik

- **Symptomatik:**
  - Akuter Oberbauchschmerz (> 90 %, meist periumbilikal oder gürtelförmig, in 50 % Schmerzausstrahlung in den Rücken).
  - Übelkeit oder Erbrechen (70–80 %).
  - Fieber, Meteorismus, Stuhlverhalt durch paralytischen Ileus.
  - Schock (30 %).
- **Klinische Befunde:**
  - *Allgemein:* Evtl. Blässe, Hypotonie, Tachykardie, Oligo- oder Anurie, Mikrozirkulationsstörungen mit verlängerter Rekapillarisierungszeit, Pleuraerguss (v. a. links), evtl. Ikterus.
  - *Lokal:* „Gummibauch" (teigige Resistenz), paralytischer (Sub-)Ileus mit tympanitischem Klopfschall des geblähten Colon transversum, Abwehrspannung, bei Einblutung selten livide Hautzeichen in den Flanken (Grey-Turner-Zeichen), periumbilikal (Cullen-Zeichen) oder in der Leiste (Fox-Zeichen).

Diagnostik

- **Beurteilung von Volumenstatus, Hämodynamik und Zeichen der Sepsis:**
  - Klinisch: Schleimhäute, Hautturgor, Halsvenen, Ödeme, RR, Herzfrequenz, Fieber, Beinhebeversuch, Volume-Challenge (rasche Infusion von 500 ml NaCl 0,9 % unter RR-Beobachtung).
  - Systolic Pressure Variance (SPV), Puls Pressure Variance (PPV), zentralvenöse Sättigung (ZVS), Weite der V. cava (sonografisch).
  - Apparativ (Prinzip der Thermodilution): HZV, Schlagvolumenvarianz (SVV), intrathorakales Blutvolumen, globales enddiastolisches Volumen sowie Veränderung dieser Parameter vor und nach Volumengabe.
- **Labor:**
  - Lipase: 3-fache Erhöhung über Norm (hohe Spezifität).
  - Differenzialdiagnose bei Lipaseerhöhung: Chronische Pankreatitis, Gallenwegserkrankungen, akute Appendizitis, pankreatische Pseudozyste, Pankreaskarzinom, intestinale Obstruktion, intestinale Ischämie, intestinale Perforation, Nierenversagen.

  Hinweis: Keine Korrelation zwischen Höhe der Lipase und Schweregrad der Pankreatitis. Lipasenormalisierung oft innerhalb von 3–4 d, Verlaufsbestimmungen nicht sinnvoll!
  - BB (Leukozytose), BZ ↑, LDH ↑ (Nekrose?), ALT (wenn 3-fach ↑, V. a. biliäre Genese), Harnstoff ↑, Ca^{2+} ↓, BGA (p_aO_2 ↓, HCO_3 ↓), CRP ↑ (wenn > 150 mg/l nach 48 h → Hinweis auf schweren Verlauf), AP, γ-GT (Cholestase?), Kreatinin, Bilirubin, Na^+, K^+, Quick, Fibrinogen (DIC?), Albumin ↓, Procalcitonin, Cystatin C.
  - Aszites: Bilirubin erhöht (Galleleck)? Lipase erhöht (Pankreasleckage)? Triglyceride erhöht (Darmperforation)?
- **Sonografie-Abdomen:**
  - Organ wegen Meterorismus und Ileus nur in 70–80 % der Fälle darstellbar.
  - *Befunde:* Peripankreatischer Flüssigkeitssaum (30–40 %, sicherstes Zeichen), echoarme Organvergrößerung (Korpus > 20 mm), vermehrte Konsistenz, Parenchyminhomogenität, Dilatation des D. pancreaticus, Organunschärfe (60–70 %), Konkremente in Gallenblase und D. choledochus bei biliärer Ursache, Dilatation der Gallenwege (bis zu 10 %), Druckschmerz.
- **Endosonografie (EUS, hat die diagnostische ERCP ersetzt):**
  - Ätiologische Unterscheidung (biliär, neoplastisch, chronisch, P. divisum).
  - Nekrosenachweis mittels KM-verstärkter Endosonografie.

- Bei ungeklärter Ätiologie (Klärung der Ätiologie in 80 %!) oder Alter > 40 J.
- **Röntgen Abdomenübersicht:** Ileus (Spiegel), Perforation (subphrenische Luftsichel), Verkalkungen, verstrichener Psoas-Schatten bei Senkungsabszess, Sentinel loop Sign (geblähter Dünndarm im linken Oberbauch), Kolon cut-off Sign (geblähtes rechtes Kolon bei Enge der linken Flexur durch Pankreasschwanz-Schwellung).
- **Röntgen Thorax** (2 Ebenen): Pleuraerguss, Plattenatelektase, ARDS.
- **KM-verstärkte CT** (Abb. 34.7)**:**
  - Bei unklarer Ätiologie oder Alter > 40 J. (Pankreaskarzinom?).
  - Bei anhaltendem oder neu aufgetretenem Organversagen, Sepsis, klinischer Verschlechterung, am besten erst 6–10 d nach Krankheitsbeginn.
- **Blutkulturen, MRSA-Screening, Asziteskulturen (!).**
- Nur bei Infektverdacht: **Sonografisch oder CT-gesteuerte Feinnadelaspiration von Nekrosen mit mikrobiologischer Diagnostik.**

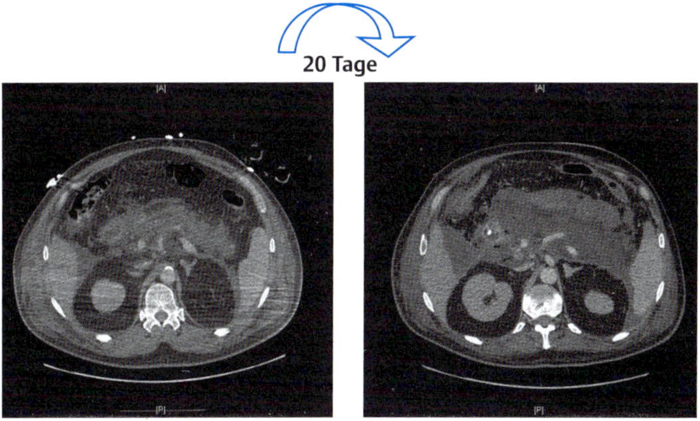

Abb. 34.7 • Schwere nekrotisierende Pankreatitis im Verlauf. Initial bereits inhomogene Kontrastierung des geschwollenen und unscharf abgegrenzten Pankreas (links). Nach 20 Tagen Ausbildung einer großen, teilliquiden Nekrosezone unter Einbeziehung des Truncus couliacus

- **Diagnostisch-therapeutische ERCP (**= endoskopisch retrograde Cholangio-Pankreatografie):
  - Bei gesicherter biliärer Pankreatitis mit Ikterus, Steinnachweis, 3-fach erhöhter ALT und klinischer Cholangitis.
  - Bei fehlender Cholangitis oder fehlendem Steinnachweis EUS risikoärmer.
- **Beurteilung der Krankheitsschwere:**
  - Wiederholte klinische Untersuchung!
  - Atlanta-Klassifikation: *Schwere akute* P. (Organversagen und/oder lokale Komplikationen), *leichte* P. (minimale Organdysfuntion).
  - SOFA-Score (Tab. 34.5).
  - Parameter einer ungünstigen Prognose: Tab. 34.6.

Tab. 34.5 • **SOFA-Score.**

Parameter	0 Punkte	1 Punkt	2 Punkte	3 Punkte	4 Punkte
Oxygenierung: paO_2/FIO_2 (mmHg)	> 400	≤ 400	≤ 300	≤ 200 unter Beatmung	≤ 100 unter Beatmung
Gerinnung: Thrombozyten ($\times 10^3/mm^3$)	> 150	≤ 150	≤ 100	≤ 50	≤ 20
Leberfunktion: Bilirubinspiegel (mg/dl)	< 1,2	1,2–1,9	2,0–5,9	6,0–11,9	≥ 12,0
Kreislauffunktion	• keine Hypotension	• mittlerer arterieller Blutdruck < 70 mmHg	• Dopamin (≤ 5 µg/kg KG/min) oder Dobutamin	• Dopamin (> 5 µg/kg KG/min) • Suprarenin (≤ 0,1 µg/kg KG/min) • Arterenol (≤ 0,1 µg/kg KG/min)	• Dopamin (> 15 µg/kg KG/min) • Suprarenin (> 0,1 µg/kg KG/min) • Arterenol (> 0,1 µg/kg KG/min)
Funktion des Zentralnervensystems (Glasgow Coma Scale)	15	13–14	10–12	6–9	< 6
Nierenfunktion: Kreatininspiegel (mg/dl)	< 1,2	1,2–1,9	2,0–3,4	3,5–4,9	> 5,0

Tab. 34.6 • Prädiktoren einer schlechten Prognose bei akuter Pankreatitis.

Paramter	Wert
Aufnahme	
Glukose	> 200 mg/dl
Leukozyten	> 16 000/µl
LDH	> 350 U/l
ALT	> 120 U/l
Fieber	> 38,5 °C rektal
Alter	> 55 Jahre
BMI	> 30 kg/m²
Verlauf	
Hk-Abfall	> 10 %
Gesamt-Calcium	< 2 mmol/l
Kreatinin	> 170 mmol/l
Albumin	< 32 g/l
pO_2 arteriell	< 60 mmHg
Flüssigkeitsdefizit	> 6 l
CRP	> 150 mg/l
Urin	< 50 ml/h
Schock, Tachykardie, Pleuraerguss	

- **Differenzialdiagnosen**:
  - *Gastroenterologisch:* Cholezystitis/Gallenkolik, Ulkusperforation, Mesenterialinfarkt, Mesenterialvenenthrombose, Milzinfarkt, Gastroenteritis, Pankreastumor, mechanischer Ileus, Kolondivertikulitis, Z. n. Endoskopie.
  - *Sonstige:* Nierenversagen, Aortenaneurysma, gynäkologische Entzündungen, basale Pneumonie, Extrauteringravidität, Peritonitis, Porphyrie, Intoxikation.

Komplikationen

- **(Sub-)Akut:** Hypoxämie, Hypovolämie, akutes Nierenversagen, Schock, Multiorganversagen (S. 340), disseminierte intravasale Gerinnung (S. 347), Störung der Darmbarriere (begünstigt mukosale Ischämie, bakterielle Fehlbesiedlung und Schleimhautatrophie), Hypokalzämie, Glukosestoffwechselstörungen, Obstruktion von DHC und/oder Duodenum, retroperitoneale oder gastrointestinale Blutung (S. 482) bei Gefäßarrosion (z. B. von A. lienalis oder A. gastroduodenalis), Darmperforation.
- **Verlauf:** Milzvenenthrombose mit Bildung von Magenfundusvarizen; Pseudozysten (50 % spontane Rückbildung in ca. 6 Wochen); Minderung der exokrinen oder endokrinen (selten) Pankreasfunktion.

Therapie

- **Intensivmedizinische Überwachung.**
- **Volumengabe und hämodynamische Stabilisierung**:
  - Ziel: MAD > 65 mmHg, Normalisierung von HF, ZVD, SPV, PPV und SVV
  - 2–10 l isotonische **Elektrolytlösung** (großlumiger venöser Zugang!). Ggf. **Noradrenalin 10 mg/50 ml, LR 2–10 ml/h.**

- *Ausbleibende Stabilisierung:*
  - Mehr Volumen.
  - Echokardiografie und/oder CI-Messung über Thermodilutionsverfahren.
  - Evtl. Gabe von **Dobutamin** 250 mg/50 ml, LR 2–8 ml/h + **Erythrozytenkonzentrat** (Ziel: ZVS > 70 %, Normalisierung CI).

- **Respiratorische Insuffizienz:**
  - Drainage von Pleuraergüssen.
  - Bei kooperativen Patienten nichtinvasive Beatmung (zeitlich limitiert, Abbruch bei anhaltender Hypoxämie nach 1–2 h, septischem Schock oder steigendem Morphin-Bedarf).
  - Protektive invasive Beatmung mit ausreichendem PEEP-Niveau.
- **Septischer Schock mit Multiorganversagen:**
  - Hohes Procalcitonin macht bakterielle Infektion wahrscheinlich!
  - Frühzeitig empirische Antibiotikatherapie (abhängig von Infektfokus):
    - **Meropenem 3 × 1 g** (evtl. + **Tobramycin 7 mg/kg KG/d**) oder **Ertapenem 1 × 1 g** (Deeskalation an Tag 3 nach Erhalt der mikrobiologischen Diagnostik).
    - Alternativ bei stabiler Hämodynamik **Ceftriaxon 1 × 2 g** (ggf. + **Metronidazol 3 × 500 mg** ggf. + **Clindamycin 3 × 600 mg**).
    - V. a. MRSA: **Linezolid 2 × 600 mg.**
    - Ggf. Antimykotikum bei lokalen Komplikationen.

  Nicht evidenzbasiert: Antibiotikatherapie bei Nekrose ohne Sepsis – bei V. a. Infektion besser zunächst Feinnadelaspiration!
- **Akutes Nierenversagen mit metabolischer Azidose:** Hämodialyse oder CVVH.
- **Heparin:** UFH 10 000 E/50 ml, LR 2 ml/h oder LMWH s. c. (z. B. Fragmin P forte 1 × /d s. c.).
- **Ernährung:**
  - *Schwere Pankreatitis:*
    - Enteral spätestens ab 3. Tag (duodenale oder gastrale Sonde).
    - Beginn mit Standard- oder Oligopeptiddiät (z. B. **Salvimulsin peptid** (1 kcal/ml, hoher MCT-Gehalt), **initial 25 ml/h, später bis 100 ml/h,** 6 h Nachtpause), Ziel 25–35 kcal/kg.
    - Bei Darmparalyse parenterale Supplementation, z. B. **Nutriflex lipid plus** 1 250 ml + 1 Amp. **Soluvit** + 1 Amp. **Vitalipid** + 1 Amp. **Addel N**.
  - *Milde Pankreatitis:* **2–5 d i. v.** Flüssigkeit ohne orale Ernährung, dann 3–7 d fett- und proteinarmer Kostaufbau.
- **Ulkusprophylaxe:** Z. B. **Pantoprazol 1 × 40 mg.**
- **Schmerztherapie:**
  - **Metamizol** bis **zu 4 × 1 mg i. v.** plus **Piritramid 3,75–7,5 mg repetitiv i. v. oder Pethidin 2–4 × 50 mg i. v.**, ggf. Fentanyl oder selten Hydromorphon über Perfusor.
  - Evtl. **S-Ketamin 0,5–1,0 mg/kg KG/h** + niedrig dosiertes **Midazolam** oder **Propofol**.
  - Alternativ **Sufentanil** + **Ropivacain** über thorakalen Periduralkatheter.
  - Keine i. v. Lokalanästhetika!
- **Therapeutische ERCP** (Steinextraktion, Papillotomie, Plastikstent):
  - Sichere Indikation (innerhalb 12 h): Biliäre Pankreatitis mit Ikterus, Steinnachweis, 3-fach erhöhter ALT, Cholangitis.
  - Wahrscheinliche Indikation (abhängig vom Verlauf innerhalb 72h): Steinnachweis plus DHC-Erweiterung.
  - Stellenwert nicht gesichert: DHC-Erweiterung ohne Steinnachweis (hier besser zunächst EUS).
  - *Stets Galle zur Kultur entnehmen!*
- **Drainage der infizierten Nekrosen** (sonografisch, radiologisch oder endosonografisch gesteuert): nach Verflüssigung, besser als chirurgisches Vorgehen, ggf. mit zweiter Spüldrainage.

- **Nekrosektomie** (20 % der Patienten entwickeln peripankreatische Nekrose, davon infizieren 50 %):
  - Möglichst erst 4–6 Wochen nach Beschwerdebeginn.
  - Offene oder minimal-invasive Nekrosektomie, dann Open Packing, wiederholte offene Lavage oder geschlossene Lavage.
  - Alternativ: Transgastral-endoskopisches Débridement.
  - Notfall-OP bei Komplikationen: Blutung bei Gefäßarrosion (A. lienalis, A. gastroduodenalis).
- **Interventionell-radiologischer Verschluss** der A. gastroduodenalis bei Blutung aus dem Pankreas-Kopf.

Prognose

- **Prognoserelevante Parameter** (Tab. 34.6):
  - Multiorganversagen – APACHE II Score (S. 132), SOFA-Score (Tab. 34.5): Letalität bei Nierenversagen 63 %, bei Leberversagen 83 % und bei 2-Organ-Versagen 50–91 %.
  - SIRS-Kriterien (S. 335).
- **Letalität:** 20 % am Aufnahmetag, 40 % am 2. Tag und 60 % bis Tag 7.

34.8 Leberwerterhöhung bei Intensivpatienten

J. Hadem, M. P. Manns

Einleitung

- Leberdysfunktionen auf der Intensivstation sind häufig (ca. 11 % aller Patienten innerhalb von 48 h nach Aufnahme) und gehen mit einer Verdopplung der Mortalität einher. In Tab. 34.7 werden 6 häufige Entitäten dargestellt. Siehe auch in den Kapiteln „Akutes Leberversagen“ (S. 500) und „Leberzirrhose“ (S. 506).

Tab. 34.7 • **Leberwerterhöhung bei Intensivpatienten: Ursachen, Klinik, Diagnostik, Therapie.**

	ischämische Hepatitis und Cholangiopathie, evtl. bis zur SC-CIP	**kongestive Hepatopathie**	**führend cholestatische Hepatopathie**	**septische Hepato- und Cholangiopathie, evtl. bis zur SC-CIP**	**arzneimittelinduzierte Leberschädigung**	**alkoholinduzierte Fettleberhepatitis**
Ursachen, Pathogenese, Formen						
	• Reduktion der hepatischen Perfusion (Gallenwege nur arteriell versorgt!) • Reanimation • Schock • Hypoxämie • Verschluss A. hepatica nach LTx • Sichelzellkrise • Hitzschlag	• Rechtsherzversagen • Perikardtamponade • pulmonal-arterielle Hypertonie • Lungenembolie • Budd-Chiari-Syndrom • venoocclusive Disease (VOD)	• Steatosis hepatis bzw. Steatohepatitis • parenterale Glukosezufuhr, Kurzdarmsyndrom, bakterielle Überwucherung • biliärer Sludge • akalkulöse Cholezystitis • s. auch ischämische/septische Cholangiopathie • s. auch arzneimittelinduzierte Leberschädigung	• Reduktion d. hepatischen Perfusion (Gallenwege nur arteriell versorgt!) • intestinale bakterielle Translokation • Aktivierung retikuloendothelialer Zellen → ↑ inflammatorische Zytokine → Hemmung kanalikulärer Transportermoleküle + portale Vasokonstriktion • Malnutrition	• Azol-Antimykotika • Amoxicillin-Clavulansäure • Amiodaron • Phenprocoumon • idiosynkratisch: dosisunabhängig, unvorhersehbar (z. B. Isoniazid, Phenytoin) • intrinsisch: dosisabhängig (z. B. Paracetamol, Methotrexat) • arzneimittelinduzierte Steatosis: Amiodaron, Valproat, Glukokortikoide u. a.	• Leberschädigung durch Alkoholmetabolite, Granulozyteninfiltration, oft bereits Zirrhose („akut-auf-chronisches Leberversagen“)

Tab. 34.7 • **Fortsetzung**

	ischämische Hepatitis und Cholangiopathie, evtl. bis zur SC-CIP	kongestive Hepatopathie	führend cholestatische Hepatopathie	septische Hepato- und Cholangiopathie, evtl. bis zur SC-CIP	arzneimittelinduzierte Leberschädigung	alkoholinduzierte Fettleberhepatitis
Klinik						
	• druckschmerzhafte Hepatomegalie, Ödeme, evtl. Aszites und Ikterus (nach d bis Wo.)		• häufig asymptomatisch	• Sepsis Tage bis Wo. vorher, leberspezifische Symptome selten	• oft asymptomatisch, Symptome evtl. nach Therapieende, evtl. Hepatomegalie mit rechtsseitigem Oberbauchschmerz, Ikterus	• Ikterus, Fieber, Hepatomegalie, Splenomegalie, evtl. hepatische Enzephalopathie, Malnutrition, Leberhautzeichen
Anamnese						
Allgemein	• Ausschluss einer vorbestehenden Lebererkrankung (Alkoholkonsum, Paracetamol, alternativmedizinische Behandlung, metabolisches Syndrom mit Leberverfettung, virale Hepatitis, Choledocholithiasis)					
Speziell	• Hypotonie i. R. Reanimation/extrakorporale Zirkulation, Herzinsuffizienz, Krampfanfall mit Hypoxämie, Lungenembolie, Chemotherapie			• Fieber u. a. Infektionszeichen	• nach o. g. Medikamenten fragen bzw. in der Krankenakte suchen	• Alkoholkonsum (genaue Menge)
Labor						
Allgemein	• Hepatitisserologie, Bilirubin ↑ (unkonjugiert/konjugiert?)[1]					
Speziell	• AT: rasch ↑ ↑ ↑ (10–40-fach), dann rasch ↓ • nach Tagen bis Wochen: „cholestatisches Muster" (AP ↑, g-GT ↑) • Quick ↓, ZVS ↓		• AT ↑ (g-GT oft führend)	• AT ↑ (bis 3-fach) • nach Tagen bis Wochen: „cholestatisches Muster" (AP ↑, g-GT ↑) • Quick ↓	• AT ↑ (10–20-fach) • g-GT ↑ (häufig führend) • Quick ↓	• Leukozytose, AT ↑ (AST > ALT), CDT ↑, IgA ↑, MCV ↑, Ethanolspiegel ↑, Thrombozytopenie

Tab. 34.7 • **Fortsetzung**

	ischämische Hepatitis und Cholangiopathie, evtl. bis zur SC-CIP	kongestive Hepatopathie	führend cholestatische Hepatopathie	septische Hepato- und Cholangiopathie, evtl. bis zur SC-CIP	arzneimittelinduzierte Leberschädigung	alkoholinduzierte Fettleberhepatitis
Sonografie						
	• Lebervenen, Portalvene und A. hepatica offen? Untere Einflussstauung?, Erweiterte Gallenwege?, Gallenblasenwandverdickung (DD Hypoalbuminämie versus akalkulöse Cholezystitis)?, Raumforderungen?, Leberverfettung oder -zirrhose?					
weitere Diagnostik						
	• Echokardiografie: Rechtsventrikuläre Insuffizienz? Druckgradient über Trikuspidalinsuffizienz?		• Leberbiopsie (transkutan, laparoskopisch oder transjugulär) • ERC zur Sicherung einer SC-CIP (hierbei immer Galle mikrobiologisch untersuchen)			
Therapie						
	• Optimierung der Hämodynamik, Lyse bei Lungenembolie; TIPS oder LTx bei Budd-Chiari-Syndrom; Revision der Anastomose bei A. hepatica-Stenose; Defibrotide/Steroide/Lyse bei VOD • SC-CIP: Enterokokken und Candida behandeln, evtl. Ursodeoxycholsäure, evtl. LTx		• enterale Ernährung bevorzugen, Kohlehydrate $\downarrow$,Gesamtenergiemenge $\downarrow$, evtl. Ursodeoxycholsäure 10–45 mg/kg KG/d (initial 3 × 250 mg) p. o., evtl. Cholezystektomie (akalkulöse Ch.)	• ausreichende Volumengabe, frühe enterale Ernährung, BZ-Kontrolle • SC-CIP: Enterokokken und Candida behandeln, evtl. Ursodeoxycholsäure, evtl. LTx	• Absetzen auslösender Medikamente, evtl. Prednisolon 1 mg/kg KG/d (nicht bei Virushepatitis	• Alkoholkarenz, Absetzen hepatotoxischer Medikamente, evtl. Prednisolon 40 mg/d für 28 d (Abbruch, wenn am Tag 7 kein Bilirubinabfall), enterale Ernährung, evtl. Pentoxyfyllin

Tab. 34.7 • **Fortsetzung**

	ischämische Hepatitis und Cholangiopathie, evtl. bis zur SC-CIP	kongestive Hepatopathie	führend cholestatische Hepatopathie	septische Hepato- und Cholangiopathie, evtl. bis zur SC-CIP	arzneimittelinduzierte Leberschädigung	alkoholinduzierte Fettleberhepatitis
Prognose						
	• bei SC-CIP schlecht, sonst abhängig von Hämodynamik		• Letalität akalkulöse Cholezystitis 40 %, sonst P. gut	• oft spontane Besserung, bei SC-CIP schlecht.	• Paracetamol: akutes Leberversagen mit meist guter variabler Ausheilung ab 4–10 g, Amoxicillin-Clavulansäure: schwerer Verlauf bei 7 %, Phenprocoumon: Prognose ohne LTx oft schlecht	• Tab. 34.8

SC-CIP = Sclerosing Cholangitis of the critically ill Patient, LTx = Lebertransplantation, AT = Aminotransferasen, CDT = carbohydrate-deficient Transferrin, MCV = mean corpuscular volume, ZVS = Zentralvenöse Sättigung;

[1] DD des unkonjugierten Bilirubins: Hämolyse, Gilbert-Syndrom, Leberzirrhose; DD des konjugierten Bilirubins: Cholelithiasis, Leberzirrhose, Pankreas- oder Leberraumforderung, Lberverfettung, primär-sklerosierende Cholangitis, bakterielle Cholangitis nach Papillotomie, SC-CIP, akalkulöse Cholezystitis

Tab. 34.8 • **Glasgow Alcoholic Hepatitis Score (GAHS) zur Abschätzung des transplantatfreien Überlebens bei alkoholischer Hepatitis.**

Parameter	1 Punkt	2 Punkte	3 Punkte
Alter	< 50	> 50	
Leukozyten (/µl)	< 15 000	> 15 000	
Harnstoff (mmol/l)	< 5	> 5	
INR	< 1,5	1,5–2,0	> 2,0
Bilirubin (µmol/l)	< 125	125–250	> 250

Prognostische Bedeutung:

Score (= Punktsumme)		transplantatfreies Überleben (%)	
		am Tag 28	*am Tag 84*
Tag 1	**< 9**	87	79
	> 9	46	40
Tag 6–9	**< 9**	93	86
	> 9	47	37

34.9 Akutes Leberversagen

J. Hadem, T. H. Schürmeyer, M. P. Manns

Grundlagen

▶ **Definition:**
- Leberinsuffizienz mit hepatischer Enzephalopathie ohne vorbestehende Lebererkrankung innerhalb < 24 Wochen (Quick < 50 % bzw. INR > 1,5).

▶ **Formen:**
- Unterscheide: Primäres ALV (ALV im engeren Sinn) versus sekundäres ALV (Ursachen: Tab. 34.7)
- Hyperakut (Ikterus → Enzephalopathie < 7 d).
- Akut (Ikterus → Enzephalopathie 7–21 d).
- Subakut (21 d–24 Wochen).

▶ **DD:**
- Akute hepatische Dekompensation auf dem Boden einer Leberzirrhose („akut-auf-chronisches Leberversagen").
- Aber: Fulminante Erstmanifestation eines Morbus Wilson, vertikal erworbene, chronische Hepatitis B oder Autoimmunhepatitis gilt als akutes Leberversagen (ALV), auch wenn die Erkrankung bereits zur Leberzirrhose geführt hat.

▶ **Ursachen (absteigende Häufigkeit):**
- Paracetamolingestion (Leberinsuffizienz nach > 10 g, seltener bereits 3–4 g), kryptogenes ALV, andere Medikamente (Phenprocoumon, Flupirtin), akute Hepatitis B, Budd-Chiari-Syndrom, Autoimmunhepatitis, Knollenblätterpilz-Intoxikation, ischämische Hepatitis, Hepatitis A, Morbus Wilson.
- Selten: Akute Schwangerschaftsfettleber, HELLP-Syndrom bzw. schwangerschaft-assoziierte thrombotisch-thrombozytopenische Purpura (TTP), Malignominfiltration, VOD nach Chemotherapie, Sepsis, Hepatitis E, Begleithepatitis i.R. einer Infektion mit Herpes- oder Adenoviren, humanes Herpesvirus 6 (HHV-6), Enteroviren, Masern- und Rötelnvirus, Parvorus B 19, Gelbfieber- und Denguevirus.
- Frauenanteil beim ALV: 72 % (Ursache unklar).

Klinik

- **Allgemein:**
  - Zunehmende Enzephalopathie (Tab. 34.9) mit Gefahr von Hirnödem und zerebraler Einklemmung.
  - Koagulopathie mit Schleimhautblutungen.
  - Foetor hepaticus, Ikterus.
  - Aszites, Oligurie, arterielle Hypotonie.
  - Je asymptomatischer der Krankheitsbeginn, desto wahrscheinlicher ist ein primäres ALV!
- **Speziell:**
  - *Paracetamol-Intoxikation*: Primär Übelkeit, Erbrechen. Nach Besserung für 1–2 d Allgemeinsymptome (s. o.). Hohe (> 5 000 U/l, AST > ALT) Aminotransferasen, hyperakute Entwicklung der Enzephalopathie mit hohem Hirnödemrisiko.
  - *Knollenblätterpilz-Vergiftung:* 4–24 h nach Ingestion Bauchschmerzen, Übelkeit, Erbrechen, wässrige Diarrhö, dann Dehydratation, Elektrolytentgleisung. Nach 1–3 d Allgemeinsymptome (s. o.).
  - *Kryptogenes ALV:* Oft subakuter Verlauf mit später Enzephalopathie und geringem Hirnödemrisiko. Aminotransferasen < 2 000 U/l, Frauenanteil > 90 %.
  - *Akute Hepatitis B:* Oft Reaktivierung i.R. einer Chemotherapie (besonders nach monoklonalen Anti-CD-20-Antikörpern). ALT ca. 2 500 U/l (AST < ALT).
  - *Budd-Chiari-Syndrom:* Zeichen einer Polycythaemia vera (Plethora, Splenomegalie, Polyglobulie).
  - *Ischämische Hepatitis:* Nach Hypoxämie und/oder Ischämie, evtl. mit akutem Nierenversagen (spitze, sehr hohe AST-Peaks).
  - *Schwangerschaftsassoziierte TTP und HELLP (meist postpartal):* Thrombozytopenie mit Petechien, erhöhte LDH, evtl. neurologische Symptomatik, akutes Nierenversagen.
  - *Autoimmunhepatitis:* Meist junge Frauen mit anderen Zeichen der Autoimmunität (Vitiligo, Autoimmunthyreopathie, u. a.).

Tab. 34.9 • **Klinische Stadien der hepatischen Enzephalopathie (nach Häussinger 2008).**

Stadium	Kriterien
I	Störungen des Schlaf-Wach-Rhythmus, Aufmerksamkeitsminderung, Euphorie, Depression, feinschlägiger Tremor („Miniasterixis"), vermindertes Reaktionsvermögen
II	Desorientiertheit, Verwirrtheit, Unfähigkeit zu Rechnen, träger Gedankenfluss, Schläfrigkeit, Flapping Tremor, verwaschene Sprache
III	Somnolenz, schläft meist, ist aber erweckbar
IV	Koma, nicht erweckbar, Reaktion auf Schmerzreize evtl. noch erhalten

Sekundäre Organkomplikationen

- **Kreislaufdysregulation:**
  - Vasodilatation, erhöhtes HZV, erniedrigter Gefäßwiderstand, verminderter mittlerer arterieller Druck (ähnlich Kreislaufdysregulation bei Sepsis).
- **Akutes Nierenversagen** (Koinzidenz > 50 %):
  - Vgl. hepatorenales Syndrom bei Leberzirrhose.
  - Volumenmangel (verminderte orale Flüssigkeitsaufnahme bei hepatischer Enzephalopathie, Transsudation von Flüssigkeit in den extravaskulären Raum, gastrointestinale Blutung), septische Kreislaufdysregulation.
  - Akute Tubulusnekrose durch renale Minderdurchblutung (Vasokonstriktion der afferenten Arteriole des Glomerulums) und evtl. Medikamententoxizität

- **SIRS (Systemic Inflammatory Response Syndrome) und Infektion:**
  - Verstärkte Zytokinfreisetzung mit Immunmodulation.
  - Infektion bei bis zu 75 % der ALV-Patienten, Fieber fehlt in 30 %.
- **Hepatische Enzephalopathie, Hirnödem:**
  - Arterieller Ammoniakspiegel korreliert mit Schwere des Hirnödems und Grad der Enzephalopathie, verstärkt durch erhöhten zerebralen Blutfluss (Endotoxine!).
  - Einteilung der klinischen Stadien: Tab. 34.9.

Diagnostik

- **Labor**:
  - Quick ↓, PTT ↑, Faktor V ↓ (kurze Halbwertszeit, meist < F II), AT ↓, Protein C ↓, Fibrinogen ↓, Albumin ↓, Ammoniak ↑, Laktat ↑, Bilirubin ↑, BZ (stündlich), Na^+, K^+, Blutgasanalyse (CO_2 meist erniedrigt, ***Cave:*** pH, HCO_3), AST ↑, ALT ↑ (toxisch: AST > 5 000 U/l und AST > ALT; ischämisch: AST > 8 000), CHE ↓ (nicht verwertbar bei akuter Erkrankung), Kreatinin ↑, Harnstoff (initial oft erhöht bei Volumenmangel, dann Abfall wegen nachlassender Synthese), Diff-Blutbild (Leukopenie: V. a. Virushepatitis, Blasten: V. a. maligne Infiltration).
  - Hepatitisserologie (S. 626) und HIV-I/II-Ak.
  - AFP, Beta-HCG.
  - Paracetamol-Spiegel.
  - Autoimmunserologie (ANA, LKM, SMA, SLA, AMA).
  - Virusserologie (seltene Virushepatitiden).
- **Sonografie:**
  - Ausschluss einer chronischen Lebererkrankung (Leber verkleinert, wellige OF im Gallenblasenbett, verzogene rarefizierte Vv. hepaticae, knotiges Parenchym), Leberraumforderung (hepatozelluläres Karzinom) bzw. Fettleberzirrhose.
  - Hepatische Gefäße inkl. Lebervenen im Farbdoppler offen? Gallenwegserweiterung? Splenomegalie? Aszites? Nierengröße und -parenchymveränderungen? Harnblase (postrenales Nierenversagen)? Lymphknotenvergrößerung (Hinweis auf virale Genese oder hämatologische Grunderkrankung)?
  - Tgl. Kontrolle von Lebergröße und -dystrophie.
  - Röntgen-Thorax, EKG.
- **Ösophagogastroduodenoskopie:** Nur bei Blutungen oder V. a. Leberzirrhose mit portaler Hypertension.
- **Leberpunktion:** (transjugulär oder laparoskopisch mit Histologie): Kein Standard, v. a. bei V. a. Autoimmunhepatitis oder viralem ALV.
- **Aszitespunktion:** (Zytologie, Protein, Cholesterin, Lipase, LDH, Bakteriologie): Aszites, Infektion, Blutung.
- **EEG, CCT:** V. a. Krampfaktivität, Hirnödem, zerebrale Blutung bei Koagulopathie.
- **Epidurale Hirndruckmessung:** In Deutschland kein Standard, Einsatz selten, evtl. bei HE °III und geplanter LTx.

Differenzialdiagnose

- **Akut-auf-chronisches-Leberversagen:** Alkoholanamnese, schlechter Ernährungszustand, sonografische Fibrosezeichen.

Allgemeine Maßnahmen

- **Intensivmedizinische Überwachung.**
- **Frühzeitige Kontaktaufnahme mit Transplantzentrum.**
- **Formulierung der vermuteten Ätiologie** (prognostische Relevanz s. u.).

- **Hepatische Enzephalopathie:**
  - Symptomatisch: Volumenrepletion, rektaler Einlauf mit 1–2 l **Lactulose** 20 %. Enzephalopathie Grad III–IV:
    - Tracheale Intubation (Aspirationsschutz).
    - Analgosedierung (S. 589), z. B. **Propofol + Fentanyl**.
    - Keine Muskelrelaxanzien (Maskierung evtl. Krampfaktivität).
- **Arterielle Hypotonie:**
  - Zentralvenöser und arterieller Zugang (Quick um 20 % bei Thrombozyten > 50 000/µl keine Kontraindikation zur Platzierung in V. jug. int.).
  - Ausgleich des Volumenmangels mit Kristalloiden, Steuerung nach Druckpulsvarianz.
  - **Noradrenalin** (10 mg/50 ml, LR 2–10 ml/h) und/oder **Terlipressin** (4 × 1 mg i. v.).
  - **Hydrocortison** 200 mg/50 ml, LR 2 ml/min bei ausgeprägter hämodynamischer Instabilität.
- **Metabolische Dysregulation:**
  - Hyperthermie behandeln (Kühlbeutel, Kühldecke, kalte Infusionen, Metamizol).
  - Blutzucker stündlich kontrollieren, Glukose 10 % ggf. kontinuierlich.
  - Ernährung analog zu Sepsis:
    - Frühzeitige enterale Ernährung (Standard-Sondenkost, bei Ammoniak > 100 µmol/l evtl. **Fresubin Hepa** [1,3 kcal/ml, Protein 4 g/100 ml], Stellenwert von VKAS-reicher Sondenkost und Immunonutrition unklar).
    - Evtl. stufenweise parenterale Supplementierung ab dem 5.–7. Tag.
    - **Thiamin (100–300 mg/d), Zink (6 mg/d).**
  - Stressulkusprophylaxe (z. B. **Pantoprazol 20 mg/d).**
- **Infektionen:**
  - Bei zusätzlichem Organversagen großzügige Indikation zur prophylaktischen Antibiotikagabe nach mikrobiologischer Probenasservation (z. B. **Ampicillin + Sulbactam**, **Piperacillin + Tazobactam** oder auch **Ceftriaxon**, im Verlauf ggf. + Antimykotikum).
  - Selektive Darmdekontamination (**Paromomycin + Amphotericin B +/– Chinolon**) noch nicht allgemein akzeptiert.
- **Gerinnungsmanagement:**
  - Fehlende Blutungszeichen: *Keine* routinemäßige Substitution von Blutprodukten oder Gerinnungsfaktoren.
  - Manifeste Blutungen:
    - **Fresh Frozen Plasma**.
    - Vor Interventionen ggf. **PPSB** (Faktoren II, VII, IX, X).
    - Evtl. **Fibrinogen** 1–4 g und/oder **Faktor XIII** 1 250–2 500 I.E).
    - Evtl. **Thrombozytengabe** bei Thrombos < 10 000/µl bzw. < 20 000/µl plus Fieber.
- **Akutes Nierenversagen:**
  - Prävention durch großzügigen Volumenersatz mit Kristalloiden, Reduktion von Diuretika, Antiphlogistika, Kontrastmittelexposition, Calcineurininhibitoren, Aminoglykosiden usw.
  - CVVH (Vorteil Kreislaufstabilität), Hämodialyse (Vorteil effektivere Ammoniak-Clearance), neue Hybridverfahren (slow low efficiency dialysis, SLED) als Nierenersatztherapie.
  - Bisher kein optimaler Zeitpunkt für Therapiebeginn (Harnstoff nicht zuverlässig, „Je kränker, desto früher").
- **Erhöhter Hirndruck** (spezifische Therapie nur im Falle einer Hirndrucksonde möglich)**:**
  - Basismaßnahmen: 30°-Oberkörperhochlagerung, Normothermie, Normoglykämie, Sedierung.
  - Ziel: Zerebraler Perfusionsdruck (CPP) 60–70 mmHg, intrakranialer Druck < 20 mmHg, mittlerer arterieller Druck > 65 mmHg.

- Enzephalopathie Grad III: **Hypertone NaCl-Lösung** (Ziel: Hypernatriämie 145–155 mmol/l).
- Anhaltender CPP > 25 mmHg: **Mannitol** (Mannit 20 %) **0,3 g/kg KG (ca. 125 ml) über 15–30 min, max. 12 × /d,** durchschnittlich **1–1,5 g/kg KG (500 ml)/d i. v.** *Cave:* Serum-Osmolalität < 320 mmol/l.
- **Thiopental**: *Cave:* Hypotension **(Bolus 125 mg, wiederholt bis zu 5–8 mg/kg KG).**
- Hyperventilation (Ziel-pCO_2 < 30 mmHg): Bei Gefahr der Einklemmung.
- Ultrafiltration.
- Hepatektomie: Ultima-Ratio-Therapie.

▶ **N-Acetyl-Cystein:**
- Auch bei Nicht-Paracetamol-ALV frühe Gabe nach Paracetamol-Schema (s. Infokasten) sinnvoll.

Erweiterte Maßnahmen

▶ **Paracetamolintoxikation:** N-Acetyl-Cystein (immer bei Paracetamoldosis > 7,5 g, bis zu 80 h post expositionem). Bei Therapiebeginn < 8 h stets protektiv. Dosierung (S. 665). Evtl. Gastroskopie und Kohle bis 4 h post expositionem.

> **!** *N-Acetyl-Cystein bei Paracetamol-Intoxikation:*
>
> ▶ **Oral:**
> - Initial **140 mg/kg KG** über Magensonde in 5 %-Lösung.
> - Dann **17 Gaben von je 70 mg/kg KG alle 4 h.**
>
> ▶ **i. v.:**
> - **150 mg/kg KG** in 200 ml Glukose 5 % über 15 min.
> - **50 mg/kg KG** in 500 ml Glukose 5 % über 4 h.
> - **100 mg/kg KG** in 1 000 ml Glukose 5 % über 16 h.
>
> *Faustregel beim 70 kg schweren Erwachsenen: 10 g über 20 min, dann kontinuierlich 10 g/24 h i. v.*

▶ **Akute virale Hepatitis:**
- Schwere akute Hepatitis B: Frühe antivirale Therapie (S. 628) möglicherweise sinnvoll.
- V. a. Herpesviren: Nach transjugulärer Biopsie ggf. Aciclovir, Gancyclovir, Foscarnet.

▶ **Budd-Chiari-Syndrom:**
- Transjugulärer intrahepatischer portosystemischer Shunt (TIPS).
- Lebertransplantation (LTx).

▶ **Morbus Wilson:**
- Bei ALV fast immer Transplantation.

▶ **Knollenblätterpilz-Intoxikation:**
- **Aktivkohle** (1 g/kg KG p. o.).
- **Silibinin** (20 mg/kg KG/d i. v. verteilt auf 4 Einzelgaben).
- **N-Acetyl-Cystein** nach o. g. Schema.

▶ **Autoimmunhepatitis:**
- **Prednisolon** 1 mg/kg KG.
- Evtl. Lebertransplantation (LTx).

▶ **Schwangerschaftsassoziiertes ALV:**
- Frühzeitige Entbindung.
- DD akute Hepatitis B (s. o.), TTP (Plasmapherese), HELLP (Plasmapherese).

▶ **Extrakorporale Leberunterstützung** (MARS, Prometheus)**:**
- Verbessern biochemische Marker, bisher ohne Überlebensvorteil.
- *Nicht* außerhalb von Studien, da kein gesicherter Stellenwert.
- Anwendung außerhalb von Transplantationszentren könnte LTx verzögern.

- **Hepatozytentransplantation:**
  - Im Rahmen von Studien, kein gesicherter Stellenwert.
- **Lebertransplantation:**
  - Ultima-Ratio-Therapie bei schlechter Prognose.
  - Ausschlussgründe: Schlechte Compliance, Alkohol- oder Drogenabhängigkeit, floride Sepsis, Hirnödem, unklarer neurologischer Status anderer Ursache, Multiorganversagen, fortgeschrittenes Alter, gravierende kardiopulmonale Begleiterkrankungen.
  - Entscheidend ist frühzeitige Listung und LTx vor Entwicklung sekundärer Organkomplikationen.
  - Orthotope postmortale Leberspende; Leberlebendspende bei Erwachsenen von untergeordneter Bedeutung.

Prognose

- **Gesamt-Überlebenswahrscheinlichkeit:** Ohne LTx < 40 %, bei Enzephalopathie Grad III–IV 10 %, mit LTx 80 %.
- **Etablierte Prognosemarker:**
  - Ätiologie:
    - Wichtigster Parameter.
    - LTx-freies Überleben bei Paracetamol 70 %, Hepatitis A 60 %, Schock 50 %, akute Hepatitis B 30–40 %, Medikamententoxizität 30 %, Autoimmunhepatitis 20 %, Morbus Wilson < 10 %, kryptogenes ALV 10–20 %.
  - Verlauf (subakuter Verlauf mit progredienter Verschlechterung = schlechte Prognose).
  - King's-College-Kriterien (Tab. 34.10).
  - Clichy-Kriterien (Faktor V, Enzephalopathie, Alter).
  - Grad der hepatischen Enzephalopathie bei Aufnahme (I/II besser als III/IV).
  - Laktat > 3,5 mmol/l, fehlender AFP-Anstieg Tag 1–3 (Paracetamol-Intoxikation).
  - INR, Bilirubin.
  - Begleitende Organinsuffizienzen (SOFA-Score: Tab. 34.5).

Tab. 34.10 • **Modifizierte King's-College-Kriterien zur Selektion von Patienten zur Lebertransplantation.**

Akutes Leberversagen	Kriterien
paracetamolinduziert	Arterieller pH < 7,25* **oder** 2 von 3 der folgenden Kriterien und klinische Verschlechterung: • INR < 6,5 • Kreatinin > 300 µmol/l • hepatische Enzephalopathie Grad 3–4
nicht paracetamolinduziert	INR > 6,5* **oder** 3 der 5 folgenden Kriterien*: • Alter < 10 oder > 40 Jahre • Ätiologie unklar, medikamententoxisch • Intervallikterus bis Enzephalopathie > 7 d • INR > 3,5 • Bilirubin > 300 µmol/l

* *unabhängig vom Grad der hepatischen Enzephalopathie*

34.10 Leberzirrhose

J. Hadem, T. H. Schürmeyer, M. P. Manns

Definition, Epidemiologie und Pathogenese

- **Definition:** Diffuse Parenchymzellnekrose mit nodulärer Leberregeneration und hepatischer Fibrosierung, Zerstörung der hepatischen Läppchen- und Gefäßstruktur, Störung der Organfunktion.
- **Epidemiologie:**
  - Prävalenz: 4–10 %.
  - Ca. 300 000–400 000 Betroffene in Deutschland.
  - Letalität: 20 000 pro Jahr.
- **Ätiologie** (prozentuale Häufigkeiten in Klammern):
  - *Fremdstoffe und Arzneimittel:* Alkohol (60–70 %), Methotrexat, Methyldopa, Amiodaron, Isoniazid, andere.
  - *Infektionen:* Hepatitis B, C und D (10–15 %), Schistosomiasis.
  - *Autoimmunerkrankungen:* Autoimmune Hepatitis, primär sklerosierende Cholangitis (PSC), primär biliäre Zirrhose (PBC).
  - *Stoffwechselerkankungen:* Hämochromatose (5 %), Morbus Wilson, α_1-Antitrypsin-Mangel, Glykogenose IV, Galaktosämie, Tyrosinose, Mukoviszidose, α-β-Lipoproteinämie, erythropoetische Porphyrie.
  - *Cholestase (5–10 %):* Gallengangsatresie, chronische Cholangitis/Cholestase, PSC, Amiodaron, PBC, ischämische sklerosierende Cholangitis.
  - *Venöse Abflussstörung:* Rechtsherzinsuffizienz, Pericarditis constrictiva, Budd-Chiari-Syndrom, Venenverschlusskrankheit.
  - *Metabolisch:* Nichtalkoholische Fettleberhepatitis (Prävalenz in der Gesamtbevölkerung 0,3 %).
  - *Idiopathisch/andere:* Intestinaler Bypass, kryptogene Zirrhose (10–20 %).
- **Pathogenese:**
  - Zerstörung von Hepatozyten über längeren Zeitraum (Apoptose, Zytolyse, toxische Koagulationsnekrose) durch Radikalenbildung, zytotoxische T-Zellen, Zytokine, Gallensäuren.
  - Parenchymregeneration mit Einlagerung von kollagenreicher Extrazellulärmatrix.
  - Einflussfaktoren: Geschlecht, BMI, Alter, Lipopolysaccharide, genetische Disposition.

Folgen der Fibrosierung

- **Portale Hypertension** (definiert als Lebervenenverschlussdruck > 6 mmHg): Hyperdynamische Zirkulation durch IL-6 und NO-Freisetzung → erhöhter splanchnischer Blutfluss:
  - Kompression der Sinusoide (Hepatozytenschwellung, Sternzellkontraktion).
  - Genese in 80 % intrahepatisch, DD prähepatisch (10 %, Pfortaderthrombose) und posthepatisch (10 %, Rechtsherzinsuffizienz).
- **Leberzellinsuffizienz:**
  - Synthesestörung: Ödeme, Aszites, Koagulopathie, Malnutrition, Hyperlipidämie.
  - Entgiftungsstörung: Enzephalopathie, Sepsissyndrom, Ikterus, Medikamentenakkumulation (Heparin, Furosemid, Barbiturate, Benzodiazepine, u. a.).
  - Reduzierte Speicherkapazität: Diabetes, Vitaminmangelzustände.
  - Gestörte Infektabwehr: Sepsis, spontane bakterielle Peritonitis.
- **Elektrolytstörungen und Spurenelementmangel**: Hypokaliämie, Zinkmangel.
- **Infektionen:**
  - Bei 45 % der hospitalisierten Patienten mit Leberzirrhose.
  - Intestinale bakterielle Translokation (über regionäre Lymphknoten → Blutkreislauf).

- Invasive Eingriffe, Dysfunktion RES, verminderte Komplementfaktorenbildung, Neutrophilenfunktionsstörung.

▶ **Aszites und renale Insuffizienz:**
- Erhöhter sinusoidaler Strömungswiderstand und Hypalbuminämie.
- Natriumretention durch gesteigerte tubuläre Rückresorption.
- Verstärkte peritoneale Produktion von IL-6 und anderen Zytokinen → erreichen über portokavale Anastomosen systemische Zirkulation → Freisetzung von NO → periphere Vasodilatation → gesteigerte Vasopressinsekretion mit Hyponatriämie, Aktivierung des Renin-Angiotensin-Systems (RAAS), adrenerge Stimulation → hämodynamische Kompensation um den Preis eines erhöhten splanchnischen Blutflusses mit Aszites.
- Oligurie durch Abnahme vasodilatatorischer Prostaglandine und durch Dysbalance zwischen RAAS und natriuretischen Peptiden.
- Unzureichende Plasmavolumenexpansion und/oder „Second-Hits" (Diarrhö, GI-Blutung, SBP oder nephrotoxische Medikamente) → inadäquate renale Hämodynamik mit akutem Nierenversagen i. S. eines *hepatorenalen Syndroms* = HRS (S. 511).

▶ **Spontan-bakterielle Peritonitis (SBP):** Aszitesinfektion hämatogen, begünstigt durch reduzierte Infektabwehr.

▶ **Hepatische Enzephalopathie:**
- Assoziation mit portosystemischem Shunt, erhöhtem Ammoniak.
- Defekte Blut-Hirn-Schranke.
- GABA-vermittelte Neurotransmissionshemmung.
- NH_3-getriggerte Astrozytenschwellung.

▶ **Hepatozelluläres Karzinom** (HCC, Abb. 34.8): Jährliche Inzidenz 3–5 %.

▶ **Hepatopulmonales Syndrom** (HPS): 20 % (!) aller Zirrhosen, arterielle Hypoxämie durch pulmonale Vasodilatation, Trommelschlegelfinger und Spider naevi.

▶ **Portopulmonale Hypertonie:** 2–5 % aller Zirrhosen.

▶ **Gerinnungsstörungen:** Fibrinogenspaltprodukte behindern Gerinnung, profibrinolytische Aktivität.

▶ **Zirrhotische Kardiomyopathie.**

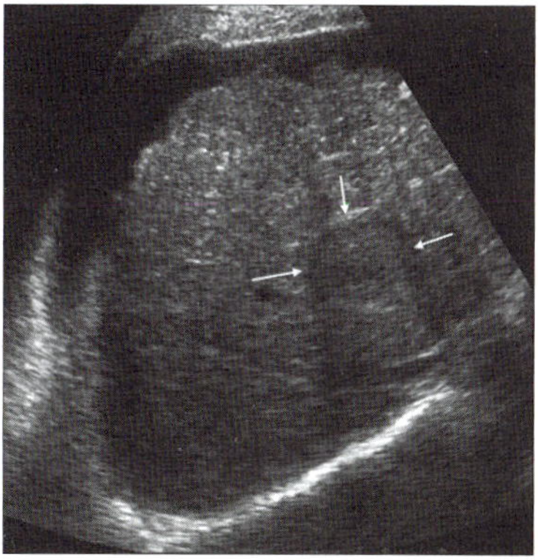

Abb. 34.8 • Hepatozelluläres Karzinom bei Leberzirrhose.

Klinik

▶ **Symptome:** Müdigkeit, gastrointestinale Beschwerden, Gewichtsabnahme, subfebrile Temperaturen, Pruritus, Libido- und Potenzverlust.

- **Anamnese:** *Beschäftigung, häusliches Umfeld, bisheriger Aktionsradius, genaue Menge des wöchentlichen Alkoholkonsums* (diese sind die entscheidenden Punkte bei der LTx-Evaluation), Risikofaktoren für virale Hepatitis, Medikamente, B-Symptomatik, Blutungsneigung, Farbe von Urin und Stuhl.
- **Befunde:** Hepatomegalie, Ikterus, Aszites, Spider naevi, Splenomegalie, Palmarerythem, Bauchdeckenkollateralen, Tibiaödeme, Gynäkomastie, Hämatemesis, Meläna, Infertilität, Muskelatrophie, Trommelschlegelfinger, Dyspnoe (→ V.a. hepatopulmonales Syndrom oder portopulmonale Hypertonie), hepatischer Hydrothorax.

Diagnostik

- **Labor:**
  - *Leberzellfunktion und Entzündungsaktivität*:
    - Synthese: Albumin, Quick, Pseudocholinesterase, Faktor V.
    - Entgiftung: Ammoniak, Bilirubin.
    - Speicher: BZ, Vitamine, Zink.
    - Infektabwehr: Laktat, CRP, IL-6.
    - Aminotransferasen: Häufig AST > ALT, GLDH.
    - Isoliert erhöhte γ-GT: Verfettung, Toxizität oder (sklerosierende) Cholangitis.
  - *Ätiologie*:
    - Alkohol: Ethanol, MCV, IgA, CDT.
    - Virale Hepatitis: HBsAg, anti-HBc, anti-HBs, anti-HDV, anti-HCV.
    - Nichtalkoholische Fettleber: Glukose, Lipidelektrophorese.
    - Autoimmunhepatitis: ANA, LKM, SMA, SLA, Serumelektrophorese, Leberbiopsie.
    - Hämochromatose: Eisen ↑, Transferrinsättigung > 60 %, Ferritin > 300 µg/l (beide Parameter auch unspezifisch bei akuter Hepatitis erhöht), Genotypisierung, Leberbiopsie mit quantitativer Eisenbestimmung.
    - Primär biliäre Zirrhose: AP ↑, γ-GT ↑, AMA (Subtyp Anti-M2).
    - Primär sklerosierende Cholangitis: p-ANCA, AP ↑, γ-GT ↑, ERCP.
    - Morbus Wilson: Serum (Cu^{2+} ↓, Coeruloplasmin ↓); Urin (Cu^{2+} ↑).
    - α_1-Antitrypsin-Mangel: α_1-Antitrypsin ↓ in Serumelektrophorese, Leberbiopsie, α_1-Antitrypsin-Phänotyp.
    - Sclerosing Cholangitis of the critically ill Patient (SC-CIP): ERCP.
  - *Komplikationen:*
    - Gastrointestinale Blutung: Hb, Harnstoff, Ammoniak.
    - Niereninsuffizienz: GFR und Cystatin C.
    - Spontan-bakterielle Peritonitis: CRP, Procalcitonin.
    - Hepatozelluläres Karzinom: α_1-Fetoprotein (AFP).
    - Hepatopulmonales Syndrom: pO_2 niedrig, $AaDO_2$ > 15 mmHg, KM-Echokardiografie mit Re-li-Shunt.
    - Portopulmonale Hypertonie: PAP mean > 25 mmHg (Echokardiografie).
- **Sonografie** (niedrige Sensitivität, hohe Spezifität):
  - Fein- oder grobnoduläre Parenchymoberfläche, inhomogenes Parenchymmuster, Regeneratknoten, fehlende Impression bei Fingerpalpation.
  - Lebervenen peripher rarefiziert, nicht gestreckt, Kaliber schwankend, verbreiterte periportale Reflexe.
  - Zeichen portaler Hypertension (Rekanalisierung Umbilikalvene, V. portae > 14 mm, portokavale Anastomosen, Splenomegalie, fehlende Komprimierbarkeit der V. lienalis), Budd-Chiari-Syndrom (Hepatomegalie, Hypertrophie L. caudatus, Thrombose Vv. hepaticae) und hepatozellulärem Karzinom.
  - Asziteslokalisation: Dünndarm, Flanken, Bursa omentalis, Douglas-Raum, Morison-Grube, splenorenale Pouch.
  - Hepatischer Hydrothorax.
  - Suche nach Infektfokus bei Sepsis.

- **Leberbiopsie:**
  - Retikulinpräparation (Goldstandard).
  - Perkutan, transjugulär oder laparoskopisch.
- **Ösophagogastroduodenoskopie:**
  - Sofort: Obere GI-Blutung.
  - Im Intervall: Varizenfrüherkennung.
- **Diagnostische Aszitespunktion** (bei jedem Leberzirrhose-Patienten auf der Intensivstation, v. a. bei Infektzeichen oder arterieller Hypotonie):
  - Humorale Gerinnung nebensächlich.
  - Nach sonografischer Kontrolle (***Cave:*** portosystemische Kollateralen).
  - Punktion im linken oder rechten unteren Quadranten (etwa 5 cm oberhalb und medial der Spina anterior superior), seltener 2 cm unterhalb des Nabels in der Linea alba.
  - Visuelle Beurteilung (rötlicher Aszites bei 50 % aller HCC).
  - Bestimmung von Zellzahl, Granulozyten, Albumin, Glukose, LDH, Lipase, Triglyceride, ggf. Gram-Färbung, Zytologie.
- **CCT:** Bei neurologischen Herdzeichen und schwerer Vigilanzminderung zum Ausschluss einer intrazerebralen Blutung.
- **Kontrastmittelverstärkte Echokardiografie, Rechtsherzkatheter, $AaDO_2$:**
  - Diagnostik für HPS und portopulmonale Hypertonie.
- **Schweregradeinteilung:**
  - Klinische Untersuchung.
  - Child-Klassifikation (Tab. 34.11).
  - MELD-Score (INR, Bilirubin und Kreatinin, Berechnungsprogramm unter http://optn.transplant.hrsa.gov/resources oder www.labor-limbach.de).

Tab. 34.11 • **Child-Pugh-Score der chronischen Lebererkrankung.**

Parameter	1 Punkt	2 Punkte	3 Punkte
Serum-Albumin (g/dl)	> 3,5	2,8–3,5	< 2,8
Aszites	fehlend	wenig	viel
Bilirubin (mg/dl)	< 2	2–3	> 3
Enzephalopathie	fehlend	I–II	III–IV
Quick (%)	> 70	40–70	< 40

Child A: 5–6 Punkte, Child B: 7–9 Punkte, Child C: > 9 Punkte

Therapie

- **Prinzip:** 3 Tage volle Therapie, dann Reevaluation und Erwägen einer Therapiereduktion bei inkurablem Mehrorganversagen.
- **Rücksprache mit Transplantationszentrum:** Überprüfung der Indikation zur Transplantation bzw. Aktualisierung des MELD-Scores bei Eurotransplant.
- **Kreislaufstabilisierung bei intravasaler Volumendepletion:**
  - Diuretika absetzen.
  - 2–3 l kristalloide Flüssigkeit (ggf. + Albumin).
  - Aszites und hepatischen Hydrothorax ablassen (20 g Albumin/3 l Aszites)!
- **Respiratorische Unterstützung:**
  - Nicht invasive Beatmung über begrenzten Zeitraum. Maschinelle Beatmung bei potenziell reversibler Ateminsuffizienz, akzeptablem Ernährungszustand, Fehlen weiterer Organversagen, geplanter Lebertransplantation.
- **Nierenersatztherapie:**
  - Nur sinnvoll bei akuter renaler Verschlechterung als zeitlich begrenzte Maßnahme bis zur LTx oder renalen Erholung (wenn kein HRS vorliegt).

- Guter Ernährungsstatus, Leberzirrhose mit isoliertem Nierenversagen bei großvolumigem Aszites: Evtl. Peritonealdialyse.

▶ **Frühzeitige antibiotische Therapie bei Sepsis** (Materialentnahme *vorher*!)**:**
- **Ampicillin/Sulbactam**, **Ceftriaxon** (ggf. in Kombination mit **Metronidazol**) oder (bei schwerer Sepsis) **Carbapenem** +/- **Tobramycin;** s. Kap. Einzelne antimikrobielle Substanzen (S. 275).

▶ **Ernährung:**
- 1. Wahl: Enteral mit normalem Proteinanteil: z. B. **Fresubin HP energy** (1,5 kcal/ml) oder **Fresubin Hepa** (1,3 kcal/ml).
- 2. Wahl: Parenteral (nicht in der Akutphase, allenfalls halbkalorisch in den ersten 10 Tagen wegen Gefahr der Leberverfettung):
  - **Aminosäuren 0,8–1,5 g/kg KG** (bei Enzephalopathie evtl. Aminoplasmal Hepa 10 %), Nichtproteinenergie intial 10, dann bis 30 kcal/kg KG/d, bis zu 50 % der Energie als Fett.
  - Vitamine, Spurenelemente: Täglich substituieren, z. B. je 1 Amp. **Soluvit**, **Vitalipid** sowie **Addel N**. Zink 6 mg/d, Folsäure 5 mg/d, Thiamin 100–300 mg/d bei Alkoholabusus.
  - Vitamin K nach Quick.
  - Evtl. Albuminsubstitution.

▶ **Hepatische Enzephalopathie:**
- Ausschluss und Behandlung anderer Ursachen der Bewusstseinsminderung (Hypoglykämie, intrakraniale Blutung).
- Akute neurologische Symptomatik + Hyponatriämie: Nur selten Ausgleich mit 30 ml NaCl 10 % i. v. (einmaliger Bolus). Hyponatriämie sehr häufig chronisch. *Cave:* Na^+ nicht > 10 mmol/l in 24 h anheben.
- Behandlung typischer Auslöser: Volumendepletion → Großzügige Volumengabe und Diuretika pausieren, obere GI-Blutung → Endoskopie, Obstipation → Einlauf mit 1–2 l 20 % Laktulose, TIPS → evtl. Durchmesser reduzieren.
- **Ornithin-Aspartat** (z. B. 20 g/d i. v.).
- Antibiotika (umstritten, kein Neomycin wegen Nephrotoxizität, evtl. Gyrasehemmer, Paromomycin, Rifaximin).
- Lebertransplantation.

▶ **Spontan bakterielle Peritonitis:**
- Großvolumige Parazentese, ggf. Aszitesdrainage, kontinuierliche Bauchhöhlenspülung mit NaCl.
- **Ceftriaxon (2 g i. v.)** evtl. + **Metronidazol (3 × 500 mg i. v.)** oder **Ampicillin (3 × 3 g i. v.) + Sulbactam (3 × 1 g i. v.)**.
- Albumin i. v. (1,5 g/kg KG initial und 1 g/kg KG nach 48 h).
- Aszitesmenge i. v. ersetzen, Diuretikapause.
- TIPS evtl. im Verlauf.
- Evtl. antibiotische Langzeitprophylaxe (Chinolone oder Trimethoprim-Sulfamethoxazol) bei rezidivierender SBP oder Aszites-Albumin < 15 g/l.

▶ **Varizenblutung:**
- Nach Stabilisierung der Vitalparameter endoskopische Therapie (S. 484).

▶ **Hepatozelluläres Karzinom:**
- Resektion selten möglich.
- Lokalablative Verfahren.
- LTx (Milano-Kriterien).
- Sorafenib.
- Intraperitoneale Arrosionsblutung: Radiologisch-interventionelle Embolisierung erwägen.

▶ **Chronische virale Hepatitis:**
- Antivirale Therapie nach Quantifizierung der HBV-Last (z. B. **Lamivudin**, **Entecavir**, **Telbivudin**).

▶ **HPS:** LTx (problematisch bei Shunt-Fraktion > 20 %), TIPS.

- **Portopulmonale Hypertonie:** LTx (kontraindiziert bei PAP mean > 45 mmHg).
- **Lebertransplantation (LTx):**
  - Indikation: Stadium Child C mit zunehmender Leberzellinsuffizienz oder Komplikationen.
  - Kontraindikationen: Schlechte Compliance, Alkohol- oder Drogenabhängigkeit, floride Sepsis, Hirnödem, unklarer neurologischer Status anderer Ursache, Multiorganversagen, fortgeschrittenes Alter, gravierende kardiopulmonale Begleiterkrankungen.
  - Bei Zirrhose mit extrahepatischen Organausfällen wird eine LTx nur selten erreicht.
- **Weiterführende Maßnahmen:**
  - Halbjährliche HCC-Früherkennungsuntersuchung (AFP + Sonografie).
  - Impfung gegen Hepatitis A und B.

Prognose

- **74 % Hospitalmortalität!**
- **Schlecht:** Nierenversagen, Sepsis, Blutung, Koma, Reanimation,HRS Typ 1.
- **Todesursachen:** Leberzellversagen, zerebrale Funktionsstörung, gastrointestinale Blutung, hepatozelluläres Karzinom, Infektion.
- **Überleben abhängig von:**
  - Nierenfunktion(GFR < 50 ml/min prognostisch ungünstig).
  - Spontan-bakterieller Pertonitis (SBP).
  - Varizenblutung.
- **Überlebenswahrscheinlichkeit im Stadium Child C** (ohne Transplantation)**:** 42 % 1 Jahr, 21 % 5 Jahre, 0 % 10 Jahre.
- **Überlebenswahrscheinlichkeit nach LTx:** 75 % nach 10 Jahren.

Hepatorenales Syndrom: Differenzialdiagnostik und Therapie

- **Diagnostische Kriterien** (International Club of Ascites 2007)**:**
  1. Leberzirrhose mit Aszites.
  2. Serum-Kreatinin > 1,5 mg/dl (133 µmol/l).
  3. Kein Kreatininabfall < 1,5 mg/dl nach 48-stündiger Diuretikapause und Volumensubstitution mit Albumin (1 g/kg KG/d, bis zu 100 g/d).
  4. Schockausschluss.
  5. Keine aktuelle oder zurückliegende Medikation mit nephrotoxischen Substanzen.
- **Pathogenese** (S. 506)**.**
- **Differenzialdiagnose:** Volumenmangel durch Diuretika, Sepsis, nephrotisches Syndrom, akute Tubulusnekrose, Obstruktion der ableitenden Harnwege.
- **Therapie:**
  - Vasokonstriktoren: **Terlipressin 4–6 × 1 mg i. v.** (steigern bis auf 8 × 2 mg bei fehlendem Kreatininabfall nach 3d), alternativ **Noradrenalin 10 mg/50 ml, LR 2–5 ml/min** in Kombination mit Albumin.
  - TIPS (kontraindiziert bei Bilirubin > 5 mg/dl oder Enzephalopathie > Grad II).
  - LTx.
  - Überbrückende Nierenersatztherapie (ohne kurzfristige LTx-Option meist nicht sinnvoll, da leidensverlängernd).

Differenzialdiagnose und Therapie des Aszites

- **Pathophysiologie** (S. 507)**.**
- **Differenzialdiagnose freier intraperitonealer Flüssigkeit:**
  - Lymphatische Systemerkrankungen, TBC, bakterielle Peritonitis, Pankreatitis, konstriktive Perikarditis, Hypothyreose, Herzinsuffizienz.
  - Kleine Mengen freier Flüssigkeit im Douglas-Raum bei Frauen während des menstruellen Zyklus normal.

- Hohlorganperforation, intraperitoneale Blutung bei HCC mit Gefäßarrosion: Rasch zunehmende Symptomatik, Bauchumfangsvermehrung.

✓ ***Differenzialdiagnose Aszites:***
- **Portal:** Leberzirrhose (81 %), Budd-Chiari-Syndrom, Veno-occlusive Disease (VOD), akute Hepatitis, Fettleberhepatitis, Pfortaderthrombose, Zystenleber.
- **Maligne (10 %):** Peritonealkarzinose, intraabdominale Tumoren, hepatozelluläres Karzinom, Metastasenleber, Mesotheliom, lymphatische Systemerkrankung.
- **Entzündlich:** Bakterielle Peritonitis (spontan oder sekundär), Appendizitis, Divertikulitis, Tuberkulose (2 % der Fälle), Vaskulitis, akute Pankreatitis (1 %).
- **Kardial (3 %):** Rechtsherzinsuffizienz, Perikarditis constrictiva.
- **Seltene Aszitesformen:** Schwere Hypoalbuminämie, Mesenterialvenenthrombose, Peritonealdialyse, Urämie und chronische Hämodialyse, Morbus Whipple, Hypothyreose, Amyloidose, Follikelüberstimulation (bei In-vitro-Fertilisation), chylöser Aszites, arteriovenöse Fisteln im Pfortaderstromgebiet.
- **Hohlorganperforation.**

- **Klinische Untersuchung:** Volumenstatus: Schleimhäute, Haut, Herzfrequenz, Blutdruck, Pulsdruckvarianz.
- **Sonografie** (Abb. 34.9):
  - Diagnostik der 1. Wahl.
  - Volumenstatus: Weite, Atemmodulation der V. cava.
- **Labor:**
  - *Blut:* BB, Quick, AST, CHE, Protein, Albumin, Lipase, Kreatinin, Na^+, K^+, CRP.
  - *Aszites:* Zellzahl, Protein, Cholesterin, Lipase, LDH, Zytologie, Bakteriologie.
  - *Beurteilung:*
    - Hämorrhagisch: Karzinom, Pankreatitis, Tbc, Trauma.
    - Chylös: Verlegung des Ductus thoracicus durch Lymphom, Leukämie, Metastasen oder nach Ruptur einer Ovarialzyste.
    - Serum-Aszites-Albumingradient (SAAG): Differenz zwischen Serum-Albumin und Aszites-Albumin, SAAG > 1 → portale Hypertension.
    - Zell- und Granulozytenzahl: > 250 neutrophile Granulozyten/µl bzw. > 500 kernhaltige Zellen/µl → bakterielle Infektion.
    - Bakteriologie: Kultur, Gram-Färbung.
    - Lymphozytose: Peritoneale Tuberkulose.
    - Aszites-Amylase > Serum-Amylase: Pankreaskarzinom.
    - Maligner Aszites: Tumorzellen, LDH > 200 I.E./l.

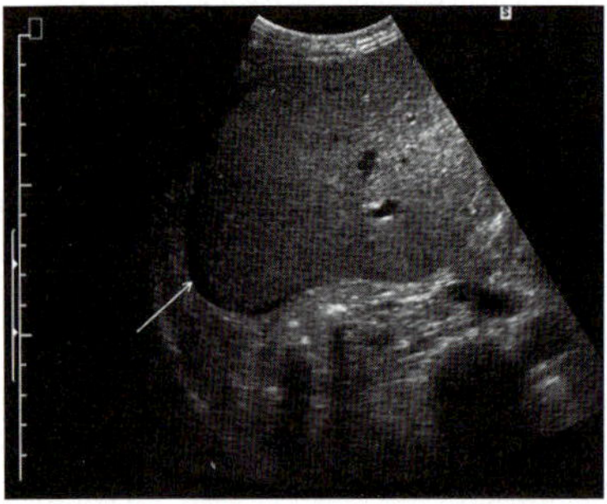

Abb. 34.9 • Aszites in der Morison-Pouch bei chronischer Hämodialyse bei Nephrokalzinose.

Therapie

- *Vorsicht* **bei Aszites durch portale Hypertension:** Intravasalen Volumenmangel nicht unterschätzen! *Cave:* Renale Verschlechterung durch Diuretikatherapie. Initial großzügige Gabe von Kristalloiden (+ Albumin) bei gleichzeitiger Parazentese!
- **Nach Ausschluss intravasales Volumendefizit**:
  - *Diät:* Natrium-Restriktion auf 1–2 g/d.
  - *Flüssigkeitsrestriktion:* max. 1 500 ml/d, bei Natrium < 130 mmol/l max. 1 000 ml/d.

    Cave: Keine Natrium-Gabe bei Hyponatriämie, da eine Verdünnungs-Hyponatriämie besteht!
  - *Diuretika* (angestrebter Gewichtsverlust 500 g/d):
    - **Spironolacton (Aldactone 100–400 mg/d):** Volle Wirkung erst nach 3 Tagen! *NW:* Gynäkomastie, Hyperkaliämie. *KI:* Hyperkaliämie, schwere Hyponatriämie, Niereninsuffizienz, akutes Nierenversagen, Anurie.
    - **Xipamid (Aquaphor 10–40 mg/d)** *oder* **Furosemid (Lasix 40 mg/d)** *oder* **Torasemid (Torem 10 mg/d).** *NW:* Hypokaliämie, Rebound-Effekt. *KI:* Präkoma/Coma hepaticum, Hypokaliämie, Sulfonamid-Allergie, Hyperurikämie.

    Cave: Keine Erhöhung der Diuretikadosis bei mangelndem Erfolg und niedrigem Urin-Na^+!
  - *Therapeutische Parazentese:*
    - Indikation: Schmerzen durch gespannte Bauchdecke, Dyspnoe bei hepatischem Hydrothorax, Diuretikaresistenz.
    - Durchführung: 4–6 l Aszites ableiten und ersetzen mit kristalloider Flüssigkeit (Albumin 6–8 g/l Aszites bei renaler Insuffizienz).
- **Speziell:**
  - Transjugulärer intrahepatischer portosystemischer Shunt (TIPS).
    - Indikation: Rezidivierende Varizenblutung, hochfrequente Parazentesen, ggf. auch zeitverzögert nach SBP und HRS.
    - Kontraindikation: Manifeste Enzephalopathie, organisierte V.-portae-Thrombose, Bilirubin > 3 mg/dl.
    - Keine sichere Verbesserung des LTx-freien Überlebens.
  - Tuberkulostatische Medikation bei Peritonealtuberkulose.
  - Tumortherapie bei malignem Aszites.
- **Prognose:** s. o.

35 Erkrankungen des Nervensystems

35.1 Koma

J.-M. Hahn

Grundlagen

- Einteilung quantitativer Bewusstseinsstörungen (= *Vigilanzstörungen*):
  - *Benommenheit*: Verlangsamte, unpräzise Reaktionen des Patienten.
  - *Somnolenz*: Schlafähnlicher Zustand, aus dem der Patient durch äußere Reize (z. B. Ansprechen) erweckbar ist.
  - *Sopor:* Patient ist nur durch starke Reize (z. B. Schmerzreiz) kurzfristig erweckbar.
  - *Koma:* Patient ist durch äußere Reize nicht mehr erweckbar (*Präkoma*: Zustand ohne wesentliche Bewusstseinsstörung, der in ein Koma überzugehen droht). Komastadien: Tab. 35.1.
- Standardisierte Einschätzung einer Bewusstseinsstörung durch Berechnung des *Glasgow Coma Scale*: Tab. 35.2.

Tab. 35.1 • **Komastadien (nach der Einteilung des WFNS).**

Stadium	Klinik
I	Bewusstlosigkeit ohne neurologische Störung
II	Bewusstlosigkeit mit neurologischen Störungen: Paresen, Störung der Pupillomotorik
III	Bewusstlosigkeit mit Hirnstamm- und Mittelhirnsymptomatik: spontane oder durch Schmerzreiz ausgelöste Streck- oder Beugesynergismen, Lichtreaktion noch erhalten
IV	Tiefe Bewusstlosigkeit, reaktionslose Pupillen, erhaltene Spontanatmung *(Bulbärhirnsyndrom)*
Hirntod	zusätzlich Ausfall von Atmung, Hirnnerven- und Hirnstammreflexen

Tab. 35.2 • **Glasgow Coma Scale.**

Prüfung	Reaktion	Bewertung
Augen öffnen	spontan	4
	nach Aufforderung	3
	nach Schmerzreiz	2
	nicht	1
motorische Antwort	befolgt Aufforderung	6
	gezielte Abwehr nach Schmerzreiz	5
	ungezielte Abwehr nach Schmerzreiz	4
	Beugemechanismen	3
	Streckmechanismen	2
	keine	1

Tab. 35.2 • **Fortsetzung**

Prüfung	Reaktion	Bewertung
verbale Antwort	orientiert, prompt	5
	desorientiert	4
	einzelne Worte ohne Zusammenhang	3
	unverständlich	2
	keine	1

Die drei Werte werden addiert: Es sind minimal 3 (= schwerstes Koma) bis maximal 15 (= kein neurologisches Defizit) Punkte möglich.

Häufigste Ursachen des primär unklaren Komas

- **Exogene Vergiftungen**: Besonders Alkohol und Psychopharmaka.
- **Metabolische Störungen**: Diabetisches, hepatisches, urämisches Koma.
- **Zerebrales Koma**: Ischämischer Insult, Hirnblutung, Meningoenzephalitis.
- **Kreislaufschock**.

Vorgehen

Beachte: Jedes Koma stellt primär einen lebensbedrohlichen Zustand dar. Die Erstmaßnahmen beschränken sich daher zunächst auf die Kontrolle und ggf. Therapie akut gefährdeter vitaler Funktionen: Abb. 35.1.

- **Fremdanamnese**, im Vordergrund stehen folgende Fragen:
  - Zeitliche Entwicklung: Akut, schleichend?
  - Grunderkrankungen: Diabetes mellitus, Leber-, Nierenerkrankungen?
  - Hinweise für suizidale Intoxikation: z. B. Medikamentenverpackungen, Abschiedsbrief, bekannte Depression?
  - Alkoholkonsum, Medikation?
  - Vorausgegangenes Trauma?
  - Vorausgegangener Krampfanfall?
  - Vorausgegangene Hirndruckzeichen: z. B. Kopfschmerzen, Erbrechen?
- **Körperliche Untersuchung**, v. a. achten auf:
  - *Foetor*, z. B.:
    - Alkoholisch: Alkoholintoxikation.
    - Nach Azeton: Diabetisches Koma.
    - Nach Urin: Urämisches Koma.
    - Nach frischer Leber: Hepatisches Koma.
    - Nach Bittermandel: Zyanidvergiftung.
    - Nach Knoblauch: Alkylphosphatvergiftung.
  - *Körpertemperatur*:
    - Erhöht: z. B. Sepsis, Meningoenzephalitis, Hyperthyreose, Hitzschlag.
    - Erniedrigt: Alkohol- und Barbituratintoxikation, Hypothyreose, Schock.
  - *Hautbefund*:
    - Exsikkose: Diabetisches hyperosmolares Koma.
    - Zyanose: Respiratorische Insuffizienz.
    - Blässe: Schock, Blutung, Hypoglykämie.
    - Ikterus: Leberinsuffizienz.
    - Dunkel pigmentiert: Morbus Addison, Urämie.
    - Hautblutungen: Hämorrhagische Diathese, Meningokokkensepsis.
  - *Atmung:*
    - Hyperventilation: Metabolische Azidose, Sepsis, Hirnschädigung.
    - Periodisch: Hirnschädigung.

- *Pupillen:*
  - Miosis (Pupillenverengung): Opiatintoxikation, Alkylphosphatvergiftung.
  - Mittelweit, ohne Reaktion: Hirnschädigung.
  - Mydriasis (Pupillenerweiterung), ohne Reaktion: Fortgeschrittene Hirnschädigung (auch nach Kreislaufschock), Intoxikation mit Atropin, Antidepressiva, Antihistaminika.
  - Seitendifferenz: Unilaterale Hirnläsion (s. u.).
- *Meningismus* (S. 18): Meningoenzephalitis, Subarachnoidalblutung, Hitzschlag.
- *Halbseitensymptomatik* (Reflexdifferenzen, pathologische Reflexe): Unilaterale Hirnschädigung (z. B. Blutung, Ischämie, Tumor, Abszess).
- *Verletzungszeichen.*
- Leitsymptome häufiger Vergiftungen: Tab. 35.3.

▶ **Labor**: BSG, Blutbild, Blutzucker, Blutgasanalyse, Kreatinin, Na^+, K^+, Ca^{++}, γGT, GOT, GPT, CK, LDH, Ammoniak, Laktat, Alkoholspiegel, Quick/INR, PTT, Urinstatus, Asservierung von Blut, Urin und ggf. Mageninhalt für eine evtl. durchzuführende toxikologische Untersuchung.

▶ **Weitere primärdiagnostische Maßnahmen** in Abhängigkeit vom Verdacht (Abb. 35.1 und Tab. 35.4):
- Lumbalpunktion (S. 112): Blutiger Liquor bei Subarachnoidalblutung, Liquorbefunde bei Meningitis (S. 550).
- Computertomografie.

Tab. 35.3 • **Leitsymptome wichtiger exogen toxischer Komaursachen.**

Vergiftung	Leitsymptome
Alkohol (= Ethanol)	Foetor alcoholicus, Hypothermie, Hypoglykämie
Alkylphosphate (Insektizide, Lacke)	Knoblauchgeruch, Miosis, Bronchialhypersekretion, Speichelfluss, Erbrechen, Schwitzen
Atropin, Antihistaminika, trizyklische Antidepressiva	Mydriasis, Fieber, Tachykardie, Hautrötung, trockene Schleimhäute, motorische Unruhe, gesteigerte Muskeleigenreflexe
Barbiturate, Benzodiazepine	Kreislauf- und Atemdepression, Hypothermie, abgeschwächte Muskeleigenreflexe, Muskelhypotonie, bei Benzodiazepinen Besserung auf Benzodiazepinantagonisten Flumazenil (S. 721)
Kohlenmonoxid	rosige Hautfarbe, Muskelkrämpfe, Laktatazidose
Methylalkohol (= Methanol), Ethylenglykol	Lösungsmittelgeruch, Laktatazidose
Neuroleptika	Muskelspasmen, Tortikollis (Schiefhals), Zungenprotrusion, Trismus (Kiefersperre)
Opiate	Miosis, Kreislauf- und Atemdepression, Lungenödem, Besserung auf Opioidantagonisten Naloxon (S. 743)
Paracetamol	Erbrechen, akute Leberinsuffizienz mit Ikterus, metabolische Azidose
Salicylate (z. B. Acetylsalicylsäure)	Hyperventilation mit respiratorischer Alkalose (evtl. später metabolische Azidose), Schwitzen, Fieber, Krampfanfälle
Zyanide (Zyankali, Blausäure, Natriumzyanid)	Bittermandelgeruch, hellrote Gesichtsfarbe

Allgemeine Therapie der Vergiftungen und Antidote s. Kapitel Intoxikationen (S. 650).

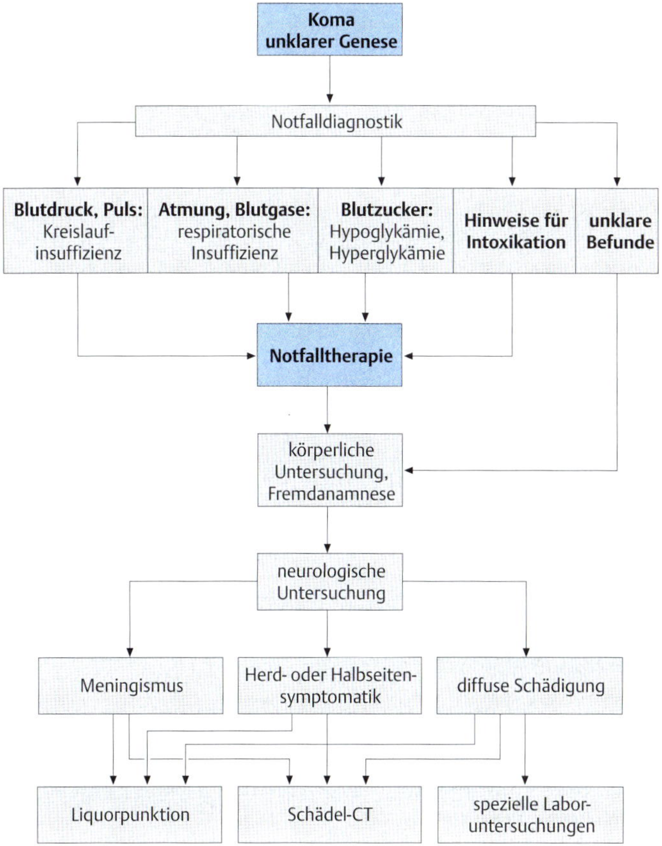

Abb. 35.1 • Primäres Vorgehen beim Koma unklarer Genese.

Differenzialdiagnose

Tab. 35.4 • **Differenzialdiagnose komatöser Zustände.**

Verdachtsdiagnose	wegweisende Untersuchungen
Stoffwechselstörungen	
hypoglykämisches Koma (S. 435)	Blutzucker (< 50 mg/dl)
diabetisches ketoazidotisches Koma (S. 432)	Blutzucker (> 300 mg/dl), BGA, Urinstatus (Ketonurie)
diabetisches hyperosmolares Koma (S. 433)	Blutzucker (> 600 mg/dl), Serum-Osmolalität (> 350 mosm/kg)
hepatisches Koma (S. 500)	Ikterus, γGT, GPT, Quick/INR, NH_3
urämisches Koma (S. 515)	Kreatinin, BGA
Addison-Krise, akute Nebennierenrindeninsuffizienz (S. 440)	Na^+, K^+, Blutzucker, Kortisol
hypophysäres Koma (S. 442)	Na^+, K^+, Blutzucker, TSH, ACTH
thyreotoxisches Koma (S. 436)	Klinik, fT_3, fT_4
Myxödemkoma (S. 437)	Klinik, fT_4
Hyperviskositätssyndrom	Gesamteiweiß, Elektrophorese
Hyperkalzämie (S. 454)	Ca^{++}
Hypernatriämie (S. 449)	Na^+
Hypovolämie (besonders bei älteren Patienten mit Dehydratation infolge fieberhafter oder gastrointestinaler Infekte)	Klinik
laktatazidotisches Koma	Laktat
• Gewebehypoxie infolge Kreislaufschock oder respiratorischer Insuffizienz	• Klinik, BGA
• andere Ursachen	• Tab. 33.5
zerebrale Erkrankungen	
ischämischer Insult, Hirnblutung, Tumor, Metastasen, Sinusthrombose, Abszess	neurologischer Befund, Schädel-CT
Epilepsie, postiktales Koma	Fremdanamnese, Verlauf
Meningoenzephalitis	Meningismus, Liquorpunktion
Hitzschlag	Fremdanamnese
zerebrale Malaria	Blutausstrich
Trauma	Fremdanamnese, Klinik, Schädel-CT
exogene Vergiftungen (Tab. 35.3)	Fremdanamnese

35.2 Schädel-Hirn-Trauma (SHT)

E. Rickels

Grundlagen

- **Pathophysiologie:**
  - Direkte Schädigung des Gehirns = primärer Hirnschaden.
  - Folge ist eine Kaskade pathophysiologischer Reaktionen → sekundärer Hirnschaden.
- Entscheidend ist die aktuelle Bewußtseinlage und die Veränderung im Verlauf! *(wach – getrübt – komatös)*
- Einteilung:
  - *Glasgow Coma-Scale* (GCS, Glasgow Koma Skala,): Praktikable Quantifizierung der Bewusstseinstrübung (Tab. 35.2) → Schweregrad des SHT (GCS: < 9 = schwer, 9–12 = mittelschwer, > 12 = leicht).
  - *Koma-Stadien* (S. 524).

Klinische Untersuchung, apparative Diagnostik

Hinweis: Nach bzw. während der Sicherung der Vitalfunktionen erfolgt eine orientierende neurologische Untersuchung.Die Befunde sind bei Hypothermie, Schock, Intoxikation oder Narkose nur eingeschränkt interpretierbar.

- **Bewusstlosigkeit** → Abschätzung nach Glasgow-Koma-Scala.
  - *Erweckbarkeit* (ansprechen, Schmerzreiz).
  - *Pupillenweite und Lichtreaktion:* Eng, mittelweit, weit, entrundet, isokor?
  - Orientierender Hirnnervenstatus: Bulbusstellung, Kornealreflex, Reaktion auf Schmerzreiz im Trigeminusgebiet, Schluck- und Hustenreflex beim Absaugen?
  - Extremitätenbewegung auf äußere Reize:
    - Seitengleich, seitendifferent (→ Hinweis auf Blutung oder Kontusion im Bereich einer Hemisphäre)?
    - Werden Arme und Beine bewegt? → Querschnitt?
  - *Verletzung am Kopf* (oft durch Haare verdeckt)? Liquor- oder Blutaustritt aus Nase oder Ohr? Hirnaustritt?

  Beachte: Bei Bewusstlosigkeit nach Trauma nach Stabilisierung der Vitalfunktionen immer CCT!
- **Patient wach**:
  - *Anamnese:* Orientierende Fragen zur Bewusstseinslage (Ort, Zeit, Unfallhergang, Beruf u. Ä.).
  - *Hirnnerven* (Tab. 1.1): Pupillenweite und Lichtreaktion, Okulomotorik (inkl. Frage nach Doppelbildern), Kornealreflex, Schluckvermögen, Zungenbewegung, Gaumensegelfunktion.
  - *Motorik, Sensibilität:*
    - Kopf: Beweglichkeit in allen Ebenen (bei Beschwerden erst nach Röntgen der HWS).
    - Extremitäten: Beweglichkeit, Kraft und Sensibilität.
  - *Reflexprüfung* (orientierend; Tab. 1.2): Muskeleigenreflexe, Pyramidenbahnzeichen (v. a. Babinski). Bei Verdacht auf spinales Trauma Analreflex und Analtonus.
- **Kraniale Computertomografie** (= CCT, Goldstandard):
  - *Absolute Indikation* (Mendelow et al. 1983):
    - Koma.
    - Bewusstseinstrübung.
    - Amnesie.
    - Andere neurologische Störungen.
    - Erbrechen (bei engem zeitlichem Zusammenhang zur Gewalteinwirkung).
    - Krampfanfall.
    - Klinische Zeichen oder röntgenologischer Nachweis einer Schädelfraktur.

- Verdacht auf Impressionsfraktur und/oder penetrierende Verletzungen.
- Verdacht auf Liquorfistel.
- Bei Hinweisen auf eine Gerinnungsstörung (Fremdanamnese, „Marcumarpass", nicht sistierende Blutung aus oberflächlichen Verletzungen usw.).

- *Relative Indikation:*
  - Unklaren Angaben über die Unfallanamnese.
  - Starke Kopfschmerzen.
  - Intoxikation mit Alkohol oder Drogen.
  - Hinweise auf ein Hochenergietrauma.
- *Beurteilung*:
  - Kontusionsherde (hypodense Areale, Einblutungen)?
  - Epidurales Hämatom: Akute lebensbedrohliche Blutung zwischen Schädelkalotte und harter Hirnhaut. Ursache ist eine Verletzung einer meningealen Arterie durch eine Fraktur oder direkte Blutung aus einem Frakturspalt (im CCT „linsenförmiges" hyperdenses Areal, Abb. 35.2).

  Achtung: Nach der Verletzung mit kurzer Bewusstlosigkeit kann es zu einem *freien Intervall* mit weitgehend unauffälliger Neurologie kommen. Die raumfordernde Wirkung der Blutung nimmt langsam zu und es kommt dann zur plötzlichen Bewusstlosigkeit mit der Gefahr der akuten Einklemmung und Tod → „talk-and-die"-Patienten.
  - Subdurales Hämatom (hyperdense Areale): Zerreißung von Hirngefäßen mit Blutung in den Raum zwischen Kortex und harter Hirnhaut (im CCT „sichelförmiges" hyperdenses Areal, Abb. 35.3).
  - Traumatische *S*ubar*a*chnoidal*b*lutung = SAB (S. 527) – Blut (hyperdens) im Subarachnoidalraum?
  - Hirnödem (S. 524) – Mittellinie verlagert, kortikale Sulkuszeichnung vermindert, Seitenventrikel ein- oder beidseitig verengt?
  - Spiral-CT als Trauma-Scan mit HWS erübrigt HWS-Röntgen
- *CCT-Kontrolle:*
  - Bei fraglichen Befunden im Erst-CCT und/oder bei kurzer Zeit zwischen Trauma und Erst-CCT Kontrolle nach 4–6 h (Grund: Latenzzeit bis zu intrakranialem Hämatom!).
  - Bei jeder neurologischen Verschlechterung, ICP-Anstieg, sonst ca. alle 5 d.

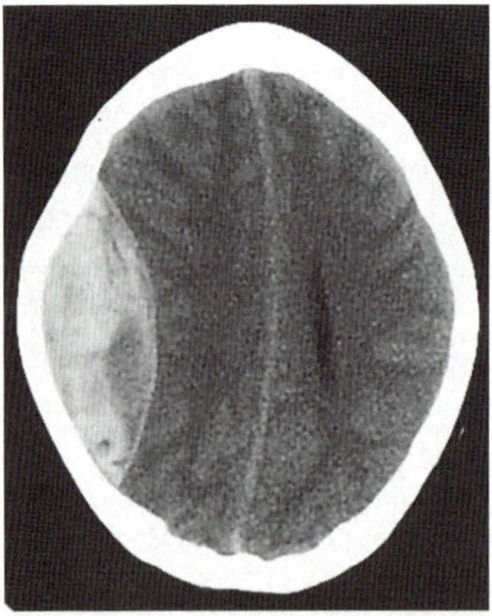

Abb. 35.2 • Epidurales Hämatom.

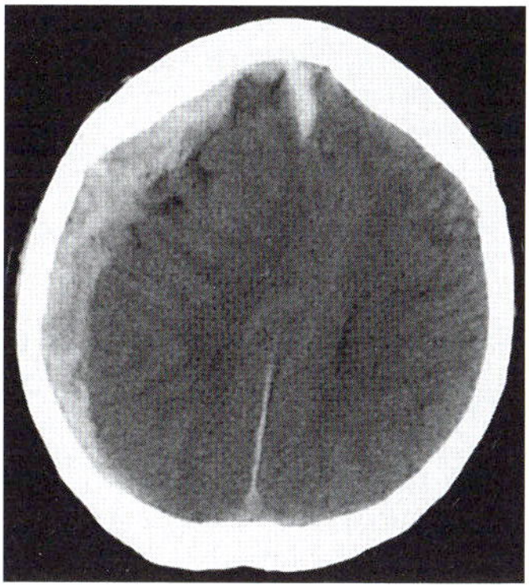

Abb. 35.3 • Subdurales Hämatom.

- *Röntgen-Schädel:* keine Indikation, zeigt nur knöcherne Verletzungen, die eine Blutung zwar wahrscheinlicher machen, ohne Verletzungszeichen aber nicht ausschließen!
  - Begleitverletzungen? (Schädelbasisfraktur). Bei Verletzungen im Verlauf der basalen Hirngefäße (Carotiskanal oder Sinus cavernosus): CT-Angio.
  - Intrakranielle Luft: Verlaufskontrolle CT und Kontrolle auf Liquorfluß aus Nase oder Ohr, Gefahr der Meningitis-Enzephalitis.
- *Angiografie:* Indiziert bei Exophthalmus und Strömungsgeräusch über dem Bulbus, Infarkt (Karotisdissektion).

Therapie

▶ **Ziel:**
- Fortschreiten der Schädigung vermindern.
- Komplikationen vermeiden.

Achtung: Engmaschig Bewusstseinslage und Pupillenstatus (= sensitivster Parameter, auch bei Patienten mit Hirndruckmonitoring!) überprüfen.

▶ **Monitoring:**
- *Basisüberwachung:*
  - EKG.
  - Kontinuierliche RR-Messung.
  - Kontinuierliche Temperaturmessung (Temperatursonde).
  - Blasenkatheter (Bilanzierung von Einfuhr und Ausfuhr).
- *Spezielle Überwachung* (bei komatösen/narkotisierten Patienten):
  - Hirndrucksonde/Ventrikelkatheter (S. 108): Obligatorisch bei schwerem SHT.
  - Bulbus-venae-jugularis-Oxymetrie (S. 109).
  - Gewebe-pO2 im Hirnparenchym (S. 109): Lokale zerebrale Oxygenierung ($ptiO_2$), z. T. mit pH und Temperatur.
  - EEG-Monitoring (S. 110), 2–4 Kanäle/Hemisphäre.
  - Transkranialer Doppler: Bei SAB täglich (Strömungsprofil seitenvergleichend in A. cerebri media, anterior, posterior).
  - Near-infrared-Spectroscopy (zerebrale Oxygenierung – Aussagekraft sehr fraglich).
  - Experimentell: Mikrodialyse (Messung metabolischer Parameter im Hirnparenchym, z. B. Laktat, Glutamat, Pyruvat, Glycerol).

- **Management:** Abb. 35.4.
- **Intubation, maschinelle Beatmung:**
  - *Indikation:* SHT mit GCS-Score < 9 (*Cave:* Hypoventilation und Aspiration).
  - *Ziel:*
    - O_2-Sättigung > 97 %.
    - Hb ≥ 12 g/dl bzw. Hk ≥ 30 %.
    - PEEP ≤ 10 cmH_2O (führt nicht zu einem relevanten Anstieg des intrakranialen Drucks).
    - p_aCO_2 34 – 38 mmHg.
  - *Hyperventilation: Nur bei* kritischem Anstieg des intrakranialen Drucks und bei akuter Einklemmung.

  Cave: Gefahr der zerebralen Ischämie bei kontinuierlicher Hyperventilation.
- **Kreislauf, Hämodynamik:**
  - Unbedingt Hypotonie und Hypovolämie vermeiden!
  - *Hypotonie:*
    - Volumenersatz (S. 224): Nur mit isoosmolaren kolloidalen und kristalloiden Lösungen. Nicht zu viel Ringer-Laktat (hypoosmolar).
    - Evtl. Katecholamine, z. B. **Dopamin** (S. 714) **initial 4–6 µg/kg KG/min.**
  - *Elektrolyte:* Normwerte anstreben (*Cave:* Salzverlustsyndrom bei SHT).
  - *Serumosmolarität* (320–350 mOsm): Täglich kontrollieren, um Effektivität hyperosmolarer Mittel abzuschätzen.
  - *Körpertemperatur:*
    - Ziel: 35–37 °C.
    - Milde Hypothermie evtl. wirksam, aber bisher keine Routine.
  - *Normoglykämie* (*Cave:* Verstärkung von sekundären Hirnschäden durch Hyperglykämie).
  - *Lagerung:*
    - Kopf in Neutralstellung (Abknicken der Jugularvenen verhindern).
    - Oberkörperhochlagerung bis zu 30°: Evtl. Verbesserung des venösen Abstroms. Abfall des zerebralen Perfusionsdrucks verhindern (*wichtig:* Nullpunkt des Druckaufnehmers für invasive Blutdruckmessung muss auf Höhe des äußeren Gehörgangs kalibriert werden, wenn CPP-Therapie angewandt wird).
  - *Antikoagulanzien:* Vorsichtig einsetzen (*Cave:* Einblutung bei Hirnkontusion!).
- **Erhöhter intrakranialer Druck** → Vorgehen (S. 525).
- **Epidurales/subdurales Hämatom:**
  - Notfallmäßige Kraniotomie + Ausräumen des Hämatoms (epidurale Blutungen < 1 cm Dicke werden im CT kontrolliert).
  - CCT-Kontrolle am 1. postoperativen Tag.

  Hinweis: Trotz operativer Ausräumung kommt es häufig zu einer starken Hirnschwellung mit Anstieg des intrakranialen Drucks, besonders bei akuten subduralen Hämatomen → frühzeitig an erweitertes Monitoring denken, vor allem Messung des intrakranialen Drucks (S. 108).
- **Rhino- und Otoliquorrhö:**
  - Keine operative Therapie während der Akutphase.
  - Später radiologische Darstellung und Deckung des Defekts.
- **Neuroprotektion** (zur Verhinderung des sekundären Hirnschadens): Bislang konnte für keine Substanz klinisch eine Wirkung nachgewiesen werden.

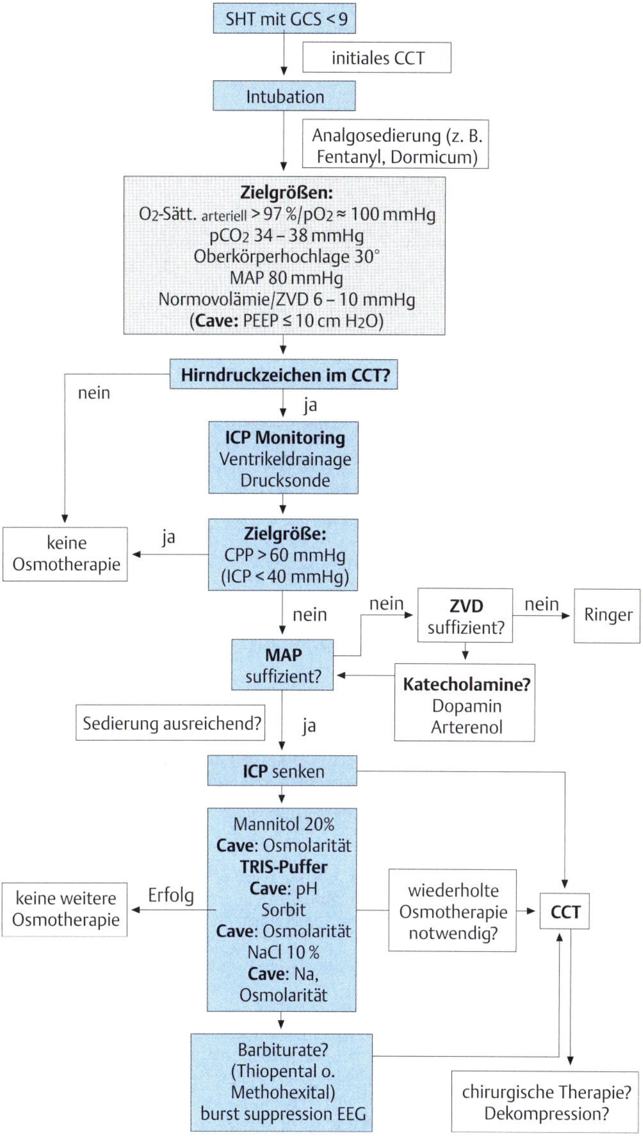

Abb. 35.4 • SHT-Management (nach E. Rickels, K. König). CCP = zerebraler Perfusionsdruck, GCS = Glasgow Coma Scale, ICP = intrakranialer Druck, MAP = arterieller Mitteldruck, ZVD = zentraler Venendruck.

35.3 Hirnödem, erhöhter intrakranialer Druck (ICP)

O. Zuzan, E. Rickels

Grundlagen

- **Definition**: ICP (S. 108) > 15 mmHg.
- **Ursachen**:
  - Intrakraniale *Raumforderung:* Tumor, Abszess, Hämatom.
  - *Liquorstau* (Hydrocephalus).
  - *Hirnödem:*
    - Vasogen: Gefäßschädigung (Tumor, Abszess, Kontusion).
    - Zytotoxisch: Versagen der zellmembrangebundenen Ionenpumpen (Hypoxämie, Ischämie, Toxine, Leberversagen).
    - Hydrostatisch: Hoher transmuraler vaskulärer Druck (z. B. hypertone Krise).
    - Hypoosmolar: Hyponatriämie (S. 446).
  - *Vermehrte Gefäßfüllung* mit Zunahme des intrakranialen Blutvolumens: Arterielle Vasodilatation (aktiv, passiv), venöse Stauung bzw. Abflussbehinderung.
- **Pathophysiologie:**
  - Zunahme des intrakranialen Volumens → ICP-Anstieg wegen starrer Schädelkalotte.
  - Primär Kompensation durch Verschiebung von Liquor und intrakranialem Blutvolumen (Monroe-Kellie-Hypothese).
  - Kompensationsmöglichkeit erschöpft → schlagartig starker ICP-Anstieg.
  - Mögliche Folgen:
    - Einklemmung von Hirnteilen.
    - Abnahme der zerebralen Perfusion (CPP = MAP – ICP). Klinisch: Bewusstseinsverlust, Pupillenphänomene.
- **Mechanismen der Einklemmung** (Abb. 35.5):
  - *Subfalciale Einklemmung:* Lateraler Druckgradient bei einseitiger supratentorieller Raumforderung.
  - *Transtentorielle Einklemmung:* Axialer oder lateraler Druckgradient am Tentoriumschlitz bei supratentorieller Raumforderung → klinische Zeichen des Mittelhirnsyndroms (s. u., Stadium III).
  - *Hinterhaupt-Einklemmung* (Foramen-magnum-Einklemmung): Axialer Druckgradient bei fortschreitender supratentorieller Raumforderung und Raumforderung in der hinteren Schädelgrube (Kleinhirnblutung, Kleinhirninfarkt) → klinische Zeichen des Bulbärhirnsyndroms (s. u., Stadium IV).

Klinik

- Kopfschmerz, Übelkeit, Erbrechen, Singultus.
- Konzentrationsstörungen, Schläfrigkeit, fortschreitende Bewusstseinstrübung bis hin zum Koma.
- **Koma**: Fehlende Erweckbarkeit, kein Öffnen der Augen. Komatiefe nimmt mit intrakranialem Druckanstieg zu.
- **Komastadien** (WFNS; World Federation of Neurosurgeons):
  - *Stadium I:* Bewusstlosigkeit ohne weitere neurologische Symptome.
  - *Stadium II:* Bewusstlosigkeit mit neurologischen Symptomen (unkoordinierte Reaktion auf Schmerzreiz, Paresen, epileptische Anfälle und/oder Anisokorie).
  - *Stadium III:* Bewusstlosigkeit, Pupillen mittelweit bis weit, Lichtreaktion vermindert, gesteigerter Muskeltonus, gesteigerte Muskeleigenreflexe, Pyramidenbahnzeichen, Strecksynergismen, Blutdruckanstieg.
  - *Stadium IV:* Bewusstlosigkeit, Pupillen maximal weit und lichtstarr, schlaffer Muskeltonus, Muskeleigenreflexe erloschen, Atemstillstand, Erlöschen des Hustenreflexes, Abfall von Blutdruck und Herzfrequenz.

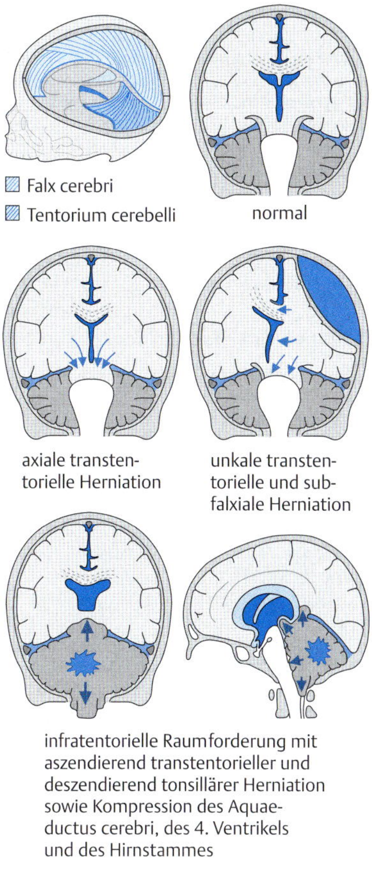

Abb. 35.5 • Mechanismen der Einklemmung (nach H. Mattle, M. Mumenthaler).

- **CUSHING-Reflex:**
  - Anstieg des arteriellen Blutdrucks mit reflektorischer Bradykardie bei akuten, kritisch hohen ICP-Werten (Versuch des Organismus, den zerebralen Perfusionsdruck aufrechtzuerhalten?).

  Cave: Cushing-Reflex ist Alarmzeichen für schwerste zerebrale Schädigung – sofort reagieren! Erhöhten Blutdruck nicht senken!

Allgemeine Therapie

- **Ziel:** Aufrechterhaltung eines ausreichenden zerebralen Perfusionsdrucks (nicht unter 50–70 mmHg). Bei niedrigeren Werten versagt die Autoregulation der hirnversorgenden Gefäße und es kommt zur zerebralen Minderperfusion.
- **Oxygenierung sichern,** Hypoventilation vermeiden; bei Bewusstseinstrübung < 9 GCS Intubation (S. 92) und kontrollierte Beatmung (S. 195).

  Achtung: Keine prolongierte oder routinemäßige Hyperventilation! Hyperventilation provoziert Vasokonstriktion der hirnversorgenden Gefäße → Gefahr der zerebralen Ischämie. Vasokonstriktorischer Effekt hält nur 12–24 h an → wichtige Therapieoption für akute Einklemmung entfällt!

- **30°-Oberkörperhochlagerung:** Neutralstellung von Kopf/Hals, um venösen Abstrom zu erleichtern (arterieller Blutdruck soll nicht abfallen).
- **Hypotonie und Hypovolämie vermeiden** (*Cave:* Zunahme der ischämischen Hirnschädigung durch den erhöhten intrakranialen Druck.)
- **Serum-Elektrolytkonzentrationen** engmaschig kontrollieren/ausgleichen:
  - Serum-Na^+-Konzentration. *Cave:* Gefahr der Hyponaträmie bei ↑ ICP, Therapie (S. 446).
  - Serum-Osmolarität (v. a. bei Anwendung von Osmotherapeutika).
- **Fieber aggressiv behandeln**: *Cave:* ↑ zerebraler Metabolismus und mögliche Hirnödemverstärkung → Therapie (S. 593).
- **Hyperglykämie vermeiden** (*Cave:* Verstärkung ischämisch bedingter Hirnschädigungen).

Therapie zur Erhaltung des zerebralen Perfusionsdrucks (CCP)

- **Senkung des intrakranialen Drucks:**
  1. *Entlastung/Drainage* bei raumfordernden intrakranialen Hämatomen und Hydrozephalus durch Liquorabflussstörungen.
  2. *Osmotherapie:*
     - **Mannitol 20 % (125 ml über 10 min i. v.),** ggf. auch **Sorbit (125 ml über 10 min,** KI: Fruktoseintoleranz). Zentralvenöse Applikation (Gefahr der Venenreizung/Phlebitis). Glyzerin bei Hirnödem obsolet (Gefahr der Unterhaltung des ↑ ICP).
     - *Alternativ/ergänzend:* Hyperosmolare Kochsalzlösung (z. B. **NaCl 10 % 100 ml = 170 mmol als Bolus i. v, ggf. erneut nach 2–3 h).** *Cave:* Nebenwirkungen möglich, kein Standard!

     Vorsicht: Durch Osmotherapie keine Hypovolämie provozieren; suffizienter Volumenersatz wichtig.
  3. *TRIS-Puffer* (Trishydroxymethylaminomethan = THAM): **200 ml TRIS-Puffer in 300 ml Glukose 5 % lösen, davon 125 ml über 15–20 min infundieren (2 mmol/kg KG bzw. 1 mg/kg KG).** *Effekt:* Ausgleich von Liquor- und Hirngewebsazidose, Senkung des intrakranialen Drucks, Erhalt der CO_2-Reaktivität.
  4. *Glukokortikoide:* Nur bei perifokalem Hirnödem (z. B bei intrakranialem Tumor). Nicht bei diffusem, postischämischem, posttraumatischem oder posthypoxischem Hirnödem. *Dosierung:* Initial **Dexamethason 80 mg i. v. als Bolus, dann 4 × 8 mg i. v. (unter Magenschutz).**
  5. *Barbiturate* (S. 183): **Thiopental** (S. 769) oder **Methohexital** (S. 737). Bei beatmeten Patienten unter EEG-Kontrolle bis zur Burst-Suppression (S. 110). *Effekt:* ↓ Hirnmetabolismus → Vasokonstriktion → Abnahme des intrakranialen Blutvolumens, Senkung des ICP.
  6. *Lund-Konzept* (kein Standard):
     - **Beta-Blocker + Alpha-2-Rezeptor-Agonisten (Clonidin):** ↓ MAP, CPP ≥ 50 mmHg.
     - **Dehydroergotamin (initial 3–4 µg/kg KG i. v., dann Infusion mit 1 µg/kg KG/h):** ↓ intrazerebraler Kapillardruck, ↓ intrakraniales intravasales Blutvolumen.
     - Humanalbumin: Aufrechterhaltung eines hohen kolloidosmotischen Drucks (Ziel: Plasma-Albumin > 35 g/l).
  7. *Hypothermie* (kein Standard): 34–35 °C → ↓ zerebraler Sauerstoffverbrauch + ↓ intrakranialer Druck.
  8. *Dekompressive Kraniektomie:* Frühzeitig bei Zeichen der kontinuierlichen ICP-Steigerung bzw. dem Versagen der medikamentösen Therapie.
- **Erhöhung des arteriellen Mitteldrucks** (induzierte Hypertonie):
  - *Prinzip:*
    - Aufrechterhaltung eines ausreichenden zerebralen Perfusionsdrucks, um ischämische Komplikationen zu vermeiden.

- Vasokonstriktion in Arealen mit intakter Autoregulation → ↓ intrakraniales Blutvolumen → ↓ ICP.
- *Durchführung:* Infusion von Volumenersatzlösungen, sodass eine Normovolämie bis leichte Hypervolämie erreicht wird. Zusätzlich Anwendung von Katecholaminen.

Cave: Wenn große Teile der hirnversorgenden Gefäße die Fähigkeit zur Autoregulation verloren haben, kann eine Anhebung des Blutdrucks zu einem Anstieg des intrakranialen Drucks führen → kontinuierliche ICP-Messung (S. 108)! Nicht bei ungeklipptem Aneurysma!

Notfallmaßnahmen bei akuter Einklemmung

- **Endotracheale Intubation** (S. 92)**:** Narkoseeinleitung (S. 187) mit Hypnotikum und Relaxans, z. B. **Thiopental 5 mg/kg KG i. v. + Succinylcholin 1 mg/kg KG i. v.** (nach Präkurarisierung).
- **Hyperventilation:** Kurzfristige Steigerung der Ventilation, sodass der arterielle pCO_2 bei etwa 30 mmHg liegt.
- **Barbiturate – Thiopental: 8–10 mg/kg KG i. v. in fraktionierten Einzeldosen** (*Cave:* RR-Abfall, ggf. Vasopressorgabe!).
- **Osmotherapie: Mannitol 20 % 0,5 g/kg KG bzw. 125 ml i. v. über 10–15 min,** ggf. wiederholen. Ggf. zusätzlich hypertone Kochsalzlösung (z. B. NaCl 10 % 100 ml i. v.)
- **Induzierte Hypertonie:** z. B. **Noradrenalin 1 mg in 250 ml Infusionslösung** (langsam tropfen lassen, Tropfgeschwindigkeit anhand der Wirkung anpassen), bis MAP 110–130 mmHg.
- **CCT:** Behandelbare Ursachen (Raumforderung, Liquorstau)?
- **Operative Entlastung:** Ventrikeldrainage, Hämatomausräumung.

35.4 Subarachnoidalblutung (SAB)

R. Kollmar

Grundlagen

- **Definition:** Spontane Blutung in den Subarachnoidalraum.
- **Epidemiologie**: Ursache von ca. 3 % aller Schlaganfälle. Jährliche Inzidenz 6–8/100 000.
- **Pathophysiologie:** Anlagebedingte Fehlbildung oder erworbene Schwäche der Gefäßwand → ballonartige Ausweitung → Ruptur, v. a. nach Belastung (Blutdruckerhöhung, körperliche Anstrengung) → akuter Hirndruckanstieg.
- **Ätiologie:**
  - *Sackförmiges Aneurysma:*
    - Häufigste Ursache (ca. 60 %).
    - Anlagebedingte Fehlbildung der Tunica media, in 15 % multipel, Prävalenz 1–2 %, oft asymptomatischer Zufallsbefund.
    - Höchste Inzidenz 35–65 Lj.
    - Assoziation mit polyzystischer Nierendegeneration, Marfan- und Ehlers-Danlos-Syndrom.
    - Lokalisation: Basale Hirnarterien, v. a. an Gefäßabzweigungen. A. cerebri anterior > A. communicans anterior > A. carotis interna > A. communicans posterior > A. basilaris.
    - Risikofaktoren*:* Arterielle Hypertonie, Rauchen, Alkohol.
  - *Seltenere Ursachen:* Angiom, schwere Arteriosklerose, Gerinnungsstörung, Drogen (Kokain), Vaskulitis, primär intrazerebrale Blutung mit Anschluss an den Subarachnoidalraum, Leukämie, Hirntumor, Metastasen.
  - In ca. 10–15 % Ursache ungeklärt (vor allem bei kleinen perimesenzephalen Blutungen).

Klinik

- **Leitsymptome:** Akut einsetzende Kopf- und Nackenschmerzen („wie noch nie"), akute Bewusstseinsstörung, Übelkeit, Erbrechen, Meningismus, plötzliche fokale neurologische Symptome, klinische Zeichen der tentoriellen Einklemmung (S. 524).
- **Variable Symptomatik je nach Schweregrad und Lokalisation** (Einteilung nach Hunt und Hess; Tab. 35.5).

Tab. 35.5 • **Schweregradeinteilung einer Subarachnoidalblutung nach Hunt und Hess.**

Grad	Symptomatik
0	nicht rupturiertes Aneurysma
I	asymptomatisch bzw. leichte Kopfschmerzen und/oder leichter Meningismus
II	starke Kopfschmerzen und/oder Meningismus, keine neurologischen Defizite
III	Lethargie, Somnolenz, Verwirrtheit, leichte neurologische Defizite
IV	Stupor bis Koma, schwere neurologische Defizite (u. a. Hemiparese), vegetative Zeichen
V	tiefes Koma, Strecksynergismen oder Dezerebrationsstarre

Achtung: Bei akut auftretendem Nackenkopfschmerz mit Meningismus besteht SAB-Verdacht, bis eine Blutung mit Sicherheit ausgeschlossen ist!

Diagnostik

- **Nativ-CCT:**
  - Sensitivität 98 % bis 12 h nach Symptombeginn, 75 % nach 48–72 h, 50 % an Tag 7.
  - *SAB-Zeichen:* Hyperdensitäten in den Liquorräumen, v. a. in den basalen Zisternen und in der Fissura sylvii (Abb. 35.6).

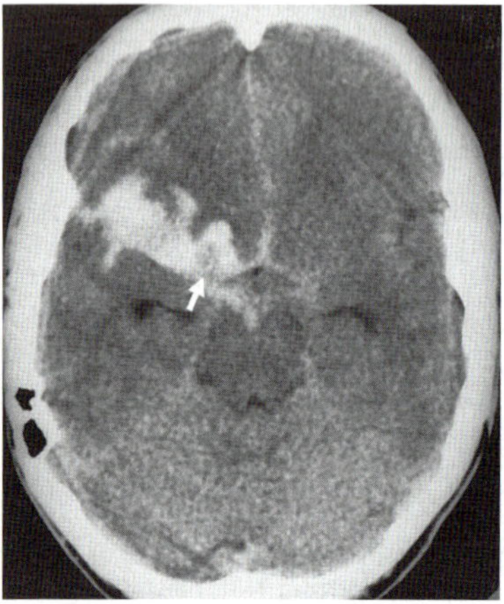

Abb. 35.6 • Ausgeprägte subarachnodiale Blutansammlung im Nativ-CCT (aus Mattle H., Mumenthaler M., Neurologie, Thieme 2013).

- **CCT mit Kontrastmittel (KM-CCT):**
  - Evtl. direkter Hinweis auf Blutungsquelle.
  - *Nachweis von Komplikationen:* Liquorzirkulationsstörung, Ischämien, parenchymatöse Blutung.

- *Indirekte Hinweise auf die Blutungsquelle* anhand der hauptsächlichen Verteilung des Blutes:
  - Fissura sylvii: Aneurysma der A. cerebri media.
  - Interhemisphärenspalt: Aneurysma der A. communicans anterior (oft mit Einbruch in den III. Ventrikel).
  - Fossa interpeduncularis: Aneurysma der A. basilaris.

▶ **Kraniales MRT:**
- In Akutphase Sensitivität vergleichbar CCT.
- Höhere Sensitivität für mehrere Tage zurückliegende Blutungen (Hämosiderinnachweis).

▶ **Lumbalpunktion:**
- *Indikation:* Unauffällige CCT bei weiter bestehendem klinischem Verdacht.
- *Befund:*
  - Liquor wasserklar, unauffällig → keine akute SAB.
  - Liquor blutig → Hinweis auf SAB oder artifizielle Blutung (kein sicherer Ausschluss durch „Drei-Gläser-Probe").
  - Xanthochrome Verfärbung durch Blutabbauprodukte: Sicherer, aber nicht SAB-spezifisch. Die Xanthochromie entsteht innerhalb von wenigen Stunden und ist für bis zu 2 Wochen nach der SAB nachweisbar. Ferritin und Siderophagen im Liquor können eine SAB auch noch nach 3–4 Wochen nachweisen (falsch negative Befunde möglich).

Achtung: Bei Verdacht auf eine SAB sofort bildgebende Diagnostik! Ein unauffälliges CCT schließt eine SAB nicht aus! Bei weiter bestehendem klinischem Verdacht Liquoruntersuchung!

▶ **Transkraniale Dopplersonografie (TCD):** Ausschluss bzw. Verlaufsuntersuchung eines Vasospasmus (Tab. 35.6).

Tab. 35.6 • **Interpretation der Flussgeschwindigkeit im TCD.**

Flussgeschwindigkeit (cm/s)	Interpretation
< 120	normal
120–200	Vasospasmus
> 200	schwerer Vasospasmus

▶ **Katheterangiografie in DSA-Technik:**
- Ausschluss multipler Aneurysmen (Inzidenz 5–33 %).
- Technik: Vier-Gefäß-Angiografie mit gedrehten Aufnahmen und Aufnahmen nach Kompression.
- Bei fehlendem Aneurysmanachweis Untersuchung aller duralen (A. carotis externa bds.) und das Halsmark versorgenden Gefäße.
- Zeitfenster: Maximal 72 h nach SAB (↑ Gefahr eines Vasospasmus).

▶ **CT-Angiografie (CT-A) und MRT-Angiografie (MR-A):** Sensitivität für Aneurysmen > 4 mm 80 bzw. 95 %. Aneurysmen ≤ 4 mm nicht nachweisbar. Zur Therapieplanung komplexer und großer Aneurysmen.

Differenzialdiagnose

- ▶ Sinusvenenthrombose (S. 544).
- ▶ Meningitis (S. 549).
- ▶ Intrazerebrale Blutung (S. 532).
- ▶ Benigner Kopfschmerz bei sexueller Aktivität.
- ▶ Migräne und Migräne accompaignee.

Komplikationen

- **Rezidivblutung:**
  - Letalität 50–70 %.
  - Nachblutungsrisiko am höchsten innerhalb der ersten 24 h.
  - Risiko 15–20 % nach 2 Wochen, 50 % in den ersten 6 Monaten.
  - Später 3 %/Jahr bei ungeclippten Aneurysmen und 5 %/Jahr bei inkomplett geclippten Aneurysmen.
  - Risiko steigt bei systolischen Blutdruckwerten ≥ 160 mmHg.
  - Wirksamste Prophylaxe: Frühzeitige Aneurysmasausschaltung.
- **Hydrozephalus:**
  - Verschluss des Aquaeductus, der Austrittsstellen des 4. Ventrikels oder Hydrozephalus aresorptivus bei Verklebung der pacchionischen Granulationen.
  - In 15–20 % nach SAB.
  - Entstehung sofort nach Blutung oder innerhalb von wenigen d.
  - Diagnose: CCT, MRT.
  - Erhöhte Hydrozephalusgefahr bei intraventrikulärer Blutung und Tamponade der Cisterna ambiens.
- **Vasospasmen:**
  - In 30–70 % nach SAB.
  - Gefahr: Schlaganfall, Tod durch verzögertes ischämisches Defizit.
  - Beginn: 3.–5. Tag nach SAB.
  - Vollbild: 5.–14. Tag nach SAB.
  - Rückbildung: Innerhalb von 2–4 Wochen.
  - Begünstigende Faktoren: Schweregrad der Blutung, Hypovolämie, Hyponatriämie, Hpotonie.
  - Diagnostik: Transkraniale Dopplersonografie (TCD, Tab. 35.6).
  - Beurteilung: Intraindividueller Vergleich im Längsschnitt, nicht anhand der absoluten Werte!
  - Vasospasmus erhöht Operationsrisiko → Clipping oder Coiling innerhalb erster 3 Tage nach SAB.
- **Andere Komplikationen**: Hyponatriämie, zerebrales Salzverlustsyndrom, epileptische Anfälle, Arrhythmien, in 5 % sogar lebensbedrohliche ventrikuläre Arrythmien.

Therapie

- Behandlung in Klinik mit Neurochirurgie, Neurologie und Neuroradiologie (*nie* ambulant!)
- Intensivstationäre Überwachung.
- **Allgemeine Therapie:**
  - Engmaschige klinisch-neurologische Kontrolle.
  - Bettruhe.
  - Laxanziengabe, um Pressen beim Stuhlgang zu vermeiden.
  - Hypovolämie und Hyponatriämie vermeiden, um Vasospasmusrisiko zu mindern (Einfuhr mind. 3 l/d, positive Flüssigkeitsbilanz von 750 ml/d).
  - Adäquate Schmerztherapie (z. B. Paracetamol 500–1 000 mg p. o./i. v./supp. nach Bedarf bzw. alle 6 h), ggf. Metamizol-Natrium und Opioide.
  - Wirksamkeit von Dexamethason zur prä- und postoperativen Hirnabschwellung nicht gesichert. Einsatz beim Verschluss von Riesenaneurysmen anerkannt. **Cave:** Hyperglykämie.
  - *RR-Einstellung:*
    - Normotoner Patient: RR_{syst} 120–140 mmHg.
    - Hypertoner Patient: RR_{syst} ≥ 160 mmHg.
    - RR-Abfall: Volumengabe (S. 224).
    - Hypertonie: Ab RR_{syst} ≥ 170 mmHg einschleichend **Nimodipin bis 3–4 mg/h i. v.** Bei oraler Nimodipintherapie und RR_{syst} ≥ 170 mmHg Therapie mit **Urapidil**

(**Ebrantil, erst 25 mg langsam i. v., dann maximal 2 mg/min über Perfusor, Erhaltungsdosis 9 mg/h),** vorsichtig titrieren.
- *Thromboseprophylaxe:*
  - Antiemboliestrümpfe.
  - Subkutane Low-Dose-Heparinisierung (3 × 5 000 I.E.: Heparin s. c.): Indiziert nach Aneurysmaverschluss und bei Bettlägerigkeit. Bei ungeclippten Aneurysmen umstritten. Bisher keine erhöhte Inzidenz von Nachblutungen.

Achtung: Thrombozytenaggregationshemmer bis zur Aneurysmaausschaltung absolut kontraindiziert!

▶ **Aneurymaausschaltung:**
- **Frühangiografie**:
  - Voraussetzung für kausale Therapie.
  - Sofort nach Diagnose einer SAB.
  - Keine Indikation: V. a. Hirndruck im CCT, schlechter AZ (→ keine operative Konsequenz).

Achtung: Blutendes Aneurysma so früh wie möglich ausschalten wegen Gefahr der Rezidivblutung!

- **Frühe Intervention** (= *innerhalb der ersten 72 h*):
  - Ziel: Ausschaltung des Aneurysmas zur Verhinderung einer Rezidivblutung.
  - Empfohlen in den Stadien I–III.
  - Umstritten in Stadium IV und V (Komplikationsrate erhöht, Outcome oft ungünstig).
- **Operationsmethoden:**
  - *Clipping:* Kraniotomie, Präparation des Aneurysmas, Abklemmung des Aneurysmastiels mit einem Metall-Clip.
  - *Coiling:* Verschluss des Aneurysmas durch ablösbare Metallspiralen (Coils) über Mikroangiografiekatheter. Indikation für externe Ventrikeldrainage (EVD) vorher prüfen.
  - Peri- und postinterventionelle Antikoagulation nach Leitlinie der Deutschen Gesellschaft für Neurologie (www.dgn.org/).

▶ **Vasospasmus**:
- *Allgemeine Maßnahmen:* Positive Flüssigkeitsbilanz, Hypervolämie, Vermeidung hypotensiver Blutdruckwerte und niedriger Natriumwerte.
- Gabe des Kalzium-Antagonisten **Nimodipin** (Nimotop):
  - *Wirkung:* Senkt das Risiko für Vasospasmussymptome, sekundären Hirninfarkt, Tod und Pflegebedürftigkeit. Bei allen SAB-Schweregraden mit und ohne Aneurysmanachweis.
  - *Applikation:* Peroral oder intravenös (*Cave:* Gefahr der arteriellen Hypotonie bei i. v. Gabe).
  - *Dosierung:* 60 mg p. o. alle 4 h, Tagesdosis 360 mg für 21 Tage. Bei Schluckstörung Titrierung von 1 mg/h (5 ml/h) in den ersten 6 h über 1,5 mg/h (RR-Kontrolle!) für weitere 6 Stunden auf Erhaltungsdosis von 2 mg/h (10 ml/h).
  - *Nebenwirkungen:* Hypotonie, Kopfschmerzen, akuter Ileus, pulmonale Rechts-Links-Shunts, Leberenzymerhöhungen. Wegen Gefahr der Thrombophlebitis bei peripher-venöser Gabe i. v. Applikation über zentralen Venenkatheter.
  - Blutdruckstabilisierung geht vor Nimodipin!
- *„Triple-H-Therapie"* (Hypertonie, Hypervolämie, Hämodilution) ist obsolet! Nach aktuellen Empfehlungen besteht die Indikation zur Normovolämie. *Cave:* Keine Triple-H-Therapie bei unbehandeltem Aneurysma!
- Transluminale Ballonangioplastie, ggf. Papaverin-Gabe: Nur in spezialisierten Zentren.
- *Hydrozephalus:* Anlage einer externen Ventrikeldrainage (EVD). Gefahr der Ventrikulitis (regelmäßige Liquorkontrollen aus der EVD), Anlage eines permanenten Shunts bei bis zu 30 % der SAB-Patienten.

Prognose

- **Letalität:**
  - 15–20 % prähospital.
  - Insgesamt 40 % innerhalb des ersten Monats.
- **Bleibende neurologische Defizite**: 50 % der überlebenden Patienten.
- **Prognostisch ungünstig:**
  - Höheres Alter.
  - Ausgeprägte initiale Bewusstseinsstörung.
  - Große Blutmenge.
  - Lokalisation des Aneurysmas im hinteren Hirnversorgungsgebiet.

35.5 Intrazerebrale Blutung (ICB)

J. B. Kuramatsu, H. B. Huttner

Grundlagen

- **Definition:**
  - Primär im Hirnparenchym lokalisierte Blutung.
  - Loco typico: Stammganglien, Thalamus (36–57 %).
  - atypische ICB: Lobär (15–52 %), zerebellär (7–11 %), Hirnstamm (4–9 %).
  - Ursache von 10–15 % aller Schlaganfälle.
  - Zunahme der Inzidenzrate (ca. Verdoppelung bis 2050) wird angenommen.
- **Ätiologie:**
  - Primäre (spontane) ICB:
    - *Hypertonie:* Häufigste Ursache (ca. 50–60 %). Vorzugslokalisation: Stammganglien, Thalamus.
    - *Zerebrale Amyloidangiopathie:* Vor allem subkortikale lobäre Blutungen bei älteren Patienten (ca. 20–30 % der ICB sind Amyloidangiopathie-assoziiert).
  - Sekundäre ICB:
    - *Gefäßanomalien* (Aneurysma, Angiom, A/V- Malformation, Durafistel): Vor allem bei jüngeren Patienten ohne Hypertonieanamnese.
    - *Gerinnungsstörungen:* Meist assoziiert mit der Einnahme oraler Antikoagulanzien (Marcumar, seltener neue Thrombininhibitoren), außerdem Thrombopenie, Leberinsuffizienz.
    - *Nach Lysetherapie,* z. B. Myokardinfarkt, ischämischer Hirninfarkt.
    - *Drogen:* Kokain, Amphetamine, Alkohol-Abusus.
    - ICB bei Sinusvenenthrombose, Schädel-Hirn-Trauma, intrazerebralen Tumoren oder Metastasen.
- **Pathophysiologie:**
  - Durch Gefäßruptur Erhöhung des intrakranialen Drucks und potenzielle Ruptur weiterer Gefäße in der Umgebung (Schneeballeffekt); Tamponadeeffekt durch Gegendruck des umliegenden komprimierten Gewebes und durch erhöhten Hirndruck.
  - Mikrozirkulationsstörungen im umliegenden Gewebe, dadurch relative Ischämie mit sekundär ischämischem Schaden. Perifokale Ödementwicklung meist nach 24 h (Dauer bis zu 240 h).
  - Erhöhter intrakranialer Druck mit Gefahr der transtentoriellen Herniation.
  - Bei Einbruch in das Ventrikelsystem Liquorzirkulationsstörung möglich → okklusiver Hydrozephalus; erfordert Anlage einer externen Ventrikeldrainage.

Klinik

- Symptome von ICB und zerebraler Ischämie prinzipiell identisch, aber bei ICB häufiger Vigilanzminderung.
- Mortalität bei ICB höher als bei Ischämie.
- Herdneurologische Symptome abhängig von Größe und Lokalisation:
  - Häufig Kopfschmerz.
  - *Stammganglienblutung:* z. B. kontralaterale sensomotorische Hemiparese, Hemianopsie, Aphasie; evtl. Bewusstseinstrübung und Pupillomotorikstörungen als Zeichen des erhöhten Hirndrucks und beginnender Herniation.
  - *Lobäre Blutung*: Variabel, Einzelsymptome wie Hemianopsie, Monoparese, Aphasie, evtl. asymptomatisch ***Cave:*** unklare Verwirrtheitszustände.
  - *Hirnstammblutung:* Primär Bewusstlosigkeit, multiple Hirnnervensymptome, Ateminsuffizienz, Beuge-, Strecksynergismen.
  - *Kleinhirnblutung:* Kleinhirnsymptome wie Ataxie, Schwindel, Übelkeit, bei Hirnstammkompression Bewusstseinstrübung, Pupillomotorikstörung, Ateminsuffizienz.
- **Komplikationen:**
  - *Nachblutung:* Meist innerhalb der ersten 24 h; Assoziation mit hypertensiver Entgleisung, prolongiert unter oraler Antikoagulation bis 48 h.
  - *Ventrikeleinbruch:* In ca. 40 % der supratentoriellen Blutungen; sobald Aquädukt, 3. und/oder 4. Ventrikel betroffen sind, Gefahr des okklusiven Hydrozephalus. ***Cave:*** Herniation.
  - *Ödementwicklung:* Beginn nach 24–48 h. Dauer bis zu 10 d mit teils kritischer Hirndruckentwicklung.
  - *Herniation:* Transtentorielle Herniation bei großen supratentoriellen Blutungen.
  - *Hirnstammkompression:* Bei raumfordernden Kleinhirnblutungen oder ausgeprägter Mittellinienverlagerung bei supratentorieller ICB.
  - *Epileptische Anfälle*: Ca. 10 %, v. a. bei kortikaler Affektion.

Diagnostik

- **Anamnese:** Zeitfenster? Klinische Verschlechterung seit Symptombeginn? Bekannte Hypertonie? Gerinnungshemmende Medikation? Drogen?
- **Notfallabor:** Routinelabor inkl. Gerinnungsparameter (ggf. Thrombinzeit bzw. Medikamentenspiegel bei neuen OAK).
- **Bildgebung**: Eine sichere Differenzierung zwischen ischämischem Schlaganfall und intrazerebraler Blutung ist ohne CCT oder MRT nicht möglich; die sofortige Bildgebung ist essenziell! Kontrollbildgebung nach 24 h!.
  - *CCT:* Differenzierung von ischämischem Infarkt (initial unauffällig oder hypodens) und intrazerebraler Blutung (sofort hyperdens; Abb. 35.7). Ggf. CT-Angiografie bei lobären und subarachnoidalen Blutungen. (CTA-Spot-sign positiv: erhöhte Nachblutungsgefahr).
  - *MRT:* Als Primärdiagnostik (GRE-, SWI-, T 2*-Sequenzen) möglich, jedoch aufwendiger als CCT. In allen nicht eindeutig loco-typico gelegenen ICB indiziert (z. B. zum Ausschluss sekundärer Ätiologien sinnvoll)).
  - *Konventionelle Angiografie:* Bei atypischer Blutung (Aneurysma?, Angiom?, AVM?).

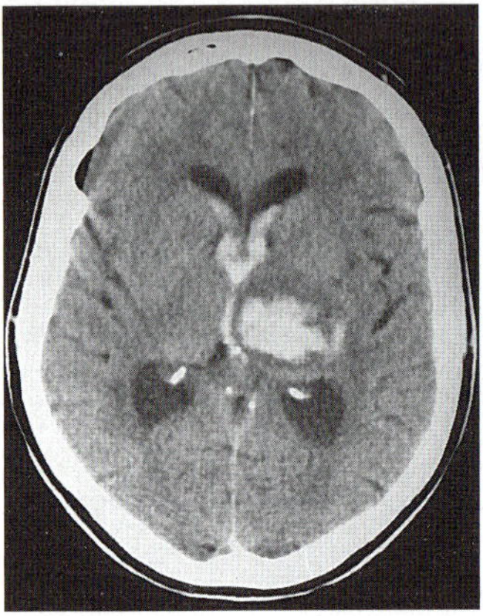

Abb. 35.7 • CCT mit typischer hypertensiver Thalamusblutung rechts.

Allgemeine Therapie

- **Monitoring:** Blutdruck, EKG, Pulsoxymetrie, Sauerstoff-Insufflation (Ziel: O_2-Sättigung > 95 %); großzügige Intubationsindikation, spätestens bei Glasgow-Koma-Scala ≤ 8 oder bei Entwicklung von Pupillenstörung.
- **Blutdruckeinstellung:** ggf. arterielle RR-Messung (Ziel: RR_{syst} zwischen 110–160 mmHg). Langsame Senkung wegen Gefahr der zerebralen Minderperfusion. Medikament der Wahl: **Urapidil i. v. (12,5–25 mg i. v. als Bolus, anschließend kontinuierlich als Perfusor, um Ziel-RR zu erreichen und halten).**
- **Wiederherstellung der Gerinnung:** Bei antikoagulanzienassoziierter ICB rasche Normalisierung der erhöhten INR (Ziel: INR < 1,2): Vorzugsweise **Prothrombinkomplex (PPSB) 20–30 I.E./kgKG i. v.** Alternativ **Frischplasma** (FFP), aber weniger wirksam, hohe Dosis (> 4 Beutel, ***Cave:*** Volumenbelastung) erforderlich. Immer Substitution von **Vitamin K 10 mg i. v.**
- **Fieber:** Konsequentes Temperaturmanagement auf normale Werte (Temp. < 37,5 °C; Fieber verstärkt die sekundäre Zellschädigung), ggf. Normothermie mittels endovaskulärem Katheter.
- **Hyperglykämie:** Normoglykämie, ggf. Gabe von Altinsulin. Keine intensivierte Insulintherapie!
- **Krampfanfälle: Clonazepam 1–2 mg i. v.** oder **Diazepam 10 mg i. v.** oder **Lorazepam 1–4 mg i. v.;** falls refraktär, **Kurzinfusion mit 750 mg Phenytoin über 30 min, dann 750 mg als Perfusor über 1,5 h, dann Spiegelkontrolle.**
- **Thromboseprophylaxe:**
  - Evtl. Low-dose-Heparin (LMWH) ab Tag 2.
  - Kompressionsstrümpfe.

Spezifische Therapie

- **Hämatomausräumung:**
  - OP ist konservativer Therapie nicht überlegen! Ausnahmen: Kleinhirnblutung.
  - *Kleinhirnblutung:* OP bei Hirnstammkompression und bei ICB Durchmesser > 3 cm.
  - *Lobäreblutung:* Bei größeren kortex-nahen Blutungen hat OP keinen Einfluss auf das funktionale Outcome, jedoch ist die Mortalität nach 6 Monaten eventuell niedriger.
  - *Hirnstammblutung:* In der Regel nicht operabel.

- *Supratentorielle Blutung:*
  - Bei Stammganglienblutung OP nicht überlegen.
  - OP evtl. bei Verschlechterung und jungen Patienten, Erfolg unsicher.
  - Keine OP bei initialem Koma oder bilateraler Pupillenstörung.
  - Hemikraniektomie nicht empfehlenswert.
- *Symptomatische Blutung (Aneurysma, Angiom, Tumor):* Operative bzw. neuroradiologisch-interventionelle Beseitigung der Ursache anstreben.

▶ **Externe Ventrikeldrainage (EVD):** Bei Einbruch in das Ventrikelsystem mit resultierender Liquorzirkulationsstörung. Lage vorzugsweise ipsilateral rostral zum Hämatom. Kontinuierliches Hirndruckmonitoring.

▶ **Intraventrikuläre fibrinolytische Therapie:** Über EVD in den ersten Tagen nach stabiler Blutung, z. B. mit rt-PA. Ziel: Beschleunigung der Resorption, Normalisierung der Liquorzirkulation. (1 mg rtPA alle 12 h bis 3. und 4. Ventrikel frei von Blut).

▶ **Anlage einer lumbalen Drainage:** Überlappend mit EVD nur bei kommunizierenden inneren und äußeren Liquorräumen. Überlappendes Weaning der zentralen Drainagen. Seltener VP-Shunt nötig.

▶ **Ventrikuloperitonealer Shunt:** Übergangsweise bei malresorptivem Hydrozephalus statt EVD-Wechsel und Anlage eines permanenten VP-Shunts.

▶ **Ödemtherapie:**
- Hypertone Kochsalzlösung (NaCl 3–10 %): kontinuierliche Infusion (Ziel-Na: 145–150, Ziel-Osmolalität: 320).
- Mannitol 20 %: Bolus Gabe bei erhötem ICP oder alle 6 h/d 125–250 ml.
- Prolongierte moderate Hypothermie (Ziel Temp.: 34–35 °C)

▶ **Hirndrucktherapie:** Bei drohender oder beginnender Einklemmung. Vorrangig Osmotherapie (z. B. Mannitol, NaCl 10 %). Tiefes Koma, ggf. Barbiturate. Steroide und Hyperventilation (ultima ratio, nicht länger als 15 min).

▶ **Erweiterte intensivmedizinische Maßnahmen:**
- Ventilation (PEEP < 12 mmHg, $paCO_2$ Ziel 30–40 mmHg).
- Bei absehbarem prolongierten Verlauf frühzeitige Tracheotomie erwägen.
- Sedierungspausen nur bei stabiler Hirndrucksituation.
- PEG-Anlage, frühzeitige normokalorische Ernährung anstreben.

Prognose

▶ Abhängig von Alter, Größe, Lokalisation, Aufnahmestatus (GCS) und Komplikationen.

▶ Prognoseabschätzung: ICH Score (*i*ntra*c*erebral *H*emorrhage).

▶ Schlechteste Prognose: Hirnstammblutung.

▶ Erhöhte Mortalität bei Nachblutung und Ventrikeleinbruch mit okklusivem Hydrozephalus.

▶ „Drittel-Regel“: ⅓ überlebt mit gutem funktionellem Ergebnis, ⅓ stirbt im Krankenhaus, ⅓ stirbt innerhalb eines Jahres nach Entlassung.

▶ Grundsätzliche Verbesserung des funktionallem Ergebnis im Verlauf zu erwarten.

▶ Re-Blutungsrate erhöht bei: lobären ICB, alten Patienten, oraler Antikoagulation, vielen Mikroblutungen, APO E ε2/4 Allele vorhanden.

35.6 Hirninfarkt

M. Köhrmann, B. Kallmünzer

Grundlagen

- **Definition:** Lokaler zerebraler Blut- bzw. Sauerstoffmangel durch arteriellen Gefäßverschluss.
- **Einteilung:**
  - *Nach Ätiologie:*
    - Makroangiopathie (Stenosen der großen hirnversorgenden Arterien).
    - Kardioembolisch (z. B. bei VHF).
    - Mikroangiopathie (meist subkortikale Infarkte < 1,5 cm).
    - Andere Ursachen (z. B. Gefäßdissektion, Gerinnungsstörung, Vaskulitis).
  - *Nach zeitlichem Verlauf:*
    - TIA (transitorisch ischämische Attacke): Symptome bilden sich innerhalb 24 h vollständig zurück.
    - Minor Stroke: Symptome bilden sich innerhalb weniger Tage vollständig zurück.
    - Major Stroke: Bleibendes neurologisches Defizit.
- **Pathophysiologie:**
  - Zerebraler Blutfluss regional gedrosselt → kompensatorisch steigende O_2-Ausschöpfung.
  - Kritische Durchblutungswerte unterschritten → zellulärer O_2-Mangel.
  - 2 Zonen der Ischämie:
    - Zone des Zelluntergangs.
    - Zone mit eingeschränktem, aber das Zellüberleben sicherndem Stoffwechsel (ischämische Grenzzone, Penumbra).
- **Ätiologie:**
  - *Embolisch:* Kardial (bei intrakardialer Emboliequelle z. B. bei Vorhofflimmern, Herzwandaneurysma, Endokarditis); arterioarteriell (Thrombenbildung an arteriosklerotischen Plaques in den Karotiden); selten paradoxe Embolie bei Rechts-Links-Shunt auf Vorhofebene (z. B. PFO).
  - *Hämodynamisch:* Grenzzoneninfarkte bei relevanten Stenosen der hirnversorgenden extra- oder intrakranialen Gefäße (z. B. A. carotis interna, A. cerebri media).
  - *Mikroangiopathisch:* Hyalinisierung kleiner Hirnarterien.
  - *Seltene Ursachen:* Dissektion hirnversorgender Gefäße; Vaskulitiden; hämatologische Erkrankungen.

Klinik

- **Karotisstromgebiet** (typische Befunde):
  - *A. cerebri media:* Sensomotorische brachiofazial betonte Hemiparese (erst schlaff, später Tonuserhöhung), gesteigerte Muskeleigenreflexe (MER), Pyramidenbahnzeichen (z. B. Babinski-Zeichen), Sprachstörung (Aphasie, meist links-hemisphärisch), *fakultativ* konjuguierte Blickdeviation zur betroffenen Seite, Bewusstseinsstörung (Zeichen für Raumforderung!), neuropsychologische Ausfälle (z. B. Neglect, Apraxie, Agnosie, Alexie).
  - *A. cerebri anterior:* Beinbetonte Hemiparese, Inkontinenz, ggf. Frontalhirnsyndrom (Verlangsamung, Primitivreflexe).

  Hinweis: In der Initialphase besteht eine schlaffe Lähmung. Eine Tonuserhöhung (Spastik) auf der betroffenen Seite bildet sich oft erst nach Tagen bis Wochen aus.
- **Hinteres Stromgebiet:**
  - *A. cerebri posterior:* Homonyme Hemianopsie, abhängig von betroffenen Endarterien u. U. Hemiparese, dissoziierte Sensibilitätsstörung, visuelle Halluzinationen, kortikale Blindheit (bei bilateralem Ausfall).

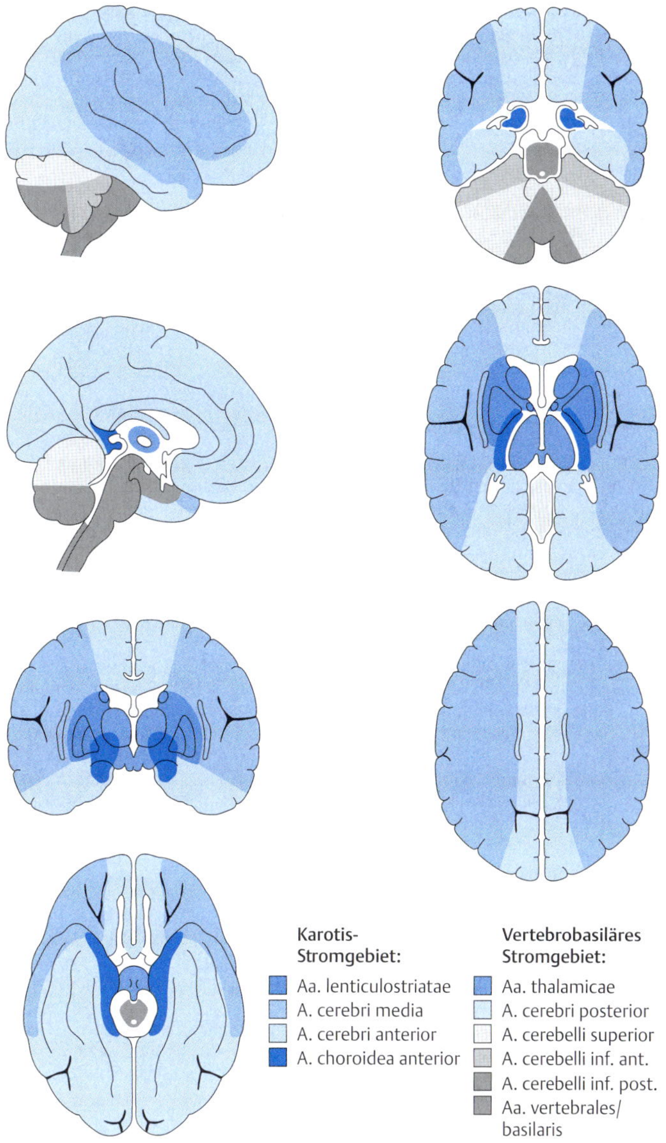

Abb. 35.8 • Versorgungsgebiete der Hirnarterien (nach H. Mattle, M. Mumenthaler).

- *A. basilaris/vertebralis:* Allgemein: Augenmuskelparese, Dysarthrie, Dysphagie, Nystagmus, Hemiparese, Ataxie, Schwindel. Hirnnervenausfälle, rasch einsetzende Bewusstseinsstörung, häufig beidseitiges Babinski-Zeichen und Hemi- oder Tetraparese (typischerweise gekreuzte Symptomatik mit ipsilateralen Hirnnervenausfällen und kontralateraler Hemiparese).
- *Isolierter Kleinhirninfarkt:* Heftiger Schwindel, ipsilaterale Ataxie, Dysmetrie, Gangunsicherheit, evtl. mit Zeichen der Einklemmung wie Erbrechen und Nackenschmerzen.

▶ **Komplikationen:**
- In ca. 10 % aller schweren Hirninfarkte kommt es zu einem schweren postischämischen Hirnödem, das zur transtentoriellen Herniation und Hirntod führen kann (maligne Mediainfarkte).
- Sekretretention, Aspiration (S. 412), respiratorische Insuffizienz (S. 196).
- Infekte: v. a. Pneumonie (S. 413), Harnwegsinfekte (S. 644).
- Phlebothrombose (S. 397), Lungenembolie (S. 399).
- Temperaturregulationsstörungen, Fieber (S. 598).
- Neurokardiologische Komplikationen: Hämodynamisch relevante kardiale Arrhythmien (besonders in den ersten 24 h), Troponin-Anstieg.

Diagnostik, Differenzialdiagnose

▶ **CCT:** Akut zum Ausschluss einer (im CT hyperdensen) intrazerebralen Blutung oder Subarachnoidalblutung. Zeichen der Ischämie meist innerhalb der ersten 4–6 h nach Symptombeginn (Hypodensität, verstrichene Sulkuszeichnung).

▶ **MRT:** Zur besseren Lokalisierung des Infarktes. Blutungsausschluss analog zum CCT möglich.

▶ **EKG:** Absolute Arrhythmie mit Vorhofflimmern? Frischer Herzinfarkt? (Emboliequelle!) Später Langzeit-EKG und Echokardiografie.

▶ **Doppler-/Duplexsonografie:** Stenosen der extra- oder intrakranialen hirnversorgenden Arterien?

▶ **Labor:** BSG, CRP, BB, BZ, Gerinnung (INR, PTT, AT III), Leber- u. Nierenwerte. Bei Fehlen vaskulärer Risikofaktoren Thrombophilie-Diagnostik (APC-Resistenz, Protein C und S-Mangel, Anti-Phospholipid-Syndrom etc.), Vaskulitisparameter!

▶ **Arterielle selektive DSA:** Basilaristhrombose (S. 542)? Subarachnoidalblutung (S. 527)?.

▶ **Differenzialdiagnose:** Intrazerebrale Blutung (S. 532), klinisch nicht sicher zu unterscheiden!!); Subarachnoidalblutung (S. 527); Sinusthrombose (S. 544); AV-Malformation (→ Angiografie); Hirntumor (→ CCT, MRT); Vaskulitis (→ Liquor, Angiografie, Labor), Enzephalitis (→ Bildgebung, Liquor), Migräne mit Aura, postiktuale (Todd´sche) Parese.

Allgemeine Therapie

▶ **Behandlung auf einer spezialisierten Schlaganfallstation (Stroke Unit):** Verbessert die Prognose!

▶ **Monitoring**: Bewusstseinslage, Atmung (v. a. bei Vigilanzstörung), Pulsoxymetrie, BGA, RR, EKG.

Hinweis: NIH Stroke Scale zur Einstufung und Überwachung des Defizits nach Hirninfarkt: Erfasst werden Vigilanz, Orientierung, Kooperation, Blickbewegungen, Gesichtsfeld, Motorik, Sensibilität, Sprache und Neglect (Bewertung von 0 = kein Defizit bis 42 = maximales Defizit).

▶ **O_2-Zufuhr:** 2–4 l/min über Nasensonde oder Gesichtsmaske.

▶ **Intubation und Beatmung:** Bei vitaler Bedrohung (z. B. Ateminsuffizienz mit schlechten BGA-Werten), fehlenden Schutzreflexen, höhergradiger Bewusstseinsstörung (Aspirationsgefahr!) oder drohender Einklemmung.

- **Blutdruckeinstellung:**
  Achtung: Keine generelle RR-Senkung! Anfängliche hypertone Werte stellen häufig einen Bedarfsblutdruck dar und bilden sich meist innerhalb der ersten Tage zurück.
  - *Hypertonie:*
    - Bei anhaltendem $RR_{syst} > 200$ mmHg langsame Senkung auf 160–180 mmHg, rasche Blutdruckabfälle vermeiden!
    - Z. B. mit **Urapidil, z. B. Ebrantil** (S. 773), wiederholt **12,5 mg langsam i. v.** oder über Injektionspumpe mit Titrierung nach Bedarf.
  - *Hypotonie:* Evtl. Blutdrucksteigerung durch vorsichtige Volumensubstitution (*Cave:* Herzerkrankungen) und/oder Katecholamine (z. B. **Noradrenalin**-Perfusor, Dosis nach Bedarf).

  Achtung: Forcierte iatrogene RR-Senkung kann kritische Abnahme der Perfusion im ischämischen Grenzbereich bewirken. Infarktgefahr bei langjährigen Hypertonikern mit hochgradigen Stenosen! RR_{syst} akut nicht unter 160 mmHg senken!
- **Flüssigkeits- bzw. Volumenersatz** (S. 224)**:** Bei Hypovolämie/Exsikkose. Kontrolle des Therapieerfolgs: Urinausscheidung 1–2 ml/kg KG/h, Hautturgor, Rekapillarisierungszeit < 3 s (Zeit bis zur Rückkehr der rosigen Farbe nach Druck auf das Nagelbett), Venenfüllung, zentraler Venendruck.
  Cave: Auf Volumenüberlastung bei kardial eingeschränkten Patienten achten!
- **Strikte Blutzuckereinstellung**: Hyperglykämie verschlechtert die Prognose.
- **Konsequente Temperatursenkung** auf normale Werte (< 37,5 °C), Fieber verschlechtert die Prognose.
- **Magensonde**: Bei Schluck- oder Bewusstseinsstörung.
- **Blasenkatheter**: Bei Bewusstseinstrübung oder Blasenstörung/Inkontinenz. Evtl. suprapubischer Katheter.
- **Dekubitusprophylaxe**: Lagerung, Mobilisation, physiotherapeutische Anwendungen.
- **Thromboseprophylaxe**: V. a. bei Paresen und bettlägrigen Patienten, aktive Bewegungsübungen, frühzeitige Mobilisierung, Low-Dose-Heparin oder niedermolekulare Heparine s. c.
- **Pneumonieprophylaxe**: KG, Atemtraining, Mobilisierung.
- **Frührehabilitation:** Bereits im Akutkrankenhaus (intensive Physio- und Ergotherpie, Logopädie bei Sprach-, Sprech- und Schluckstörungen).

Spezielle Therapie

- **Thrombolyse:**
  - Systemische Fibrinolyse einzig zugelassene Akuttherapie.
  - In seltenen Fällen (bei nachgewiesenem Verschluss der A. carotis interna, proximale A. cerebri media oder A. basilaris) lokale intraarterielle Thrombolyse über angiografischen Katheter, evtl. kombiniert mit lokaler mechanischer Rekanalisation (erreicht höhere Rate an Rekanalisationen).
  - *Indikationen:*
    - Ischämischer Schlaganfall **≤ 4,5 h nach Symptombeginn** (nach Ausschluss einer intrazerebralen Blutung!) mit behinderndem klinischen Defizit.
    - Basilaristhrombose (s. Lysetherapie).
    - In Zentren evtl. Erweiterung des Zeitfensters (bis 9 h) mithilfe multiparametrischer Bildgebung (z. B. Diffusions-Perfusions-MRT) bzw. lokaler intraarterieller Lyse möglich (off-label!).
  - *Voraussetzungen:*
    - Nur in Zentren mit Erfahrung in der Frühdiagnose von Schlaganfällen und der neuroradiologischen Beurteilung von Infarktfrühzeichen.
    - Behandlung durch einen in der neurologischen Intensivmedizin erfahrenen Arzt.

- *Kontraindikationen:*
  - Intrakraniale Blutung.
  - Infarktdemarkierungen im CCT.
  - Gerinnungsstörung/schwere Thrombozytopenie.
  - Bestehende Antikoagulation.
  - Schlaganfall, größere OP oder Trauma in den letzten 4 Wochen.
  - Unkontrollierbare arterielle Hypertonie (RR_{syst} > 200 mmHg).
- *Dosierung (systemische Lyse):* 0,9 mg/kg KG, Maximum 90 mg, 10 % der Gesamtdosis als Bolus, die restlichen 90 % im Anschluss als Infusion über 60 min.
- *Probleme:*
  - Erster Arztkontakt meist ≥ 4,5 h.
  - In den ersten Stunden nach dem Gefäßverschluss ist der computertomografische Nachweis eines Hirninfarkts schwierig; trotzdem ist eine CCT-Untersuchung zum Ausschluss einer Blutung unverzichtbar. Die Entscheidung zur Lyse erfolgt nach klinischen Kriterien!

▶ **Thrombozytenaggregationshemmer:**

- *Indikation:* Frühe Rezidivprophylaxe nach Hirnischämie.
- *Dosierung, Präparate:*
  - Geringes Rezidivrisiko (< 4 %/Jahr), frühe Sekundärpophylaxe (< 48 h): **Acetylsalicylsäure** (ASS) **100 mg/d**.
  - Hohes Rezidivrisiko (> 4 %/Jahr): Fixkombination **Acetylsalicylsäure 25 mg plus** retardiertes **Dipyridamol 200 mg** (Aggrenox) **2 × /d** oder **Clopidogrel 75 mg/d**
  - Abschätzung des Rezidivrisikos z. B. mit Hilfe des „Essener Risiko-Scores" (Tab. 35.7).

Tab. 35.7 • **„Essener Risiko-Score" zur Abschätzung des Rezidivrisikos nach Schlaganfall.**

Risikofaktoren	Punkte
Alter < 65 Jahre	0
Alter 65–75 Jahre	1
Alter > 75 Jahre	2
arterielle Hypertonie	1
Diabetes mellitus	1
Myokardinfarkt	1
andere kardiovaskuläre Ereignisse (außer Myokardinfarkt und Vorhofflimmern)	1
periphere Verschlusskrankheit	1
Raucher	1
zusätzliche TIA oder Schlaganfall zum qualifizierenden Ereignis	1

Ab einem Punktwert von ≥ 3 ist von einem Rezidivrisiko von ≥ 4 % pro Jahr auszugehen.

▶ **Orale Antikoagulation:**

- *Indikation:* Kardiale Emboliequelle (z. B. VHF, höhergradige LV-Dysfunktion).
- *Beginn:* Bei leichten Schlaganfällen früher Beginn indiziert (in den ersten Tagen bis Wochen).
- *In der Regel keine überlappende Heparinisierung* (Ausnahme: Hochrisikokonstellationen, z. B. mechanische Mitralklappe/flottierende Thromben, Dissektionen etc.).
- Präparate:
  - Neue orale Antikoagulantien (NOAK, Dabigatran, Apixaban, Rivaroxaban): *Günstigeres Nutzen-Risikoprofil* als Vitamin K-Antagonisten bei non-valvulärem

VHF; *kein INR-Monitoring notwendig*; *Relative Kontraindikationen:* Höhergradige Niereninsuffizienz, aktive Blutungsquelle, sehr hohes Blutungsrisiko; ggf. Dosisreduktion.
  - Vitamin K-Antagonisten (z. B. Marcumar): *Ziel-INR*: 2–3; *Wirksamkeit* bei VHF mit NOAK vergleichbar, solange Patient im Ziel-INR eingestellt ist; *Probleme:* Fluktuationen der Einstellung, Interaktionen mit Nahrungsmitteln, langsamer Wirkungseintritt, INR-Monitoring notwendig; noch Mittel der 1. Wahl bei Pat. mit mechanischen Herzklappen.

- **Niedermolekulare Heparine:** Thromboseprophylaxe bei ausgeprägten Lähmungen und immobilisierten Patienten.
- **Vollheparinisierung:**

  Cave: Die PTT-wirksame Heparinisierung ist nach akutem Schlaganfall bis auf wenige Ausnahmen aufgrund des erhöhten intrakraniellen Blutungsrisikos obsolet
  - *Verbleibende Indikationen unter Abwägung von Nutzen und Risiko:*
    - Emboliequelle mit hohem Rezidivrisiko (z. B. mechanische Herzklappen, intrakardiale Thromben).
    - Dissektion hirnversorgender Gefäße.
    - Sinusthrombose oder Thrombose der inneren Hirnvenen.
- **Behandlung extrakranialer ACI-Stenosen:**
  - *Symptomatische Stenosen der A. carotis interna (nach zerebrale Ischämie im zugehörigen Stromgebiet):*
    - Operation (TEA): Stenosen > 70 % möglichst in den ersten 2 Wochen nach Symptombeginn. 50–70 %ige Stenosen nur in Zentren mit geringer Komplikationsrate (< 3 %).
    - ASS perioperativ.
    - Stentversorgung: Inoperable Patienten, radiogene Stenosen, Re-Stenosen nach TEA.
- **Spezielle Therapie bei raumforderndem Infarkt:**
  - *Konservative Hirndrucktherapie* (S. 525).
  - *Operative Therapie:* Frühe Entlastungstrepanation: Senkt Mortalität ohne erhöhtes Risiko einer Schwerstbehinderung.
  - *Indikation:* Sehr große raumfordernde Mediainfarkte (Hemikraniektomie), ausgedehnte Kleinhirninfarkte (subokzipitale Trepanation).
- **Nicht routinemäßig empfohlene Therapien:**
  - **Hämodilution und rheologische Infusionen:** Es gibt keine Hinweise für eine Verbesserung der Prognose. Vertretbar bei Polyglobulie mit Hk > 50 % oder bei Hyperviskositätssyndromen (Morbus Waldenström, Polyzythaemia vera).
  - **Steroide:** Erhöhte Komplikationsrate (z. B. gastrointestinal), keineVerbesserung der Prognose. Ausnahme: Zerebrale Vaskulitis (selten!).

Prognose

- Abhängig von Alter, Begleiterkrankungen, Infarktlokalisation, Ausdehnung.
- Konsequente Akuttherapie (Thrombolyse, Behandlung auf einer Stroke Unit, frühe Sekundärprävention) verbessert die Prognose.
- Schlechte Prognose bei raumforderndem Mediainfarkt (Mortalität > 80 %). Entlastungstrepanation senkt die Mortalität.

35.7 Basilarisverschluss

M. Köhrmann, B. Kallmünzer

Grundlagen

- **Definition:** Verschlussbedingte Ischämie im Versorgungsgebiet der A. basilaris: Kleinhirn, Mittelhirn, Pons, Thalamus, Posterior-Stromgebiet.
- **Ätiologie:**
  - *Arteriosklerotisch:* Appositionsthromben auf vorgeschädigter Gefäßwand. Meist kaudaler und mittlerer Basilarisabschnitt.
  - *Embolisch:* Kardiogene oder arterioarterielle Embolie der A. basilaris. Meist im distalen Bereich bzw. an der Aufzweigung in die Aa. posteriores (Basilarisspitzenembolie).
- **Pathophysiologie:**
  - Akute Durchblutungsstörung im Versorgungsgebiet der A. basilaris (Abb. 35.9).
  - *Sonderform „Top-of-the-basilar"-Syndrom*:
    - Verschluss der Basilarisspitze, meist embolisch.
    - Vollbild: Bilaterale Thalamus-, Mittelhirn-, A.-cerebelli-superior- und A.-cerebri-posterior-Infarkte (Abb. 35.10).
  - Asymptomatischer Verlauf bei langsamem Verschluss (Ausbildung suffizienter Kollateralen).

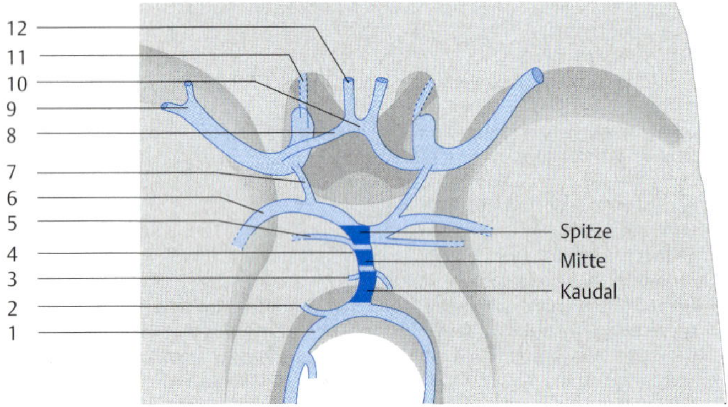

Abb. 35.9 • Von der A. basilaris ausgehende Gefäße und Einteilung der Verschlusslokalisation. 1 = A. vertebralis; 2 = A. cerebelli inferior posterior (PICA); 3 = A. cerebelli inferior anterior (AICA); 4 = A. basilaris; 5 = A. cerebelli superior; 6 = A. cerebri posterior; 7 = A. communicans posterior; 8 = A. cerebri anterior (Pars horizontalis); 9 = A. cerebri media; 10 = A. communicans anterior; 11 = A. ophthalmica; 12 = A. cerebri anterior (nach Kopp H., Ludwig M., Checkliste Doppler- und Duplexsonografie, Thieme 2007).

Klinik

- **Transiente „Warn"-Symptome:**
  - Übelkeit, Erbrechen, flüchtige Paresen, Doppelbilder, Dysarthrie, Synkope.
  - Bis zu 2/3 der Patienten.
  - V. a. bei vorbestehenden Stenosen.
- **Hirnstamm- und Kleinhirnsymptome:**
  - Variabel, fluktuierend.
  - Akute, rasch progrediente Bewusstseinstrübung bis zum Koma.

- Hemi- oder Tetraparese mit uni- oder bilateralen (Abgrenzung zu supratentoriellen Infarkten!) Pyramidenbahnzeichen.
- Beuge- und Strecksynergismen.
- Pupillenstörung: Anisokorie bis zu bilateral weiten, nicht lichtreagiblen Pupillen.
- Sensibilitätsstörungen, dissoziierte Empfindungsstörungen.
- Störung der Okulomotorik, divergente Bulbi („Skew Deviation").
- Nystagmus.
- Gesichtsfelddefizite, kortikale Blindheit (Posteriorinfarkte).
- Ataxie (Kleinhirninfarkte).

▶ **Komplikationen:**

- *Liquorzirkulationsstörung:* Kompression der Abflusswege bei Hirnstamm- oder raumforderndem Kleinhirninfarkt.
- *Sekundäre Hirnstammkompression, Herniation:* Raumfordernde Kleinhirninfarkte.

Diagnostik

▶ **Notfalldiagnostik:**

- *Anamnese und klinische Befunde:* Akute Bewusstseinsstörung mit variablen Hirnstammsymptomen.
- *CCT:* Blutungsausschluss, Nativ-CT initial oft unauffällig, später multiple Kleinhirn- und Hirnstamminfarkte. Mittel der Wahl: CT-Angiografie zur Darstellung des Verschlusses (bei unklarer akuter Bewusstlosigkeit stets indiziert!)
- *MRT:* Besser zur frühen Infarktdarstellung. MR-Angiografie.
- *Transkranialer Doppler:* Signalabbruch in der A. basilaris. CCT, MRT akut günstiger.

Cave: Ein Verschluss der Basilarisspitze kann in der Doppleruntersuchung leicht übersehen werden.

- *Angiografie:* Diagnostischer Goldstandard. Gleichzeitig lokale Therapie möglich (s. u.).
- *Labor:* Gerinnung (Quick, PTT, Fibrinogen), Nieren- und Leberwerte, BB.

▶ **Zusatzdiagnostik:**

- *Evozierte Potenziale (AEP und SEP):* Verlaufsuntersuchungen zur prognostischen Einschätzung.
- *EEG und Lumbalpunktion:* Ausschluss einer Enzephalitis bei inkonsistenten Doppler- und radiologischen Befunden.

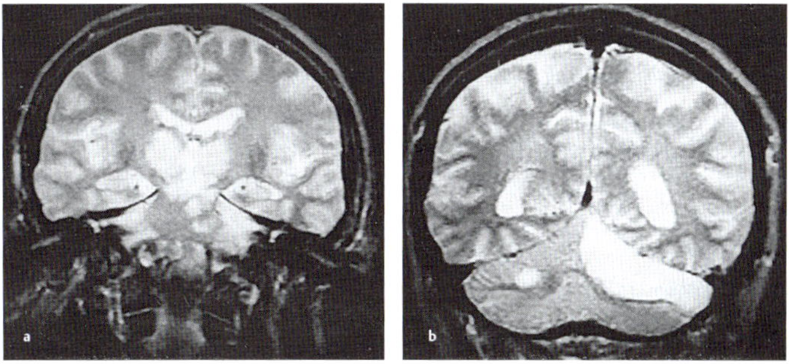

Abb. 35.10 • Basilaristhrombose mit bilateralen Thalamus-, Kleinhirn- und Mittelhirninfarkten (MRT, T2-gewichtet).

Differenzialdiagnose

- **Hirnstamm-/Mittelhirnblutung.**
- **Hirnstammenzephalitis:** Selten, vaskuläre Untersuchungen normal, meist subakuter Beginn der Symptomatik, Fieber und andere systemische Infektzeichen, epileptische Anfälle → bei Verdacht MRT, EEG, Lumbalpunktion.
- **Basilarismigräne:** Bewusstseinstrübung mit variablen Symptomen, weniger ausgeprägt, subakuter Beginn, Symptome verschwinden oft mit Kopfschmerzbeginn → Kopfschmerz, Migräneanamnese?
- **Zentrale pontine Myelinolyse**: Sehr selten. Vorangegangene Hyponatriämie → MRT.
- **Intoxikation**: z. B. Anticholinergika (zentrales anticholinerges Syndrom). Vigilanzstörung, Pupillenstörung, Schwindel, evtl. Pyramidenbahnzeichen.

Therapie

- **Basismaßnahmen:**
  - Vgl. Hirninfarkt (S. 538).
  - Frühzeitige Intubation bei Bewusstseinstrübung und Ateminsuffizienz.
- **Rekanalisationstherapie** (keine einheitliche Therapieempfehlung):
  - *Intraarterielle Lyse:*
    - Meist Therapie der Wahl.
    - **rt-PA** über Angiografiekatheter.
    - Evtl. Kombination mit mechanischer Rekanalisation.
    - Evtl. konsekutive PTA mit Stentimplantation bei Stenose.
    - Therapiebeginn als individueller Heilversuch im erweiterten Zeitfenster bis zu 12 h bei vitaler Indikation vertretbar.
  - *Intravenöse Lyse:*
    - **rt-PA (0,9 mg/kg KG;** Applikation wie bei Infarkten in der vorderen Zirkulation)
    - Sollte unverzüglich begonnen werden, wenn keine klaren Kontraindikationen vorliegen.
  - *„Bridging-Verfahren":* Sofortiger Beginn der intravenösen Lyse (rasch verfügbar), gefolgt von intraarterieller Therapie.
  - **Kontraindikationen:**
    - Ausgedehnte, im CCT bereits demarkierte Infarkte.
    - > 4 h bestehendes Koma, dann meist kein günstiges Outcome zu erwarten.

Prognose

- Unbehandelt Letalität > 90 %.
- Bessere Prognose bei erfolgreicher Rekanalisation.
- Letalität bei spontan rekanalisierter Embolie niedriger.

35.8 Sinusthrombose (SVT)

J. B. Kuramatsu, H. B. Huttner

Grundlagen

- **Definition:**
  - Thromben in den intrakranialen Sinus oder inneren Hirnvenen.
  - Frauen > Männer; Durchschnittsalter ca. 40 Jahre.
  - 0,5–1 % der Schlaganfälle.
- **Ätiologie:**
  - Virchow Trias (Störung der Hämodynamik, Endothelschädigung, Hyperkoagulabilität).
  - Schwangerschaft (2. und 3. Trimenon), Wochenbett; Einnahme von Kontrazeptiva, besonders in Kombination mit Nikotinabusus.

- Gerinnungsstörungen mit Hyperkoagulabilität (z. B. Protein-C- und -S-Mangel, pathol. APC-Resistenz, Faktor-V-Leiden-Mutation, Prothrombinmutation), Polyzythämie, Antiphospholipid Syndrom.
- Z. n. Operationen oder Trauma, Karzinome.
- Dehydratation, Exsikkose.
- Mechanisch: Abflussstörungen bei z. B. Hirntumor.
- Septisch: Lokal, fortgeleitet bei SHT, intrakranial, regionale Infekte; systemisch (z. B. Sepsis, infektiöse Endokarditis), per continuitatem, z. B. nach OP am Innenohr.

▶ **Pathophysiologie:** Abflussstörung führt zu Stauungsödem, Stauungsinfarkt oder Stauungsblutung.

Klinik

▶ **Symptome** variabel, meist subakuter Beginn:
- Kopfschmerz (zu 90 % vorhanden) diffus und oft progressiv, Übelkeit, Erbrechen, Sehstörungen.
- *Krampfanfälle:* meist fokal eingeleitet (ca. 40 %).
- Variable Herdneurologie: Hemiparese, Hemihypästhesie, neuropsychologische Defizite, ggf. Bewusstseinstrübung.
- Bei septischer SVT: Fieber, Leukozytose, Infektion im HNO/Gesichtsbereich.

▶ **Komplikationen:** Intrazerebrale und Subarachnoidalblutungen, epileptische Anfälle, Stauungsinfarkt, Hirnödem; Papillenödem.

Diagnostik

▶ **Anamnese.**

▶ **Klinische Untersuchung:** Stauungspapille, schmerzhafte Nervenaustrittspunkte, entzündliche Schwellung im Gesicht.

▶ **Labor:**
- Erhöhte D-Dimere (zu 96 % assoziiert, NPV von 99,6 %), d. h. bei negativen D-Dimeren SVT sehr unwahrscheinlich, aber kein definitiver Ausschluss!
- Routinelabor (Infektparameter, Gerinnung).
- Thrombophiliediagnostik (z. B. AT III, Protein C, Protein S, Fibrinogen, APC-Resistenz, Prothrombinmutation, etc.).

▶ **Bildgebung**:
- *CCT:* Dichte Sinus, „Empty Triangle", indirekte Zeichen (Hirnödem, Stauungsinfarkt, atypische Blutung), häufig unauffällig!
- *CT-Angiografie:* Thrombusnachweis. Grundsätzlich gleichwertig zu MRA.
- *MRT (kein „flow void") mit MR-Angiografie,* sensitiver vor allem bei kleinen Venen (Abb. 35.11).
- *Konventionelle Angiografie:* Durch CT- und MR-Angiografie abgelöst. Indiziert zur Abgrenzung von Fisteln, Thrombose kleiner Brückenvenen, und unklaren Befunden.
- *Frühzeitige Kontroll-Bildgebung bei klinischer Verschlechterung!*

▶ **EEG:** Meist unspezifischer Herdbefund.

▶ **Liquor:** Meist unspezifisch (Zellzahl- und Eiweißerhöhung in bis zu 35–50 %) (Ausnahme: septische Genese).

▶ **Differenzialdiagnose:** Meningoenzephalitis, zerebrale Ischämie, spontane intrazerebrale Blutung.

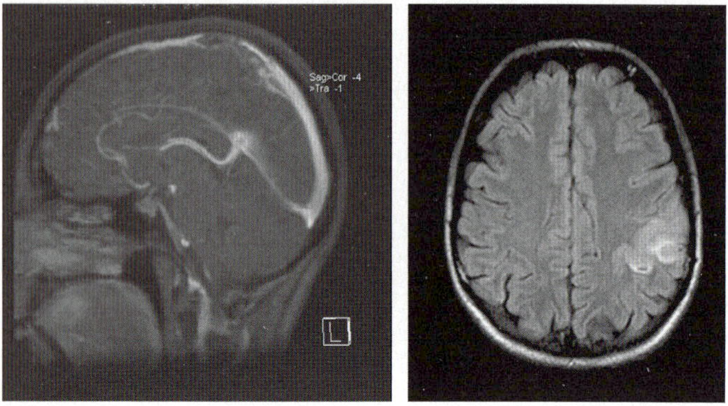

Abb. 35.11 • MRT: Thrombose des Sinus sagittalis superior mit Stauungsinfarkt.

Therapie und Prognose

- **Basismaßnahmen:** Überwachung und Stabilisierung der Vitalfunktionen.
- **Antikoagulation mit Heparin:**
  - Sofortige Heparinisierung mit Ziel-PTT 60–80 s (bei Blutungen mit reduzierter PTT!) für 10–14 d; niedermolekulare Heparine möglich aber wahrscheinlich weniger wirksam.
  - Überlappend Umstellung auf orale Antikoagulanzien, z. B. Marcumar (Ziel-INR: 2–3) für 6 Monate. Bei positiver Thrombophilie Diagnostik oder Rezidiv, dauerhafte Antikoagulation.
  - SVT während der Schwangerschaft: LMWH in Volldosis empfohlen bis 6 Wochen post partum.
- **Behandlung der Grunderkrankung:**
  - Bei Infektiösem Herd ggf. chirurgische Sanierung.
  - Hirndrucktherapie mit Acetazolamid.
  - Behandlung der Komplikationen (epileptischer Anfälle, akuter Hydrozephalus ggf. EVD, Hirnödemtherapie).
  - Ultima Ratio: Lokale Fibrinolyse und/oder mechanische Rekanalisation via transvenöser Angiografie nur bei klinischer Verschlechterung ohne Ansprechen auf Antikoagulation.
- **Prognose:**
  - Letalität ca. 5–10 % (meist durch Stauungsblutung).
  - Funktionale Abhängigkeit in ca. 5–13 % der Patienten.
  - Ca. 75 % gute Prognose bei suffizienter Therapie.
  - Unbehandelt Prognose schlechter.

35.9 Status epilepticus (SE)

J. B. Kuramatsu, H. B. Huttner

Grundlagen

- **Definition:**
  - Neurologischer Notfall!
  - > 5 min andauernde Anfallstätigkeit, kontinuierlich oder als Anfallsserie, anhaltende Bewusstlosigkeit ohne Restitutio.

- Inzidenz 10–24/100 000/Jahr, Männer > Frauen, ↑ Risiko bei bekanntem Krampfleiden.
- Grand-mal-Status, Status einfach- oder komplex-fokaler Anfälle, Status nonconvulsivus.

▶ **Pathophysiologie:**
- Unkontrollierte ununterbrochene Entladung kortikaler Neurone.
- Reversible → irreversible (> 30 min) Zellschädigung. Gefahr des zytotoxischen Ödems!

▶ **Ätiologie:**
- Zerebrovaskuläre Läsion (Ischämie, ICB, SAB, Tumor, Angiom, Z. n. SHT etc.).
- Intoxikation (z. B. Alkohol, Kokain, Amphetamine, trizyklische Antidepressiva, Theophyllin, Antihistaminika, Lithium, Clozapin, Antibiotika).
- ZNS-Infektion (Meningitis, Enzephalitis, Abszesse, Sepsis).
- Entzugssyndrom (Drogen, Medikamente).
- Metabolisch bedingt (Hypo-/Hyperglykämien, Urämie, Hyponatriämie, weitere Elektrolytstörungen).
- Akutes SHT (subdurale, epidurale Blutungen).
- Hypoxischer Hirnschaden.
- Autoimmunenzephalitiden (z. B. Anti-NMDA, paraneoplastisch).
- Selten bei kryptogener Epilepsie. Auslösende Faktoren: Schlafentzug, Fieber, Medikamente, Alkohol, Absetzen einer antikonvulsiven Therapie.

Klinik

▶ **Allgemein**: In konvulsiver Phase Apnoe (+ Zyanose) und weite, lichtstarre Pupillen, Herdblick.

▶ **Grand-mal-Status:**
- Plötzliche Bewusstlosigkeit mit generalisierter Tonuserhöhung der Willkürmuskulatur.
- Fakultativ Aura, Initialschrei, Zungenbiss, Urin- und/oder Stuhlabgang.
- Rhythmische Myoklonien nach ca. 30 s (Frequenz abnehmend).

▶ **Status einfach- oder komplex-fokaler Anfälle:**
- Motorischer Klonus einer Extremität oder sensorische Sensationen.
- Keine (einfach-fokal) oder leichte (komplex-fokal) Bewusstseinseinschränkung.

▶ **Status non convulsivus:**
- Variabel, oft Amnesie.
- Phasenhafter Wechsel der Bewusstseinslage mit Inkohärenz von Motorik und Denken bis hin zu Koma.

▶ **Postiktualer Dämmerzustand**: Kann über viele h andauern.

▶ **Todd'sche Parese**: Stundenlange Parese der betroffenen Extremität nach dem Anfall.

▶ **Komplikationen:** Rhabdomyolyse, Hyperthermie, respiratorische Insuffizienz, hypoxische Organschäden (v. a. ZNS), Hirnödem, Herzrhythmusstörungen.

Diagnostik

▶ **Anamnese:** Bekanntes Anfallsleiden? Z. n. zerebraler Schädigung, Infektionen?, Diabetes mellitus? Krampfauslösende Situation (Schlafentzug, Fieber)? Alkohol? Alkoholentzug? Drogen? Medikamente?

▶ **Labor:** Großes Routinelabor inkl. Glukose, Elektrolyte, CK, Substrate, Enzyme, BGA!, (+ Alkoholspiegel und Toxikologiescreening bei unbekannter Anfallsursache), ggf. AE-Spiegel.

▶ **Bildgebung:** CCT, evtl. MRT; ggf. Gefäßdarstellung bei V. a. Sinusthrombose.

▶ **Lumbalpunktion:** Bei unklarer Ätiologie, besonders bei V. a. Meningitis/Enzephalitis.

▶ **EEG:** Herdhinweise, Therapiemonitoring, epilepsietypische Potenziale, evtl. postiktale Verlangsamung.

Differenzialdiagnose

- **Hirnstammläsion** (Beuge/Strecksynergismen). Gelegentlich als „Streckkrämpfe" fehlinterpretiert.
- **Hypoxischer Hirnschaden.**
- **Psychogene Anfälle.**
- **Generalisierter Tetanus**: Muskelkontraktionen ähnlich, kein Bewusstseinsverlust!

Allgemeine Therapie

- **Vitalfunktionen sichern:**
  - Zwei venöse Zugänge! (Dislokationsgefahr, nicht in Ellenbeuge).
  - Absaugung von Sekret, Blut und Erbrochenem.
  - Ggf. nasopharyngealer Tubus (Wendl-Tubus), ausreichende Oxygenierung.
  - *Endotracheale Intubation:*
    - Persistierende Hypoxämie (Zyanose, Sauerstoffsättigung < 90 %).
    - Aspirationsgefahr durch Sekret, Blut oder Erbrochenes. *Cave:* Muskelrelaxation zur Intubation beim prolongierten Status nicht mit Succinylcholin, sondern mit Rocuronium (S. 191).
- **Korrektur einer Hypoglykämie:**
  - Bei fehlendem BZ probatorisch **60 ml Glukose 40 % i. v.**, *Cave:* Bei V. a. Alkoholabusus **Thiamin (100 mg i. v.) vor Glucosegabe!** → ausgeprägte Laktatazidose und Aggravation der Wernicke-Enzephalopathie möglich).
- **Ausgleich von Elektrolytstörungen, Rehydratation, Hyperthermie:**
  - Magnesiumsubstitution bei Alkoholabhängigkeit, Kachexie (z. B. **Magnesiumsulfat 1–2 g i. v.).**
  - Externe Kühlung bei Hyperthermie.
  - *Cave:* Hyponatriämie (Ausgleich < 10 mmol/l pro 24 h) → pontine Myelinolyse.

Spezifische antikonvulsive Therapie

1. Benzodiazepine: Clonazepam 1–2 mg (bis zu 6 mg) oder **Lorazepam 2–4 mg (bis zu 10 mg)** oder Diazepam 10 mg (bis zu 30 mg) i. v. (off-label use Levetiracetam i. v.).
2. *Status nach 10–15 min anhaltend:*
   - **Phenytoin: 20 mg/kg bei 50 mg/min über 5 min,** anschließend **Rest über 20–30 min (max. 30 mg/kg) i. v.** Seperater Zugang (!) als Kurzinfusion, danach Spiegelkontrolle (Kontraindikationen beachten!, unter EKG-Monitoring!).
   - **Valproat** (alternativ) **10–20 mg/kg i. v. Bolus, ggf. wiederholen (20 mg/kg),** anschließend **als Perfusor 6 mg/kg/h,** dann Spiegelkontrolle.
3. *Status nach 30–60 min anhaltend:*
   - *Intubationsnarkose.* Kontunierliches EEG-Monitoring (alternativ tägliche Kontrolle).
   - Sedierung mit **Midazolam 0,15–0,2 mg/kg i. v. als Bolus**, anschließend **100 mg/50 ml als Perfusor, Laufrate** entsprechend des Sedierungseffektes **0,1–0,2 mg/kg/h.**
   - *oder* **Propofol1–2 mg/kg als Bolus,** anschließend kontinuierlich als Perfusor, **Laufrate** entsprechend des Sedierungseffektes, bzw. des RR-Abfalls, **2–10 mg/kg/h).**
4. *Status anhaltend:* Barbituratnarkose!
   - **Thiopental (initial 4–7 mg/kg i. v. als Bolus, dann 500 mg/h als Perfusor, max. 10 g/d).** bis Burst-Suppression-Muster im EEG für 24 h, *Cave:* Kardiodeppression.
   - Experimentelle Reserveverfahren: Ketamin, Inhalationsanästhesie, Magnesiuminfusionen bei Eklampsie, Hypothermie, Cortisonpuls, Liquor-Luft-Austausch.

Prognose

- Abhängig von Dauer des Status (therapierefraktärer SE > 2 h; suprarefraktärer SE > 24 h).
- Unbehandelt nach wenigen Stunden Hirnödem, Hyperthermie, Rhabdomyolyse, Herz-Kreislauf-Versagen.

- Letalität: 10–30 %.
- Krankenhaussterblichkeit:
  - Konvulsiver SE: 9–21 %.
  - Nicht konvulsiver SE: 18–52 %.
  - Therapierefraktärer SE: 23–61 %.

35.10 Bakterielle Meningitis

R. Kollmar

Grundlagen

- **Allgemeine Meningitisdefinition und -ätiologie:**
  - Entzündung der harten (Pachymeningitis) und/oder der weichen (Leptomeningitis) Hirn- und Rückenmarkshäute, häufig mit Beteiligung der Hirnnerven bzw. Nervenwurzeln.
  - Mikrobiell (Bakterien, Viren, Pilze, Parasiten u. a.) oder nichtmikrobiell (Fremdkörper, Bestrahlung, Vaskulitits etc.) verursacht.
- **Epidemiologie der bakteriellen Meningitis:**
  - Weltweit 1,2 Mio./Jahr.
  - Letalität bis 15 %.
  - Residuen bis 40 %.
  - Deutschland: Jährliche Inzidenz Meningokokkenmeningitis 0,9/100 000, Pneumokokkenmeningitis 1–2/100 000.
- **Pathogenese der bakteriellen Meningitis:**
  - Hämatogen: Septikopyämie z. B. bei Endokarditis, Pneumonie, Bronchopneumonie, Osteomyelitis, Nephritis, Follikulitis.
  - Fortgeleitet: Otogen bei Otitis media, Mastoiditis, rhinogen bei Sinusitis ethmoidalis, frontalis, sphenoidalis.
  - Direkt: Offene Schädelverletzung, OP. Traumatische Frühmeningitis durch Einschleppen von Keimen, traumatische Spätmeningitis durch Liquorfistel.
  - Prädisposition: Alkoholismus, Leberzirrhose, Plasmozytom, CLL, HIV, Glukokortikoid-Medikation, Diabetes mellitus, Sichelzellanämie, Thalassämie, Asplenie, Immunsuppression, (Reisen in Endemiegebiete).
- **Keimspektrum bei Erwachsenen:** Tab. 35.8

Tab. 35.8 • **Keimspektrum bei bakterieller Meningitis (Angaben in %, Erwachsene).**

Erreger	ambulant	nosokomial
Streptococcus pneumoniae	37	5
Neisseria meningitidis	13	< 1
Listeria monocytogenes	10	3
andere Streptokokken	7	7
Staphylococcus aureus	5	10
gramnegative Stäbchen	3	39
Haemophilus influenzae	4	3
Anaerobier	1	1
koagulaseneg. Staphylokokken	0	8

[1] = Cefotaxim oder Ceftriaxon, [2] = Gentamicin oder Tobramycin oder Netilmicin

Klinik

- Uncharakteristisches Prodromalstadium: Abgeschlagenheit, Frösteln, Gliederschmerzen.
- Heftiger Kopfschmerz mit Nackensteifigkeit.
- Antriebsstörung, Eintrübung, Verwirrtheit.
- Übelkeit, Erbrechen, Fotophobie.
- Krampfanfälle in 30–40 %; Hörverlust in 10–30 %.
- Fokal-neurologische Ausfälle wie Hemiparese, Tetraparese, Ataxie, Aphasie, Hemianopsie in 10 %; Hirnnervenausfälle (v. a. III, VI, VII, VIII) in 10 %.
- Petechien (v. a. bei Meningokokken).
- Fieber (intermittierend oder continua) in 75 %.

Beachte: Bei älteren Patienten, Kindern oder Patienten mit Abwehrschwäche/Neutropenie sind o. g. Symptome seltener und/oder schwächer ausgeprägt, bei Älteren u. U. nur Unruhe, bei Säuglingen und Kleinkindern ggf. nur Trinkschwierigkeiten, gespannte Fontanelle.

- **Komplikationen:**
  - Waterhouse-Friderichsen-Syndrom (S. 440) bei Meningokokken.
  - Septische Sinusvenenthrombose (S. 544), Vaskulitis.
  - Hirnödem (S. 524).
  - Hirnabszess, subdurales Empyem.
  - Arachnopathie → Hydrocephalus communicans.
  - Septischer Schock (S. 335), DIC (S. 347), Pneumonie (S. 413), ARDS (S. 330).
  - Diabetes insipidus (S. 442), inadäquate ADH-Sekretion.

Diagnostik

- **Anamnese:** Fokus oder Eintrittspforte? (vgl. Pathogenese).
- **Körperliche Untersuchung:**
  - Meningismus (S. 18) in ca. 88 % (Nackensteifigkeit, positives Kernig- und Brudzinsky-Zeichen).
  - Hinweis auf Fokus, Eintrittspforte (z. B. NAP, Auskultation)?
- **Labor:** Blutkulturen; Routinelabor mit Diff.-BB (Leukozytose, Neutrophilie, Linksverschiebung), BSG ↑, CRP ↑; Procalcitonin ↑; Urinstatus.
- **Liquorpunktion**, Technik (S. 112):
  - *Makroskopisch:* trüb, gelblich.
  - *Zellzahl:* > 1 000/µl.
  - *Zytologie:* > 85 % neutrophile Granulozyten.
  - *Protein:* > 100 mg/dl.
  - *Glukose:* < 50 % des Serumglukosespiegels.
  - *Laktat:* > Serumlaktatspiegel.
  - *Grampräparat, Kulturen; Schnelltests* (Latexagglutination): Identifikation von H. influenzae, S. pneumoniae, N. meningitidis.
  - *Liquorbefunde – Differenzialdiagnose:*
    - Lymphozytäres Zellbild oder Mischbild mit mäßiger Pleozytose, bakterielle Meningitis (Folgestadium), tuberkulöse, Borrelien- und viralen Meningitis.
    - Virale Meningitis: Glukose, Laktat und Eiweiß meist normal, evtl. granulozytäres Zellbild. *Cave:* Falscher Verdacht auf bakterielle Meningitis → im Zweifelsfall Antibiose und Kontrollpunktion.
  - Bei V. a. Pilzinfektion (Immunsuppression, gemischtzellige Pleozytose) Tuschepräparat!
- **CCT:**
  - Hirnschwellung (Hirnödem, Hirnvolumenzunahme bei Sinusvenenthrombose).
  - Hydrozephalus.
  - Infarkt (evtl. hämorrhagisch transformiert) bei zerebraler Vaskulitis, septisch-embolischer Herdenzephalitis oder Stauung bei Sinusvenenthrombose.

- Intrazerebrale Blutung (Verbrauchskoagulopathie, Stauung bei Venenthrombose).
- Zerebritis (Hirnphlegmone).
- Ventrikulitis (Ventrikelempyem).
- Hirnabszess oder subdurales Empyem (Meningitis sekundär).
- Parameningealer Infektionsherd im Knochenfenster (Sinusitis, Mastoiditis).
- Intrakraniale freie Luft bei Durafistel.
- Meningeale und ventrikuläre ependymale Kontrastmittelaufnahme.

▶ **Fokussuche:** Röntgen-Thorax, HNO-Konsil, ggf. Echokardiografie, transkraniale Dopplersonografie (TCD).

▶ **EEG:** V. a. Enzephalitis.

Cave: Bei Patienten mit Verdacht auf bakterielle Meningitis (ohne Bewusstseinsstörung, ohne fokalneurologisches Defizit) Lumbalpunktion und Blutkultur unmittelbar nach neurologischer Untersuchung! *Nach* Blutkulturabnahme sofort Dexamethason (10 mg) und Antibiotika i. v.

▶ **Schwere Bewusstseinsstörung und/oder fokalneurologisches Defizit:**
- *CCT:* Erhöhter intrakranialer Druck? (z. B. Hirnabszess, Hydrozephalus)
- *Keine Lumbalpunktion* bei Hirndruckzeichen (z. B. generalisiertes Hirnödem, Hydrozephalus, Hirnabszess) und klinischen Zeichen der Einklemmung!
- Liquoruntersuchung erst *nach* Ausschluss von Hirndrucksymptomatik.
- Blutkultur abnehmen, anschließend sofort Dexamethason und Antibiotika (Prognose vom Zeitpunkt der Antibiotikagabe abhängig).

Therapie

▶ **Intensivüberwachung**:
- Vitalfunktionen.
- Neurologischer Status (Hirndruck, fokale Ausfälle),

▶ **Kontrollpunktion** nach 3–5 d bei ausbleibender Entfieberung (Therapieerfolg).

▶ Analgetika b. Bed. (z. B. Paracetamol, Opioide), Antikonvulsiva (S. 548).

▶ **Antibiose:**

Hinweis: *Nach* Gewinnung von Blut und Liquor für Kulturen Therapiebeginn so früh wie möglich!

- *Kalkulierte Kombinationstherapie:* z. B. mit **Ampicillin** (S. 275) **3–4 × 2 g i. v.** + **Cefotaxim** (S. 277) **3 × 2 g i. v.** (Claforan) + **Gentamicin 1 × 3–6 mg/kg KG** (Certomycin; *Cave:* Niereninsuffizienz → Dosisreduktion!).
- *Ggf. Umstellung nach Keimdifferenzierung* oder bei fehlendem Rückgang der Liquorpleozytose (Kontrollpunktionen!): Tab. 35.9
- *Empfohlene Antibiosedauer:* 10–14 d bzw. 7 d nach Entfieberung, bei Listeria monocytogenes 3–4 Wochen.
- *Reserveantibiotika bei Resistenz, mangelndem Erfolg, Abszess:* **Metronidazol 3 × 500 mg, Chloramphenicol 3 × 1 g, Ciprofloxacin 3 × 200–400 mg, Ofloxacin 2 × 200 mg.**

Tab. 35.9 • **Antibiose nach Antibiogramm.**

Erreger	Antibiotikum der 1. Wahl	Antibiotikum der 2. Wahl
Streptococcus pneumoniae	Penicillin G *oder* 3.-Generation-Cephalosporin[1]	Ampicillin
Neisseria meningitidis	Penicillin G *oder* Ampicillin	3.-Generation-Cephalosporin[1]
Haemophilus influenzae	3.-Generation-Cephalosporin[1]	Ampicillin
Listeria monocytogenes	Ampicillin (+ Aminoglykosid[2])	Trimethoprim-Sulfamethoxazol, Meropenem
Enterobacteriaceae	3.-Generation-Cephalosporin[1]	Meropenem
Pseudomonas aeruginosa	Ceftazidim + Aminoglykosid[2]	Meropenem + Aminoglykosid[2]
Staphylococcus aureus (methicillinsensibel)	Cefazolin	Vancomycin *oder* Fosfomycin
Staphylococcus aureus (methicillinresistent)	Vancomycin	Fosfomycin oder Rifampicin (in Kombination mit Vancomycin), Linezolid, Trimethoprim-Sulfamethoxazol
koagulasenegativ	Vancomycin	

[1] = Cefotaxim oder Ceftriaxon; [2] = Gentamicin oder Tobramycin oder Netilmicin

- **Fokussanierung**, z. B. operative NNH-Sanierung, Verschluss einer Liquorfistel.
- **Kortikosteroide**:
  - Dexamethason senkt Inzidenz von Hörstörungen bei Pneumokokken- sowie Haemophilus-influenzae-Meningitis bei Kindern.
  - Erwachsene: ↓ Letalität, besserer klinischer Verlauf durch Kortikosteroide.
  - **Dexamethason** (Fortecortin) 10 mg 15–20 min vor oder zeitgleich mit der 1. Antibiotikumgabe, dann alle 6 h für insgesamt 4 d.
  - Günstig besonders bei Pneumokokkenmeningitis.
- **Prophylaxe:**
  - Kontaktpersonen von Patienten mit Meningokokkenmeningitis (gleicher Haushalt mit > 4 h Kontakt/d in der Woche vor dem Ausbruch).
  - **Rifampicin 2 × 600 mg/d p. o. für 2 d (Kinder < 12 a 2 × 10 mg/kg KG/d p. o. für 2 d).**
  - Alternativ bei Erwachsenen **Ciprofloxacin 1 × 500 mg p. o.**

Komplikationen

- **Intrakranial:** Erhöhter intrakranialer Druck, arterielle Gefäßkomplikationen (Arteriitis, Vasospasmus), septische Sinusvenenthrombosen.
- **Extrakranial:** Septischer Schock, Verbrauchskoagulopathie, Acute Respiratory Distress Syndrome (ARDS), Arthritis, Elektrolytstörungen (z. B. Hyponatriämie), Syndrom der inadäquaten ADH-Sekretion (SIADH), zerebrales Salzverlustsyndrom oder zentraler Diabetes insipidus, Rhabdomyolyse, spinale Komplikationen.

Prognose

- Adäquate Therapie: Deutliche Besserung innerhalb weniger Tage.
- **Letalität**: 10–20 % (Streptococcus pneumoniae 20–30 %).
- **Residuen**: Neurologische und neuropsychologische Defizite bei 30–50 % der Kinder (15 % Hörverlust) und > 50 % der Erwachsenen.
- Prädiktoren für ungünstigen Verlauf: Apurulente Meningitis, systemische Begleiterkrankung (Immundefizit, Endokarditis), Alter > 40 Jahre, langes Intervall bis Therapiebeginn, gramnegative Bakterien, Pneumokokken.

35.11 Enzephalitis

R. Kollmar

Einteilung

- **Aseptische Meningitis:**
  - Viral oder nicht bakteriell.
  - *Symptome:* Kopfschmerz, Übelkeit, Erbrechen, Nackensteife, Licht- und Lärmscheu. Keine Herdneurologie, keine Bewusstseinsstörung.
  - Abheilung nach Tagen bis Wochen ohne antivirale Therapie.
- **Akute (Meningo-)Enzephalitis:**
  - Meist mit Virusbefall assoziierte Entzündung des Hirnparenchyms.
  - Para- oder postinfektiöse Komplikation einer generalisierten Virusinfektion (z. B Masern, Mumps) oder Exazerbation einer latenten Viruspersistenz (Herpes simplex, Varizella zoster).
  - Symptome: Verhaltensauffälligkeiten, Verwirrtheit, Bewusstseinsstörungen. Fakultativ neurologische Herdsymptome wie fokale oder generalisierte Anfälle, Paresen, aphasische Störungen, Meningismus.
- **Chronische Enzephalitis:** Langsamer Persönlichkeitsabbau, kognitive Störungen, zunehmende neurologische Ausfälle.

Herpes-simplex-Enzephalitis

- **Pathogenese:**
  - Erreger: HSV Typ 1.
  - Infektionsweg: Speichelübertragung, Replikation im Epithel.
  - Vermutlich Persistenz in Trigeminusganglien, bei Reaktivierung entlang der Axone in die Peripherie und ggf. in den basalen Frontal- und Temporallappen durch N. olfactorius und durale Äste des N. trigeminus.
  - Hämorrhagisch-nekrotisierende Enzephalitis.
- **Inzidenz:** 1,5–4/1 Mio.
- **Klinik:**
  - *Prodromalstadium:* Grippale/meningitische Symptomatik mit Kopfschmerzen, Fieber, Erbrechen.
  - *Nach wenigen Tagen Temporallappensymptomatik:* Geruchs-, Geschmackssensationen, sensorische Aphasie, komplex-fokale Anfälle, mnestische Störung, Wesensveränderung.
  - *Nach 1–2 d:* Rasch progredientes Hirnödem mit Bewusstseinstrübung.
  - *Komplikationen:*
    - Raumforderndes Temporallappenödem mit transtentorieller Uncus-Herniation, Hirnstammkompression.
    - Ausgedehntes bilaterales diffuses Hirnödem mit Hirndrucksteigerung.
- **Diagnostik:**
  - *Labor:* Entzündungsparameter (BB, BKS, CRP), Procalcitonin zur Abgrenzung gg. bakterielle Entzündung, Antikörper-Nachweis, HIV-Test (opportunistische Infektion?).
  - *Liquor:* Bis 500 Zellen/µl; initial granulozytäres, dann lymphozytäres Zellbild, ggf. frischere und ältere Blutbeimengungen; Eiweißerhöhung mit intrathekaler Immunglobulinbildung, oligoklonale Banden; leichter Glucoseabfall; HSV-PCR, Liquor/Serum-Antikörperindex.
  - *Neuroradiologie:* Uni- oder bilaterale temporale und ggf. frontoorbitale Läsionen im MRT frühestens nach 2 d, im CCT nach 4 d.
  - *EEG:* Periodische steile Wellen alle 2–3 s oder Sharp-slow-Wave-Komplexe 2.–15. d.

- *Differenzialdiagnose:*
  - Prodromi (z. B. Masern-Exanthem, Zostereffloreszenzen).
  - PCR (Varizella-zoster-Virus-, Cytomegalievirus-PCR).
  - Antikörperdiagnostik.
  - Neuroradiologie (typische HSV-Läsionsmuster).

► **Therapie:**
- Allgemeinmaßnahmen, Monitoring der Vitalfunktionen, des neurologischen Status (Hirndruck, fokale Ausfälle).
- **Aciclovir (z. B. Zovirax) 3 × 10 mg/kg KG i. v. als Kurzinfusion für 10–14 d.**
- *Alternativ bei Aciclovir-Allergie:* **Vidarabin 15 mg/kg KG/d i. v. für 14 d.**
- Antikonvulsiva bei Anfällen (Aufsättigung mit **Phenytoin** und Einstellung für 6 Monate).
- Ggf. Hirnödemtherapie (S. 525).

Hinweis: Therapieerfolg nur bei frühem Therapiebeginn! Aciclovir-Therapie sofort bei klinischem Verdacht!

► **Prognose:**
- *Ohne Therapie:* Letalität ca. 70 %, folgenlose Ausheilung ca. 2,5 %.
- *Aciclovir-Therapie*: Letalität < 15–20 %, folgenlose Ausheilung ca. 40 %.

Bakterielle Herdenzephalitis

► **Pathogenese:** Absiedelung von Erregern im ZNS bei Sepsis (metastatische Herdenzephalitis) oder multiplen septischen Embolien, besonders bei bakterieller Endokarditis (embolische Herdenzephalitis).

► **Klinik:**
- Meningitische Symptome: Kopfschmerz, Meningismus, Fieber.
- Zunehmende Psychopathologie, Wesensveränderungen, Bewusstseinstrübung.
- Herdsymptome wie bei multiplen ischämischen Läsionen.
- *Komplikationen:* Eitrige Meningitis (S. 549), Hirnabszess, sog. mykotische Aneurysmen mit Subarachnoidalblutung (S. 527) oder intrazerebraler Blutung (S. 532).

► **Diagnostik:**
- *Labor:* Leukozytose mit Linksverschiebung, Blutsenkung ↑, CRP ↑, Procalcitonin, Blutkulturen.
- *Liquor:* Granulozytäre Pleozytose, weniger Zellen als bei bakterieller Meningitis.
- *CCT:* Hypodense Herde mit fleckförmiger Kontrastmittelaufnahme.
- *EEG:* Allgemeinveränderungen, Herdbefunde.
- *Fokussuche:* Echokardiografie, EKG, Oberbauchsonografie u. a.

► **Therapie:** Antibiose wie bei bakterieller Meningitis (S. 551).

► **Prognose**: Abhängig vom Therapiebeginn, Letalität 50 %, oft Spätfolgen (Herdsymptome, epileptische Anfälle).

35.12 Zentrales anticholinerges Syndrom

K. Richter, J. Bardutzky

Grundlagen

► **Definition:** Überdosierung oder Vergiftung mit anticholinerg wirksamen Substanzen → Blockade zerebraler muskarinerger Acetylcholin-Rezeptoren.

► **Ätiologie:**
- *Pflanzenalkaloide,* z. B. Atropin, Scopolamin, Hyoscyamin (in Nachtschattengewächsen wie Tollkirsche, Engelstrompete, Stechapfel).
- *Injektions-, Inhalations- und Lokalanästhetika* (Inzidenz ca. 2–9 % nach Allgemeinanästhesien).
- *Antihistaminika.*
- *Neuroleptika:* v. a. Butyrophenone, Phenothiazine.

- *Antidepressiva:* v. a. Trizyklika
- *Opiate.*
- *Benzodiazepine, Barbiturate.*
- *Anticholinerge Parkinson-Therapeutika.*
- *Anticholinerge Asthmatherapeutika.*
- *Spasmolytika:* z. B. Butylscopolamin (z. B. Buscopan).
- *Mydriatika.*

▶ **Pathophysiologie:**
- *Direkte anticholinerge Wirkung:* Kompetitiver Antagonismus an muskarinergen Acetylcholin-Rezeptoren im ZNS und in der Peripherie (Parasympathikus, Herzmuskel, exokrine Drüsen, glatte Muskulatur).
- *Indirekte anticholinerge Wirkung:* Transmitterimbalance durch zentral wirksame Pharmaka wie Anästhetika, Benzodiazepine, Opioide → relative Verminderung von Acetylcholin im Verhältnis zu monoaminergen Neurotransmittern (Dopamin, Serotonin, Noradrenalin).

Klinik

▶ **Zentrales anticholinerges Syndrom:**
- Delirante Form: Unruhe, Angst, Agitiertheit, Aggressivität, Halluzinationen, Bewegungsstörungen, Myoklonien, Krampfanfälle.
- Somnolente Form (häufig als prolongierte Aufwachreaktion nach Narkosen): Schläfrigkeit, Sopor, selten Koma, Atemdepression, Amnesie.

▶ **Periphere Symptome:** Tachykardie, Mydriasis, Obstipation, Harnverhalt, Hyperthermie, trockene gerötete Haut, verminderte Speichel- und Schweißsekretion, Akkommodationsstörung.

▶ **Vital bedrohliche Komplikationen:**
- Herzrhythmusstörungen (z. B. supraventrikuläre Tachykardie).
- Myokardischämie, Dekompensation bei latenter Herzinsuffizienz, kardiogener Schock.

Diagnostik

▶ Eigen- und Fremdanamnese (anticholinerge Medikamente/Substanzen?).

▶ Klinisch-neurologische Untersuchung (Delir!).

Hinweis: Bei verlängerter Aufwachreaktion nach Anästhesie an ZAS denken!

▶ **Röntgen-Thorax**: Aspiration, Pneumonie?

▶ **EKG**: Rhythmusstörungen?

▶ **Ausschluss anderer Ursachen:**
- **Labor**: i. d. R. unauffällig (arterielle BGA, Elektrolyte, BZ, BB, CRP, Leberenzyme, Gerinnung, Ammoniak, CK, U-Status, Kreatinin, Harnstoff, Schilddrüsenhormone).
- **Zerebrale Bildgebung** (CCT oder MRT): Unauffällig.
- **Liquor**: Meist unauffällig.
- **EEG**: unspezifisch, evtl. Allgemeinveränderungen.

▶ **Physostigmin-Test:** Deutliche Besserung der Vigilanz 3–15 min nach probatorischer Gabe von Physostigmin.

Differenzialdiagnose

▶ Intoxikation (Alkohol, andere Medikamente, Drogen).

▶ Entzugssyndrom (Medikamente, Drogen, Alkohol: Vermehrtes Schwitzen [„feuchtes Delir"]).

▶ Akute psychotische Störung.

▶ Hirnblutung oder -ischämie.

▶ Enzephalitis.

▶ Elektrolytentgleisungen.

▶ Hypoglykämie.

- Hypoxie.
- Hypo- oder Hyperthermie.
- Endokrinopathien.

Therapie

- **Intensivstationäre Überwachung**: Schweres Delir, internistische Komplikationen, ausgeprägte Bewusstseinsstörung.
- Kontinuierliches EKG-Monitoring, Sicherung der Atemwege.
- **Kausal**:
  - Anticholinerg wirksame Medikamente absetzen.
  - Cholinesterasehemmer **Physostigmin** (Anticholium, reversibler Cholinesterase-Inhibitor):
    - Antagonisiert sowohl periphere als auch zentrale anticholinerge Symptome.
    - *Dosierung:* Erwachsene initial titrierend 0,5 bis 2 mg i. v., bei fehlender Wirkung Wiederholung nach 20–30 min.
    - *Relative Kontraindikationen:* Asthma, COPD, KHK, mechanische Obstruktion im GI- oder Harntrakt, Glaukom.
    - *Mögliche UAW:* Rhythmusstörungen, Asystolie; daher nur unter EKG-Kontrolle anwenden!
    - *Überdosierung* → Antagonisierung mit Atropin.
  - Forcierte Diurese, Gabe von Aktivkohle.
- **Symptomatisch**: z. B. bei Hypertonie, Elektrolytentgleisungen, Krampfanfällen, Herzrhythmusstörungen.
- Evtl. vorsichtig Benzodiazepine bei psychomotorischer Unruhe/Delir.

Prognose

- Gut bei frühzeitiger Diagnose und rechtzeitig einsetzender Therapie.

35.13 Querschnittssyndrome

E. Rickels

Grundlagen

- **Ursachen:**
  - Trauma: Kontusion, knöcherne Fragmente.
  - Vaskulär: z. B. Ischämie, Aortendissektion, Blutung.
  - Tumor.
  - Degenerativ: z. B.Bandscheibenvorfall.
  - Infektion: z. B. Spondylodiscitis.

Klinik

- Typische Querschnittssyndrome:
  - Aktuer kompletter Querschnitt: schlaffe Tretra-/Paraparese, kein Muskeleigenreflexe, keine Sensibilität ab Läsionshöhe, Störung vegetativer Funktionen
  - Spinalis-anterior-Syndrom: Paraplegie, Verlust von Schmerz- und Temperaturempfindung (= dissoziierte Sensibilitätsstörung).
  - Brown-Sequard-Syndrom: Ipsilaterale Lähmung und Verlust von Vibrations- und Lageempfindung; kontralateral Verlust der Schmerz- und Temperaturempfindung (= dissoziierte Sensibilitätsstörung).
  - Conus medullaris: Lähmung der Beine, Störung Sexual-Blasen-Mastdarmfunktion, symmetrische Reithosenanästhesie
- Komplikationen:
  - Läsionen oberhalb von C 3: Ausfall Atemmuskulatur → Atemstillstand.
  - Läsionen in Höhe von C 4–5: Ausfall des Diaphragmas → Atemnot!

- Spinaler Schock.
- Paralyse im Magen-Darmtrakt, Durchblutungsstörung des Darmes.
- Harnverhalt, Überlaufblase.
- Drucknekrosen der Haut (keine Sensibilität, reduzierte Perfusion).

Diagnostik

- **Neurologische Untersuchung zur Höhenlokalisation:**
  Hinweis: Die klinisch-neurologische Höhenlokalisation kann bis zu 2 Dermatome von der morphologischen Läsionsstelle abweichen.
  - *Klinische Prüfung* (Tab. 35.10):
    - Sensibilität: Klinisch prüfen durch seitengetrennte sensible Reize vom Kopf bis zum Fuß (Betasten bzw. Nadelstiche).
    - Motorik: Seitengetrennte Prüfung der motorischen Funktion verschiedener Muskelgruppen.
    - Muskeleigenreflexe: In der Regel nach akuten Läsionen des Rückenmarks nicht auslösbar.
    - Blasen- und Mastdarminkontinenz sind Zeichen der ausgefallenen zentralen Steuerfunktion (häufig Priapismus).

Tab. 35.10 • **Klinische Höhenlokalisation.**

Kenn-Dermatom	Höhe der Läsion	Kenn-Muskel(-Reflex)
Schulter	C 4	
	C 5	M. deltoideus
Daumen	C 6	
Mittelfinger	C 7	M. trizeps (TSR)
Kleinfinger	C 8	
Brustwarze	Th 4	
Xiphoid	Th 6	
Nabel	Th 10	
oberhalb der Patella	L 3	M. quadrizeps (PSR)
	L 4	M. tibialis anterior
Großzehe	L 5	
lateraler Fußrand	S 1	M. gastrocnemius (ASR)
Analbereich	S 4–5	

- **Bildgebende Diagnostik:**
  Beachte: Akuter Querschnitt ist eine Notfall-Indikation zum MRT (Tag + Nacht)!
  - *MRT:* nur im MRT zu erkennen: Ursache (Blutung, Infektion,Ischämie,Tumor) des Querschnitts und ihre Lokalisation (intraspinal, extradural, intradural, intramyelär).
  - *Röntgen:* bei durchgeführter Trauma-Spirale überflüssig.
  - *Funktionsaufnahmen in Flexion und Retroflexion:* Indiziert bei radiologischen Zeichen der Subluxation ohne neurologische Symptomatik.
  - *CT:* zeigt nur knöcherne Traumafolgen sicher.
  - *Myelografie:* wenn kein MRT verfügbar.

Therapie und klinisches Management

- **Klärung:** Wirbelsäule stabil oder instabil?
- **Immobilisierung:**
  - *Indikation:* Instabile WS-Frakturen, inkomplette oder komplette Querschnittssymptomatik.
  - *Achtung:* Jeder bewußtlose Patient mit Schädel-Hirn-Trauma wird bis zum Beweis des Gegenteils so behandelt, als habe er eine instabile Wirbelsäulenverletzung → u. a. Immobilisierung der HWS mit Krawatte (z. B. Stiff Neck o. Ä.).
  - *Umlagern, Betten oder Untersuchen* bei Frakturen im HWS-Bereich nur unter manueller In-Line-Stabilisierung der HWS oder nach Anlage eines Stiff Neck.
  - *Manuelle In-Line-Stabilisierung:* Der Kopf des Patienten wird unter vorsichtigem Zug in Neutrallage zum Körper gehalten, während der Patient gedreht wird. So soll eine Rotation der Wirbelkörper zueinander vermieden werden.
- **Oxygenierung und Ventilation:**
  - O_2-Gabe und ggf. Intubation evtl. bei HWS-Läsionen mit Ausfall von Zwerchfell und/oder Interkostalmuskulatur.
  - *Hinweis:* Eine zunehmende Schwellung des Myelons kann auch noch Tage nach dem Trauma zu einer plötzlichen Ateminsuffizienz führen.
  - Vorsicht bei der Intubation von Patienten mit HWS-Verletzungen! Goldstandard ist die fiberoptische Intubation. Falls nicht möglich, konventionelle Intubation unter manueller In-Line-Stabilisierung (s. o.) der HWS durch eine Hilfsperson!
- **Kreislaufstabilisierung:** Katecholamine (z. B. **Dopamin 3–6 µg/kg KG/min**) bei spinalem Schock (Hypotonie, meist Bradykardie) direkt nach dem Trauma. Vorsichtige Volumengabe wegen Gefahr des neurogenen Lungenödems.
- **Medikamentöse Therapie** (gegen sekundäres Fortschreiten der Rückenmarksschädigung): **Methylprednisolon Initialbolus 30 mg/kg KG, 15 min Pause, dann 5,4 mg/kg KG/h für 23 h (keine sichere Evidenz).**
- **Allgemeine Maßnahmen:**
  - *Magensonde:* Routinemäßig wegen Magen-Darm-Atonie. Keine perorale Ernährung bis zur ersten Stuhlentleerung.
  - *Blasenkatheter:* Obligat bei inkomplettem oder komplettem Querschnitt wegen Störung der Blasenfunktion.
  - *Dekubitusprophylaxe* (Patienten mit Querschnittssymptomatik sind wegen gestörter Hautdurchblutung und fehlender Sensibilität stark dekubitusgefährdet) → sofort Lagerung auf speziellen Matratzen bzw. Betten!
  - Physikalische Therapie, Krankengymnastik, Atemtraining.
  - Thromboseprophylaxe (mindestens low-dose-Heparin; high-dose nur, wenn Blutungsrisiko sicher ausgeschlossen!).
  - Stressulkusprophylaxe.
- **Operative Versorgung:**
  - *Notfallindikation:* Akute Raumforderung wie Blutung oder knöcherne Fragmente bei imkompletter Querschnittssymptomatik.
  - *Elektiv:* Kompletter Querschnitt (i. d. R. keine Besserung durch akute operative Stabilisierung). Stabilisierung hier nach der Akutphase, wichtig für Rehabilitation.

35.14 Polyradikulitis Guillain-Barré

R. Kollmar

Grundlagen

- **Definition:**
  - Akute oder subakute Entzündung peripherer Nerven und Nervenwurzeln.
  - Autoimmunreaktion vom zellvermittelten Typ mit disseminierter Demyelinisierung, oft nach Infektion oder Impfung.
  - Sekundär Axonschädigungen möglich (AMAN = acute motor axonal neuropathy; AMSAM = acute motor-sensory axonal neuropathy).
- **Epidemiologie:** Inzidenz 1,2–1,7/100 000, Erkrankungsgipfel um 25. und 60. Lj., Männer > Frauen.

Klinik

- **Typischer Verlauf:** Beginn oft mit uncharakteristischen Rückenschmerzen und distalen Parästhesien, dann meist an den Beinen, seltener auch an Armen oder Hirnnerven beginnende aufsteigende Paresen.
- **Vollausprägung des Syndroms** (nach 3–4 Wochen):
  - Proximal betonte Paresen, Atrophien und Areflexie.
  - Diplegia facialis, Schluckstörungen, im Extremfall Locked-in-Syndrom.
  - Atemlähmung in 20 % der Fälle.
  - Geringe sensible Ausfälle.
  - Vegetative Symptome: Störungen der Schweißsekretion, des Herzrhythmus (tachy- und bradykard), der Blutdruck- und Thermoregulation, der Sphinkterfunktion und der Pupillomotorik.
  - *Miller-Fisher-Syndrom:* Sonderform mit typischer Symptomtrias Ophthalmoplegie, Areflexie und zerebelläre Ataxie. Selten Atemlähmung und Beteiligung der Extremitätenmuskulatur. Rückbildung ohne Therapie innerhalb von 4–6 Wochen.

  Hinweis: Guillain-Barré-Syndrom (GBS) als neurologischen Notfall behandeln, da evtl. lebensbedrohliche Ateminsuffizienz und kardiale Komplikationen. Initial intensivstationäre Überwachung!
- **Komplikationen:**
  - Atemmuskelparesen → Pneumonie, Hypoventilation mit CO_2-Retention bis hin zur CO_2-Narkose.
  - Dysautonomie → Harnverhalt, Harnwegsinfekte, hypertensive Krise, Hypotonie, distributiver Schock, Bradykardie, Bradyarrhythmie, AV-Blockierungen, Asystolie, Tachykardie.
  - Paresen → Beinvenenthrombose, Lungenembolie.

Diagnostik

- **Anamnese:** Vorangegangener oberer Atemwegsinfekt, Gastroenteritis? Klinischer Befund s. o.
- **Labor:** Evtl. Nachweis von Anti-Gangliosid-Antikörpern (Anti-GM1 bei Campylobacter jejuni Assoziation, Anti-GQ 1b beim Miller-Fisher-Syndrom).
- **Liquorpunktion:**
  - Zellzahl normal oder leicht erhöht (< 50/µl) bei deutlich erhöhtem Liquoreiweiß (bis 2 g/l) → typische zyto-albuminäre Dissoziation (tritt häufig erst nach 2–4 Wochen auf).
  - Mikrobiologie: Evtl. Nachweis einer Campylobacter-jejuni-Infektion.

  Hinweis: Initial Liquor evtl. normal → ggf. Verlaufspunktion.
- **Elektrophysiologie:**
  - Verlängerung der minimalen F-Wellen-Latenz oder Fehlen der F-Welle (Zeichen der proximalen Demyelinisierung).
  - Leitungsblöcke mehrerer Nerven.

- Im Verlauf evtl. pathologische Spontanaktivität im EMG, v. a. in der distalen Muskulatur (prognostisch ungünstig, weil Hinweis für axonale Läsion).
- Evtl. niedrige Amplituden (axonale Beteiligung).

▶ **EKG:** Rhythmusstörung, Leitungsblockierung (AV-Block).

Differenzialdiagnose

▶ Botulismus, zervikale Myelopathie, Kauda-Syndrom, Myasthenie, CIP, Polyneuropathie, CIDP (chronisch inflammatorische demyelinisierende Polyradikuloneuropathie), akute Myelitis, Poliomyelitis.

Therapie

▶ **Allgemein:**

- *Atmung:*
  - Atemgymnastik, Messung der Vitalkapazität (VK) 3 × /d.
  - VK-Normwert (Faustregel): Männer = 25 ml × Größe (cm); Frauen = 20 ml × Größe (cm).
- *Indikationen zur Intubation und Beatmung:*
  - VK < 15 ml/kg KG *oder* rascher Abfall unabhängig vom Absolutwert.
  - Dyspnoe (normale O_2-Sättigung und BGA nicht entscheidend, Hypoxie und Hyperkapnie oft erst spät!).
  - Sekretretention (Hustenschwäche).
  - Aspiration (Schluckstörung).
- *Paresen:* Krankengymnastik, Thromboseprophylaxe (low-dose-Heparin; bei Plegie z. B. Fragmin P Forte verwenden), Verhinderung von Nervenschäden und Dekubiti durch adäquate Lagerung.
- *Dysautonomie:*
  - Täglich EKG unter Valsalva-Manöver; bei fehlender Frequenzvariabilität EKG-Monitoring und Intensivüberwachung.
  - Bei symptomatischer Bradykardie, AV-Block oder Arrest: Anlage eines passageren Demand-Schrittmachers (transvenös oder transkutan).

▶ **Speziell:**

- *Plasmapherese:*
  - Indikation: Rasche Progredienz, hochgradige Paresen.
  - Kontraindikation: Infektion.
  - Effekt: Hemmt die Progredienz, reduziert das Ausmaß der Ausfälle, beschleunigt Defizitrückbildung (ökonomischer Aspekt).
  - Anwendung: 5-maliger Austausch von 40 ml/kg KG/d alle 2–3 d.
- *7 S-Immunglobuline (z. B. Venimmun, Sandoglobulin):*
  - Indikation und Effekt wie Plasmapherese.
  - *Vorteil:* Im Vergleich zu Plasmapherese einfachere und risikoärmere Anwendung bei mindestens gleicher Wirksamkeit.
  - Nebenwirkungen: Allergie, Flush, Kreislaufreaktionen.
  - Kontraindikationen: Keine.
  - Anwendung: Langsame Infusion von **0,4–0,5 g/kg KG/d i. v. über 5 d.**
- Kombination von Plasmapherese und Immunglobulinen: Kein Vorteil gegenüber Monotherapie.

Cave: Glukokortikoide sind beim GBS relativ kontraindiziert!

▶ **Therapiestrategien bei Komplikationen:**

- Hypertonie: z. B. Clonidin (S. 705).
- Tachykardie: z. B. Propanolol.
- Rhythmusstörungen: Passagerer Schrittmacher (S. 165).

Prognose

- Restitutio ad integrum bis 70 %, schwere Residualsyndrome 15 %. Rezidive ca. 4 %.
- Chronifizierung in Richtung CIDP ca. 10 %.
- Prädiktoren für schlechte Prognose: Höheres Alter, rapide Entwicklung der Paresen, Beatmungspflichtigkeit, Hinweise auf axonale Läsion im EMG, NLG.

35.15 Myasthene Syndrome

J. B. Kuramatsu, H. B. Huttner

Myasthenia gravis

- **Definitionen**:
  - Autoimmunerkrankung, charakterisiert durch eine vorschnelle Ermüdbarkeit der Muskulatur mit verzögerter und nicht ausreichender Erholung.
  - *Myasthene Krise:* Akut lebensbedrohliche Situation mir respiratorischer Insuffizienz.
- **Ätiologie:**
  - Autoimmunerkrankung: Antikörper gegen postsynaptische Acetylcholinrezeptoren an der neuromuskulären Endplatte (AK positiv 80–90 %; Anti-AChR, Anti-MuSK s. u.).
  - Prävalenz: 150–200/100 000; Frauen > Männer, bimodale Altersverteilung (20–30 Jahre und 60–80 Jahre).
  - Medikamentös induzierte Formen möglich.
  - Oft kombiniert mit anderen Autoimmunerkrankungen (Thymushyperplasie (60–70 %), Thymom (10–12 %), Hyper-/Hypothyreose, Polyarthritis).
- **Pathophysiologie**: Zahl postsynaptischer Acetylcholinrezeptoren ↓ → Endplattenpotenzial ↓ → klinisch rasche Ermüdbarkeit und Muskelschwäche.
- **Klinik:**
  - Frühzeitige belastungsabhängige Schwäche der Willkürmuskulatur, besonders der proximalen Muskeln.
  - Symptome häufig fluktuierend aber progredient im Verlauf des Tages, abends und nach Belastung am ausgeprägtesten.
  - Initial oft Ptose; Doppelbilder.
  - Näselnde Sprache mit Dysarthrie; Kauschwäche.
  - Schluckstörungen.
  - Proximale Paresen.
  - Später dauerhafte Paresen.
  - Verstärkung der Symptome durch Infektion, Hitze, Stress, Schwangerschaft, Medikamente (Tab. 35.11).
- **Komplikationen:**
  - *Myasthene Krise:* Rasch zunehmende Schwäche, bes. der Atemmuskulatur mit Atemstörung, Schwitzen, Unruhe, weite Pupillen, Tachykardie.
  - *Cholinerge Krise:* Überdosierung von Cholinesterasehemmern (enge Pupillen, Bradykardie, Augentränen, gerötete Haut, Verschleimung, Speichelfluss, Kopfschmerzen, Unruhe, Verwirrtheit).
- **Diagnostik:**
  - Anamnese.
  - *Provokationstest:*
    - Simpson-Test → Ptose beim Blick nach oben nach ca. 1–2 min.
    - Tensilon-Test: 1 ml = 10 mg Tensilon + 9 ml NaCl 0,9 % aufziehen. Zunächst Testdosis 2 mg = 2 ml Tensilon i. v., nach 1 min bei Verträglichkeit (***Cave:*** Bradykardie, Bronchokonstriktion, Speichelsekretion ↑) Restdosis von 8 mg = 8 ml i. v. in

Intervallen (2 mg/60 s), Verbesserung der Muskelschwäche, z. B. Doppelbilder und Ptose, nach 30–45 s. Als Antidot 1 Amp. Atropin bereithalten!
  - Vorhalteversuche → Einteilung nach standardisiertem Schema (z. B. Besinger-Score).
- *Labor:* ACh-Rezeptor-Antikörper (positiv bei 80–90 % der Patienten mit generalisierter Myasthenie), MuSK-Antikörper (muskelspezifische Tyrosinkinase; positiv bei 38–50 % der Patienten mit generalisierter Myasthenie) → geeignet zur Beurteilung des intraindividuellen Krankheitsverlaufes und Therapiekontrolle. Seronegative Myasthenie in 6–12 % der Fälle häufig nur okuläre Beteiligung.
- *EMG (repetitive Reizung):* Bei Serienreizung peripherer Nerven Abnahme der Muskelsummenaktionspotenziale um mehr als 10 % (Dekrement).
- *Thorakales CT oder MRT* zur Diagnose von Thymuspathologien (bei ca. 75 % der Patienten vorhanden [davon Hyperplasie 85 %, Thymom 15 %]).

▶ **Differenzialdiagnosen:**
- Okuläre oder okulopharyngeale Muskeldystrophie: Klinik ähnlich, keine Belastungsabhängigkeit, keine Antikörper.
- Okuläre Myositis: Akuter Beginn, Augenmuskelparesen, erhöhte BSG.
- Endokrine Orbitopathien.
- Kearns-Sayre-Syndrom (pigmentierte Retina, AV-Block).
- Hirnstamm- oder Hirnnervenläsionen (zerebrale Bildgebung).
- Botulismus mit Erbrechen, Doppelbildern, Okulomotoriusparese, Schluckstörungen.

▶ **Therapie der generalisierten Myasthenie:**
- *Cholinesterasehemmer:* **Pyridostigmin**, **Prostigmin**, nach Wirkung dosieren. **Beginn z. B. mit Mestinon 3–4 × 60 mg/d p. o. (max. 360 mg;** ***Cave:*** Cholinerge Krise bei > 300 mg/d!**) oder 3–4 × 2–3 mg/d i. v. (max. 12 mg/d),** *Faustregel:* 1 mg i. v. ≙ 30 mg p. o.
- *Dämpfung des Autoimmunprozesses:*
  - Immunsuppressiva, z. B. **Azathioprin (z. B. Imurek) 2–3 mg/kg KG + Prednison (z. B. Decortin) 20–100 mg** *oder* **Cyclophosphamid** initial 2 mg/kg KG *oder* **Ciclosporin** initial 3–4 mg/kg KG; Eindosierungsschemata beachten, mindestens über 2 Jahre, danach langsam absetzen. ***Cave:*** Langzeittherapie (Schwangerschaft, Lymphome, Infektionen).

  Beachte: Ciclosporin in Kombination mit Kortison nur im äußersten Bedarfsfall, sonst immer Azathioprin (1.Wahl)!
  - Thymektomie (bei früzeitiger Diagnosestellung, gute Langzeit-Prognose).
  - Plasmapherese (bei schwerer generalisierter Myasthenie): 5 Plasmapheresen in 10 d mit je mind. 2 l Austauschvolumen.
  - **Immunglobuline (z. B. Venimmun, Sandoglobulin): 30 g/d i. v. (0,4 g/kg KG) für 5 d.**

▶ **Vorgehen bei myasthener und cholinerger Krise:**
- Schwierige Differenzierung! Tensilon-Test zum Ausschluss einer cholinergen Krise (s. o.).
- *Allgemeine Maßnahmen:* Intensivstation, bei Atemlähmung maschinelle Beatmung (niedrige Intubationsschwelle!), orale Cholinesterasehemmer absetzen (→ i. v. geben). Bronchialtoilette, Atemtherapie, Thromboseprophylaxe wichitg!, frühzeitige Tracheotomie erwägen (Extubationsversagen häufig), Myasthenia Gravis Composite (MGC) Scale für das klinische Monitoring.
- *Speziell bei myasthener Krise:*
  - Hochdosiert Kortison **(Prednison 1 000 mg/d i. v.)**, Plasmapherese.
  - **Mestinon i. v.: Beginn mit 8–12 mg/d, nach klinischem Effekt bis auf 24 mg/d steigern (2 mg i. v. ≈ 60 mg der oralen Dosis Pyridostigmin).**
- *Speziell bei cholinerger Krise:* **Atropin 2–6 mg i. v. alle 4–6 h.**

Tab. 35.11 • **Myasthenieverstärkende Medikamente und Alternativen.**

Symptomverstärkung	Alternativen
Aminoglykoside	Cephalosporine
Fluorchinolone	Piperacillin
Makrolide	Penicilline
Polymyxine	Penicilline
Sulfonamide	Gyrasehemmer
Tetrazykline	Tuberkulostatika
Phenytoin	Carbamazepin
Gabapentin	Carbamazepin
Barbiturate	Valproinsäure
Benzodiazepine	Thioridazin (z. B. Melleril)
Neuroleptika (niedrigpotent) trizyklische Antidepressiva	Promethazin (z. B. Atosil), Chloralhydrat (z. B. Chloraldurat)
orale Kontrazeptiva	-
Kortison	nur unter Kontrolle erlaubt
β-Blocker (Augentropfen!)	Urapidil
Kalziumanatgonisten	Urapidil
Lidocain	-
Ajmalin	Digitalis
Amantadin	L-Dopa
Furosemid, Triamteren, Azetazolamid	-

Lambert-Eaton-Syndrom

- **Definition, Ätiologie:** Seltene Autoimmunerkrankung mit Antikörpern gegen Kalzium-Kanäle der präsynaptischen Membran. Meist als Paraneoplasie (kleinzelliges Bronchial-Karzinom in bis zu 84 % der Fälle) oder bei Autoimmunerkrankungen.
- **Klinik:**
  - Proximale und beinbetonte Muskelschwäche (Gangstörungen).
  - Autonome Dysfunktion (Mundtrockenheit, Impotenz).
  - Abgeschwächte Sehnenreflexe, Areflexie.
  - Ptose, Schluckstörungen, Muskelschmerzen.
  - Respiratorische Insuffizienz selten, spät im Verlauf der Erkrankung.
- **Diagnostik:**
  - Tensilontest: Meist nicht so eindeutig wie bei Myasthenie.
  - Paradoxe Lidelevation (nach Simpson-Test); Postaktivationsbahnung (Areflexie → Reflex).
  - EMG mit hochfrequenter Serienreizung (Kimura-Test): *Inkrement* bei niedrigen Potenzialen.
  - Labor: Antikörper gegen Kalzium-Kanäle (Anti-VGCC-AK in 85–95 % Fälle).
  - *Tumorsuche!*
- **Therapie:**
  - Intensive Diagnostik und Therapie der Neoplasie.
  - **3,4-Diaminopyridin** (Verbesserung der neuromuskulären Übertragung und Verlängerung des Aktionspotentials), Dosis einschleichen bis zu 3–4 × 10–20 mg/d p. o.

- Pyridostigmin (s. o.).
- Kortikosteroide, z. B. **Prednison 50–100 mg/d p. o.**
- Plasmapherese und Immunsuppression wie bei Myasthenie (s. o.).

35.16 Psychische Dekompensation („Nervenzusammenbruch")

Th. R. Payk

Erregungszustand/akute Verwirrtheit

▶ **Klinik:**
- *Erregungszustand:* Massive Antriebssteigerung mit Hektik, Bewegungsdrang, Hyperkinesen und Getriebenheit, einhergehend mit affektiver Enthemmung und/oder Kontrollverlust; Schreikrämpfe, (auto-)aggressives Verhalten; im Extremfall „Tobsucht" (→ Angst, Panik, Fremd- oder Eigenaggressivität).
- *Verwirrtheit:* Störung der Orientiertheit zu Zeit, Ort, Person und/oder Situation mit Ratlosigkeit, Verlegenheit, Ängstlichkeit, Angespanntheit, Verkennungen, Konfabulationen; oft ziellose Umtriebigkeit bis hin zur Erregtheit; Aggressivität, unabsichtliche Selbstbeschädigung.

▶ **Ätiologie:**
- *Organische Ursachen:* Intoxikation, Rauschzustände (Alkohol, Drogen, Medikamente), Demenz, starke Schmerzen, Infarkt bzw. Angina pectoris, ZNS-Erkrankung (z. B. zerebrovaskulär, epileptisch (postiktal), infektiös, raumfordernd, hirntraumatisch), endokrine oder Stoffwechselentgleisung (z. B. Hyper-/Hypoglykämie, Hyperthyreose).
- *Psychiatrische Ursachen:* Panikattacke, akute (schizophrene) Psychose, Manie (bei affektiver Erkrankung), agitierte Depression, Überforderungsreaktion (bei Intelligenzminderung), Psychotraumatisierung bzw. erheblicher psychosozialer bzw. emotionaler Stress, Persönlichkeitsstörung.

▶ **Diagnostik:**
- *Anamnese:* Beginn, Auslöser, Umgebung, Verlauf, Grunderkrankungen. Medikamente, Alkohol, Drogen? *Fremdanamnese!*
- *Psychopathologischer Befund:* Veränderungen des Bewusstseins, der Motorik, Mimik, Sprache bzw. des Sprechens, Hyperventilation? Gesamtverhalten?
- *Körperlicher Befund* (evtl. mit Sedierung [s. u.]; *Cave:* Bewusstseinstrübung!)
- *Routinelabor sowie* stets Drogen- und Medikamentenscreening (Teststreifen), Alco-Test.
- Bei V. a. auf entzündliche ZNS-Erkrankung: *Lumbalpunktion* (S. 112).
- *CT* bzw. *kranielles MRT* bei V. a. hirnorganischen Prozess.
- *EEG* (Anfallsäquivalente?), *Dopplersonografie* (Karotisstenose?).

▶ **Differenzialdiagnose:**
- Delir bzw. Prädelir (S. 567).
- Wernicke-Enzephalopathie (Alkoholanamnese, Nystagmus, Augenmuskelparesen, zerebelläre Ataxie, vegetative Dysregulation).
- Korsakow-Syndrom (Merkfähigkeitsstörung, Desorientiertheit, Konfabulationen)
- Transitorische globale Amnesie (TGA; vorübergehende ausgeprägte Störung des Kurzzeitgedächtnisses mit Ratlosigkeit, Perseverationen und nachfolgender Amnesie. Ätiologie meist vaskulär).

▶ **Therapie:**
- *Allgemein:* Ruhiges und sicheres Auftreten, Beruhigen („Talking down"), stationäre Aufnahme mit psychiatrischem Konsil. Überwachung, engmaschige Verlaufskontrolle. Zügig Grunderkrankung behandeln (s. o.).

Achtung: Bei selbst- oder fremdgefährdendem Verhalten ohne Krankheitseinsicht notfalls gesetzliche Unterbringung einleiten.

- *Medikamentös:*
  - Primär **Benzodiazepine, z. B. Lorazepam (2–4 mg** *oder* **Diazepam [5–10 mg] parenteral)** – bei unzureichender Wirkung nach 30–60 min wiederholen; **Maximaldosis Lorazepam 6 mg/d bzw. Diazepam 30 mg/d**.
  - Bei Psychosen vorrangig Antipsychotika wie z. B. **Haloperidol 5 mg i. v./i. m. (max. 20–30 mg/d)** *oder* **Clopenthixol 25–50 mg i. m. (max. 50–100 mg/d)** *oder* **Levomepromazin 50 mg i. v./i. m. (max. 100 mg/d)** *oder* **Promazin 50–100 mg i. m. (max. 150 mg/d).**

  Cave: Benzodiazepine sind bei Intoxikationen mit Alkohol, Drogen oder Medikamenten kontraindiziert! Mittel der Wahl am ehesten hochpotente, wenig dämpfende Antipsychotika (z. B. parenteral Haloperidol, Flupentixol, Perazin, Zuclopenthixol).

Suizidversuch/Selbstbeschädigung

- **Klinik:** Suizidales Verhalten, autoaggressive Handlungen bzw. Selbstverletzungen, Lebensüberdruss mit Todesgedanken; Depressivität, Verzweiflung, Ratlosigkeit, Verworrenheit.
- **Ätiologie:**
  - Depression (ca. 40–60 %), Sucht (meist Alkohol ca. 20 %), Psychose (ca. 10 %), Persönlichkeitsstörung (meist Borderline ca. 5 %), Psychotraumatisierung bzw. andere, schwere psychische Belastung; Lebenskrise, Partnerverlust, emotionale Überforderung, Kränkung, Mobbing, unheilbare körperliche Erkrankung, berufliches Versagen, Insolvenz („Bilanzsuizid").
  - Soziale Risikofaktoren: Jugendliches oder höheres Alter, frühere Suizidversuche, Vereinsamung, Isolation, männl. Geschlecht, Krankheit.
- **Diagnostik/Therapie/Management:**
  - Im Rahmen einer Krisenintervention geduldige Kontaktaufnahme mit dem Ziel einer tragfähigen Vertrauensbeziehung. Klare Ansprache der Situation, jedoch keine belehrenden Äußerungen oder moralisierenden Vorhaltungen! Weiterführende Psychotherapieangebote vermitteln. **Stets psychiatrisches Konsil!**

  Cave: Rundumüberwachung in geschützter Umgebung, notfalls gesetzliche Unterbringung!
  - *Anamnese*, Fremdanamnese. Suizidrisiko einschätzen:
    - Anlass bzw. Auslöser der aktuellen Krisensituation?
    - Vorbereitende Handlungen?
    - Weiterhin Wünsche, das Leben zu beenden?
    - Selbstvernichtungsfantasien oder Todesgedanken?
    - Noch Vorstellungen über die Art des geplanten Suizids?
    - Bereits früher (wiederholt) lebensmüde Gedanken und Suizidversuche?
    - Behandlungen wegen psychischer Störungen?
    - Soziale Situation, private u. berufliche Lebensumstände?
    - Alkohol-, Medikamenten-, Drogenkonsum?
  - *Medikamentös:*
    - *Dämpfendes Antidepressivum,* z. B. **Amitriptylin (50 mg) oder Doxepin (50–75 mg) oder Mirtazapin (15–30 mg) parenteral,** ggf. kombiniert mit *Benzodiazepin,* z. B. **Diazepam (1–2 mg)** *oder* **Lorazepam (1–2 mg) parenteral**.
    - Nach Stabilisierung evtl. Wechsel auf eher aktivierendes Medikament, z. B. **Citalopram (10–20 mg).**

    Cave: Einleitung bzw. Fortführung der psychologischen Betreuung bzw. Psychotherapie unerlässlich!
    - Bei psychotischer Suizidalität: Zusätzlich dämpfendes Antipsychotikum z. B. **Promazin (50 mg) oder Chlorprothixen (50 mg) oder Fluphenazin (10 mg) parenteral,** evtl. in Verbindung mit Benzodiazepinpräparat.

Stupor/Katatonie

- **Klinik:** Reglosigkeit, motorische Erstarrung. Mutismus.
- **Ätiologie:**
  - Akute Psychose: Katatoner Stupor mit extremer Angespanntheit, Haltungsverharren, Katalepsie, schwerer Sprechhemmung, Rigor.
  - Schwere Depression: Depressiver Stupor mit Apathie, Teilnahmslosigkeit, Rückzug, Verweigerung, Sprache allenfalls leise, flüsternd.
  - Schweres psychisches Trauma (posttraumatische Belastungsstörung): Panik, Ratlosigkeit, Verwirrtheit, Zittern, Apathie. Histrionische (hysterische) Verhaltensstörung.
- **Diagnostik:**
  - *Psychostatus:* Bewegungslosigkeit, Amimie, Schweigen.
  - *Körperliche Untersuchung,* Labordiagnostik, bildgebende Verfahren. **Psychiatrisches Konsil!**
- **Differenzialdiagnose:**
  - Schwere Intoxikation, Drogenrausch.
  - Malignes neuroleptisches Syndrom (unter Behandlung mit konventionellen Antipsychotika: Rigor, Stupor, Bewusstseinsstörungen, veg. Störungen).
  - Enzephalitis, Hirnblutung, Hirntrauma.
  - Akinetische Krise bei Morbus Parkinson.
  - Schwere Stoffwechselentgleisung mit Bewusstseinstrübung
  - Angsterkrankung mit Panikattacken.
- **Therapie:**
  - Rundumüberwachung (evtl. Sitzwache), engmaschige Verlaufskontrolle. Sicherung der Vitalfunktionen. Thrombose- und Dekubitusprophylaxe.
  - Behandlung der Grunderkrankung.
  - *Bei katatonem Stupor (Psychose):* Antipsychotika wie z. B. **Haloperidol (5–10 mg)** oder **Fluphenazin (10 mg)** oder **Zuclopenthixol (40 mg) parenteral, evtl. in Kombination mit (2–4 mg) Lorazepam,** bedarfsweise mehrmals täglich. ***Cave:*** Antipsychotika sind beim malignen neuroleptischen Syndrom kontraindiziert!
  - *Bei depressivem Stupor:* Antidepressiva wie z. B. **Doxepin (25–50 mg), Clomipramin (25–50 mg), Amitryptilin (25–50 mg)** oder **Citalopram (10–20 mg)** parenteral, bedarfsweise mehrmals täglich.
  - *Bei psychogenen Ursachen* Versuch mit **Lorazepam (2 mg) parenteral oder sublingual** als Schmelztablette.

35.17 Alkoholentzugssyndrom

K. Richter, J. Bardutzky

Grundlagen

- **Definition:**
  - Psychische und physische Entzugssymptome nach Absetzen von Alkohol.
  - Ohne oder mit Delir („Delirium tremens"); selten auch unter fortgesetztem Alkoholkonsum als „Kontinuitätsdelir".
  - Beginn: 4–12 h nach Beendigung des Trinkens.
  - Höhepunkt: Ca. 2. Tag.
  - Dauer: Ca. 5–7 Tage.
- **Ätiologie:** Abrupter, gewollter oder ungewollter (z. B. bei Krankenhausaufenthalt oder interkurrenter Erkrankung) Alkoholentzug, in seltenen Fällen auch nach Alkoholexzess möglich.

Symptome, Komplikationen

- **Vegetatives Entzugssyndrom (unvollständiges Delir, „Prädelir"):** Schwitzen, Mundtrockenheit, Tachykardie, Hypertonie, Tachypnoe, Brechreiz/Durchfälle, Schlafstörungen, Tremor, psychomotorische Unruhe, Antriebssteigerung, Konzentrations- und Merkfähigkeitsstörungen, Ataxie, Nystagmus, Parästhesien, Doppelbilder, erniedrigte Krampfschwelle → Entzugsanfälle.
- **Delirium tremens** (< 5 % der Patienten): Symptome des Prädelirs + Bewusstseins- und Orientierungsstörungen, optische Halluzinationen (Insekten, kleine Tiere), Wahrnehmungsstörungen, erhöhte Suggestibilität. In bis zu 50 % der Fälle Beginn mit Grand-mal-Anfall. Unbehandelt hohe Letalität (bis 20 %).
- **Komplikationen:** Dehydratation, Hypovolämie, Elektrolytentgleisung, Herzrhythmusstörungen, Aspiration, Pneumonie, respiratorische Insuffizienz, Pankreatitis, Sepsis, zerebrale Krampfanfälle; Hyperthermie, prärenale Niereninsuffienz; Laktatazidose; Rhabdomyolyse mit Crush-Niere; erhöhte Suizidalität!

Diagnose

- Eigen- und Fremdanamnese, Suchtanamnese.
- Exakte internistische, neurologische und psychiatrische Untersuchung.
- Verlaufsbeurteilung des Entzugssyndroms mittels standardisierter Skalen, z. B. CIWA-Ar.
- **Labor:** Gamma-GT, GOT, GPT, hyperchrome Anämie?, alkalische Phosphatase, Bilirubin, Kreatinin, Elektrolyte, BZ, Entzündungszeichen, Gerinnung, Ammoniak, CK, arterielle BGA, Blutalkoholspiegel, CDT.
- **Röntgen-Thorax:** Aspiration, Pneumonie, Rippenserienfrakturen?
- **EKG:** Rhythmusstörungen (alkoholtoxische Kardiomyopathie?), Blockbilder, Ischämiezeichen?
- **CCT:** Bei V. a. SHT, Ausschluss intrazerebraler Blutung, SDH, ischämischer Infarkt, Hirntumor.
- **Liquorpunktion:** Bei V. a. Meningitis oder Enzephalitis.
- **EEG:** Bei V. a. Status epilepticus.

Differenzialdiagnose

- Intoxikation (Alkohol, Medikamente, Drogen).
- Alkoholfolgeerkrankungen: Alkoholhalluzinose, Wernicke-Korsakow-Syndrom.
- Floride schizophrene Psychose, Manie.
- Anderes Entzugssyndrom (Medikamente, Drogen).
- Pharmakogene Psychosen (z. B. L-Dopa, Anticholinergika, Antidepressiva, Glukokortikoide, Antikonvulsiva).
- Metabolische und endokrine Enzephalopathien, Hypo-/Hyperglykämie, Hypoxie, Hyperkapnie, Elektrolytstörung, Exsikkose (Laxanzien, Diuretika bei älteren Patienten), Thyreotoxikose.
- Urämie, hepatische Enzephalopathie.
- Sepsis (septische Enzephalopathie).
- Posttraumatisches hirnorganisches Syndrom, z. B. bei SHT, Kontusion, Subduralhämatom.
- Hirntumor.
- Nonkonvulsiver Status, postiktaler Zustand.
- Entzündungen des ZNS (Meningitis, Enzephalitis).
- Selten: Hyperparathyreoidismus, Addison-Syndrom, Cushing-Syndrom, malignes neuroleptisches Syndrom, maligne Hyperthermie (v. a. postoperativ), zentrales anticholinerges Syndrom.

Therapie und Prognose

- **Entzugssyndrom**: Stationäre Behandlung, in der Regel über 3–4 Wochen („qualifizierte Entzugsbehandlung").
- **Lebensbedrohliches Delir**: bei pulmonalen und kardialen Komplikationen und schwerer Bewusstseinsstörung Behandlung auf der Intensivstation!
- **Allgemeine Therapiemaßnahmen:**
  - Adäquate Überwachung.
  - Flüssigkeitsbilanzierung (bis 4 l/d unter ZVD-Kontrolle).
  - Elektrolytsubstitution (bei Hyponaträmie nur langsam ausgleichen wegen Gefahr der zentralen pontinen Myelinolyse, maximal 0,6 mmol/h).
  - **Vitamin B_1** (z. B. Betabion):
    - 50–100 mg/d i. v. zur Prophylaxe einer Wernicke-Enzephalopathie.
    - Manifester Vit. B_1-Mangel: **500 mg Vitamin B_1/100 ml NaCl 3 × /d als Kurzinfusion für 2–3 d** (Vit. B_1-Mangel bei ca. 50 % der Alkoholiker, Gefahr der Wernicke-Enzephalopathie; nie Glukose vor Vit. B_1-Gabe, sonst Symptomverschlechterung!).
  - **Vitamin B_6: 1–3 × 20–40 mg/d p. o.**
- **Medikamentöse Entzugsbehandlung:**
  - **Clomethiazol** (Mittel der 1. Wahl):
    - **Initial 2–4 Kps., dann in 2-stündigen Abständen je 2 weitere Kps. bis zu 24 Kps./d.**
    - Alternativ flexible Dosierung nach Symptomschwere mithilfe standardisierter Befundskalen, z. B. CIWA-Ar, AWS.
    - Langsames Ausschleichen um 2–4 Kps. täglich.
    - *Vorteile:* Sedierend, anxiolytisch, antikonvulsiv, vegetativ stabilisierend.
    - *Nachteile:* Bronchorrhö, Atemdepression, Hypotonie. ***Cave:*** Abhängigkeitspotenzial!
    - *Kontraindikation:* COPD, respiratorische Insuffizienz, akute Alkohol-, Tranquilizer-, Analgetikaintoxikation.
  - *Alternativ:* **Benzodiazepine:**
    - **Diazepam (z. B. Valium) initial 20–40 mg p. o., alle 2–4 h Erhöhung um 10 mg als Fixschema oder symptomgesteuerte Therapie.** In Einzelfällen deutlich höhere Dosen.
    - **Lorazepam (z. B. Tavor) 6 × 1 mg p. o. (oder bedarfsorientiert 3 x 1 mg bis 6 x 2 mg p. o.).**
    - *Bei schwerem Delir* mit der Notwendigkeit einer intensivmedizinischen Versorgung (orale Therapie unzureichend!) **Diazepam 120–140 mg i. v./d + Haloperidol 3–6 × 5(–10) mg i. v./d;** alternativ **Midazolam bis 20 mg/h + Haloperidol.**
    - *Vorteile:* Sedierend, antikonvulsiv, anxiolytisch, antagonisierbar.
    - *Nachteile:* Kumulationsgefahr bei Phase-I-metabolisierten langwirksamen Benzodiazepinen (***Cave:*** Leberfunktionsstörungen, ältere Patienten), hohes Abhängigkeitspotenzial, Atemdepression, Blutdruckabfall, Absetzphänomene, paradoxe Symptome (Agitiertheit, Unruhe).
    - *Kontraindikation:* Akute Intoxikationen (s. o.).
  - *Vergleich:* Benzodiazepine sicherer, aber als Monotherapie weniger effektiv als Clomethiazol.
  - *Grundsätzlich:* Dosierung nach Symptomatik günstiger als starre Dosisschemata.
  - **Neuroleptika:**
    - In Kombination mit Benzodiazepinen oder Clomethiazol bei halluzinatorischem Zustandsbild i. S. eines Delirium tremens.
    - Keine Monotherapie!
    - **Haloperidol (z. B. Haldol) 3–6 × 5–10 mg/d p. o/i. m./i. v. bis max. 60 mg/d.**
    - **Risperidon (Risperdal) 0,5–3 mg/d p. o. (verteilt auf 1 oder 2 Einzeldosen).**
    - *Nachteile:* Senkung der Krampfschwelle, extrapyramidalmotorische Störungen, mögliche QT-Zeit-Verlängerung.

- **Clonidin** (z. B. Catapresan):
  - Fakultativ bei sympathoadrenerger Überaktivität (Hypertonie, Tachykardie)
  - **Initial 0,025 mg i. v., Tagesdosis 0,3–4 mg.**
  - *Nachteile:* Sinusbradykardie, Blockbilder, Rebound-Phänomen (ausschleichen!).
- **Carbamazepin:**
  - Positive Datenlage bei leichten bis mittelschweren Entzugssymptomen, Zulassung jedoch nur für die Anfallsprophylaxe im Entzug.
  - **2–3 × 300 mg/d p. o. für 2 d, über 5 d ausschleichen.**
- Studien zu Baclofen, Gamma-Hydroxybuttersäure, neueren Antikonvulsiva → trotz teils positiver Ergebnisse noch keine allgemeine Empfehlung ableitbar.

Cave: Keine Behandlung mit Alkohol! (Unwirksamkeit bei manifestem Delir, geringe therapeutische Breite, keine klinischen Studien, Gefahr des „Nichtentzugs"/ Kontinuitätsdelirs, Demotivation).

▶ **Prognose:**
- Letalität des unbehandelten Delirs: 15–20 %.
- Letalität bei Frühdiagnose und rechtzeitig einsetzender Therapie: Ca. 2 %, gute kurz- und mittelfristige Prognose.

35.18 Entzugssyndrome bei Medikamenten und psychotropen Substanzen

K. Richter, J. Bardutzky

Grundlagen

▶ **Definition:** Psychische und körperliche Entzugssymptome nach Absetzen von Drogen und suchterzeugenden Medikamenten.

▶ **Ätiologie:** Entzug bzw. zu rasche Dosisreduktion von Medikamenten (Benzodiazepine, Barbiturate, Opiate, Analgetika) oder Drogen (Mischdrogen, Heroin, Kokain, MDMA, Halluzinogene, Amphetamine).

Klinik

▶ **Allgemeine psychische Entzugssymptome**: „Craving" (unkontrollierbares Verlangen nach der Substanz als Hauptsymptom der psychischen Abhängigkeit), Schlaflosigkeit, innere und psychomotorische Unruhe, Übererregbarkeit, Konzentrations- und Merkfähigkeitsstörungen, deprimierter und ängstlicher Affekt, Verwirrtheitszustand/Delir.

▶ **Allgemeine physische Entzugssymptome**: Schwitzen, Tachykardie, Hypo-/Hypertonie, Tachypnoe, Tremor, Krampfanfälle, Verwirrtheitszustand/Delir.

▶ **Spezielle Entzugssyndrome:**
- *Opioide:*
  - Zentrale noradrenerge Überaktivität. *Keine* vitale Bedrohung.
  - Beginn: 8 h (Heroin)–24 h (Methadon) nach Entzug.
  - Maximum: Heroin nach 36–48h, Methadon nach > 3 d.
  - Symptome: Dysphorie, Angst, Erregung; Schlaflosigkeit, Übelkeit und Erbrechen, Muskelschmerzen,-krämpfe, Mydriasis, Diarrhö, Fieber, Gähnen, „Gänsehaut", Schmerzen.
  - Labor: Leukozytose, Eosinopenie, BZ- und Laktatanstieg.
  - neonatales Opiatentzugssyndrom: Übererregbarkeit, vegetative und gastrointestinale Symptome, Myoklonien, Tremor, Krampfanfälle.
- *Kokain:* Vorwiegend affektiv-psychische Symptome (Dysphorie, depressive Verstimmung, Unruhe, Angst, Reizbarkeit), Erschöpfung, Alpträume, Schlaflosigkeit oder Hypersomnie, gesteigerter Appetit, psychomotorische Unruhe.

- *Amphetamine:* Craving, Rebound-Phänomene (Abgeschlagenheit, Müdigkeit, Konzentrationsstörungen, Angst, depressive Symptomatik).
- *Benzodiazepine:* Zusätzlich zur vegetativen Symptomatik Verwirrtheit, Depersonalisation/Derealisation, psychoseartige Zustände, depressiv-ängstlicher Affekt, Krampfanfälle, Oszillopsien, Fotophobie, Hyperakusis, Hypersomnie, Muskelzucken, Dysästhesien.
- *Barbiturate:* Übererregbarkeit, Angst, Tremor, Unruhe, Krämpfe, psychotisches Bild, Delir mit visuellen Halluzinationen und Alpträumen.
- *Analgetika:* Häufig Entzugskopfschmerz.

▶ **Komplikationen:**
- *Kokain/Crack:* Dyskinesien, Dystonien, Myokardischämie (Angina pectoris, Myokardinfarkt), zerebrale Ischämie infolge andauernder Vasokonstriktion, ICB, SAB. Pneumonie, Hämoptysen, Dyspnoe bei inhalativem Konsum (Crack).
- *Amphetamine:* Psychosen, Stereotypien, Fremdaggression. Somatisch: Arrhythmien, Infarkte, Hyperthermie, Rhabdomyolyse, Atemdepression, Koma.
- *Ecstasy:* Hohes Fieber, Rhabdomyolyse, disseminierte intravasale Gerinnung, Nierenversagen (ähnlich der malignen Hyperthermie), kardiovaskuläre Komplikationen, Hirnblutung, Krampfanfälle, teilweise fulminant verlaufende Hepatitis.
- *Generell:* Suizidgefahr!

Cave: Polytoxikomanie und Mischdrogen (Entzugssyndrom mehrerer Substanzen!).

Diagnostik, Differenzialdiagnose

▶ **Diagnostik:**
- Eigen- und Fremdanamnese, ausführliche Suchtanamnese.
- *Klinische Untersuchung:* Einstichstellen, Spritzenabszesse, Infektionszeichen, Hinweise für Lebererkrankung, Prellmarken, Zungenbiss, Pupillenweite.
- *Labor:* umfassendes Drogenscreening im Urin, Blutgase, Elektrolyte, Leberwerte, Myokardmarker, Gerinnung. Untersuchung auf Hepatitis B/C und HIV, Luessuchtest.
- Ggf. Ausschluss anderer Ursachen (CCT, EEG, Liquor).

▶ **Differenzialdiagnose:**
- Alkoholentzugssyndrom.
- Intoxikation (Alkohol, Medikamente, Drogen).
- Akute psychotische Störung.
- Pharmakogene Psychose.
- Metabolische und endokrine Enzephalopathie (z. B. Hypo-/Hyperglykämie, Thyreotoxikose, urämische und septische Enzephalopathie).
- Posttraumatisches hirnorganisches Syndrom, z. B. bei SHT, Kontusion, Subduralhämatom.
- Entzündungen des ZNS (Meningitis, Enzephalitis).

Therapie und Prognose

▶ **Basismaßnahmen** s. Alkoholentzugssyndrom (S. 568).

▶ **Opiatentzug:**
- *Opiatgestützt („homologer Entzug", Strategie der Wahl):*
  - **Methadon: Individuelle Dosierung, bis 40 mg/d i. d. R. ausreichend.**
  - **Levomethadon (L-Polamidon): 15–20 mg/d initial (entsprechend 3–4 ml Lsg.), Erhöhung um 5–10 mg/d bis zu einer Erhaltungsdosis von bis zu 60 mg/d.**
  - **Buprenorphin (Subutex): 6–8 mg/d sublingual;** Vorteile in der Behandlung Schwangerer.
- *Nichtopiatgestützt:* **Clonidin initial 0,15 mg p. o., bis 0,9 mg/d.** Stufenweise Reduktion nach Abklingen der Entzugssymptome. *Cave:* Unruhe, Angst, Muskelschmerzen sprechen kaum auf Clonidin an!

- *Kontraindikationen:* Herz-, Nieren- und Stoffwechselerkrankungen, Schwangerschaft.
- Zusätzlich symptomatische Therapie: Flüssigkeits- und Elektrolytsubstitution, **Loperamid 2–4 mg p. o. (max. 16 mg/d)** bei ausgeprägter Diarrhö.
- Benzodiazepine: Unterstützend im stationären Rahmen möglich; jedoch keine kontrollierten Studien; z. B. **Diazepam 5–10 mg p. o. oder langsam i. v.; Lorazepam 1–2 mg i. v.**
- *Neonatales Enzugssyndrom:* Tinctura opii, Phenobarbital, Studien zu Buprenorphin sublingual.

► **Kokain-/Amphetaminentzug:**
- Trizyklika: **Imipramin initial 3 × 25 mg/d p. o. (bis 3 × 50–75 mg langsam aufdosieren), Desipramin initial 3 × 25 mg/d p. o., Doxepin 3 × 50 mg/d p. o.**
- Bei Kokainentzug positive Fallberichte für **Amantadin (z. B. 3 × 100 mg/d p. o.).**
- Vorübergehend Benzodiazepine z. B. **Diazepam 5–10 mg p. o. oder langsam i. v.; Lorazepam 1–2 mg.**
- Bei amphetaminassoziierten psychotischen Zustandsbildern vorübergehend Neuroleptika (z. B. **Haloperidol 1–6 × 1–5 mg/d p. o./i. m./i. v. bis max. 30 mg/d).**

► **Ecstasy:** Vorübergehend Benzodiazepine z. B. **Diazepam 5–10 mg p. o. oder langsam i. v.; Lorazepam 1–2 mg** (keine Neuroleptika und Antidepressiva).

► **Bei Halluzinogenen/Flash-back-Psychosen:** *Keine* Neuroleptika!

► **Benzodiazepinentzug:**
- Stufenweise Dosisreduktion: Initial 50 % zügig, weitere 25 % langsamer absetzen. Restliche 25 % sehr langsam ausschleichen.
- Unterstützend: Trizyklika (z. B. **Imipramin 3 × 25–50 mg/d p.o, Doxepin 3 × 50 mg/d p. o.**), Antikonvulsiva (**Carbamazepin 600–900 mg/d p. o.**), Betablocker **(z. B. Metoprolol 1–2 × 50–100 mg/d p. o.).**

► **Langzeittherapie:** Multimodales Therapiekonzept (Sozio- und Psychotherapie, andere nichtmedikamentöse Verfahren).

► **Prognose:** Bei Frühdiagnose und -therapie grundsätzlich gut.

36 Polytrauma

H. C. Pape, M. Leuwer, O. Zuzan

36.1 Polytrauma

Grundlagen

- **Definitionen:**
  - *Polytrauma:* Mindestens 2 Verletzungen, von denen eine oder die Kombination aller Einzelverletzungen lebensbedrohlich ist.
  - *Barytrauma:* Einzelne lebensbedrohliche Verletzung.
- **Grundprinzipien der Therapie** („auch der späte Tod wird früh festgelegt"):
  - Frühe Intubation und Beatmung (Oxygenierung).
  - Volumentherapie (mehrere großlumige Zugänge).
  - Beachten der *„Golden Hour of Shock"* → kurze Rettungs-, Diagnostikzeiten.
  - Frühe Stabilisierung von Frakturen (Blutstillung, Schmerzbekämpfung, Vermeidung der Posttraumatischen Inflammation, Vermeidung einer Fettembolie).
- **Todesursachen und Komplikationen:** Tab. 36.1.

Tab. 36.1 • **Polytrauma-Zeitphasen (nach Trunkey).**

akuter Tod (Sekunden–Minuten)	früher Tod (Minuten–Stunden)	später Tod (Tage–Wochen)
• schwerste ZNS-Traumen • Herzverletzungen • Ruptur großer Gefäße	• epi-/subdurale Hämatome • Hämatopneumothorax • schwere Milz-/Leberzerreißungen • Beckenquetschungen • traumatische Amputation	• ARDS (Lungenversagen) • Multiorganversagen • Sepsis, SIRS

- **Versorgungsphasen des polytraumatisierten Patienten:** Tab. 36.2.

Tab. 36.2 • **Polytrauma-Versorgungsphasen (nach Tscherne).**

Versorgungsphase	Zeit	Tätigkeiten
1 Reanimationsphase	1.–3. Stunde	Aufrechterhaltung der Vitalfunktionen, Diagnostik, lebenserhaltende Sofortoperationen
2 Primärphase	3.–72. Stunde	Re-Evaluation, Intensivtherapie, Primäroperationen
3 Sekundär-/Regenerationsphase	3.–10. Tag	Intensivtherapie, rekonstruktive Operationen
4 Tertiärphase	>8. Tag	Intensivtherapie, Weaning, Mobilisation
5 Rehabilitation	je nach Dauer von Punkt 4	

1. Akutphase – Reanimation

- **Oberste Priorität = „ABC“:**
  - *A* = Atemwege freihalten.
  - *B* = Beatmung.
  - *C* = Circulation (Kreislaufstabilisierung/Blutungskontrolle).
  - *D* = Dysfunktion (neurologische Einschätzung).
  - *E* = Exposition (den Patienten entkleidet untersuchen [schützt vor Fehleinschätzung, z. B. Übersehen einer Beckeninstabilität mit einem Blutverlust von 2–5 l], aber Hypothermie vermeiden [Folie, Decken]).
  - *Hinweis:* Die Verletzungsschwere wird in 40–70 % der Fälle unterschätzt. Der Zustand des Schwerverletzten verschlechtert sich bis zum Beweis des Gegenteils!
- **Atemwege:**
  - *Oberste Priorität:* Atemwege freihalten, Aspirationsschutz, adäquate Oxygenierung und Ventilation sichern.
  - *Intubation* (S. 92), *kontrollierte Beatmung* (s. u.):
    - Atemstillstand, deutliche Bewusstseinstrübung, schweres Thoraxtrauma, Aspirationsgefahr (Mittelgesichtsfrakturen), ausgeprägter Schock (Beckenfrakturen mit klinischer Instabilität, Frakturen mehrerer langer Röhrenknochen), schweres Verletzungsmuster.
    - Im Zweifel großzügige Indikationsstellung!
    - *Achtung:* Intubation bei bewusstseinsgetrübten Patienten mit medikamentöser Unterstützung bzw. unter Narkose (S. 187).

! ***Cave: Thoraxtrauma bei Reanimation!***

- Drohender Spannungspneumothorax nach Intubation → prophylaktische Thoraxdrainage (S. 89) bei schwerem Thoraxtrauma!
- Großlumige Drainage (32 Ch.) wegen Gefahr der Verstopfung (DIC mit hoher Gerinnungsneigung).
- Lokalisation: Mittlere Axillarlinie in Höhe der Mamille.

! ***Cave: HWS-Verletzung bei Reanimation!***

- Adäquate Schmerzangabe (bei wachen Patienten)? *Typisch:* Starker Bewegungsschmerz über Dornfortsätzen bei Fraktur; geringe Schmerzen am 1. Tag bei HWS-Distorsion, oft einseitig lateral im Bereich des M. trapezius. (Bei Polytrauma mit SHT oder verminderter Reaktion auf Ansprache an HWS-Verletzung denken!)
- Manuelle „In-Line“-Stabilisierung (S. 558) bei Intubation und Lagerung!
- *Fiberoptische Intubation* (S. 97): Goldstandard bei nachgewiesener HWS-Verletzung und weniger dringlicher Intubationsindikation.

- **Beatmung:**
  - *Schema* (Erwachsene):
    - Kontrollierte Beatmung, Atemfrequenz 8–12/min, Atemzugvolumen 10 ml/kg KG.
    - FiO_2 100 %, PEEP 5 cm H_2O, I:E-Verhältnis 1:1,5 bis 1:2.
    - Anpassung nach Pulsoxymetrie und arterieller BGA.
  - *Monitoring:* Beatmungsspitzendruck (im Rettungsmittel bei fehlender Auskultationsmöglichkeit einziger früher Hinweis auf Spannungspneu), AMV.
- **Kreislaufstabilisierung und Blutstillung:**
  - Jeder polytraumatisierte Patient benötigt mindestens 3 großlumige venöse Zugänge!
  - Großzügige Volumensubstitution (Druckinfusion!).

- *Abschätzung des Volumenbedarfs:* Unfallhergang, Verletzungsmuster, RR_{syst} am Unfallort < 90 mmHg (Alarmzeichen für schwere Blutung), Kapillarfüllungszeit ↑ (Rosigfärbung nach Nagelbettdruck > 2 s), Schockindex (**Cave:** Geringe Aussagekraft), Tab. 36.3.
- *Wahl des geeigneten Volumenersatzmittels*: Siehe Kapitel Volumenersatztherapie (S. 224).
- *Katecholamine:*
  - Periphere Vasokonstriktion erhöht Risiko für Ischämie-Reperfusionsschäden + Schockfolgeerkrankungen (generalisierter Kapillarschaden mit ARDS und MOV).
  - U. U. bei polytraumatisierten Patienten mit SHT, da arterieller Mitteldruck zur Aufrechterhaltung eines ausreichenden zerebralen Perfusionsdrucks nicht absinken darf.

Tab. 36.3 • **Blutverluste bei Verletzungen.**

Körperregion	Verletzung	Blutverlust (Richtwerte)
Thorax	Rippenserienfrakturen mit Hämatothorax	1–3 l bis Verbluten (Pulmonalgefäße)
Abdomen	Milz-, Leberverletzungen	1 l bis Verbluten (V. cava)
Becken	bei Instabilität (a.-p. Kompression)	2 l bis Verbluten (Plexus sacralis)
Extremitätenfrakturen	Oberarm	100–800 ml
	Unterarm	50–400 ml
	Oberschenkel	600–2 000 ml
	Unterschenkel	200–1 000 ml

▶ **Interventionen:**
- Vor Ausschluss einer HWS-Verletzung immer Immobilisation mit Halskrause!
- Bei schwerem Thoraxtrauma prophylaktische Thoraxdrainage (s. Infokasten).
- Reposition von Frakturen so früh wie möglich, auch am Unfallort, sonst Gefahr starker Weichteilschäden + Kompartmentsyndrom bzw. Gefäß-Nerven-Schäden.
- Offene Wunden verbinden (Verbände bis in den OP belassen).

▶ **„Lebenserhaltende Sofortoperation":**
- *Kontrolle einer Massenblutung* (= durch Volumentherapie nicht kontrollierbarer RR-Abfall):
  - *Intraabdominal* → Laparotomie.
  - *Retroperitoneal* (durch sakrale Venenplexus bei Beckeninstabilität) → Anlage einer Beckenzwinge in der Notfallaufnahme.
  - *Intrathorakal* → Notfallthorakotomie.
- *Intrakraniale Hämatome* mit drohender Einklemmung → Neurochirurgie!

2 a. Primärphase – Notaufnahme

▶ **Basismaßnahmen:**
- *Klinische Untersuchung:* Bewusstseinslage (GCS, Tab. 35.2), Pupillenreaktion, Thorax- und Beckenstabilität (Patienten vorsichtig umdrehen → WS-Verletzung?), Körperöffnungen untersuchen (z. B. Rektumeinriss?).
- Monitoring: EKG, Pulsoxymetrie, Blutdruck.
- Intubation bzw. Prüfung/Korrektur der Tubusposition.
- Großlumige periphere Zugänge. Falls ungenügend → Schleuse bzw. Shaldon-Katheter in Seldinger-Technik (z. B. V. jugularis int., V. femoralis).
- Arterieller Zugang zur kontinuierlichen RR-Messung und BGA-Kontrolle.
- *Labor:* Arterielle BGA, BB, Blutgruppe, Gerinnung, Elektrolyte, BZ.

- Röntgen-Thorax.
- Ultraschall Abdomen (wird parallel durchgeführt).
- Ganzkörper-CT (Schädel, HWS, Thorax, Abdomen, Becken).

▶ **Erweiterte Maßnahmen:**

- ZVK (elektiv!).
- Magensonde.
- Blasenkatheter (Hämaturie, Urinausscheidung), Körpertemperatur rektal.
- Transfusionstherapie (S. 229) nach Labor bzw. geschätztem Blutverlust.
- Korrektur von Säure-Basen- und Elektrolythaushalt (S. 444) nach BGA und Labor.

Hinweis: Immer *Abdomen-Kontrollsonografie* vor Primäreingriff (= vor Verlassen der Notaufnahme), da Nachweis oder Zunahme freier Flüssigkeit oft erst nach Volumentherapie!

▶ **Erweiterte Diagnostik** (keine lebensrettende Sofortoperation [s. o.] nötig):

- Falls kein Ganzkörper-CT verfügbar: Röntgen der HWS (a. p., lateral und Dens-Zielaufnahme). Ggf. „Schwimmer"-Aufnahme zur Darstellung von C 7. Röntgen von BWS und LWS a. p. und lateral. Beckübersicht a. p.
- Röntgen der Extremitäten.
- Angiografie bei Anhalt für Gefäßverletzungen.

Hinweis: „Nach Beseitigung der lebensgefährlichen Blutungen und Sicherung der Vitalfunktionen hat die Abklärung eventueller intrazerebraler Verletzungen höchste Priorität." Patienteneinteilung nach Kategorie: stable/borderline/unstable/in extremis (Pape et al. 2009, JAAOS).

▶ **Operative Versorgung:**

- *„Primäreingriffe", Day-one-Surgery:*
  - Intrazerebrale Verletzung (epidurales/subdurales Hämatom).
  - Organverletzungen (Darm wegen Gefrahr Peritonitis). Milz/Leber nur bei stärkerer Blutung.
  - Kompartmentsyndrom: Spaltung aller Muskellogen/intubierte Pat. immer Druck messen!
  - Einengung des Spinalkanals (zunehmende neurologische Symptomatik).
  - Frakturstabilisierung (Prioritäten: Tibia > Femur > Becken > Wirbelsäule > obere Extremität).
  - Schienung von Mittelgesichtsverletzungen.
- *Gefäßverletzungen der Extremitäten:*
  - *Keine* Rekonstruktion bei *a)* langer Ischämiedauer > 6 h (Gefahr eines Ischämie-Reperfusionsschadens), *b)* Polytrauma mit Verletzungsschweregrad 25 Punkte nach ISS (S. 134) oder kritischem Allgemeinzustand (hohes Risiko für Multiorganversagen).
- *Amputationsverletzungen:* Bei kritischem Allgemeinzustand ist eine Replantation bei subtotaler/totaler Amputation nicht indiziert und gefährdet den Patienten.
- *Kompartmentsyndrom:*
  - *1.* Schwellung der Haut.
  - *2.* Glänzende Haut, evtl. Spannungsblasen.
  - *3.* Störung von Sensibilität (Hypästhesie), Schmerzen und Perfusion (beides Spätsymptome, außerdem beim sedierten, beatmeten Patienten von limitiertem Wert).
  - *4.* Diagnose: Sicher bei Kompartmentdruck > 40 mmHg oder Druckdifferenz $RR_{dia} - P_{Kompartment} < 30$ mmHg.

Hinweis: Ein unbehandeltes Kompartmentsyndrom erhöht die lokale Infektions- und Amputationsrate auch bei geschlossenen Verletzungen (hämatogene Streuung in nekrotische Muskulatur)!

- *Kontraindikation für primär definitive operative Versorgung* (**Cave:** Inflammatorische Reaktion durch ausgedehnte Primäroperation!):
  - Schweres Thoraxtrauma ($AIS_{Thorax} > 3$): Keine intramedulläre Stabilisierung des Oberschenkelknochens (Markraumfettembolisierung), nur Fixateur externe.

- Kritischer Allgemeinzustand: Beckenfraktur → nur Beckenzwinge; Frakturen langer Röhrenknochen → nur Fixateur externe.
- Schweres SHT: Bei Frakturen nur Fixateur externe.
- Keine *nicht lebensnotwendigen* Operationen > 6 h.

2 b. Primärphase – Intensivstation, Stabilisierung

- Fortführung und Komplettierung der in der Reanimationsphase eingeleiteten Maßnahmen.
- Wichtig: Einschlägige Erfahrung und enge interdisziplinäre Kooperation.
- **Übernahme:**
  - ***A*** Atemwege überprüfen (Beutelbeatmung und Auskultation).
  - ***B*** Beatmung initial mit hoher Sauerstoffkonzentration.
  - ***C*** Kreislauf (Hautfarbe, -temperatur, -konsistenz, Kapillarfüllung, Blutdruck, Herzfrequenz, intraoperative Urinausscheidung).
  - ***D*** Diagnosen und bisherige Maßnahmen, orientierende kraniokaudale Untersuchung.
  - *Atemwege:* Atemwegsprobleme (Tubusprobleme, Obstruktionen, Blutungen etc.)? → zunächst manuell mit Beatmungsbeutel und auskultieren. Umintubation (S. 95).
  - *Beatmung:*
    - Initial hohe O_2-Konzentration bis zur 1. arteriellen BGA, dann Anpassung zur Aufrechterhaltung eines normal pO_2.
    - Lungenprotektive Beatmung (S. 209): Druckkontrollierte Beatmung, Spitzendruck < 30–35mbar, Atemzugvolumen 6 ml/kg KG, Atemfrequenz 15–25/min, PEEP 5–15mbar.

    Beachte: Niedrige Atemzugvolumina können zu Problemen bei der CO_2-Elimination mit Hyperkapnie führen. Bei begleitendem schweren SHT mit erhöhtem intrakraniellem Druck müssen ggf. höhere Atemzugvolumina in Kauf genommen werden.

  Cave: Gefahr der Entwicklung eines Spannungspneumothorax unter Beatmung! Thoraxdrainage kann bei Umlagerung abknicken!
    - Beatmungsmuster: Initial kontrolliert wie in Reanimationsphase, Modifizierung im Verlauf.
    - Umintubation/Tracheotomie: Frühe Indikationsstellung! Hohes Risiko bei schlechter Oxygenierung (z. B. bei zusätzlichem Thoraxtrauma).
  - Transfusionstherapie (S. 229).
  - Erweitertes hämodynamisches Monitoring (z. B. Pulmonalarterienkatheter, PICCO): Persistierende instabile Hämodynamik bzw. Schock trotz aggressiver Volumentherapie und hohem ZVD (> 12 mmHg bzw. > 16 cmH_2O).

! ***Ursachen persistierender Schocksymptomatik:***
- Unerkannte Blutungsquelle, Spannungspneumothorax (S. 422).
- Massiver Hämatothorax (S. 426).
- Herzbeuteltamponade (S. 407).
- Venöse Luftembolie, systemische Luftembolie bei Lungenverletzung.
- Hohe Rückenmarksverletzung (S. 556).
- Ausgeprägte Azidose (S. 460).
- Hypothermie (S. 600).
- Mangel an ionisiertem Kalzium nach Massivtransfusion (S. 234).

- **Diagnostik:**
  - Radiologische Diagnostik ggf. komplettieren.
  - Verletzungen übersehen? → ggf. Diagnostik wiederholen/weiterführen.
  - Engmaschige Überwachung: Labor, BGA, Röntgen-Thorax, ggf. auch Abdomensonografie, Mikrobiologie (Wundabstriche, Trachealsekret etc.).
- **Medikamente:**
  - Ausreichende Analgesie und Sedierung (S. 172).
  - Frühzeitig gezielte Antibiose bei beginnenden Infektionen.
  - Prophylaktische Antibiose bei bestimmten Verletzungen (z. B. offene Frakturen).
  - Katecholamine (s. o.); z. B. **Noradrenalin** zur Aufrechterhaltung eines ausreichenden Blut-/Perfusionsdrucks und/oder **Dobutamin** (S. 713) bei vermindertem HZV.
- **Ergänzende und weiterführende Maßnahmen:**
  - Allgemeine Pflege (Prophylaxen, Bronchialtoilette, Lagern), Physiotherapie.
  - *Frühzeitiger Ernährungsaufbau:*
    - Prophylaktisch gegen Darmschleimhautatrophie, Verlust der Schutzbarriere, Translokation von Darmbakterien, Sepsis.
    - Techniken s. Kapitel Ernährungstherapie auf der Intensivstation (S. 239) und Kapitel Monitoring des Magen-Darm-Trakts (S. 102).

3. Sekundärphase – Intensivstation, rekonstruktive Eingriffe

- **Oberstes Ziel:**
  - Erhalt der Organfunktionen.
  - Vermeidung weiterer Komplikationen (v. a. des Einzel- und Multiorganversagens).
- **Therapie von Komplikationen:**
  - ARDS bzw. akutes Lungenversagen (S. 330).
  - Nierenversagen (S. 342).
  - Sepsis und Sepsissyndrom (S. 335).
  - Multiorganversagen (S. 340).
  - Koagulopathien (S. 347).
- **Operative Versorgung:**
  - *Rekonstruktive Eingriffe:* z. B. Gelenkrekonstruktion bei Frakturen/Kapselbandverletzung, sekundärer Wundverschluss nach offener Fraktur, Verfahrenswechsel (z. B. von konservativer auf operative Versorgung), Versorgung frontobasaler Schädelfrakturen, Mittelgesichts- und Kieferfrakturen, Osteosynthese der oberen Extremität.
    - Early Total Care (ETC): Intramedulläre Nagelung, offene Reposition, Verplattung.
    - Damage Control Orthopaedics (DCO): Fixateur externe, Beckenzwinge, Beckenaustamponierung.
  - *Kriterien der Operabilität in der Sekundärphase:*
    - Thrombozyten > 100 000 oder 90 000 mit steigender Tendenz.
    - Oxygenierungsindex (p_aO_2/F_iO_2) > 250.
    - Pulmonalarterieller Druck (mittel) < 24 mmHg; Atemwegsdruck (P_{max}) < 35 cmH_2O.
    - Flüssigkeitsbilanz über 48 h mind. ausgeglichen, besser negativ > 500 ml.
    - Faktor V > 68 %.
    - Fibrinogen > 1,2 g/l bzw. 3,5 µmol/l.

    ▶ ***Borderline-Patienten:*** ≥ 2 Kriterien nicht erfüllt!
  - *Vorgehen:* Abb. 36.1.

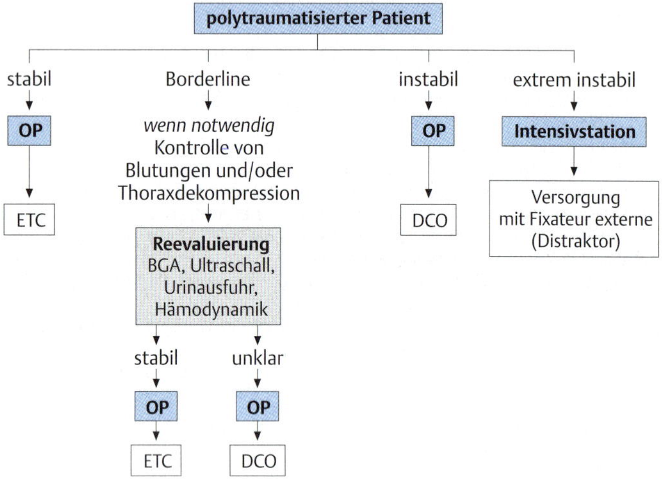

Abb. 36.1 • Versorgung des polytraumatisierten Patienten. ETC = Early total Care; DCO = Damage Control Orthopaedics.

! Cave bei Wahl des Operationszeitpunktes

- Entwicklung eines Organversagens bei Operation zum falschen (zu frühen) Zeitpunkt.
- *„Borderline"-Patient*: Schwerverletzter Patient in anscheinend klinisch stabilem Zustand, welcher nach einem ausgedehnten operativen Eingriff unerwartet ein Ein- oder Mehrorganversagen entwickelt.
- Keine größeren Sekundäreingriffe: *a)* am 2.–4. Tag nach Trauma während der „labilen Periode"; *b)* bei Patienten in unsicherem Zustand („Borderline").

4. Tertiärphase – Intensivstation, Weaning

- **Allgemein:**
  - Engmaschige Überwachung der Laborparameter (BGA!).
  - Röntgen-Thorax.
  - Ggf. Abdomensonografie.
- **Atemwege, Beatmung:**
  - Spontanatmung intensivieren (S. 203).
  - Sedativa ausschleichen.
  - Hilfreich: Frühzeitig nach Trauma Umintubation nasal oder Tracheotomie (**Cave:** Weaning-Durchgangssyndrom mit Zerbeißen eines oralen Tubus).
  - Beatmung bei pulmonalen Problemen (S. 195); Weaning (S. 212).
  - Weaning nur bei negativer Flüssigkeitsbilanz als Hinweis auf „Ausheilung" des Kapillarschadens.
- **Kreislauf** (Volumentherapie):
  - *Erweitertes hämodynamisches Monitoring (Pulmonaliskatheter, PICCO etc.):* Die Indikation zur Steuerung einer Volumentherapie muss im Einzelfall gestellt werden.
  - *Hinweis:* Verifizierung eines relativen Volumenmangels häufig nur durch erweitertes hämodynamisches Monitoring (S. 54) möglich (falsch hohe ZVD-Werte bei Fettembolie, DIC, Kapillarschaden etc.).

Intensivmedizinische Besonderheiten einzelner Verletzungsmuster

- **Schädel-Hirn-Trauma** (S. 519).
- **Spinales Trauma** (S. 556).
- **Lungenkontusion** (= Parenchymschaden durch direktes/indirektes Trauma):

Cave:

- Häufig unterschätzt, z. T. unabhängig von knöchernen Verletzungen!
- Initiale Röntgendiagnostik evtl. negativ!
- Lungenkontusion radiologisch erst nach Stunden bis zu 1 Tag nachweisbar!
- *Pathophysiologie:*
  - Bei einseitigem Auftreten kontralaterale Lunge evtl. mitbetroffen (Kapillarschaden, interstitielles Ödem).
  - Mediatorenausschüttung aus kontusioniertem Gewebe potenziert ARDS-Risiko.
- *Therapie:*
  - Frühzeitige Intubation und Beatmung mit kontinuierlich positiven Atemwegsdrücken (PEEP), niedrigen Atemzugvolumina (6 ml/kg KG), Vermeiden hoher Beatmungsspitzendrücke → Lungenprotektive Beatmung (S. 209).
  - Exakte Bilanzierung des Flüssigkeitshaushalts (Hypovolämie und Hyperhydratation vermeiden, ggf. Swan-Ganz-Katheter).
  - Lagerungstherapie (S. 212): Rotorest-Bett, Wechsellage Bauch/Rücken.

- **Pneumothorax:**
  - *Spannungspneumothorax:*
    - Beatmungsdruck ↑, Atemgeräusch ↓, respiratorische Insuffizienz, Hypotension, gestaute Halsvenen, Zyanose als Spätzeichen.
    - Therapie: Notfallmäßig Thoraxdrainage (S. 89).
  - *Hämatothorax:*
    - Großlumige Thoraxdrainage (≥ 32 Ch.)
    - Thorakotomie bei initial sehr hohem Blutverlust (> 1000–1500 ml) über die Drainage *oder* persistierendem Blutverlust > 200–300 ml/h über mehr als 4 h.
- **Herzkontusion:**
  - *Diagnostik:* Unfallmechanismus, EKG-Veränderungen (VES, Sinustachykardie, Vorhofflimmern, Schenkelblock [meist RSB], ST-Strecken-Veränderungen), Echokardiografie, hoher ZVD ohne erkennbaren Grund (V. a. Rechtsherzinsuffizienz bei Herzkontusion), Labor (Elektrolyte?).
  - *Differenzialdiagnose:* Elektrolytstörungen, Herzinfarkt.
  - *Therapie:* Keine spezifische Therapie, aber engmaschige Überwachung.
- **Traumatische Herzbeuteltamponade:**
  - *Diagnostik:* Beck-Trias (ZVD ↑, RR ↓, gedämpfte Herztöne), kleine Blutdruckamplitude, gestaute Halsvenen (kann bei Hypovolämie fehlen), Schock bis hin zur pulslosen elektrischen Aktivität = PEA (S. 158).
  - *Therapie:* Perikardpunktion (S. 77), subxiphoidal → danach auch bei erfolgreicher Punktion immer Thorakotomie und Inspektion des Herzens!
- **Aortenruptur:**
  - *Ätiologie:* Schweres Dezelerations- oder Kompressionstrauma; meist primär tödlich, nur wenige Patienten erreichen lebend das Krankenhaus (dann meist gedecktes Hämatom).
  - *Formen:*
    - Primäre Ruptur mit Blutung.
    - Aortendissektion mit Gefahr der sekundären Perforation und Blutung noch Tage nach dem Trauma.
  - *Lokalisation:*
    - Aortenisthmus distal des Abgangs der linken A. subclavia (häufig).
    - A. ascendens (selten).
    - Distale und abdominale Aorta (sehr selten).

- *Diagnostik, Befunde:*
  - Unfallmechanismus, unspezifische Symptome (Thorax- u. Rückenschmerzen, Dyspnoe).
  - Thoraxröntgen; Thorax/Abdomen-CT ggf. mit CT-Angiografie: Verbreiterung des oberen Mediastinums, Frakturen der 1. und 2. Rippe, Trachealverlagerung nach rechts, Elevation und Rechtsverlagerung des rechten Stammbronchus, Kaudalverlagerung des linken Stammbronchus (> 140°), Verlagerung des Ösophagus nach rechts (Verlauf der Magensonde), unscharfe Kontur des Aortenbogens, Verlegung des Raums zwischen Pulmonalarterie und Aorta, apikales Hämatom, linksseitiger Hämatothorax.
  - Evtl. Aortografie, transösophagealer Ultraschall.
- *Therapie:*
  - Blutdruckkontrolle: ***Cave:*** RR_{syst} nicht > 140 mmHg! (Nach Entscheidung über OP-Indikation evtl. Modifikation des Grenzwertes.)
  - Bei Dissektion verlaufsabhängig evtl. abwarten, sonst partieller Aortenersatz und evtl. -naht.

▶ **Zwerchfellruptur:**
- *Ätiologie:* Meist nach stumpfen Traumen (links > rechts).
- *Folgen:*
  - Darmnekrose durch Verlagerung in den Thoraxraum, Herniation an der Bruchlücke.
  - Kompression der Lunge mit Einschränkung der Oxygenierung.

  Cave: Das Thoraxröntgenbild kann einen Pneumo- oder Hämatothorax vortäuschen → Gefahr der Verletzung von Organen beim Legen einer Thoraxdrainage!
- *Diagnose:* Thoraxröntgen (Magensonde und ggf. abdominale Organe intrathorakal), Kontrastmitteluntersuchung.
- *Therapie:* Operation über abdominalen Zugang.

▶ **Systemische Luftembolie (selten)**:
- Eintritt von Luft in die systemische Zirkulation durch broncho-pulmonalvenöse Fistel.
- *Ursachen:* 2/3 penetrierendes Trauma, 1/3 stumpfes Thoraxtrauma.
- *Diagnostik, Befunde:* Hämodynamische Instabilität, fokale neurologische Ausfälle ohne SHT, Luft in Retinagefäßen (Funduskopie), Doppleruntersuchung von Arterien.
- *Therapie:* Sofortige Thorakotomie + Hilus der verletzten Lunge abklemmen.

▶ **Abdominaltrauma:**
- *Anamnese:* Verletzungsmechanismus und Unfallhergang, Lokalisation penetrierender Verletzungen, Gurtmarken, Hämatome als oberflächliche Hinweise auf stumpfe Verletzungen, zunehmende Schwellsymptomatik.
- *Typische Verletzungen:* Milzruptur, Leberruptur, Pankreaskontusion, Duodenalruptur, Mesoeinrisse oder Perforation von Kolon und Rektum, Zwerchfellruptur.
- *Diagnostik:*
  - Unspezifische Abdomensonografie.
  - Spezifische: CT-Abdomen.

Cave: Sekundäre Ruptur/Blutung (z. B. Milz) nach symptomfreiem Intervall möglich!
- *Komplikationen:* Peritonitis; Sepsis (S. 335); Organversagen (S. 340); Folgen direkter Organverletzungen, z. B. Pankreatitis (S. 489), Cholestase bei Gallenwegsverletzungen, Herniation/Strangulation bei unerkannter Zwerchfellruptur (s. o.) oder traumatischer Bauchwandhernie.
- *Indikationen zur Laparotomie:*
  - Hypotension bei penetrierenden Verletzungen oder stumpfem Trauma mit größeren Mengen freier Flüssigkeit.

- Peritonitis (akut oder im Verlauf).
- Rezidivierende Hypotension trotz adäquatem Volumenersatz.
- Nachweis extraluminaler Luft.
- Zwerchfellverletzung.
- Zystografischer Nachweis einer intraperitonealen Gallenblasenperforation.
- CT-Nachweis von Verletzungen an Pankreas, Gastrointestinaltrakt, Leber, Milz oder Nieren.
- Kontrastmittelaustritt bei Magen-Darm-Passage.
- Persistierende Amylaseerhöhung mit auffälligem abdominalem Befund.

• *Management:*
  - Vitalfunktionen stabilisieren, Gewebeperfusion und -oxygenierung optimieren.
  - Verletzungsmechanismus identifizieren.
  - Stets an okkulte Gefäß- und Retroperitonealverletzungen denken.
  - Engmaschige klinische Untersuchung, Änderung des Vorgehens erwägen.
  - Gezielte Diagnostik.
  - Op-Indikation frühzeitig stellen.

▶ **Beckentrauma:**

• *Akutkomplikationen:* Starker, schwer stillbarer Blutverlust.
• *Diagnostik:*
  - Klinische Untersuchung (Stabilität bei anteriorer und seitlicher Kompression, Hämatome, Extremitätenverkürzung, Verletzungen des Perineums, Makrohämaturie oder Blut aus der Harnröhrenöffnung, Hämatome der Labien bzw. des Skrotums?).
  - Konventionelle Röntgenaufnahmen.
  - Ggf. retrogrades Urogramm (z. B. bei Blutung aus der Harnröhre).
  - Angiografie, wenn trotz externer Fixierung der Blutverlust anhält.
• *Notfall-Maßnahmen bei kontinuierlichem Blutverlust:*
  - Allgemeine Schocktherapie mit Volumenersatz (S. 224) und Substitution von Blutkomponenten (S. 229).
  - Kausal: Fraktur ruhig stellen:
  - *Vordere* Instabilität (Symphysensprengung): Ventraler Fixateur externe (Primärphase).
  - *Hintere* Beckeninstabilität: Beckenzwinge (primär), gefolgt von innerer Stabilisierung über Plattenosteosynthese → erst bei Stabilität, ***Cave:*** „Borderline-Patient" (S. 578).
  - Verletzungen großer Gefäße: Operative Intervention.
  - Arterielle Blutungen: Evtl. arterielle Angiografie mit Embolisation der Blutungsquellen (abhängig von lokaler Infrastruktur und Vefügbarkeit eines interventionellen Radiologen.

37 Brandverletzung

H. A. Adams, A. Limbourg, P. M. Vogt

37.1 Epidemiologie, Pathogenese

Epidemiologie

- Überwiegend Bagatellverletzungen.
- Sinkende Inzidenz durch Prävention (Arbeitsschutz, Rauchmelder etc.).
- Häufig schwerwiegende Begleiterkrankungen und Selbstschädigungen.

Pathogenese

- Ausmaß der Hautschädigung abhängig von Temperatur, Dauer und Art der Einwirkung.
- **Ursachen**:
  - Flammeneinwirkung.
  - Verbrühung (oft Kleinkinder und Säuglinge).
  - Explosion oder Verpuffung.
  - Elektrischer Strom.
- **Pathomechanismen**:
  - *Inhalationstrauma (IHT):*
    - Inzidenz 20–30 % aller Verbrennungen.
    - Physikalisch-thermisch: Einatmung von heißen Gasen mit hitzebedingten Schleimhautschäden, meist nur obere, selten tiefe Atemwege.
    - Chemisch: Einatmung von Brandrauch mit Rußpartikeln und Lungenreizstoffen vom Sofort- oder Latenztyp (z. B. Nitrose Gase und Salzsäure) mit Schädigung der oberen und tiefen Atemwege sowie der Alveolen.
    - Toxisch: Inhalationsvergiftung durch Brandgase wie Kohlenstoffmonoxid (CO) und Zyanide (z. B. Wasserstoffzyanid, Blausäure).
  - *Thermomechanisches Kombinationstrauma*: Verkehrsunfälle, Sprung aus großer Höhe, Explosionsverletzung usw.
- **Haupttodesursache**: Brandgasinhalation mit Inhalationsvergiftung und Asphyxie.

37.2 Pathophysiologie

Allgemeine Pathophysiologie

- Lokale und systemische Störungen der Hämodynamik.
- Traumatisch-hypovolämischer Schock.
- Verlust der kutanen Schrankenfunktion:
  - Gestörte Thermoregulation.
  - Erhöhte Infektionsgefahr.

Ausmaß der Verbrennung

- **Verbrennungstiefe**: Grad I–IV (Abb. 37.1 und Tab. 37.1).
- **Ausdehnung**:
  - Neuner-Regel nach Wallace (Abb. 37.2), erstgradige Verbrennungen werden nicht berücksichtigt.
  - *1 % verbrannter Körperoberfläche (VKOF):*
    - Erwachsene: Gesamte Handfläche.
    - Kleinkind: Palmarfläche.

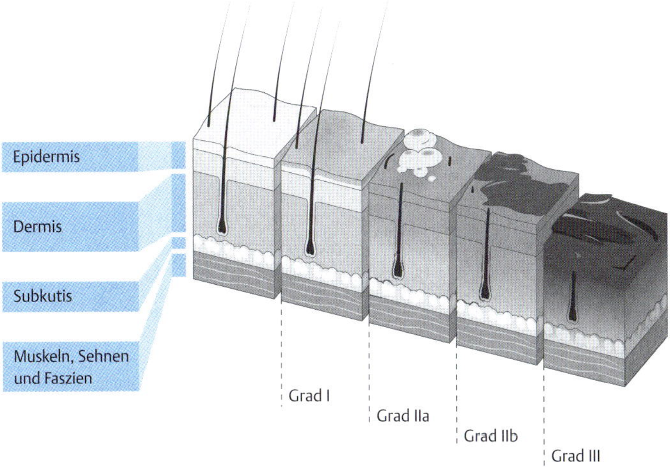

Abb. 37.1 • Bewertung der Verbrennungstiefe (aus Adams H. A. et al., Taschenatlas Notfallmedizin, Thieme 2011).

Tab. 37.1 • **Verbrennungsgrade und ihre Prognose unter aseptischen Bedingungen.**

	Grad I	**Grad II**		**Grad III (IV)**
		IIa – oberflächlich	**IIb – tief**	
betroffene Strukturen	Epidermis	oberflächliche Dermis	tiefe Dermis	komplette Dermis, subkutanes Fett, Muskulatur
Aspekt	Erythem	Erythem, Blasenbildung (feucht)	Blasenbildung (feucht)	Haut gelb-weißlich bis schwarz, hart, trocken
Sensibilität	Juckreiz, Schmerz	Schmerz	Schmerz	kein Schmerz
Nadelstichtest	Blutung	Blutung	variabel	keine Blutung
Hautanhangsgebilde	fest verankert	fest verankert	variabel	lösen sich ab
Heilung unter aseptischen Bedingungen	spontan	spontan	verzögert (länger als 2–3 Wochen)	verzögert, Ulzerationen, Narbenbildung

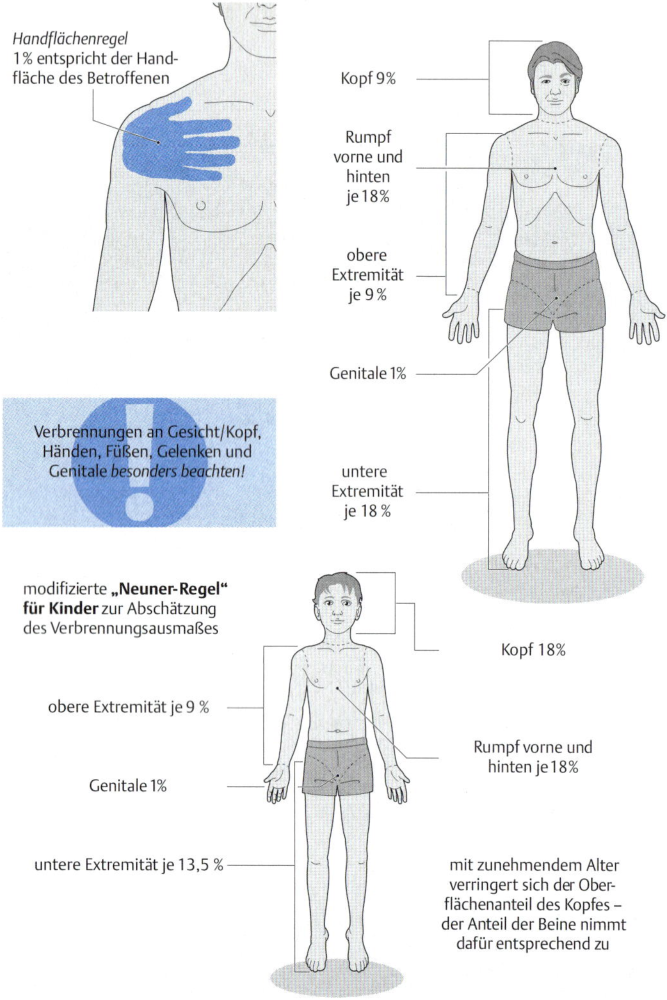

Abb. 37.2 • Bewertung der Verbrennungsausdehnung (aus Adams H. A. et al., Taschenatlas Notfallmedizin, Thieme 2011).

Traumatisch-hypovolämischer Schock

- Kritische Abnahme des zirkulierenden Plasmavolumens durch ausgedehnte Gewebeschädigung mit Mediatorenfreisetzung.
- Meist in der Frühphase (innerhalb 24–36 h).
- Schockgefahr beginnt ab 10 % VKOF (Erwachsene), bei Kindern bereits ab 5 % VKOF.

- **Pathomechanismen**:
  - Verlust von Erythrozyten und Plasmaeiweiß durch Koagulation und Gerinnung in der Wundnekrose.
  - *Lokales Verbrennungsödem* durch Störung der Kapillarschranke.
  - *Generalisiertes Verbrennungsödem (außerhalb der betroffenen Areale,* Abb. 37.3*):*
    - > 20 % VKOF (Erwachsene).
    - Enthält niedermolekulare Plasmaeiweiße wie Albumin.
    - Ursache: Mediatoreninduziertes Kapillarleck bei SIRS → kolloidosmotischer Druck ↓.
    - Verminderte intravasale Verweildauer kolloidaler Infusionslösungen mit Übertritt von Makromolekülen ins Interstitium.
    - Ödemmaximum nach 12–18 h, Abnahme nach 18–24 h.
    - Initial HZV ↓, system. Gefäßwiderstand ↑; bei septischem Bild dann HZV ↑ und system. Gefäßwiderstand ↓.

  Cave: Die traumabedingte Katecholaminfreisetzung kann einen Schockzustand kaschieren.

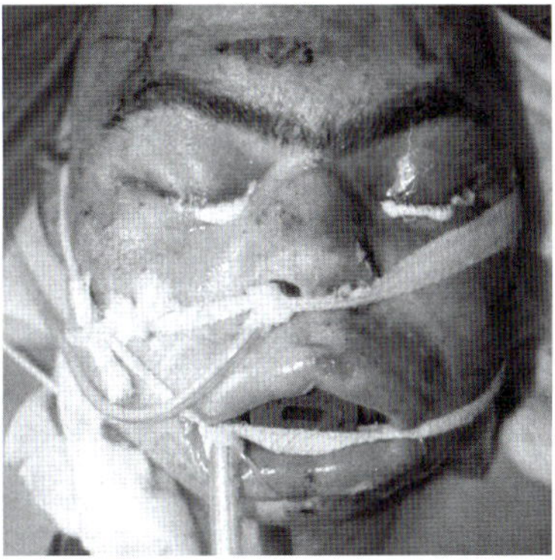

Abb. 37.3 • Patient mit generealisiertem Verbrennungsödem.

- **Weitere Folgen und Komplikationen des Verbrennungstraumas**:
  - Gerinnungsstörungen.
  - Hypermetabolismus.
  - Tubuläre Nierenschädigung.

Inhalationstrauma

- Physikalische und chemische Schädigung von Atemwegen und Alveolen durch Hitze und Rauch.
- Austritt von Plasmatranssudat in Alveolen und Interstitium.
- Systemische Effekte pulmonal freigesetzter Mediatoren.
- *Verlauf*:
  - Initial evtl. kaum Beschwerden.
  - Ggf. symptomfreies Intervall.
  - Übergang in vital bedrohlichen Zustand möglich.

37.3 Erstversorgung

Erste-Hilfe-Maßnahmen

- **Ziele**:
  - Weitere thermische Schäden verhindern.
  - Unterkühlung verhindern.
  - Wundkontamination vermeiden.
- **Maßnahmen**:
  - Kurzes Ablöschen mit Wasser oder Feuerlöscher.
  - Ersticken der Flammen durch Löschdecke oder Ausrollen des Patienten.

  Hinweis: Anhaltende Kühlung mit Leitungswasser zur Analgesie nur bei *kleinflächigen Brandverletzungen* bis ca. 5 % VKOF. Nicht bei *großflächigen Brandverletzungen* → Gefahr der Hypothermie!
  - *Oberflächliche Verätzungen:*
    - Ausgiebiges Spülen mit Wasser.
    - Auslösendes Agens sicherstellen.
  - *Wundabdeckung:*
    - Großflächig mit sterilem metallbeschichteten Brandwundenverbandtuch (lose fixieren).
    - Keine Spezialverbände (*Cave:* Auskühlung), keine Inzision drittgradiger Verbrennungen.

Basisuntersuchung, Anamnese

- **Körperliche Untersuchung**:
  - Tiefe und Ausdehnung der Brandverletzung (meist Überschätzung).
  - Begleitverletzungen (Frakturen, SHT, abdominale Verletzungen etc.).
  - Verdacht auf Inhalationstrauma/Inhalationsvergiftung bei:
    - Gesichtsverbrennungen oder -verätzungen.
    - Versengungen oder Verätzungen der Gesichts- und Kopfbehaarung.
    - Rußspuren im Oropharynx.
    - Abhusten oder Absaugen von rußhaltigem Sekret.

    Cave: Ggf. unauffälliger pulmonale Auskultationsbefund in der Frühphase (bis ca. 24 h).
- **Anamnese:**
  - Unfallhergang:
    - Begleitumstände und Traumamechanismus (Brand im Freien/im geschlossenen Raum; Explosion/Verpuffung; Sturz/Sprung aus großer Höhe; Verkehrsunfall mit Fahrzeugverformung, Heraus-/Wegschleudern und tödlichen Verletzungen anderer usw.).
  - Psychische Erkrankung mit Neigung zur Selbstschädigung, Drogenabhängigkeit.
  - Weitere Begleiterkrankungen, Medikation (Fremdanamnese!).

Sicherung der Vitalfunktionen, Transportfähigkeit

- **Grundsätzlich nach der ABCDE-Regel** (S. 573) **vorgehen.**
- **Atemwegssicherung** (vorausschauend, aber nicht generell prophylaktisch):
  - Blitzeinleitung mit **Midazolam** (bis 0,1 mg/kg KG i. v.), **Esketamin** (0,5–1,0 mg/kg KG i. v.) und **Succinylcholin** (1,5 mg/kg KG i. v.).
  - Intubation mit weitlumigem Magill-Tubus (erleichtert spätere Bronchoskopie).
- Spezifische Indikationen für **Intubation** und **Beatmung**:
  - Verbrennungen und Verätzungen im Gesichts- und Mundbereich mit Gefahr eines lokalen Ödems, Anzeichen für IHT.
  - Großflächige Verbrennungen > 20 % VKOF → generalisiertes Ödem.
  - Beatmung mit FiO_2 1,0 und PEEP 5–10 mbar bis zum Ausschluss einer CO- oder Zyanid-Vergiftung.

- Suffizienter **Wärmeerhalt** (Abdecken mit Isolierfolie, Aufheizen des Rettungsmittels usw.).
- **Flüssigkeitstherapie** (Orientierung an SAP und HR):
  - Faustformel: Erwachsene 1000 ml/h, Kinder ca. 10 ml/kg KG/h.
  - Plasmaadaptierte Kristalloide mit Azetat-Zusatz.
  - Schwere Begleitverletzungen: Therapie wie Polytrauma (S. 572), ggf. auch mit künstlichen Kolloiden. Im Einzelfall initial auch hyperosmolare Lösung.
  - Katecholamine: Ultima Ratio ist Adrenalin; *Cave:* Verstärkung der Verbrennungsnekrose (verminderte Hautdurchblutung).
- **Analgesie**:
  - **Morphin:** 0,05–0,1 mg/kg KG titrierend i. v., Dosissteigerung b. Bed.
  - **Esketamin:**
    - 0,125–0,25 mg/kg KG als Bolus i. v., evtl. Wiederholung mit halber Initialdosis.
    - Alternativ 0,3–0,5 mg/kg KG/h per infusionem (Konzentration 0,5 mg/ml) oder Spritzenpumpe (Lösung mit 25 mg/ml).
  - **Midazolam:** 0,05–0,2 mg/kg KG in Boli zu je 1–2 mg (Patient schlafend-weckbar).
- **Chemisches Inhalationstrauma**:
  - Keine prophylaktische Gabe von Glukokortikoiden.
  - Bei Dyspnoe und Bronchospasmus:
    - β_2-Mimetikum, z. B. **Fenoterol** (z. B. Berotec N 100 µg Dosier-Aerosol; Erwachsene bis 4 Hübe); evtl. Vernebelung über Maske.
    - Bei Erfolglosigkeit: β_2-Mimetikum, z. B. **Reproterol** (Bronchospasmin Injektionslösung) langsam i. v. (Erwachsene 90 µg).
    - Additiv **Theophyllin** (z. B. Bronchoparat; Initialdosis 5 mg/kg KG), bei Patienten unter Dauermedikation Dosis halbieren.
    - Glukokortikoide bei schwerem Bronchospasmus, z. B. 250 mg **Prednisolon** (Solu-Decortin H) i. v.
    - Ultima Ratio: **Adrenalin** (Suprarenin) i. v. in Boli zu 50 µg.

    Achtung: Nach gesicherter Brandrauchexposition grundsätzlich klinische Überwachung.
- **CO-Vergiftung**:
  - Vitalfunktionen sichern.
  - O_2-Zufuhr (bei Beatmung stets FiO_2 1,0), HWZ von COHb bei normobarer O_2-Zufuhr ca. 75 min.
  - *Hyperbare Oxygenierung (HBO-Therapie):*
    - Nur nach stationärer Aufnahme, unabhängig von der Höhe des COHb, insbesondere bewusstlose, neurologisch auffällige sowie schwangere Patienten.
- **Inhalative Zyanid-Vergiftung**:
  - Präklinisch nicht sicher zu diagnostizieren, bei Brandrauch meist Mischintoxikation mit CO.
  - Vitalfunktionen durch Beatmung sichern.
  - Meist keine spezifische Therapie erforderlich:

    Cave: Kein 4-Dimethylaminophenol (4-DMAP) wegen Gefahr der MetHb-Bildung.
    - Nutzen von Hydroxocobalamin (Cyanokit; Erwachsene 5 g i. v.) ist nicht gesichert.
- **Basisüberwachung:**
  - Engmaschige RR-Kontrolle.
  - Kontinuierliche EKG-Ableitung.
  - Pulsoxymetrie ($psaO_2$, HF).

    Cave: Bei Inhalationstrauma mit relevanten Konzentrationen von COHb und/oder MetHb zeigen Zwei-Wellenlängen-Pulsoxymeter (S. 81) falsche Werte an.
  - Bei Beatmung Kapnometrie/-grafie ($petCO_2$):
    - Kann spätere arterielle BGA nicht ersetzen.
    - Normoventilation bei $petCO_2$ 35–40 mmHg (valide nur bei ungestörter Ventilation und Perfusion).

Auswahl der Zielklinik

- **Indikationen** für Verlegung in ein **Brandverletztenzentrum**:
  - Verbrennungen an Gesicht, Hals, Händen, Füßen, Anogenitalregion, Achselhöhlen und über großen Gelenken.
  - Verbrennungen ≥ 15 % VKOF zweitgradig.
  - Verbrennungen ≥ 10 % VKOF drittgradig.
  - Thermomechanisches Kombinationstrauma.
  - Inhalationstrauma.
  - Relevante Vorerkrankungen.
  - Alter < 8 bzw. > 60 Jahre.
  - Elektrische Verletzungen.
- Direkter Transport von der Unfallstelle in ein Brandverletztenzentrum nur bei geringer Entfernung und nach vorheriger Anmeldung.
- Sonst Erstversorgung im Akutkrankenhaus mit anschließender koordinierter Verlegung.
- **Bettenvergabe:** Zentrale Anlaufstelle für die Vermittlung von Betten für Schwerbrandverletzte (ZA-Schwerbrandverletzte), Feuerwehr Hamburg, **Telefonnummer (040) 42 851–3 998**.

37.4 Klinische Erstversorgung im Brandverletztenzentrum

- **Übernahme:**
  - *Isolierte Brandverletzung:* Aufnahme- bzw. Erstversorgungsraum (Aufnahmebad).
  - *Kombinationstrauma:* Schockraum, traumatologische Abklärung.
  - *Cave:* Chirurgische Notfallversorgung hat Vorrang vor Versorgung der Brandverletzungen.
- **Übergabe durch den Notarzt**:
  - Gleichzeitige Übergabe an Chirurgen und Anästhesisten.
  - Zur Übergabe durch den Notarzt gehören:
    - Vermutlicher Unfallzeitpunkt, rettungsdienstliche Einsatzdaten.
    - Unfallanamnese und -mechanismus, Angaben zur Art der Hitze- und Gewalteinwirkung.
    - Initiale Befunde (inkl. neurologischem Status, Schmerzlokalisation *vor* Analgesie).
    - Vorläufige Hauptdiagnosen.
    - Therapiemaßnahmen und -erfolg.
    - Anamnese (Psychose, Substanzmissbrauch, Kontaktperson mit Telefonnummer).
    - Ein Arzt des Notfallteams bleibt beim Patienten.
- **Gewissenhafte körperliche Untersuchung**:
  - Bei Elektrounfall Strommarken identifizieren (Ein- und Austrittsstelle).
- **Tubuslage kontrollieren** (Wiederholung nach jeder Umlagerung).
- **Gefäßzugänge auf Rückläufigkeit kontrollieren.**
- **Klinische Erstversorgung:**
  - **Wegen hoher Infektionsgefahr strikte Beachtung der Hygieneregeln!**
  - Mehrlumen-ZVK (meist fünflumig, mind. ein weites Lumen erforderlich).
  - Bestimmung von ZVD und zentralvenöser O_2-Sättigung (Normalwert 70–75 %).
  - Invasive arterielle Druckmessung.
  - Blasenkatheter mit Temperaturfühler (Stundendiurese mind. 0,5 ml/kg KG).
  - Bestimmung des Körpergewichts.
  - Tetanus-Impfschutz prüfen, ggf. auffrischen.

- *Auskühlung verhindern*:
  - Erhöhung der Raumtemperatur.
  - Abdecken mit Isolierfolie.
  - Verwendung konvektiver Luftwärmedecken.
- **Reinigung und Rasur** (spezielle Behandlungswanne):
  - Warmes Wasser, desinfizierende Seifenlösung, Bürste, abrasiver Schwamm.
  - Brandblasen mit Schere und Pinzette abtragen.
  - Tiefe und Ausdehnung der Verbrennung erfassen und dokumentieren.
- **Escharotomie:**
  - Verbrennungsschorf (Eschar) durch Einschnitte entlasten, besonders an Extremitäten (Sicherung der Perfusion), Thorax (Verminderung der Thoraxrigidität) und Abdomen (Verringerung des intraabdominalen Drucks).
  - Wunden steril abdecken.
- **Bronchoskopie** nur bei V. a. Inhalationstrauma:
  - Bewertung der Atemwegsschädigung.
  - Absaugung von Ruß usw.
  - Gewinnung von Ausgangsmaterial für die mikrobiologische Diagnostik.
- **Abstriche**: Wunden, Nase, Mund, Leistenregion.
- **Labor**: Blutgruppe, Kreuzprobe, Hk, Hb, arterielle BGA, Elektrolyte, BZ, Gerinnung, Laktat, CK, CK-MB, GPT (ALT), Kreatinin, Iso-Amylase, Lipase, Troponin, Blutalkohol, Drogenscreening, Hepatitis- und HIV-Serologie.
- **Teamkoordinator** darf den Patienten nicht verlassen und sichert die Kontinuität.
- **Fotodokumentation.**

37.5 Intensivmedizinische Grundversorgung

Allgemeine Aspekte

- Der Verlauf gleicht einer Sepsis im Zeitraffer, die Therapie orientiert sich an den aktuellen Sepsisleitlinien.
- **Komplikationen:**
  - Lokale und generalisierte Ödeme → erschwerte Atemwegssicherung, Gefahr der Asphyxie.
  - Instabiler Kreislauf, stark schwankender Infusionsbedarf.
  - Wiederholte lange Operationen mit Risiken für Kreislauf und Temperaturhaushalt (→ Aufheizen von Intensivbox und OP).
  - Septische Einschwemmungen über verletzte Haut, Katheter etc.
- **Prognose** ist schwer abschätzbar und hängt ab von: VKOF, Alter, Inhalations- oder Kombinationstrauma, Vorerkrankungen (COPD, KHK, verminderte Immunkompetenz usw.), Geschlecht (z. B. Abbreviated Burn Severity Index [ABSI]).

Analgesie, Analgosedierung

- **Basisanalgesie**:
  - **Diclofenac, Metamizol (oder Paracetamol).**
  - Opioide b. Bed. z. B. **Piritramid** (Erwachsene 3,75–15 mg i. v.).
- **Analgosedierung** bei beatmeten Schwerbrandverletzten:
  - **Esketamin** (Erw. 25–125 mg/h), sympathomimetisch, katecholaminsparend, broncholytisch. Darüber hinaus wird die Motorik des Magen-Darm-Trakts im Vergleich mit Opioiden weniger beeinträchtigt.
  - **Fentanyl** (Erw. 0,1–0,4 mg/h).
  - **Midazolam** (Erw. 0,05–0,2 mg/kg KG/h), schlecht steuerbar, bedarfsadaptierte Basisinfusion oder Bolusgabe, ggf. rechtzeitiger Wechsel zu Propofol.
  - **Propofol** (*nur* ab dem 17. Lj., max. 4 mg/kg KG/h, max. 7 d).
  - **Clonidin** (Erw. 0,075–0,45 mg/h) ggf. in der Entwöhnungsphase.

- **Ggf. Sevofluran** über spezielle Beatmungsgeräte bzw. Narkosegeräte.
- Bei psychomotorischer Unruhe ggf. zusätzlich Neuroleptika, z. B. **Haloperidol.**

▶ **Analgosedierung bei schmerzhaften Maßnahmen** (Verbandwechsel usw.):
- **Esketamin** und **Midazolam** (nüchterne Patienten; erhaltene Spontanatmung).
- **Remifentanil** (S. 760) per infusionem (regelmäßig Atemwegssicherung erforderlich).

Beatmung

▶ Weitlumiger Tubus (*kein* Spiraltubus wegen ggf. erforderlicher Bronchoskopie).
▶ Sichere Fixierung und wiederholte Lagekontrolle.
▶ Reintubation und Tubuswechsel durch generalisiertes Ödem (Abb. 37.3) erschwert.
▶ Großzügige Indikationsstellung für Tracheotomie (plastisches Tracheostoma).
▶ Beatmung analog zu akutem Lungenversagen (auch bei Inhalationstrauma).
▶ Forcierte Entwöhnung (Pneumonieprophylaxe).
▶ **Medikamente**:
- **Ambroxol** (auch prophylaktisch) mindestens 1 g/d i. v., ggf. **Acetylcystein** 300 mg i. v. (2 × /d).
- Evtl. β_2-Mimetika (nur symptomatisch, nicht prophylaktisch).

▶ Strenge Indikationsstellung für weitere Bronchoskopien.
▶ Bei IHT und chronischen Lungenerkrankungen engmaschige Kontrolle und Optimierung.

Kreislauf

▶ **Geschätzter Infusionsbedarf** (zur Einleitung der Therapie)**:**
- *Parkland-Formel nach Baxter:* 4 ml × kg KG × % VKOF/24 h (Faustregel für Katastrophensituationen).
- Modifizierte *Brooke-Formel:* 2 ml × kg KG × % VKOF/24 h.

! ***Individueller Infusionsbedarf/Kreislauftherapie bei Schwerbrandverletzten: Zielgrößen und praktisches Vorgehen:***

▶ **Zielgrößen in der ersten Therapiephase:**
- Anstieg von Hb oder Hk strikt vermeiden.
- MAP > 65 mmHg, ggf. höher (alte Patienten).
- Stundendiurese mindestens 0,5 ml/kg KG.
- CVP 10–15 mmHg, ggf. 20 mmHg.
- sO_2 zentralvenös > 70 %.

▶ **Praktisches Vorgehen in Eskalationsstufen:**
1. Plasmaadaptierte Kristalloide mit Azetat-Zusatz.
2. Bei anhaltender Hypotonie ggf. Gelatine-Lösung.
3. Erweiterte Überwachung und Dobutamin.
4. Noradrenalin.
5. Adrenalin.

▶ Kolloide in den ersten 12 h möglichst vermeiden. **Ausnahme**: *Schwere Begleitverletzungen bzw. Polytrauma:* Künstliche Kolloide, ggf. hyperosmolare Lösungen.
▶ Strenge Indikationsstellung für Katecholamine:
- **Dobutamin** (S. 713)**,** z. B. Dobutrex: Bei MAP < 65 mmHg bzw. insuffizienter Diurese.
- **Noradrenalin** (S. 748)**,** z. B. Arterenol: Bei ↓ SVR.
- **Adrenalin** (S. 691)**,** z. B. Suprarenin: Als Ultima Ratio.

▶ Erweiterte hämodynamische Überwachung bei Katecholamingabe; Zielgrößen:
- CI > 3,0 l/m² KOF.
- SVRI 1200 dyn × s × cm^{-5}/m^2 KOF (arterielle Pulskonturanalyse),
- Evtl. transthorakale oder transösophageale Echokardiografie.

- **Anhebung des KOD** (nach ca. 24–36 h):
  - Humanalbumin (HA) 20 % je 4 × 100 ml über 48 h i. v.
  - Evtl. **Furosemid** 20 mg i. v.
- **Transfusion:**
  Beachte: Anhaltender Infusionsdedarf weist auf Blutverlust hin (z. B. Abdomen, Thorax).
  - **Erythrozytenkonzentrat**:
    - Ältere Patienten bzw. mit kardialen/pulmonalen Erkrankungen (Ziel-Hb > 9 g/l).
    - Bei jüngeren normovolämischen Patienten ohne relevante Vorerkrankungen können Hb-Konzentrationen von 6–7 g/dl toleriert werden.
  - **Gefrierplasma** (oder lyophilisiertes Humanplasma): PTT-Verlängerung auf 1,5-fache Norm, ↓ Quick (↑ INR), ↓ Fibrinogen.
  - **Thrombozytenkonzentrat:** Thrombozyten < 50 000/µl (*Cave:* Thrombozytenaggregationshemmer).
- Zum Erhalt der Hämostase auf Normothermie und Normokalziämie achten und Azidose vermeiden.
- Bei neu auftretenden Rhythmusstörungen **12-Kanal-EKG + Troponin** (*Cave:* Myokardinfarkt bei Multiorganversagen).

Ernährung und Magen-Darm-Trakt

- Kompartmentbildung durch generalisiertes Verbrennungsödem, intraabdominaler Druck ↑.
- **Grundsätzlich enterale Ernährung anstreben.**
- **Vorgehen**:
  - Magensonde (Aufnahmebad) → Tee.
  - Ggf. Ersatz durch Duodenalsonde mit Magendrainage.
  - Enterale Ernährung so früh wie möglich beginnen (auch bei fehlenden Darmgeräuschen).
- Parenterale Ernährung vermeiden; nur indiziert, wenn 7 d keine enterale Ernährung möglich.
- **Kalorienbedarf** (auch bei schwerer Verbrennung um 50 % VKOF): 2 500–3 000 kcal/d.
- Vitamine, Spurenelemente i. v.
- **BZ** soll 180 mg/dl (10 mmol/l) nicht überschreiten, ggf. Insulin.
- **Ulkusprophylaxe**: Omeprazol, Pantoprazol.
- **Bei Darmatonie**:
  - Bisacodyl-Supp., Natriumpicosulfat-Tropfen, Einlauf.
  - Ggf. Metoclopramid (20 mg), Neostigmin (1,5 mg) und Erythromycin (3 × 100 mg/d) i. v.

Weitere intensivmedizinische Aspekte

- Therapierefraktärer septischer Schock: **Hydrocortison** bis 300 mg/d.
- **Nierenersatzverfahren**: Intermittierende Hämodialyse, kontinuierliche veno-venöse Hämofiltration (continuous veno-venous hemofiltration; CVVH).
- **Thromboseprophylaxe**:
  - **Heparin** (niedermolekular s. c., ggf. unfraktioniert per infusionem).
  Cave: Heparininduzierte Thrombozytopenie (HIT Typ II).
- **Antibiose:** Nur nach Erregernachweis und Antibiogramm.
- Striktes Hygieneregime!
- Isolation bei resistenten Keimen.

Chirurgische Versorgung

- Abtragung der Nekrosen (Débridement, Nekrektomie).
- Schaffung eines geeigneten Wundgrundes für nachfolgende Deckung der Hautdefekte.

- Infektions- und Sepsisprophylaxe.
- **Débridement**:
  - Schichtweise tangential (bis auf die vitale Hautschicht).
  - Epifaszial (mit Abtragung der gesamten Haut und Subkutis).
  - Lokalbehandlung bei kleineren Arealen.
  - Deckung der gereinigten Wunde (autologe Spalthaut, temporär allogene oder xenogene Haut bzw. Kunsthaut).
- Risiken großer Eingriffe:
  - Massiver Blutverlust.
  - Kreislaufdepression durch Anästhetika.
  - Keimeinschwemmung mit septischem Schock.
  - Insuffizienter Volumen- und Flüssigkeitsersatz.
  - Hypothermie mit konsekutiver Gerinnungsstörung (Grenzwert 35 °C).
- OP aufheizen, Wärme an alle freien Körperstellen, erwärmte Infusionen und Transfusionen.

Interdisziplinäre Zusammenarbeit

- Konsile: Augenarzt (bei Augenbeteiligung), HNO-Arzt, Kardiologe, Neurologe.
- Konsil Psychiatrie: Prophylaxe der posttraumatischen Belastungsstörung, Exploration bei Selbstschädigung.
- Seelsorge, Sozialdienst, Selbsthilfegruppe.

38 Hyperthermie-Syndrome und Fieber

H. Ruschulte

38.1 Maligne Hyperthermie (MH)

Grundlagen

- **Definition:** Subklinische Myopathie aufgrund eines genetisch bedingten Defekts der Kalzium-Homöostase am sarkoplasmatischen Retikulum, die als lebensgefährliche, akute pharmakogenetische Erkrankung während oder nach Allgemeinanästhesie zu einem generalisierten Hypermetabolismus-Syndrom führt.
- **Epidemiologie:** Inzidenz Erwachsene 1/100 000/Jahr; Kinder 1/3 000–15 000/Jahr.
- **Ätiologie, Risikofaktoren:** Veranlagung heterogenetisch vererbt; meist autosomal-dominanter Erbgang (Risiko für Vollgeschwister 50%); Mutation des Ryanodin-Rezeptor-Gens RYR1. Neuromuskuläre Erkrankung (Inzidenz ↑).
- **Pathophysiologie:**
  - *Auslösung durch Triggersubstanzen:*
    - Depolarisierende Relaxanzien (Succinylcholin).
    - Halogenierte Inhalationsanästhetika (Desfluran, Sevofluran).
    - Fraglich präoperativer „Stress" (Angst, Schmerzen).
  - Nach Exposition mit Triggersubstanzen Anstieg der myoplasmatischen Kalziumkonzentration:
    - Aktivierung von Aktin- und Myosinfilamenten → Muskelkontraktionen.
    - Stimulation des Energieverbrauchs → Produktion von Wärme, CO_2 und Laktat.
  - Katecholaminausschüttung.
  - Untergang von Muskelgewebe.
  - Aktivierung des Gerinnungssystems.
  - Kombinierte metabolisch-respiratorische Azidose.
- **Verlaufsformen:**
  - *Abortive MH-Krise* (sog. „Possible MH") bei inkompletter oder nicht genau abgrenzbarer Symptomatik.
  - *Fulminante MH-Krise* mit zweifelsfreier (klinisch erhebbarer) Diagnose.

Klinik

- **Mögliches Warnzeichen:** Masseterspasmus nach Succinylcholin-Gabe mit erschwerter bis unmöglicher Intubation.
- **Allgemein:** Muskelrigor, fleckige Hautrötung, Hyperthermie.
- **Herz, Kreislauf:**
  - Unerklärte Tachykardie, komplexe Arrhythmien.
  - Initial ggf. hyperdyname Kreislaufsituation, im Verlauf dann hypodyname Kreislaufsituation mit Hypotonie.
- **Atmung:**
  - Zyanose, Abfall der Sauerstoffsättigung.
  - Bei Spontanatmung: Erhöhung von Atemfrequenz und Atemminutenvolumen.

  Beachte: Leitsymptom bei beatmeten Patienten ist häufig ein unerklärlicher CO_2-Anstieg – BGA, endtidale CO2-Messung (S. 82); Atemkalkverfärbung und -erwärmung am Narkosegerät.
- **Komplikationen:**
  - Herzrhythmusstörungen bis zum Herz-Kreislauf-Stillstand.
  - Elektrolytentgleisungen.
  - Rhabdomyolyse.
  - Akutes Nierenversagen (S. 342).

- Verbrauchskoagulopathie (S. 347).
- Multiorganversagen (S. 340).

Diagnostik

- **Anamnese** (Eigen- und Familienanamnese):
  - Anästhesiezwischenfälle?
  - Neuromuskuläre Erkrankungen, Myoglobinurie z. B. nach körperlicher Anstrengung?
  - „Unerklärliche" CK-Erhöhung?
- **Labor:** K^+ ↑, Ca^{2+}, exzessiver CK-Anstieg, Myoglobinämie und Myoglobinurie, Fibrinogen ↓, Thrombozyten ↓.
- **Apparative bzw. invasive Diagnostik:**

  Beachte: Bei *akuter MH* sind diese Untersuchungen ohne Bedeutung!
  - Untersuchung der MH-Neigung bzw. nach überlebter MH: Muskelbiopsie mit Halothan-Koffein-Kontraktionstest.
  - Mutationsnachweis am Ryanodin-Rezeptor-Gen.

Differenzialdiagnose

- **Hypermetabole Störungen bei anderen Erkrankungen:** Septischer Schock, thyreotoxische Krise, Porphyrie, hormonproduzierende Tumoren (Phäochromozytom).
- **Kardiopulmonale Störungen:** Bronchospasmus, Lungenembolie, allergische Reaktion.
- **Iatrogen verursachte Symptome:** Malignes neuroleptisches Syndrom = MNS (S. 595), flache Narkose, einseitige Intubation, Atelektase, Hypovolämie/Exsikkose.

Therapie

- **Prinzipien:** Elimination der Triggersubstanz, Infusion von Dantrolen, Prophylaxe bzw. Therapie von Komplikationen.
- **Monitoring:** Kapnometrie (S. 82), EKG (S. 29), arterielle Blutdruckmessung (S. 43), Körpertemperatur, Urinausscheidung.
  - Labor: Arterielle BGA, Elektrolyte, CK, Laktat, Myoglobin, Transaminasen, Blutbild, Gerinnung.
- **Elimination der Triggersubstanz:** Zufuhr volatiler Anästhetika beenden, Frischgasfluss erhöhen, Narkose und Eingriff so schnell wie möglich beenden, ggf. Anästhesie intravenös weiterführen.
- Ggf. Sedierung mit Benzodiazepin.
- **Beatmung:**
  - Sauerstoffangebot erhöhen auf $FiO_2 = 1{,}0$!
  - Atemminutenvolumen (AMV) zur CO_2-Elimination drastisch erhöhen! Unter Umständen ist ein Vielfaches des vorherigen AMV erforderlich!
- **Dantrolen-Infusion** (nur durch Dantrolen lässt sich die intrazelluläre Kalziumfreisetzung stoppen!):
  - *Initial:* Gabe nach Effekt, **meist ca. 2,5 mg/kg KG i. v.**
  - *Weiter:* **Mindestens 1 mg/kg KG i. v. alle 6 h** *oder* **10 mg/kg KG kontinuierlich über 48–72 h.**

  Achtung: Entscheidend für das Überleben des Patienten sind frühe Diagnosestellung und sofortiger Beginn der Dantrolen-Therapie: „Immediate and aggressive Therapy!"
- Ausgleich der Azidose (S. 460) und der Hyperkaliämie (S. 451).
- **Behandlung von kardiovaskulären Störungen:**
  - Ausgleich eines möglichen Volumendefizits (30 ml/kg KG in den ersten 60 min, weitere Gaben nach Urinausscheidung und Hämodynamik). Diurese bei mindestens 1,5 ml/kg KG/h halten.

  Achtung: Das in *Dantrolen* enthaltene Mannit kann durch Osmodiurese auch bei Hypovolämie noch eine Urinausscheidung bewirken!

- Bei persistierenden supraventrikulären tachykarden Arrhythmien **Esmolol (0,25 mg/kg KG repetitiv i. v.)** oder anderen β-Blocker.
- Bei persistierenden ventrikulären tachykarden Arrhythmien **Lidocain (1 mg/kg KG i. v.)** oder **Amiodaron 150–300 mg i. v.**

Cave: Keine Digitalispräparate oder Kalziumantagonisten!

- **Kühlung:** Keine Decke, kühle Lösungen i. v. (s. o.), Kältedecke, Cool-Packs/Eisbeutel.
- **Heparingabe** zur Prophylaxe/Therapie einer disseminierten intravasalen Gerinnung (S. 347) wird kontrovers diskutiert.
- **Prognose:** „Immediate aggressive Therapy" (v. a. durch Dantrolen-Infusion) bestimmt die Prognose einer malignen Hyperthermie.

Maßnahmen nach einer MH-Episode

- Patientenaufklärung und -untersuchung (s. o.).
- Familienuntersuchung.
- MH-Ausweis („Medic-Alert"-Plakette).

Prophylaxe

- **Bei erneuter Narkose:**
  - Suffiziente Prämedikation mit einem Benzodiazepin.

  Hinweis: **Dantrolen-Vorräte überprüfen!** 36 × 20 mg sollten in jeder Anästhesieabteilung bzw. -praxis stets vorrätig sein!
  - *Triggerfreie Narkose:* Verzicht auf depolarisierende Relaxanzien und volatile Anästhetika. Verwendung eines frisch aufgerüsteten Kreisteils und Respirators.
  - *Prä-, intra- und postoperative Überwachung:* EKG, Puls, Blutdruck, Temperatur, Atemminutenvolumen (Kapnometrie), BGA, CK, (Intensiv-Überwachungsbett für 24 h).
  - *Dantrolen-Prophylaxe* ist umstritten; je nach anästhesiologischer Entscheidung präoperativ 2,5 mg/kg KG i. v. (*Cave:* Gefahr der Ateminsuffizienz, keine orale Gabe).
- **Rund-um-die-Uhr-Informationsdienste bei MH-Notfällen:** Tab. 38.1.

Tab. 38.1 • **Informationsdienste bei MH-Notfällen.**

Deutschland	Österreich	Schweiz
Neuroanästhesie der Neurochirurgischen Klinik der Universität Ulm Bezirkskrankenhaus Günzburg D-89 312 Günzburg Tel. 08 221-9 600 (24-h-Hotline)	Pharmakogenetische Ambulanz, Klinische Abteilung für Spezielle Anästhesie und Schmerztherapie Medizinische Universität/AKH A-1090 Wien Tel. 0043-(0)1-40 400-6 423 (24-h-Hotline)	Abteilung Anästhesiologie Universitätsspital Basel CH-4 031 Basel Tel. 0041-(0)61-265 44 00 (24-h-Hotline)

38.2 Malignes neuroleptisches Syndrom (MNS)

Grundlagen

- **Definition:** Akute Erkrankung bei dopaminantagonistisch wirkender Medikation (v. a. Neuroleptika) bzw. dem Entzug dopaminagonistisch wirksamer Medikamente. Tritt zu 90 % während der ersten 4 Therapiewochen auf.
- **Epidemiologie:** 0,02–3,2 % aller mit Neuroleptika behandelten Patienten (ca. 2/3 Männer, 1/3 Frauen; kein bevorzugtes Alter).
- **Risikofaktoren:**
  - Neuroleptika, Carbamezepin oder Antidepressiva (Lithium, trizyklische Antidepressiva, MAO-Hemmer), v. a. bei zu hohen Initialdosen und schneller Dosissteigerung.

- Erschöpfung, Dehydratation, Überwärmung, Malnutrition.
- Psychische Erkrankungen (Katatonie, affektive Störungen).
- Vorhergehende Elektrokrampftherapie.
- Organischer Hirnschaden, konsumierende Erkrankung.
- Anamnestisch bekannte MNS-Neigung.

▶ **Pathophysiologie:** Gedrosselte dopaminerge Aktivität im zentralen und peripheren Nervensystem mit relativem Überwiegen anderer Neurotransmitter wie Serotonin und Noradrenalin.

Klinik

▶ **Hauptkriterien:** Neuroleptika-Behandlung, Hyperthermie (39–42 °C) mit Hyperhidrosis, Rigor, CK-Erhöhung.

▶ **Nebenkriterien:** Stuporös-autistische Wesensänderung, Verwirrtheit, seltener Agitiertheit; Dysarthrie, Dysphagie, Hypersalivation; Luftnot; Tremor, Inkontinenz; Kreislaufinstabilität mit tachykarden Rhythmusstörungen; Tachydyspnoe mit Zyanose; Myoglobinurie; Leukozytose; erhöhte Transaminasen; metabolische Azidose.

▶ **Komplikationen:**
- Herz-Kreislauf-Störungen, Rhythmusstörungen (bis Asystolie).
- Lungenödem (S. 377), Lungenembolie (S. 399), Aspiration (S. 412).
- Akutes Nierenversagen (S. 342), Rhabdomyolyse (S. 346), Myoglobinurie.
- Zerebrale Krampfanfälle (S. 546).

Diagnostik

Hinweis: Die Diagnose wird vor allem nach klinischen, bisher nicht einheitlich gefassten Kriterien gestellt (s. o.). Entscheidend ist, die Symptome des MNS als unerwünschte Arzneimittelwirkung zu identifizieren.

▶ **Anamnese:** Allgemein, psychiatrisch, Medikamente.

▶ **Klinik** (s. o.).

▶ **Labor:** Arterielle BGA, BB, Gerinnung, Elektrolyte, Leberenzyme, CK, Myoglobin (Serum + Urin), Katecholamine (Serum).

▶ **Infektsuche** (Syphilis, HIV).

Differenzialdiagnose

▶ **Zentralnervöse organische Erkrankungen:** Schädel-Hirn-Trauma, Mening-(oenzephal-)itis, Neurolues, Morbus Parkinson, Epilepsie bzw. Status epilepticus, Tetanie, Tetanus.

▶ **Psychiatrische Erkrankungen:** Akute febrile Katatonie (= perniziöse K.: Sehr ähnliche Symptomatik, aber gegensätzliche Therapie [Neuroleptika, Elektrokrampftherapie]! → psychiatrisches Konsil!), Serotonin-Syndrom (ähnliche klinische Präsentation, aber unterschiedliche Behandlung!) Alkoholentzugsdelir (S. 566)/Drogenentzugsdelir (S. 569).

▶ **Systemische Erkrankungen:** Hyperthyreose (S. 436), Phäochromozytom (S. 439), Porphyrie, Sepsis (S. 335), Polymyositis.

▶ **Iatrogene Störungen:** Maligne Hyperthermie (S. 593), L-Dopa-Entzug, zentrales anticholinerges Syndrom (S. 554); reagiert auf Cholinesterase-Inhibitor), gleichzeitige Gabe von MAO-Inhibitor und trizyklischen Antidepressiva.

Therapie und Prognose

▶ **Neuroleptika absetzen,** übrige Medikation auf etwaige MNS-verursachende bzw. -unterhaltende Wirkung überprüfen.

▶ **Vegetative Funktionen** überwachen und stabilisieren; Temperatursenkung (S. 594), Antipyretika sind umstritten; Flüssigkeitsbilanzierung.

▶ **Monitoring:** RR, EKG, Temperatur, Labor (BGA, Elektrolyte, CK, Myoglobin).

- **Dopaminagonisten:**
  - **Amantadin 2 × 100 mg p. o.**
  - **Bromocriptin 2 × 2,5 mg/d bis 3 × 20 mg/d p. o.**
- **Dantrolen: 0,8–1,5 mg/kg KG i. v. alle 6 h.** Auch orale Dantrolen-Gabe möglich.
- **Antikonvulsiva** bei zerebralen Krampfanfällen, z. B. Diazepam 5–20 mg i. v.
- **Elektrokrampftherapie (EKT):** Vereinzelt mit guten Resultaten, wird jedoch nicht als Standardtherapie empfohlen. Ultima Ratio bei persistierender psychotischer Symptomatik.
- **Prognose:** Letalität in neueren Studien bis zu 10 %; selten neurologische Residuen.

38.3 Hitzschlag

Grundlagen

- **Definition:** Zentrale Temperaturregulationsstörung nach Einfluss erhöhter Umgebungstemperatur und/oder schwerer körperlicher Anstrengung.
- **Begünstigende Faktoren:** Übergewicht, chronischer Alkoholabusus, Lebensalter > 50 Jahre, männliches Geschlecht, Herzinsuffizienz, Infektionen, Hauterkrankungen (Ichthyosis vulgaris), Flüssigkeits- und Elektrolytverluste durch körperliche Anstrengung, Drogen (Ecstasy), Medikamente (u. a. Diuretika, Neuroleptika, Antihistaminika).
- **Pathophysiologie:** Überschreiten der Regulationsmöglichkeiten der hypothalamischen Temperaturregulation, besonders der Wärmeabgabe → exzessiver Anstieg der Körpertemperatur → Organperfusionsstörungen mit Zellschädigung (Leber, Endothelien, Lunge, Myokard, ZNS), Rhabdomyolyse, Aktivierung des Gerinnungssystems, u. U. Multiorganversagen.

Klinik

- Hyperthermie: 41–44 °C.
- Neurologische Symptome: Unruhe, Verwirrtheit, Aphasie, Apraxie, Muskelzittern, Krampfanfälle, Bewusstlosigkeit.
- Gastrointestinale Symptome: Übelkeit, Erbrechen.
- Kardiovaskuläre Symptome: Tachykarde Rhythmusstörungen.
- Gerinnung: Disseminierte intravasale Gerinnung.

Diagnostik

- **Anamnese.**
- **Klinik und Labor:**
  - *„Klassischer" Hitzschlag:* Trockene, fahle, heiße Haut, respiratorische Alkalose, Elektrolytentgleisungen.
  - *Überanstrengungshitzschlag:* Schweißnasse, rote, heiße Haut, metabolische Azidose, Myoglobinurie, Elektrolytentgleisungen.

Therapie und Prognose

- **Prinzipien:** Temperatursenkung und symptomatische Behandlung begleitender Störungen.
- **Monitoring:** EKG, Blutdruck (kontinuierlich), Atmung, Labor (arterielle BGA, Elektrolyte, Blutbild, Gerinnung).
- **Herz, Kreislauf:** Ausgleich von Elektrolyt- und Volumenmangel, antiarrhythmische Therapie.
- Ggf. Beatmung.
- **Heparingabe** zur Prophylaxe einer DIC wird diskutiert, z. B. **50–70 IE/kg KG i. v. als Initialbolus, anschließend 5–10 IE/kg KG/h i. v. als Dauerinfusion**.
- Dantrolen (umstritten), ggf. Dosierung wie bei MH (S. 594).

- Kortikosteroide (umstritten).
- Oberflächenkühlung, Hämofiltration.
- **Prognose:** Letalität liegt in einigen Untersuchungen über 50 %; bei älteren deutlich höher als bei jüngeren Patienten.

38.4 Fieber beim Intensivpatienten

Grundlagen

- **Definition:** Fieber = Verstellung des Körpertemperatur-Sollwertes im Hypothalamus, hervorgerufen durch endogene und exogene Pyrogene.
- **Ätiologie:**
  - *Infektionen:* Bakterien, Viren, Pilze, Parasiten.
  - *Entzündungen:* Pankreatitis, chronisch-entzündliche Darmerkrankungen.
  - *Verschiedenes:*
    - Exsikkose.
    - Neoplasie, Kollagenose, Granulomatose.
    - Zentralnervöse Störungen (u. a. intrakranielle Blutung, SHT).
    - Endokrinologische Störungen: Hyperthyreose, thyreotoxische Krise.
    - Alkohol- und/oder Medikamentenentzug.
    - Hyperthermiesyndrome.
    - Lungenembolie.
    - Myokardinfarkt.
  - *Unverträglichkeitsreaktionen:*
    - Medikamente („Drug Fever"): Zytostatika, Immunsuppressiva, Amphotericin B, Interferone.
    - Impfreaktion.
    - Transfusionsreaktion, Hämolyse.
- **Lokalisation typischer Infektionen:** Chirurgische Wunden, Punktionsstellen, Atemwege, Nasennebenhöhlen, Harnwege, Gallenwege, Gastrointestinaltrakt, ZNS, Herz und Gefäßsystem, Blutstrom, Kathetermaterialien, Drainagen, Implantate.

Diagnostisches Vorgehen

- **Anamnese:**
  - Beginn, Höhe und Verlauf des Fiebers.
  - Unspezifische Symptome: Abgeschlagenheit, Gewichtsverlust, Schweißneigung.
  - Begleitsymptome je nach Organsystem (s. u.), Begleiterkrankung (s. o.).
  - Erkrankte Angehörige, Medikamente.
  - Kontakt zu gleich oder ähnlich Erkrankten, Kontakt zu Tieren.
  - Reiseanamnese.
- **Körperliche Untersuchung:**
  - *Haut:* Farbe, Temperatur, Turgor, Ödeme, Effloreszenzen, Lymphknoten.
  - *Atemwege:* Dyspnoe, Thoraxschmerz, Auswurf, Erguss, Rasselgeräusche.
  - *Herz, Kreislauf:* Pulsstatus, Blutdruck, Herzinsuffizienz, Herztöne/-geräusch, Volumenstatus.
  - *Verdauungssystem:* Ikterus; Mundhöhle, Bauchdecken (weich, elastisch, gespannt, Peritonismus?), Leber- und/oder Milzvergrößerung, Darmgeräusche, rektale Untersuchung.
  - *Urogenitalsystem:* Dysurie, Pollakisurie, Harnverfärbung, Flankenschmerz, vaginale Untersuchung.
  - *Nervensystem:* Meningismus?, Reflexstatus.
  - Augenhintergrund, Trommelfelle, Wirbelsäule.
- **Apparative Diagnostik:**
  - *Labor:* BB, Differenzial-BB, Serum-Protein- und -Elektrophorese, Transaminasen, Kreatinin, Harnstoff; Urinstatus und -sediment.

- *Mikrobiologie:*
  - Serologie: Candida-Antigen und -AK, Virologie (v. a. Herpesviren), Salmonellen, Lues.
  - Blutkultur (v. a. im Temperaturanstieg), ggf. auch Malariadiagnostik („Dicker Tropfen").
  - Besteht Verdacht auf katheterassoziierte Infektion (CABSI) Blutkultur aus peripherer Punktion und Katheterlumina. Wenn „Time to Positivity" bei Katheterblutkultur mindestens 2 h kürzer ist als bei Kultur aus peripherer Punktion, kann eine CABSI angenommen werden; ggf. genetische Überprüfung der gefundenen Organismen.
  - Material: Sputum, Trachealsekret, Bronchialsekret (zu favorisieren ist die bronchoalveoläre Lavage [BAL] als Katheter-BAL oder bronchoskopisch gewonnene BAL); Magensaft; Urin (Mittelstrahlurin, Katheterurin); Stuhl; Kathetermaterialien; Lumbalpunktion; Knochenmarkpunktion.
- *Bildgebung:* Sonografie, Endoskopie, Thorax-Röntgen, Computertomografie.

Hinweis: Neben dem überlegten Einsatz diagnostischer Maßnahmen ist die Wiederholung einzelner Untersuchungen zur Bestimmung einer Verlaufstendenz von Bedeutung.

Maßnahmen und Behandlung

- **Kausale Therapie:**
  - Antiinfektiöse Therapie, die bei geänderter Befundkonstellation angepasst wird.

  Beachte: Der antiinfektiösen Behandlung sollte stets ein Versuch der Materialgewinnung vorausgehen.
  - Ggf. chirurgische Sanierung.
- **Symptomatische Therapie:** Ausgleich eines Volumendefizits.
- **Senkung der Körpertemperatur:**
  - *Allgemein:* Fieber ist zunächst eine physiologische Reaktion des Organismus. Daher sollte die Temperatur erst ab > 39 °C gesenkt werden, um Kreislaufprobleme zu vermeiden und einen übermäßig starken Anstieg des Sauerstoffverbrauchs zu vermeiden.
  - *Medikamentös:* **Paracetamol 1–4 × 500 mg (–1 000 mg)/d p. o./i. v.** *oder* **Metamizol (bis zu 6 × 0,5–1 g i. v.).**
  - *Physikalische Maßnahmen:* Wadenwickel, Kühlpakete, Kältegebläsedecken.

  Hinweis: Die physikalische Oberflächenkühlung hat wegen physiologischer Gegenregulationen u. U. nicht den gewünschten Effekt (Vasokonstriktion, Muskelzittern), solange der Temperatursollwert im hypothalamischen Regulationszentrum auf einen höheren Wert eingestellt ist. Bei Versagen anderer temperatursenkender Maßnahmen muss jedoch eine großflächige Kühlung als Ultima Ratio durchgeführt werden.

39 Hypothermie

O. Zuzan, M. Leuwer

39.1 Hypothermie

Grundlagen

- **Definitionen:** Körperkerntemperatur von unter 35 °C.
  - Milde Hypothermie: 35–32 °C.
  - Mäßige Hypothermie: 32–28 °C.
  - Schwere Hypothermie: < 28 °C.
- **Schweizer Stadieneinteilung**:
  - Stadium I: Patient ansprechbar mit Muskelzittern (35–32 °C).
  - Stadium II: Patient bedingt ansprechbar ohne Muskelzittern (32–28 °C).
  - Stadium III: Patient nicht ansprechbar (28–24 °C).
  - Stadium IV: Atem- und Kreislaufstillstand (24–15 °C).
  - Stadium V: Tod durch irreversible Hypothermie (< 15 °C).
- **Häufige Ursachen:**
  - Ertrinkungsunfälle, alpine Unfälle.
  - Bewusstseinstrübung (Drogen, Alkohol, neurologische Erkrankungen) bei niedriger Umgebungstemperatur.
  - Polytrauma.
  - Größere und lang dauernde Operationen.
- **Pathophysiologie:**
  - *Zunehmende Irritabilität des Myokards* → Bradykardie, Überleitungsstörungen, Arrhythmien (bis hin zum Kammerflimmern).
    - *Cave:* Mechanische Stimulationen (Lagerungsmanöver, Irritation durch zentrale Venenkatheter oder Schrittmacherelektroden) können hier Kammerflimmern auslösen.
    - Der kritische Temperaturbereich für spontanes oder iatrogen induziertes Kammerflimmern beginnt unterhalb von etwa 28 °C.
  - *Kontinuierliche Abnahme der Herzfrequenz* → Herzminutenvolumen ↓ und peripherer Widerstand ↑ (Vasokonstriktion). Das Schlagvolumen wird zwar durch die Hypothermie direkt nur unwesentlich beeinflusst; häufig findet man bei akzidenteller Hypothermie jedoch auch eine Hypovolämie, die das Schlagvolumen vermindert.
  - Im Endstadium der Hypothermie kommt es zum *Kreislaufstillstand*. Entscheidend für die Prognose ist die Körperkerntemperatur (bzw. ZNS-Temperatur) bei Eintreten des Kreislaufstillstands: Sehr niedrige Körperkerntemperaturen erhöhen die Hypoxietoleranz des ZNS beträchtlich, sodass auch ein längerer Kreislaufstillstand ohne neurologische Folgen überlebt werden kann.
  - *Kalium-Shift nach intrazellulär* → Hypokaliämie. Hohe bis sehr hohe Serum-Kalium-Konzentrationen können Ausdruck einer Azidose und Zellschädigung als Folge der Asphyxie sein und auf eine schlechtere Prognose hinweisen.
  - *Zunahme der Kapillarpermeabilität* → Austritt von intravasaler Flüssigkeit aus dem Kapillarbett → Hypovolämie, Hämokonzentration, Zunahme der Blutviskosität. Dies kann zu disseminierter Thrombenbildung und Verbrauchskoagulopathie führen. Zur Hypovolämie trägt auch eine *hypothermieinduzierte Diurese* bei.

Klinik

- **ZNS:** Apathie, Dysarthrie, Halluzinationen, Pupillenerweiterung, Bewusstseinstrübung.

Hinweis: Weite und lichtstarre Pupillen sind bei Hypothermie nicht zwangsläufig Ausdruck einer schweren, irreversiblen ZNS-Schädigung!

- **Kardiovaskulär:** Initial Tachykardie, dann progressive Bradykardie, Hypotonie, Zeichen der Vasokonstriktion, supraventrikuläre und ventrikuläre Arrhythmien, EKG-Veränderungen.
- **Atmung:** Initial Tachypnoe, dann progressive Abnahme des Atemminutenvolumens, bronchiale Hypersekretion, Bronchospasmus, pulmonale Stauung mit Lungenödem.
- **Neuromuskulär:** Erhöhter Muskeltonus, Kältezittern, Hypo- bis Areflexie.
- **Komplikationen:**
  - Bewusstseinstrübung, Bewusstlosigkeit.
  - Hypoventilation, Apnoe.
  - Maligne Herzrhythmusstörungen, Kammerflimmern, Asystolie.
  - Gerinnungsstörungen.
  - Lungenödem (S. 377), ARDS (S. 330), Pneumonie (S. 413).
  - Nierenversagen (S. 342).
  - Akute Pankreatitis (S. 489).

Diagnostik und Monitoring

- **Temperaturmessung:**
  - Normale Quecksilberthermometer sind meist ungeeignet → entweder spezielle Hypothermie-Thermometer oder elektronische Temperatursonden (Vorteil: Kontinuierliche Messung möglich) verwenden.
  - Eine schnelle und relativ genaue Abschätzung der Körperkerntemperatur ist mit einem Thermistor-basierten Tympanonthermometer möglich (*wichtig:* freier Gehörgang, gute Abdichtung gegen Umgebungsluft).
  - Infrarot-Thermometer für den Gehörgang sind nicht geeignet.
  - Bei bewußtlosen und intubierten Patient empfiehlt sich die Temperaturmessung über eine ösophageale Sonde.
- **EKG:**
  - Rhythmusstörungen (< 33 °C häufig Vorhofflimmern, < 28 °C Kammerflimmern, Asystolie).
  - Unterhalb von 30–31 °C Auftreten einer sogenannten *J-Zacke bzw. Osbornzacke* (Abb. 39.1) = Nachschwankung am Übergang von QRS-Komplex zur ST-Strecke (positiver Ausschlag in den linksventrikulären Ableitungen, negativer Ausschlag in den rechtsventrikulären Ableitungen).
  - PR-Intervall ↑, QRS-Dauer ↑, QT-Intervall ↑, horizontale oder konkave ST-Streckensenkung, gelegentlich auch ST-Hebung.
- **Kreislaufüberwachung:**
  - *Blutdruckmessung:* Bei < 30 °C Körpertemperatur kann es extrem schwierig sein, einen Puls zu tasten und den Blutdruck nichtinvasiv zu messen, obwohl der Kreislauf ggf. eine den metabolischen Bedürfnissen entsprechende Perfusion gewährleistet. Daher Pulskontrolle bis zu 60 s. Wenn andere Lebenszeichen fehlen (Atmung, Bewegungen), kardiopulmonale Reanimation beginnen.
  - *Arterieller Zugang:* Empfehlenswert zum RR-Monitoring, Blutentnahmen.
  - *ZVK:* Bei der Indikationsstellung immer die Gefahr der Myokardirritation mit Auslösen von Kammerflimmern bedenken!
- **Pulsoxymetrie**: Häufig nicht aussagekräftig aufgrund ausgeprägter Vasokonstriktion.

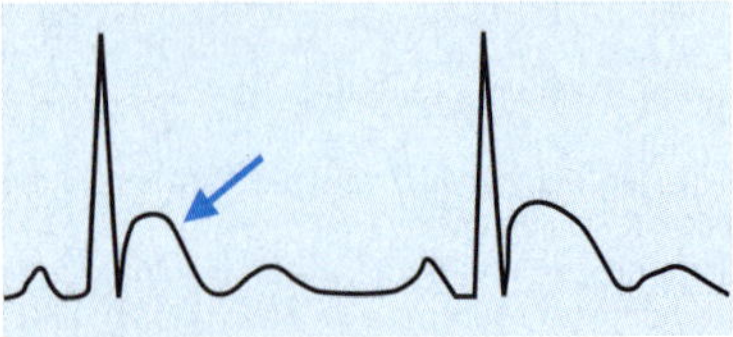

Abb. 39.1 • J-Zacke bzw. Osborn-Zacke.

- **Blutgasanalyse:** Bei der Analyse im BGA-Gerät wird die Probe auf 37 °C erwärmt. Die Werte sollten *nicht* temperaturkorrigiert werden; am Gerät wird daher 37 °C als aktuelle Patiententemperatur angegeben. Hierbei gelten dann die gleichen Referenzbereiche wie bei normothermen Patienten (sog. „Alpha-Stat"-Methode).
- **Labor:** Blutbild, Gerinnung, Fibrinogen, Elektrolyte, BZ, Kreatinin, Harnstoff.

Allgemeine Therapie

Hinweis: Entscheidend ist die zügige Wiedererwärmung und der Schutz vor weiteren Wärmeverlusten!

- **Intubation:** Bei stark bewusstseinsgetrübten/bewusstlosen Patienten ist die frühzeitige Intubation mit anschließender kontrollierter Beatmung indiziert.
- **Beatmung und Oxygenierung:**
  - Bis zum Erreichen eines stabilen Zustands mit hoher FiO_2 beatmen, bei spontan atmenden Patienten per Insufflation (z. B. über Gesichtsmaske).
  - Bei kontrollierter Beatmung: Atemminutenvolumen an die verminderte CO_2-Produktion anpassen → AMV ↓. (*Cave:* Hyperventilation → weitere Linksverschiebung der O_2-Bindungskurve → O_2-Abgabe im Gewebe ↓) → unter BGA-Kontrolle das *AMV so wählen*, dass die nicht temperaturkorrigierten pCO_2-Werte bei ca. 40 mmHg liegen.
- **Kardiopulmonale Reanimation:**
  „Nobody is dead until warm and dead": So lange reanimieren, bis die Körpertemperatur durch Wiedererwärmungsmaßnahmen annähernd normal ist! Bei sekundärer Hypothermie sind maximale Reanimations- und Wiedererwärmungsmaßnahmen nicht gerechtfertigt!
  - *Reanimation bei hypothermem Kreislaufstillstand:*
    - Hypothermie kann zu einer ausgeprägten Thoraxrigidität führen, wodurch Beatmung und Thoraxkompressionen erschwert werden.
    - Zurzeit werden vom European Resuscitation Council bei hypothermem Kreislaufstillstand *keine* Katecholamine oder Antiarrhythmika empfohlen (mangelnder Effekt und Gefahr der Akkumulation bei schwerer Hypothermie).
    - Oberhalb einer Körpertemperatur von 30 °C können Adrenalin und/oder Amiodaron eingesetzt werden. Aufgrund der verlangsamten Elimination soll das *Wiederholungsintervall verdoppelt* werden (für Adrenalin von 3–5 min auf 6–10 min).
    - Bei weiterer Normalisierung der Körpertemperatur und fortbestehendem Kreislaufstillstand wird dann das Standardprotokoll verwendet.
    - Bei Kammerflimmern maximal 3 Defibrillationen → wenn erfolglos, Thoraxkompressionen fortsetzen und (extrakorporale) Wiedererwärmung. Weitere Defibrillationsversuche erst wieder bei Temperatur > 30 °C.
- **Kreislaufstabilisierung:**
  Cave: Keine hoch dosierten Katecholamine verwenden. Durch die Hypothermie kommt es ohnehin zu einer ausgeprägten Vasokonstriktion. Zudem kann die Arrhythmieneigung verstärkt werden. Eine gewisse Hypotonie ist bei Hypothermie normal.

- *Indikation für Katecholamine:* Ausgeprägte Hypotonie, die nicht auf Volumenersatz reagiert → vorsichtig Katecholamine geben (initial z. B. Adrenalin, Dosierung s. u.).
- *Bei Hypovolämie:*
  - Volumenersatz mit kristalloiden und/oder kolloidalen Volumenersatzmitteln *ohne* Laktat-Zusatz (die Metabolisierung von Laktat durch die Leber ist bei Hypothermie beeinträchtigt).
  - Während der Wiedererwärmung nimmt der Volumenbedarf infolge der Vasodilatation ggf. deutlich zu (→ klinische Zeichen: Persistierende Hypotonie, Tachykardie, Oligurie, metabolische Azidose).
- *Hypothermieinduzierte Bradykardie:*
  - Bradykardie kann bei schwerer Hypothermie physiologisch sein.
  - Atropin hat keinen Effekt!

  Cave: Die isolierte Erhöhung der Herzfrequenz durch Schrittmachertherapie oder reine β-Mimetika kann bei Hypothermie zu RR-Abfall und Abnahme der Koronardurchblutung führen.
- *Therapie der Wahl:* Niedrig dosiertes Adrenalin (z. B. 1 mg Adrenalin mit 100 ml NaCl 0,9 % verdünnen, davon initial 1 ml = 10 µg i. v., weitere Repetitionsdosen oder Dosissteigerungen nach Wirkung).

▶ **Allgemeine Maßnahmen:**
- Blasenkatheter (Kontrolle der Urinausscheidung).
- Magensonde (kälteinduziertes Sistieren der Peristaltik).

Wiedererwärmung

▶ Bei schwerer Hypothermie muss die Wiedererwärmung so schnell und effektiv wie möglich erfolgen, um eine erfolgreiche Reanimation und hämodynamische Stabilisierung zu ermöglichen. Je länger der Patient einen unzureichenden Kreislauf hat, desto schlechter ist die Prognose.

▶ Jede Form der Wiedererwärmung kann einen vorher weitgehend stabilen Zustand mit Äquilibrium zwischen reduziertem O_2-Bedarf und vermindertem O_2-Angebot schnell ändern → engmaschige Überwachung (Kreislauf, BGA, Elektrolyte), frühzeitige Therapie beginnender Störungen.

▶ Während der Wiedererwärmung muss eine hohe FiO_2 sichergestellt sein.

▶ *Afterdrop-Problematik:* Das Einschwemmen von kaltem Blut aus der Peripherie in die zentrale Zirkulation kann die Körperkerntemperatur weiter senken, ggf. mit Auftreten von malignen Arrhythmien und Kreislaufstillstand. Ursachen:
- Vasodilatation in vorher vasokonstringierten kalten Körperarealen (Haut, Extremitäten) durch Wiedererwärmung.
- Lagerungsmanöver.

▶ **Methoden:** Tab. 39.1 und Tab. 39.2.
- *Erwärmte Infusionslösungen:* Ermöglichen als alleinige Maßnahme keine adäquate Wiedererwärmung; trotzdem sollen alle Infusionen über ein effektives Erwärmungssystem gegeben werden.
- *Erwärmte Atemgase:* Ineffektiv, kann zusätzlich zur thermischen Schädigung des Epithels in den Atemwegen führen.
- *Peritoneallavage* mit warmem Dialysat: Erlaubt zügige Wiedererwärmung. *Vorteile:* Gute Verfügbarkeit, kein Heparin notwendig, schnellere Erholung der Leberfunktion durch lokale Erwärmung, gute metabolische Kontrolle durch Dialyseeffekt.
- *Extrakorporale Wiedererwärmungsverfahren:*
  - Problem: Heparinisierung notwendig → bei Traumapatienten kontraindiziert. Eine mögliche Alternative ist die Verwendung heparinbeschichteter Systeme.
  - *Herz-Lungen-Maschine oder ECMO:* Indiziert bei schwerer Hypothermie mit Kreislaufstillstand (schnellste Methode!). Dies rechtfertigt ggf. auch den Trans-

port unter Fortführung der Reanimationsmaßnahmen über eine weitere Distanz in eine Klinik mit entsprechenden Möglichkeiten.
- Die Kanülierung für extrakorporale Verfahren kann über zugängliche Gefäße wie beispielsweise die Femoralgefäße erfolgen.

Tab. 39.1 • **Methoden zur Wiedererwärmung.**

	Maßnahme	**Kinetik**
passive Wiedererwärmung	Einhüllen in Reflektorfolie und mehrere Decken → Erwärmung durch die eigene Wärmeproduktion des Patienten	0,1–3 °C/h
aktive externe Wiedererwärmung	elektrische Wärmedecken, Warmluftgebläse-Decke, Wärmestrahler	0,9–4 °C/h
aktive Kern-Wiedererwärmung		
• intern	Peritoneallavage mit erwärmtem kristalloidem Dialysat, Spülung von Magen und/oder Blase mit warmer isotoner Flüssigkeit	1–6 °C/h
• extrakorporal	Hämodialyse/-filtration	2–3 °C/h
	partieller Bypass (arteriovenös oder venovenös), ECMO	3–4 °C/h
	kardiopulmonaler Bypass	3–10 °C/h

Tab. 39.2 • **Spezielle Indikationen.**

klinische Situation	**Methode der Wiedererwärmung**
milde Hypothermie (> 32 °C) mit stabiler Hämodynamik	passive Wiedererwärmung, zusätzlich aktive externe Wiedererwärmung
mäßige Hypothermie (32–28 °C) mit stabiler Hämodynamik	aktive externe Wiedererwärmung, bei unzureichendem Temperaturanstieg zusätzlich aktive Kern-Wiedererwärmung
mäßige Hypothermie (32–28 °C) mit instabiler Hämodynamik	aktive Kern-Wiedererwärmung
schwere Hypothermie (< 28 °C) mit ausreichendem Kreislauf	aktive Kern-Wiedererwärmung
schwere Hypothermie (< 28 °C) mit konsekutivem Kreislaufstillstand	extrakorporale aktive Kern-Wiedererwärmung mit Herz-Lungen-Maschine oder ECMO

Prognose

- ► *Letalität:* Nach schwerer akzidenteller Hypothermie insgesamt ca. 30 %, bei Hypothermie mit Kreislaufstillstand 50 %.
- ► *Allgemeine negative Prognosefaktoren:* Hypoxie vor Eintritt der Hypothermie, Dauer und Schwere der Hypothermie, Begleiterkrankungen und -verletzungen.
- *Aber:* Die *individuelle Prognose* kann bei Aufnahme weder durch Ausmaß oder Dauer der Hypothermie noch anhand des Alters oder Zustands des Patienten abgeschätzt werden!

- *Lawinenopfer:* Überleben ist unwahrscheinlich, wenn der Patient eine Asystolie aufweist und eine der folgenden Aussagen zutrifft:
  - Patient war länger als 35 min verschüttet und hatte verlegte Atemwege.
  - Patient war initial verschüttet, hatte verlegte Atemwege und eine Kerntemperatur < 32 °C.
  - Patient war initial verschüttet und hatte eine initial Serum-Kalium-Konzentration > 12 mmol/l.

40 Intensivtherapie in der Geburtshilfe

P. Baier, G. Haeseler

40.1 Mütterliche Morbidität und Mortalität

Grundlagen

- **Epidemiologie, klinische Bedeutung:**
  - Die mütterliche Mortalität liegt in Westeuropa bei ca. 11/100 000 Schwangerschaften. Davon ist etwa die Hälfte bedingt durch direkt schwangerschaftsassoziierte Komplikationen (z. B. postpartale Blutung [> 50 %!], Sepsis, Präeklampsie/ Eklampsie/HELLP-Syndrom). Mitursächlich für die mütterliche Mortalität sind allgemeine Organisationsmängel wie mangelhafte Einschätzung des Schweregrades der Erkrankung, mangelhafte interdisziplinäre Betreuung und unzureichende peripartale Überwachung mit verzögertem Beginn der intensivmedizinischen Behandlung.
  - Mehr als die Hälfte der Patientinnen werden auf Intensivstationen behandelt. Fast 50 % der Aufnahmen sind bedingt durch postpartale Blutungen, ca. 10 % durch kardiale Probleme.
- **Physiologische schwangerschaftsbedingte Veränderungen mit intensivmedizinischer Relevanz:**
  - *Pulmonales System:* Geringe Hypoxietoleranz der Schwangeren durch höheren Sauerstoffverbrauch bei erniedrigter funktioneller Residualkapazität.
  - *Kardiovaskuläres System:*
    - Steigerung des Herzzeitvolumens mit erhöhtem Schlagvolumen bei erniedrigtem peripherem Widerstand kann bei vorbestehender Herzerkrankung zu Dekompensation führen (insbesondere unter längerfristiger Tokolyse).
    - Größere Blutverluste werden von der Schwangeren aufgrund des höheren zirkulierenden Blutvolumens und der relativen Zunahme des Plasmavolumens länger kompensiert.
      Kritischer Transfusionstrigger: Hb < 5 g/dl, bei instabiler Situation früher substituieren.
    - Risiko der aortokavalen Kompression durch den schwangeren Uterus, Entlastung des venösen Rückflusses durch Halb-Seitenlagerung im 3. Trimenon.
  - *Gerinnungssystem:*
    - Schwangerschaftsassoziierte Hyperkoaguabilität mit Erhöhung prokoagulatorischer und Erniedrigung antikoagulatorischer Faktoren und Ausschüttung von Fibrinolyseinhibitoren durch die Plazenta. Bei Immobilisierung oder Vorliegen weiterer Risikofaktoren (z. B. hereditärer Protein S- oder C-Mangel, Faktor-V-Leiden-Mutation) Antikoagulation notwendig.
    - Peripartaler Anstieg des Fibrinolysepotentials, mit Erhöhung der Fibrinogenspaltprodukte und Ausschüttung profibrinolytischer Mediatoren durch den Uterus, erhöht peripartal die Gefahr der sekundären Hyperfibrinolyse.

    Achtung: Die peripartal physiologische sekundäre Hyperfibrinolyse kann sich im Rahmen einer massiven uterinen Blutung oder eines HELLP-Syndroms verselbstständigen und trägt zu geburtshilflichen Blutungen ursächlich mit bei.
  - *Gastrointestinales System:* Höhere Magensaftazidität und relative Pylorusinsuffizienz in der Spätschwangerschaft erhöhen das Aspirationsrisiko.

  Achtung: Physiologische Veränderungen in der Postpartalperiode (Flüssigkeitsverschiebungen, Volumenverschiebung aus dem sich kontrahierenden Uterus, hormonelle Faktoren und Freisetzung von Mediatoren aus Uterus oder Fruchtwasser) können die Kompensationsfähigkeit einer kritisch kranken Patientin überfordern oder einen direkt schwangerschaftsassoziierten pathologischen Prozess (z. B. endotheliale Dysfunktion mit disseminierter intravasaler Gerinnung und Hyperfibrinolyse bei Präeklampsie/HELLP-Syndrom) weiter unterhalten.

Bachte: Die Intensivtherapie einer kritisch kranken Patientin muss ohne Zeitverzug beginnen – häufig bereits am Kreißbett oder im OP.

- **Risikofaktoren für mütterliche Morbidität und Mortalität:**
  - Mütterliches Alter > 34 Jahre.
  - Schwangerschaftshypertonus.
  - Frühere postpartale Blutung.
  - Frühere Kaiserschnitte.
  - Mütterliche Adipositas.
  - Vorbestehende mütterliche Grunderkrankungen (s. u.).

  Achtung: Die geburtshilfliche Patientin verfügt über enorme Kompensationsmöglichkeiten so dass auch schwerwiegende Störungen (großer Blutverlust, beginnende Verbrauchskoagulopathie, Sepsis) zunächst in ihrem Schweregrad unterschätzt werden können!
- **Risikofaktoren für kindliche Mortalität:** Eine mütterliche Hypoxie oder Hypotension bedeuten ein hohes Risiko für den Feten und den Erhalt der Schwangerschaft:
  - Die Sauerstoff-Bindungskurve der Mutter erschwert bei mütterlicher Hypoxämie und Azidose eine Sauerstoffabgabe an das fetale Blut.
  - Die Plazenta unterliegt keiner Autoregulation. Daher hängt die Integrität des kindlichen Kreislaufes von einem ausreichenden Perfusionsdruck im mütterlichen Kreislauf ab.

Klinik (Warnsymptome)

- **Folgende Warnsymptome („red flags") sollten zu einer intensivmedizinischen Überwachung und weiteren Abklärung führen:**
  - *Auffällige neurologische Veränderung* (Unruhe, Agitation oder Verlangsamung): Präeklampsie, Sepsis?
  - *Tachypnoe > 20/min, Dyspnoe:* Kardiale Erkrankung, Embolie, Lungenödem (z. B. unter Tokolyse), Präeklampsie, Bronchopneumonie, Dekompensation einer vorbestehenden COPD, Thyreotoxikose?
  - *Tachykardie, EKG-Veränderungen, Hypotension, metabolische Azidose:* Kreislaufinstabilität bei Blutung, Sepsis, kardiale Erkrankung?
  - *Hinweise auf Eklampsie/HELLP-Syndrom:* Brust- oder Bauchschmerzen, Kopfschmerzen mit Erbrechen, entgleister Hypertonus > 160/100 mmHg, Krampfanfall oder neurologische Herdsymptome (Pupillenreaktion?), Zeichen einer Verbrauchskoagulopathie mit Thrombozyten-Abfall, Zeichen eines Multi-Organversagens. *Achtung:* Bei dieser Befundkonstellation sofortige Abklärung von Eklampsie oder HELLP-Syndrom! Das HELLP-Syndrom kann sich auch erst postpartal manifestieren und innerhalb weniger Stunden zum Tod führen (unkontrollierbare Verbrauchskoagulopathie mit intrazerebraler oder intraabdomineller Blutung sowie Multiorganversagen).

Achtung: Bei Auffälligkeiten frühzeitig interdisziplinäre Behandlung und Intensivüberwachung anstreben!

Risikokonstellationen und Krankheitsbilder

- **Vorbestehende mütterliche Grunderkrankungen** mit hoher schwangerschaftsassoziierter Morbidität und Mortaliät:
  - *Kardiale Erkrankung Klinik NYHA III–IV:* Hohes Risiko einer peripartalen Dekompensation durch:
    - Physiologische Herzzeitvolumen-Steigerung während der Schwangerschaft.
    - Starke Schwankungen im zirkulierenden Blutvolumen sowie Schmerz/Stress und Zusatzmedikamente (β_2-Mimetika zur Tokolyse, Prostaglandine, Oxytocin).
  - *Marfan-Syndrom mit Dilatation der Aortenwurzel:* Hohes Risiko einer aortalen Perforation durch Schwäche des kollagenen Bindegewebes, die unter der Schwangerschaft zunimmt.
  - *Schwere Aortenstenose:* Gefährdung durch:
    - Physiologische Herzzeitvolumen-Steigerung während der Schwangerschaft, die durch die Stenose limitiert ist.
    - Starke Schwankungen in Vor- und Nachlast unter der Entbindung.
  - *Schwere pulmonale Hypertension:* Bei Anstieg des pulmonalarteriellen Druckes (Lungenödem, Volumenverschiebung, Medikamente, z. B. Prostaglandine) Gefährdung durch Shuntumkehr bei nicht-korrigierten Vitien.
- **Direkt schwangerschaftsassoziierte Krankheitsbilder** mit hoher Mortalität
  - Postpartale Blutung (s. u.).
  - Sepsis (S. 335).
  - Präeklampsie/Eklampsie/HELLP-Syndrom (S. 611).
  - Fruchtwasserembolie (S. 616).
  - Peripartale Kardiomyopathie: Eigene Krankheitsentität bei gestörtem Prolaktin-Metabolismus. Der Häufigkeitsgipfel ist 1 Monat präpartal bis 5 Monate postpartal. **Cave:** Wird häufig nicht frühzeitig erkannt, hohe Mortalität (18–56 %). Die Therapie besteht in sofortigem Abstillen.

40.2 Postpartale Blutungen

Grundlagen

- **Definition:** Ein postpartaler Blutverlust > 500 ml in den ersten 24 h nach einer Spontangeburt (bei etwa 5–15 % der Geburten) und > 1000 ml nach einer Sectio caesarea ist als pathologisch anzusehen. Die peripartale Blutung ist meist ein *multifaktorielles* Geschehen, ausgelöst durch funktionelle Gewebestörungen in Uterus, Plazenta oder Geburtskanal und eine komplexe utero-plazentar getriggerte Gerinnungsstörung mit Hyperfibrinolyse.
- **Merke:** Auslöser sind die **4 T´s**:
  - Uterusa**t**onie.
  - Verletzung der Geburtswege = **T**rauma.
  - Placentalösungsstörung = **T**issue.
  - Angeborene oder erworbene Gerinnungsstörung = **T**hrombinmangel und Hyperfibrinolyse.
- **Prädisponierende Faktoren:**
  - Atonie in der Vorgeschichte.
  - Einsatz von Wehenmitteln zur Geburtseinleitung.
  - Uterusüberdehnung durch Hydramnion, Mehrlinge, makrosomes Kind.
  - Vorangegangene operative Entbindung, speziell Sectio caesarea.
  - Sehr rascher Geburtsverlauf.
  - Placenta accreta oder increta, Uterusfehlbildungen, Uterus myomatosus.
  - Vollständige bzw. unvollständige Uterusinversion.
  - Vorangegangene Chorioamnionitis.

- **Ätiologie und Pathophysiologie:**
  - *Früh = direkt postpartal:*
    - Vollständige oder teilweise Plazentaretention (80 %): Schwache Kontraktion des Uterus bzw. Uterusatonie. Fehlende, ungenügende Komprimierung der Spiralarterien an der Plazentalösungsstelle → verlängerte Blutung an Gefäßwandverletzungen. Thrombozytenaggregation, Fibrinbildung, Verbrauch von Gerinnungsfaktoren → evtl. DIC.
    - Verletzungen der Geburtswege, Einrisse des Muttermunds, Vaginalrisse, (evtl. stille) Uterusruptur (insgesamt 10 %).
    - Hyperfibrinolyse, primäre Gerinnungsstörungen sind selten!
  - *Spät = Wochenbett:* Unerkannte Plazentareste, Infektionen; Myome; Trophoblastentumoren.
- **Komplikationen:** Hypovolämischer Schock (S. 333), DIC (S. 347).

Therapie

- *Rechtzeitiges Erkennen ist entscheidend!*
- Behandlung nach klinischer Einschätzung des Blutverlustes, des Kontraktionszustandes des Uterus bzw. dem Vorhandensein einer diffusen, nicht-chirurgischen Blutung (bei geburtshilflicher Blutung meist hyperfibrinolyseassoziiert). *Daher wichtig:* Realistische Einschätzung des Blutverlustes. Ggf. Unterlagen und Tücher wiegen.
- **Primäre Maßnahmen** (rasch handeln!):
  - i. v. Zugang + sofort großzügige Volumensubstitution.
  - Sofortige Gabe von Kontraktionsmitteln.
  - Baldige Kürettage: Cavum uteri vollständig entleeren.

Achtung: Bei einer starken vaginalen Blutung nicht das Labor abwarten! Schnelles Handeln kann evtl. die Entwicklung einer schwerwiegenden Gerinnungsstörung verhindern.
  - Basismonitoring: EKG, Blutdruckmessung, Pulsoxymetrie.
  - Labor: Blutbild, Thrombozyten, Gerinnung, Elektrolyte.
  - Baldige Versorgung von Geburtsverletzungen an Vagina, Zervix oder Uterus.
  - Prophylaxe einer disseminierten intravasalen Gerinnung (S. 347).
- **Bei Verdacht auf Plazentaretention:** Sofortige Kürettage mit großer stumpfer Kürette (Bumm'sche Kürette).
- **Plazenta vollständig entwickeln** und Geburtsverletzungen an Vagina und Zervix ausschließen (durch vaginale Spekulumeinstellung).
- **Uterotonika:**
  - *First-line-Behandlung*: **Oxytocin (Bolus: 3–10 I.E.; ggf. Infusion von 30–40 I.E. über 1–2 h).** **Cave:** Hohes Risiko von Hypotonie, Reflextachykardie.
  - *Alternativ bei hohem Blutungsrisiko:* **Carbetocin** (z. B. Pabal): Synthetisches HHL-Hormon mit längerer Wirkungsdauer. **Bolus: 100 µg; keine Repetitionsdosis.** HWZ 40 min, Nebenwirkungsprofil wie Oxytocin, geringerer Herzfrequenzanstieg, nicht zeitgleich mit Oxytocin anwenden.
- **Prostaglandin E_2** (i. v. bei Versagen der Oxytocintherapie):
  - **Sulproston** (z. B. Nalador): Synthetisches uterusselektives Prostaglandin, nicht zeitgleich mit Oxytocin anwenden! **Dosierung: 1 Ampulle in 250 ml bzw. 500 ml NaCl lösen → in Anfangsdosis von 1–2 µg/min i. v. applizieren** (Maximaldosis 50 µg/h und 1000–1200 µg/24 h; nicht länger als 10 h anwenden).

  Cave: Bronchokonstriktion, schwere pulmonale Hypertension, Lungenödem (hohes Risiko bei vorbestehender Therapie mit ß-Mimetika!), Herz-Kreislauf-Versagen, Nierenversagen.
- **Intrauteriner Ballon-Katheter** (Bakri-Katheter): Einlage und Auffüllen mit etwa 300 ml Flüssigkeit zur Tamponade einer atonischen Nachblutung; Zweites Lumen ermöglicht gleichzeitige intrauterine Applikation von Prostaglandinen lokal.

- **Massive lebensbedrohlicher Blutung (> 500 ml Blutverlust)**:
  - Abb. 40.1.
  - Medikamentöse Massnahmen und geburtshilfliche operative Massnahmen koordinieren und schnellstmöglich gleichzeitig durchführen.

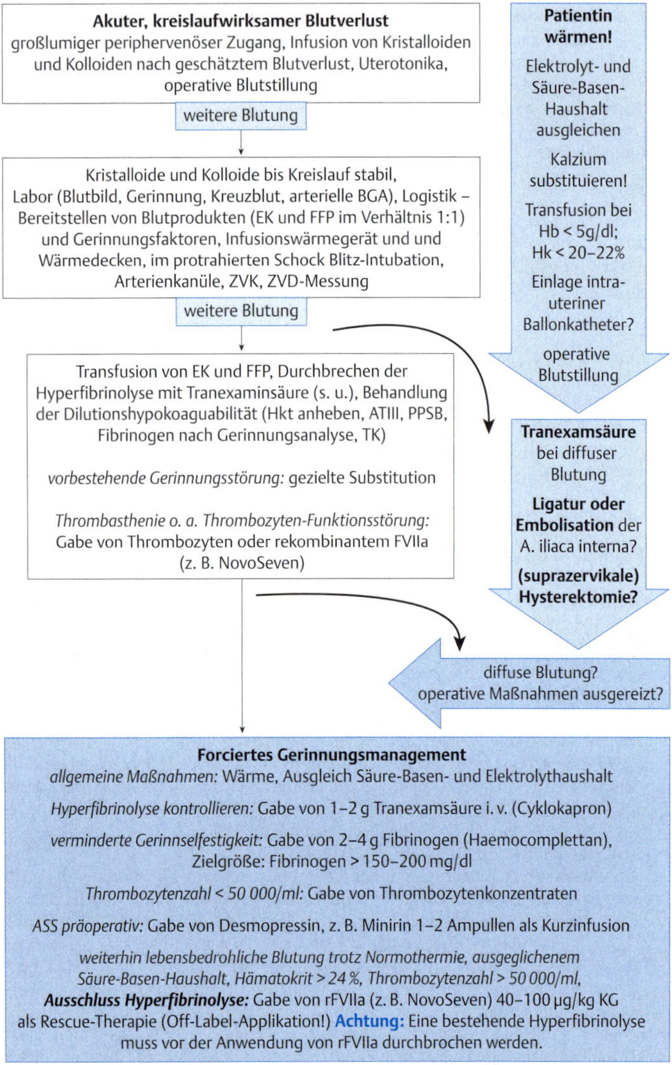

Abb. 40.1 • Schema zum Vorgehen bei geburtshilflicher Blutung (nach „Was ist neu in der geburtshilflichen Anästhesiologie?“, Anästhesiologie & Intensivmedizin 2009, 9; 50:520-537).

- **Operative Blutstillung im Rahmen einer Laparatomie** (bei nicht ausreichender Beherrschung der Blutung, in Absprache mit der Anästhesie):
  1. Versuch der manuellen Massage des Uterus,
  2. Ggf. Anlage von Uteruskompressionsnähten (B-Lynch-Technik oder Hosenträgernaht),
  3. Ligatur der A. uterina bzw. A. iliaca interna.
  4. Bei Versagen der vorgenannten Massnahmen: Suprazervikale Uterusamputation (da weniger Komplikationen an den ableitenden Harnwegen als die komplette Hysterektomie).

40.3 Präeklampsie, Eklampsie

Grundlagen

- **Definitionen:**
  - *Präeklampsie:* Während einer Schwangerschaft Anstieg des peripheren Blutdruckes auf Werte über 140/90 mmHg (Leitsymptom), begleitet von Proteinurie und/oder Ödemen. *Synonym:* EPH-Gestose (E = Ödeme, P = Proteinurie, H = Hypertonie).
  - *Eklampsie:* Während einer Schwangerschaft plötzlich auftretende tonisch-klonische Krampfanfälle, die nicht anderen Ursachen zugeordnet werden können. Im Anschluss komatöse Phase mit Bewusstseinstrübung bis zu mehreren Stunden. Die Krämpfe können antepartal, intrapartal und bis zu 7 Tage postpartal auftreten.
  - *HELLP-Syndrom:* Schwere Präeklampsie/Eklampsie mit Hämolyse/erhöhten Leberenzymen/Thrombozytopenie (low Platelets).
- **Epidemiologie:**
  - *Präeklampsie:* Neben vaginalen Blutungen die häufigste Schwangerschaftskomplikation (4–5 % der Schwangeren vor allem im letzten Trimenon) – in der Regel erst nach der 20. SSW.
  - Eklampsie: Inzidenz 1:2 000–1:3 500. Eklamptische Anfälle finden bis zu 85 % vor bzw. unter der Geburt statt, etwa 15 % nach der Entbindung! 20 % der mütterlichen Mortalität und etwa 20–30 % der neonatalen Mortalität sind auf die EPH-Gestose und ihre Komplikationen (vorwiegend thromboembolische Komplikationen) zurückzuführen!
  - HELLP-Syndrom: 70 % präpartal (15 % im 2. Trimenon), 30 % postpartal.
- **Risikofaktoren – nach Anamnese:**
  - Antiphospholipid-Syndrom (relatives Risiko ~ 9).
  - Z. n. Präeklampsie (relatives Risiko ~ 7).
  - Body-Mass-Index > 35 (relatives Risiko ~ 4).
  - Vorbestehender Diabetes mellitus (relatives Risiko ~ 3,5).
  - Familiäre Belastung (relatives Risiko ~ 3).
  - Vorbestehende Nierenerkrankung (relatives Risiko ~ 3).
  - Erstparität (relatives Risiko ~ 2,5)
  - Alter > 40 (relatives Risiko ~ 2).
  - Chronische Hypertonie, Autoimmunerkrankungen (z. B. SLE mit Nephritis), Thrombophilie.
- **Risikofaktoren – nach SS-Befunden:**
  - Bilateraler Notch in der A. uterina, persistierend über 24. SSW. (Notch = frühdiastolische Einkerbung in der Doppler-Flusskurve der A. uterina; in der Frühgravidität zunächst immer vorhanden, verschwindet normalerweise infolge des Abbaus der Muscularis in der Gefäßwand der Plazentargefäße spätestens ab der 20. SSW).
  - Mehrlingsschwangerschaft.
  - Gestationsdiabetes.

- Hydrops fetalis.
- Blasenmole, fetale chromosomale Aberrationen (Triploidie oder Trisomie).

▶ **Pathophysiologie:**
- *Generalisierte endotheliale Dysfunktion* → diffuse intravasale Gerinnungsaktivierung (*Cave:* AT III-abhängig!).
- *Thrombose/Hyperfibrinolyse* → Entwicklung einer DIC, ggf. Entwicklung einer diffusen Blutung durch Hyperfibrinolyse, Hämolyse durch mechanisch-hypoxische Schädigung der Erythrozyten. *Cave:* Thromboembolien, Myokardinfarkt.
- *Schrankenstörung durch endotheliale Dysfunktion mit Lungenödem, ARDS.*
- *Eiweißverlust über die Niere* → intravasaler onkotischer Druck ↓ → Flüssigkeitsaustritt in das paravasale Bindegewebe (→ periphere Ödeme) → intravasale Hämokonzentration mit Hämatokrit-Anstieg.
- *Anstieg des Blutdrucks,* zunehmende Gefäßsteifigkeit, zunächst peripher, dann auch zentral → evtl. Thrombozytenaggregation (Thrombos ↓).
- *Beginnende zerebrale Ischämie* durch Vasospasmen und intrakraniale Mikrothromben → zunehmende zentrale Symptome (Kopfschmerzen, Augenflimmern, Somnolenz) bis zu generalisierten tonisch-klonischen Krampfanfällen.
- *Leberinsuffizienz* durch periportale Leberzellnekrose.

Klinische Kriterien, Befunde

▶ **Kriterien für EPH-Gestose/leichte Präeklampsie:**
- RR > 140/90 mmHg, mindestens 2 Messungen im Abstand von 6 h.
- Proteinurie > 300 mg/24-h-Urin *oder* 2-fach positiv im Schnelltest (Stix).
- Schnelle Gewichtszunahme über 500 g/Woche im letzten Trimenon.

▶ **Kriterien für schwere Präeklampsie:**
- RR > 160/110 mmHg (Anstieg des RR_{diast} ≥ 30 mmHg über den Ausgangswert, Anstieg des RR_{syst} ≥ 60 mmHg über den Ausgangswert).
- Proteinurie > 5 g/d (3-fach/mehrfach positiv im Schnelltest).
- Massive Flüssigkeitsretention, generalisierte Ödeme (Füße, Handrücken, Gesicht), Gewichtszunahme > 2 kg KG/Woche.
- Oligurie (< 500 ml/24 h).
- Kreatinin-Anstieg (> 0,9 g/l).
- Anstieg der Harnsäurekonzentration im Plasma auf > 3,5 mg/dl (vor 32. SSW) und > 5,5 mg/dl (nach 32. SSW).
- Hämokonzentration (Anstieg des Hkt auf > 40 %).
- Schmerzen im rechten Oberbauch als Folge der hepatozellulären Funktionsstörung = Zeichen der Leberkapselspannung; Leberenzyme auf mehr als das Doppelte erhöht; Thrombozytopenie (*Cave:* HELLP-Syndrom).
- Beim Übergang der schweren Präeklampsie zur Eklampsie treten neben dem ansteigenden Hypertonus Symptome einer zentralnervösen Dysfunktion auf: Übelkeit, Erbrechen, erhebliche Kopfschmerzen, Somnolenz, Hyperreflexie, motorische Unruhe, visuelle Wahrnehmungsstörungen, Skotome, Ohrensausen, ggf. Lungenödem mit konsekutiver Zyanose.

▶ **HELLP-Syndrom:** (HELLP = **H**emolysis, **e**levated **L**iver Enzymes, **l**ow **P**latelets).

> **!** *Leitsymptome HELLP:*
> - ▶ Epigastrische Schmerzen, Schmerzen im rechten Oberbauch, evtl. mit Druckdolenz, allgemeinem Unwohlsein, Nausea und Erbrechen.
> - ▶ Labor: Thrombozytopenie < 100 000/µl, ggf. plasmatische Gerinnung ↓, ATIII ↓, Hämolysezeichen: (Haptoglobin ↓ (< 25 mg/dl), Transaminasen ↑ (> 2-fach), LDH ↑ (> 600 IU/l), Bilirubin u. U. ↑ (> 1,2 mg/dl).
> - ▶ Gewichtszunahme, Ödeme, Hypertonie, Zeichen der Präeklampsie (s. o.). **Cave:** Hyperfibrinolyse und Thrombozytopenie mit Gefahr der intrazerebralen Blutung!

- *Differenzialdiagnose:*
  - *Gastrointestinal, Nieren:* Cholezystitis, Cholelithiasis, Hiatushernie, Gastroenteritis, Ulkus, Pankreatitis, Appendizitis, Nierenerkrankungen.
  - *Lebererkrankungen: Akute Schwangerschaftsfettleber* (Ikterus, Fieber, Hypoglykämie, Leukozytose, fehlende Hämolyse, erst sekundäre Thrombopenie); *akute Virushepatitis* (Anamnese, Transaminasen + Bilirubin rasch ↑, fehlende Hämolyse/Proteinurie/Thrombopenie); *intrahepatische Schwangerschaftscholestase* (Ikterus, Juckreiz, AP ↑, γ-GT ↑, Gallensäuren ↑).
  - *Mikroangiopathien: Thrombotisch-thrombozytopenische Purpura – TTP* (hier zusätzlich Fieber, neurologische Symptome, ausgeprägte Hämolyse bei normalem Antithrombin III, Blutdruck normal, Leberenzyme nur geringfügig verändert).
  - *Hämolytisch urämisches Syndrom – HUS* (in der Regel erst postpartal, Leitsymptom ist eine schwere Niereninsuffizienz, zusätzlich ausgeprägte Hämolyse und Thrombozytopenie, Blutdruck initial normal, Leberenzyme kaum verändert).
  - *Lupus erythematodes:* Anamnese, antinukleäre AK (ANA).
  - *Antiphospholipidsyndrom:* Antiphospholipid-AK.

Komplikationen

- Intrauterine fetale Asphyxie.
- Vorzeitige Plazentalösung mit nachfolgendem intrauterinem Fruchttod.
- Verbrauchskoagulopathie, DIC (S. 347) mit Hyperfibrinolyse.
- ZNS-Ischämie, Amaurose, akutes Nierenversagen (S. 342).
- Lungenödem.
- Einblutungen in ZNS (**Achtung:** intrazerebrale Blutung häufigste mütterliche Todesursache!), Leber und Nebennieren, Gewebenekrosen.
- Schock (S. 333), myokardiales Pumpversagen (S. 334).
- Entgleisungen des Säure-Basen-Haushalts (S. 459).
- Leberruptur.

Allgemeines Management

- **Intensivüberwachung** (am besten Perinatalzentrum!) bei schwerer Präeklampsie/Eklampsie, HELLP-Syndrom. Bettruhe, Reizabschirmung gegen Lärm, Licht, Schmerz.
- **Anamnese** (Risikoabschätzung): Präeklampsie/Eklampsie oder HELLP-Syndrom in einer vorangegangenen Schwangerschaft; Alter < 19 Jahre; Mehrlingsgravidität; vorbestehende Hypertonie oder Nierenschädigung?
- **Basismonitoring:**
  - Dauer-CTG.
  - Oberbauch-Sono bereits bei Aufnahme (Leberhämatome?).
  - EKG, engmaschige Blutdruckmessung + BGA-Kontrollen → evtl. arteriellen Zugang legen (S. 40); Pulsoxymetrie (S. 81).
  - Atemfrequenz kontrollieren (normal > 14/min) → Bradypnoe/Hypoventilation bei Magnesiumtherapie?
  - ZVD-Kontrollen (wegen möglicher Blutungsneigung V. jugularis int. bevorzugen!), Flüssigkeitsbilanzierung, Gewichtskontrollen.
  - Blasenkatheter (→ Kontrolle der Urinausscheidung; mindestens 100 ml/4 h).
- **Labor:** Blutbild (v. a. Thrombozyten → bei HELLP-Syndrom < 100 000/µl), Hämatokrit!, Elektrolyte, Kreatinin, Harnsäure, Gesamteiweiß, GOT und GPT (v. a. bei HELLP-Syndrom ↑), γ-GT, Haptoglobin ↓ (Hämolyse? – besserer Marker als LDH!), LDH ↑, Bilirubin, Quick, PTT, TZ (meist noch normal), AT III (häufig ↓ bei HELLP-Syndrom), ggf. T-AT-III-Komplex, Fibrinopeptid A, lösliches Fibrin, D-Dimere (aussagekräftiger ist die Thrombozytenkonzentration!)
- **24-h-Urin** → Eiweißbestimmung (normal < 0,3 g/24 h)?
- **Zustand des Fetus kontrollieren:** Biometrie, Fruchtwassermenge (Retardierung?), Dopplersonografie (fetale Durchblutung im Normbereich? Hinweise für fetale Zen-

tralisierung?); Oxytocin-Stimulationstest (in amerikanischer Literatur „Non-Stress-Test“ genannt), „biophysikalisches Profil“ des Fetus.

- **Auf prodromalsymptomatische Eklampsie achten:** Kopfschmerz > Sehstörungen > epigastrischer Schmerz.

Therapie bei Präeklampsie, HELLP-Syndrom

! ***Medikamentöse Therapie und Volumentherapie bei Präeklapsie/HELLP-Syndrom:***

Achtung: Antikonvulsive Therapie vor der antihypertensiven Behandlung.

- **Antikonvulsive Therapie:**
  - *Magnesiumsulfat* (initial 2–4 g langsam i. v., dann Dauerinfusion mit 1–2 g/h i. v. im Perfusor). Tägliche Kontrolle des Mg-Spiegels!
  - *Zeichen der Überdosierung:* Hautrötung (Flush), Somnolenz, Atemfrequenz < 12–14/min, Abschwächung des Patellarsehnenreflexes.
  - *Antidot bei Überdosierung:* Kalziumglukonat 1 g langsam i. v.
- **Antihypertensive Therapie:**
  - Ziel: Prävention einer intrazerebralen Blutung oder kardialen Dekompensation bei der Mutter.

  Cave: Blutdruck vorsichtig unter CTG-Kontrolle senken da die Plazenta keine Autoregulation hat und bei zu ausgeprägter Blutdrucksenkung eine fetale Minderperfusion entstehen kann.
  - **Bei leichter Präeklampsie** (RR > 140/90, < 160/110) orale Medikation:
    - *α-Methyl-Dopa* (z. B. Presinol 2–4 × 250 mg/d p. o.; max. 1 g/d).
    - *und/oder:* β-Blocker – Metoprolol (z. B. Beloc); 2–4 × 50 mg/d p. o. (max. 200 mg/d).
    - *und/oder:* Nifedipin (z. B. Adalat) 3 × 5–20 mg/d p. o.
    - *und/oder:* Dihydralazin (z. B. Nepresol) 2–3 × 25 mg/d (max. 75 mg/d).
    - **Nicht geeignet in der Schwangerschaft:** Diuretika, ACE-Hemmer, AT_1-Antagonisten, Renin-Inhibitoren, ß-Blocker: Propranolol und Atenolol.
  - **Bei schwerer Präeklampsie:**
    - *Nifedipin* (z. B. Adalat) initial 5 mg oral, ggf. Wiederholung nach 20 min.
    - *Urapidil* (z. B. Ebrantil) initial 6,25–12,5 mg i. v. als Bolus über 2 min., danach 3–24 mg/h (Perfusor).
    - Alternativ *Dihydralazin* (z. B. Nepresol) 5 mg i. v. alle 20 min oder 5 mg i. v. als Bolus und anschl. 2–20 mg/h (Perfusor).
    - Evtl. *Kortikosteroide* zur vorzeitigen Induktion der fetalen Lungenreife (bis zur abgeschlossenen 34. SSW): Betamethason (z. B. Celestan) 2 × 12 mg im Abstand von 12 h.
- **Bei hypertoner Krise bzw. RR_{diast} > 150 mmHg** evtl. zusätzlich Diazoxid (z. B. Hypertonalum): 150 mg langsam (innerhalb 15 s) i. v., Wiederholung nach 15 min möglich.

  Achtung:
    - Blutdruck nicht zu rasch senken! Nicht um mehr als 20 % des Ausgangswertes/h senken!

    Cave: Bei zu rascher Senkung des Blutdruckes besteht die Gefahr einer fetalen Minderversorgung – kontinuierliche CTG-Überwachung ist obligatorisch!
    - Bei ersten Anzeichen einer fetalen Gefährdung Geburt einleiten!
- **Volumentherapie:**
  - *Intravenöse Flüssigkeitssubstitution* bei Hämatokrit > 38 und/oder Zeichen der Hypovolämie mit kolloidalen und kristalloiden Volumenersatzmitteln (S. 224).

  Beachte: Keinesfalls Flüssigkeitsrestriktion, da bei erhöhtem Hämatokrit bereits ein Volumenmangel besteht.

- *In Ausnahmefällen:* **Humanalbumin 20 % 3 × 50 ml/d** (aus pathophysiologischen Erwägungen wird ein Plasma-Albumin-Spiegel von 18–20 g/l als Interventionsgrenze für eine Albumin-Substitution empfohlen).

► **Sedierung:** Diazepam (z. B. Valium) 10–20 mg langsam i. v.

HELLP-Syndrom: Volumentherapie, Gerinnungsstabilisierung, Blutbildkontrolle, neurologische Überwachung (*Cave:* Hirnblutung). Nifedipin ist Mittel der ersten Wahl zur Blutdrucksenkung, initial 5 mg oral, ggf. Wiederholung nach 20 min.

► Gabe von **Thrombozyten-Konzentraten** nur bei klinisch relevanter Blutung und/oder präoperativem Abfall der Thrombozyten < 20 000/µl; *Ziel:* Thrombozyten-Anstieg > 50 000–60 000/µl zur OP-Vorbereitung.

Achtung: **Der Eckpfeiler der Behandlung ist die baldige Entbindung:**

- Entscheidung über den Entbindungszeitpunkt abhängig von Klinik und Gestationsalter.
- Zügige *Sectio caesarea* bei:
  - Gestationsalter > 34 SSW.
  - Auffälligem fetalem Zustand, (CTG, Doppler, biophysikalisches Profil).
  - Anzeichen eines beginnenden Multiorganversagens der Patientin.
  - DIC, Leberfunktionsstörung, Nierenversagen.
  - V. a. Plazentalösung.
- Entscheidung über geburtshilfliches Management nach Bishop-Score (Tab. 40.1).

Tab. 40.1 • **Modifizierter Bishop-Score.**

Kriterium	0 Punkte	1 Punkt	2 Punkte	3 Punkte
Eröffnung des Muttermundes in cm	geschlossen	1–2	3–4	5–6
Verkürzung (prozentual)	0–30	40–50	60–70	≥ 80
Höhenstand	-3	-2	-1,0	+ 1, + 2
Zervikale Beschaffenheit	straff	mittel	weich	
Position der Zervix	sakral	mittel	ventral	

Interpretation:
Score < 5 Punkte = unreifer Muttermundbefund; baldige Entbindung nicht zu erwarten → operative Entbindung bevorzugen.
Score > 9 = reifer Befund → vaginale Entbindung anstreben.

► Bei **leichter Präeklampsie, günstigem Untersuchungsbefund (= Bishop-Score > 4) und noch gutem klinischem Zustand von Mutter und Kind** sofortiger Einleitungsversuch (Prostaglandin-Gel intrazervikal) und Versuch der vaginalen Entbindung.

► **Auf Prodrome der Eklampsie achten:** In 50 % Kopfschmerz, in 20 % Sehstörungen und epigastrischer Schmerz, unbedingt Kombination mit Antikonvulsiva: *Magnesiumsulfat.*

Therapie bei Eklampsie

► **Eine schnelle Entbindung ist die einzige definitiv wirksame Therapie!**

► **Antikonvulsive und antihypertensive Therapie**, Volumentherapie, allgemeines Management s. Infokasten!

► Sedierung: **Diazepam (z. B. Valium) 10–20 mg langsam i. v.** *oder* **Pentothal 75–125 mg langsam i. v.**

► Atemwege freihalten; bei anhaltenden Anfällen und/oder respiratorischer Insuffizienz Narkoseeinleitung, endotracheale Intubation und kontrollierte Beatmung.

► **Gravidität umgehend beenden** (je nach Klinik spontan oder Sectio caesarea).

► 6–12 Wochen post partum neurologische Kontrolluntersuchung.

Prognose

- **Mütterliche Mortalität:** Eklampsie (ein Anfall 2–5 %, mehrere Anfälle > 35 %); bei HELLP-Syndrom 3–5 %.
- **Kindliche Mortalität:** Eklampsie (10–20 %; bei mehreren Anfällen > 50 %; die Mehrzahl der kindlichen Todesfälle ist mit der Frühgeburtlichkeit oder mit einer vorzeitigen Plazentalösung assoziiert); bei HELLP-Syndrom 20–25 %.
- **Mütterliche Morbidität** (bei HELLP-Syndrom): Postpartal Entwicklung einer Niereninsuffizienz (8 %), intrakraniale Blutungen (5 %), Lungenödem (4,5 %), vorzeitige Plazentalösung (bis zu 20 %).
- **Wiederholungsrisiko** in erneuter Schwangerschaft: Für HELLP-Syndrom 19 %, für Eklampsie 23 %.

Postpartale Therapie nach Präeklampsie, HELLP-Syndrom

- Fortsetzung der intensivierten Überwachung bis zu 48 h postpartal. Neurologisches Monitoring!
- Bei schwerer Präeklampsie: Magnesiumsulfat i. v. bis 48 h postpartal.
- Blutdruckmessung post partum bis zur Blutdrucknormalisierung.
- Blutdruckzielwerte bei Entlassung < 150/100 mmHg.
- Antihypertensive Therapie ausschleichen ggf. umstellen.
- Bei der schwangerschaftsassoziierten Hypertonie ist das Ausschleichen der antihypertensiven Therapie innerhalb von drei Tagen bis sechs Wochen postpartal in den meisten Fällen möglich.
- Weiter engmaschige Kontrolle von Blutbild, Gerinnung, Nierenfunktion, Transaminasen.
- Ggf. AT III frühzeitig substituieren (endotheliale Dysfunktion ist AT III-abhängig).
- Bei klinischen und laborchemischen Hinweisen auf DIC und Hyperfibrinolyse frühzeitig Therapie mit Tranexamsäure, Substitution von Gerinnungsfaktoren und Thrombozyten nach Labor und Klinik.

Achtung: Das HELLP-Syndrom kann sich postpartal noch deutlich verschlechtern oder sich auch rein postpartal manifestieren, d. h. eine intensivmedizinische Überwachung ist bei HELLP-Syndrom-Verdacht auch postpartal fortzuführen.

40.4 Fruchtwasserembolie („Anaphylactoid Syndrome of Pregnancy“)

Grundlagen

- **Definition:** Plötzliche Obstruktion der Lungengefäße durch Fruchtwasserbestandteile mit 2 anschließenden charakteristischen Phasen:
  1. Kardiorespiratorische Insuffizienz mit Dyspnoe, Angst, Agitiertheit.
  2. DIC.
- **Prädisponierende Faktoren:**
  - Uterus-Trauma (z. B. durch Sectio caesarea), artifizielle Sprengung der Fruchtblase, Einlage einer intrauterinen Drucksonde, Oxytocin-Überstimulierung, prostaglandininduzierter Abort, hyperfrequente Wehentätigkeit (z. B. „Wehensturm“).
  - Erhöhtes mütterliches Alter.
  - Multiparität (> 5 Schwangerschaften/Aborte).
  - Sectio oder traumatisierende vaginal operative Entbindung.
  - Intrauteriner Fruchttod.
- **Pathophysiologie:** Anaphylaktoide Reaktion mit Herz-Kreislauf-Versagen; Aktivierung des Gerinnungssystems → DIC.

Klinik

- **Respiratorische Insuffizienz:** Plötzlich auftretende Dyspnoe und Tachykardie als Folge von Hypoxie.
- **Kardiogener Schock:** Agitiertheit und Angst zunächst ohne Auftreten von thorakalen Schmerzen; Zyanose, Blutdruckabfall.
- **Disseminierte intravasale Gerinnung** = DIC (S. 347).
- **Komplikationen:** Lungenödem (S. 377), ARDS (S. 330), DIC (30–60 min Latenzzeit), generalisierte epileptische Anfälle, Koma, Tod im globalen Herzversagen; als Spätkomplikationen neurologische Folgeschäden der Hypoxie.

Diagnostik, Differenzialdiagnose

- Fruchtwasserbestandteile + fetale squamöse Zellen in zentralvenösem Blut.
- **Differenzialdiagnose:**
  - *Kardiovaskulär:* Fulminante Lungenembolie (S. 399), zusätzlich thorakale Schmerzsymptomatik; akutes Linksherzversagen aus anderer Ursache; Herzinfarkt (S. 360); Luftembolie.
  - *Respiratorisch:* Beidseitiger Pneumothorax (S. 422), Aspiration von Mageninhalt (S. 412).
  - *Geburtshilflich:* Eklamptischer Anfall, HELLP-Syndrom mit fulminanter DIC und Hyperfibrinolyse; Uterusruptur; Plazentalösung.
  - *Allgemein:* Sepsis (S. 335), anaphylaktischer Schock (S. 333).

Therapie und Prognose

- **Monitoring:** EKG, (invasive) Blutdruckmessung, Pulsoxymetrie; engmaschige Blutgasanalysen, Blutbild, Elektrolyte, Leberenzyme, Gerinnungsanalysen; ZVK; arterieller Zugang; evtl. zusätzlich Pulmonaliskatheter.
- **Spezielle Therapiemaßnahmen:**
  - *Beatmung:* Sofortige Intubation, 100 % Sauerstoff, PEEP.
  - *Schocktherapie* (S. 333)*:*
    - Volumen (Kristalloide/Kolloide).
    - Katecholamine, z. B. Noradrenalin-Perfusor (S. 226) und/oder Dopamin-Perfusor (S. 339).
    - Steroide (wegen Anaphylaxie), z. B. Hydrokortison 500 mg alle 6 h i. v.
    - Bei Bradykardie Atropin 0,5 mg i. v.
    - Bei Lungenödem (S. 379) Furosemid 20–40 mg i. v.
    - AT III (hoch-)normal halten.
    - Da etwa $^{2}/_{3}$ der Fruchtwasserembolien präpartal auftreten, ist eine sofortige Entbindung/Sectio caesarea anzustreben.
- **Prognose:**
  - *Mutter:* Mortalität bis 86 %, davon 50 % in der ersten halben Stunde; 85 % der Überlebenden haben neurologische Schäden! Bei optimaler, frühzeitiger Therapie Reduktion der Sterblichkeit auf etwa 22 % möglich.
  - *Kind:* Mortalität 21 %; bleibende neurologische Schäden bei ca. 61 %.

41 Intensivmedizinisch relevante Infektionskrankheiten

41.1 HIV-Infektion

J.-M. Hahn

Erreger

- Human Immunodeficiency Virus = HIV-Retrovirus. Haupttypen:
  - HIV-1 (weltweit am häufigsten), 3 Hauptgruppen:
    - M (main): Subtypen A bis K, Subtyp B in Europa und USA am häufigsten.
    - N und O: selten (Einzelfälle in Kamerun)
  - HIV-2: 6 Subtypen A bis F (v. a. in Westafrika).

Epidemiologie

- **Übertragung**: Sexuell (am häufigsten), parenteral, diaplazentar, perinatal. Derzeit etwa 3 000 neu diagnostizierte Fälle/Jahr in Deutschland.
- **Risikogruppen**:
  - Promiske homo- und bisexuelle Männer, heterosexuelle Personen (in Industriestaaten vergleichsweise selten, weltweit gesehen am häufigsten).
  - Intravenös Drogenabhängige.
  - Hämophile und Transfusionsempfänger (Neuinfektion aufgrund des Spender-Screenings sehr selten; Risiko: ca. 1:1–2 Mio.; Ausnahme: Wirtschaftlich arme Länder).
  - Kinder HIV-infizierter Mütter (ohne peripartale Prophylaxe 15–30 %).
- **Infektiosität**: Kann bereits bei asymptomatischen Patienten wenige Tage postexpositionell (HIV-RNA im Blut nachweisbar) und vor Serokonversion (1–3 Wochen, selten wesentlich länger) vorliegen (*diagnostische Lücke*).
- **Inkubationszeit**: 1–6 Wochen bei akuter HIV-Krankheit (s. u.), meist vergehen aber mehrere Jahre bis zur Manifestation der Immunschwäche.

Meldepflicht: Nichtnamentlich direkter oder indirekter Erregernachweis.

Klinik

- Sehr variabler, progressiver, teils stationärer Verlauf über mehrere Jahre. Einteilung der Stadien nach der CDC-Klassifikation (Tab. 41.1).
- **Stadium/Kategorie A**:
  - *Akute HIV-Krankheit*: bei 50–90 % (je nach Symptombewertung und ausgewertetem Kollektiv) der Infizierten. 1–6 Wochen nach Erstinfektion kommt es zu einem variablen, oft mononukleoseähnlichen Krankheitsbild (S. 631).
  - *Persistierende generalisierte Lymphadenopathie (PGL) = Lymphadenopathie-Syndrom (LAS):* Auftreten bei ca. 50 % der Infizierten. > 3 Monate persistierende Lymphknotenvergrößerung (> 1 cm Durchmesser) an mindestens 2 extrainguinalen Lymphknotenstationen bei sonst weitgehender Beschwerdefreiheit.
  - *Asymptomatische HIV-Infektion (Latenzphase)*: Dauer variabel, durchschnittlich 8–12 Jahre, Patient meist beschwerdefrei (und infektiös!).
- **Stadium/Kategorie B** (nicht zu A und nicht zu C passend), definierend sind:
  - Bazilläre Angiomatose: Fieber, papulöse dolente, livide bis bräunliche Hauteffloreszenzen, selten Befall innerer Organe.
  - Orale oder vulvovaginale Candida-Infektionen (persistierend, rezidivierend).
  - Zervikale Dysplasien oder Carcinoma in situ.
  - Fieber (> 38,5 °C) oder Diarrhö > 4 Wochen.
  - Orale Haarleukoplakie: weißliche Effloreszenzen, meist am Zungenrand.

- Rezidivierender oder ausgedehnter (> 1 Dermatom) Herpes zoster.
- ITP, Listeriose, tuboovarielle Abszesse, periphere Neuropathie.

▶ **Stadium/Kategorie C (AIDS-definierende Erkrankungen)**:
- *Wasting-Syndrom*: Gewichtsverlust ohne andere Ursache von > 10 % des ursprünglichen Körpergewichts, Diarrhö oder Fieber > 3 Wochen.
- *HIV-Enzephalopathie:* Behindernde kognitive oder motorische Dysfunktion, die über Wochen bis Monate zunimmt und keine andere Ursache hat.
- *HIV-assoziierte Tumoren:* Kaposi-Sarkom, invasives Zervixkarzinom, maligne Lymphome wie Burkitt-, immunoblastisches- oder primäres ZNS-Lymphom.
- *Opportunistische Infektionen:*
  - Pneumocystis-jirovecii-Pneumonie (PcP): Fieber, Dyspnoe, trockener Husten, Zyanose, bilaterale interstitielle Infiltrate; Diagnose: BAL (S. 415).
  - Toxoplasmose-Enzephalitis: fokalneurologische Symptome.
  - Candida-Ösophagitis oder Befall von Bronchien, Trachea oder Lungen.
  - Chronische Herpes-simplex-Ulzera oder Herpes-Bronchitis, Herpes-Pneumonie oder Herpes-Ösophagitis.
  - CMV-Retinitis, generalisierte CMV-Infektionen.
  - Rezidivierende Salmonellen-Bakteriämie.
  - Rezidivierende Pneumonien innerhalb eines Jahres.
  - Extrapulmonale Kryptokokkose.
  - Chronische intestinale Kryptosporidien- oder Isospora-belli-Infektion.
  - Disseminierte oder extrapulmonale Histoplasmose.
  - Tuberkulose; disseminierte oder extrapulmonale atypische Mykobakteriose (insbesondere Mykobacterium avium intracellulare = MAI, Mycobacterium kansasii).
  - Progressive multifokale Leukenzephalopathie (durch Polyoma-Viren).

Diagnostik

▶ Anamnese (Risikogruppe), Klinik.

▶ **HIV-Antikörper-Nachweis im Serum**. Untersuchung nur mit Einverständnis des Patienten. Ablauf:
1. Blutabnahme: Suchtest mit HIV-ELISA, bei positivem Befund Kontrolle durch Bestätigungstest (z. B. Western-Blot).
2. Blutabnahme bei positivem Bestätigungstest zum Ausschluss von Verwechslungen. Erst bei erneutem Nachweis von HIV-AK gilt der Befund als gesichert, erst dann sollte der Patient über das Ergebnis informiert werden.

- Bei negativem Testergebnis diagnostische Lücke im Frühstadium beachten: Auftreten von Antikörpern nach 1–3, selten nach bis zu 6 Monaten post infectionem, daher Kontrolluntersuchungen bei Risikopatienten.

▶ In diagnostischen Problemfällen (z. B. V. a. sehr frische HIV-Infektion) und bei speziellen Fragestellungen: Virusisolierung, Nachweis von HIV-RNA (PCR), p24-Antigennachweis u. a.

▶ **Weitere Untersuchungen nach Diagnosestellung**:
- Laborstatus inkl. BSG/CRP, Differenzialblutbild, aP, GPT, GOT, γGT, LDH, Kreatinin, Elektrolyte, Triglyceride, Cholesterin, Blutzucker, HbA1c, Harnsäure, CHE, Lipase, Serum-Elektrophorese, Immunglobuline quantitativ, Ferritin, Vitamin B_{12}, Folsäure, Hepatitis-, Toxoplasmose-, Varicella-Zoster-, CMV-, Epstein-Barr-, HSV-Serologie, TPHA-Test, HLA-B5 701, Urinstatus.
- Bestimmung des Status der zellvermittelten Immunität durch Messung der Reaktion vom verzögerten Typ (z. B. Multitest Immignost).
- Bestimmung der Lymphozytensubpopulationen: *T-Helferzellen* (= CD_4 = T_4), T-Suppressorzellen (= CD_8 = T_8). Normwerte: CD_4 > 1 000/µl, CD_4/CD_8(T_4/T_8)-Verhältnis = 1,4–2,0 (vgl. CDC-Stadien Tab. 41.1).
- *Viruslast:* (Bestimmung z. B. mittels PCR: RNA-Kopien/ml Plasma (zur Therapie- und Verlaufskontrolle sowie als Prognoseparameter).

- Resistenzbestimmung (genotypisch und/oder phänotypisch).
- Röntgen-Thorax, EKG, LuFu, Abdomensonografie, ggf. CT oder MRT.
- Funduskopie, gynäkologische Untersuchung, Endoskopien.

▶ **Stadieneinteilung** der CDC (Centers for Disease Control and Prevention): Tab. 41.1.

Tab. 41.1 • **CDC-Stadieneinteilung der HIV-Infektion.**

CD_4-Lymphozyten	klinische Kategorien		
	asymptomatisch, akute HIV-Krankheit, LAS	**symptomatisch, weder A noch C**	**AIDS-definierende Erkrankungen**
> 500/µl	A 1	B 1	C 1
200–500/µl	A 2	B 2	C 2
< 200/µl	A 3	B 3	C 3

Bei klinischer Besserung findet keine Rückstufung statt.

Therapie

▶ Die Behandlung sollte aufgrund ihrer Komplexität und ihres raschen Wandels nur nach Rücksprache mit entsprechend erfahrenen Ärzten durchgeführt werden. Aktuelle Empfehlungen im Internet z. B. unter der Adresse www.daignet.de oder www.hivleitfaden.de.

▶ **Antiretrovirale Therapie (ART)** (Medikamente: Tab. 41.3):

- Keine Viruselimination, aber antiretrovirale Wirkung.
- Indikationen: Tab. 41.2.

Beachte: Eine antiretrovirale Therapie ist nur bei einer ausreichenden Compliance und Schulung der Patienten sinnvoll. Sonst drohen Resistenzentwicklung und Therapieversagen. Bei einer ≥ 95 %igen Compliance (95 % der Dosen eingenommen) liegen die Ansprechraten (Viruslast < Nachweisgrenze) bei ca. 80 %, bei einer 80 %igen Compliance nur noch bei etwa 40 %.

- Unter Therapie regelmäßige Verlaufskontrollen zur Abschätzung des Behandlungserfolgs (v. a. Viruslast, CD_4-Zellzahl). Ziel: Senkung der Viruslast auf < 50 Kopien/ml.
- Zur Vermeidung von Resistenzbildung Kombination von mind. 3 antiretroviralen Substanzen. Bei der Primärtherapie sind zahlreiche Kombinationen möglich, wobei meist 2 NRTI mit NNRTI oder PI kombiniert werden (Tab. 41.3).
  Bevorzugte Kombinationen sind:
  - (NRTI) Emtricitabin/Tenofovir (Truvada®) *oder* Abacavir/Lamivudin (Kivexa®) **plus**
  - (NNRTI) Efavirenz *oder* Nevirapin **oder** (PI) Atazanavir/Ritonavir *oder* Darunavir/Ritonavir *oder* Fosamprenavir/Ritonavir *oder* Lopinavir/Ritonavir *oder* Raltegravir.

▶ Psychosoziale Betreuung z. B. durch Beratungsstellen.

▶ **Medikamentöse Prophylaxe opportunistischer Infektionen**:

- *Primärprophylaxe*:
  - PcP (bei CD_4 < 200/µl): Cotrimoxazol (z. B. 1 Tbl./d Eusaprim), bei Allergie z. B. Pentamidin (Pentacarinat) 300 mg 4-wöchentl. als Inhalation.
  - Toxoplasmose (bei CD_4 < 200/µl): Cotrimoxazol 1 × 480 mg/d.
  - Tuberkulose (bei positivem Tine-Test und Ausschluss Organtuberkulose): INH oder Duoprophylaxe mit INH und PZA (über 3 Monate).
  - Impfungen gegen (in Abhängigkeit vom Immunstatus): Pneumokokken (S. 628), Hepatitis A und Hepatitis B (S. 628), Influenza.

- *Sekundärprophylaxe:* PcP (Cotrimoxazol), Toxoplasmose (Sulfadiazin oder Clindamycin + Pyrimethamin und Leukovorin), MAI (bei $CD_4 < 50/\mu l$ Azithromycin oder Clarithromycin), CMV (Ganciclovir, evtl. Cidofovir), Kryptokokkose (Fluconazol), Histoplasmose (Itraconazol), Salmonellose (Ciprofloxacin).

▶ Therapie opportunistischer Infektionen u. a. HIV-assoziierter Erkrankungen, z. B.:
- Pneumocystis-jirovecii-Pneumonie (S. 619).
- Toxoplasmose (S. 633).

Tab. 41.2 • **Indikationen zur antiretroviralen Therapie (nach Deutsch-Österreichische Leitlinie zur antiretroviralen Therapie der HIV-Infektion 4/2012).**

Symptomatik	CD_4-Lymphozyten	Zusatzkriterien*	ART
Symptomatische Patienten (CDC B/C), HIV-Nephropathie, HIV-assoziiertes neurologisches Defizit (HAND)	alle Werte	-	soll erfolgen
Asymptomatische Patienten	< 200/µl	-	soll erfolgen
	200–350/µl	-	soll erfolgen
	350–500/µl	gegeben	ratsam
		nicht gegeben	Einzelfallentscheidung
	> 500/µl	gegeben	ratsam
		nicht gegeben	Einzelfallentscheidung
akutes retrovirales Syndrom mit schwerer/lang dauernder Symptomatik	alle Werte	-	ratsam
asymptomatische/gering symptomatische Serokonversion	alle Werte	-	Einzelfallentscheidung

vor Therapiebeginn: CD_4-Bestimmung wiederholen, Aufklärung und Schulung (s. Text)
** Schwangerschaft, Alter > 50 Jahre, HCV-Koinfektion, therapiebedürftige HBV-Koinfektion, hohes kardiovaskuläres Risiko (Framingham-Risiko > 20 %/10 J.), Absinken der CD_4-Zellzahl, Plasmavirämie > 100 000 Kopien/ml*

Tab. 41.3 • **Antiretrovirale Medikamente für die Primärtherapie der HIV-1-Infektion.**

Substanz (*Abkürzung*, Handelsname)	übliche Dosis	wichtigste Nebenwirkungen
Nukleosid-/Nukleotidanaloga Reverse-Transkriptase-Inhibitoren (NRTI, NtRTI, „Nukes“)		
Abacavir (*ABC*, Ziagen®)	2 × 300 mg/d	Hypersensitivitätssyndrom (nicht bei HLA-B5 701-Nachweis anwenden)
Emtricitabin (*FTC*, Emtriva®)	1 × 200 mg/d	Kopfschmerzen, Anämie
Lamivudin (*3TC*, Epivir®)	2 × 150 mg/d	Kopfschmerzen, Polyneuropathie
Tenofovir (*TDF*, Viread®)	1 × 245 mg/d	Diarrhö, Übelkeit, Niereninsuffizienz
Zidovudin (*AZT*, Retrovir®)	2 × 250 mg/d	Anämie, Neutropenie

Kombinationen: Abacavir + Lamivudin (Kivexa®), Emtricitabin + Tenofovir (Truvada®), Lamivudin + Zidovudin (Combivir®)

Tab. 41.3 • **Fortsetzung**

Substanz (*Abkürzung*, Handelsname)	**übliche Dosis**	**wichtigste Nebenwirkungen**
Nicht-Nukleosidanaloga Reverse-Transkriptase-Inhibitoren (NNRTI)		
Efavirenz (*EFV*, Sustiva®)	1 × 600 mg/d	Depressionen, Albträume, Teratogenität
Nevirapin (*NVP*, Viramune®)	2 × 20 mg/d	Exanthem, Hepatotoxizität
Rilpivirin (*RPV*, Edurant®)	1 x 25 mg/d	Exanthem, Depressionen
Proteaseinhibitoren (PI)		
Atazanavir (*ATV*, Reyataz®)	1 x 400 mg/d (+ 1 x 100 mg/d RTV)	Bilirubin ↑, Kopfschmerzen, Diarrhö
Darunavir (*DRV*, Prezista®)	1 x 800 mg/d (+ 1 x 100 mg/d RTV)	Diarrhö, Übelkeit, Kopfschmerzen
Fosamprenavir (*F-APV*, Telzir®)	2 x 700 mg/d (+ 2 x 100 mg/d RTV)	Übelkeit, Diarrhö
Ritonavir (*RTV*, Norvir®)	2 × 600 mg/d (in Komb. mit PI s. o.)	Übelkeit, Hyperlipidämie
Kombination: **Lopinavir** (*LPV*) + **Ritonavir** (Kaletra®)	2 × 400 | 100 mg/d	Diarrhö, Übelkeit, Kopfschmerzen, Hyperlipidämie
Raltegravir (*RGV*, Isentress®)	2 × 400 mg/d	Exanthem, CK-Erhöhung

Prophylaxe

- Promiskuität vermeiden, ggf. konsequente Verwendung von Kondomen.
- Keine gemeinsame Nutzung von Spritzbestecken bei Drogenabhängigen.
- Zurückhaltender Einsatz von Blutprodukten, Eigenblutspenden.
- Schutzmaßnahmen exponierter Personen: Einhaltung der Hygienevorschriften, sichere Kanülenentsorgung, Handschuhe, Mundschutz, Schutzbrillen.
- Je nach Art der Exposition medikamentöse Postexpositionsprophylaxe (PEP): Tab. 41.4

! ***Vorgehen bei Kontakt mit potenziell HIV- oder hepatitiskontaminiertem Material (z. B. Haut-/Schleimhautkontakt, Nadel-/Kanülenstichverletzung):***

- Gründliche Reinigung/Spülung mit Wasser und Seife bzw. mit 20–30 %iger alkoholischer Lösung (Mundschleimhaut), bei Stich- oder Schnittverletzung Blutfluss durch Druck auf das umliegende Gewebe fördern (> 1 min).
- Bei fehlendem oder unsicherem Impfschutz gegen Hepatitis B aktive/passive Simultanimpfung (S. 629) innerhalb von 24 h, weiteres Vorgehen vom vorher abgenommenen Anti-HBs-Titer abhängig.
- Überprüfung des Infektionsstatus (HIV-ELISA, Anti-HBc, Anti-HCV) sofort sowie 6 Wochen, 3 und 6 Monate nach dem Unfallereignis.
- Bei Material von HIV-infizierten Patienten oder Risikopersonen: Antiretrovirale Prophylaxe in Abhängigkeit von der Art der HIV-Exposition (Tab. 41.4).
- D-Arztverfahren und Meldung beim Betriebsarzt.

Tab. 41.4 • **Medikamentöse Postexpositionsprophylaxe = PEP (nach EACS 2012)**

Eine medikamentöse Postexpositionsprophylaxe wird bei folgenden Situationen empfohlen:

Art der Exposition		**Serostatus**
Blutkontakt	subkutane oder intramuskuläre Penetration mit einer beim Indexpatienten verwendeten i. m.- oder i. v.-Nadel oder anderem intravaskulär gelegenen Instrument	HIV positiv oder Serostatus unbekannt aber HIV-Risikofaktoren
Blutkontakt	• perkutane Verletzung mit einem scharfen Instrument (Lanzette, Skalpell), i. m.-, s. c.- oder chirurgischer Nadel • > 15 min Kontakt mit Schleimhaut oder nicht intakter Haut	HIV positiv
Kontakt mit Genitalsekreten	analer oder vaginaler Verkehr	HIV positiv oder Serostatus unbekannt aber HIV-Risikofaktoren
Kontakt mit Genitalsekreten	rezeptiver Oralverkehr mit Ejakulation	HIV positiv
i. v. Drogenabusus	Austausch von Spritzen, Nadeln, Zubereitungs- oder anderem Material	HIV positiv

Beachte:
- Schnelle Testung des Indexpatienten auf HCV und HIV (wenn HIV-Status unbekannt)
- Wenn Indexpatient HIV positiv und behandelt ist, Resistenztestung wenn Viruslast > 100 Kopien/ml
- Wenn Resistenztest des Indexpatienten vorhanden, PEP an Resistenzsituation anpassen
- PEP-Start: Idealerweise < 4 h und nicht > 48 h nach Exposition
- Dauer der PEP: 4 Wochen, dabei Antikonzeption
- Standard-PEP: TDF/FTC = 1 Tbl./d Truvada (alternativ AZT/3TC = 2 x 1 Tbl./d Combivir) + LPV/RTV = 2 x 400/100 mg/d Kaletra
- Bei sexueller Exposition komplette Untersuchung auf andere sexuell übertragbare Erkrankungen

Kontrollen:
- HIV-Serologie + HBV und HCV, Schwangerschaftstest (Frauen) innerhalb von 48 h nach Exposition
- Re-Evaluation der PEP-Indikation durch einen HIV-Experten innerhalb von 48–72 h
- Beurteilung der Verträglichkeit der PEP
- Wenn Indexpatient HCV + (nachgewiesen oder Verdacht): Transaminasen, HCV-RNA und HCV-Serologie nach einem Monat
- Wiederholung der HIV-Serologie 2 und 4 Monate nach Exposition, Lues-Serologie 1 Monat nach Exposition

Leitlinien der Deutschen und der Österreichischen AIDS-Gesellschaft unter: www.daignet.de/site-content/hiv-therapie/leitlinien-1

Prognose

► Die Prognose der HIV-Infektion ist in den letzten Jahren durch die ART erheblich verbessert worden. Ungünstige Prognosefaktoren sind u. a. eine erhöhte Viruslast (> 10 000 Kopien/ml) zum Zeitpunkt der Diagnose, ein Anstieg der Viruslast und eine persistierende Viruslast über 10 000 Kopien/ml sowie ein Abfall der T-Helferzellzahl.

- Bei suffizienter und rechtzeitig begonnener ART fast normale Lebenserwartung.
- In wirtschaftlich armen Ländern im Durchschnitt erheblich schlechtere Prognose.

41.2 Akute Virushepatitis

J. Hadem, J. M. Hahn, M. P. Manns

Grundlagen

- **Definition:** Akute Infektion der Leber mit primär hepatotropen Viren bzw. Begleithepatitis bei systemischen Viruserkrankungen.
- **Ätiologie, Epidemiologie:**
  - Primär hepatotrope Viren: Hepatitisvirus A, B, C, D (nur zusammen mit Hepatitis B, Ko-Infektionen in etwa 5 %) und E.
  - Systemische Virusinfektionen mit begleitender Hepatitis: Zytomegalievirus (CMV), Ebstein-Barr-Virus (EBV), Herpes-simplex-Virus (HSV), humanes Herpesvirus 6 (HHV-6), Gelbfiebervirus, Dengue-Virus und Parvovirus B 19.
  - Infektionswege und Risikofaktoren:
    - *Hepatitis A (und E):* Fäkal-orale Übertragung. *Risikofaktoren:* Reisen in Länder mit hoher Prävalenz, Homosexualität, chronische Lebererkrankung, Drogenkonsum, Dialysepatienten, Beruf im Gesundheitswesen (einschl. Küchenpersonal, Asylbewerberheime etc.), Berufe mit Abwasserkontakt, Trinkwasser und Nahrungsmittel in Ländern mit geringem Hygienestandard.
    - *Hepatitis E:* Zoonose – horizontale Ausbreitung innerhalb eines Haushalts für Hepatitis E sehr gering (max. 2 %), Erkrankungen nach Genuss von schlecht gekochten Wildgerichten sind beschrieben.
    - *Hepatitis B, D und C:* Parenterale, sexuelle und perinatale Übertragung. *Risikofaktoren:* Exposition mit HBs-Ag- oder HCV-kontaminiertem Material und fehlender Impfschutz, chronische Lebererkrankung. *Risikogruppen:* Dialysepatienten, HIV-Infizierte, Patienten vor Herzoperation, Drogenabhängige, Patienten in psychiatrischen Einrichtungen, Berufe im Gesundheitswesen (auch Polizei, Justiz und Sozialarbeiter), Neugeborene HBs-Ag-positiver Mütter.
    - *CMV, EBV, HSV, Parvovirus B 19:* Tröpfcheninfektion, parenterale, sexuelle und perinatale Übertragung (v. a. bei Immunsuppression).
    - *Gelbfiebervirus und Dengue-Virus:* Übertragung durch Mückenstich. Risikofaktoren: Reisen in Länder mit hoher Prävalenz, z. B. Südamerika.
- **Meldepflicht:** Bei Verdacht, Erkrankung und Tod.

Klinik

- Inkubationszeiten: Tab. 41.5.
- Primär hepatotrope Viren und Herpesviren verursachen häufig eine asymptomatische Infektion (60–70 % der Fälle).
- Prodromalsymptome: Leistungsschwäche, Arthralgien, Myalgien, subfebrile Temperaturen, Druckgefühl im rechten Oberbauch, Übelkeit, Fettintoleranz, Exanthem.
- Später evtl. Ikterus (anikterischer Verlauf häufig) mit dunklem Urin und hellem Stuhl, Juckreiz. Oft gleichzeitige Besserung des Allgemeinbefindens.
- Häufig Hepatomegalie, seltener Splenomegalie.
- *Dengue-Virus:* Erhöhte Leberwerte, Fieber, Kopf-, Glieder- und Muskelschmerz.
- *Gelbfiebervirus:* Erhöhte Leberwerte, Fieber und Bradykardie, dann nach kurzzeitiger Besserung hepatorenales Syndrom, Schleimhautblutungen und Hämokonzentration.
- *Parvovirus B 19:* Erythema infectiosum, Anämie, Arthropathie.
- Krankheitsdauer: Wenige Tage (Dengue-Virus), 1–2 Wochen (Gelbfiebervirus), 4–8 Wochen (Hepatitis B), 2–4 Wochen (Hepatitis A).

Komplikationen

- **Fulminante Verlaufsform** mit akutem Leberversagen (S. 500): Gerinnungsstörung, hepatische Enzephalopathie, evtl. Ikterus und Aszites: Insbesondere bei Hepatitis B + D (2 %), bei Schwangeren mit Hepatitis E (20 %), seltener bei Hepatitis A (0,3 %, Risiko jedoch deutlich erhöht bei vorbestehender chronischer Hepatitis) und Hepatitis B (1 %), 5–10 % bei Gelbfieber, fast nie bei Hepatitis C, bei Dengue-Virus-Infektion nur im Kindesalter.
- **Chronische Verlaufsform** (Komplikationen: Leberzirrhose, hepatozelluläres Karzinom) oder asymptomatische Viruspersistenz (Infektionsgefahr!): Hepatitis B (Erwachsene 10 %, perinatal 90 %), Hepatitis C (50–90 %), HDV-Superinfektion (90 %), HDV-Simultaninfektion (5 %).

Diagnostik

- **Anamnese:** Risikofaktoren (s. o.), Reiseanamnese, kürzlich begonnene Immunsuppression mit Exazerbation einer chronischen Hepatitis B.
- **Klinik (s. o.).**
- **Labor (allgemein):**
  - Erhöhung der Aminotransferasen: ALT > AST, meist im Bereich zwischen 500 und 3 000 U/l.
  - Leichtere, bei cholestatischem Verlauf stärkere Erhöhung von γ-GT und AP.
  - Bei ikterischem Verlauf: Bilirubinerhöhung.
  - Anstieg des Serumeisens, leichte BSG-Erhöhung, in der Serumelektrophorese evtl. γ-Globuline erhöht.
  - Bei fulminantem Verlauf stark erniedrigte Syntheseparameter (z. B. Quick, Faktor V).
- **Hepatitisserologie:** Tab. 41.5 und Abb. 41.1.

Tab. 41.5 • **Vergleich der Hepatitiden A–E.**

	Hepatitis A	Hepatitis B	Hepatitis C	Hepatitis D	Hepatitis E
Inkubationszeit	2–6 Wochen	1–6 Monate	1–6 Monate	1–6 Monate	3–6 Wochen
Übertragungsweg	fäkal-oral	parenteral, sexuell, perinatal	parenteral	parenteral	fäkal-oral, schlecht gekochtes Fleisch
chronischer Verlauf	nein, aber Rekurrenz in 6 %	Erwachsene 10 %, perinatal 90 %	50–90 %	Simultaninfektion 5 %, Superinfektion 90 %	nein
fulminanter Verlauf	0,3 %, höher bei chron. Hepatitis	1 %	fast nie	2 %	Schwangere 20 %
Nachweis einer akuten Infektion	Anti-HAV-IgM	HBs-Ag, Anti-HBc-IgM, HBV-DNA	HCV-RNA	Anti-HDV (+ HBs-Ag), HDV-RNA	Anti-HEV, HEV-RNA

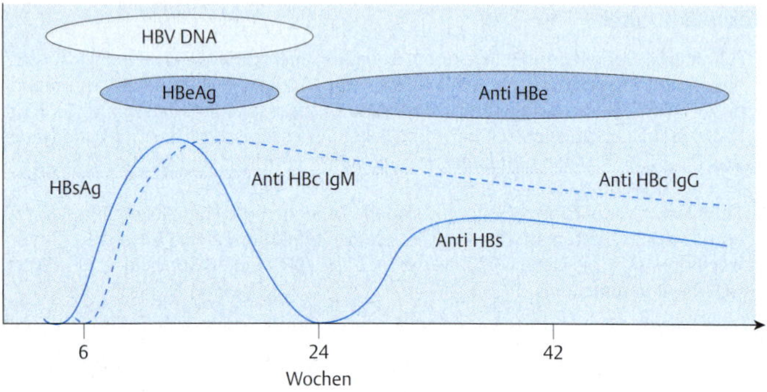

Abb. 41.1 • Serologischer Verlauf der akuten Hepatitis B.

Hepatitisserologie

- **Suchprogramm bei V. a. akute Virushepatitis**:
  - Anti-HAV gesamt, falls positiv: Anti-HAV-IgM.
  - Zunächst HBs-Ag und Anti-HBc gesamt:
    - Falls beide positiv: Anti-HBc-IgM, HBe-Ag und Anti-HBe.
    - Falls nur HBs-Ag positiv: HBs-Ag-Bestätigungstest und bei Positivität HBV-DNA, ansonsten Kontrolle HBs-Ag und Anti-HBc-IgM in 2–4 Wochen.
    - Falls nur Anti-HBc positiv: Anti-HBs – wenn positiv, dann ausgeheilte Hepatitis B, wenn negativ, dann Anti-HBc-IgM und HBV-DNA.
  - Anti-HCV (in 90 % nachweisbar), noch sensitiver ist die HCV-RNA. Akute Hepatitis C ist i. d. R. kein intensivmedizinisches Problem.
  - Bei Reiseanamnese ggf. auch Anti-HEV.
- Nach Diagnose einer akuten Hepatitis B: Untersuchung auf Anti-HDV.
- Übersicht: Tab. 41.6 und Abb. 41.1.

Tab. 41.6 • **Hepatitisserologie.**

Virus	Parameter	Aussage
A	Anti-HAV (IgM + IgG)	Suchtest, bei frischer oder früherer Infektion positiv
	Anti-HAV-IgM	positiver Wert beweist frische Infektion
	Anti-HAV-IgG	positiv bei frischer oder älterer Infektion
B	Anti-HBc (IgM + IgG)	Suchtest, bei frischer oder früherer Infektion positiv
	Anti-HBc-IgM	beweist frische Infektion auch bei fehlendem Nachweis von HBs-Ag
	Anti-HBc-IgG	wird erst. ca. 2 Monate nach Infektion positiv, oft einziger Hinweis für eine früher abgelaufene Hepatitis B
	HBs-Ag	Suchtest, positiv in 90 % bei frischer Infektion sowie bei Viruspersistenz mit Infektiosität. Bei Persistenz > 6 Monate chronischer Verlauf wahrscheinlich
	HBe-Ag	Marker der Virusreplikation und Infektiosität, chron. Verlauf wahrscheinlich bei Persistenz von > 10 Wochen

Tab. 41.6 • **Fortsetzung**

Virus	Parameter	Aussage
	HBV-DNA	empfindlichster Marker der Virusreplikation und Infektiosität. Chronischer Verlauf wahrscheinlich bei Persistenz von > 8 Wochen
	Anti-HBe	positiv meist mit dem Abklingen der Symptome und nach Verschwinden von HBe-Ag
	Anti-HBs	bei frischer Infektion erst nach Elimination von HBs-Ag positiv (meist erst 3–6 Monate nach Infektion). Die Titerhöhe ist ein Maß für die Immunität (s. u.)
C	Anti-HCV	bei frischer (1–4 Monate nach Infektion = diagnostische Lücke) oder früherer Infektion positiv
	HCV-RNA	Marker der Virusreplikation und Infektiosität. Bestätigt je nach klin. Verlauf akute oder chron. Hepatitis C
D	Anti-HDV	Suchtest, bei frischer (6–8 Wochen nach Infektion = diagnostische Lücke) oder früherer Infektion positiv • *Simultaninfektion:* Anti-HBc-IgM und HBs-Ag positiv • *Superinfektion:* Anti-HBc-IgM negativ, HBs-Ag positiv
	HDV-RNA	bestätigt je nach klinischem Verlauf akute oder chronische Hepatitis D
E	Anti-HEV	Suchtest, bei frischer oder früherer Infektion positiv
	HEV-RNA	Nachweis in der Routinediagnostik entbehrlich

Verlaufsbeurteilung

- **Aktivität?** → Regelmäßige Kontrollen der Aminotransferasen, Bilirubin und der Syntheseparameter (Quick, Faktor V, Albumin) bis zur Normalisierung.
- **Hepatitis B:**
  - *Infektiosität?* → Positiver Nachweis von HBs-Ag oder HBe-Ag bzw. HBV-DNA.
  - *Chronischer Verlauf?* → HBs-Ag > 6 Monate nach Infektion nachweisbar.
  - *Asymptomatischer HBs-Ag-Trägerstatus?* → Normale Leberfunktion, HBs-Ag, Anti-HBc und Anti-HBe positiv, HBe-Ag und Anti-HBs negativ.
- **Hepatitis D** (vgl. Hepatitis B):
  - *Simultaninfektion?* → Anti-HDV, HBs-Ag und Anti-HBc-IgM positiv. In > 2 % fulminanter Verlauf, in 5 % chronischer Verlauf.
  - *Superinfektion?* → Anti-HDV und HBs-Ag positiv, Anti-HBc-IgM negativ. In 90 % chronischer Verlauf.
  - *Chronischer Verlauf?* → Anti-HDV und HDV-RNA persistierend positiv bei länger als 6 Monate erhöhten Transaminasen.
- **Hepatitis C** – *chronischer Verlauf?* → Kontrolle der Aminotransferasen und der HCV-RNA sofort und nach 4, 8 und 12 Wochen; Kontrolle von Anti-HCV sofort und nach 12 Wochen.
  - Kommt es nach positivem HCV-Nachweis zur Elimination der HCV-RNA, sind weiterführende HCV-Kontrollen in vierteljährlichen Intervallen sinnvoll.
  - Persistiert die Infektion an Woche 12, ist eine Therapie indiziert (Heilungschancen ca. 98 %).
- **Risikofaktoren für einen schweren Verlauf einer akuten viralen Hepatitis:**
  - Neu initiierte Immunsuppression (Exazerbation einer latenten Hepatitis B im Rahmen einer Chemotherapie oder Gabe von Anti-CD 20-Antikörpern).
  - Schwere akute Hepatitis A auf dem Boden einer chronischen Lebererkrankung und bei höherem Lebensalter.
  - Vorbestehende Leberverfettung.

Differenzialdiagnose

- **Begleithepatitis:**
  - *Viren:* Epstein-Barr-, Zytomegalie-, Varicella-zoster-, Herpes-simplex-, Coxsackie-, Gelbfieber- und Denguevirus. Seltener bei anderen Virusinfektionen.
  - *Bakterien:* Brucellosen, Rickettsiosen (Q-Fieber), Leptospirosen (Morbus Weil), Salmonellosen (Typhus abdominalis) u. a.
  - *Parasiten:* Echinokokkose, Amöbiasis, Malaria.
- **Alkoholtoxische Leberschädigung:** Fettleberhepatitis.
- **Ischämische Hepatitis:** Nach Katecholaminen, Reanimation oder extrakorporaler Zirkulation.
- **Medikamentös bedingte Leberschädigung:** Paracetamol (hohe Dosen), Isoniazid, Phenprocoumon (Marcumar), Amoxicillin-Clavulanat, Meropenem, Voriconazol, Methyldopa, Tetrazykline, Valproinsäure, Chlorpromazin, Phenylbutazon, Flupirtin, u. a.
- **Leberschädigung durch andere Hepatotoxine:** Chlorierte Kohlenwasserstoffe, Amanitatoxin.
- **Akut-auf-chronische Hepatitis und Erstmanifestation chronischer Lebererkrankungen:** Akuter Schub einer chronischen Hepatitis B (z. B. im Rahmen einer neuen Immunsuppression), Autoimmunhepatitis, Lebertumoren, Stoffwechselerkrankungen.

Therapie

- Bei Zeichen eines schweren Verlaufes bzw. beginnenden akuten Leberversagens (Müdigkeit = hepatische Enzephalopathie Grad 1 und/oder Quick < 50 %) Kontaktaufnahme mit einem hepatologischen Zentrum mit Möglichkeit zur Lebertransplantation.
- **Allgemeine Hygiene-, Impf- und Prophylaxemaßnahmen:**
  - *Hepatitis B, C und D:* Händedesinfektion! Vorsicht beim Umgang mit infektiösem Material, spätestens jetzt Überprüfung des Impfstatus von Pflegepersonal und Familie und ggf. aktive Impfung gegen Hepatitis B. Hepatitisserologie, ggf. gefolgt von Hepatitis-B-Impfung oder antiviraler Therapie, verhindert HBV-Exazerbation unter Immunsuppression.
  - *Hepatitis A und E:* Direkten körperlichen Kontakt vermeiden, Händedesinfektion, getrennte Toilette, Isolation nur bei fäkaler Inkontinenz. Infektiosität ca. 2 Wochen vor bis 2 Wochen nach Erkrankungsbeginn. Spätestens jetzt aktive Impfung von Pflegepersonal und Familie gegen Hepatitis A (Immunglobulingabe erwägen bei Kontaktpersonen > 50 Jahre oder chronischer Lebererkrankung).
- **Symptomatische Therapie:** Körperliche Schonung, Alkoholkarenz für 1/2 Jahr, keine spezifische „Hepatitis-Diät“, fettarme Kost wird meist besser vertragen.
- Reduktion der Medikamenteneinnahme auf das Notwendigste.
- **Akute Hepatitis B:** Aufgrund der hohen Spontanheilungsrate keine Indikation zur antiviralen Therapie. Ausnahme: *Schwere* akute Hepatitis B (Quick < 50 %): Hier Kontaktaufnahme mit Transplantationszentrum und ggf. frühzeitiger Beginn einer antiviralen Therapie (z. B. Lamivudin 100 mg/d p. o.; Tenofovir oder Entecavir wahrscheinlich ebenfalls möglich, Stellenwert aber noch unklar).
- **Akute Hepatitis C:** I. d. R. kein intensivmedizinisches Problem.
  - Persistiert die Infektion an Woche 12, ist eine Therapie indiziert, die in 98 % zur Heilung führt:
    - PEG-Interferon (IFN)-α 1,5 µg/kg KG 1 × /Woche s. c. über 6 Monate *oder*
    - Interferon-α 5 Mio I.E. s. c. tgl. über 3 Wochen und dann 3 × wöchentlich über weitere 20 Wochen.
  - Patienten mit Genotyp 1 profitieren evtl. von einem früheren Therapiebeginn bereits zur Woche 8.
  - Persistiert HCV auch nach 3 Monaten Therapie, ist eine Kombinationstherapie mit PEG-IFN + Ribavirin sinvoll.

- **Akute CMV- oder HSV-Hepatitis:** Therapie mit Ganciclovir (5 mg/kg 2 × tgl.) bzw. Aciclovir (10 mg/kg 3 × tgl.); Dosisanpassung bei Niereninsuffizienz.

Prä- und Postexpositionsprophylaxe

- **Hepatitis A und E:** Allgemeine Hygienemaßnahmen (s. o.).
- **Hepatitis B, C und D:** Vorsichtiger Umgang mit Blut und Blutprodukten.
- **Aktivimpfung gegen Hepatitis A:**
  - *Indikationen:* Menschen mit Risikofaktoren (S. 624).
    - Testung auf Anti-HAV-IgG vor der Impfung bei Kontakt zu Personen aus Endemiegebieten oder bei Alter > 50 Jahren empfohlen.
  - *Impfschemata:*
    - Havrix: Alter > 1–15 Jahre: 720 ELISA-Einh. (0,5 ml) i. m., 2 Dosen im Abstand von 6–12 Monaten. Alter > 15 Jahre: 1440 ELISA-Einh. (1 ml) i. m., 2 Dosen im Abstand von 6–12 Monaten.
    - VAQTA: Alter > 2–18 Jahre: 25 Einh. (0,5 ml) i. m., 2 Dosen im Abstand von 6–18 Monaten. Alter > 18 Jahre: 50 Einh. (1 ml) i. m., 2 Dosen im Abstand von 6–8 Monaten.
- **Aktivimpfung gegen Hepatitis B:**
  - *Indikationen:* Exposition mit HBs-Ag-positivem oder wahrscheinlich kontaminiertem Material und fehlender Impfschutz bzw. Anti-HBs-Ak < 100 I.E./l sowie Risikopersonen (S. 624).
  - *Impfschemata:*
    - Gen-H-B-VAX: Alter > 15 Jahre: 10 µg (1 ml). Dialysepatienten > 18 Jahre: 40 µg (1 ml) i. m. Applikation in den Monaten 0, 1 und 6 oder in den Monaten 0, 1, 2 und 12.
    - HBVAXPRO (Nachfolgeprodukt von Gen-H-B-VAX): Alter bis 15 Jahre: 5 µg (0,5 ml). Alter > 15 Jahre: 10 µg (1 ml). Dialysepatienten > 18 Jahre: 40 µg (1 ml) i. m. Applikation in den Monaten 0, 1 und 6 oder in den Monaten 0, 1, 2 und 12.
    - Engerix B: Alter bis 15 Jahre: 10 µg (0,5 ml). Alter > 15 Jahre: 20 µg (1 ml). Dialysepatienten > 15 Jahre: 40 µg (2 × 1 ml) i. m. Applikation in den Monaten 0, 1 und 6 oder in den Monaten 0, 1, 2 und 12.
- **Passivimpfung gegen Hepatitis A:**
  - *Indikation:* HAV-exponierte Hochrisikopatienten mit chronischer Hepatitis sowie Anti-HAV-IgG-negative Patienten > 50 Jahre.
  - *Impfschema:* Anti-HAV-haltiges Immunglobulin (z. B. Beriglobin) 0,02–0,06 ml/kg KG i. m. postexpositionell innerhalb von 10 Tagen, evtl. Wdh. nach 6–8 Wochen (Schutzdauer ca. 3 Monate).
- **Passivimpfung gegen Hepatitis B:**
  - *Indikation:* Exposition mit HBs-Ag-positivem oder wahrscheinlich kontaminiertem Material und fehlender Impfschutz bzw. Anti-HBs < 100 I.E./l oder lange zurückliegender Impfung; Neugeborene HBs-Ag-positiver Mütter.

  Beachte: Gleichzeitig Aktivimpfung durchführen!
  - *Impfschema:*
  - Hepatect: In jedem Alter 10 I.E. (= 0,2 ml)/kg KG postexpositionell i. v.
  - Hepatitis-B-Immunglobulin Behring: In jedem Alter 0,06 ml/kg KG postexpositionell i. m.

! ***Verhalten bei akzidenteller Nadelstichverletzung oder Hautkontamination mit potenzieller Hepatitis- oder HIV-Infektionsgefahr:***

- *Unverzüglich:*
  - Druck auf das umliegende Gewebe.
  - Spülung der Wunde mit alkoholischem, viruzidem Antiseptikum (z. B. Freka-Derm) über 10 min.
  - Bei Kontamination geschädigter Haut: Großflächige Desinfektion mit einem Hautantiseptikum (z. B. Sterilium).
- *Anschließend:*
  - Über vergleichsweise niedriges HIV-Infektionsrisiko aufklären (nur 1 von 300 Nadelstichverletzungen bei *positiver Indexperson* überträgt HIV).
  - Risikofaktoren beim Indexpatienten erfragen (ungeschützter Geschlechtsverkehr, Homosexualität, Drogenabhängigkeit, Transfusionen vor 1990, Auslandsaufenthalte etc.).
  - Zeitnahe serologische Testung von Patient und exponierter Person (ggf. kollegiales Telefonat mit Labormediziner): HBsAg, Anti-HBc, Anti-HBs, ggf. HBV-DNA, Anti-HCV, HCV-RNA, HIV-I/II-Ak.
  - Indexperson einmal nach Stichverletzung, exponierte Person immer sofort und nach 3, 12 und 24 Wochen testen (HIV-RNA nur bei klinischen Zeichen einer akuten HIV-Infektion).
- *Impfungen:*
  - *Aktive Impfung gegen Hepatitis B:* Wenn bei exponierter Person Anti-HBs < 100 IU/l oder Anti-HBs nicht innerhalb 48 h bestimmbar (Impfschema s. o.).
  - *Passive Impfung gegen Hepatitis B:* Wenn Anti-HBs < 10 IU/l oder Anti-HBs nicht innerhalb 48 h bestimmbar (Impfschema s. Text)
- *Postexpositionsprophylaxe (PEP) einer HIV-Infektion:.*
  - Sofort (innerhalb von 24 h) starten, wenn Indexperson (mit hoher Wahrscheinlichkeit) HIV-positiv ist (s. o.) *und* Verletzung mit Hohlnadel, tiefe Schnittverletzung, i. v. Injektion oder Kontamination verletzter Haut aufgetreten ist oder hohe Viruslast beim Indexpatienten vorliegt. Bei Kontakt von intakter Haut mit HIV-infiziertem Blut wird eine PEP nicht empfohlen (unabhängig von der Viruskonzentration).
  - Konsultation eines HIV-Experten unbedingt ratsam.
  - Über PEP-Nebenwirkungen informieren.
  - Mögliche Substanzkombination: Tenofovir plus Emtricitabin plus Lopinavir/Ritonavir (= Truvada 300/200 1 × tgl. plus Kaletra 400/100 2 × tgl.) über 4 Wochen. Ggf. anpassen an Resistenzspektum der Indexperson. Auf PEP-NW achten. 6 Wochen und 3 Monate nach PEP erneute HIV-Serologie abnehmen.
- Vorstellung beim D-Arzt und Betriebsarzt und Dokumentation des Vorfalls.
- *Auf HCV-Serologie achten.* Wenn HCV-RNA nach 12 Wochen persistierend positiv, Therapie mit PEG-Interferon-α (S. 628) einleiten.

41.3 Zytomegalievirus-(CMV)Infektionen

J.-M. Hahn

Grundlagen

- **Erreger**: CMV (Zytomegalievirus) = HHV5 (Human-Herpes-Virus 5).
- **Epidemiologie,** Übertragung:
  - *Konnatale* Infektion: Transplazentar meist nach Primärinfektion der Mutter in der Schwangerschaft.
  - *Postnatale* Infektion: Tröpfchen- und Kontaktinfektion, parenteral.
  - *Endogene Reaktivierung:* Besonders bei immunsupprimierten Patienten.

Klinik

- **Konnatale Form:** Neigung zu Frühgeburten, Fetopathie mit neurologischen Defiziten (Krampfleiden, geistige Retardierung, Hör- und Sehstörungen), Hepatitis, Pneumonie, Anämie, Thrombozytopenie mit petechialen Blutungen.
- **Postnatale Form:** Häufig symptomlos, evtl. mononukleoseähnlicher Verlauf mit Fieber, Lymphadenopathie, Hepatitis und Exanthemen. Bei *immunsupprimierten Patienten* schwerer Verlauf mit zusätzlichen Symptomen: interstitielle Pneumonie, Retinitis, gastrointestinale Ulzera, Enzephalitis.

Diagnostik, Differenzialdiagnose

- **Diagnose:**
  - Bei immunsupprimierten Patienten (Chemotherapie, Knochenmarktransplantierte, HIV-Infizierte) und entsprechender Klinik an CMV-Infektion denken.
  - *CMV-Virus-Nachweis* in Rachenabstrich, Blut, Urin, Liquor, bronchoälveolärer Lavage, Biopsien: Bei Immunsupprimierten sicherste Methode zum Nachweis einer aktiven Infektion.
  - *Serologische Diagnostik:*
    - Nachweis der Primär- oder reaktivierten CMV-Infektion: IgG und IgM positiv. CMV-IgM-AK können aber monatelang persistieren. Weitere Differenzierung mittels Anti-IgG-Aviditätstest: IgM-Nachweis + geringe Avidität spricht für Primärinfektion; hohe Avidität spricht für ältere Infektion.
    - bei Immunsupprimierten IgM-AK oft negativ und fehlender IgG-Titeranstieg.
  - Bei CMV-Infektion augenärztliche Untersuchung: Retinitis?
- **Differenzialdiagnose**: Infektiöse Mononukleose, akute HIV-Infektion (S. 618), Pneumonien anderer Genese (S. 413), Hepatitis (S. 624).

Therapie, Prophylaxe, Prognose

- **Therapie:**
  - Symptomatische Therapie: Körperliche Schonung.
  - Immunsupprimierte Patienten, schwerer Verlauf (Therapie in entsprechend erfahrenen Zentren):
    - Virustatika: Ganciclovir (Cymeven), Foscarnet (Foscavir) oder Valganciclovir (Valcyte); Reservepräparat: Cidofovir (Vistide). Dosierungen und Nebenwirkungen s. Kap. Antimykotika und Virustatika (S. 283).
    - CMV-Immunglobulin.
- **Prophylaxe, Impfung**: Passive Immunisierung mit CMV-Immunglobulin z. B. vor Transplantationen.
- **Prognose**: Schwere und tödliche Verläufe v. a. bei Immundefizienz.

41.4 Tetanus

J.-M. Hahn

Grundlagen

- **Erreger**: Clostridium tetani (grampositives, obligat anaerobes sporenbildendes Stäbchen).
- **Epidemiologie**:
  - *Übertragung:* Eintrittspforten sind meist verschmutzte Wunden. Bildung von neurotropem Exotoxin, das entlang der Nervenbahnen in das ZNS gelangt
  - *Inkubationszeit:* 4–14 Tage (und länger).

Klinik

- Zunächst Mattigkeit, Kopf- und Gliederschmerzen, Frösteln und Schwitzen.
- Krämpfe: Zunächst der mimischen Muskulatur mit grinsend weinerlichem Gesichtsausdruck (= *Risus sardonicus*) und der Kaumuskulatur (= *Trismus*), durch Befall der Nacken- und Rückenmuskulatur Überstreckung von Kopf und Rumpf (= *Opisthotonus*). Später durch geringste Außenreize auslösbare generalisierte tonische Muskelspasmen bis zur minutenlangen, sehr schmerzhaften Körperstarre bei erhaltenem Bewusstsein (!).

Komplikationen

- Erstickung durch Glottiskrampf oder muskuläre Ateminsuffizienz, Aspiration, Pneumonie, Wirbelkörperfrakturen.

Diagnostik, Differenzialdiagnose

- **Diagnose**:
  - Klinisches Bild am wichtigsten (daran denken).
  - Toxinnachweis im Blut (Tierversuch).
- **Differenzialdiagnose:**
  - Hyperventilationstetanie, Kalziummangel.
  - Zerebrale Krämpfe bei Meningitis, Enzephalitis, Schädel-Hirn-Trauma.

Therapie, Prophylaxe, Prognose

- **Therapie:**
  - Sorgfältige Wundtoilette.
  - **Tetanusimmunglobulin** (Tetanus-Antitoxin, z. B. Tetagam N): Wunde mit 2 000 I. E. umspritzen, zusätzlich 5 000–10 000 I.E. i. m., dann 3 000 I.E. täglich i. m.
  - **Penicillin G: 4 x 5 Mio. IE/d über 10 Tage.**
  - Intensivmedizinische Behandlung, Sedierung, Relaxierung, Beatmung.
- **Prophylaxe**, *Tetanusimpfung*: Bei Kindern meist als Kombinationsimpfung mit Diphtherie und Pertussis = DTP. Nach Verletzungen bei fehlendem oder unsicherem Impfschutz simultan passiv (z. B. Tetagam N) und aktiv (z. B. Tetanol) i. m. an kontralateralen Körperstellen, Wiederholung der Aktivimpfung nach 4 Wochen und 6–12 Monaten, Auffrischimpfungen alle 10 Jahre, die erste einmalig als TdaP-Impfung (+ Diphtherie/Pertussiskomponente).
- **Prognose**: Hohe Letalität im Vollbild der Erkrankung (bis 30 %).

41.5 Toxoplasmose

J.-M. Hahn

Grundlagen

- **Erreger**: Toxoplasma gondii (intrazellulär lebendes Protozoon).
- **Epidemiologie**:
  - *Übertragung:* Katzenkot, Aufnahme von zystenhaltigem rohem Fleisch (Rind, Schwein, Schaf) oder Erde (z. B. bei der Gartenarbeit). Diaplazentare Übertragung bei Infektion der Mutter während der Schwangerschaft möglich (Folge: *konnatale Toxoplasmose*)
  - *Inkubationszeit:* Tage bis mehrere (meist 2–3) Wochen.

  Meldepflicht: Bei konnatalen Infektionen.

Klinik

- Bei immunkompetenten Personen meist asymptomatischer Verlauf
- **Lymphknotentoxoplasmose:** Meist Befall zervikaler Lymphknoten, evtl. mit Fieber, Kopf- und Gliederschmerzen, Exanthemen
- Bei immunsupprimierten Patienten oder AIDS: Beteiligung v. a. von Gehirn (neurologische Ausfälle), seltener Retina, Myokard, Leber, Milz und Lunge.

Diagnostik, Differenzialdiagnose

- **Diagnose:**
  - *Serologische Diagnostik:*
    - Suchtest mit hoher Sensitivität auf Toxoplasma IgG-AK (EIA)
    - Bestimmung von IgM-AK bei positivem Suchtest. IgG positiv/IgM negativ spicht für eine inaktive/latente Infektion. Bei Nachweis von spezifischen IgM-AK (können persistieren) weitere Abklärung mittels Anti-IgG-Aviditätstest: Hohe Avidität spricht dafür, dass die Infektion ≥ 4 Monate zurückliegt, geringe Avidität spricht für akute/aktive Infektion.
    - Bei Immunschwäche (z. B. AIDS) IgM-AK oft negativ und fehlender IgG-Titeranstieg
  - *Erregernachweis* z. B. in *Blut, Liquor, bronchoälveolärer Lavage* (PCR, Gewebekulturen): Bei Immunsupprimierten sicherste Methode zum Nachweis einer aktiven Infektion.
  - *Lymphknoten-PE*: Oft Zufallsbefund bei unklarer Lymphknoten-Schwellung.
  - *CT, MRT* bei V. a. Hirntoxoplasmose.
  - *Ophthalmologische Untersuchung* bei V. a. Augenbeteiligung.
- **Differenzialdiagnose**: Lymphknotenvergrößerung anderer Genese.

Therapie, Prophylaxe

- Keine Behandlung bei asymptomatischen Keimträgern.
- **Antibiotische Therapie:**
  - Symptomatische Toxoplasmose, immunsupprimierte Patienten, AIDS, Erstinfektion in der Schwangerschaft nach der 16. SSW: *Pyrimethamin* (z. B. Daraprim 25 mg/Tbl.) 2 × 50 mg/d für 3 Tage, dann 2 × 25 mg/d; zur Verhütung einer Thrombopenie unter Pyrimethamin Calciumfolinat 15 mg/d (z. B. Leucovorin 15 mg/Tbl.). Zusätzlich *Sulfadiazin* (z. B. Sulfadiazin-Heyl 500 mg/Tbl.) 4 × 1,5 g/d. Therapiedauer 6 Wochen. Alternative zu Sulfadiazin: Clindamycin 4 × 600 mg i. v. oder p. o.
  - Erstinfektion in der Schwangerschaft vor der 16. SSW: Spiramycin (z. B. Rovamycine 1,5 Mio) 4 × 1,5 Mio. I.E./d für 4 Wochen.
- **Prophylaxe**: Exposition (s. o.) vermeiden, Screening bei Schwangeren, medikamentöse Primärprophylaxe bei AIDS mit Cotrimoxazol 1 × 480 mg/d, Sekundärprophylaxe wie Akuttherapie (s. o.), aber halbe Dosierungen.

41.6 Nekrotisierende Gewebeinfektionen

S. Rex, S. Scheithauer

Grundlagen

- **Definition:** Seltene, aber tiefe, sich rasch ausbreitende Infektionen von Haut, Subkutangewebe, Faszien und Muskulatur mit hoher Letalität.
- **Ätiologie, Erreger:**
  - Meist Sekundärinfektion nach Traumen/Operationen; polymikrobiell (2/3 der Infektionen) > monomikrobiell (1/3 der Infektionen).
  - Typische Erreger: Tab. 41.7.
- **Klinik:**
  - Schwere, anhaltende Schmerzen im Missverhältnis zum initial nur wenig imponierenden Lokalbefund.
  - Lokale Zeichen:
    - Trias: Rubor, Calor, Dolor.
    - Blasen, Hautnekrosen, Hauteinblutungen.
    - Ggf. Gasansammlungen im Gewebe.
    - Ödematöse Auftreibung des Gewebes (über das Erythem hinausgehend).
    - Gefühllosigkeit der Haut (durch Zerstörung der Hautnerven).
  - Septischer Verlauf mit rascher Entwicklung einer Schocksymptomatik.
  - Rasche Ausbreitung (auch trotz antibiotischer Therapie).
- **Diagnostik:**
  - Schnelle Diagnostestellung ist schwierig, aber essentiell für das adäquate Vorgehen.
  - Labor: LRINEC (Laboratory Risk Indicator for necrotizing Fasciitis): Punktescore für Hb, Leukozytenzahl, CRP, Na, Kreatinin, Glukose (Tab. 41.8).
  - Bildgebung: für spezifische Zeichen hohe Spezifität, sehr niedrige Sensitivität.
  - Mikrobiologie: Gewebe (keine Abstriche), Blutkulturen.
  - Keine stringenten Risikofaktoren (Tab. 41.7).
- **Therapie:**
  - Für alle Formen der nekrotisierenden Gewebeinfektionen gilt: Prognostisch entscheidend ist der schnelle Therapiebeginn und die radikale Fokussanierung.
  - Die Therapie besteht immer aus der radikalen chirurgischen Sanierung plus antimikrobieller Therapie (Tab. 41.9), supportiver Therapie und Monitoring.
- **Prognose:** Hohe Letalität (bis zu 70 %), Zerstörung großer Weichteilareale.

Nekrotisierende Fasziitis

- **Definition:** Gangränöse Entzündung der Haut, des subkutanen Fettgewebes, der Faszien und der Muskulatur.
- **Erreger, Ätiologie:**
  - Klassifikation: Tab. 41.7.

Tab. 41.7 • Klassifikation der nekrotisierenden Fasziitis (nach Giuliano).

Typ	Häufigkeit	Ätiologie	Erreger	Besonderheiten
I	ca. 70 %	oft „Darm-assoziiert"	aerob-anaerobe Mischinfektion; E. coli, P. aeruginosa, Bacteroides sspp.	bessere Prognose vorausgehende Operationen/Traumen am Darm oder Immunsuppression
II	ca. 20 %	oft „Haut/Rachen"-assoziiert	Streptococcus pyogenes	fulminanter Verlauf; toxin-/superantigenvermittelt
III	Asien	Meerwasser-assoziiert	oft Vibrio ssp.	Verschlucken/Inkorporation über Hautwunden; in USA: Verzehr roher Austern
IV	sehr selten	Immunsuppression oder Trauma	Candida ssp. bei Immunsuppression, Zygomyzeten nach schweren Traumata	fulminanter Verlauf bei Immunsuppression
V	in D selten (Cave: USA: 17 %)	Haut-assoziiert	ca-MRSA (PVL +)	ca-MRSA in D noch selten

- *Typ I:* Bis zu 15 verschiedene Anaerobier/Aerobier (im Schnitt 5 verschiedene Keime pro Wunde). Häufig nach Operationen oder penetrierenden Traumen am Darm, Dekubitus, perianalem Abszess, an Injektionsstellen, bei Bartholini-Abszess oder leichterer vulvovaginaler Infektion.
- *Typ II:* Meist ambulant erworben, in $^2/_3$ der Fälle an den unteren Extremitäten; häufig auf dem Boden einer Vorerkrankung (Diabetes, pAVK, chronisch venöse Insuffizienz). V. a. bei *Strept. pyogenes*: 80 % nach Bagatellverletzung der Haut (z. B. Insektenstich, Injektionsstelle), 20 % ohne sichtbare Hautläsion.

▶ **Diagnostik:**

- *Klinik:* s. o. Besonders charakteristisch: Bretthartes Gewebe.
- *Labor:* Leukozytose, CRP- und PCT-Erhöhung; Laboratory Risk Indicator for necrotizing Fasciitis (LRINEC): Tab. 41.8.
- *Bildgebung:* CT/MRT (darf aber keinesfalls die Diagnose verzögern!).
- *Operative Exploration:* Besonders wichtig für die Diagnosestellung! Das Subkutangewebe imponiert geschwollen und grau; Nekrosen, bräunliches Exsudat, kein Eiter. Gewebeschichten können mit dem Finger voneinander abgehoben werden.
- *Mikrobiologische Untersuchung:* ***Wichtig:*** Unmittelbar Kontakt mit der Mikrobiologie aufnehmen! Gram-Färbung des Exsudats, Kulturen von Exsudat, Gewebe und Blut! Hautabstriche sind *nicht* ausreichend!

Tab. 41.8 • **Laboratory Risk Indicator for necrotizing Fasciitis (LRINEC)***

Laborparameter		Punktwert
C-reaktives Protein (mg/l)	< 150	0
	≥ 150	4
Leukozytenzahl (mm^{-3})	< 15	0
	15–25	1
	> 25	2
Hämoglobin (g/dl)	> 13.5	0
	11–13.5	1
	< 11	2
Natrium (mmol/l)	≥ 135	0
	< 135	2
Kreatinin (µmol/l)	≤ 141	0
	> 141	2
Glukose (mmol/l)	≤ 10	0
	> 10	1

Der Schwellenwert von 6 Punkten besitzt einen positiven prädiktiven Wert von 92 % und einen negativen prädiktiven Wert von 96 %.

**aus Wong C.-H. et al., The LRINEC (Laboratory Risk Indicator for Necrotizing Fasciitis) score: A tool for distinguishing necrotizing fasciitis from other soft tissue infections, Critical Care Medicine 2004 Jul;32 (7):1535-41.*

▶ **Therapie:**
- Radikales operatives Débridement.
- Regelmäßige Second-Look-Operationen.
- Antimikrobielle Therapie (Tab. 41.9); muss fortgesetzt werden, bis folgende Kriterien erfüllt sind:
  - Keine chirurgischen Interventionen mehr nötig.
  - Patient für 48–72 h fieberfrei.
  - Deutliche klinische Besserung.
- Der Nutzen intravenöser Immunglobuline und der hyperbaren Sauerstofftherapie sind nicht eindeutig belegt. Ihre Anwendung darf keineswegs die Standardtherapie verzögern/einschränken.

Fournier-Gangrän

▶ **Definition:** Sonderform einer nekrotisierenden Gewebeinfektion an Vulva, Skrotum und/oder Penis (M > F); Ausbreitung auf das Perineum und die vordere Bauchwand möglich.

▶ **Erreger:** Meist aerob-anaerobe Mischinfektion: Enterobakterien, *Bacteroides ssp.*, Streptokokken, *Staphylococcus aureus, P. aeruginosa*, Clostridien.

▶ **Ätiologie:** Urogenitale/perianale/retroperitoneale Infektionen.

▶ **Therapie:** Radikale chirurgische Sanierung, adäquate Antibiotika-Therapie (Tab. 41.9).

Myonekrose durch Clostridien (Gasbrand)

▶ **Definition:** Gangränöse Entzündung der Weichteile mit Gasbildung.

▶ **Erreger/Ätiologie:**
- *Traumatischer Gasbrand:* Nach Verletzungen, v. a. *C. perfringens*; intrakutane Heroinapplikation („skin popping“).
- *Spontaner Gasbrand:* In intakten Hautarealen, v. a. bei Patienten mit Neutropenie und gastrointestinalen Malignomen, v. a. *C. septicum*.

- **Diagnostik:**
  - *Klinik* (S. 634): Haut erst blass, dann rascher Wechsel der Hautfarbe ins Violette; Blasen gefüllt mit rötlich-blauer Flüssigkeit; Nachweis der Gasbildung *(Krepitation)*.
  - *Bildgebung:* Gefiederte Muskulatur im Röntgenbild.
  - *Mikrobiologische Diagnostik:* Nachweis von großen, grampositiven, sporenbildenden Stäbchen im Präparat.
- **Therapie:**
  - Aggressives chirurgisches Débridement.
  - Antibiotische Therapie (lokale Restistenzstatistik berücksichtigen!, Vorschlag: IDSA Empfehlungen: Tab. 41.9).
  - Hyperbare Oxygenierung und intravenöse Immunglobuline sind nicht evidenzbasiert, ihr Einsatz darf keineswegs die Standardtherapie beeinflussen.

Tab. 41.9 • **Antibiotische Therapie bei nekrotisierenden Haut- und Weichteilinfektionen (nach Leitlinie der „Infectious Diseases Society of America", 2005).**

Erreger	antibiotische Therapie der ersten Wahl	Dosierung beim Erwachsenen (normale Nierenfunktion)	Alternativen bei schwerer Penicillin-Allergie
Mischinfektion	Ampicillin-Sulbactam	**1,5–3 g alle 6–8 h i. v.**	Clindamycin *oder* Metronidazol
	oder		plus
	Piperacillin-Tazobactam	**4,5 g alle 8 h i. v.**	Aminoglykosid *oder* Fluorochinolon
	ggf. plus Clindamycin	**600–900 mg alle 8 h i. v.**	
	Imipinem/Cilastatin	**1 g alle 6–8 h i. v.**	–
	Meropenem	**1 g alle 8 h i. v.**	–
	Ertapenem	**1 g alle 24 h i. v.**	–
Streptokokken	Penicillin G	**2–4 Mega I.E. alle 4–6 h i. v.**	Vancomycin, Linezolid, Daptomycin, oder Quinopristin/Dalfopristin
	plus Clindamycin	**600–900 mg alle 8 h i. v.**	
Staph. aureus	Flucloxacillin	**2 g alle 4 h i. v.**	Vancomycin, Linezolid, Daptomycin, oder Quinopristin/Dalfopristin
	Cefazolin	**1 g alle 8 h i. v.**	–
	Vancomycin (bei MRSA)	**30 mg/kg/Tag verteilt auf 2 Einzeldosen i. v.**	–
Clostridien	Penicillin G	**2–4 Mega I.E. alle 4–6 h i. v.**	Clindamycin 600–900 mg alle 8 h i. v.

41.7 Methicillin-resistente Staphylokokken

S. Rex, S. Scheithauer

Methicillin-resistenter Staph. aureus (MRSA)

- **Epidemiologie:** In Deutschland seit ca. 10 Jahren konstante (zuletzt tendentiell abnehmende) Prävalenz (2010: ca. 20 % MRSA Anteil an allen *Staph. aureus*-Isolaten aus Blutkulturen). Damit hat sich die MRSA-Rate in Deutschland auf mittlerem europäischen Niveau stabilisiert. Wichtigste Ursachen: Selektionsdruck durch inadäquate (= zu breite, zu lange oder gar nicht indizierte) Antibiotikatherapie + mangelnde Compliance mit der hygienischen Händedesinfektion.
- **„Health Care-associated" MRSA (hca-MRSA):** In einer medizinischen Einrichtung erworbener MRSA-Stamm.
- **Risikofaktoren für Besiedlung mit hca-MRSA:**
  - Alter > 60 Jahre.
  - (Langer) Krankenhausaufenthalt innerhalb der letzten 12 Monate.
  - Bewohner von Pflegeheimen, Patienten in neurologischen Rehabilitations-Einrichtungen.
  - Patienten aus Ländern mit hoher MRSA-Prävalenz (z. B. süd- und osteuropäische und arabische Länder, USA, Japan).
  - Vorangegangene MRSA-Besiedlung/Infektion, antibiotische Vorbehandlung in den vorangegangenen 3 Monaten.
  - Chronische Hämodialyse, pAVK, schlechter Hautzustand, Ulzera, nasogastrale Sonde, künstlicher Darmausgang.
- **Infektionen:**
  - Wundinfektion, Pneumonie, Endokarditis, Fremdkörperinfektion (z. B. Katheter, Schrittmacherelektroden, Kunstklappen, Implantate), Haut und Weichteile, Sepsis.
  - MRSA sind **nicht** virulenter als MSSA! Allerdings sind Patienten mit MRSA-Infektionen meist älter und haben eine hohe Komorbidität, so dass sie häufiger und schwerere Infektionen erleiden.
- **Mikrobiologische Diagnostik:** Kultur, ggf. Molekularbiologie (z. B. Polymerase-Kettenreaktion zum Nachweis des mecA-Gens, das für die Resistenz kodiert).
- **Chemotherapie:** Es gibt mehrere MRSA-wirksame Antibiotika, die aber nur zur Behandlung von Infektionen und **nicht** zur Dekolonisierung eingesetzt werden:
  - *Glykopeptid-Antibiotika:*
    - Vorrangig *Vancomycin:* Bei normaler Nierenfunktion 2 × 1 g/d, bei eingeschränkter Nierenfunktion initial 15 mg/kg KG, dann Dosisanpassung nach Serumtalspiegel.
    - Vancomycin ist eingeschränkt gewebegängig (v. a. in Knochen, Weichteile und Lunge) resistenzgerecht kombinieren mit z. B. Rifampicin (10 mg/kg KG/d) oder Fosfomycin (bis zu 3 × 5 g/d, Dosisanpassung bei eingeschränkter GFR).
    - Kein Einsatz von Vancomycin wenn MHK des Isolates > 1,5 mg/dl für Vancomycin.
  - *Daptomycin:*
    - Haut- und Weichteilinfektionen: ≥ 4 mg/kg KG/d.
    - Endokarditis: 6–10 mg/kg KG/d.
    - Nicht bei Pneumonie.
  - *Tigecyclin:* 100 mg, dann 2 × 50 mg/d; ***Cave:*** Auch breit gramnegativ wirksam: hoher Selektionsdruck.
  - *Linezolid:* 2 × 600 mg/d.
  - *Quinopristin/Dalfopristin:* 3 × 7,5 mg/kg KG/d (nur über internationale Apotheke erhältlich).

- **„MRSA-Management“:**
  - *Risikoadaptiertes Screening (gemäß lokal definierter Risikofaktoren):* Nasen-Rachen-Abstrich bei Patienten mit hohem MRSA-Risiko. Ziel: Frühzeitige Identifizierung von mit MRSA kolonisierten/infizierten Patienten mit Option der Eradikation.
  - *Krankenhaushygienische Maßnahmen bei Infektion oder Kolonisation gemäß dem lokalen Regime der Krankenhaushygiene, z. B.:*
    - Hohe Compliance mit der hygienischen Händedesinfektion gemäß den fünf Indikationen der WHO; regelmäßige Audits zur Sicherstellung der Compliance und ggf. zur Nachschulung.
    - Isolierung (Barrieremaßnahmen, Einzel- respektive Kohortenisolierung).
  - *Dekolonisierung:*
    - Mupirocin-Nasensalbe, alternativ Octenidin-haltige Produkte.
    - Tägliche Ganzkörperwaschung (inkl. Haare) mit lokalen Antiseptika (z. B. Chlorhexidin oder Octenidin).
    - Spülen von Wunden z. B. mit Polyhexanid, Octenisept sofern vertretbar.

    Beachte: Keine systemische Antibiotikatherapie zur Dekolonisierung!
    - Sanierungsmaßnahmen über 3–5 Tage durchführen, anschließend Therapiepause und 3 Kontrollabstriche der primär betroffenen Lokalisationen an 3 aufeinander folgenden Tagen.
  - *Prophylaxe:* Konsequente Händedesinfektion, rationaler Antibiotika-Einsatz.
- **„Community-Acquired“ MRSA (ca-MRSA):**
  - Außerhalb von medizinischen Einrichtungen erworbener MRSA. In einigen Ländern besorgniserregende Zunahme der Inzidenz (z. B. USA).
  - Viele ca-MRSA-Stämme besitzen ein Virulenzgen (lukS/F, kodiert für Panton-Valentine-Leukozidin = PVL; phenollösliche Moduline) → hohe Gewebeinvasivität.
  - ca-MRSA verursachen rezidivierende Weichteilinfektionen und selten nekrotisierende Pneumonien (hohe Letalität auch bei immunkompetenten Patienten).
  - *Therapie:* Eradikation anstreben (s. o.), bei Infektionen Indikation zur systemischen Antibiotikatherapie (gemäß Resistogramm): Trimethoprim/Sulfmethoxazol, Clindamycin u. a.

Koagulasenegative Staphylokokken

- **Grundlagen:** Koagulasenegative Staphylokokken sind nicht in der Lage, Plasmakoagulase zu bilden. Sie gehören zur natürlichen Hautflora; typische Vertreter: Staph. epidermidis, Staph. hominis, Staph. haemolyticus, Staph. warneri, Staph. capitis.

Beachte: Europaweit sind etwa 75 % aller koagulasenegativen Staphylokokken resistent gegenüber Methicillin/Oxacillin (z. B. MRSE).

- **Epidemiologie:** Gemäß KISS Daten (NRZ Surveillance; Berlin) Ursache jeder 3. katheterassoziierten Sepsis in Deutschland.
- **Infektionen:** Typischer Erreger nosokomialer Infektionen, überwiegend „Device-associated“ (bei Patienten mit implantierten Polymeren: Venenkatheter, Herzklappen, Schrittmacher, Liquorshunts, Gelenk- und Gefäßprothesen): Sepsis, Endokarditis, Meningitis, Harnwegsinfektionen, Wundinfektionen.
- **Mikrobiologische Diagnostik:** Kultur. *Beachte:* Die Unterscheidung zwischen Kolonisation, Infektion und Kontamination ist in der Klinik häufig schwierig → gute Praxis (kontaminationsfrei!) der Blutkulturabnahme.
- **Therapie:**
  - Ggf. Fremdkörperentfernung.
  - ZVK-Wechsel, bei unkompliziertem Verlauf keine antibiotische Therapie erforderlich.
  - Resistenzgerechte antibiotische Therapie, bei Methicillinsensibilität: Flucloxacillin, bei Resistenz s. MRSA (S. 638).

41.8 Clostridium-difficile-Infektion (CDI)

R. Kopp

- **Epidemiologie**:
  - Häufigste Ursache nosokomialer Diarrhöen bei Erwachsenen mit steigender Inzidenz (84/100 000) und Zunahme der Clostridium-difficile-assoziiertenLetalität.
  - Gesamtletalität der C.-diff.-assoziierten Diarrhö 1–2 %, der pseudomembranösen Colitis 6–30 %.
  - Sporadische Infektionsausbrüche oft bei Älteren mit Gesamtletalität 7 %.
  - Aufgrund C.-diff.-Infektion intensivpflichtige Patienten sind u. a. **meldepflichtig!**
- **Pathogenese**: Grampositives anaerobes sporenbildendes Stäbchenbakterium; epidemischer Stamm NAP-1/027 seit 2003 besonders in Kanada, USA, GB, Belgien, Frankreich und Niederlande aufgetreten, hohe Virulenz bedingt durch erhöhte Sekretion eines Enterotoxins (Toxin A) und eines Zytotoxins (Toxin B), Produktion von binärem Toxin und Fluorchinolonresistenz.
- **Risikofaktoren:** Fast immer vorausgehende Antibiotikatherapie (v. a. Clindamycin, Ampicillin, Amoxicillin und Cephalosporine), hohes Lebensalter, langer Aufenthalt in Krankenhaus/Pflegeheim, Frauen in der peripartalen Phase, Sondenernährung, Schwere der Grunderkrankung.
- **Klinik:**
  - Breiige bis wässrige Diarrhö, Bauchkrämpfe, Fieber, Dehydratation, Elektrolytentgleisung, Hypoproteinämie.
  - Schwerer Verlauf: Pseudomembranöse Kolitis, evtl. mit Blutbeimengung, Leukozytose, akutes Nierenversagen, arterielle Hypotonie.
  - In seltenen Fällen toxisches Megakolon mit Ileus, Darmperforation, Sepsis, Schock.
  - Fulminante Verläufe bei älteren Patienten, peripartal bei jungen Frauen.
- **Diagnostik:**
  - *Diagnose „C.-diff.-assoziierte Kolitis" wenn:* Durchfall plus Toxinnachweis Tab. 41.10 **oder** endoskopischer Nachweis einer pseudomembranösen Kolitis **oder** histopathologische Sicherung.
  - *Labordiagnostik:* Tab. 41.10.
  - *Proktosigmoidoskopie:* Segmentale samtartige Rötung, Colitis-ulcerosa-ähnliche Befunde, typische pseudomembranöse Kolitis mit weißlich-gelben, pfropfartigen Plaques.

Tab. 41.10 • **Methoden zum Nachweis von Clostridium difficile.**

Labortest	Ergebnis nach	Sensitivität	Spezifität	Anmerkungen
Latexagglutinationstest	30 min	86 %	89 %	nur Nachweis von Toxin A
ELISA mit monoklonalen AK	2–6 h	60–95 %	99 %	Nachweis von Toxin A und B, Standard in der Routinediagnostik
Zytotoxizitätstest	24–48 h	94–100 %	99 %	Nachweis von Toxin B in Zellkultur, „Goldstandard", aber arbeitsaufwendig
kulturelle Anzucht von C. diff. Auf Selektivagarmedien	2–5 d			anschließende Toxintestung notwendig

▶ **Differenzialdiagnose:**

- Antibiotikaassoziierte Diarrhö nichtinfektiöser Genese bei gestörter Darmflora.
- Andere infektiöse Durchfallerkrankungen (CMV-Kolitis) bzw. postinfektiöses Colon irritabile.
- Mikroskopische Kolitis, chronisch entzündliche Darmerkrankung.

▶ **Therapie der Erstinfektion:**

Hinweis: Ein positiver Toxinnachweis ohne Klinik ist nicht behandlungsbedürftig. Asymptomatische Träger von Clostridium difficile werden nicht therapiert.

- *Antibiotische Begleittherapie beenden* – führt bei 15–23 % der Patienten mit symptomatischer Infektion zum Sistieren des Durchfalls innerhalb von 2–3 Tagen.
- *Medikamentöse Therapie:* Tab. 41.11.
  - Metronidazol kostengünstiger, aber mit geringerer Ansprechrate als Vancomycin. Indiziert 1. Bei fortbestehenden Symptomen trotz Antibiotikapause, 2. Gravierendem Grundleiden, oder 3. Notwendigkeit einer Fortführung der antibiotischen Therapie.
  - Resistenzen: Bisher keine für Vancomycin, wenige für Metronidazol. Vancomycin bei schweren Verläufen effektiver als Metronidazol, aber Risiko der Selektion vancomycinresistenter Enterokokken.
  - Fidaxomicin (seit Jan. 2013 zugelassen zur Therapie): Höhere Heilungsraten als Vancomycin bei Patienten mit fortgesetzter Antibiotikatherapie und bei Therapie eines Rezidivs.

Tab. 41.11 • **Medikamentöse Therapie einer Clostridium-difficile-Infektion.**

Erkrankungsschwere	antibiotische Therapie	Dosierung beim Erwachsenen
leicht	*1. Wahl:*	
	Metronidazol per os	500 mg 8-stdl. oder 250 mg 6-stdl. für 10–14 d
	2. Wahl:	
	Metronidazol intravenös oder (bei fehlendem Ansprechen)	500 mg 6-stdl. für 10–14 d
	Vancomycin per os	125–500 mg 6-stdl. für 10–14 d
schwer oder begleitende Schwangerschaft oder Alter < 10 Jahre	*1. Wahl:*	
	Vancomycin per os	125–500 mg 6-stdl. für 10–14 d
	2. Wahl:	
	Metronidazol per os oder	500 mg 8-stdl. oder 250 mg 6-stdl. für 10–14 d
	Metronidazol intravenös (bei Unmöglichkeit der oralen Gabe, z. B. Dünndarmfistel, massiver enteraler Reflux)	500 mg 6-stdl. für 10–14 d
fulminant (toxisches Megakolon oder Ileus)	Vancomycin per os +	500 mg 6-stdl. für 10–14 d
	Metronidazol intravenös	500 mg 6-stdl. für 10–14 d **!Kontakt mit Abdominalchirurgie!**
Alternative bei fortgesetzter Antibiotikatherapie/Rezidiv	Fidaxomicin	200 mg 12-stdl. für 10 d

- *Weitere Therapiemaßnahmen:*
  - **Keine** medikamentöse Hemmung der Peristaltik.
  - Ausgleich der Wasser- und Elektrolytdefizite.
  - Bei toxischem Megakolon mit Ileus, Peritonitis, (drohender) Perforation oder schwerer Sepsis kann eine *subtotale Kolektomie* lebensrettend sein, daher *frühzeitige Abstimmung mit Viszeralchirurgen!!*
  - Keine Verlaufskontrollen des Toxins unter Therapie (in 30 % der Fälle persistierend positiv trotz klinischer Besserung).
  - Bei schwerem oder rezidivierendem Verlauf Hinzuziehung eines Infektiologen empfehlenswert.

▸ **Isolationsmaßnahmen für die Dauer der Diarrhöen:**
- Kittelpflege und Handschuhe bei engem Patientenkontakt, insbesondere bei möglichem Kontakt mit infektiösem Fäzes.
- Händewaschen erneut **nach** der Händedesinfektion zum Abspülen der alkoholresistenten Sporen; patientenbezogener Einsatz von Medizinprodukten (z. B. Stethoskop, Thermometer).
- Eigene Toilette oder Nachtstuhl erforderlich; möglichst Einzelzimmer.
- Entisolation, sobald Diarrhö sistiert (unabhängig vom Toxinstatus).

▸ **Therapie des Rezidivs:**
- *Rezidivrate* mit 20–60 % hoch, steigt mit jedem Rezidiv an.
- *Differenzialdiagnosen* (s. o.) in Erwägung ziehen.
- *Medikamentöse Therapie:* Tab. 41.12.

Tab. 41.12 • **Medikamentöse Therapie eines Clostridium difficile-Rezidivs.**

	antibiotische Therapie	Dosierung beim Erwachsenen
1. Rezidiv	Initialtherapie wiederholen, Fidaxomicin	siehe Tab. 41.11
2. Rezidiv	Vancomycin per os ausschleichend über 6–7 Wochen	125 mg 6-stdl. für 14 Tage
		125 mg 12-stdl. für 7 Tage
		125 mg täglich für 7 Tage
		125 mg jeden 2. Tag für 8 Tage
		125 mg jeden 3. Tag für 15 Tage

▸ **Prophylaxe:**
- Reduktion von Antibiotikaanwendung und Therapiedauer.
- Orale Gabe von Probiotika mit der Hefe *Saccharomyces boulardii* (z. B. *Perenterol, Santax*) scheint einen positiven Effekt zu haben.

41.9 Sonstige Infektionserkrankungen

R. Kopp

Allgemeines

▸ Frühzeitig adäquate Probengewinnung für Mikrobiologie.
▸ Ausreichend breite, zügige, kalkulierte Antibiotikatherapie, die an die lokale Resistenzstatistik und den Zustand des Patienten angepasst ist.
▸ Nach Erhalt eines Resistogramms Anpassung der Antibiose.
▸ Frühzeitige Reevaluation der Antibiose: Ausreichende Wirkung? Infektion wirklich gesichert?
▸ Adäquate Begrenzung der Therapiedauer.

Beachte: In Zweifelsfällen oder bei Problemkeimen frühzeitig klinischen Infektiologen hinzuziehen.

Peritonitis

- **Ursachen:**
  - *Primäre Peritonitis:*
    - Spontane bakterielle Peritonitis im Erwachsenenalter (z. B. Leberzirrhose mit Aszites).
    - Hämatogene Peritonitis beim Kind.
    - Tuberkulöse Peritonitis.
  - *Sekundäre Peritonitis:*
    - Perforation eines intestinalen Hohlorgans.
    - Postoperative/posttraumatische Peritonitis.
    - Durchwanderungsperitonitis.
    - Katheterperitonitis (z. B. CAPD-Katheter, PEG).
    - Chemisch-toxische Peritonitis (z. B. Galleleck, Pankreatitis).
  - *Tertiäre Peritonitis:* Persistierende Peritonitis mit Bakterien geringer Virulenz, Pilzperitonitis bei Immunschwäche.
- **Erreger:**
  - *Primäre Peritonitis:* Monomikrobielle Infektion, z. B. mit E. coli, Klepbsiella spp., Staphylokokken, Streptokokken.
  - *Sekundäre Peritonitis:* Meist Mischinfektion mit Keimen des Gastrointestinaltrakts.
    - Enterokokken, Staphylokokken, gramnegative Stäbchenbakterien, Pseudomonas.
    - Anaerobier wie Bacteroides spp., Clostridium spp.
    - Im Rahmen noskomialer Infektionen multirestistente Keime, Candida spp.
- **Diagnostik:**
  - Klinik: Akutes Abdomen, Fieber, Erbrechen, Durchfall, Exsikkose.
  - Labor: Leukozytose, CRP-, Prokalzitonin-Anstieg.
  - Apparative Diagnostik: Sonografie, Röntgen-Abdomen, Abdomen-CT, intraabdominale Druckmessung, Aszitespunktion: Trübes oder jauchiges Punktat.
  - Mikrobiologie: Aszites, intraoperatives Material, Blutkulturen.
- **Therapie:**
  - *Chirurgisch:*
    - Chirurgische Herdsanierung (wesentliche Therapie zur Fokuskontrolle).
    - Explorative Laparotomie, Lavage, Etappenlavage.
  - *Intensivmedizin:*
    - Sepsistherapie.
    - Stabilisierung der Organfunktionen (Kreislauf, Lunge, Niere, GI-Trakt).
  - *Antibiotikatherapie:* Tab. 41.13.
    - Alleinige antibiotische Therapie ohne Fokussanierung nicht Erfolg versprechend.
    - Frühzeitige Deeskalation nach Antibiogramm.
    - Reevaluation bei persistierender Klinik und Entzündungszeichen.
- **Prognose:**
  - Risikofaktoren für hohe Letalität: Kotig-jauchiges oder trüb-eitriges Sekret, diffuse Ausbreitung, Organversagen, Alter > 50 Jahre, Malignom, präoperative Peritonitisdauer > 24 h, Ausgangspunkt nicht Kolon.
  - Abschätzung z. B. durch Mannheimer Peritonitisindex.
  - Letalität korreliert mit Apache Score.
  - Gesamtletalität 24–38 %.

Tab. 41.13 • Antibiotische Therapie der Peritonitis.

Diagnose	antibiotische Therapie
primäre Peritonitis • spontane Peritonitis im Erwachsenenalter	*Therapiedauer 10–14 Tage* • Acylaminopenicillin/Beta-Laktamase-Inhibitor • Cephalosporin Gruppe 3a • Fluorchinolon Gruppe 2
sekundäre Peritonitis • lokal begrenzt • steril oder geringe Erregerzahl < 10^3/ml • klares, leicht trübes Sekret • z. B. frische Magenperforation, akute Cholezystistis, frisch perforierte Appendizitis	*Kurzzeittherapie max. 2 Tage* • Acylaminopenicillin/Beta-Laktamase-Inhibitor • Aminopenicillin/Beta-Laktamase-Inhibitor • Cephalosporin Gruppe 2, 3a + Metronidazol • Fluorchinolon Gruppe 2 + Metronidazol • Carbapenem Gruppe 2
diffuse Peritonitis • Dauer > 2–4 h, nicht vollständig chirurgisch sanierbar • Erregerzahl 10^3 bis 10^5/ml • trübes fäkulentes Sekret • Risikofaktoren: Karzinom, Organversagen, Enterokokken	*Therapiedauer 3–5 Tage* • Acylaminopenicillin/BLI • Cephalosporin Gruppe 3a, 4 + Metronidazol • Fluorchinolon Gruppe 2, 3 + Metronidazol • Carbapenem Gruppe 1, 2 • Fluorchinolon Gruppe 4 • Tigecyclin
postoperative Peritonitis	*Therapiedauer 7 Tage* • Acylaminopenicillin/Beta-Laktamase-Inhibitor • Fluorchinolon Gruppe 4 • Carbapenem Gruppe 1, 2 • Cephalosporin Gruppe 3a + Metronidazol • Tigecyclin (ggf. mit Pseudomonas-wirksamer Substanz kombinieren) • Antimykotikum
tertiäre Peritonitis	*Therapiedauer 10–14 Tage* nach mikrobiologischer Diagnose ggf. Antimykotika bei Hochrisikopatient
Peritonitis bei CAPD	nach mikrobiologischer Diagnose

Harnwegsinfektionen

► **Risikofaktoren:**
- Blasenkatheter, Harnabflussbehinderung (Strikturen, Steine, Prostatahyperplasie).
- Stoffwechselstörungen, Abwehrschwäche, Analgetikatherapie, Niereninsuffizienz.
- Interventionen am Urogenitaltrakt.

► **Erreger:**
- Akuter unkomplizierter Harnwegsinfekt (HWI): *E. coli*, Proteus mirabilis, Staphylokokken.
- Komplizierter HWI mit Risikofaktoren: *E. coli*, Proteus mirabilis, Klebsiellen, sonstige Enterobakterien, Enterokokken, Staphylokokken, Pseudomonas aeruginosa.
- Nosokomialer HWI: Gehäuft Problemkeime wie Enterokokken, Pseudomonas aeruginosa, Proteus, Enterobacter, Citrobacter.

► **Diagnostik:**
- *Klinik:* Fieber, Unterbauch- und/oder Flankenschmerzen, Algurie, ggf. Pollakisurie.
- *Labor:* Leukozytose, CRP-, Procalcitonin-Anstieg, Urinstatus mit Leukozyturie.
- *Mikrobiologie:* Blutkulturen bei Verdacht auf Urosepsis; Urin: > 10^5 Keime/ml Mittelstrahlurin = relevante Bakteriurie.
- Sonografie der Nieren, CT.

► **Therapie:**
- Steigerung der Diurese, Analgetika.
- Schnellstmögliche Beseitigung einer Harnabflussbehinderung, Fokussanierung.
- Antibiotische Therapie (Tab. 41.14) mit frühzeitiger Deeskalation nach Antibiogramm.
- Reevaluation bei persistierender Klinik und Entzündungszeichen.

Tab. 41.14 • **Antibiotische Therapie von Harnwegsinfektionen.**

Diagnose	antibiotische Therapie
ambulant erworbener, unkomplizierter HWI	*Therapiedauer 3 Tage* • Fosfomycin (1 Tag) • Trimethoprim/Sulfamethoxazol • Fluorchinolon Gruppe 2, 3
Akute, unkomplizierte Pyelonephritis	*Therapiedauer 5–7(10) Tage* • Cephalosporin Gruppe 3a • Fluorchinolon Gruppe 2, 3 • Aminopenicillin/Beta-Laktamase-Inhibitor
nosokomialer HWI, komplizierter HWI, katheterassoziiert, Urosepsis	*Therapiedauer bis 3–5 Tage* nach Entfieberung bzw. Fokussanierung • Cephalosporin Gruppe 3a • Fluorchinolon Gruppe 2, 3 • Aminopenicillin/Beta-Laktamase-Inhibitor • Carbapenem Gruppe 2
Versagen der Initialtherapie/Risikofaktoren	• Cephalosporin Gruppe 3b, 4 • Acylaminopenicillin/Beta-Laktamase-Inhibitor • Carbapenem Gruppe 1

► **Prophylaxe:**
- Anlage von Kathetern unter sterilen Kautelen.
- Restriktive Indikationsstellung für Urinableitung über Dauerkatheter.
- Geschlossene Urinableitungssysteme mit freiem Urinablauf, kein Blasentraining.

Katheterassoziierte Infektionen

► **Risikofaktoren:**
- Zentraler Venenkatheter (häufigste Ursache).
- Liegedauer und Häufigkeit der Manipulation am Katheter, Kathetereinstichstelle.
- Parenterale Ernährung, Blutthrombus im Katheterlumen.
- Schwere der Erkrankung des Patienten, v. a. eingeschränkte Immunkompetenz (S. 648).

Hinweis: Bei persistierender Bakteriämie an Endokarditis denken.

- Erreger: *Koagulasenegative Staphylokokken (Staph. epidermidis);* Staph. aureus, Enterokokkus, Pseudomonas aeruginosa, Enterobacteriaceae.

► **Diagnostik:**
- *Klinik:* Fieber, Rötung und Pus an Einstichstelle.
- *Labor:* Leukozytose, CRP- und Procalcitonin-Erhöhung.

- *Mikrobiologie:* Blutkulturen (ggf. auch aus einliegendem Katheter); Einsendung der Katheterspitze in die Mikrobiologie.

► **Therapie:**
- Entfernung des Katheters, ggf. Anlage neuer Katheter.
- Kein „Wechseln über Draht".
- *Antibiotikatherapie* indiziert bei Zeichen einer schweren katheterassoziierten Sepsis (nicht bei bloßer Besiedelung):
  - Glykopeptid ± Acylaminopenicillin/Beta-Laktamase-Inhibitor.
  - *Oder* ± Cephalosporin 3a, 4.
  - *Oder* ± Carbapenem der Gruppe 1.

► **Prophylaxe:**
- Anlage von zentralen Venenkathetern unter sterilen Kautelen.
- V. subclavia eher als V. jugularis eher als V. femoralis bei ZVK.
- Restriktive Indikationsstellung, Reduktion der Lumenzahl.
- Adäquate Hygienemaßnahmen bei Manipulation am Katheter.
- Kein routinemäßiger Katheterwechsel.
- Stellenwert antimikrobiell beschichteter Katheter nicht abschließend geklärt.

Postoperative Wund- und Weichteilinfektionen

► **Erreger:** *Staph. aureus, β-hämolysierende Streptokokken;* seltener Enterobacteriaceae, Pseudomonas aeruginosa; nach abdomineller Op. aerobe-anaerobe Mischflora.

► **Diagnostik:**
- *Klinik:* Lokale Infektionszeichen (Rötung, Schwellung, Schmerz, Überwärmung, Eiter), Fieber, Leukozytose, Lymphangitis.
- *Diagnostik:* Sonografie, CT, Röntgen.
- *Mikrobiologie:* Blutkulturen, Punktat, Wundabstrich.

► **Therapie:**
- Chirurgische Sanierung, Drainage.
- Ggf. Antibiotikatherapie mit Anpassung nach Antibiogramm:
  - Acylaminopenicillin/Beta-Laktamase-Inhibitor.
  - Cephalosporin der Gruppe 3.
  - Fluorchinolon der Gruppe 2, 3, 4.

Invasive Candidainfektionen

► **Risikofaktoren:**
- Lang dauernder stationärer (Intensiv-)Aufenthalt, vorherige Antibiotikatherapie.
- Zentralvenöse Katheter, parenterale Ernährung, Hämodialyse.
- Z. n. abdominal-chirurgischer Op./Trauma, Verbrennungen.
- Diabetes mellitus, Tumorerkrankung, Neutropenie/Immunsuppression.
- Kolonisation mit Candida, frühere systemische Mykose.

► **Erreger:**
- Candida albicans (ca. 60 %).
- Candida glabrata, tropicalis, krusei und parapsilosis.

Beachte: Auf Voriconazol ist C. albicans sensibel; C. krusei ist resistent und C. glabrata verhält sich intermediär.

► **Diagnostik:**
- Nachweis von Pilzen in primär sterilem Kulturmaterial (Blut, Liquor, Aszites, Pleurapunktat).

Beachte: Ggf. zusätzlich Mannan Antigen und/oder Anti-Mannan Antikörper-Test oder 1,3-ß-D-Glucan-Assay.

- Unterscheidung von akuter Candidämie mit isoliertem Nachweis von Candida im Blut und akut hämatogen disseminierter Candidiasis mit zusätzlichen Candidaabsiedlungen in verschiedenen Organen

- Organ-/Gewebebiopsie → Nachweis von Absiedlungen in ZNS, Lunge, Leber, Herz, Milz, Knochen.
- Spiegelung des Augenhintergrunds → Ausschluss Endophthalmitis.

Beachte: Bei einer Candidämie kann es zu einer disseminierten Candidiasis kommen.

- Labor: Leukozytose, CRP-, Procalcitonin-Anstieg.

▶ **Therapie:**

- *Candidämie:* Wechsel aller Venenkatheter.
- *Candidurie:* Entfernen Urinkatheter, ggf. Wechsel.

Hinweis: Eine pulmonale Besiedelung allein stellt bei nicht neutropenen Patienten keine Therapieindikation dar.

- *Antimykotische Therapie* (Tab. 41.15) indiziert bei:
  - Nachweis in primär sterilem Kulturmaterial.
  - Nachweis einer invasiven Candidiasis in Biopsiematerial ggf. bei klinischem Verdacht und Candidakolonisation.

Beachte: Persistiert die Candidämie unter Therapie, muss eine erneute Fokussuche erfolgen!

▶ **Prophylaxe:**

- Zeitlich begrenzter Einsatz invasiver Katheter und Antibiotikatherapie.
- Medikamentöse Prophylaxe bei Patienten mit hämatologischen Malignomen und Neutropenie oder allogener Knochenmark- sowie bei Lebertransplantation (z. B. mit Fluconazol oder Posaconazol).

Aspergilleninfektion

▶ **Risikofaktoren und Infektionsarten:**

- Invasive Aspergillose (am häufigsten pulmonale Manifestation):
  - Schwere Immunsuppression (z. B. nach Organtransplantation, Leukämie, HIV).
  - Verbrennung mit kutanen Infektionen.
  - Infektionen im Op.-Gebiet (Kunstklappen, Wundinfekt nach Lebertransplantation, subdurale Empyeme).
  - Fremdkörperinfektion (Hickmann-, CAPD-Katheterinfektion).
- Aspergillom (= sekundäre Besiedelung einer präformierten pulmonalen Höhle).

▶ **Erreger:** Aspergillus fumigatus, A. flavus und A. terreus.

▶ **Diagnostik:**

- *Klinik:* Fieber, atemabhängige Pleuraschmerzen.
- *Aspergillen-Nachweis:* Aspergillen-Antigen (ELISA) und/oder Aspergillen-DNA in Blut, Pleuraerguss oder Bronchialsekret; Gewebehistologie; kultureller Nachweis aus respiratorischem Sekret, sehr selten in Blutkultur.
- *Bildgebung:* High-Resolution-CT des Thorax (HRCT) → Nachweis des *Halo-Zeichens* (= milchglasartige Trübung um Infiltrat).

▶ **Therapie:** Antimykotische Therapie (Tab. 41.15).

Hinweis: Außer Aspergillen und Candida spielen andere Pilze wie Rhizopus-, Cunninghamella- oder Mucor-Arten als Erreger systemischer Mykosen derzeit nur eine sehr geringe Rolle.

Tab. 41.15 • Antimykotische Therapie von invasiven Candidainfektionen und Aspergillosen.

Diagnose	antimykotische Therapie
Candida (nicht neutropener Patient)	
• klinisch stabil, keine Vorbehandlung mit Fluconazol	• Fluconazol (hochdosiert) *alternativ:* • Echinocandin • Voriconazol • (liposomales) Amphotericin B
• klinisch instabil, Vorbehandlung mit Fluconazol	*Therapiedauer mind. 14 Tage nach letzter positiver Blutkultur und Verschwinden der Symptomatik/Klinik; bei disseminierter Candidiasis mit Organbefall ggf. länger* • Echinocandin • Voriconazol • (liposomales) Amphotericin B • ggf. Deeskalation auf Fluconazol
Aspergillus	*Therapiedauer unklar, mindestens bis Verschwinden aller klinischer Zeichen* • Voriconazol • 2. Wahl: – Caspofungin – Itraconazol – (liposomales) Amphotericin B

Infektionen bei Patienten mit eingeschränkter Immunabwehr

- **Risikofaktoren:**
  - (länger andauernde) Neutropenie < 500/µl.
  - Zelluläre Immundysfunktion (meist CD 4-positive Leukozyten < 500/µl).
  - Humorale Dysfunktion (v. a. IgG- und IgA-Mangel).
  - Splenektomie oder funktionelle Asplenie.
- **Erreger:** Opportunistische Keime.
  - *Initial:* Bakterien der endogenen Flora.
  - *Im Verlauf:* Zunahme nosokomialer Problemkeime (resistente Enterobacteriaceae, Pseudomonaden, Pilze), Staph. aureus, ß-hämolysierende Streptokokken.
  - *Nach abdominaler Op.:* Aerob-anaerobe Mischflora.
- **Diagnostik:**
  - *Beachte:* Klinische Entzündungszeichen wie Fieber, Leukozytose, CRP- oder Procalcitonin-Anstieg fehlen häufig.
  - Aggressive *Fokussuche* (inkl. Röntgen, Sonografie, CT-Diagnostik).
  - *Mikrobiologie:* Blutkultur; je nach Klinik auch Untersuchung von Urin, Trachealsekret, Stuhl, Liquor, Punktat/Wundabstrich.
  - Ggf. Nachweis von CMV, HSV, VZV, RSV, Legionellen-Antigen im Urin, Aspergillen-Antigen/-PCR.
- **Therapie:** Unverzügliche breite empirische kalkulierte Antibiotikatherapie (Tab. 41.16).
  - *Indikation:* Einmaliges Fieber (≥ 38,3 °C oder ≥ 38,0 °C über > 1 h), Neutropenie (< 500/µl oder < 1 000/µl und erwarteter Abfall auf < 500/µl); kein sicherer Anhalt für nichtinfektiöse Genese (Blutprodukte, Zytokine, andere Medikamente):
  - *Deeskalation* nach mikrobiologischem Befund und bei klinisch gesichertem infektiösem Fokus.

- *Therapiedauer:*
  - Granulozyten > 1000/µl: Bis 2 Tage nach komplettem Ansprechen auf Antibiotika.
  - Granulozyten < 1 000/µl: Bis 7 Tage nach komplettem Ansprechen auf Antibiotika.
  - Länger bei Pilzpneumonie, Staph.-aureus-Sepsis, Pneumocystis-jiroveci-(carinii-)Pneumonie.
- Die Gabe von hämatopoetischen Wachstumsfaktoren kann nicht abschließend bewertet werden.

Tab. 41.16 • **Antibiotische Therapie von Infektionen bei eingeschränkter Immunkompetenz.**

Diagnose	antibiotische Therapie
Initialtherapie	• Cephalosporin Gruppe 3a, 4 • Carbapenem Gruppe 1 • Acylaminopenicillin/Beta-Laktamase-Inhibitor • evtl. plus Aminoglykosid
ausbleibende Entfieberung nach 72–96 h Hochrisikopatienten	zusätzlich: • (liposomales) Amphotericin B • Azol i. v. • Echinocandin
Verdacht auf katheterassoziierten Infekt	zusätzlich: • Glycopeptid • Katheter entfernen

► **Prophylaxe:**
- Umkehrisolation bei Neutrophile < 500/µl.
- Prophylaktische orale (selektive) Dekontamination.
- Impfung (z.B: Pneumokokkenimpfung nach Milzexstirpation).

42 Intoxikationen

H. J. Heppner, H. P. Reiffen

42.1 Grundlagen

Giftinformationszentralen im deutschsprachigen Raum

- **Übersicht:** Tab. 42.1.

Tab. 42.1 • **Giftinformationszentralen.**

Ort	Telefon	Institution
Berlin	030-19 240	Giftnotruf Berlin www.giftnotruf.de
Bonn	0228-19 240	Informationszentrale gegen Vergiftungen www.gizbonn.de
Erfurt	0361-730 730	Gemeinsames Giftinformationszentrum der Länder Mecklenburg-Vorpommern, Sachsen, Sachsen-Anhalt und Thüringen www.ggiz-erfurt.de, info@ggiz-erfurt.de
Freiburg	0761-19 240	Vergiftungs-Informations-Zentrale Freiburg www.giftberatung.de
Göttingen	0551-19 240	Giftinformationszentrum Nord www.giz-nord.de
Homburg/Saar	06 841-19 240	Informations- und Behandlungszentrum für Vergiftungen des Saarlandes www.uniklinikum-saarland.de/giftzentrale
Mainz	06 131-19 240	Giftinformationszentrum (GIZ) der Länder Rheinland-Pfalz und Hessen www.giftinfo.uni-mainz.de
München	089-19 240	Giftnotruf München www.toxinfo.org
Nürnberg	0911-398-2451	Giftinformationszentrale am Klinikum Nürnberg www.klinikum-nuernberg.de
Wien	0043-1-406 43 43	Vergiftungsinformationszentrale (VIZ) www.goeg.at/de/VIZ
Zürich	0041-145	Schweizerisches Toxikologisches Informationszentrum www.toxi.ch

Allgemeines Vorgehen

- **(Fremd-)Anamnese (7 „W"):** Wer, was, wann, wo, wie, wieviel, warum?
- **Ursachen für Intoxikationen:**
  - *Kinder:* Überwiegend akzidentell orale Intoxikation.
  - *Erwachsene:* Meist suizidale Genese, Umweltgifte, am Arbeitsplatz.
- **Inspektion der Umgebung des Patienten:** Leere Packungen, Gläser, Flaschen? Asservate sichern.

- **Klinischer Befund:** ZNS-Störung, gastrointestinale Störungen, Hautzeichen, Foetor, Arrhythmie, Temperaturregulationsstörung.
- **Labor:** BB, Quick, PTT, BZ, Na^+, K^+, Kreatinin, Harnstoff, Leberwerte, Ammoniak, Laktat, BGA, Cholinesterase, Urin-Teststreifen, Urinsediment.
- **Diagnostik:** Schnelltests und/oder quantitative Analysen.
- **Therapieprinzipien:**
  - Vitalfunktionen erhalten und Sekundärkomplikationen verhindern.
  - Toxinresorption vermindern.
  - Toxinwirkung durch Antidote vermindern bzw. antagonisieren.
  - Toxinelimination beschleunigen.

Primäre Giftelimination

- **Ziel:** Entfernung der Toxine vor deren vollständiger Resorption.
- **Nichtorale Giftaufnahme:**
  - Bei Atmungsgiften → O_2-Gabe oder Beatmung mit hoher F_iO_2.
  - Bei Benetzung der Haut: Patienten vollständig entkleiden und abwaschen, zunächst mit Seifenwasser, später mit Lösungsmitteln, s. spezieller Teil (S. 653).
  - Augenspülung.
- **Orale Giftaufnahme**: Erbrechen (nur sinnvoll bei Giftaufnahme vor ≤ 1 h, sonst Resorption meist zu weit fortgeschritten [Ausnahmen: Substanzen, die die Magenentleerung verzögern. Siehe spezieller Teil]).
  - *Monitoring:* Überwachung der Vitalfunktionen (Pulsoxymetrie, EKG, Blutdruckmessung), venöser Zugang und Intubationsbereitschaft.

! ***Induziertes Erbrechen zur Giftelimination:***

- *Achtung:* Nur bei wachen und kooperationsfähigen Patienten! Nicht bei Vergiftungen mit Säuren, Laugen, organischen Lösungsmitteln oder Schaumbildnern!
- Am schnellsten auslösbar durch Reizung der Rachenhinterwand mit dem Finger des Patienten.
- Alternative: *Ipecacuanha-Sirup* (30 ml bei Erwachsenen, Kinder bis 1 Jahr 10 ml, Kinder über 1 Jahr 20 ml) + 100–200 ml Saft oder Wasser p. o. Wirkungseintritt nach mehreren Minuten, ggf. auch verzögert nach 20–30 min, bei Versagen kann eine Magenspülung in Erwägung gezogen werden (s. u.).
- Bemerkung: *Apomorphin i. m.* ist wegen ausgeprägter Nebenwirkungen (Blutdruckabfall, anhaltendes Erbrechen) nicht empfehlenswert.
- Nach dem Erbrechen Aktivkohle + ggf. Laxans (s. Magenspülung).

! ***Magenspülung zur Giftelimination:***

- **Nur bei strengster Indikationsstellung – Ausnahmefall!!**
- *Achtung:* Vorsicht bei Säuren und Laugen → Gefahr der Ösophagusperforation! Somnolente oder nichtkooperative Patienten müssen zum Aspirationsschutz zuvor endotracheal intubiert werden!
- Material: Beißkeil (bei nicht intubierten Patienten), 10-l-Eimer mit lauwarmem Wasser (für Kinder < 3 Jahre 4 ml/kg KG NaCl 0,9 %), 10 l-Eimer leer, Schöpfgefäß ca. 500 ml, Spülschlauch, Schlauchklemme, Trichter, Silikonspray/Xylocain-Gel, Behälter für Proben, Aktivkohle 50–100 g, Natriumsulfat (= Glaubersalz) 20–30 g (s. u.).
- Patienten in Linksseitenlage bringen, intubierte Patienten zusätzlich in Kopftieflage.
- Spülschlauch gleitfähig machen und mit Trichter verbinden.
- Spülschlauch (neben Beißkeil) schlucken lassen bzw. vorsichtig vorschieben, bis ca. 40-cm-Marke.
- Mageninhalt frei ablaufen lassen (erste Rücklaufportion asservieren).

- Danach jeweils mit max. 400 ml/Durchgang (= 1 Trichterfüllung) spülen. **Cave:** Zu große Spülmengen befördern Mageninhalt ins Duodenum!
- Spülen, bis Spülflüssigkeit klar zurückfließt.
- Zum Schluss Suspension mit Aktivkohle und ggf. Natriumsulfat installieren.
- Cholestyramin zur Unterbrechung des enterohepatischen Kreislaufs bei bestimmten Indikationen (z. B. bei der Digitalisvergiftung).
- Schlauch abklemmen (Aspirationsgefahr!) und langsam zurückziehen.
- Gegebenenfalls Magensonde legen.
- Hohe Aspirationsgefahr.
- Sorgfältigste Nutzen-Risikoabwägung!

- *Kohle (Aktivkohle, Carbo medicinalis):*
  - Adsorption oral aufgenommener Gifte vor der Resorption.
  - Vor, nach oder anstelle von Magenspülung/Erbrechen möglich.
  - Dosierung, Anwendung: ½–1 g/kg KG (50–100 g) suspendiert in Wasser (möglichst 7–10-fache Menge wie die der aufgenommenen Noxe), zusätzlich Wasser (0,3–1 l) p. o. trinken lassen (nur beim wachen Patienten) oder über Magensonde.
  - KI: Intoxikation mit Säuren und Laugen wegen Verschlechterung der Endoskopiebedingungen.

  Hinweis: Im Einzelfall mit Laxans *Natriumsulfat* (= Glaubersalz) kombinieren (20–30 g in 100 ml Wasser suspendieren = 20–30 %ige Lösung → p. o. oder über Magensonde).
- *Wiederholte Gabe von Kohle:*
  - Bei Vergiftungen mit Chinin, Carbamazepin, Theophylin, Laminotrigin.
  - Nach Rücksprache mit einer Giftinformationszentrale.
- *Perorale Darmspülung:*
  - Selten ergänzend zur Magenspülung (z. B. Retardtabletten, bei Darmlähmung).
  - KI: Säure-, Laugenverätzung.

  Cave: Regurgitation, Aspiration.
  - Anwendung: Lösung zur Koloskopievorbereitung, bei Erwachsenen ≤ 2 l/h (Kinder 0,5 l/h) über 2–4 h oder bis Kotverschmutzung der Spülflüssigkeit sistiert.
- **Asservat und Probennahme:**
  - Sichergestelltes Untersuchungsmaterial verwechslungssicher kennzeichnen und in sicher verschließbaren Behälter füllen.
  - Urin oder Mageninhalt zur Giftidentifikation, Blut zur Giftquantifizierung.
  - Asservate für eventuelle Nachuntersuchungen für einige Tage im Kühlschrank aufbewahren.

Sekundäre Giftelimination

- **Ziel:** Entfernung der resorbierten Toxine aus dem Organismus.
- **Forcierte Diurese:**
  - *Prinzip:* Drastische Steigerung der Urinausscheidung durch Flüssigkeitszufuhr und Diuretika. Je nach Substanz wird der Harn zusätzlich durch Natriumbikarbonat i. v. alkalisiert → verminderte Rückresorption.
  - *Voraussetzung:* Renale Elimination der toxischen Substanz.
  - *Anwendung:* Barbiturate, Lithium, Knollenblätterpilz, Vergiftung mit begleitender Rhabdomyolyse (z. B. Opiate, Kohlenmonoxid).
  - *Vorgehen:*
    - Bilanzierung, ggf. Blasenkatheter, BGA- und Elektrolytkontrollen.
    - Glukose 5 % 500 ml/h + je 20–40 mmol NaCl und 10–20 mmol KCl.
    - Furosemid nach ZVD und Diuresevolumen.
    - Elektrolytkorrektur (Laborkontrollen!).
    - Bei Bedarf zusätzlich 60 (1. h), 40 (2. h), 20 (3. h) mmol $NaHCO_3$ + Urin-pH messen (Soll-pH: 7,5–8).
  - *Komplikationen:* Lungenödem, Hirnödem, ICB.

- **Hämoperfusion** (S. 264):
  - *Prinzip:*
    - Direkte Adsorption von Toxinen im Blut an einer künstlichen Oberfläche, meist aus medizinischer Kohle.
    - Blut kontinuierlich durch Filterpatrone gepumpt, danach zurück in venösen Kreislauf.
  - *Indikation:* In Ausnahmefällen, bei Intoxikationen mit Theophyllin, Pilzgiften, Methotrexat, Phenobarbital und Paraquat.

  Beachte: Anwenundung allenfalls noch in speziellen Ausnahmefällen.
- **Hämodialyse** (S. 256):
  - Bei niedriger Plasmaproteinbindung, kleiner Molekülgröße und geringem Verteilungsvolumen.
  - Gleichzeitige Normalisierung von Plasmaelektrolyten und Körpertemperatur.
  - *Indikation:* Vergiftungen mit Glykol, Lithium, Methanol, Thallium und Salicylaten, Metformin.
- **Kontinuierliche Hämofiltration** (S. 257):
  - *Prinzip:*
    - Durch hydrostatischen Druck über Filter Moleküle bis zur Größe von etwa 50 000 Dalton filtrierbar.
    - Substitution der abfiltrierten Flüssigkeitsmengen.
    - Bisher kein Standardverfahren zur sekundären Giftelimination.
  - *Indikation:* Vergiftungen mit Lithium, Methotrexat, Paraquat.
  - *Vorteile:*
    - Kein Reboundeffekt bei Elimination von Substanzen mit großem Verteilungsvolumen (im Gegensatz zur intermittierenden Dialysebehandlung).
    - Geringere hämodynamische Belastung → auch bei instabilen Patienten möglich!

42.2 Spezielle Intoxikationen

Ethylalkohol (Ethanol)

- **Substanzen:** Branntwein, diverse Getränke, Arzneimittelzusatz.
- **Grundlagen:**
  - Zentralnervöse Dämpfung der hemmenden und später der erregenden Systeme durch hohe Lipidlöslichkeit → primär Exzitation, bei zunehmender Vergiftung asphyktisch-narkotisches Stadium.
  - Abbau über Alkoholdehydrogenase (ADH) zu Acetaldehyd → durch die Acetaldehyd-DH zu Acetat → $CO_2 + H_2O$. ADH bei Blutalkoholkonzentration (BAK) von ca. 0,5 mg/ml gesättigt → fast linearer Abbau.
  - Chronische Alkoholintoxikation induziert Toleranz.
  - Azidose durch Gewebehypoxie bei ↑ O_2-Bedarf und ↓ O_2-Angebot (u. a. Hypoventilation).
- **Klinik** (Erwachsene ohne Toleranzentwicklung, BAK und Symptomatik unterliegen erheblichen interindividuellen Schwankungen!):
  - *Generell:* Hypo- bis Areflexie, Einschränkung bis Verlust der Schutzreflexe, Tachypnoe, übergehend in Bradypnoe und Ateminsuffizienz, Azidose, gesteigerte Diurese, Hypotension mit peripherer Vasodilatation, Hypothermie, Hypoglykämie.
  - *Exzitation (BAK [0,1– 1,0]– 2,0 mg/ml):* Enthemmung bei eingeschränkter Leistungsfähigkeit, Gleichgewichtsstörungen, verwaschene Sprache, reduziertes Schmerz- und Kälteempfinden, Pupillen mittelweit, gelegentlich wechselseitige Pupillendifferenz.
  - *Hypnose (BAK 2,0–2,5 mg/ml):* Bewusstseinstrübung bis -verlust, Spontanatmung regelmäßig, Pupillen mittelweit oder eng.

- *Narkose (BAK 2,5–4,0 mg/ml):* Bewusstlosigkeit, Maschinenatmung (Kußmaul), Pupillen eng bis erweitert, Lichtreaktion träge.
- *Asphyxie (BAK > 4,0 mg/ml):* Koma mit Ateminsuffizienz, Pupillen weit, Lichtreaktion fehlt.

▶ **Diagnostik:**

- *(Fremd-)Anamnese:* Aktuelle Trinkmenge, Trinkgewohnheiten?
- *Abschätzung der Blutalkoholkonzentration:* BAK (mg/ml) = Ethanol (g) ÷ (kg KG × 0,7). Alkohol-Vol-% entsprechen grob der Ethanolmenge in g/100 ml (Beispiel Bier: 4–5 Vol-% bzw. 4 g/100 ml bzw. 40 g/l Alkohol).
- *Körperliche Untersuchung:* Foetor alcoholicus? Bewusstseinslage? Auf Zeichen einer Aspiration achten.
- *Labor:*
  - Blut(Atem)alkoholkonzentration, BZ, BGA, Hb, HK, Elektrolyte, Leberwerte, BB, Lipase, Amylase, Gerinnung, CHE, Albumin, U-Status (Ketone?).
  - Plasmaosmolalität: Die sogenannte „Osmotische Lücke" kann zur Abschätzung der Blutalkoholkonzentration dienen: BAK (mg/ml) = [gemessene Osmolalität – ($[Na^+]$ + $[Cl^-]$ + [Glukose] + [Harnstoff])] ÷ 27.

  Achtung: Immer an Hypoglykämie durch Hemmung der Glukoneogenese und Hypothermie denken!

  Achtung: Beim bewusstseinsgetrübten alkoholisierten Patienten immer an die Möglichkeit anderer Ursachen der Bewusstseinstrübung denken: Hypoglykämie, epidurales/subdurales Hämatom (z. B. nach Sturz), Coma hepaticum (Leberzirrhose bei Alkoholikern), Hypoxämie.

▶ **Therapie:**

- *Monitoring:* Engmaschige Überwachung von Bewusstseinslage, EKG, Blutdruck, Flüssigkeitsbilanz, Körpertemperatur, BGA, BB, Elektrolyten, BZ.
- *Primäre Detoxikation:* Induziertes Erbrechen wegen Bewusstseinstrübung und Aspirationsgefahr nicht indiziert. Die aufgenommenen Alkoholmengen überschreiten die Bindungsfähigkeit von Aktivkohle.
- *Sekundäre Detoxikation:* Hämodialyse bei schweren bis schwersten Intoxikationen.
- *Respiratorische Insuffizienz, Bewusstseinstrübung mit Aspirationsgefahr:* Intubation.
- *Hypoglykämie:* Glukose 10 % i. v. ca. 50 ml/h, *kein* Glukagon (unzureichende Glykogenspeicher beim Alkoholiker). Beim Alkoholiker zusätzlich Thiamin-Gabe (z. B. Betabion 100 mg i. v.).
- *Hypotonie:* Volumenersatz (S. 224) mit Vollelektrolytlösung und kolloidalen Volumenersatzmitteln, ggf. auch Katecholamine (z. B. Dopamin).
- *Azidose* (Therapiekontrolle durch engmaschige BGA):
  - Metabolisch (meist nicht sehr ausgeprägt). Schwere Azidose durch *a)* gestörten Laktatmetabolismus der Leber (Hemmung der Glukoneogenese → ↑ Pyrovat, ↑ Laktat), *b)* begleitende Intoxikation mit Methanol oder Ethylenglykol. Therapie: ggf. Natriumbikarbonat (S. 461).
  - Respiratorisch: Endotracheale Intubation, maschinelle Beatmung.
- *Zerebrale Krampfanfälle:* **Diazepam** (S. 710) 5–20 mg i. v., Lorazepam 4–8 mg i. v.
- *Entzugssyndrom* (S. 566).

▶ **Prognose:** Bei komplikationslosem Verlauf günstig.

Methylalkohol (Methanol)

▶ **Substanzen:** Reinigungsmittel, Nebenprodukt bei „Selbstgebranntem".

▶ **Grundlagen:**

- Umwandlung durch Alkoholdehydrogenase (ADH) in Formaldehyd → durch Aldehyddehydrogenase zu *Formiat* (eigentliches Toxin, das zu metabolischer Azidose, Sehnervenschädigung, kardialen und zerebralen Schäden führt) → folsäureabhängig und sehr langsam zu $CO_2 + H_2O$.

- 20 % des Methanols renal ausgeschieden oder abgeatmet, Rest mit HWZ von 12 h metabolisiert.
- ADH kann durch Ethanolgabe (mit 10-mal höherer Affinität zur ADH) gesättigt werden, um den genannten Stoffwechselweg zu blockieren.

▶ **Klinik, Komplikationen:**

- Zunächst unspezifische Symptomatik mit Schwindel, Kopfschmerzen, Übelkeit.
- Danach Unruhe, Erregungszustände, Erbrechen, Hämatemesis, schwere metabolische Azidose, Kußmaul-Atmung, Sehstörungen, peripapilläres Ödem (Sehnervenschädigung), Mydriasis (zunehmend fehlende Lichtreaktion, Konvulsionen, Zyanose, Hirnödem, Nekrosen der Putamina; Ösophagitis, Gastritis, Pankreatitis, Leberschäden, akutes Nierenversagen, Polyneuropathie.

Cave: Initial Patienten oft asymptomatisch, dennoch Produktion toxischer Metaboliten. Bei konkretem Anhalt für Methanolvergiftung auch bei asymptomatischen Patienten Hemmung des Metabolismus durch Ethanolzufuhr (s. u.)!

- Zeichen der Intoxikation erst nach 6–24 h (als Folge der erhöhten Konzentrationen von Formaldehyd und Formiat).
- Häufig Fehleinschätzung durch Kombinationsintoxikation mit „Antidot" Ethanol.

▶ **Diagnostik:**

- *Körperliche Untersuchung:* Bewusstseinseinschränkung, Sehstörungen, Pupillen weit und reaktionslos, Kußmaul-Atmung, Zyanose, Hypotension?
- *Augenhintergrund:* Täglich kontrollieren.
- *Labor:* Arterielle BGA (engmaschig wiederholen!), BZ, Elektrolyte, Nieren-/Leberwerte, BB, Gerinnung, Anionenlücke (S. 460), osmotische Lücke (gemessene Osmolalität – 2 × Na^+ + Blutglukose [mmol/l] + Harnstoff [mmol/l]). Bei Werten > 25 mosmol/l: 22 mosmol/l = 1 mg/ml Methanol.
- Bei gleichzeitiger Ethanolintoxikation können Anionen- und osmotische Lücke fehlen!

▶ **Therapie:**

- *Monitoring:* Vitalfunktionen (RR, EKG, Atemfrequenz, Pulsoxymetrie, Bewusstseinslage), engmaschige Laborkontrollen (s. o.), Flüssigkeitsbilanz.
- *Primäre Detoxikation:* Magenspülung mit 1–4 % $NaHCO_3$ bis zu 6 h nach Ingestion, nicht bei Hämatemesis! Aktivkohle wirkungslos.
- *Respiratorische Insuffizienz:* Endotracheale Intubation und Beatmung.
- *Hypotension:* Korrektur des Volumendefizits mit Vollelektrolytlösung, Steuerung nach Blutdruck, Herzfrequenz, ZVD und Urinausscheidung.
- *Zerebrale Krampfanfälle:* Üblicherweise **5–20 mg Diazepam** i. v. (Ateminsuffizienz beachten!).
- *Hämatemesis:* H_2-Blocker, ggf. Gastroösophagoskopie.
- *Antidottherapie mit Fomepizol*: Hemmung der Alkoholdehydrogenase (ADH), damit kein Entstehen von Formaldehyd und toxischen Folgemetaboliten;
  - Dosierung: Initial 15 mg/kg KG; nach 12 h 10 mg/kg KG; nach 24 h bis zu 15 mg/kg KG; (abhängig vom Plasmaverlauf Methanol).
- *Folsäuregabe:* Koenzymbereitstellung, um Abbau des Formiats zu beschleunigen. **5–10 mg/kg KG i. v. über maximal 6 Tage.**
- *Alternativ zur Überbrückung: Ethanolsubstitution:* Blockierung der Formaldehydsynthese (Steuerung nach BAK und arterieller BGA):
  - Blutalkoholkonzentration von 1–2 mg/ml (= 1–2‰) anstreben.
  - Zunächst oral möglich, z. B. Kognak.
  - Initial **Ethanol 0,6–1,2 mg/kg KG i. v. (= 2–4 ml/kg KG 40 %iger Alkohol).**
  - Erhaltungsdosis **100–250 mg/kg KG/h i. v. (= 2–5 ml/kg KG/h 5 %iger Alkohol**; die höheren Dosierungen sind nur während Hämodialyse erforderlich).
- *Azidose:* $NaHCO_3$ (nach BGA dosieren), bes. bei fehlender Dialysemöglichkeit. Auf Anstiege der Serum-Na^+-Konzentration achten.

- *Hämodialyse* (entfernt Methanol + Metaboliten; Azidoseausgleich):
  - Indikationen: **1.** Immer bei Methanolkonzentrationen > 0,5 mg/ml (> 0,5 ‰); **2.** < 0,5 mg/ml bei Sehstörungen, Azidose, osmotischer Lücke; **3.** ab Ingestion von 25 ml Methanol in höherer Konzentration.
  - Bikarbonat-Dialyse geeigneter als Azetat-Dialyse.
  - Ethanolzufuhr entsprechend der Dialyse-Clearance steigern.

▶ **Prognose:** Bei rechtzeitiger Therapie günstig.

Barbiturate

▶ **In Deutschland verfügbar:** Phenobarbital, Thiopental, Methohexital.

▶ **Grundlagen:**
- ZNS-Dämpfung mit Sedierung bis Hypnose, Hypotension, Abnahme des Atemantriebs, Anxiolyse, verminderter Herzaktivität, antikonvulsiver Wirkung (Phenobarbital). Bei Phenobarbital liegt die mittlere hypnotische Dosis bei 150 mg, die letale Dosis bei 4–6 g.
- Bei chronischer Anwendung hepatische Enzyminduktion → Toleranz.
- Etwa 25 % renale Ausscheidung mit tubulärer Rückresorption des nichtdissoziierten Anteils.
- Maximale Wirkung des Phenobarbitals nach 1–3 h.
- Wirkungsverstärkung durch gleichzeitige Ethanolintoxikation, toxische Wirkungen bereits bei geringeren Dosen.

▶ **Klinik:** Schweregradeinteilung nach Reed:
- *Stadium 1:* Ataxie, muskuläre Hypotonie, Nystagmus, Bewusstseinstrübung bis Bewusstlosigkeit.
- *Stadium 2:* Zusätzlich Hyporeflexie, fehlende Schmerzreaktion, Miosis, Herzrhythmusstörungen.
- *Stadium 3:* Zusätzlich Areflexie, Mydriasis, Hypoventilation.
- *Stadium 4:* Zusätzlich Atem- und Kreislaufinsuffizienz, Schock, Atemstillstand.

▶ **Komplikationen:** Aspiration, Aspirationspneumonie, ARDS, Atemstillstand, Hypotension, Schock, Oligurie, metabolische Azidose, Hyperkaliämie, DIC, Rhabdomyolyse, Blasenbildung der Haut, Magen- und Darmatonie.

▶ **Diagnostik:**
- Anamnese, körperliche Untersuchung (Bewusstseinslage).
- *Labor:* Barbiturat-Konzentration, BGA, BB, Gerinnung, Transaminasen, Kreatinin (Clearance), Harnstoff, Urin-pH, Kreatininkinase, Myoglobin.
- EKG; Rö-Thorax; EEG, burst suppression (S. 110)?.

▶ **Therapie:**
- *Monitoring:* Pulsoxymetrie, EKG, Blutdruck, ZVD, Körpertemperatur, EEG (bei Koma), engmaschige Laborkontrollen (s. o.).
- *Primäre Detoxikation* (wenn > 1 g Barbiturat aufgenommen): Aktivkohle (S. 652) ist sinnvoll.
- *Ateminsuffizienz:* Wegen Aspirationsgefahr Beatmung; initial mit hoher F_iO_2 und PEEP; ***Cave:*** ARDS (S. 330) im Verlauf!
- *Metabolische Azidose:* Natriumbikarbonat (S. 461).
- *Hypotension:* Volumensubstitution mit Vollelektrolytlösung und kolloidalen Volumenersatzmitteln, Effekt zusätzlich **Noradrenalin** 0,1–0,3 µg/kg KG/min, Elektrolyte kontrollieren.
- *Oligurie:* Volumensubstitution, Furosemid.
- *Prophylaxe der Verbrauchskoagulopathie:* 2500–5 000 I.E. Heparin i. v., anschließende Dauerheparinisierung mit 1000–1500 I.E./h.
- *Hypothermie* (S. 600).
- *Forcierte Diurese und Alkalisierung des Harns* (S. 652).
- *Hämodialyse und Hämoperfusion*: Koma > Stadium 2 (s. o.) mit 5–10-fach höherer Clearance als bei forcierter alkalischer Diurese!

- *Repetitive Installation von Aktivkohle* (S. 652): Indiziert bei unzureichendem Effekt der supportiven Maßnahmen.
- *Lagerungstherapie* mit häufigen Lagerungswechseln zur Vermeidung von Hautschäden und ARDS. Wässrige Blasen steril punktieren.

▶ **Prognose:** Bestimmt durch Vorliegen von Rhabdomyolyse, Mendelson-Syndrom und Koagulopathie. Entscheidend sind frühzeitige Diagnosestellung und Therapie.

Benzodiazepine

Hinweis: Intoxikationen mit Benzodiazepinen gehören zu den häufigsten auf Intensivstationen behandelten Intoxikationen!

▶ **Grundlagen:**
- Benzodiazepine wirken dosisabhängig an speziellen zentralnervösen Rezeptoren durch eine Verstärkung des GABA-Effektes → anxiolytisch, sedierend bis hypnotisch, antikonvulsiv, muskelrelaxierend.
- Hohe therapeutische Breite → auch Vergiftungen mit exzessiven Erhöhungen der Plasmaspiegel können überlebt werden.
- Schnelle Toleranzentwicklung → klinische Verbesserung kann dem laborchemischen Verlauf der Metabolitenkonzentrationen vorauseilen.
- Wirkungsverstärkung durch Alkohol und Barbiturate und sedierende Drogen.

▶ **Klinik, Komplikationen:** Tiefe Sedierung (Somnolenz bis Koma) mit Sprachstörungen und Ataxie, Hypo- bis Areflexie bei muskulärer Hypotonie, gelegentlich Nystagmus, Kreislaufdepression mit Blutdruckabfall und Tachykardie, Ateminsuffizienz, Aspirationsgefahr.

▶ **Diagnostik:**
- Körperliche Untersuchung (Sedierungstiefe, Reflexverlust?).
- Labor: Routinelabor + Benzodiazepinspiegel.
- *Flumazenil* (Antidot; s. Infokasten): Bei fraglicher Benzodiazepinüberdosierung und Bewusstseinstrübung als „Differenzialdiagnostikum" u. U. hilfreich, wenn hierdurch aufwendige bzw. belastende Untersuchungen vermeidbar sind (z. B. CCT ggf. mit Transportnotwendigkeit).

▶ **Therapie:**
- *Monitoring:* Vitalfunktionen (Atemfrequenz, Pulsoxymetrie, EKG, Blutdruck, Bewusstseinslage), Flüssigkeitsbilanz.
- *Ausreichende Oxygenierung:* Intubation und Beatmung. *Alternativ:* gezielte Antagonisierung mit Flumazenil (s. Infokasten).
- *Primäre Detoxikation* (Magenspülung, Kohle): Nur bei hohen Ingestionsdosen und Kombinationsvergiftungen. (Sekundäre Giftelimination wegen der Antagonisierungs-Möglichkeit nicht erforderlich.)
- *Entzugskrampfanfälle:* Mit Benzodiazepinen (!) durchbrechen.

! *Antidot: Flumazenil (Anexate):*
▶ **Bolus von 0,2 mg i. v.,** dann vorsichtige Dosissteigerung (Ziel: wacher Patient) **bis maximal 1 mg i. v.,** danach **ggf. Dauergabe von 0,1–0,5 mg/h in Glukose 5 %.**
▶ Immer auf Rebound-Effekte achten, bedingt durch die mit 1–2 h deutlich kürzere Halbwertszeit von Flumazenil!
▶ Gefahr der Demaskierung stimulierender Drogen.

▶ **Prognose:** Günstig.

Intoxikationen

Opiate, Opioide

- **Substanzen:** Morphin, Heroin, Codein, Tramadol, Methadon.
- **Vorkommen:** Häufig bei Patienten mit vorheriger Gewöhnung an Opiate.
- **Grundlagen:**
  - Bindung an zentrale Opiatrezeptoren mit unterschiedlichen Wirkungen: Analgetisch, atemdepressiv, antitussiv, euphorisierend, sedierend, sphinktertonuserhöhend (Sphincter oddi).
  - Unterscheidung in *reine Agonisten* (z. B. Morphin, Opioide), *partielle Agonisten* (z. B. Tramadol, Nalbuphin) und *Antagonisten* (z. B. Naloxon).
  - Orale Bioverfügbarkeit gering, Ausscheidung vorwiegend renal; im Urin erst nach längerem Intervall nachweisbar.

  Cave: Häufig „Polytoxikomanie" bei Opiatabusus.
- **Klinik, Komplikationen:**
  - Hautverletzungen bei Selbstapplikation von i. v. Opiaten, Hypothermie.
  - *ZNS:* Analgesie, Euphorie bis Koma, muskuläre Hypertonie, positive Pyramidenbahnzeichen, zerebrale Krampfanfälle.
  - *Auge:* Miosis mit engen (stecknadelkopfkleinen) Pupillen, solange keine Hypoxie oder Hypothermie vorliegt → dann Mydriasis (Ausnahme: Pethidin).
  - *Lunge:* Atemdepression (wenige und oberflächliche Atemzüge) bis Apnoe, bei Heroin und Methadon auch heroininduziertes Lungenödem.
  - *Herz:* Vasodilatation mit Hypotonie, Bradykardie und Rhythmusstörungen.
  - *GIT:* Übelkeit, Erbrechen, herabgesetzte Darmmotilität (Obstipation).
  - *Niere:* Oligurie bis Anurie, Rhabdomyolyse.
- **Diagnostik:**
  - Anamnese, körperliche Untersuchung (Einstichstellen [+Zunge, Penis, Zehenzwischenräume], Abszesse, Phlegmonen, Miosis, Bewusstseinslage, respiratorische Situation).
  - *Labor:* Azidose, Opiate in Serum und Urin, Myoglobin in Serum und Urin.
- **Therapie:**
  - *Monitoring:* Pulsoxymetrie, EKG, Blutdruck, Körpertemperatur, Blasenkatheter (zur Bilanzierung; *Cave:* Spasmus des Blasensphinkters → vorsichtige Katheteranlage!).
  - Auf ausreichende Oxygenierung achten, ggf. Intubation und Beatmung.
  - *Primäre Giftelimination:* Bei meist nichtoraler Giftaufnahme nicht möglich, bei oraler Aufnahme wegen verzögerter Passage durch GI-Trakt auch noch längere Zeit nach Einnahme sinnvoll. (Sekundäre Giftelimination wegen Antidot [s. Infokasten] nicht sinnvoll.)
  - *Bradyarrhythmien:* **Naloxon** (s. Infokasten) und **Atropin (0,5 mg i. v.).** Bei chronischem Missbrauch an Endokarditis denken!
  - *Heroininduziertes Lungenödem: Keine* Diuretika, *kein* Naloxon, sondern PEEP-Beatmung (5–10 cm H_2O) und **Methylprednisolon i. v. (500 mg Bolus, danach 200 mg/24 h).**
  - *Zerebrale Krampfanfälle:* Meist hypoxiebedingt → zunächst O_2-Zufuhr, bei mangelndem Erfolg Benzodiazepine **(z. B. Diazepam 5–20 mg i. v.).**
  - *Hypothermie* (S. 600).
  - *Rhabdomyolyseinduziertes Nierenversagen:* Strenge Bilanzierung, forcierte alkalische Diurese (S. 652), ggf. Hämodialyse (S. 256).

! *Antidotbehandlung mit Naloxon (Narcanti):*

- Titrieren mit jeweils **0,2 mg i. v.**, bis Vigilanz und Spontanatmung ausreichend. **Höchstdosis 4–10 mg.** (Bei Kindern 0,01[– 0,1]mg/kg KG).
- Dauerinfusion bei langwirkenden Opioiden sinnvoll **(0,4–5,0 mg/h).**
- Naloxon wirkt kürzer als die meisten Opiate → engmaschig überwachen oder Repetitionsdosen geben!
- Längere Wirkung durch s. c. oder i. m. Gabe (gleiche Dosis) → v. a. sinnvoll bei Patienten, die sich der Überwachung entziehen werden.
- Gefahr der Demaskierung stimulierender Drogen.

- **Prognose:** Bei akuten Vergiftungen günstig, wenn Atemdepression/Atemstillstand rechtzeitig behandelt werden.

Kokain

- **Substanzen:** Kokain, „Crack", „Rock".
- **Grundlagen:**
  - Zentrale und periphere Sympathikusstimulation durch Blockade der präsynaptischen Wiederaufnahme von Katecholaminen und direkte Ausschüttung von Dopamin und Noradrenalin mit lokaler und systemischer Vasokonstriktion, systemischer Hypertension sowie Arrhythmien.
  - Inhibition der Freisetzung von Serotonin mit zentral anregendem Effekt.
  - Lokalanästhetischer Effekt, Ähnlichkeit mit Klasse-I-Antiarrhythmika.
  - Gute Resorption bei oraler Aufnahme, besser über die Schleimhäute (Nase, Mund, Atemwege) wegen Umgehung des hepatischen „First-pass"-Effekts.
  - Wirkungsverstärkung durch andere zentral anregende Substanzen (z. B. Koffein, Amphetamine).
  - Elimination zu 80 % über hepatischen Metabolismus.
- **Klinik, Komplikationen:**
  - *ZNS:* Zunächst (Über-)Stimulation (Euphorie, Aggression, epileptische Anfälle), dann Depression (Angst, Kopfschmerzen, Psychosen, Suizidalität), Hirninfarkt, SAB, ICB.
  - *Auge:* Mydriasis (bei normaler Lichtreaktion), Amaurose.
  - *Haut:* Blässe (Vasokonstriktion), Nekrosen an den Extremitäten.
  - *Herz, Kreislauf:* Hypertension (evtl. Entgleisungen mit ICB, SAB), Angina pectoris, Herzinfarkt, Palpitationen, tachykarde Rhythmusstörungen, ventrikuläre Extrasystolen, Kammerflimmern, im Kokainschock auch Bradykardie, Hypotension.
  - *Lunge:* Dyspnoe, Tachypnoe, Bronchospasmus.
  - *GIT:* Erbrechen, Inkontinenz, Darmnekrose (Perforation, Peritonitis), Leberzellnekrosen.
  - Hyperthermie, Hyperglykämie, Niereninfarkt, DIC, Rhabdomyolyse.
- **Diagnostik:**
  - *Anamnese:* Auffindungssituation?
  - *Körperliche Untersuchung:* Nasenschleimhaut, Hautausschlag, Kratzeffekte, Einstichstellen bei intravenöser Injektion?
  - *Labor:* Routinelabor, Myoglobin.
- **Therapie:**
  - *Monitoring:* EKG, Blutdruck, Körpertemperatur, Pulsoxymetrie. Engmaschige Laborkontrollen (s. o.), Flüssigkeitsbilanzierung.
  - *Primäre Detoxikation:* Inkorporierte „Transportbehälter" nicht endoskopisch entfernen (*Cave:* Zerreißung mit schwerster Intoxikation), Laxanzien einsetzen.
  - *Hypertonie:* Glyzeroltrinitrat **initial 2 Hübe Nitrospray oder Perfusor mit initial 2 mg/h i. v.** (*Cave:* α-Blocker → Gefahr der hypertensiven Krise durch kokainvermittelte β-Stimulation).
  - *Analgesie:* Angina pectoris, Herzinfarkt: Morphin (S. 180) niedrig dosiert.

- *Sedierung:* **Diazepam 10(–40 mg) i. v.**
- *Sinustachykardie:* Zunächst **Diazepam** (s. o.) → zentrale Dämpfung mit Abnahme des Sympathikotonus (psychische Komponente).
- *Herzrhythmusstörungen:* **Magnesiumsulfat** (**initial 1–2 g i. v.,** ggf. mehrmals wiederholen), **Natriumbikarbonat** (**initial 1–2 mmol/kg KG i. v.;** *Cave:* Möglichst nicht α-Blocker, Diltiazem oder Lidocain verwenden → mögliche Interaktionen durch den Klasse-I-Effekt des Kokains).
- *Atemnot, Bronchospasmus, Tachypnoe:* Durch Benzodiazepine gemildert.
- *Zerebrale Krampfanfälle:* **Diazepam 10(– 40)mg i. v.,** bei Therapieversagen **Phenytoin 250 mg i. v.,** ggf. Narkoseeinleitung mit Thiopental (S. 184).
- *Hyperthermie:* Physikalische Maßnahmen, Antipyretika (**2 g Paracetamol rektal, kein ASS**), **> 42 °C Dantrolen-Infusion** (S. 706).
- *Rhabdomyolyse:* Forcierte alkalische Diurese (S. 652).
- *Heparinisierung:* 500–1 000 I.E./h zur Prophylaxe der disseminierten intravasalen Gerinnung und von ischämischen Gefäßkomplikationen.
- *Kokainschock:* **0,5–1,0 mg Adrenalin i. v.** (1 mg auf 10 ml NaCl 0,9 %), **500–1 000 mg Prednisolon i. v., 25–50 mg Promethazin i. v.,** O_2-Gabe/Beatmung.
- *Myokardinfarkt:* Durch rezidivierende Gefäßspasmen.

▶ **Prognose:** Bei ausbleibenden Komplikationen günstig.

Neuroleptika

▶ **Substanzen:**

- *Butyrophenone:* Dehydrobenzperidol (DHB), Haldol, Bromperidol.
- *Phenothiazine:* Promethazin, Chlorpromazin.

▶ **Grundlagen:**

- *Butyrophenone:* Starke Neuroleptika und Antiemetika mit schwacher sedierender und anticholinerger Wirkung (zentrale Dopaminrezeptorblockade; gute orale Bioverfügbarkeit; $β_1$-Rezeptor-Blockade).
- *Phenothiazine:* Schwache Neuroleptika und Antiemetika mit ausgeprägter anticholinerger und antiadrenerger sowie sedierender Wirkung ($β_1$-Rezeptor-Blockade, chinidinartige membranstabilisierende Wirkung, antidopaminerge, anticholinerge und antihistaminerge Wirkungen, weniger gute orale Bioverfügbarkeit).
- Bei beiden Substanzgruppen hepatische Elimination mit enterohepatischem Kreislauf; große therapeutische Breite.

▶ **Klinik, Komplikationen:**

- *Allgemein:*
  - ZNS: Extrapyramidal (hyperkinetisch-dyskinetisches Syndrom mit Tremor und Rigor), Somnolenz bis Koma, aber auch Erregungszustände, zerebrale Krampfanfälle.
  - Herz, Kreislauf: Hypotension (β-Blockade), Tachykardie, QT-Syndrom, maligne Herzrhythmusstörungen.
  - Lunge: Ateminsuffizienz.
- *Phenothiazine:* Meist Miosis, aber auch Mydriasis, Strabismus, Nystagmus, zentrales anticholinerges Syndrom (ZAS; Tachykardie, Hyperthermie mit trockener, warmer Haut, Bewusstseinstrübung, Hypertonie, Miktionsstörungen), „Holzer"-Blasen an der Haut.
- *Butyrophenone:* Hypothermie, Hypoglykämie, Miktionsstörungen.

▶ **Diagnostik:** Anamnese; körperliche Untersuchung; Labor.

▶ **Therapie:**

- *Monitoring:* Vitalfunktionen (Atemfrequenz, Pulsoxymetrie, EKG, Blutdruck), Laborkontrollen (s. o.), Flüssigkeitsbilanz, Körpertemperatur.
- *Primäre Detoxikation:* Bei enterohepatischem Kreislauf Aktivkohlegabe immer sinnvoll, repetitive Kohlegabe aufgrund der verminderten Magenmotorik erfolgreich. Erbrechen wegen antiemetischer Wirkung schwieriger auslösbar. Phenothiazine durch radiopake Eigenschaft auf Röntgenaufnahmen darstellbar.

- *Relativer Volumenmangel:* Substitution mit Vollelektrolytlösung und kolloidalen Volumenersatzmitteln (S. 224).
- *Fortbestehende Hypotonie trotz Volumenzufuhr:* **Dopamin initial 5 µg/kg KG/min i. v.**, ggf. **bis 15 µg/kg KG/min i. v.** Bei unzureichendem Effekt zusätzlich **Noradrenalin 0,1–0,3 µg/kg KG/min.**
- *Phenothiazinbedingte maligne Herzrhythmusstörungen:*
  - Alkalisierung des Blutes → **$NaHCO_3$ (initial 1–2 mmol/kg KG i. v.).**
  - Anhebung des Natriumspiegels → NaCl-Infusion.
  - **Magnesiumsulfat (Bolus von 2 g i. v., dann Infusion 3–20 mg/min i. v.);** (*alternativ* Phenytoin oder Lidocain).

  Cave: β-Blocker und Kalziumantagonisten sind kontraindiziert!
- *Respiratorische Insuffizienz* (und insbesondere beim phenothiazininduzierten Lungenödem): Beatmung, initial mit hoher F_iO_2.
- *Zerebrale Anfälle:* **5(–20) mg Diazepam i. v.**
- *Zentrales anticholinerges Syndrom (ZAS):*
  - **Physostigmin 0,5–2,0 mg titrierend i. v.,** anschließend Infusion mit **Physostigmin 2–3 mg/h i. v. Maximal 12 mg/d.**
  - *Antidot bei Überdosierung:* **Atropin 0,5 mg i. v.**

  Cave: Physostigmin nur unter EKG-Kontrolle anwenden!
  - Blasenkatheter bei fehlender Miktion.
- *Hyperkinetisch-dyskinetisches Syndrom:* **Biperiden i. v. a) langsam 5–10 mg; b) Kurzinfusion 0,04 mg/kg KG** *oder* **Biperiden 0,04 mg/kg KG i. m.** (in leichten Fällen reicht Sedierung mit Diazepam).

► **Prognose:** Günstig.

Antidepressiva

► **Substanzen** Tab. 42.2

► **Grundlagen:**
- *Tri- (TAD) und tetrazyklische Antidepressiva:*
  - Hemmung der Wiederaufnahme von Noradrenalin und Serotonin in den präsynaptischen Speicher → Konzentration dieser Substanzen im ZNS ↑.
  - Adrenerg durch Verstärkung der Katecholaminwirkung → Hypertonie.
  - In sehr hohen Dosen β-Blockade → Hypotonie.
  - Anticholinerge Wirkung bis zum zentralen anticholinergen Syndrom.
  - Sedierung bis Hypnose.
  - Chinidinartige membranstabilisierende Wirkung (Blockade von Natriumkanälen).
  - Hepatische Metabolisierung mit hohem „First-pass"-Effekt und anschließender renaler Ausscheidung der Metaboliten.

► **Klinik und Komplikationen:**
- *TAD und tetrazyklische Antidepressiva:*
  - ZNS: Zentrales anticholinerges Syndrom (S. 554), Koma, Krampfanfälle.
  - Herz, Kreislauf: Herzrhythmusstörungen: Sinustachykardie, Reentry-Tachykardie, Knotentachykardie, Blockbilder, ventrikuläre Extrasystolen, Kammerflattern bis -flimmern, Asystolie, Hyper- bis Hypotension, EKG-Veränderungen (PQ-Zeit ↑, QT-Zeit ↑, QRS-Komplex verbreitert).
  - Lunge: Ateminsuffizienz, Lungenödem, Aspiration.
  - Azidose, paralytischer Ileus.
- *Lithium:* Durchfall, Erbrechen, Tremor, Dysarthrie, Ataxie, Müdigkeit, Somnolenz (evtl. Koma), Rigor, Reflexsteigerung, Myoklonien, Krampfanfälle, Nierenfunktionsstörungen, Schock, Kreislaufstillstand.

► **Diagnostik:**
- Anamnese; körperliche Untersuchung, Standard-EKG.
- Labor: Allgemeines Vorgehen (S. 650), Myoglobin in Serum und Urin.

Tab. 42.2 • **Serumspiegel (therapeutische Richtwerte) häufig verwendeter Antidepressiva (nach Payk).**

Wirkstoff	Handelsname (Beispiele)	Serumspiegel (ng/ml)
Amitryptilin	Laroxyl, Saroten	30–280
Clomipramin	Anafranil, Hydephen	25–190
Desipramin	Pertofran, Petytyl	25–110
Doxepin	Aponal, Sinquan	25–110
Imipramin	Tofranil, Pryleugan	100–300
Maprotilin	Aneural, Ludiomil	110
Mianserin	Tolvin	10–170
Trimipramin	Stangyl	10–240
Lithium	Quilonum-Retard, Hypnorex-Retard, Lithium-Aspartat, Lithium-Duriles	0,6–0,8 mmol/l (toxische Grenze ab 1,6–1,8 mmol/l)

▶ **Therapie TAD, tetrazyklische Antidepressiva:**

- *Monitoring:* Pulsoxymetrie, EKG, Blutdruck, Körpertemperatur. Laborkontrollen, Flüssigkeitsbilanz.

Achtung: Arrhythmieneigung → Defibrillationsbereitschaft sicherstellen!

- *Primäre Detoxikation:* Magenspülung + Kohle sinnvoll bis 4(–24)h nach Ingestion.
- *Zentrales anticholinerges Syndrom:*
  - **Physostigmin 0,5–2,0 mg vorsichtig titrierend i. v.,** anschließend **Infusion mit Physostigmin 2–3 mg/h i. v.**
  - Antidot bei Überdosierung: **Atropin 0,5 mg i. v.**

  Cave: Der Einsatz von Physostigmin ist umstritten; eine Verschlechterung der kardialen Situation (Kammerflimmern, Asystolie) und die Auslösung zerebraler Krampfanfälle ist möglich. Bei Bradykardie, zerebralen Krampfanfällen im Rahmen der Vergiftung und bei Mianserin-Intoxikation ist Physostigmin kontraindiziert!
- *Hypotension:*
  - Volumengabe bis ZVD 10 cm H_2O (*Cave:* Lungenödemgefahr!).
  - **Dopamin initial 5 µg/kg KG/min i. v.**, ggf. **bis 15 µg/kg KG/min i. v.** steigern.
  - **Noradrenalin 0,15–0,3 µg/kg KG/min i. v., falls Dopamin > 15 µg/kg KG/min i. v.** dosiert wird.
  - **Glukagon 50 µg/kg KG i. v. als Bolus** (Erhaltungsdosis **1–15 mg/h i. v.**) bei fehlender Katecholaminwirkung.
  - Bei hämodynamisch relevanter Bradykardie (Blutdruck und Frequenz niedrig): Schrittmacher (S. 165).
- *Herzrhythmusstörungen* (Defibrillationsbereitschaft!):

  Cave: Antiarrhythmika der Klassen Ia (Chinidin, Ajmalin, Disopyramid) und Ic (Propafenon, Flecainid) sind bei Intoxikationen mit trizyklischen Antidepressiva kontraindiziert. β-Blocker und Klasse-III-Antiarrhythmika sollten ebenfalls nicht eingesetzt werden.
  - Proteinbindung des Antidepressivums durch Alkalisierung des Plasmas (pH: 7,45–7,5) mit $NaHCO_3$ erhöhen (initial 1–2 mmol/kg KG i. v.).
  - Serum-Na^+ hochnormal einstellen (Na^+-Antagonismus der Trizyklika).
  - Sinustachykardie (anticholinerge NW): **Physostigmin** s. o. (*Cave:* β-Blocker!).
  - Ventrikuläre Tachykardie: **Magnesiumsulfat initial 1–2 g (bis 6–8 g i. v.),** ggf. Amiodaron 150 mg i. v., bei bedrohlicher Symptomatik (Schocksymptomatik, RR < 80 mmHg, Bewusstseinstrübung, Brustschmerz, Atemnot) → Kardioversion (S. 162).

- Torsade-de-Pointes-Tachykardie (S. 393): **Magnesiumsulfat initial 1–2 g (maximal 6–8 g) i. v.,** ggf. Kardioversion (S. 162)/Defibrillation (S. 153).
- Bradyarrhythmien, insbesondere bei höhergradigen AV-Blockierungen → passagerer Schrittmacher (S. 165).
- Kammerflimmern: Kardioversion (S. 162), zusätzlich **1–3 mmol/kg KG $NaHCO_3$ i. v., Magnesiumsulfat initial 1–2 g (maximal 6–8 g) i. v.**

• *Zerebrale Krampfanfälle:* **Diazepam 5–20 mg i. v.,** ggf. nachfolgend **Midazolam-Infusion** (S. 741).
• *Intubation und Beatmung:* Indikation großzügig stellen! Respiratorische Alkalose weniger günstig als die durch $NaHCO_3$ erzielte.
• *Herzkreislaufstillstand:*
  - Kardiopulmonale Wiederbelebung nach gültigen Leitlinien und nach Rücksprache mit Giftinformationszentrum.
  - Lipid-Rescue-Therapie (kein etabliertes Standardverfahren): 1,5 ml/kg KG Fettlösung MCT 20 % als Bolus, dann über 10 min 0,25–0,5 ml/kg KG infundieren.
• *Azidose:* Zwingend sofort ausgleichen (s. o.).
• *Prophylaktische Heparinisierung:* thromboseprophylaktische Dosierung.
• *Sekundäre Detoxikation* (nur stark eingeschränkt möglich):
  - Forcierte alkalische Diurese (S. 652): *Verzögert* die TAD-Ausscheidung.
  - Hämoperfusion (S. 264): In seltenen Einzelfällen wirksam.

▶ **Therapie:** ***Lithium:*** Sofort absetzen, Ausgleich des Wasser- und Elektrolythaushalts (ggf. Na^+-Substitution), keine forcierte Diurese ab Serumspiegel > 3 mmol/l Hämodialyse (S. 256).

▶ **Prognose:** Ernst; wegen langer HWZ (Amitritylin 16 h) oft längerer Verlauf.

H_1-Antihistaminika

▶ **Substanzen:** Terfenadin, Astemizol, Clemastin, Diphenhydramin.

▶ **Grundlagen:**
• Wirkung durch kompetitive Bindung am H_1-Rezeptor.
• Je nach Substanz unterschiedlich stark anticholinerg, antiserotoninerg, sedierend.
• Chinidinähnliche Effekte auf kardiale Erregungsleitung.
• Teilweise hoher „First-pass"-Effekt (z. B. Astemizol).
• Elimination, z. T. hepatisch mit biliärer Ausscheidung, z. T. renal.
• Hohe Plasmaproteinbindung und großes Verteilungsvolumen.
• Antihistaminika vom Ethanolamin-Typ (z. B. Diphenhydramin) in Wirkungsspektrum und Vergiftungssymptomatik ähnlich den trizyklischen Antidepressiva (S. 661).

▶ **Klinik** (häufig freies Intervall aufgrund der langen Resorptionszeit):
• Zentrales anticholinerges Syndrom (S. 554).
• *ZNS:* Unruhe/Erregung, Somnolenz/Koma, Mydriasis, Nystagmus, extrapyramidale Symptome (Ataxie, Dysarthrie, Hyperreflexie, Tremor).
• *Herz, Kreislauf:* Tachykardie (aber auch Bradykardie möglich), AV-Blockierungen, Kammertachykardie, Torsade-de-Pointes-Tachykardie, Kammerflattern/-flimmern, Hypertonie (aber auch Hypotonie möglich).
• *Lunge:* Ateminsuffizienz.
• Mundtrockenheit, Hyperthermie, Erbrechen, Azidose; Rhabdomyolyse, Niereninsuffizienz.

▶ **Diagnostik:** Körperliche Untersuchung, Labor (S. 650).

▶ **Therapie:**
• *Monitoring:* Pulsoxymetrie, EKG, Blutdruck, Körpertemperatur, Labor, Flüssigkeitsbilanz.

Achtung: Aufgrund der Arrhythmieneigung Defibrillationsbereitschaft!

• *Primäre Detoxikation:* Auch Stunden nach Ingestion von stark anticholinerg wirkenden Antihistaminika sinnvoll; Erbrechen bei hoher Ingestionsdosis meist

spontan, wegen antiemetischer Wirkung der Antihistaminika nur schwer induzierbar.
- *Sekundäre Detoxikation:* Keine forcierte Diurese und Hämodialyse zur Entgiftung, evtl. Hämoperfusion.
- *Zentrales anticholinerges Syndrom* (S. 556): Therapie mit Physostigmin (S. 755).

Achtung: Physostigmin ist kontraindiziert bei:
  - Vergiftungen mit Terfenadin und Astemizol (kaum anticholinerge Nebenwirkungen).
  - Bradykardie oder zerebralen Krampfanfällen im Rahmen der Vergiftung.
- *Hypotension:* Flüssigkeitssubstitution nach ZVD; Noradrenalin initial, Dopamin wegen meist bestehender Tachykardie und Verschlechterung der Splanchnikusperfusion zurückhaltend!
- *Herzrhythmusstörungen:* Generell schlecht beeinflussbar:
  - Tachykardien mit breitem Kammerkomplex: Natriumbikarbonat.
  - Evtl. repolarisationszeitverkürzende Antiarrhythmika (Lidocain, Phenytoin).

  Cave: Keine Antiarrhythmika der Klassen Ia, Ic und III (Verlängerung der Repolarisationsdauer)!
  - Instabile Hämodynamik, Kreislaufstillstand: Kardioversion (S. 162), Defibrillation (S. 153), Schrittmachertherapie (S. 165).
  - Monitoring auch nach Akutphase wegen Gefahr späterer Rhythmusstörungen.
- *Respiratorische Insuffizienz:* O_2-Inhalation, ggf. Intubation und Beatmung.
- *Zerebrale Krampfanfälle:* **Diazepam 5–20 mg i. v.** (**Cave:** Atemdepression!).
- *Azidose:* $NaHCO_3$ (bei resp. Azidose großzügige Beatmungsindikation).
- *Rhabdomyolyse:* Forcierte alkalische Diurese (S. 652).
- *Oligo- oder Anurie* Hämodialyse.

▶ **Prognose:** Bestimmt durch Herzrhythmusstörungen.

Psychotrope Substanzen

▶ **Amphetaminderivate:**
- *Substanzen:* Amphetamin, 3,4 Methylendioimethamphetamin (MDMA, „Ecstasy", „XTC"), „Speed".
- *Grundlagen:*
  - Zunächst ZNS-Stimulation mit nachfolgender Depression.
  - „Speedsyndrom": Beeinflussung der Freisetzung oder Wiederaufnahme von Noradrenalin, Dopamin und Serotonin.
  - Appetitzügelnde Wirkungen.
  - Ausscheidung über den Urin, besser im sauren pH-Bereich.
  - Serotoninwirkung im Hirnstamm führt zu Dehydratation, Hyperthermie, zerebralen Krampfanfällen („Serotonin-Syndrom").
  - Koffein potenziert Wirkung von Amphetaminen.
- *Schweregrade der Amphetamin-Vergiftung:*
  1. Mydriasis, Flush, Unruhe, Übererregbarkeit, Hyperreflexie, Tremor.
  2. Verwirrung, Überaktivität, Hypertonie, Tachykardie, Extrasystolen, Hyperthermie.
  3. Angst, Psychosen, „Horrortrips", Delir, Halluzinationen, Hypertonie bis zur hypertensiven Krise.
  4. Konvulsionen, Koma, Schock.
- *Begleitsymptomatik, Komplikationen:* Hypertonie, Tachykardie, Herzrhythmusstörungen, Hyperventilation, Dehydratation, Erbrechen, Rhabdomyolyse, respiratorische Insuffizienz, Hypotonie, Herzinfarkt, Herzrhythmusstörungen, Dehydratation, Rhabdomyolyse.
- *Diagnostik:* Anamnese; körperliche Untersuchung; Labor (S. 650) inkl. Myoglobin.
- *Therapie:*
  - *Monitoring:* Atemfrequenz, Pulsoxymetrie, EKG, Blutdruck, Körpertemperatur, Flüssigkeitsbilanz, Laborkontrollen.

– *Primäre Detoxikation:* Bei meist schwer erregten Patienten kaum möglich.
– *Hypertonie und arterielle Vasospasmen:* **Nifedipin** oder **Nitrate** p. o.
– *Sympathikotonie und Hypertonie:* Kombinationstherapie mit **Haloperidol 5–10 mg i. v.** und **Propranolol 1–10 mg i. v.**
– *Zentrales anticholinerges Syndrom* (S. 556)*:* Therapie mit **Physostigmin** (S. 755).
– *Ventrikuläre Herzrhytmusstörungen:* **Lidocain 100–200 mg i. v. als Bolus, gefolgt von 2–4 mg/min i. v. Erhaltungsdosis.**
– *Respiratorische Insuffizienz:* Intubation und Beatmung mit hoher F_iO_2.
– *Zerebrale Krampfanfälle:* **Diazepam 10–20 mg i. v.**
– *Dehydratation, Hyperthermie:* Zunächst großzügige Flüssigkeitssubstitution (2 l in den ersten 1,5 h, danach weitere 3–4 l), äußere Kühlung. (Koronarinsuffizienz und Herzrhythmusstörungen im Rahmen der Vergiftung stellen keine KI dar). Bei Temperaturen > 42 °C bei vorhandener Beatmungsmöglichkeit **Dantrolen (4 × 2,5 mg/kg KG als Bolus in 5-min-Abständen, danach 1 mg/kg KG alle 6 h für 72 h).**
– *Azidose:* Natriumbikarbonat nur bei kardialer Symptomatik oder Verdacht auf Rhabdomyolyse (fördert Ausscheidung von Amphetaminen).
– *Rhabdomyolyse:* Forcierte alkalische Diurese (S. 652).

▶ **Halluzinogene, Cannabis:**
- *Substanzen:* Lysergsäurediethylamid (LSD), Tetrahydrocannabiol (THC).
- *Grundlagen:*
  – Zunächst ZNS-Stimulation mit nachfolgender Depression.
  – Cannabinoide wirken anticholinerg und serotonerg.
- *Klinik:* Verzerrte Sinneswahrnehmung, Affektlabilität, Hyperthermie, Tremor, Schwindel.
- *Therapie:* Aufgrund der niedrigen Toxizität nur selten behandlungsbedürftig. In der Regel reichen „Talking down“ und Reizabschirmung aus; bei schweren Erregungszuständen **Diazepam 10–20 mg i. v.,** bei psychotischen Zuständen **Haloperidol 5–10 mg i. v.**

▶ **Prognose:** Bei den meist leichten Intoxikationen sehr günstig.

Paracetamol

▶ **Grundlagen:**
- Wenig Nebenwirkungen in üblicher Dosierung.
- Hohe orale Bioverfügbarkeit, Ausscheidung überwiegend renal nach hepatischer Glukuronidierung oder Sulfatkonjugation. (Stoffwechselweg bei therapeutischer Dosierung gesättigt.)
- Weiterer Anteil Zytochrom-P_{450}-abhängig oxidiert, dann mit *Glutathion* konjugiert. Wenn Glutathion-Vorräte erschöpft, Bindung von Paracetamol-Metaboliten an Zytoplasmaproteine der Leberzellen → Zelltod.
- *Lebertoxisch:* 150–200 mg/kg KG.

▶ **Plasmaspiegel** (*keine* strenge Korrelation Dosis → Leberschaden!):
- < 120 µg/ml nach 4 h (< 50 µg/ml nach 12 h) → meist kein Leberschaden beim Lebergesunden.
- > 200 µg/ml nach 4 h (> 30 µg/ml nach 15 h) → immer Therapiebedarf beim Lebergesunden.
- Letale Dosen > 15–25 g (Erwachsene).

▶ **Klinik:**
- *Initial* symptomlos, verzögert Ikterus.
- *Frühsymptome* (12–14 h): Übelkeit, Erbrechen, Appetitlosigkeit, Schwitzen, Bauchschmerz, Schwindel, unspezifisches Krankheitsgefühl.
- *Freies Intervall* mit relativem Wohlbefinden (1–2 d).
- *Spätsymptome, -befunde* (ab 2. Tag):
  – GIT: Anorexie, Oberbauchschmerzen, Ikterus, Pankreatitis.
  – ZNS: Somnolenz bis Koma.

  - Herz: Myokardiale Nekrosen mit infarktähnlichen EKG-Veränderungen.
  - Niere, Stoffwechsel: Oligurie bis Anurie, akutes Nierenversagen, Hypokaliämie, Hypoglykämie, Hypophosphatämie, metabolische Azidose, Phosphaturie, Hämaturie, Proteinurie.
  - Labor: Transaminasen ↑, Kreatinin ↑, Thrombozyten ↓, Gerinnung ↓.
- *Endstadium* (3.–5. Tag): Leber-/Nierenversagen, Enzephalopathie, Blutungen.

▶ **Diagnostik:**
- *Anamnese:* In der Frühphase entscheidend (erst spät körperliche Befunde).
- *Labor:* Frühzeitig Paracetamol-Plasmaspiegel bestimmen (s. o., Verlaufskontrolle nach 12 h), BGA, BB, Gerinnung (inkl. AT III), Elektrolyte, Phosphat, Transaminasen, Harnstoff, Kreatinin, Phosphatausscheidung im Urin.
- *Spätphase:* Abschätzung der Schädigung von Leber, Niere, Herz, Gerinnung.

▶ **Therapie:**
- *Monitoring:* Atemfrequenz, Pulsoxymetrie, EKG, Blutdruck. Engmaschige Laborkontrollen (s. o.). Flüssigkeitsbilanz.
- *Primäre Detoxikation:* meist spontanes Erbrechen, Aktivkohle: Immer indiziert innerhalb von 6 h nach Ingestion von > 100 mg/kg KG.

! ***Antidot N-Acetylcystein:***
- ▶ Sehr hohe Mengen erforderlich! Evtl. nachbestellen!
- ▶ *Wirkung:* Verstärkte Glutathionsynthese für die Konjugation von Paracetamol-Metaboliten.
- *Dosierung p. o.:* **Initial 140 mg/kg KG, Erhaltungsdosis 70 mg/kg KG alle 4 h für insgesamt 72 h. Bei gleichzeitiger Gabe von Aktivkohle Dosiserhöhung von 40 %!**
- *Dosierung i. v.:* **Initial 150 mg/kg KG in 250 ml Glukose 5 % über 1 h, danach 50 mg/kg KG in 500 ml G 5 % über 4 h, abschließend 100 mg/kg KG in 1000 ml G 5 % über 16 h.**
- ▶ *NW:* Anaphylaktische Reaktionen → Therapie (S. 333).

▶ *Cimetidin* (nur < 8 h nach Ingestion!): Bolus 600 mg, Erhaltungsdosis 80 mg/h über 4 Tage. Wirkprinzip: Blockade Zytochrom-P_{450}-abhängiger Oxygenasen → Reduktion der Neubildung toxischer Metabolite.

▶ *Nichtkompensierte metabolische Azidose* (S. 461): Natriumbikarbonat i. v.

▶ *Hypophosphatämie:* Kaliumphosphat 5 mmol/h.

▶ *Gerinnungsstörungen:* Thrombozytenkonzentrate, Vitamin K_1, FFP.

▶ *Leberversagen* (S. 500).

▶ *Sekundäre Detoxikation:* Hämoperfusion (Clearance von 70–200 ml/min), Dialyse (beide Verfahren haben aber keine große Bedeutung). Forcierte Diurese wirkungslos.

Hinweis: Rechtzeitig an die Anmeldung zur Lebertransplantation denken!

▶ **Prognose:** Ernst bei erheblichen Gerinnungsstörungen bereits kurz nach Ingestion, Azidose, vorbestehendem Alkoholabusus, Mischintoxikationen.

Acetylsalicylsäure (ASS)

▶ **Grundlagen:**
- Gute orale und perkutane Bioverfügbarkeit, Resorption nimmt bei Überdosierung ab.
- ASS und andere Salicylate greifen in den Prostaglandin-Stoffwechsel ein, bewirken niedrig dosiert eine periphere Analgesie sowie eine Verminderung der Thrombozytenaggregation.
- Überdosierungen: Zunächst Tachypnoe und Hyperventilation mit *respiratorischer Alkalose* und kompensatorischem Abfall des Bikarbonats, später *metabolische Azidose* durch verminderte Pufferkapazität (Bikarbonatverlust) und Freisetzung sau-

er Valenzen aus Salicylsäure und Metaboliten. Elektrolyte und Wasser vermehrt ausgeschieden, Glukosestoffwechsel gestört.
- *3 Phasen der ASS-Vergiftung:*
  1. Plasma und Urin alkalisch.
  2. Plasma alkalisch und Urin sauer.
  3. Plasma und Urin sauer.
- Herzrhythmusstörungen durch Elektrolyt- und pH-Entgleisung (z. B. K^+↓).
- pH-abhängige renale Ausscheidung (teilweise auch Metabolisierung).
- In therapeutischen Dosen hohe Plasmaproteinbindung, im toxischen Bereich gesättigt.

▶ **Schweregrade:**
- *Leicht:* Ingestionsdosis < 150 mg/kg KG, Plasmaspiegel < 500 µg/ml → Übelkeit, Erbrechen, Hörstörungen.
- *Mittel:* Ingestionsdosis < 300 mg/kg KG, Plasmaspiegel < 750 µg/ml → vermehrte oder vertiefte Atmung, Hyperthermie, Übererregbarkeit (aber auch Lethargie), Störungen der Nierenfunktion, Hypoglykämie.
- *Schwer:* Ingestionsdosis > 300 mg/kg KG, Plasmaspiegel > 750 µg/ml → stärke Tachy- oder Hyperpnoe, Koagulopathie, Krämpfe, Koma, Lungenödem, Rhythmusstörungen.
- *Potenziell letal:* Ingestionsdosis > 500 mg/kg KG.

▶ **Klinik:**
- *ZNS:* Unruhe, Agitation, Bewusstseinstrübung bis zum Koma, zerebrale Krampfanfälle.
- *Kardiovaskulär:* Herzrhythmusstörungen bis hin zu Kammertachykardie, Kammerflimmern und Asystolie, Schocksymptomatik.
- *Lunge:* Tachypnoe, Lungenödem.
- *GIT:* Übelkeit, Erbrechen, Bauchschmerzen.
- *Haut:* Schweißig, ggf. Flushbildung.

▶ **Komplikationen:** Bewusstseinstrübung, epileptische Anfälle, Hyperthermie, Rhabdomyolyse, Störungen des Säure-Basen-Haushaltes, maligne Herzrhythmusstörungen bis zum Kreislaufstillstand, Lungenödem, Schock, Gerinnungsstörungen.

▶ **Diagnostik:**
- Anamnese, körperliche Untersuchung.
- *Labor:* Anionenlücke (S. 460) ($Na^+ - HCO_3^- - Cl^-$) > 18 mmol/l (= Kumulation von organischer Säure), Urin- und Plasma-pH (BGA), BB, Gerinnung, Salicylat in Plasma und Urin.

▶ **Therapie:**
- *Monitoring:* Atemfrequenz, Pulsoxymetrie, EKG, Blutdruck, Körpertemperatur, Laborkontrollen, Flüssigkeitsbilanz.
- *Primäre Detoxikation:* Immer indiziert, Spontanerbrechen unterstützen!
- *Wasser- und Elektrolytverlust:* Substitution! **Cave:** Lungenödem (überschießende Volumenzufuhr vermeiden).
- *Respiratorische Insuffizienz:* Intubation und PEEP-Beatmung mit hohem F_iO_2.
- *Alkalische forcierte Diurese sinnvoll.*
- *Magenschutz:* Bei schweren gastritischen Beschwerden, z. B. PPI **(Pantoprazol 40 mg)**.
- *Säure-Basen- und Kaliumhaushalt* (in allen 3 Phasen Bikarbonat, Kalium und Flüssigkeit zuführen. Engmaschige BGA- und Elektrolytkontrollen!):
  – Phase 1 (Alkalose): Relativen Mangel an Bikarbonat durch $NaHCO_3$ ausgleichen, sonst Übergang in Phase 2, zusätzlich Kaliumsubstitution wenn nötig.
  – Phase 2 (Alkalose + Azidurie): Zunächst Hypokaliämie ausgleichen, danach $NaHCO_3$-Gabe.
  – Phase 3 (Azidose): Ersatz von K^+ und $NaHCO_3$, Volumenzufuhr, engmaschiges Monitoring.

  - **Cave:** Bei Bikarbonatzufuhr kann es durch Alkalisierung des Plasmas zu einer Verschlimmerung der Hypokaliämie kommen → bei schwerer Hypokaliämie steht zunächst die Kaliumsubstitution im Vordergrund.
- *Gerinnungsstörungen:* **Vitamin K 10 mg/d,** Faktoren, Thrombozyten.
- *Zerebrale Krampfanfälle:* **Diazepam 10–20 mg i. v.** (*Cave:* Hypoxie!).
- *Hyperthermie:* Physikalische Oberflächenkühlung.
- *Sekundäre Detoxikation:* Hämodialyse (sehr effektiv): Indiziert bei sehr hohen Ingestionsdosen/Plasmaspiegeln (nach Azidoseausgleich und Rehydratation) sowie bei schweren Symptomen wie Nierenversagen und Lungenödem. Die Effektivität einer forcierten Diurese ist umstritten. Eine Alkalisierung des Harns ist sinnvoll → verminderte renale Rückresorption.

▸ **Prognose:** Tödliche Verläufe im Kindesalter oder bei sehr hohen Dosen.

Digitalis

▸ **Substanzen:** Digoxin, Acetyldigoxin, Digitoxin, Fingerhut.

▸ **Grundlagen:**
- *Hemmung der Na^+-K^+-ATPase:*
  - Elektrophysiologische Folgen: Sinusbradykardie, SA-Block, AV-Block, supraventrikuläre und ventrikuläre Extrasystolen, Tachykardien bis hin zum Kammerflimmern.
  - Hyperkaliämie bei schweren Vergiftungen.
- *Verstärkung der toxischen Wirkungen* durch Hypokaliämie, Hyperkalzämie sowie Hypomagnesiämie.
- *Geringe therapeutische Breite,* hohe orale Resorptionsquote.
- *Kinetik:*
  - Digoxin: Geringe Metabolisierung, v. a. renale Ausscheidung (HWZ 2 d).
  - Digitoxin: Metabolisierung + enterohepatischer Kreislauf, renale Ausscheidung gering (HWZ 6–7 d).

▸ **Klinik, Komplikationen:**
- *Herz, Kreislauf:* Sinusbradykardie, SA-Block, AV-Block, Vorhoftachykardie mit Überleitungsblock, Knoten- und Kammertachykardie, Kammerflattern bis -flimmern, Extrasystolen.
- *ZNS:* Müdigkeit, Schwäche, Unruhe, Verwirrtheit. „Gelb-grün-Sehen" ist ein *seltenes* Symptom und nicht aussagekräftig in Bezug auf die Vergiftungsschwere.
- Unspezifische Störungen des Gastrointestinaltraktes.

▸ **Diagnostik:**
- Körperliche Untersuchung, Anamnese (Ingestionsdosis?).
- *Labor:* Elektrolyte, Digitalisspiegel (*toxisch:* Digoxin > 2,5 ng/ml; Digitoxin > 30 ng/ml), arterielle BGA.

▸ **Therapie:**
- *Monitoring:* EKG, Blutdruck, Pulsoxymetrie, Atemfrequenz, Flüssigkeitsbilanzierung, Laborkontrollen.
- *Primäre Detoxikation:*
  - Immer Magenspülung und repetitive Aktivkohlegabe!
  - Cholestyramin: v. a. bei Digitoxinvergiftung zusätzlich (4–8 g alle 6 h)!

! ***Antidottherapie mit FAB-Fragmenten:***

▸ **Indikation:** Lebensbedrohliche Herzrhythmusstörungen bei Überdosierung bzw. Intoxikation mit Digitalis-Präparaten.

▸ Vor Fragmentgabe Allergietestung (situationsabhängig): 0,5 ml der 1:5 verdünnten Lösung intrakutan oder auf die Bindehaut + Kontrolle durch Vergleich mit Gegenseite.

▸ Dosierung nach Serumkonzentration: **Dosis in mg = Serumkonzentration in ng/ml × kg KG × k** (k = 0,37 für Digoxin; k = 0,037 für Digitoxin).

- Dosierung bei bekannter Ingestionsdosis: **FAB-Fragmentdosis in mg = Ingestionsdosis in mg (im Falle von Digoxin × 0,8) + 1 (im Falle einer Dauertherapie) × 80 mg.**
- **200 mg der errechneten Gesamtdosis in den ersten 20 min, Rest mit Rate von 30 mg/h über max. 8 h, Infusionsrate 6 mg/h (bei sehr hohen Ingestionsdosen abweichend).**
- *Dosierung bei unbekannter Ingestionsdosis und unsicherer Anamnese,* aber Symptomen: **Initial 160 mg FAB-Fragmente in 20 min, danach 30 mg/h bis zum Abklingen der Symptome.**

Beachte: Blutentnahme zur Digitaliskonzentrationsbestimmung nur vor der Antikörpertherapie, nach Applikation nicht mehr möglich!

- *Hypokaliämie* (S. 451): Unbedingt ausgleichen.
- *Hyperkaliämie:* Meist führen FAB-Fragmente zur Normalisierung. In dringenden Fällen $NaHCO_3$ i. v.

Cave: Keine Anwendung von Kalzium bei Hyperkaliämie nach Digitalisintoxikation (→ Zunahme der Digitalistoxizität durch Kalzium)!

- *Herzrhythmusstörungen, die nach Antidot und K^+-Ausgleich persistieren:*
  - *Ventrikuläre Arrhythmie:*
    Magnesiumsulfat: 1–2 g langsam i. v., ggf. Steigerung auf 5–8 g.
    Lidocain 100–200 mg i. v. als Initialbolus, dann 1–3 mg/min i. v.
    Phenytoin: Sehr niedrig dosiert und unter extrem langsamer Infusionsgeschwindigkeit **6 mg/h bis maximal 30 mg/h i. v.**
  - *Supraventrikuläre Tachykardie:* **Verapamil 5–10 mg langsam i. v.**
  - *Lebensbedrohliche supraventrikuläre/ventrikuläre Arrhythmie,* wenn andere Maßnahmen wirkunglos sind: **Amiodaron: 150–300 mg i. v.**
  - Passagerer Schrittmacher: Evtl. bis kausale Therapie wirkt.
- *Herzinsuffizienz* (unter Therapie oder als Therapiefolge): Katecholamine (v. a. Dobutamin). *Cave:* Erhöhung des Arrhythmierisikos.
- *Sekundäre Detoxikation:* Für Digoxin nicht möglich, Hämoperfusion bei Digitoxinintoxikation von beschränktem Nutzen.
- **Prognose:** Ernst.

β-Blocker

- **Substanzen:** z. B. Atenolol, Propranolol, Metoprolol.
- **Grundlagen:**
  - Katecholamin-Antagonismus durch kompetitive Hemmung an β-Rezeptoren (relative Selektivität für β_1-/β_2-Rezeptoren, die im toxischen Bereich verloren geht).
  - Einige Wirkstoffe (z. B. Pindolol) wirken partiell agonistisch.
  - In toxischen Dosen membranstabilisierende Effekte ähnlich denen der trizyklischen Antidepressiva.
  - Gute enterale Resorption, die durch Ethanol verstärkt wird.
- **Klinik und Komplikationen:**
  - *Herz, Kreislauf:* Bradykarde Herzrhythmusstörungen mit QRS-Verbreiterung, Hypotonie, Reizleitungsstörungen, Schock, Asystolie.
  - *ZNS:* Müdigkeit und Apathie bis zum Koma, zerebrale Krampfanfälle.
  - *Lunge:* Dyspnoe, Ateminsuffizienz (selten Bronchospasmus).
  - Hypokaliämie, Hypoglykämie.
- **Diagnostik:**
  - Anamnese, körperliche Untersuchung.
  - *Labor:* BGA, Elektrolyte, Transaminasen, Kreatinin, Glukose, Flüssigkeitsbilanz.
- **Therapie:**
  - *Monitoring:* EKG, Blutdruck, ZVD, Atemfrequenz, Pulsoxymetrie, engmaschige Laborkontrollen, Flüssigkeitsbilanz.

- *Primäre Detoxikation:* Magenspülung nach Atropingabe, Aktivkohle (sekundäre Detoxikationsverfahren ungeeignet).
- *Hypotension:* Katecholamine (***Cave:*** Bei überwiegendem β_2-Effekt Gefahr des weiteren Blutdruckabfalls) → Dopamin, Noradrenalin, Adrenalin geeignet; Dobutamin allein u. U. nicht ausreichend.
- *Bradykardie:*
  - Vagolyse: **Atropin 0,04 mg/kg KG i. v. (danach alle 4 h 0,5–1,0 mg i. v.).**
  - Passagerer Schrittmacher: Evtl. bei extremer Bradykardie. Keine isolierte Anhebung der Herzfrequenz ohne zusätzliche Therapie des myokardialen Pumpversagens mit Katecholaminen.
- *EKG – Verbreiterung des QRS-Komplexes* (= überschießender membranstabilisierender Effekt): **Natriumbikarbonat 1–2 mmol/l.**
- **Glukagon 50–70 µg/kg KG langsam i. v.** (rezeptorunabhängige Erhöhung des intrazellulären cAMP → Erhöhung der myokardialen Kontraktilität und Reizüberleitung,
- *Respiratorische Insuffizienz:* Intubation und Beatmung mit hohem F_iO_2.
- *Zerebrale Krampfanfälle:* **Diazepam 5–20 mg i. v.** *oder* **Phenobarbital 200–400 mg i. v.**
- *Bronchospasmus:* **0,5 mg Terbutalin s. c.**
- *Hypokalziämie:* **Kalziumglukonat 1–2 g i. v.**
- Blutzucker und pH normalisieren
- *Herzkreislaufstillstand:*
  - kardiopulmonale Wiederbelebung nach gültigen Leitlinien und nach Rücksprache mit Giftinformationszentrum
  - Lipid-Rescue-Therapie (kein etabliertes Standardverfahren): 1,5 ml/kg KG Fettlösung MCT 20 % als Bolus, dann über 10 min 0,25–0,5 mL/kg KG infundieren.

▶ **Prognose:** Abhängig von Komplikationen und kardialen Vorerkrankungen.

Kalzium-Antagonisten

▶ **Substanzen:** z. B. Nifedipin, Verapamil, Diltiazem.

▶ **Grundlagen:**

- Hemmung des Ca^{2+}-Einstroms in die (Muskel-)Zelle, Dämpfung des intrazellulären Energieumsatzes → Tonusreduktion der Gefäßmuskulatur, reduzierte Insulinfreisetzung, Verzögerung der Reizleitung im AV-Knoten, Unterdrückung der langsamen kardialen Aktionspotenziale.
- Geringe Bioverfügbarkeit durch „First-pass-Effekt bei hohem Verteilungsvolumen und hepatischem Metabolismus, kaum renale Ausscheidung, hohe Lipidlöslichkeit.

▶ **Klinik und Komplikationen:**

- *Herz, Kreislauf:* Hypotension, Schock, bradykarde Herzrhythmusstörungen, AV- und SA-Blockierungen, Schenkelblock, Extrasystolen, elektromechanische Dissoziation, Asystolie, aber auch Tachyarrhythmien.
- *ZNS:* Somnolenz bis Koma, zerebrale Krampfanfälle, Unruhezustände.
- *Lunge:* Respiratorische Insuffizienz, Lungenödem.
- *Niere:* Rhabdomyolyse, Nierenversagen, Oligurie.
- *Stoffwechsel:* Hyperglykämie, metabolische Azidose, Hypokaliämie.
- *GIT:* Abdominale Beschwerden mit Übelkeit und Erbrechen.

▶ **Diagnostik:**

- Anamnese, körperliche Untersuchung.
- *Labor:* Elektrolyte, BGA, Kreatinin, BZ.

▶ **Therapie:**

- *Monitoring:* EKG, Blutdruck, Pulsoxymetrie, Atemfrequenz, Laborkontrollen, Flüssigkeitsbilanzierung.
- *Primäre Detoxikation:* Magenspülung bis 4 h nach Ingestion, davor Atropingabe. (Sekundäre Detoxikationsmaßnahmen nicht effektiv und kontraindiziert bei hämodynamischer Instabilität.)

Cave: Keine Emetika (Bradykardie, hämodynamische Instabilität)!

- *Hypotonie:* Katecholamine mit ausgeprägter α-mimetischer Wirkung (**Noradrenalin, Adrenalin, Dopamin**). Ggf. zusätzlich **Amrinon (Bolus: 0,75–1,0 mg/kg KG; Erhaltung: 6–30 µg/kg KG/min)** zur Steigerung der Inotropie (Hemmung der Phosphodiesterase → ↑ intrazelluläres cAMP → ↑ Kalzium-Einstrom). Evtl. Glukagon.
- *Bradykarde Herzrhythmusstörungen:* Passagerer Schrittmacher; Sinusbradykardien durch Katecholamine günstig beeinflusst.
- **Verbesserung der myokardialen Kontraktilität durch Insulin: Initialer Bolus 1 I.E./kg KG, dann 1 I.E./kg KG über 1 h, dann 0,5 I.E./kg KG bis zur Stabilisierung. Parallel Glukosegabe (20–30 g/h)** zur Verhinderung der Hypoglykämie. Nach Absetzen auf Serumkalium achten!
- *Respiratorische Insuffizienz:* Großzügige Indikation für Intubation + Beatmung mit hoher F_iO_2.
- **Kalziumglukonat 10 %: 1–2 g (= 10–20 ml) i. v. als Bolus, gefolgt von 3–20 ml/h als Dauerinfusion** → Steigerung der Inotropie (kein Einfluss auf Chronotropie, Dromotropie, peripheren Widerstand). Eingeschränkte Wirkung bei sehr schweren Vergiftungen. *KI:* Vorherige Digitalisierung!
- *Metabolische Azidose* (S. 461): Natriumbikarbonat.
- *Hypokaliämie* (S. 451): KCl als Zusatz zu Infusionen.
- *Zerebrale Krampfanfälle:* **Diazepam 5–20 mg i. v.**
- *Hyperglykämie* (S. 435): In schweren Fällen ggf. vorübergehende Insulingabe.
- *Herzkreislaufstillstand:*
  - Primär: Glukose-Insulin-Lösung; 0,5–1 I. E. Insulin/kg KG als Bolus, dann 1–10 I. E. Insulin/kg KG/h und Glukose 20 % 100 mL/h i. v.
  - Alternativ: kardiopulmonale Wiederbelebung nach gültigen Leitlinien und nach Rücksprache mit Giftinformationszentrum; Lipid-Rescue-Therapie (kein etabliertes Standardverfahren): 1,5 ml/kg KG Fettlösung MCT 20 % als Bolus, dann über 10 min 0,25–0,5 ml/kg KG infundieren.

▶ **Prognose:** Abhängig vom Grad der Kreislaufdepression und Arrhythmien.

Pilze

▶ **Pilzarten:** Pantherpilz, Fliegenpilz, Knollenblätterpilz.

▶ **Grundlagen:**

- *Pantherpilz, Fliegenpilz:* Muskarin → cholinerge Symptome, aber auch anticholinerge Symptome möglich.
- *Knollenblätterpilz:* Amatoxine (α-Amanitin u. a.) → Hemmung der Proteinsynthese der Leberzellen durch Blockade der Transkription von DNS in mRNS → Zelluntergang. Besonders gefährdet: Leber, Niere, Darm. Ausscheidung ca. 60 % über Galle mit ausgeprägtem enterohepatischem Kreislauf und über Nieren.

▶ **Klinik, Komplikationen:**

- *Pantherpilz, Fliegenpilz, Pantherina-Syndrom:*
  - GIT: Häufig Unverträglichkeitsreaktionen: Übelkeit und (z. T. lange anhaltendes) Erbrechen, Darmkrämpfe, Diarrhö.
  - Herz, Kreislauf: Hypotension durch Flüssigkeitsverlust oder Vagotonie.
  - Anticholinerges Syndrom: Tachykardie, trockene Haut und Schleimhäute, Mydriasis, ZNS-Symptome (Unruhe, Erregungszustände, Benommenheit, Koma).
  - Cholinerge Phänomene bei Muskarinvergiftung: Bronchorrhö und Bronchospasmus, vermehrter Speichelfluss, Miosis, Schweißausbruch.
  - Alkoholrauschähnliche Symptome, Halluzinationen.
- *Knollenblätterpilz – phasischer Verlauf:*
  - Latenzphase 12 h.
  - Gastrointestinale Phase über 12–24 h: Übelkeit, Erbrechen, wässriger Durchfall, Exsikkose bis zum Schock, Hypokaliämie, Hyponatriämie, Hypoglykämie.
  - Zweite Latenzphase von 12 h–4 d.

- Hepatorenale Phase: Symptome der Lebernekrose (Ikterus, Transaminasen ↑, Pankreatitis, Gerinnungsstörungen, Blutungen, Oligo- bis Anurie = Nierenversagen, Hypotension bis Schock, zerebrale Krampfanfälle, hepatisches Koma, Hypoglykämie).

▶ **Allgemeine Diagnostik:**

- Rücksprache mit Giftinformationszentrale halten und örtliche Pilzsachverständige erfragen.
- *Anamnese:* Wann wurden die Pilze gegessen? Haben noch andere Personen daran teilgenommen? Haben diese ebenfalls Beschwerden? Welche Beschwerden?

Wichtig: Genaue Anamneseerhebung, um „echte" Vergiftung von Unverträglichkeit oder Sensibilisierung zu unterscheiden.

- Körperliche Untersuchung.
- *Labor:* Elektrolyte, BZ, Transaminasen, Amylase, Lipase, AP, Protein, Ammoniak, Gerinnung (inkl. Faktoren und AT III), BB, BGA, Phosphat.
- *Versuch einer Pilzbestimmung* (bei schwerer Symptomatik oder Verdacht auf Muskarin- oder Knollenblätterpilzvergiftung): Patienten, Angehörige befragen (Bildertafeln), Nachweis von Sporen des Knollenblätterpilzes aus Erbrochenem oder Magenspülflüssigkeit, Nachweis von Amatoxinen in Urin oder Serum durch RIA oder HPLC.

▶ **Therapie Pantherpilz-, Fliegenpilzvergiftung:**

- *Monitoring:* Pulsoxymetrie, Atemfrequenz, EKG, Blutdruck, engmaschige Laborkontrollen, Flüssigkeitsbilanz.
- *Magenspülung:* Meist nicht erforderlich. Erbrechen auslösen, falls nicht ohnehin heftig erbrochen wird; Aktivkohlelösung trinken lassen. (Sekundäre Detoxikation nicht sinnvoll.)
- Großzügige Flüssigkeitssubstitution.
- *Anhaltendes Erbrechen:* **Metoclopramid 10 mg i. v. (max 4 × /d).**
- *Schwere cholinerge Symptomatik:* **Atropin 0,5 mg i. v./i. m. (max. 3 mg).**
- *Anticholinerge Symptomatik* (vor allem bei Erregungszuständen): **Physostigmin 2–4 mg langsam i. v.**
- *Diarrhö:* Sistiert mit zunehmender Giftelimination spontan.

▶ **Therapie Knollenblätterpilzvergiftung:**

- *Monitoring:* s. o.
- *Primäre Detoxikation:*
  - Magenspülung: Bis zu 1,5 d nach Ingestion, nachfolgend repetitive Gaben von Aktivkohle 40–50 g alle 4–6 h (bei langanhaltendem mehrmaligen Erbrechen [10–20-mal] ist die Magenspülung verzichtbar).
  - Forcierte Diarrhö: Abführmaßnahmen, falls spontane Durchfälle sistieren (z. B. **Laktulose 3 × 15 ml p. o.** *oder* **Natriumsulfat 15 g nach 6–12 h p. o.** *und/oder* hohe Einläufe).
  - Duodenalsonde zum kontinuierlichen Absaugen bei enterohepatischem Kreislauf.
- *Sekundäre Detoxikation:*
  - In der Frühphase forcierte Diurese (für 36–48 h): Infusionsmenge ≥ 500 ml/h (Gluc. 5 % und Vollelektrolytlösung im Wechsel). Bei unzureichender Ausscheidung Diuretikum. (Zusätzlicher positiver Aspekt: Verdünnungseffekt, durch erhöhtes Harnzeitvolumen kürzere Kontaktzeit der Amatoxine in der Niere).
  - Spätestens im hepatorenalen Stadium zirkulieren keine Amatoxine mehr im Plasma → Hämofiltration und/oder Hämodialyse dienen eher der Therapie eines begleitenden Nierenversagens.
- *Verminderung der Toxinwirkung:*
  - **Antidot Silibinin (Legalon SIL-Ampullen): 4–12,5 mg/kg KG über 2 h langsam i. v., insgesamt 4 × /d.**
  - Hemmung der Amatoxinwirkung.

- *Alternativ:* Versuch mit **Penicillin G 0,5–1 Mio I. E./kg KG/d (!) für 3 d** (*Cave:* Nicht gleichzeitig mit Silibinin!). Penicillin hemmt Penetration der Amatoxine in die Leberzelle. Sehr hohe Penicillindosen → *Cave:* ZNS- und neuromuskuläre Nebenwirkungen + Na^+-Belastung! Penicillintherapie als „Bridging", bis Legalon verfügbar.

• *Allgemeine Maßnahmen:*
  - Flüssigkeitszufuhr nach ZVD und Urinausscheidung.
  - Ausgleich von Elektrolytstörungen.
  - Azidoseausgleich mit Natriumbikarbonat (S. 461).
  - Parenterale Ernährung mit hohem Glukoseanteil.
  - Hypoglykämie, Hypokaliämie nach Labor ausgleichen.
  - Prophylaktische Heparinisierung mit 250–500 I.E./h.
  - Gerinnungsfaktoren substituieren: FFP; AT III mit z. B. Kybernin hochhalten (Ziel: > 80 %).
• *Therapie bei Leberversagen* (S. 502).
• *Hyperbarer Sauerstoff:* Möglicherweise leberprotektive Effekte.
• *Ultima Ratio:* Lebertransplantation. Ggf. frühzeitig mit Transplantationszentrum Kontakt aufnehmen.

▶ **Prognose:**
• Außer bei Knollenblätterpilz gut.
• *Knollenblätterpilzvergiftung*:
  - Quick-Wert als Prognoseparameter für die Leberzellschädigung: Quick < 20 % am 2./3. d nach Ingestion → sehr schlechte Prognose.
  - Letalität bei Knollenblätterpilzvergiftung: 8–22 %, bei Kindern > 50 %.

Botulismus

▶ **Substanzen:** Botulinustoxin Typ a–c.

▶ **Grundlagen:**
• *Toxine* (Subtypen mit unterschiedlicher Toxizität): Exotoxine des anaeroben Clostridium botulinum (CB).
• *Giftaufnahme:*
  - Oral durch Genuss kontaminierter Nahrungsmittel.
  - Als „Wundbotulismus" (z. B. bei Drogenabusus) bei infizierten Wunden.
• *Toxinwirkung:* Blockade der synaptischen Acetylcholin-Freisetzung. Klinisch betroffen sind die motorische Endplatte (Lähmungen) und die postganglionären Synapsen des Parasympathikus (relative Zunahme des Sympathikotonus).
• Latenzzeit von 12 h–1,5 d. (Oft mehrere Patienten gleichzeitig betroffen.)

▶ **Klinik und Komplikationen:**
• *ZNS:* Müdigkeit, Schwäche, Schwindel, Schluck- und Sprechschwierigkeiten, Lichtscheu, weite und lichtstarre Pupillen, Akkommodationsstörungen, Ptosis, muskuläre Hypotonie, erschwerte Zungenbeweglichkeit, abgeschwächte oder aufgehobene Muskeleigenreflexe, absteigende symmetrische Lähmungen (Beginn an den Hirnnerven, z. B. Doppelbilder) als klassisches Symptom bei Botulinusintoxikation).
• *Herz, Kreislauf:* Hypotonie, Tachykardie, Extrasystolie, im EKG flaches T.
• *Lunge:* Zunehmende respiratorische Insuffizienz bis zur Atemlähmung.
• *GIT:* Übelkeit und Erbrechen, Obstipation mit fließendem Übergang zum paralytischen Ileus, Miktionsstörungen.
• Trockene Haut und Schleimhäute (trockene Augen).

▶ **Diagnostik:**
• Anamnese, körperliche Untersuchung.
• *Labor:* Toxinnachweis ab 24 h bis zu 3 Wochen nach Ingestion in Blut, Stuhl, Erbrochenem; arterielle BGA, Elektrolyte, BZ.
• *Beimpfung von Labormäusen um zu verifizieren, ob diese an der Botulismusintoxikation versterben.*

- **Therapie** (*Cave:* Vor Therapie Speisereste asservieren!):
  - *Monitoring:* Atemfrequenz, Pulsoxymetrie, EKG, Blutdruck, Körpertemperatur, Labor, Flüssigkeitsbilanz.
  - *Primäre Detoxikation* (bei bestehenden Schluckstörungen nicht risikolos):
    - Laxanziengabe (*Cave:* Nicht bei bestehendem Ileus!).
    - Bei Ileus **Metoclopramid 30–40 mg über 6–8 h i. v.** *oder* **Pyridostigmin 25 mg + Dexpanthenol 2,5 g i. v. über 5 h.**
    - Magensonde + Darmrohr zur kontinuierlichen Entleerung des GI-Traktes, wiederholt Aktivkohle.
  - *Flüssigkeitssubstitution* nach Diurese und ZVD. Evtl. Blutdrucksteigerung mit **Dopamin** (*Cave:* Katecholamin-Empfindlichkeit ↑).
  - *Herzrhythmusstörungen:* Ggf. passagerer Schrittmacher.
  - *Respiratorische Insuffizienz:* Rechtzeitige Intubation und Beatmung.

! ***Antidottherapie mit Botulismus-Antitoxin:***
- Allergietestung (intrakutan).
- **Dosierung (= 2 × 250-ml-Fläschchen): 375 000 I. E. gegen CB Typ A, 250 000 I. E. gegen CB Typ B, 25 000 I. E. gegen CB Typ C.**
- Praktisches Vorgehen: Zunächst 250 ml langsam i. v., danach weitere 250 ml über mehrere h, danach bei schwerem klinischem Bild weitere 250 ml in 4–6 h.
- Intrathekale Injektion bei Wirkungslosigkeit der i. v. Gabe; s. Lumbalpunktion (S. 112): 20 ml Liquor abtropfen lassen → 20 ml Antitoxin injizieren (bei Bedarf alle 24 h wiederholen).

- **Prognose:** Ernst, Rekonvaleszenz über mehrere Wochen.

Säuren und Laugen

- **Substanzen, Herkunft:** Haushaltsreiniger, chemische Industrie, Fotolabore.
- **Grundlagen:**
  - *Säuren* → Koagulationsnekrosen, vorwiegend erst im Magen, nicht in Mund oder Speiseröhre; Pylorospasmus.
  - *Laugen* → Kolliquationsnekrosen, Seifenbildung mit Fetten, größere Eindringtiefe ins Gewebe als Säuren.
  - *Reflektorisches Erbrechen* mit Aspirationsgefahr.
- **Klinik:**
  - *GIT:* Häufig keine Verätzungszeichen der Lippen oder der Mundschleimhaut, Schluckstörungen, Übelkeit und (Blut-)Erbrechen, vermehrter Speichelfluss. Perforationen im GI-Trakt, im Verlauf Strikturen, Fisteln, nekrotisierende Pankreatitis.
  - *Herz, Kreislauf:* Hypotonie und Tachykardie bis zum Schock.
  - *Atmung, Lunge:* Heiserkeit, Husten, Stridor, Glottisödem, bei Aspiration Atemnot, im Verlauf Aspirationspneumonie, Stimmbandlähmung, ARDS.
  - *Stoffwechsel:* (Laktat-)Azidose, Hyponatriämie, Hypophosphatämie, Hypokalzämie, Hypokaliämie, Hypomagnesiämie.
  - Gerinnungsstörungen, Hämolyse, Verbrauchskoagulopathie.
- **Diagnostik:**
  - Anamnese, körperliche Untersuchung.
  - *Labor:* BB, Gerinnung, Elektrolyte, BGA, Transaminasen, Amylase, Lipase, Flüssigkeitsbilanz, freies Hb. Blutgruppe für Erythrozytenkonzentrate.
  - *Röntgen-Thorax.*
- **Therapie:**
  - *Monitoring:* Atemfrequenz, Pulsoxymetrie, EKG, Blutdruck, ZVD, Labor, Flüssigkeitsbilanz.

  Cave: Kein Erbrechen auslösen, keine blinde Sondierung des Ösophagus, keine Neutralisations- oder Verdünnungsversuche, keine Aktivkohle!

- *Frühe Ösophagogastroduodenoskopie* mit Mageninhaltabsaugung.
- *Hypovolämie* nach Diurese und ZVD mit Vollelektrolytlösungen ausgleichen.
- *Weiterbestehende Hypotension:* **Katecholamintherapie,** Schockbehandlung und **Prednisolon 500–1 000 mg i. v.**
- *Suffiziente Schmerztherapie:* z. B. **Piritramid 7,5–15 mg langsam i. v.** *oder* **Diazepam 5–10 mg i. v.** gefolgt von **1–2 mg/kg KG Ketamin i. v.**
- *Respiratorische Insuffizienz und/oder Atemwegsverlegung (Glottisödem):* Sofortige Intubation (niemals „blind") und Beatmung.
- *Azidose:* Ausgleich durch Natriumbikarbonat (S. 461).
- *Hämolyse:* Plasmaseparation und Austauschtransfusion.
- *Verdacht auf Verbrauchskoagulopathie, bei schweren Vergiftungen:* Prophylaktische Heparinisierung mit 10 000–20 000 I. E./d, Gabe von FFP oder Faktorenkonzentraten.
- *Parenterale Ernährung,* später PEG-Anlage/Magensonde und Sondenkost.
- *Stenosen:* Im Verlauf Ösophagusbougierung.
- *Perforationen:* Akut Notfall-OP, später Rekonstruktion.

▶ **Prognose:** Häufig langwierige Verläufe.

Alkylphosphate

▶ **Substanzen:** Parathion und verwandte Insektizide.

▶ **Grundlagen:**
- *Hemmung der Acetylcholinesterase (AChE);* betroffen ist die parasympathische und sympathische postganglionäre Übertragung (Schweißsekretion), parasympathische und sympathische Ganglien, motorische Endplatte, ZNS → endogene Acetylcholin(ACh)-Vergiftung. Regeneration der AChE < 1 %/d.
- *Aufnahme:* Transdermal, über die Schleimhäute (inhalativ, konjunktival, p. o.), per injectionem.
- *Metabolisierung:* Leber und renale Elimination, z. T. auch Giftungsprozesse. Hohes Verteilungsvolumen, hohe Lipidlöslichkeit.

▶ **Klinik und Komplikationen:**
- *ZNS:* Somnolenz bis Koma, Angst, Muskelfibrillationen und -krämpfe, Lähmungen, Areflexie, Sprachstörungen, Miosis, Bradykardie (charakteristisch).
- *Herz, Kreislauf:* Tachykardie bis Kammerflimmern, Hypertension (nikotinerg), aber auch Bradykardie bis Asystolie, Hypotension (muskarinerg).
- *Lunge:* Bronchorrhö, Bronchospasmus, zentrale Atemlähmung.
- *GIT:* Erbrechen, Diarrhö.
- Hypersalivation, vermehrter Tränenfluss, Hyperglykämie, Hypokaliämie, Hypothermie.

▶ **Diagnostik:**
- Anamnese, körperliche Untersuchung, regelmäßige Auskultation, Überwachung (Bronchorrhö, Pupillenweite, Salivation).
- *Labor:* Plasmacholinesterase, BB, Gerinnung, Transaminasen, Amylase, Lipase, Kreatinin, BGA, BZ, Elektrolyte.

  Hinweis: Die Plasma-ChE (Pseudo-ChE) ist nicht an der Spaltung des ACh in der Synapse beteiligt, ihre Aktivität lässt aber Rückschlüsse auf die Aktivität der synaptischen AChE und auf die Vergiftungsschwere zu.
- Foetor ex ore (Knoblauch), typische blaue Färbung der Magen-Spülflüssigkeit (nur bei Farbstoffbeimengung der Präparate).
- Bei diagnostischer Unsicherheit: Atropin als Therapieversuch.

▶ **Therapie:**
- *Monitoring:* Atemfrequenz, Pulsoxymetrie, EKG, Blutdruck, Laborkontrollen, Flüssigkeitsbilanz.

Achtung: Selbstschutz beachten! (Hautkontakt vermeiden, Kleidung sicherstellen).
- Vitalfunktionen sichern (i. d. R. Intubation + Atropingabe [s. Infokasten])!

- *Primäre Detoxikation:*
  - Magenspülung mit bis zu 30 l Spüllösung (kein induziertes Erbrechen, **Cave:** Elektrolytentgleisungen).
  - Mehrfache Instillation von $NaHCO_3$ 5 % (Hydrolyse der Alkylphosphate).
  - Danach Aktivkohle und Natriumsulfat.
  - Hautkontamination: Patienten entkleiden, gesamte Körperoberfläche gründlich mit Ethanol 30 % in warmem Wasser (alternativ Natriumbikarbonat-Lösung) abwaschen.
  - Augenkontamination: 15 min mit warmem Wasser spülen, danach 1–2 Tropfen Homatropin 1 % in den Bindehautsack.
- *Sekundäre Detoxikation:*
  - Hämodialyse und Hämoperfusion sind wenig effektiv.
  - Forcierte Diurese und Peritonealdialyse kontraindiziert.

! ***Antidottherapie mit Atropin:***

- Wirkung: Kompetitiver ACh-Antagonist → beeinflusst Bronchospasmus, Bronchorrhö, Hypersalivation, Bradykardie.
- **Testdosis: 1 mg i. v. (Kinder 0,01 mg/kg KG).**
- Danach **Atropin 2–5 mg alle 10–15 min, bis Atropinwirkung** erkennbar **(Kinder 0,02–0,05 mg/kg KG alle 10–30 min).**
- **Erhaltungstherapie mit Atropin 0,02–0,08 mg/kg KG/h.**
- **Höchstdosen können bis > 1 g/d liegen.**
- ***Dosismonitoring:*** Nach bronchialer Sekretion, *nicht* nach Pupillenweite oder Herzfrequenz dosieren!

Antidottherapie mit Obidoxim (nur während der ersten 24 h sinnvoll):

- Wirkung: Dephosphorylierung der AChE und somit Reaktivierung.
- Immer erst nach Versuch mit Atropin einsetzen!
- **Dosierung: 250 mg (3–5 mg/kg KG) langsam i. v.**
- Kann nach 2 h und 4 h wiederholt werden.

- *Volumenverluste* nach Diurese und ZVD ausgleichen. Dopamingabe möglich, aber initiale Katecholamin-Ausschüttung durch Intoxikation beachten.
- *Bradykardie:* Atropin, bei Versagen Sympathomimetika oder passagerer Schrittmacher.
- *Beginnende respiratorische Insuffizienz:* Frühzeitige Intubation und Beatmung mit hoher F_iO_2 (ggf. PEEP). Engmaschige Bronchialtoilette!
- ***Cave:*** Wenn Succinylcholin zur Intubation verwendet wird, muss mit verlängerter Wirkdauer gerechnet werden. Kein Theophyllin zur Bronchospasmolyse!
- *Zerebrale Krampfanfälle:* **Diazepam 5–20 mg i. v.**, Lorazepam 4–8 mg i. v.
- *Metabolische Azidose* (S. 461): Zunächst Beatmung und Normoventilation, bei persistierender metabolischer Komponente Natriumbikarbonat.
- *Prophylaktische Heparinisierung:* 500–1000 I.E. Heparin/h.
- *Hypokalzämie und Hypokaliämie* ausgleichen.
- *Thermoregulation:* Hyperthermie kann atropininduziert sein, sonst auf Wärmeerhalt achten.
- **Prognose:** Häufig langwierige Verläufe.

Herbizide

- **Substanzen:** Paraquat, Diquat.
- **Grundlagen:**
  - Kontaktherbizid. Zell- und Zellmembranschädigung durch Radikale und Wasserstoffperoxid, Organschädigung (vornehmlich der Lunge).
  - Keine Aufnahme durch die Haut, aber gute Resorption aus dem Gastrointestinaltrakt; auch die pulmonale Resorption ist möglich.

- Phasischer Verlauf: Gastrointestinaltrakt → Nieren → Lunge.
- Kein Metabolismus, renale Ausscheidung.

▶ **Klinik und Komplikationen** (bei niedrigen Dosen evtl. freie Intervalle, bei sehr hohen Dosen hyperakute Verläufe):
- *GIT:* Zunächst Übelkeit, Erbrechen, Diarrhö, später Ulzerationen im GI-Trakt (Ösophagus!), Pankreatitis, Ikterus.
- *Niere:* Akutes Nierenversagen mit Oligo- bis Anurie.
- *Herz, Kreislauf:* Rhythmusstörungen, toxische Myokarditis, epikardiale Blutungen, Hypotonie.
- *Lunge:* Husten, Tachypnoe, später Dyspnoe, Zyanose, Lungenödem, Atelektasen, im Verlauf Alveolitis und Lungenfibrose.

▶ **Diagnostik:**
- Anamnese, körperliche Untersuchung.
- *Labor:* Kreatinin, BGA, Transaminasen, Amylase, Lipase, Bilirubin, BB, Elektrolyte, Kreatinin-Clearance, Laktat, Paraquat im Plasma und Urin.

▶ **Therapie:**
- *Monitoring:* Atemfrequenz, Pulsoxymetrie, EKG, Blutdruck, Laborkontrollen, Flüssigkeitsbilanz.
- *Kein Erbrechen auslösen.* Häufig führt ein Emetikazusatz im Paraquat zu spontanem Erbrechen.
- *Gründliche Magenspülung* unmittelbar bereits präklinisch mit mindestens 50 l Spüllösung, danach Aktivkohle (auch repetitiv) und Natriumsulfat.

Cave: Gefahr schwerer Elektrolytstörungen bei Magenspülung mit großen Mengen Leitungswasser → mit physiologischer Lösung spülen (z. B. Ringer-Lösung).
- Hautdekontamination mit Wasser, Augenspülung.
- *Maßnahmen zum Versuch einer Reduktion der Lungenschädigung:*
  - **Prednisolon 1 000 mg/d** oder **Dexamethason 24 mg/d.**
  - Beatmung mit niedriger F_iO_2 zur Verminderung der Peroxidbildung (p_aO_2 50–max. 70 mmHg), PEEP-Beatmung, ggf. Zusatz von 25 ppm NO.
  - **Acetylcystein** (bis 14 g/d), um Glutathion-Reserven zu schonen.
  - Weitere diskutierte Maßnahmen: *α-Tocopherol* (Vitamin E) als antioxidative Substanz und Radikalenfänger; *Immunsuppression* zur Unterdrückung reparativer Prozesse mit Fibrosierung (z. B. Cyclosporin, Cyclophosphamid, Azathioprin); *Strahlentherapie* beider Lungen; *Clofibrat.*
  - Reduktion der Nephrotoxizität durch „Spülen" (Verringerung der Kontaktzeit): Großzügige Flüssigkeitszufuhr (≥ 4 l/d) bei exakter Bilanzierung.
- *Sekundäre Detoxikation:* Hämoperfusion besser als Hämodialyse (ggf. alternierend). Frühzeitig Hämoperfusion über Aktivkohlefilter über mehrere Tage, bis kein Paraquat mehr im Urin nachweisbar ist.

▶ **Prognose:** Entscheidend für die Prognose sind frühzeitige Diagnosestellung und Therapiebeginn vor Eintritt der Organschäden! Nach Eintritt schwerer Lungenschäden ist Vergiftung trotz Therapie meist letal.

Zyanide

▶ **Substanzen:** Zyankali, Natriumzyanid, Blausäure.

▶ **Grundlagen:**
- Blockade der Zytochrom-A_3-Oxidase und somit der Atmungskette mit konsekutiver Anoxie der Zellen.
- Entgiftung aus Meth-Hb-CN über Rhodanase zu Rhodanid, welches über den Urin ausgeschieden wird.
- Aufnahme: Oral (Alkalizyanide werden durch HCl zu HCN umgewandelt), inhalativ, perkutan.

▶ **Klinik und Komplikationen:**
- Bei hoher Dosierung Tod in Sekunden bis Minuten.
- *ZNS:* Somnolenz bis Koma, zerebrale Krampfanfälle, später Hirnödem.

- *Herz:* Initial Tachykardie und Hypertonie, später Arrhythmien, Angina pectoris, Bradykardien, letztlich Kammerflimmern, elektromechanische Dissoziation, Stillstand.
- *Lunge:* Atemnot mit Tachypnoe später Lungenödem und Atemstillstand.
- *GIT:* Übelkeit, Erbrechen, vermehrter Speichelfluss.
- Rosige Hautfarbe (auch Zyanose möglich); hellrotes venöses Blut, Bittermandelgeruch, (Laktat-)Azidose, Hyperglykämie, Gerinnungsstörungen.

▶ **Diagnostik:** Anamnese, körperliche Untersuchung; Zyanidkonzentration i. S.

▶ **Therapie:**

- *Monitoring:* Atemfrequenz, Pulsoxymetrie, EKG, Blutdruck, Labor, Flüssigkeitsbilanz.

Hinweis: Selbstschutz beachten! Das Überleben der Vergiftung ist abhängig von der schnellen Sicherung oder Wiederherstellung der Vitalfunktionen und nicht von der Geschwindigkeit der Antidottherapie.

- Intubation und Beatmung mit $F_iO_2 = 1{,}0$!
- Aktivkohle wenig wirksam.

! *Antidottherapie mit Met-Hb-Bildnern:*

▶ **4-Dimethylaminophenol (4-DMAP): 3,25 mg/kg KG i. v.** → Monitoring: 15 % Met-Hb nach 1 min, 20–40 % Met-Hb nach 20–30 min, Zyanose wird sichtbar.

▶ Bei Überdosierung **Toluidinblau 2–4 mg/kg KG** (Zyanose verschwindet; bei Kleinkindern hält die Zyanose lange an).

Vorsicht: Zunahme der Zyanid-Wirkung!

Antidottherapie mit Natriumthiosulfat:

▶ Beschleunigt die Umwandlung von Met-Hb-CN zu Rhodanid.

▶ **50–100 mg/kg KG Natriumthiosulfat i. v.** (max. Erwachsene 10 g, Kinder 5 g, Kleinkinder 2 g, Säuglinge 1 g) oder ZyanoKit, Zyanid-Bindung durch Cobalamin-Komplex ohne die Problematik der Meth-Hb-Bildung.

Antidottherapie mit Hydroxycobalamin:

▶ 5 g über 7–15 min i. v.

▶ Bindet Zyanid in den Vit. B_{12}-Komplex → es entsteht ungiftiges Zyanocobalamin, das renal eliminiert wird.

▶ *Hypotonie:* Volumenausgleich durch Vollelektrolytlösung, ggf. zusätzlich Katecholamintherapie.

▶ *Herzrhythmusstörungen:* Spontan reversibel nach Hypoxie- und Azidoseausgleich.

▶ *Zerebrale Krampfanfälle:* **Diazepam 5–20 mg i. v.**

▶ *Metabolische Azidose:* Vorsichtiger Ausgleich mit Natriumbikarbonat.

▶ *Hirnödem* (S. 526)*:* Oberkörperhochlagerung, Normoventilation und **Mannitol**, **Sorbitol** oder **Glycerol**.

▶ **Prognose:** Schlecht.

Kohlenmonoxid (CO)

▶ **Substanzen:** Rauchgasinhalation, Autoabgase, unvollständige Verbrennung.

▶ **Grundlagen:**

- Für den Menschen nicht wahrnehmbares Gas, leichter als Luft.
- Über 200-mal höhere Affinität zu Hb als O_2 → CO–Hb (letztlich Hypoxie auf zellulärer Ebene).
- Über 30-mal höhere Affinität zu Myoglobin als zu O_2.
- Bei Rauchern bis 10 % CO–Hb physiologisch.
- Vergiftungsgrad abhängig von F_iCO, Expositionsdauer, Stoffwechsellage.
- Höhere Toxizität in der Schwangerschaft, fetotoxisch.

- **Klinik und Akutkomplikationen:**
  - *ZNS:* Bei leichter Intoxikation Kopfschmerzen, sonst Somnolenz bis Koma, Hirnödem, zerebrale Krampfanfälle, Sehstörungen, Hörstörungen.
  - *Herz, Kreislauf:* Vasodilatative Hypotonie, myokardiale Depression, Infarktsymptomatik inklusive Reizbildungs- und Reizleitungsstörungen.
  - *Lunge:* Dyspnoe, gelegentlich Zyanose.
  - *GIT:* Übelkeit bis Erbrechen, Leberschädigung mit Gerinnungsstörungen.
  - *Niere:* Rhabdomyolyse mit Myoglobinurie, akutes Nierenversagen.
  - (Laktat-)Azidose, Hyperglykämie, Muskelschwellung, Kompartmentsyndrom, Hautläsionen (Erythem, Blasen).
- **Spätkomplikationen:** Schädigung der Basalganglien mit Parkinson-Symptomatik; kortikale Erblindung; zerebrale Atrophie.
- **Diagnostik:**
  - Anamnese, körperliche Untersuchung mit Neurostatus.
  - *Labor:* CO–Hb, BGA (p_aO_2 meist normal bei erniedrigter O_2-Sättigung), Laktat, LDH, BB, Gerinnung, Transaminasen, Myoglobin in Serum und Urin, Kreatinin, Flüssigkeitsbilanz, Albumin, Lipase, Amylase, BZ.
  - Nach der Akutphase bildgebende Verfahren des Gehirns (CCT, MRT) in Abhängigkeit von der neurologischen Symptomatik.
- **Therapie:**
  - *Monitoring:* Atemfrequenz, Pulsoxymetrie, EKG, Blutdruck, Labor, Flüssigkeitsbilanz.

  Hinweis: Eine primäre Detoxikation ist nicht möglich. Essenziell ist die schnellstmögliche Rettung des Patienten aus CO-Atmosphäre.

! Antidottherapie mit Sauerstoff *(so schnell und so viel wie möglich):*

- Effekt: Verdrängung des CO aus Hb-Bindung → Verkürzung der HWZ von CO-Hb.
- Notbehelf mit Sauerstoffmaske und 10 l/min O_2.
- Intubation und PEEP ($F_iO_2 = 1{,}0$).
- Hyperbarer Sauerstoff (HBO): 2,5–3 atm in einer Druckkammer → drastische Verkürzung der CO-Hb-HWZ + Zunahme der Menge des physikalisch gelösten O_2 im Plasma → Gewebeoxygenierung unter Umgehung des blockierten Hb. *Indikationen:* Neurologische Symptomatik, kardial und hämodynamisch instabile Situation (Arrhythmien, Hypotonie, Lungenödem), schwere metabolische Azidose, Schwangerschaft, Vergiftungen bei Kindern, CO-Hb > 23 % mit neurologischer Symptomatik.

- *Azidosetherapie:* Hyperventilation, Beatmung mit reinem O_2. Bei überschießender Korrektur und Alkalose droht unerwünschte Linksverschiebung der Hb-O_2-Bindungskurve mit Verschlechterung der zellulären O_2-Versorgung.
- *Hypovolämie und Hypotonie:* Maßvolle Volumensubstitution. Bei überschießender Flüssigkeitszufuhr möglicherweise Verstärkung eines Hirnödems. Zusätzlich Katecholamingabe (z. B. **Noradrenalin** oder **Adrenalin**).
- *Ventrikuläre Extrasystolen:* **Lidocain 50–100 mg i. v.**
- *Zerebrale Krampfanfälle:* **Diazepam 5–20 mg i. v.**, ggf. zusätzlich **Phenytoin 25 mg i. v. über 10 min.**
- *Hirnödemtherapie* (S. 525) mit **Mannitol**, **Sorbitol** oder **Glycerol**, ggf. zusätzlich Oberkörperhochlagerung, strenge Flüssigkeitsbilanzierung, ausreichend hoher arterieller Mitteldruck (ggf. Katecholamine).
- Fasziotomie bei Kompartmentsyndrom, Vermeidung von Hautulzera durch Lagerungstherapie.
- *Rhabdomyolyse:* Forcierte alkalische Diurese (S. 652); erst nach CO–Entfernung möglich!).

- **Prognose:**
  - Schlecht bei Lebensalter > 60 J. oder < 2 J., CO-Hb > 40 %, kardiovaskulären Vorerkrankungen sowie initialem oder prolongiertem Koma.
  - Nach freiem Intervall können neurologische Spätschäden auftreten.

Reizgase

- **Substanzen:** Brand- bzw. Rauchgase, Ammoniak, Formaldehyd, Chlorwasserstoff, Bromwasserstoff, Chlorgas, Schwefeldioxid, Phosgen, Nitrosegase.
- **Grundlagen:**
  - Verletzung der Bronchialschleimhaut und des Lungenparenchyms → ↑ Kapillarpermeabilität → Protein- und Flüssigkeitsansammlung im Lungeninterstitium und den Alveolen = toxisches Lungenödem → Störung der pulmonalen O_2-Aufnahme → Hypoxämie.
  - ↑ pulmonaler Gefäßwiderstand + ↑ pulmonalarterieller Druck → Rechtsherzbelastung bis zur Rechtsherzinsuffizienz.
  - Oft begleitende thermische Schädigung des Respirationstraktes (S. 428) und systemische Intoxikationen: CO (S. 678), Zyanid (S. 677).
- **Klinik, Komplikationen:**
  - „Rußstraße" in Mund und Rachen (eher bei Rauchgasinhalation).
  - Zeichen der Lungenschädigung: Husten, Auswurf, Stridor, Lungenödem, Bronchospasmus, Tachypnoe, Zyanose, Hämoptoe, ARDS.
  - Zeichen der Rechtsherzinsuffizienz: Hypotonie, Tachykardie, Einflussstauung, Ödeme; ggf. Rechtsherzversagen.

  Cave: **Symptomfreies Intervall!** Auch schwere Symptome treten oft erst mit Latenz von bis zu 48 h auf!
- **Diagnostik:**
  - *Typische Anamnese:* Verbrennungsunfall in geschlossenem Raum, Verbrennung von Kunststoffen, Patient nach Verbrennungsunfall bewusstlos.
  - *Körperliche Untersuchung:* Verbrennungen im Gesicht, Rußspuren in Mund und Rachen.
  - Röntgenaufnahme des Thorax; ggf. Laryngoskopie, Bronchoskopie.
  - *Labor:*
    - BGA: Abfall des p_aO_2, Anstieg des pCO_2, initial häufig weitgehend unauffällige Parameter.
    - Bestimmung von HbCO, Methämoglobin und Zyanid-Konzentration.
- **Therapieprinzipien:**
  - Primäre und sekundäre Detoxikation sind nicht möglich.
  - Therapieziele:
    - Fortschreiten der pulmonalen Schädigung verhindern.
    - Sekundäre Komplikationen vermeiden bzw. behandeln.
    - Vitalfunktionen sichern.
  - Begleitende systemische Intoxikationen behandeln.
- **Spezielle Therapie:**
  - *Monitoring:* Pulsoxymetrie, EKG, Blutdruck, zentraler Venendruck, engmaschige Blutgasanalysen, Flüssigkeitsbilanz.
  - *Kortikoide:*
    - *Inhalativ (am besten über Spacer):* z. B. **Budenosid-Dosieraerosol 5 Hübe alle 5 min** *oder* **Dexamethason-Dosieraerosol 1 Hub alle 3 min.**
    - *Prednisolon i. v.* sehr umstritten, wird nicht mehr empfohlen.
  - *Bronchospasmus:* Bronchospasmolytika (z. B. **Salbutamol-Dosieraerosol 2–4 Hübe alle 4–6 h**), ggf. zusätzlich **β-Mimetika i. v.**
  - *Unzureichende Oxygenierung und/oder Bewusstseinstrübung mit Aspirationsgefahr:* Intubation und Beatmung mit initial hoher F_iO_2 und PEEP (*Cave:* Barotrauma durch hohe Beatmungsdrücke!). Ggf. unterstützend Lagerungstherapie (S. 212) – Bauchlagerung o. Ä.

- *Toxisches Lungenödem:* Exakte Flüssigkeitsbilanzierung. Ziel ist eine negative Flüssigkeitsbilanz (soweit hämodynamisch verträglich).
- *Obstruierendes Material:* Bronchoskopische Beseitigung.

GHB (γ-Hydroxybutyrat, „Liquid Ecstasy")

► **Grundlagen:**
- *Ausgangsstoff:* γ-Butyrolacton (GBL), 1,4-Butandiol, nicht Btm-pflichtig.
- Freiverkäuflich, z. B. Gebäudereinigungsmittel, azetonfreier Nagellackentferner, „Glue-Remover".
- *Kinetik:* GBL durch Hydrolyse in Leber → γ-Hydroxy-Buttersäure (GHB). Wirkung an GABA-Rezeptoren. Eliminations-HWZ 35 min, vollständige Metabolisierung in Leber in 24 h.

► **Diagnostik:**
- GHB bis 6–12 h nach Einnahme im Urin nachweisbar (Speziallabore).
- Symptomatik, Dosis-Wirkungs-Beziehung: Tab. 42.3.

Tab. 42.3 • **Dosis-Wirkungs-Beziehung von GHB.**

Dosis	Wirkung	Symptome
10–20 mg/kg KG	• Euphorie • sozial öffnend • Schlafinduktion	• Distanzlosigkeit • Rededrang
ab 20–30 mg/kg KG	• aphrodisierend • Schwindel • Somnolenz	• gesteigerte Libido • Konzentrationsschwäche • Gleichgewichtsstörungen • abgeschwächte Schutzreflexe
ab 50 mg/kg KG	• Bradykardie • Bradypnoe • Narkose	• vorübergehende Bewusstlosigkeit • Atemdepression
> 60 mg/kg KG	• Koma	• Bewusstlosigkeit • Hyopthermie • Tod

► **Therapie:** Sicherung der Vitalfunktionen und kardio-respiratorisches Monitoring. Es gibt kein spezifisches Antidot, symptomatische Behandlung.

► **Prognose:** Aufgrund der schweren Dosissteuerung und der kardiorespiratorischen Wirkungen ernst.

43 Pharmakotherapie

43.1 Arzneitherapie bei Niereninsuffizienz

J.-M. Hahn

Allgemeine Richtlinien

- Bis zu einer glomerulären Filtrationsrate (Tab. 43.1) von > 50 ml/min können die meisten Medikamente in Normaldosierung gegeben werden.
- Medikamente, deren Ausscheidung nicht wesentlich von der Nierenfunktion abhängt (z. B. Digitoxin), sind bei Niereninsuffizienz möglichst zu bevorzugen.

Dosierung häufig verwendeter Medikamente

- **Allopurinol**: Bei Niereninsuffizienz ist die medikamentöse Therapie einer Hyperurikämie i. A. erst ab einer Serum-Harnsäure von > 10 mg/dl oder bei entsprechender Klinik erforderlich. Allopurinol muss bei Niereninsuffizienz niedriger dosiert werden, z. B. bei Kreatinin von 3–5 mg/dl Dosishalbierung.
- **Analgetika:**
  - Bei akutem bzw. kurzfristigem Einsatz spielt das Ausmaß der Niereninsuffizienz i. A. eine untergeordnete Rolle.
  - *Nichtopioid-Analgetika*:
    - Da bei fortgeschrittener Niereninsuffizienz ohnehin eine erhöhte Gefahr oberer gastrointestinaler Blutungen besteht, ist diese Nebenwirkung bei den NSAID (NSAR) besonders zu beachten. Bei der Dauertherapie besteht insbesondere bei Kombinationspräparaten die Gefahr einer Verschlechterung der Nierenfunktion.
    - *Acetylsalicylsäure:* Kumulation wahrscheinlich, bei fortgeschrittener Niereninsuffizienz max. 500 mg/d.
    - Normale Dosierung z. B. Metamizol, Diclofenac, Ibuprofen, Indometacin.
    - *Paracetamol:* Niedriges therapeutisches Risiko, bei terminaler Niereninsuffizienz Verlängerung der Applikationsintervalle auf das Doppelte.
  - *Opioide*: Bei Niereninsuffizienz i. A. keine Dosisreduktion. Bei Morphin kann es durch Kumulation des wirksamen Metaboliten zu einer verlängerten Atemdepression kommen.
- **Antibiotika, Antimykotika, Virustatika**:
  - Bei Niereninsuffizienz sollte die *Initialdosis* der Normdosis des Nierengesunden entsprechen (Sättigungsdosis). Später Anpassung der Dosis bzw. des Dosierungsintervalls entsprechend der *glomerulären Filtrationsrate* (GFR): Tab. 43.1 und Tab. 43.2.
  - Hämodialysepatienten: Applikation *nach* der Dialyse. Jeweilige Dosis meist wie in Tab. 43.2, letzte Spalte (GFR < 10 ml/min).
- **Antidiabetika**:
  - *Insulin:* Bei Niereninsuffizienz kann der Insulinbedarf aufgrund der verlängerten HWZ absinken.
  - *Sulfonylharnstoffe:* Außer bei Gliquidon, welches extrarenal ausgeschieden wird, besteht die Gefahr protrahierter Hypoglykämien, weshalb Sulfonylharnstoffe bei fortgeschrittener Niereninsuffizienz kontraindiziert sind.
  - *Acarbose:* Auch bei Niereninsuffizienz normale Dosierung möglich.
  - *Metformin:* Bei Niereninsuffizienz kontraindiziert.
  - *Glitazone:* Rosiglitazon ist bei leichter und mittlerer (GFR > 30 ml/min), Pioglitazon auch bei schwerer Niereninsuffizienz anwendbar.
  - *Glinide:* Repaglinid kann bei leichter und mittlerer (GFR > 30 ml/min) ohne, bei schwerer Niereninsuffizienz mit Dosisanpassung gegeben werden.
  - *GLP-1-basierte Antidiabetika:* Sitagliptin bei leichter Niereninsuffizienz (GFR ≥ 60 ml/min) in gleicher Dosis; keine Zulassung bei schwerer Niereninsuffizienz. Exenatid wird bei schwerer Niereninsuffizienz nicht empfohlen.

Tab. 43.1 • **Abschätzung der GFR aus dem Serum-Kreatininwert.**

Alter in Jahren					**Serum-Kreatinin in mg/dl**				
40	50	60	70	80	2	3	4	6	10
					Serum-Kreatinin in mmol/l				
					180	265	350	530	885
Körpergewicht in kg					**GFR in ml/min (Männer/Frauen)**				
80					55/47	37/31	28/24	19/16	11/9
70	80				48/41	34/28	25/21	17/14	10/8
65	70	80	85		45/38	30/24	22/18	15/13	9/8
55	60	70	75	85	38/32	25/21	18/15	12/10	7/6
	50	60	65	75	31/25	22/19	15/13	11/9	6/5
	40	50	55	65	26/23	19/15	14/12	9/8	5/5
		40	50	55	22/19	15/13	12/10	8/6	5/4

Vorgehen: In der linken Tabellenhälfte Alter/Körpergewicht aufsuchen und auf gleicher Höhe in der rechten Tabellenhälfte GFR in Abhängigkeit des Serum-Kreatininwertes ablesen.
Beispiel: 70jährige Frau, 75 kg, Serum-Kreatinin 3 mg/dl: GFR = 21 ml/min.

Tab. 43.2 • **Antimikrobielle Therapie bei Niereninsuffizienz (Auswahl).**

Substanz	*obere Dosisgrenzen* **(Dosis/Intervall in h) in Abhängigkeit von der GFR (Tab. 43.1).**			
	normal	**> 50 ml/min**	**10–50 ml/min**	**< 10 ml/min**
Penicilline				
Amoxicillin, Ampicillin	5 g/6	5 g/8	5 g/12	1 g/12
Mezlocillin	5 g/6	5 g/8	4 g/12	2 g/12
Flucloxacillin	2 g/6	2 g/6	1,5 g/6	1 g/8
Penicillin G	5 Mio. I. E./6	5 Mio. I. E./8	4 Mio. I. E./8	5 Mio. I. E./12
Piperacillin	4 g/6	4 g/8	4 g/12	4 g/12
β-Laktamase-Hemmer-Kombinationen				
Clavulansäure + Amoxicillin	1,2 g/6	1,2 g/6	0,6 g/12	0,6 g/24
Sulbactam + Ampicillin	3 g/6	3 g/8	3 g/12	1,5 g/24
Tazobactam + Piperacillin	4,5 g/8	4,5 g/12	4,5 g/24	4,5 g/24
Cephalosporine				
Cefazolin	2 g/8	2 g/12	2 g/12	1 g/12
Cefepim	2 g/12	2 g/12	2 g/24	1 g/24
Cefotaxim	2 g/8	2 g/8	2 g/12	2 g/24

Tab. 43.2 • **Fortsetzung**

Substanz	*obere Dosisgrenzen* **(Dosis/Intervall in h) in Abhängigkeit von der GFR (Tab. 43.1).**			
	normal	**> 50 ml/min**	**10–50 ml/min**	**< 10 ml/min**
Cefotiam	2 g/8	2 g/8	2 g/12	1 g/12
Ceftazidim	2 g/8	1,5 g/12	1,5 g/24	1 g/24
Ceftriaxon	keine Dosisreduktion erforderlich			
Cefuroxim	1,5 g/8	1,5 g/8	1,5 g/12	0,75 g/12
Aminoglykoside (Serumspiegelkontrollen)				
Amikacin	1 000 mg/24	500 mg/24	375 mg/24	250 mg/24
Gentamicin, Tobramycin	360 mg/24	160 mg/24	80 mg/24	40 mg/24
Netilmicin	300 mg/24	200 mg/24	100 mg/24	50 mg/24
Fluorchinolone (Gyrasehemmer)				
Ciprofloxacin	0,75 g/12	0,5 g/12	0,5 g/24	0,25 g/24
Enoxacin, Norfloxacin	0,4 g/12	0,4 g/12	0,4 g/24	0,4 g/24
Levofloxacin	0,5 g/24	0,25 g/24	0,25 g/24	0,125 g/24
Ofloxacin	0,4 g/12	0,2 g/12	0,2 g/24	0,1 g/24
Makrolide				
Clarithromycin	500 mg/12	500 mg/12	250 mg/12	250 mg/12
Erythromycin	500 mg/8	500 mg/8	500 mg/8	500 mg/12
Roxithromycin	keine Dosisreduktion erforderlich			
Andere				
Aztreonam	2 g/6	2 g/8	2 g/12	2 g/24
Clindamycin	keine Dosisreduktion erforderlich			
Doxycyclin	keine Dosisreduktion erforderlich			
Fosfomycin	5 g/8	5 g/8	5 g/12	5 g/24
Doripenem, Imipenem, Meropenem	1 g/6	1 g/8	1 g/12	0,5 g/12
Ertapenem	Bis 30 ml/min keine Dosisreduktion erforderlich. Keine Anwendung bei höhergradiger Niereninsuffizienz.			
Linezolid	keine Dosisreduktion erforderlich			
Metronidazol	500 mg/8	500 mg/8	500 mg/8	500 mg/12
Telithromycin	800 mg/24	800 mg/24	400 mg/24	400 mg/24
Vancomycin	1 g/12	Serumspiegelkontrollen		

Tab. 43.2 • **Fortsetzung**

Substanz	*obere Dosisgrenzen* (Dosis/Intervall in h) in Abhängigkeit von der GFR (Tab. 43.1).			
	normal	**> 50 ml/min**	**10–50 ml/min**	**< 10 ml/min**
Antimykotika				
Fluconazol	800 mg/24	400 mg/24	200 mg/24	200 mg/48
Flucytosin	2,5 g/6	2,5 g/6	2,5 g/12	2,5 g/48
Amphotericin B (bei schwerer Niereninsuffizienz kontraindiziert), Itraconazol, Nystatin	keine Dosisreduktion erforderlich			
Virustatika				
Aciclovir	500 mg/8	500 mg/8	500 mg/12	500 mg/24
Foscarnet	60 mg/kg KG/8	60 mg/kg KG/8	60 mg/kg KG/12	60 mg/kg KG/24
Ganciclovir	5 mg/kg KG/12	5 mg/kg KG/12	3 mg/kg KG/12	1,5 mg/kg KG/24

- **Antihypertensiva**:
  - Da der Filtrationsdruck in der Niere zu Beginn einer erfolgreichen Therapie vorübergehend absinkt, ist bei allen Substanzen initial ein Anstieg der Retentionswerte zu beobachten.
  - Bevorzugt werden verwendet (einschleichende Dosierung):
    - ACE-Hemmer oder AT_1-Antagonisten: Wegen renoprotektiver Wirkung bei Niereninsuffizienz vorteilhaft, Gefahr der Hyperkaliämie beachten.
    - Kalziumantagonisten.
    - Diuretika (s. u.).
    - Betablocker.
    - Clonidin.
- **Antikoagulantien**:
  - *Unfraktioniertes Heparin*:
    - Prophylaktische Heparinisierung: Bei schwerer Niereninsuffizienz (GFR < 30 ml/min) PTT-Kontrolle unter Therapie (Ziel: keine PTT-Verlängerung).
    - Therapeutische Heparinisierung: Dosissteuerung durch PTT-Bestimmung; Vorgehen und PTTsoll (S. 247).
  - *Fraktioniertes Heparin* (Zulassung bei Niereninsuffizienz für Certoparin und Enoxaparin):
    - Prophylaktische Heparinisierung: GFR > 30 ml/min: keine Dosisanpassung; GFR < 30 ml/min 1 × 30 mg/d Enoxaparin, bei Certoparin keine definierte Dosisanpassung aber sorgfältig auf Anzeichen möglicher Blutungen achten.
    - Therapeutische Heparinisierung: GFR > 30 ml/min: keine Dosisanpassung; GFR < 30 ml/min: Enoxaparin: halbe Dosis (Einmalgabe) und Kontrollen der anti-Faktor-Xa-Spitzenspiegel, Certoparin wird bei GFR < 30 ml/min nicht empfohlen.
  - *Vitamin-K-Antagonisten*: Orientiert sich weiterhin am therapeutischen INR- bzw. Quickwert.
  - *Selektive Faktor-Xa-Hemmer* (S. 248): Empfehlungen zur Dosisanpassung abhängig von Präparat und Indikation.
  - *Direkte Thrombininhibitoren, Dabigatran*: Dosisreduktion bei GFR < 50 ml/min.

- **Digitalisglykoside**: Digitoxin kann auch bei Niereninsuffizienz normal dosiert werden, bei anderen Herzglykosiden ist eine Dosisreduktion und eine engmaschige Überwachung (Serumspiegelkontrollen) erforderlich, sodass sich i. A. eine Anwendung bei Niereninsuffizienz nicht empfiehlt.
- **Diuretika**:
  - Verwendung von Schleifendiuretika, bei Niereninsuffizienz höhere Dosen erforderlich.
  - Serum-Kreatinin > 1,5 mg/dl: Kaliumsparende Diuretika vermeiden.
  - Serum-Kreatinin > 2,5 mg/dl: Thiaziddiuretika und Analoga *alleine* sind nicht mehr ausreichend wirksam. Bei der Therapie mit Schleifendiuretika ist die *Kombination* mit Thiaziddiuretika sinnvoll, da das durch die Schleifendiuretika vermehrt zum distalen Tubulus transportierte Natrium dort teilweise aufgenommen wird, wobei Thiazide diese vermehrte Natrium-(und Wasser-)Aufnahme hemmen.
- **Glukokortikoide**: Normale Dosierung bei Niereninsuffizienz.
- **Psychopharmaka**:
  - *Benzodiazepine:* Bei Niereninsuffizienz mäßige Kumulation, welche aber klinisch gut fassbar ist.
  - *Antidepressiva, Neuroleptika:* i. A. auch bei Niereninsuffizienz normale Dosierung. Bei hohen Neuroleptikadosen über längere Zeit erhöhte Gefahr extrapyramidaler Nebenwirkungen.
- **Ulkustherapeutika**:
  - *H_2-Blocker:* Bei fortgeschrittener Niereninsuffizienz Dosishalbierung.
  - *Protonenpumpenhemmer*: bei fortgeschrittener Niereninsuffizienz sollten die Standarddosen in der Regel nicht überschritten werden.

43.2 Arzneitherapie bei Leberschädigung

J.-M. Hahn

Grundlagen

- Bei zahlreichen Arzneimitteln spielt die hepatische Elimination eine wesentliche Rolle, sie ist dabei in erster Linie von folgenden Faktoren abhängig:
  - *Metabolische Kapazität der Hepatozyten:* Gestört bei diffusen Leberparenchymerkrankungen unterschiedlichster Ursache.
  - *Leberdurchblutung:* Abnahme v. a. bei portaler Hypertension.
  - *Plasmaeiweißbindung* der Arzneimittel.
- Die hepatische Elimination einzelner Arzneimittel wird durch verschiedene Lebererkrankungen unterschiedlich stark beeinflusst und unterliegt daher einer großen Variabilität. Hinzu kommt, dass Laborwerte oft keine genaue Beurteilung der Leberfunktion zulassen. Bei Lebererkrankungen können daher keine genauen Richtlinien für die Dosisanpassung (s. u.) gegeben werden.

Richtlinien für die Arzneitherapie

- Potenziell hepatotoxische Medikamente meiden.
- **Arzneimittel mit hohem Risiko einer Überdosierung:** bei oraler Gabe Reduktion der Initial- und Erhaltungsdosis auf ½–¼, bei parenteraler Gabe unveränderte Initialdosis, aber Reduktion der Erhaltungsdosis. Beispiele:
  - *$Alpha_1$-Rezeptor-Blocker:* Prazosin.
  - *Analgetika:* Fentanyl, Pentazocin, Pethidin.
  - *Antiarrhythmika:* Verapamil.
  - *Antidepressiva:* Desipramin, Imipramin, Nortriptylin.
  - *Antidiabetika:* Glibenclamid, Langzeit- und Verzögerungsinsuline.
  - *Betablocker:* Metoprolol, Oxyprenolol, Propranolol.

   - *Nitrate:* Glyceroltrinitrat.
   - *Sedativa:* Clomethiazol.
   - *Sonstige:* Domperidon, Ergotamin-Tartrat, Pyridostigmin.
- **Arzneimittel mit mittlerem Risiko einer Überdosierung:** Auch bei oraler Gabe unveränderte Initialdosis, Reduktion der Erhaltungsdosis. Beispiele:
   - *Analgetika:* Metamizol, Paracetamol (in *hohen* Dosen lebertoxisch).
   - *Antiarrhythmika:* Chinidin.
   - *Antibiotika:* Cefoperazon, Ceftriaxon, Chloramphenicol, Ciprofloxacin, Clindamycin, Mezlocillin, Rifampicin, Sulfonamide.
   - *Antidiabetika:* Glipizid, Mischinsuline.
   - *Barbiturate:* Hexobarbital, Pentobarbital, Phenobarbital.
   - *Digitalisglykoside:* Digitoxin, Methyldigoxin.
   - *Sedativa:* Chlordiazepoxid, Diazepam.
   - *Sonstige:* Heparin, Phenytoin, Theophyllin.
- **Arzneimittel mit niedrigem Risiko einer Überdosierung:** Bei oraler und parenteraler Gabe übliche Dosierung. Beispiele:
   - *Antibiotika:* Ampicillin, Cefoxitin, Gentamicin, Isoniazid, Penicillin G.
   - *Antidiabetika:* Tolbutamid, Normalinsuline.
   - *Antirheumatika:* Naproxen, Phenylbutazon.
   - *Digitalisglykoside:* Acetyldigoxin, Digoxin.
   - *Diuretika:* Furosemid, Spironolacton.
   - *Glukokortikoide:* Prednison, Prednisolon.
   - *Sedativa:* Lorazepam, Oxazepam.
   - *Sonstige:* Allopurinol, Carbamazepin, Cimetidin, Clofibrat, Protonenpumpenhemmer.

43.3 Arzneitherapie in der Schwangerschaft und Stillzeit

J.-M. Hahn

Allgemeine Richtlinien

- Eine medikamentöse Behandlung sollte nur dann durchgeführt werden, wenn der Verzicht auf sie Schäden für Mutter und Kind bedeuten kann.
- Nur Medikamente verwenden, deren Unbedenklichkeit durch langjährige Erfahrungen erprobt ist (Tab. 43.3). Für viele Substanzen fehlen Untersuchungen über die Sicherheit bzw. das embryotoxische/teratogene Risiko.
- Besondere Beachtung der o. g. Richtlinien in der Frühschwangerschaft (bis 12. Woche post conceptionem).
- Bei Frauen im gebärfähigen Alter ohne Kontrazeption sollte immer an die Möglichkeit des Vorliegens einer Schwangerschaft gedacht werden.
- Embryotoxische/teratogene Substanzen: Kumarinderivate, Phenytoin, Aminoglykoside, Retinoide.

Bevorzugte Arzneimittel

Tab. 43.3 • **Arzneimittel der Wahl in der Schwangerschaft und Stillzeit.**

Indikation/Substanzgruppe	Arzneimittel
Allergien	Clemastin, Loratadin
Antikoagulation	Heparin
Asthma bronchiale	β_2-Sympathomimetika, inhalative Glukokortikoide, Cromoglicinsäure, Theophyllin
Bakterielle Infektion	Penicilline, Cephalosporine, Erythromycin
Chronisch entzündliche Darmerkrankungen	Mesalazin, Sulfasalazin, Budesonid (p. o./rektal), Prednisolon, Azathioprin
Depression	Sertralin, Citalopram, Amitriptylin, Imipramin
Diabetes mellitus	Insulin
Gastrointest. Ulkuskrankheit, Gastritis, Refluxösophagitis	Aluminiumhydroxid, Magnesiumhydroxid, Magaltrat, Sucralfat, Ranitidin, Omeprazol
Hustendämpfung	Dextromethorphan, Codein (in Einzeldosen)
Hypertonie, arterielle	Metoprolol, Atenolol, Alpha-Methyldopa; Reserve: Nifedipin, Dihydralazin, im 2./3. Trimenon: Urapidil
Impfungen	Immunglobuline, aktive Impfung gegen Influenza, Poliomyelitis, Tetanus
Malaria-Prophylaxe	Chloroquin, Proguanil (sonst je nach Risikoabwägung)
Migräneanfall	Paracetamol, ggf. Sumatriptan
Mukolytika	Acetylcystein, Ambroxol
Obstipation	Leinsamen, Natriumpicosulfat
Schmerzen	Paracetamol, bis SSW 28 Ibuprofen oder Diclofenac, bei starken Schmerzen auch Tramadol
Sedativa	Diphenhydramin, Diazepam (kurzfristig, *cave* sub partu)
Übelkeit, Hyperemesis	Meclozin, 1./2. Trimenon: Dimenhydrinat, 2./3. Trimenon: Metoclopramid
Wurmerkrankungen	Mebendazol, Niclosamid, Pyrvinium

43.4 Wirkstoffprofile

W. A. Osthaus, O. Zuzan

Erläuterungen, verwendete Abkürzungen

- **Unerwünschte Wirkungen:** Aufgeführt sind häufige und schwerwiegende unerwünschte Wirkungen, geordnet nach der Häufigkeit ihres Auftretens. Häufigkeitsangaben basieren auf Definitionen der Roten Liste:
  - *Häufig:* In ≥ 10 % der Fälle.
  - *Gelegentlich:* In 1–10 % der Fälle.
  - *Selten:* In < 1 % der Fälle.
  - *Sehr selten:* In < 0,1 % der Fälle.
  - *Einzelfälle:* Einzelne, noch nicht quantifizierbare Fallmeldungen.
- **Kontraindikationen (KI):** Unter Berücksichtigung des intensivmedizinischen Einsatzes der Medikamente sind nur diesbezüglich relevante KI aufgeführt. Dennoch kann

im Einzelfall trotz Vorliegen einer KI der Einsatz des Medikamentes gerechtfertigt sein. Bei Reanimationen sind fast alle KI zu vernachlässigen. *Allgemeine KI* (nicht im Einzelnen erwähnt) sind bekannte allergische Reaktionen.

- *Cave:* Hier sind Zustände, Erkrankungen und Personengruppen, bei denen das Fertigarzneimittel mit besonderer Vorsicht bzw. unter Beachtung bestimmter Vorsichtsmaßnahmen angewendet werden sollte, aufgeführt (relative Kontraindikationen, Anwendungsbeschränkungen). Zu den Vorsichtsmaßnahmen gehören z. B. spezielle Kontrollen, Überwachungen und Dosisreduzierungen, die bei Vorliegen der aufgeführten Begleiterkrankungen durchgeführt werden sollten. Bei Nichtbeachtung kann es zu einer klinisch relevanten Verschlechterung der aufgeführten Begleiterkrankungen kommen.
- **Besonderheiten, Bemerkungen:** Klinisch relevante Infos zu:
  - Dosisanpassung bei Leber- und Niereninsuffizienz.
  - Relevanten pharmakodynamischen/pharmakokinetischen Interaktionen.
  - Inhaltsstoffen wie Sulfit oder Parabene als Hinweis auf mögliche allergische Reaktionen bei prädisponierten Patienten.
- **Relative Wirkstärke:**
  - Bei Glukokortikoiden bezogen auf Kortisol.
  - Bei Opoiden bezogen auf die analgetische Potenz (bei Morphin = 1).
- **Wichtige Abkürzungen:** Tab. 43.4.

Tab. 43.4 • **Wichtige (verwendete) Abkürzungen.**

Abkürzung	Bedeutung	Abkürzung	Bedeutung
BV	orale Bioverfügbarkeit	LVEDP	linksventrikulärer enddiastolischer Druck
cAMP	zyklisches Adenosinmonophosphat	m_2	Muscarin
CBF	cerebral Blood Flow	min	Minute
CTG	Kardiotokografie	NSAR	nichtsteroidale Antirheumatika
CYP	Cytochrom P450	Ntx	Nierentransplantation
EF	Ejektionsfraktion	NYHA	New York Heart Association
GFR	glomeruläre Filtrationsrate	PB	Plasmaproteinbindung
HF	Herzfrequenz	PPSB	Prothrombinkomplex (S. 231)
HLM	Herz-Lungen-Maschine	RR	Blutdruck
HMV	Herzminutenvolumen	SHT	Schädel-Hirn-Trauma (S. 519)
ICP	intrakranialer Druck	WB	Wirkbeginn
I. E.	Internationale Einheiten	WD	Wirkdauer
Lufu	Lungenfunktionsprüfung	WM	Wirkmaximum
LR	Laufrate	VD	Verteilungsvolumen

Abciximab

- **Präparate:** z. B. ReoPro 10 mg/5 ml.
- **Substanzklasse:** Thrombozytenaggregationshemmer, Glykoprotein-IIb/IIIa-Inhibitor.
- **Wirkungsmechanismus:** Abciximab ist das Fab-Fragment eines monoklonalen Antikörpers gegen das Glykoprotein-IIb/IIIa. Dieser Rezeptor ist essenziell für die Thrombozytenaggregation und unterstützt die Rekrutierung zusätzlicher Thrombo-

zyten. Abciximab blockiert die Bindung von Fibrinogen und von-Willebrand-Faktor an diesen Rezeptor und hemmt so die Thrombozytenaggregation.

- **Klinische Anwendung:** Prävention ischämischer Komplikationen nach perkutaner Koronarintervention oder bei Patienten mit therapierefraktärer instabiler Angina pectoris, wenn eine perkutane Koronarintervention in den nächsten 24 h geplant ist.
- **Unerwünschte Wirkungen:** Generalisierte Blutungsneigung, Thrombozytopenie.
- **Kontraindikationen:**
  - Aktive innere Blutung, gastrointestinale oder urogenitale Blutung in den letzten 6 Wochen.
  - Größere Operationen oder Verletzungen in den letzten 6 Wochen.
  - Schlaganfall in den letzten 2 Jahren.
  - Hämorrhagische Diathese, verlängerte plasmatische Gerinnungszeiten, Thrombozytopenie (< 100 000/µl).
  - Intrakranialer Tumor, arteriovenöse Malformation oder Aneurysma.
  - Schlecht eingestellte arterielle Hypertonie (RR systolisch > 180 mmHg, RR diastolisch > 100 mmHg).
  - Vaskulitis in der Anamnese.
  - Gleichzeitige Anwendung von Dextran.
- **Wirkungsverlauf:** WB 5–30 min, WM 2 h, WD nach Dauerinfusion 12–24 h, Erholung der Thrombozytenfunktion meist innerhalb von 48 h.
- **Pharmakokinetik:** Plasma-HWZ nach Einzelbolus 10 min, Plasma-HWZ nach Dauerinfusion 6 h.
- **Dosierung:** Initialbolus 0,25 mg/kg KG i. v. als Kurzinfusion über 10–60 min, anschließend Dauerinfusion mit 0,125 µg/kg/min (maximal 10 µg/min) über die nächsten 12 h.
- **Besonderheiten/Bemerkungen:**
  - Die Wirksamkeit von Abxicimab ist bislang nur bei gleichzeitiger Standardtherapie mit Heparin (PTT auf das 1,5- bis 2,5-fache erhöht) und Acetylsalicylsäure (p. o.) belegt.

  Achtung: Gerinnungsanalyse und Bestimmung der Thrombozytenzahl vor Therapiebeginn sowie 2–4 h und 24 h nach Therapiebeginn. Bei Thrombozytenabfall auf < 100 000/µl Stopp der Abciximab-Infusion, bei < 60 000/µl Stopp der Heparin- und ASS-Zufuhr, bei < 20 000/µl Infusion von Thrombozytenkonzentraten erwägen.

Aciclovir

- **Präparate:** z. B. Aciclovir 250 mg oder 500 mg Pulver zur Herstellung einer Infusionslösung.
- **Substanzklasse:** Virostatikum.
- **Wirkspektrum:** Herpesviren, ***unzureichend wirksam gegen: CMV, EBV.***
- **Dosierung:**
  - *Herpes zoster* (Varizella-zoster-Virus): **3 × 5–10 mg/kg KG i. v.; alternativ 5 × 200–400 mg p. o.** über mindestens 5 Tage.
  - *Herpes-Enzephalitis* (Herpes-simplex-Virus): **3 × 10 mg/kg KG i. v.** über 10 Tage.

  Cave: Dosisreduktion bei Niereninsuffizienz!
- **Weitere Informationen:** Siehe Kap. Antimykotika und Virustatika (S. 285).

Adenosin

- **Präparate:** z. B. Adrekar 6 mg/2 ml-Injektionsflasche.
- **Substanzklasse:** Antiarrhythmikum, Purinnukleosid.
- **Wirkungsmechanismus:** Unterbrechung der Reentry-Kreise am AV-Knoten.
- **Wirkungen:** Negativ dromotrope Wirkung auf den AV-Knoten, negativ chronotrop, Abnahme des peripheren Widerstands.

- **Klinische Anwendung:** Symptomatische paroxysmale AV-junktionale Tachykardien (Reentry-Tachykardien).
- **Unerwünschte Wirkungen:**
  - *Häufig:* Flush, Dyspnoe, Bronchospasmus, Angina-pectoris-ähnliche thorakale Beschwerden, Übelkeit, Schwindel (jeweils nur von kurzer Dauer).
  - *Gelegentlich:* Bradykardie, Asystolie, metallischer Geschmack.
  - *Selten:* RR-Abfall, Bradykardie.
- **Kontraindikationen:**
  - AV-Block II. oder III. Grades, Sick-Sinus-Syndrom, Vorhofflimmern, Vorhofflattern, verlängertes QT-Intervall.
  - Obstruktive Lungenerkrankungen.
- **Wirkungsverlauf:** WB < 20 s, WM 20–30 s, WD 3–7 s.
- **Pharmakokinetik:** VD 8–13 l/kg; Aufnahme und Abbau in den meisten Körperzellen, v. a. in Erythrozyten und Endothelzellen → sofortige Desaminierung zu elektrophysiologisch unwirksamen Metaboliten; HWZ < 10 s.
- **Dosierung: Als Antiarrhythmikum initial 3 mg als Bolus i. v. (innerhalb von 2–3 s);** Nachspülen mit NaCl; **ggf. Wiederholung mit 6, 9 und 12 mg alle 1–2 min.**
- **Besonderheiten/Bemerkungen:**
  - Methylxanthine können die Wirkung von Adenosin blockieren.
  - Dosisreduktion bei gleichzeitiger Therapie mit Dipyridamol und nach Herztransplantation.
  - Keine Dosisanpassung bei Nieren- und/oder Leberinsuffizienz notwendig.
  - Gabe nur unter kontinuierlicher EKG-Überwachung und in Reanimationsbereitschaft.
  - Nach Injektion kann eine kurzfristige Nulllinie auftreten (wenige Sekunden andauernd).

Adrenalin

- **Präparate:** z. B. Suprarenin 1 mg/1 ml, Suprarenin 25-mg/25-ml-Stechampulle.
- **Substanzklasse:** Katecholamin, Sympathomimetikum.
- **Wirkungsmechanismus:** Dosisabhängige Wirkungen an β_1-, β_2-, α-Rezeptoren.
- **Wirkungen:**
  - Anhebung des systolischen und diastolischen Blutdrucks unter Basisreanimation → verbesserte koronare und zerebrale Perfusion.
  - Anhebung des koronaren Perfusionsdrucks → verbesserte kardiale Reanimierbarkeit, Rückkehr spontaner Herzaktionen bei Asystolie.
  - Positiv inotrope, chronotrope, dromotrope und bathmotrope Wirkung.
  - Bronchodilatation.
- **Klinische Anwendung:**
  - Anaphylaktischer Schock, kardiogener Schock, volumenrefraktärer Schock.
  - Reanimation bei Herz-Kreislauf-Stillstand.
  - Hämodynamisch wirksame Bradykardien, die nicht auf Atropin reagieren.
  - Inhalativ bei ösophagopharyngealer Schwellung mit Stridor (Pseudokrupp).
  - Status asthmaticus.
- **Unerwünschte Wirkungen:**
  - Anstieg des myokardialen Sauerstoffverbrauchs, Koronarischämie, Tachykardie, ventrikuläre Extrasystolen, tachykarde Rhythmusstörungen, Kammerflimmern, Asystolie, Lungenödem.
  - Hypokaliämie, Hyperglykämie, metabolische Azidose.
  - Mydriasis, Krampfanfälle, Angstzustände, Tremor.
  - Oligurie, Anurie.
- **Kontraindikationen:** Hypertrophe obstruktive Kardiomyopathie, Thyreotoxikose.
- **Wirkungsverlauf:** WB 30–60 s i. v., 60–120 s endobronchial, WM < 3 min i. v., WD 5–10 min i. v., 15–25 min endobronchial.

- **Pharmakokinetik:** PB 50 %; schnelle Metabolisierung durch Monoaminooxidasen (MAO) und Catecholamin-O-Methyltransferase (COMT), Ausscheidung zu 70–95 % renal v. a. als Vanillinmandelsäure; HWZ 1–3 min.
- **Dosierung:**
  - *Anaphylaktischer Schock, Status asthmaticus:* **0,1 mg i. v., nach Wirkung alle 2 min wiederholen.**
  - *Andere Schockformen:* **0,05 mg i. v., nach Wirkung alle 2 min wiederholen; Perfusor: 0,05–1,0 µg/kg KG/min** (= 5 Amp. à 1 mg/1 ml + 45 ml NaCl 0,9 %; LR 2–42 ml/h bei 70 kg KG).
  - *Bradykardie:* **2–10 µg/min i. v.**
  - *Reanimation:*
    - *Aktuelles Standardschema:* **1 mg i. v. alle 3–5 min.**
    - *Kinderreanimation:* 0,01 mg/kg KG i. v. als Initialbolus, bei fehlendem Erfolg nach 3 min die 10-fache Dosis (0,1 mg/kg KG i. v.), diese Dosis dann alle 3 min wiederholen.
- **Besonderheiten/Bemerkungen:**
  - Antidepressiva verstärken die sympathomimetischen Wirkungen und die Gefahr kardialer Arrhythmien.
  - Bei gleichzeitiger Therapie mit α-Blockern kann Adrenalin den RR senken *(Adrenalinumkehr).*
  - Gefahr von ventrikulären Arrhythmien und Lungenödem bei gleichzeitiger Gabe von Halothan, Cyclopropan und Trichlorethylen.
  - Bei Vorbehandlung mit β-Blockern reine α-Wirkung mit Hypertonie und Bradykardie möglich.
  - Nicht mit alkalischen Substanzen (z. B. $NaHCO_3$, Furosemid) mischen.
  - Volumenmangel und Azidose sind vor der Anwendung möglichst auszugleichen.
  - Keine s. c. Gabe an den Akren (Nekrosegefahr).
  - Enthält Sulfit.

Ajmalin

- **Präparate:** z. B. Gilurytmal 2 (50 mg/2 ml), Gilurytmal 10 (50 mg/10 ml).
- **Substanzklasse:** Klasse-Ia-Antiarrhythmikum.
- **Wirkungsmechanismus:** Durch Hemmung des schnellen Natriumeinstroms in die Herzmuskelzelle Reduktion der Depolarisationsgeschwindigkeit während der Phase 0 des Aktionspotenzials.
- **Wirkungen:**
  - Abnahme der Leitungsgeschwindigkeit, Verlängerung von Refraktärzeit und Aktionspotenzialdauer.
  - Ventrikuläre Leitungsverlangsamung im His-Purkinje-System und in akzessorischen Bahnen.
  - Bei höherer Dosierung auch Abnahme von Frequenz sowie supraventrikulärer Leitungs- und Überleitungsgeschwindigkeit.
- **Klinische Anwendung:**
  - Supra- und ventrikuläre Tachykardien.
  - Paroxysmales Vorhofflimmern.
  - Refraktäres Kammerflimmern.
  - WPW-Syndrom.
  - Differenzialdiagnostik des WPW-Syndroms (Ajmalin-Test).
- **Unerwünschte Wirkungen:**
  - Leitungsblockierungen, Bradykardie, Asystolie.
  - Auslösung oder Verschlechterung einer Herzinsuffizienz (negativ-inotrope Wirkung), RR-Abfall.
  - Proarrhythmische Wirkung (Kammertachykardie, Kammerflimmern).
  - Übelkeit, Kopfschmerz, Flush, Wärmegefühl, Diarrhö, Sehstörungen, Parästhesien.
  - Sehr selten Cholestase; in Einzelfällen Leuko- und Thrombozytopenie.

- **Kontraindikationen:** Hypertrophe obstruktive Kardiomyopathie, QT-Syndrom, AV-Block II. und III. Grades, (Schenkel-)Blockbilder, Sick-Sinus-Syndrom, manifeste Herzinsuffizienz, innerhalb der ersten 3 Monate nach Myokardinfarkt, Ejektionsfraktion < 35 %.
- **Wirkungsverlauf:** WB 1 min i. v., 30 min p. o., WD 12–15 min i. v., 8 h p. o.
- **Pharmakokinetik:** VD 3 l/kg, PB 75 %; vorwiegend hepatische Metabolisierung durch Monohydroxylierung, nur 5–10 % werden unverändert renal ausgeschieden; HWZ 1 h i. v., 4 h p. o.
- **Dosierung:**
  - **0,5–1 mg/kg KG langsam i. v.** (*Cave:* Nicht > 10 mg/min infundieren, nicht > 50 mg als Einzeldosis).
  - **Perfusor: 0,5–1 mg/kg KG/h unter engmaschiger Überwachung** (z. B. bei 60 kg KG: 5 Amp. à 50 mg/10 ml [= 50 ml]; LR 6–12 ml/h).
- **Besonderheiten/Bemerkungen:**
  - Dosisreduktion bei Patienten mit chronischen Lebererkrankungen (unter Berücksichtigung des erwünschten therapeutischen Effekts).
  - Nicht mischen mit alkalischen Lösungen (z. B. $NaHCO_3$, Furosemid).
  - Abbruch der Therapie bzw. Dosisreduktion bei Terminierung der Tachykardie oder QRS-Verbreiterung auf > 25 % des Ausgangswerts.
  - Injektion unter engmaschiger Überwachung (EKG-Monitor, RR-Kontrolle).

Alfentanil

- **Präparate:** z. B. Rapifen 1 mg/2 ml, Rapifen 5 mg/10 ml.
- **Substanzklasse:** Opiatanalgetikum, intravenöses Narkosemittel.
- **Wirkungsmechanismus:** Agonistische Wirkung überwiegend an µ-Opiat-Rezeptoren.
- **Wirkungen:** Analgetisch, hypnotisch.
- **Klinische Anwendung:**
  - Anästhesie einschließlich der Neuroleptanalgesie bei allen Eingriffen, bei denen endotracheale Intubation und Beatmung durchgeführt werden.
  - Analgosedierung.
- **Unerwünschte Wirkungen:**
  - *Häufig:* Bradykardie, RR-Abfall, Atemdepression, Apnoe, Schwindel, Sedierung, Miosis, Nausea, Erbrechen, Singultus, Obstipation, Thoraxrigidität, Myoklonien.
  - *Gelegentlich:* Laryngospasmus, Asystolie, Anaphylaxie, Bronchospasmus.
- **Kontraindikationen:**
  - Spontan atmende Patienten, die durch Hypoventilation bzw. CO_2-Anstieg gefährdet sind (z. B. Patienten mit Hirndruckproblematik).
  - Akute hepatische Porphyrie.
  - Keine Möglichkeit zur kontrollierten Beatmung.
- **Wirkungsverlauf:** WB < 1 min i. v., WM 2–3 min i. v., WD 10–15 min i. v.
- **Pharmakokinetik:** VD 0,4–1,0 l/kg, PB 92 %; fast vollständige Metabolisierung in der Leber, geringe biliäre Exkretion, ca. 1 % werden unverändert renal ausgeschieden; HWZ 40–140 min.
- **Dosierung:**
  - *Narkoseeinleitung:* **10–30 µg/kg KG i. v.**
  - *Analgosedierung:* **Beim beatmeten Patienten 1–3 mg/h (Perfusor: 5 Amp. à 10 ml; LR 2–6 ml/h).**
- **Besonderheiten/Bemerkungen:**
  - Die gleichzeitige Gabe von Erythromycin kann die Alfentanil-Clearence vermindern → verlängerte Atemdepression möglich.
  - Alter > 65 Jahre sowie Leberinsuffizienz kann eine Dosisreduktion um bis zu 40 % erfordern.

- Vorbehandlung mit Atropin (0,25–0,5 mg 3 min vorher) senkt die Häufigkeit von Bradykardien.
- Relative Wirkstärke: 40–50.

Antagonist: Naloxon (S. 743).

Alteplase, rt-PA

- **Präparate:** z. B. Actilyse 10 mg, 20 mg, 50 mg Trockensubstanz pro Durchstechampulle.
- **Substanzklasse**: Fibrinolytikum, Thrombolytikum.
- **Wirkungsmechanismus:** Alteplase ist eine gentechnisch hergestellte Variante des humanen Gewebeplasminogen-Aktivators. Es spaltet Plasminogen zu Plasmin → Aktivierung. Plasmin spaltet Fibrin und Fibrinogen, die prokoagulatorischen Faktoren V und VIII und den Fibrinolyse-Inhibitor α2-Antiplasmin. Im Gegensatz zu Urokinase und Streptokinase ist die Alteplase-Wirkung von Fibrin abhängig. Alteplase wirkt daher vorwiegend an Fibrinoberflächen (Thromben) und weniger auf Fibrinogen, Faktor V und VII im zirkulierenden Blut.
- **Wirkungen:** Fibrinolyse in und auf Thromben/Emboli.
- **Klinische Anwendung:** Thrombolyse bei Myokardinfarkt, Lungenembolie. In einigen Ländern Zulassung zur systemischen Lyse bei Hirninfarkt.
- **Unerwünschte Wirkungen:** Generalisierte Blutungsneigung,Reperfusionsarrhythmien, RR-Abfall.
- **Kontraindikationen gegen Thrombolytika:** Grundsätzlich ist eine individuelle Nutzen-Risiko-Abwägung erforderlich. Während bei lebensbedrohlichen Situationen (z. B. fulminante Lungenembolie, großer Myokardinfarkt mit Pumpversagen) die Indikation großzügig gestellt werden kann, ist bei weniger dringlichen Lyseindikationen (z. B. tiefe Beinvenenthrombose) jedes mögliche Risiko als Kontraindikation anzusehen.
  - *Geringes Risiko:* Zahnextraktion in den letzten 2 Wochen, i. m. Injektion in den letzten zwei Wochen, diabetische Retinopathie, Menstruation.
  - *Hohes Risiko:* Florides Ulcus ventriculi/duodeni, intrakraniale Blutung in der Anamnese, Operationen/Verletzungen/Entbindung in den letzten 6 Wochen, Z. n. Reanimation mit Hinweis auf Verletzungen (z. B. Rippenfrakturen), Z. n. Punktion nicht komprimierbarer Gefäße (z. B. V. subclavia), bekannte Gefäßläsionen (Aneurysma, arteriovenöse Malformation, Ösophagusvarizen), schlecht eingestellte arterielle Hypertonie ($RR_{syst} > 200$ mmHg, $RR_{diast} > 110$ mmHg), Endokarditis, Perikarditis, kavernöse Lungentuberkulose, Sepsis.
  - *Absolute Kontraindikationen:* Hämorrhagische Diathese, aktive innere Blutung in den letzten 6 Wochen, großer Hirninfarkt oder intrakraniale Blutung in den letzten 6 Wochen, intrakranielle Tumoren, Schädel-Hirn-Trauma, Hirnoperation oder intraokulare Operation in den letzten 6 Wochen, Aortendissektion, nekrotisierende Pankreatitis.
- **Wirkungsverlauf:** Wiedereröffnung verschlossener Gefäße meist innerhalb von 60–90 min.
- **Pharmakokinetik:** Vorwiegend hepatische Elimination; Plasma-HWZ 4–8 min, Eliminations-HWZ 40–50 min.
- **Dosierung:**
  - *Myokardinfarkt:* **15 mg i. v. als Bolus, dann 50 mg über 30 min, anschließend 35 mg über 60 min, gleichzeitig Vollheparinisierung plus Acetylsalicylsäure.**
  - *Lungenembolie:* **10 mg i. v. als Initialbolus über 1–2 min, dann 90 mg als Dauerinfusion über 2 h, gleichzeitig Vollheparinisierung.**
- **Besonderheiten/Bemerkungen:**
  - Bei schweren Blutungen Alteplase absetzten, ggf. Gabe von Antifibrinolytika. Falls erforderlich, Substitution von Gerinnungsfaktoren (Fibrinogen, Plasma).

Amikacin

- **Präparate:** z. B. Biklin.
- **Substanzklasse:** Antibiotikum, Aminoglykosid.
- **Wirkspektrum:** Wie Gentamicin (S. 724).
- **Dosierung: 1 × 10–15 mg/kg KG i. v.**
- **Weitere Informationen:** Siehe Aminoglykoside (S. 280).

Amiodaron

- **Präparate:** z. B. Cordarex 150 mg/3 ml, Cordarex 200-mg-Tabletten.
- **Substanzklasse**: Klasse-III-Antiarrhythmikum.
- **Wirkungsmechanismus:** Hemmung des Kaliumausstroms in Phase 2 und 3 des Aktionspotenzials, Hemmung des langsamen Ca^{2+}-Einstroms, selektive Blockade inaktivierter Na^{+}-Kanäle.
- **Wirkungen:**
  - Durch selektive Verlängerung der Repolarisationsdauer und der Refraktärperiode des Aktionspotenzials Verlängerung der Refraktärzeiten in Vorhof, AV-Knoten, His-Purkinje-System und Ventrikel.
  - Nichtkompetetive Hemmung von α- und β-Rezeptoren, negativ dromotrop.
- **Klinische Anwendung:** Ventrikuläre und supraventrikuläre Rhythmusstörungen, v. a. Kammerflimmern/pulslose Kammertachykardie nach erfolglosen Defibrillationsversuchen.
- **Unerwünschte Wirkungen:**
  - Atropinresistente Sinusbradykardie, Rhythmusstörungen, Verbreiterung des QRS-Komplexes, Hyper- oder Hypothyreose (Low-T_3-Syndrom), reversible Lungenfibrose, Alveolitis, Fotosensibilisierung, blaugraue Hautpigmentierung (teilweise irreversibel).
  - *Häufig:* Fast immer Mikroablagerungen in der Kornea (in 5 % mit Sehstörungen), reversibler Transaminasenanstieg, Appetitlosigkeit, Obstipation, Magen-Darm-Beschwerden.
  - *Vereinzelt:* Hepatitis, Neurolipidose mit Tremor, Ataxie, Parästhesie, Alpträume.
  - *Einzelfälle:* Anaphylaktoide Reaktionen bis zum Schock, Bronchospasmus, hämolytische oder aplastische Anämie.
- **Kontraindikationen:** AV-Blockierungen, Sick-Sinus-Syndrom, höhergradige Bradykardie.
- **Wirkungsverlauf:** WB 15 min i. v., Tage bis Wochen p. o., WM 2–5 Monate p. o., WD 1–3 Monate p. o.
- **Pharmakokinetik:** BV < 50 %, VD 62 l/kg, PB 96 %; überwiegende Biotransformation in der Leber, sehr geringe Mengen werden unverändert renal ausgeschieden; HWZ 25 d (nach Einzeldosis), 14–107 d (nach Langzeittherapie).
- **Dosierung:**
  - *Therapierefraktäres Kammerflimmern/pulslose Kammertachykardie:*
    - **300 mg in 20 ml Glukose 5 % (G5 %) als Bolus i. v.** (kann in dieser Situation periphervenös gegeben werden).
    - **Weitere 150 mg i. v. bei Fortbestehen bzw. Wiederauftreten von Kammerflimmern/pulsloser Kammertachykardie.**
    - **Anschließend Infusion von 1 mg/min für 6 h, dann 0,5 mg/min** (bis zur initialen Maximaldosis von 2 g).
  - *Tachykardie mit breiten Kammerkomplexen:*
    - **150 mg in 100 ml G5 % i. v. über 10 min.**
    - **Wenn notwendig, weitere 150 mg in 100 ml G5 % i. v. über 10 min.**
    - **Wenn notwendig, weitere 300 mg in 100 ml G5 % i. v. über 1 h.**
  - *Tachykardes Vorhofflimmern:*
    - **300 mg in 100 ml G5 % i. v. über 1 h.**
    - **Wenn notwendig, weitere 300 mg in 100 ml G5 % über 1 h.**

- *Supraventrikuläre Tachykardie* (schmale QRS-Komplexe):
  - Nach erfolglosem Kardioversionsversuch: **150 mg in 100 ml G5 % i. v. über 10 min, dann 300 mg in 100 ml G5 % i. v. über 1 h, anschließend erneuter Kardioversionsversuch.**
  - Bei primär medikamentöser Therapie: **300 mg in 100 ml G5 % i. v. über 1 h, bei Bedarf 1 × wiederholen.**
- *Erhaltungsdosis:* **600 mg/d p. o. oder i. v. während der ersten 8–10 d; dann 200 mg/d p. o. an 5 d/Woche.**

▶ **Besonderheiten/Bemerkungen:**

Cave: Bei Halothan-Narkose Gefahr von Sinusknotenstillstand !

- Amiodaron erhöht die Plasmakonzentrationen von Digoxin (50–100 %), Vitamin-K-Antagonisten, Phenytoin und Ciclosporin.
- Bei simultaner Verabreichung von Kalziumkanal-Blockern, β-Blockern und Klasse-I-Antiarrhythmika besondere Gefahr von Sinusbradykardien oder AV-Blockierungen.
- Eine Allgemeinnarkose erhöht das Risiko von unerwünschten Wirkungen bezüglich des Herz-Kreislauf-Systems und der Lunge.
- Eine Dosisanpassung bei Leberinsuffizienz sollte in Betracht gezogen werden, genaue Richtlinien liegen jedoch nicht vor.
- Amiodaron besteht aus einem jodhaltigen Molekül.
- Rö-Thorax und Lufu alle 3–6 Monate.
- Hypokaliämien vermeiden.

Therapeutische Plasmakonzentration: **1,0–2,5 µg/ml.**

Amoxicillin

▶ **Präparate:** z. B. Amoxypen, Clamoxyl (+ Clavulansäure = Augmentan).

▶ **Substanzklasse:** β-Laktam-Antibiotikum.

▶ **Wirkspektrum:** Wie Ampicillin (S. 696); *kombiniert mit Clavulansäure* zusätzlich β-Laktamasebildner, Anaerobier, Klebsiellen.

▶ **Dosierung:**
- *Amoxicillin:* **3–4 × 0,5–5 g p. o.**
- *Amoxicillin + Clavulansäure:* **3–4 × 1,2–2,2 g p. o.**

▶ **Weitere Informationen:** Siehe Aminopenicilline (S. 275).

Amphotericin B

▶ **Präparate:** z. B. Amphomoronal, AmBisome.

▶ **Substanzklasse:** Antimykotikum.

▶ **Wirkspektrum:** Candida, Aspergillus, Kryptokokken.

Schwäche gegen: Dermatophyten.

▶ **Dosierung:**
- **i. v.: 1 × 0,25–1 mg/kg KG** (Initialdosis 0,25 mg/kg KG, dann über 3 d bis 0,75–1 mg/kg KG steigern).

Hinweis: Dosierung für liposomales Amphotericin B (AmBisome)**: 1 × 3 mg/kg KG i. v.**

- Per inhalationem: **50 mg Amphotericin B in 10 ml Aqua dest. lösen. 2–4 × täglich 2 ml der zubereiteten Lösung inhalieren lassen.**

▶ **Weitere Informationen:** Siehe Amphotericin B (S. 283).

Ampicillin

▶ **Präparate:** z. B. Binotal, Pen-Bristol (+ Sulbactam = Unacid).

▶ **Substanzklasse:** β-Laktam-Antibiotikum.

▶ **Wirkspektrum:** H. influenzae, Enterokokken (Mittel der Wahl), E. coli, Proteus, Listerien, Shigellen, Salmonellen, Anaerobier, Aktinomyzeten; *kombiniert mit Sulbactam* zusätzlich β-Laktamasebildner, Anaerobier, Klebsiellen.

- **Dosierung:**
  - *Ampicillin:* **3–4 × 0,5–5 g i. v.**
  - *Ampicillin + Sulbactam:* **3–4 × 0,75–3 g i. v.**
- **Weitere Informationen:** Siehe Aminopenicilline (S. 275).

Aprotinin

- **Präparate:** z. B. Trasylol-Infusionslösung 500 000 I.E./50 ml.
- **Substanzklasse:** Fibrinolysehemmer.
- **Wirkung, Wirkungsmechanismus:** Aprotinin ist ein aus Rinderlungen gewonnenes proteolytisches Enzym. Es beeinflusst die Fibrinolyse durch:
  - Hemmung des Kallikrein-Kinin-Systems.
  - Reduktion der Umwandlung von Plasminogen zu Plasmin.
  - Verminderte Blutung durch Stabilisierung von Glykoproteinen der Thrombozytenmembran.
  - Hemmung der thrombozytären Thromboxan-A_2-Synthese → Prävention thrombotischer Ereignisse.
- **Klinische Anwendung:** Verringerung des Blutverlustes bei Operationen mit extrakorporaler Zirkulation oder bei anderen Operationen bei Patienten mit erhöhter Blutungsneigung (Gerinnungsstörungen, Therapie mit ASS oder nichtsteroidalen Antiphlogistika), Blutungskompliktionen unter thrombolytischer Therapie.
- **Unerwünschte Wirkungen:** Schwerste anaphylaktoide Reaktionen.
- **Kontraindikationen:** Wenn der Patient bereits früher Aprotinin erhalten hat, sollte eine erneute Anwendung nur unter größter Vorsicht und nach medikamentöser Prophylaxe mit Histaminrezeptorantagonisten, ggf. zusätzlich auch mit einem Glukokortikoid, erfolgen.
- **Pharmakokinetik:** Abbau durch lysosomale Enzyme in der Niere, anschließend renale Ausscheidung der Metaboliten; Plasma-HWZ 30–60 min, Eliminations-HWZ 6–12 h.
- **Dosierung: Initial Testdosis von 1 ml i. v., danach 10 min warten. Bei Blutungsneigung anschließend initial 500 000–1 Mio I.E. i. v. als Kurzinfusion, dann 100 000–200 000 I.E./h als Dauerinfusion bis klinisch eine Normalisierung erreicht ist.**
- **Besonderheiten/Bemerkungen:** Aprotinin nicht mit anderen Pharmaka mischen.

ASS

- Siehe Kapitel Analgesie (S. 178).

AT III

- Siehe Kapitel Transfusionstherapie (S. 232).

Atenolol

- **Präparate:** z. B. Tenormin 5 mg/10 ml; Tenormin 25-mg-, 50-mg-, 100-mg-Tablette.
- **Substanzklasse:** β-Rezeptorenblocker, Klasse-II-Antiarrhythmikum.
- **Wirkungsmechanismus:** Verminderung der sympathoadrenergen Stimulation des Herzens durch Kompetition mit Katecholaminen an β_1-Rezeptoren, in hohen Dosen auch an β_2-Rezeptoren; Suppression der Reninsekretion.
- **Wirkungen:** Negativ chronotrop/inotrop/dromotrop, antihypertensiv, Senkung von HMV und myokardialem O_2-Verbrauch.
- **Klinische Anwendung:**
  - Arterielle Hypertonie, Angina pectoris, Tachyarrhythmien.
  - Funktionelle Herz-Kreislauf-Beschwerden (hyperkinetisches Herzsyndrom, hypertone Regulationsstörungen).
  - Akutbehandlung bei Herzinfarkt; Postmyokardinfarkt-Prophylaxe.

- **Unerwünschte Wirkungen:**
  - *Gelegentlich:* Magen-Darm-Beschwerden, Müdigkeit, Schwindel, Benommenheit, leichte Kopfschmerzen, Schwitzen, Alpträume, Impotenz, Claudicatio intermittens bei bis dahin asymptomatischer AVK.
  - *Selten:* Verstärkter RR-Abfall (gelegentlich mit Bewusstlosigkeit), Bradykardie, AV-Überleitungsstörungen, Verstärkung einer Herzinsuffizienz, Mundtrockenheit, Hautreaktionen (v. a. Auslösung oder Verschlechterung einer Psoriasis), Bronchospasmus.
  - *Einzelfälle:* Veränderte Leberfunktionswerte, Hepatitis, Thrombozytopenie, Leukopenie, Überempfindlichkeitsreaktionen.
- **Kontraindikationen:**
  - AV-Block II. und III. Grades, Sick-Sinus-Syndrom, höhergradige SA-Blockierungen; Bradykardie; Hypotonie, Schock.
  - Herzinsuffizienz NYHA III und IV.
  - Spätstadien peripherer Durchblutungsstörungen.
  - Metabolische Azidose.
  - Obstruktive Atemwegserkrankung.
- **Wirkungsverlauf:** WB < 5 min i. v., < 1 h p. o., WM 20 min i. v., 2–3 h p. o., WD 12 h i. v., 24 h p. o.
- **Pharmakokinetik:** BV 50–60 %, VD 0,5–1,5 l/kg, PB 3 %; 90 % werden innerhalb von 48 h unverändert renal ausgeschieden; HWZ 6–9 h (bei Niereninsuffizienz bis 30 h).
- **Dosierung:**
  - Angina pectoris, Hypertonie, Tachyarrhythmien, Migräneprophylaxe: **50–100 mg/d p. o. (max. Tagesdosis 200 mg).**
  - Akutbehandlung des Herzinfarktes: **5 mg i. v. über 5 min, nach 10 min weitere 5 mg i. v., anschließend wie Angina pectoris.**
  - Postmyokardinfarkt-Prophylaxe: **50–100 mg/d. p. o.**
  - Funktionelle Herz-Kreislauf-Beschwerden: **25 mg/d p. o.**
- **Besonderheiten, Bemerkungen:**
  - Minderung des antihypertensiven Effekts durch NSAR möglich.
  - Wirkungsverstärkung durch volatile Anästhetika und Kalziumantagonisten.
  - Gleichzeitige Gabe von Chlorpromazin kann zum Anstieg der Plasmakonzentrationen beider Substanzen führen.
  - Wirkungsabschwächung von Dobutamin und Dopamin.
  - Dosisanpassung bei Niereninsuffizienz, keine Dosisanpassung bei schwerer Leberfunktionsstörung.
  - Maskierung der Warnsymptome einer Hypoglykämie möglich.
  - Bei anaphylaktoiden Reaktionen schwerere Symptomatik.

Atracurium

- Siehe Kapitel Muskelrelaxation (S. 190).

Atropin

- **Präparate:** z. B. Atropinsulfat 0,5 mg/1 ml, 100 mg/10 ml.
- **Substanzklasse:** Parasympatholytikum.
- **Wirkungsmechanismus:** Kompetitive Hemmung der peripheren muskarinergen sowie der zentralen Effekte von Acetylcholin.
- **Wirkungen:** Senkung der gastrointestinalen Motilität, Abnahme der Schweiß-, Speicheldrüsen- und Bronchialsekretion, Anstieg der Herzfrequenz, Bronchodilatation.
- **Klinische Anwendung:**
  - Bradykardie, höhergradige AV-Blockierungen.
  - Reanimation bei Asystolie.
  - Prämedikation (Vagolyse).
  - Vergiftungen mit Alkylphosphaten bzw. Cholinesterasehemmern.
  - Mydriatikum (Augenheilkunde).

- **Unerwünschte Wirkungen (dosisabhängig):**
  - Trockene Schleimhäute, Durst, verminderte Schweißproduktion.
  - Tachykardie, Herzrhythmusstörungen, Zunahme des myokardialen Sauerstoffverbrauchs, Sehstörung (ab 2 mg).
  - Hyperthermie.
  - Miktionsstörung, Akkomodationsstörung, Schluckstörung, Kopfschmerzen, Unruhe (ab 5 mg).
  - Obstipation, gastroösophagealer Reflux.
  - Halluzinationen, Ataxie, Desorientierung (ab 10 mg).
- **Kontraindikationen:** Obstruktive Kardiomyopathie, Myasthenia gravis, paralytischer Ileus, Engwinkelglaukom, mechanische Stenosen im Gastrointestinaltrakt, obstruktive Uropathie.
- **Wirkungsverlauf:** WB 45–60 s i. v., 5–40 min i. m., 30–120 min p. o., WM 2 min i. v., WD Vagolyse 1–2 h, Antisalivation 4 h.
- **Pharmakokinetik:** BV 90 %, PB 50 %, VD 1–6 l/kg; 25–40 % werden unverändert renal eliminiert, der Rest in der Leber hydrolysiert; HWZ 2–5 h.
- **Dosierung:**
  - *Bradykardie:* **Initial 0,5–1,0 mg i. v., ggf. alle 3–5 min wiederholen bis zu einer Gesamtdosis von 3 mg; Dosierung bei Kindern: 0,01 mg/kg KG.**
  - *Vergiftung mit Cholinesterasehemmern:* **2–5 mg (bis 10 mg) i. v. nach Wirkung bis zum Sistieren der Hypersalivation.** In Einzelfällen sind extreme Dosierungen erforderlich.
  - *Prämedikation:* **0,5 mg i. v., i. m. oder p. o.**
- **Besonderheiten/Bemerkungen:**
  Cave: Bei Tachykardie, Herzinsuffizienz, Herzinfarkt, Fieber.
  - Auslösung eines Glaukomanfalls bei prädisponierten Patienten möglich (fast nie bei Dosen ≤ 0,5 mg).
  - Paradoxe Bradykardie möglich, speziell bei Dosen < 0,5 mg.
  - Atropin ist nicht wirksam gegen Bradykardien bei herztransplantierten Patienten (hier β-Mimetikum einsetzen, z. B. Adrenalin oder Orciprenalin).

Azithromycin

- **Präparate:** z. B. Zithromax.
- **Substanzklasse:** Antibiotikum, Makrolid.
- **Wirkspektrum:** Wie Erythromycin (S. 717).
- **Dosierung: 1 × 500 mg p. o. über 3 Tage.**
- **Weitere Informationen:** Siehe Makrolide (S. 271).

Azlocillin

- **Präparate:** z. B. Securopen.
- **Substanzklasse:** β-Laktam-Antibiotikum.
- **Wirkspektrum:** Wie Mezlocillin (S. 741), zusätzlich Pseudomonas aeruginosa.
- **Dosierung: 3–4 × 2–5 g i. v.**

Aztreonam

- **Präparate:** z. B. Azactam.
- **Substanzklasse:** β-Laktam-Antibiotikum.
- **Wirkspektrum:**
  - Gramnegative Keime inklusive Pseudomonas aeruginosa.
  Nicht wirksam gegen: Grampositive Keime, Anaerobier.
- **Dosierung: 2–4 × 1–2 g i. m./i. v.**

Bikarbonat

- Siehe Kapitel Säure-Basen-Haushalt: Azidose (S. 461).

Bivalirudin

- **Präparat**: Angiox Durchstechflasche 250 mg (Pulver zur Herstellung eines Konzentrates).
- **Substanzklasse**: Antikoagulanz, Thrombininhibitor.
- **Wirkungsmechanismus**: Hemmung von Thrombin durch reversible Bindung am katalytischen Zentrum und an der Anionenbindungsregion.
- **Klinische Anwendung**:
  - Antikoagulation für perkutane Koronarintervention.
  - Intravenöse Antikoagulation bei Patienten mit Heparin-induzierter Thrombozytopenie (HIT), insbesondere zur intraoperativen Antikoagulation (Gefäßchirurgie, Herzchirurgie) und für extrakorporale Verfahren.
- **Unerwünschte Wirkungen**:
  - Blutungskomplikationen.
  - Thromboembolische Komplikationen (Herzinfarkt, Koronarthrombose etc.).
- **Kontraindikationen**:
  - Überempfindlichkeit gegen Hirudine.
  - Hochgradige Niereninsuffizienz.
- **Pharmakokinetik**: Verteilungsvolumen 0,1 l/kg, keine nennenswerte PB. Elimination durch Proteasen und Thrombin. 20 % von Bivalirudin werden unverändert renal ausgeschieden; die Clearance nimmt bei hochgradiger Niereninsuffizienz deutlich ab. HWZ 25 min (bei normaler Nierenfunktion) bis 3,5 h bei dialysepflichtigen Patienten.
- **Dosierung**:
  - Initialer Bolus: 0,75 mg/kg KG i. v.
  - Anschließende Dauerinfusion: 1,75 mg/kg KG/h i. v.
  - Fortführung der Dauerinfusion nach dem Eingriff (falls erfoderlich): 0,25 mg/kg KG/h i. v.
- **Besonderheiten/Bemerkungen**:
  - Der Effekt von Bivalirudin kann über die ACT (Activated Clotting Time) analog zu intravenösem Heparin überwacht werden.
  - Wenn Bivalirudin bei Patienten mit hochgradiger Niereninsuffizienz eingesetzt wird, muss die Dosis unter Überwachung der ACT angepasst werden.

Butylscopolamin (N-Butylscopolamin)

- **Präparate:** z. B. Buscopan-Ampullen 20 mg/1 ml.
- **Substanzklasse:** Spasmolytikum.
- **Wirkungsmechanismus:** Peripher anticholinerg durch Hemmung der ganglionären Acetylcholin-Übertragung, parasympatholytisch.
- **Wirkungen:** Spasmolyse der glatten Muskulatur des Gastrointestinaltrakts, der Gallen- und ableitenden Harnwege sowie der weiblichen Geschlechtsorgane.
- **Klinische Anwendung:**
  - Spasmolyse bei Erkrankungen des Magen-Darm-Trakts und der Gallenwege.
  - Harnleiterkoliken.
  - Spasmen des weiblichen Genitales.
  - Motilitätshemmung bei endoskopischen/operativen Eingriffen.
- **Unerwünschte Wirkungen:**
  - *Anticholinerge Effekte:* Tachykardie, Hemmung der Speichel- und Schweißsekretion, Harnverhalt, leichte Mydriasis (erst bei höherer Dosierung).
  - *Gelegentlich:* Überempfindlichkeitsreaktionen wie Urtikaria.
  - *Selten:* RR-Abfall.
  - *Sehr selten:* Bei parentaler Gabe schwere Überempfindlichkeitsreaktionen bis zum Schock.
- **Kontraindikationen:** Mechanische Stenosen des Magen-Darm-Trakts, Harnverhaltung bei mechanischen Stenosen der Harnwege, Engwinkelglaukom, tachykarde Herzrhythmusstörungen, Myasthenia gravis.

- **Wirkungsverlauf:** WB 20–120 s i. v., 3–5 min i. m., WD 4–20 min i. v., 15 min i. m.
- **Pharmakokinetik:** VD 3,5 l/kg, PB 3–11 %; etwa 40–50 % werden unverändert renal eliminiert, der Rest nach enzymatischer Hydrolyse in der Leber; HWZ 5 h.
- **Dosierung: Einzeldosis 20–40 mg i. m., s. c. oder langsam i. v.; maximale Tagesdosis 100 mg.**
- **Besonderheiten, Bemerkungen:**
  - Verstärkung der anticholinergen Wirkung durch Amantadin, Antihistaminika, Chinidin, trizyklische Antidepressiva und Antiparkinson-Medikamente.
  - Keine bzw. sehr geringe Penetration der Blut-Hirn-Schranke.

Cafedrin

- Siehe Theodrenalin (S. 767).

Caspofungin

- **Präparate:** z. B. Cancidas.
- **Substanzklasse:** Antimykotikum.
- **Wirkspektrum:** Aspergillen, Candida.
- **Dosierung: 1. Tag 1 × 70 mg i. v., dann 1 × 50 mg/d i. v.; bei KG > 80 kg weiter mit 1 × 70 mg/d i. v.**
- **Weitere Informationen:** Behandlung invasiver Candidiasis oder invasiver Aspergillose bei Nichtansprechen der bisherigen Therapie; siehe auch Antimykotika (S. 283).
- **Unerwünschte Wirkungen:** Blutbildveränderungen, Anstieg der Leberenzyme.

Cefazolin

- **Präparate:** z. B. Gramaxin, Elzogram.
- **Substanzklasse:** Antibiotikum, Cephalosporin der 1. Generation.
- **Wirkspektrum:** Streptokokken, Pneumokokken, Staphylokokken, Gonokokken, Meningokokken, E. coli, Klebsiellen, Proteus.
  - ***Nicht wirksam gegen:*** Enterokokken, einige Pneumokokken-Stämme, methicillinresistente Staph. aureus, Pseudomonas, Enterobakter, Serratia, Mykoplasmen u. a.
- **Dosierung: 2–3 × 2 g i. v.**
- **Weitere Informationen:** Siehe Cephalosporine 1. Generation (S. 276).

Cefepim

- **Präparate:** z. B. Maxipime.
- **Substanzklasse:** Antibiotikum, Cephalosporin der 3. Generation mit Pseudomonas-Aktivität.
- **Wirkspektrum:** Wie Ceftazidim (S. 702).
- **Dosierung: 2 × 1–2 g i. v.**
- **Weitere Informationen:** Siehe Cephalosporine 3. Generation mit Pseudomonas-Aktivität (S. 276).

Cefotaxim

- **Präparate:** z. B. Claforan.
- **Substanzklasse:** Antibiotikum, Cephalosporin der 3. Generation.
- **Wirkspektrum:**
  - Enterobakterien (häufig Resistenz gegen Enterobacter cloacae sowie multiresistente Formen), H. influenzae, Gonokokken, Meningokokken.
  - ***Nicht wirksam gegen:*** Enterokokken, Listerien, Mykoplasmen, Chlamydien, Legionellen (schlecht wirksam gegen: Staphylokokken, Pseudomonas, Acinetobacter, Enterobacter chloacae).
- **Dosierung: 2–3 × 1–3 g i. v.**
- **Weitere Informationen:** Siehe Cephalosporine 3. Generation (S. 276).

Cefotiam

- **Präparate:** z. B. Spizef.
- **Substanzklasse:** Antibiotikum, Cephalosporine der 2. Generation.
- **Wirkspektrum:** Wie Cefuroxim (S. 702).
- **Dosierung: 2–3 × 1–2 g i. v./i. m.**
- **Weitere Informationen:** Siehe Cephalosporine der 2. Generation (S. 276).

Cefoxitin

- **Präparate:** z. B. Mefoxitin.
- **Substanzklasse:** Antibiotikum, Cephalosporin der 2. Generation.
- **Wirkspektrum:** Wie Cefuroxim (S. 702).
- **Dosierung: 3 × 2 g i. v./i. m.**
- **Weitere Informationen:** Siehe Cephalosporine der 2. Generation (S. 276).

Ceftazidim

- **Präparate:** z. B. Fortum.
- **Substanzklasse:** Antibiotikum, Cephalosporin der 3. Generation mit Pseudomonas-Aktivität.
- **Wirkspektrum:**
  - Wie Cefotaxim (S. 701), zusätzlich Pseudomona aeruginosa.
  - *Nicht wirksam gegen:* Enterokokken, methicillinresistente Staph. aureus, Listerien.
- **Dosierung: 2–3 × 1–2 g i. v.**
- **Weitere Informationen:** Siehe Cephalosporine 3. Generation mit Pseudomonas-Aktivität (S. 276).

Ceftriaxon

- **Präparate:** z. B. Rocephin.
- **Substanzklasse:** Antibiotikum, Cephalosporin der 3. Generation.
- **Wirkspektrum:** Wie Cefotaxim (S. 701).
- **Dosierung: 1 × 2 g i. v.; bei Meningitis ggf. auch 2 × 1–2 g i. v.**
- **Weitere Informationen:** Siehe Cephalosporine der 3. Generation (S. 276).

Cefuroxim

- **Präparate:** z. B. Zinacef, Cefuroxim Lilly.
- **Substanzklasse:** Antibiotikum, Cephalosporin der 2. Generation.
- **Wirkspektrum:** Wie Cefazolin (S. 701), zusätzlich H. influenzae, Indol-positive Proteus-Arten.
  - *Nicht wirksam gegen:* Enterokokken, Pseudomonas, Methicillin-resistente Staph. aureus, Bact. fragilis, Mykoplasmen, Chlamydien.
- **Dosierung: 3–4 × 0,75–2 g i. v.**
- **Weitere Informationen:** Siehe Cephalosporine der 2. Generation (S. 276).

Cephalosporine

- Siehe Kapitel Einzelne antimikrobielle Substanzen (S. 276) sowie die Abschnitte zu den Einzelsubstanzen in diesem Kapitel.

Chloramphenicol

- **Präparate:** z. B. Paraxin.
- **Substanzklasse:** Antibiotikum.
- **Klinische Anwendung:** Nur bei schweren Salmonellen-Infektionen, Hirnabszess, Meningitis bei Penicillin-Allergie.
- **Dosierung: 3–4 × 0,5–1 g i. v.**

Cimetidin

- **Präparate:** z. B. Tagamet 400 mg/4 ml; 1 000 mg/10 ml.
- **Substanzklasse:** H_2-Rezeptorantagonist.
- **Wirkungsmechanismus:** Kompetition mit Histamin am H_2-Rezeptor.
- **Wirkungen:** Hemmung der histaminvermittelnden Magensäuresekretion, zytoprotektiver Effekt auf Magen- und Duodenalschleimhaut.
- **Klinische Anwendung:**
  - Ulcus duodeni/ventriculi.
  - Zollinger-Ellison-Syndrom.
  - Peptische Refluxösophagitis.
  - Prophylaxe und Therapie stressbedingter Schleimhautläsionen im oberen Gastrointestinaltrakt.
  - Therapie anaphylaktischer Reaktionen in Kombination mit H_1-Rezeptorantagonisten.
- **Unerwünschte Wirkungen:**
  - *Gelegentlich:* Gynäkomastie, Kopfschmerzen, reversibler Transaminasenanstieg, Cholestase, Diarrhö, Obstipation, Hautausschlag.
  - *Selten:* Juckreiz, Müdigkeit, Schwindel, Übelkeit, Hepatitis.
  - *Sehr selten:* Arthralgie, Myalgie, Tachykardie, Bradykardie, Asystolie, AV-Block.
  - *Einzelfälle:* Erythema multiforme, Verwirrtheitszustände, akute Überempfindlichkeitsreaktionen, Laryngospasmus, Leuko-, Neutro-, Thrombo- oder Panzytopenie, Agranulozytose, aplastische Anämie.
- **Kontraindikationen:** Akute Porphyrie.
- **Wirkungsverlauf:** WB 15 min i. v., 1 h p. o. WM 60–90 min i. v., WD 4–4,5 h i. v. und 6–8 h p. o.
- **Pharmakokinetik:** BV 55 %, VD 1,2 l/kg, PB 13–25 %; 55 % werden unverändert renal eliminiert, 25–40 hepatisch metabolisiert; HWZ 2 h.
- **Dosierung:** Je nach Indikation **400 mg–2 g/d.** Die i. v. Applikation erfolgt entweder über eine Bolusinjektion (200 mg über 2 min) oder kontinuierlich mit bis zu 80 mg/h.
  Hinweis: Bei Zollinger-Ellison-Syndrom sind z. T. Dosen **> 2 g/d** notwendig.
- **Besonderheiten/Bemerkungen:**
  - Cimetidin blockiert CYP-abhängige Stoffwechselprozesse → verlangsamte Elimination von Benzodiazepinen, Phenytoin, Glibenclamid, Diltiazem, Nifedipin, 5-Fluouracil und Metoprolol.
  - Abschwächung der antimykotischen Wirkung von Ketokonazol.
  - Verlängert die WD von Succinylcholin und von nichtdepolarisierenden Muskelrelaxanzien.
  - Reduktion der max. Tagesdosis auf 600 mg bei einer Kreatinin-Clearance von 15–30 ml/min; Dosisreduktion auch bei fortgeschrittenen Lebererkrankungen.
  - Nicht mischen mit Aminophyllin, Amphotericin B, Dipyridamol, Pentobarbital, Polymyxin B, Penicillinen und Cephalosporinen.

Ciprofloxacin

- **Präparate:** z. B. Ciprobay.
- **Substanzklasse:** Antibiotikum, Chinolon.
- **Wirkspektrum:** Nahezu alle grampositiven und gramnegativen Keime, auch Legionellen, Chlamydien, atypische Mykobakterien.
  Nicht wirksam gegen: Anaerobier, Pneumokokken, Enterokokken, Streptokokken.
- **Dosierung: 2 × 200–400 mg i. v. oder 2 × 250–500 mg p. o.**
- **Weitere Informationen:** Siehe Chinolone, Gyrasehemmer (S. 278).

Cis-Atracurium

- Siehe Kapitel Muskelrelaxation (S. 190).

Clarithromycin

- **Präparate:** z. B. Klacid.
- **Substanzklasse:** Antibiotikum, Makrolid.
- **Wirkspektrum:** Wie Erythromycin (S. 717).
- **Dosierung: 2 × 250 mg p. o.**
- **Weitere Informationen:** Siehe Makrolide (S. 279).

Clavulansäure

- Siehe Amoxicillin (S. 696).

Clindamycin

- **Präparate:** z. B. Sobelin.
- **Substanzklasse:** Antibiotikum, Lincosamin.
- **Wirkspektrum:**
  - Staphylokokken (15–20 % resistent), Streptokokken, Anaerobier.
  - *Schwäche gegen:* Enterokokken, gramnegative Stäbchen.
- **Dosierung: 3–4 × 300–600 mg i. v. oder 3–4 × 150–450 mg p. o.**
- **Weitere Informationen:** Siehe Lincosamine (S. 280).

Clomethiazol

- **Präparate:** z. B. Distraneurin Sterile Lösung 504 mg/100 ml; Mixtur 31,5 mg/1 ml; Kapseln à 192 mg.
- **Substanzklasse:** Psychopharmakon.
- **Wirkungsmechanismus:** Verstärkung der inhibitorischen GABAergen Transmission im ZNS, Verstärkung der inhibitorischen Effekte von Glyzin.
- **Wirkungen:** Sedativ, hypnotisch, antikonvulsiv.
- **Klinische Anwendung:** Delirium tremens.
- **Unerwünschte Wirkungen:**
  - *Häufig:* Zunahme der Bronchial- und Speichelsekretion, Rhinorrhö, Müdigkeit, Benommenheit, Kopfschmerzen, Palpitationen, Taubheit, Kribbelgefühl, Juckreiz, Hautausschläge, Bindehautentzündungen.
  - *Gelegentlich:* Magen-Darm-Beschwerden, Brennen in Hals und Nase, Hustenreiz, Sodbrennen.
  - *Selten:* Atmungs- und Kreislaufdepression (bei Überdosierung), Infektionen der oberen Atemwege, Lungenentzündung.
  - *Einzelfälle:* Allergische oder anaphylaktische Reaktionen, Schock.
  - *Wenige Einzelfälle:* RR-Abfall, Anstieg der Serumtransaminasen, Ikterus, cholestatische Hepatitis.
- **Kontraindikationen:**
  - Verdacht auf Schlafapnoesyndrom oder andere zentral verursachte Atemstörungen.
  - Akute Alkoholintoxikation, zentral dämpfende Pharmaka.
- **Wirkungsverlauf:** WB 10–20 min i. v., 20–30 min p. o. (Mixtur), 2 h p. o. (Kapseln) WD 1–11 min i. v. (nach Infusionsende), 1–4 h p. o.
- **Pharmakokinetik:** BV 8,5–38 %, VD 9–13 l/kg, PB 60–70 %; überwiegend hepatische Metabolisierung, teilweise zu pharmakologisch wirksamen Metaboliten, nur 0,1–5 % werden unverändert renal eliminiert; HWZ 2–5 h, bei älteren Patienten bis zu 15 h.
- **Dosierung:**
  - *Initial:* **3,0–7,5 ml/min i. v.**, bis Pat. oberflächlich schläft (ca. 10 min).
  - *Erhaltungsdosis:* **0,5–1,0 ml/min i. v.** (der Patient muss jederzeit leicht erweckbar sein).
  - *Therapiedauer:* 6–12 h, dann Umstellung auf orale Therapie.
  - *Alkoholentzug:* **4–8 × 2 Kapseln/d p. o.**

- **Besonderheiten, Bemerkungen:**
  - *Achtung:* Vorsicht bei eingeschränkter Atemfunktion, akuten Bronchial- oder Lungenerkrankungen (gesteigerte Bronchialsekretion durch Clomethiazol).
  - Über große Vene infundieren.
  - Clomethiazol hat ein Abhängigkeitspotenzial → nicht länger als 2 Wochen einsetzen.

Clonazepam

- **Präparate:** z. B. Rivotril 1 mg/1 ml.
- **Substanzklasse:** Benzodiazepin.
- **Wirkung, Wirkungsmechanismus:** Siehe Midazolam (S. 741).
- **Unerwünschte Wirkungen:**
  - Atemdepression, Hypersalivation.
  - *Häufig:* Müdigkeit, Verlangsamung, Schwindel, Ataxie, muskuläre Hypotonie, Amnesie, Gereiztheit.
  - *Selten:* Urtikaria, Angioödem, Kehlkopfödem, Übelkeit, Brustschmerzen, Thrombozytopenie.
  - *Einzelfälle:* Anaphylaktischer Schock.
- **Klinische Anwendung:** Absencen, Petit-mal-Anfälle, myoklonische Epilepsien.
- **Kontraindikationen:** Akutes Engwinkelglaukom, Myasthenia gravis.
- **Wirkungsverlauf:** WB 20–60 min p. o., WD 8–12 h p. o.
- **Pharmakokinetik:** BV 71–76 %, VD 3 l/kg, PB 83–87 %; Metabolisierung fast vollständig in der Leber, Ausscheidung der inaktiven Metaboliten zu 50 % renal und bis zu 26 % fäkal; HWZ 32–38 h.
- **Dosierung:**
  - **1–4 mg langsam i. v., ggf. wiederholen oder kontinuierlich 0,5–1 mg/h.**
  - *Maximale Tagesdosis:* 13–16 mg i. v.
  - *Orale Tageserhaltungsdosis:* 4–8 mg/d (max. 20 mg/d) p. o. verteilt auf 3–4 Einzeldosen.
  - *Beachte:* Wie alle Benzodiazepine über 2–4 Wochen einschleichen und auch wieder ausschleichen.
- **Besonderheiten/Bemerkungen:**
  - Wirkungsverstärkung durch Cimetidin, Propranolol, Metoprolol, Erythromycin und Isoniazid.
  - Erniedrigung des Clonazepam-Plasmaspiegels durch Carbamazepin, Phenobarbital und Primidon.
  - Dosisanpassung bei chronischen Leberfunktionsstörungen (Ausscheidung verzögert).
  - *Paradoxe Reaktionen* bei älteren Patienten möglich.
  - 1 mg entspricht etwa 5–10 mg Diazepam.
  - Rivotril enthält 20 Vol.-% Alkohol.
  - *Antidot:* Flumazenil (S. 721).

Clonidin

- **Präparate:** z. B. Catapresan Injektionslösung 0,15 mg/1 ml.
- **Substanzklasse:** α_2-Agonist, Imidazolinderivat.
- **Wirkungsmechanismus:** Erregung präsynaptischer α_2-Rezeptoren → verminderte Noradrenalin-Freisetzung und zentrale Dämpfung des Sympathikotonus; Wirkung an zentralen Imidazol-Rezeptoren → zusätzliche RR-Senkung.
- **Wirkungen:** Initialer RR-Anstieg (durch α_1-agonistische Wirkung), dann RR-Abfall, Abnahme von HF und HMV, Verminderung der Renin-Freisetzung, sedativ, gering analgetisch.
- **Klinische Anwendung:**
  - Hypertonie.
  - Supplementierung einer Analgosedierung.

- Therapie/Prophylaxe vegetativer Entzugserscheinungen.
- Postoperatives Muskelzittern.

▶ **Dosierung**:
- Initialbolus von 0,15 mg (= 1 Amp.) über 10–15 min (als Kurzinfusion in 100 ml NaCl 0,9 % oder als langsame Injektion).
- Anschließend Dauerinfusion mit 30–150 µg/h.
- Perfusor: 5 Amp. à 150 µg + 45 ml NaCl 0,9 %, ergibt 750 µg/50 ml bzw. 15 µg/ml. Laufrate 2–10 ml/h.

Beachte: Nach längerer hochdosierter Clonidin-Infusion muß die Therapie ausschleichend durch schrittweises Reduzieren der Laufrate beendet werden (Gefahr der Rebound-Hypertension).

Clopidogrel

▶ **Präparat:** z. B. Plavix 75-mg-Tablette.
▶ **Substanzklasse:** Thrombozytenaggregationshemmer.
▶ **Wirkung, Wirkungsmechanismus:** Nach hepatischer Aktivierung/Metabolisierung verhindert der aktive Metabolit die Bindung von ADP an seinem thrombozytären Rezeptor und beeinträchtigt so die ADP-vermittelte Aktivierung des Glykoprotein-IIb/IIIa-Komplexes → verminderte Bindung von Fibrinogen an Thrombozyten → irreversible Hemmung der Thrombozytenaggregation.
▶ **Klinische Anwendung:** Thrombozytenaggregationshemmung bei unzureichender Wirkung von ASS oder ASS-Unverträglichkeit.
▶ **Unerwünschte Wirkungen:** Im Gegensatz zu Ticlopidin *keine Neutropenie.*
▶ **Kontraindikationen:** Aktive innere Blutungen (z. B. gastrointestinal, intrakranial).
▶ **Wirkungsverlauf:** WB 2 h, WM bei täglicher Zufuhr nach 3–7 d, WD nach Ende der Zufuhr ca. 5 d.
▶ **Pharmakokinetik:** BV ca. 50 %; Clopidogrel ist pharmakologisch inaktiv, erst nach hepatischer Biotransformation entsteht ein aktiver Metabolit. Nach oraler Gabe rasche Absorption, ausgeprägter hepatischer First-pass-Metabolismus; HWZ der Metaboliten ca. 8 h.
▶ **Dosierung: 1 × 75 mg/d p. o.**

Cotrimoxazol

▶ **Präparate:** z. B. Cotrim, Bactrim (enthält Trimethoprim [TMP] u. Sulfamethoxazol [SMZ] im Verhältnis 1:5).
▶ **Substanzklasse:** Breitspektrum-Antibiotikum.
▶ **Klinische Anwendung:** Nicht lebensbedrohliche Infektionen (z. B. Harnwegsinfekte, chronische Bronchitiden); Pneumocystis-carinii-Pneumonie bei schwerer Immunstörung.
▶ **Dosierung: 2 × 960 mg p. o.; bei Pneumocystis-carinii-Pneumonie bis 20 mg TMP + 100 mg SMZ/kg KG/d.**

Dalfopristin

▶ Siehe Quinupristin/Dalfopristin (S. 759).

Dantrolen

▶ **Präparate:** z. B. Dantrolen i. v. 20 mg Trockensubstanz pro Injektionsflasche.
▶ **Substanzklasse:** Peripher wirkendes Myotonolytikum.
▶ **Wirkungsmechanismus:** Hemmung der Kalziumfreisetzung aus dem sarkoplasmatischen Retikulum, Reduktion der freien myoplasmatischen Kalziumkonzentration.
▶ **Wirkungen:** Abnahme der Muskelkontraktion, Reduktion des Muskeltonus.
▶ **Klinische Anwendung:**
- Therapie und Prophylaxe der malignen Hyperthermie.
- Malignes neuroleptisches Syndrom.
- Tetanus, Skelettmuskelspastik.

- **Unerwünschte Wirkungen:**
  - Myalgie, Rückenschmerzen, akneähnliche Eruptionen.
  - *Häufig:* Müdigkeit, Schwindel, Schwäche, Diarrhö, dosisabhängige Hepatotoxizität (Mortalität bis zu 10%!).
  - *Einzelfälle:* Herzinsuffizienz, Lungenödem, aplastische Anämie, Leukopenie, anaphylaktische Reaktionen, Rhythmusstörungen bis zur Asystolie.
- **Kontraindikationen:** Bekannte Überempfindlichkeit auf das Arzneimittel.
- **Wirkungsverlauf:** WB 5 min, WM 1 h, WD 3 h i. v.
- **Pharmakokinetik:** VD 1,2 l/kg, PB 80–90%; extensive hepatische Metabolisierung, nur 1–4% werden unverändert renal ausgeschieden; HWZ 5–9 h.
- **Dosierung** (1 Flasche = 20 mg auf 60 ml Aqua ad inj. aufziehen):
  - *Maligne Hyperthermie:*
    - **Initial 2,5 mg/kg KG in 15 min. i. v.;** Repetition bei nicht ausreichender Wirkung nach 10–15 min bis zur Maximaldosis von 30 mg/kg KG.

    Beachte: Tritt nach insgesamt 10 mg/kg KG keine Wirkung ein, ist die Diagnose einer malignen Hyperthermie infrage zu stellen.
    - Erhaltungsdosis: **1–2 mg/kg KG i. v. alle 3–4 h, bis die Symptome sistieren oder 4–8 mg/kg KG/d p. o. verteilt auf 3 Einzeldosen für 3 d.**
    - Prophylaxe: **2,5 mg/kg KG als Infusion über 20–30 min vor Narkoseeinleitung; Wiederholung bei länger dauernden Operationen nach 6 h.**
  - *Malignes neuroleptisches Syndrom:* **1–2,5 mg/kg KG i. v. alle 6 h für 2 d.**
- **Besonderheiten/Bemerkungen:**
  - Erhöhung der K^+-Konzentration im Serum möglich.
  - Keine gleichzeitige Gabe von Ca^{2+}-Salzen oder Ca^{2+}-Antagonisten.
  - Nicht mit anderen Infusionslösungen mischen.
  - Extravasale Applikation kann zu Gewebenekrosen führen (pH 9,5).

Desmopressin

- **Präparate:** z. B. Minirin 4 µg/1 ml; 500 µg/5 ml Dosierspray.
- **Substanzklasse:** Antidiuretikum.
- **Wirkungsmechanismus:** Desmopressin ist ein Strukturanalogon zum Vasopressin (ADH). Es erhöht die Permeabilität für Wasser in den distalen Nierentubuli und den Sammelrohren → vermehrte Wasserreabsorbtion aus dem Primärharn.
- **Wirkungen:** Antidiuretisch, Freisetzung von Faktor VIII und von-Willebrand-Faktor aus den Endothelzellen.
- **Klinische Anwendung:**
  - *Blutung oder Blutungsprophylaxe:* Bei leichter bis mittelschwerer Hämophilie A (Faktor-VIII-Restaktivität > 5%), bei von-Willebrand-Jürgens-Syndrom (außer Typ 2 B und 3), bei medikamentös induzierter Thrombozytendysfunktion, z. B. nach ASS.
  - Polyurie, Polydipsie, z. B. nach SHT oder Operationen im Hypophysenbereich.
  - Zentraler Diabetes insipidus.
  - Blutung unbekannter Ursache, bei Urämie oder Leberzirrhose.
- **Unerwünschte Wirkungen:**
  - Besonders nach übermäßiger Flüssigkeitsaufnahme
  - *Selten:* Kopfschmerzen, Übelkeit, abdominale Krämpfe, Hyponatriämie, Bewusstlosigkeit, Krämpfe.
  - *Einzelfälle:* Hirnödem, Überempfindlichkeitsreaktionen.
- **Kontraindikationen:** Bei krankhaft vermehrter Flüssigkeitsaufnahme, z. B. psychogener Polydipsie oder Polydipsie bei Alkoholikern.
- **Wirkungsverlauf:**
  - *Faktor VIII* ↑ (Applikation i. v.): WB 15–30 min, WM 1,5–3 h, WD 6–20 h.
  - *Antidiurese* (Applikation intranasal): WB < 1 h, WM 1–5 h, WD 8–20 h.
- **Pharmakokinetik:** BV 10% intranasal; renale Elimination; HWZ 3,2–3,6 h.

- **Dosierung:**
  - *Antidiurese:* **1–2 × 1–4 µg/d i. v. oder 1–2 × 10–40 µg** (1–4 Sprühstöße)/d intranasal. Anpassung an Harnmenge, Harnosmolalität und Schlafdauer.
  - *Antihämorrhagikum:*
    - Präoperativ **0,3–0,4 µg/kg KG i. v. über 30 min bzw. 2 Sprühstöße intranasal 30 min vor dem geplanten Eingriff.**
    - Ggf. postoperativ **0,3–0,4 µg/kg KG alle 12 h über max. 7 d.**
    - Perfusor: **0,2 µg/kg KG (0,5–1 Amp. pro 10 kg KG) in 50 ml NaCl 0,9 % im Perfusor über 30 min direkt präoperativ oder bei Blutung.**
    - **Wiederholung frühestens nach 12 h sinnvoll, da die Wirkung durch Erschöpfung der Faktor-VIII-Depots in den Endothelien rasch abnimmt. In den folgenden 2–5 d je 1 × tägl.**
- **Besonderheiten/Bemerkungen:**
  - *Cave:* Patienten mit Hypertonus oder KHK.
  - Keine Wirkung bei peripherem Diabetes insipidus.
  - Auf eine ausgeglichene Wasserbilanz achten.
  - Kühl lagern (max. 8 °C).

Dexamethason

- **Präparate:** z. B. Fortecortin Inject. 4 mg/1 ml; 8 mg/2 ml; 40 mg/5 ml; 100 mg/10 ml, Tabletten à 0,5 / 1,5 / 4 / 8 mg.
- **Substanzklasse:** Fluoriertes Glukokortikoid.
- **Wirkungsmechanismus:** Hemmung der T-Zell-Proliferation, Inhibition der Phospholipaseaktivität sowie der Expression der induzierbaren Cyclooxygenase (COX II), Stabilisierung lysosomaler Membranen neutrophiler Granulozyten.
- **Wirkungen:** Antiphlogistisch, immunsuppressiv, antiallergisch (antiödematös), antiproliferativ, steigert den Kohlenhydratstoffwechsel, eiweißkatabol, unspezifisch antitoxisch (Membranstabilisierung), fördert die Mikrozirkulation.
- **Klinische Anwendung:**
  - Perifokales Hirnödem (z. B. bei Tumoren).
  - Anaphylaktischer Schock, anaphylaktoide Reaktionen.
  - Akuter Asthmaanfall, Status asthmaticus.
  - Aktive Phasen von Kollagenosen, chronische Polyarthritis.
  - Palliativtherapie maligner Tumoren.
  - Adrenogenitales Syndrom.
  - Akute Leukämie, Lymphogranulomatose, Lymphosarkom.
  - Prophylaxe und Therapie von zytostatikainduziertem Erbrechen.
  - Prophylaxe und Therapie von Transplantatabstoßung.
- **Unerwünschte Wirkungen:**
  - *Kurzfristige Therapie:*
    - Hyperglykämie, Erbrechen, Triglyzerid-Erhöhung, Cholesterin-Erhöhung, Elektrolytverschiebungen (Na^+ ↑, K^+ ↓), RR-Anstieg.
    - Cushing-Syndrom-ähnlicher Zustand.
    - BB-Veränderungen (Lymphozyten ↓, Monozyten ↓, Eosinophile ↓, Leukozyten ↑, Erythrozyten ↑, Thrombozyten ↑).
    - Immunsuppression, aseptische Knochennekrosen.
  - *Langfristige Therapie:*
    - Hautveränderungen (Striae rubrae, Atrophie, Petechien, Akne, verzögerte Wundheilung).
    - Muskelschwäche, Osteoporose.
    - Glaukom, Katarakt.
    - Psychische Veränderungen (Euphorie, Dysphorie, Depression, Wahnideen, Angstzustände).
    - Hirsutismus (am häufigsten unter Dexamethason), NNR-Atrophie.
    - Gastrointestinale Ulzera.
  - Änderung der Krampfschwelle bei Epileptikern, Manifestation einer Epilepsie.

- **Kontraindikationen:** HBsAG-positive chronisch aktive Hepatitis; Parasitenbefall; ca. 8 Wochen vor bis 2 Wochen nach Schutzimpfung; Lymphadenitis nach BCG-Impfung.
- **Wirkungsverlauf:** WM 8–24 h, WD 36–42 h (antiinflammatorisch).
- **Pharmakokinetik:** VD 0,58 l/kg, PB 80 %; Elimination zum größten Teil über die Nieren in Form des freien Dexamethason-Alkohols, der verbleibende Anteil nach Konjugation der Metaboliten ebenfalls renal; HWZ 4,1 ± 1,3 h, biologische HWZ 36–72 h.
- **Dosierung:**
  - *Perifokales Hirnödem:*
    - Kritische Erhöhung des ICP: Initial 40–100 mg i. v., anschließend 4–8 mg i. v./i. m. alle 4–6 h über 8 d.
    - Ohne lebensbedrohliche Symptomatik: Initial 8–12 mg i. v., anschließend 4 mg i. v./i. m. alle 6 h.
  - *Bronchospasmus:* Initial 20–40 mg i. v., bei Bedarf Repetition mit 8 mg i. v. alle 4 h.
  - *Anaphylaktischer Schock:* 100 mg i. v., ggf. wiederholen.
- **Besonderheiten, Bemerkungen:**
  - *Cave:* Glukokortikoide erhöhen das Risiko für stressbedingte oder durch NSAR induzierte Ulzera.
  - Schwere Hypertonie und/oder Herzinsuffizienz können negativ beeinflusst werden.
  - Wirkungsminderung durch Barbiturate, Rifampicin und Phenytoin.
  - Wirkungsverstärkung durch Östrogene möglich.
  - Dexamethason führt häufiger als andere Glukokortikoide zu Hirsutismus, Triglyzerid- und Cholesterin-Erhöhungen und hat stärkere psychogene Effekte.
  - Bei zu schneller Injektion können Kribbeln oder Parästhesien auftreten.
  - 7,5-fach höhere antiinflammatorische Potenz als Prednisolon.
  - Glukokortikoide Wirkstärke: 25–30.
  - Nahezu keine mineralokortikoide Wirkung.
  - Enthält Sulfit.

Dexmedetomidin

- **Präparate:** Dexdor 100 µg/ml.
- **Substanzklasse:** Selektiver α_2-Rezeptor-Agonist.
- **Wirkungsmechanismus:** Erregung präsynaptischer α_2-Rezeptoren → verminderte Noradrenalin-Freisetzung und zentrale Dämpfung des Sympathikotonus.
- **Wirkungen:** Sympatholytisch, sedierend, analgetisch, anxiolytisch, relativ geringe atemdepressive Wirkung.
- **Klinische Anwendung:** Sedierung erwachsener Intensivpatienten.
- **Unerwünschte Wirkungen:**
  - *Sehr häufig:* Hypotonie, Hypertonie, Bradykardie.
  - *Häufig:* Hyper- und Hypoglykämie, myokardiale Ischämie, Infarkt, Tachykardie, Entzugssyndrom, Hyperthermie.
  - *Gelegentlich:* AV-Block I. Grades, Abnahme HZV.
- **Kontraindikationen:** AV-Block II.–III. Grades, unkontrollierte Hypotonie, akute zerebrovaskuläre Ereignisse, Schwangerschaft.
- **Pharmakokinetik:** VD 1,16–2,16 l/kg, PB 94 %; nahezu vollständige hepatische Metabolisierung, renale Ausscheidung der inaktiven Metabolite, teilweise biliäre Exkretion; HWZ 1,5 h.
- **Dosierung** (nur bei bereits sedierten Patienten anwenden): initiale Infusionsgeschwindigkeit 0,7 µg/kg KG/h, schrittweise Anpassung an einen Dosierungsbereich von 0,2–1,4 µg/kg KG/h.
  - Keine vorherige Aufsättigung per Bolus.
  - ***Darf nur verdünnt über eine Infusionspumpe verabreicht werden.***
  - *Cave:* Dosisreduktion bei Patienten mit schwer eingeschränkter Leberfunktion!

- **Besonderheiten, Bemerkungen:**
  - Kann mit folgenden Lösungen verdünnt werden: Glucose 5 %, Ringerlösung, Mannitol, NaCl 0,9 %.
  - Bisher keine Zulassung für Kinder und Jugendliche.
  - Induziert eine Schlaf-ähnliche Sedierung.
  - Eine vorbestehende Hypovolämie möglichst vorher ausgleichen.
  - Besondere Vorsicht bei höhergradig eingeschränkter LV-Funktion.
  - Primäres Sedativum zur flachen Sedierung (erweckbar durch verbale Stimulation, RASS 0 bis -3), bei schmerzhaften Stimuli Supplementierung mit Opioiden.
  - Adjuvantes Sedativum zur tiefen Sedierung (RASS < -3).
  - Als Monosubstanz nicht für eine tiefe Sedierung geeignet.
  - Keine antikonvulsiven Eigenschaften.
  - Nicht empfohlen bei Patienten mit einer Prädisposition zur malignen Hyperthermie.
  - Antagonisierung mit α_2-Antagonisten möglich.

Diazepam

- **Präparate:** z. B. Diazepam-ratiopharm 10 mg/2 ml; Tabletten à 2/5/10 mg; Valium 10 mg/2 ml, Tabletten à 5/10 mg.
- **Substanzklasse:** Benzodiazepin.
- **Wirkungsmechanismus:** Siehe Midazolam (S. 741).
- **Klinische Anwendung:**
  - Akute Angst-, Spannungs-, Erregungs- und Unruhezustände.
  - Krampfanfälle, Status epilepticus, Fieberkrämpfe.
  - Prämedikation, Analgosedierung, Alkoholentzugssyndrom.
- **Unerwünschte Wirkungen:**
  - Schwindel, Zephalgie, Koordinationsstörungen, Verschlechterung kognitiver/psychomotorischer Funktionen, Thrombophlebitis, Neutropenie.
  - *Selten:* Nach schneller i. v. Gabe v. a. bei älteren Patienten Atemdepression, RR-Abfall, Bradykardie.
  - *Sehr selten:* Allergien.
  - *Einzelfälle:* Anämie, Panzytopenie, Thrombozytopenie.
- **Kontraindikationen:** Myasthenie, akutes Engwinkelglaukom, Porphyrie, spontan atmende Patienten, die durch Hypoventilation bzw. CO_2-Anstieg gefährdet sind (z. B. Patienten mit Hirndruckproblematik).
- **Wirkungsverlauf:** WB < 2 min i. v., 15–60 min. p. o., WM 3–4 min i. v., 60 min p. o., WD 15–180 min i. v., 2–6 h p. o. (teilweise länger).
- **Pharmakokinetik:** BV 75–80 %, VD 0,95–2 l/kg, PB 95–99 %; nahezu vollständige hepatische Metabolisierung zu teilweise aktiven Metaboliten, nur geringe Mengen werden unverändert renal eliminiert, teilweise biliäre Exkretion; HWZ 20–100 h.
- **Dosierung** (immer individuell nach Wirkung):
  - *Sedierung bei Erwachsenen:* **2,5–10 mg langsam i. v., Wiederholung nach Bedarf bzw. alle 2–4 h.**
  - *Status epilepticus beim Erwachsenen:* **10–20 mg langsam i. v.**
  - *Alkoholentzug:* **5–10 mg p. o., 5–10 mg i. v., ggf. mehrfach wiederholen.**
  - *Bei Kindern:* **Rektal 0,5 mg/kg KG.**
- **Besonderheiten, Bemerkungen:**
  - Wirkungsverstärkung und -verlängerung durch Cimetidin, Omeprazol, Disulfiram, Fluvoxamin und Fluoxetin.
  - Verminderte Elimination von Diazepam/Desmethyldiazepam bei Leberkranken und im Senium → niedriger dosieren.
  - Nicht mit anderen Medikamenten mischen.
  - Bei repetitiver Gabe bzw. Langzeitapplikation anhaltende Sedierung bzw. verzögertes Erwachen durch Kumulation möglich.
  - Anterograde Amnesie möglich.

- Paradoxe Reaktionen v. a. bei älteren Patienten möglich.
- Weniger Thrombophlebitiden durch Verwendung von i. v. Präparaten auf Sojabohnenölbasis.

Antidot: Flumazenil (S. 721).

Digoxin

- **Präparate:** z. B. Novodigal 0,2 mg/1 ml; 0,4 mg/2 ml; Tabletten à 0,2/0,1 mg.
- **Substanzklasse:** Herzglykosid.
- **Wirkungsmechanismus:** Hemmung der Na^+/K^+-ATPase, Zunahme an freiem Kalzium in der Herzmuskelzelle → indirekte vagomimetische Wirkung.
- **Wirkungen:** Positiv inotrop, negativ chronotrop, negativ dromotrop, Verlängerung der AV-Zeit.
- **Klinische Anwendung:** Herzinsuffizienz; Therapie und Rezidivprophylaxe von Vorhofflattern und -flimmern sowie von paroxysmalen supraventrikulären Tachykardien.
- **Unerwünschte Wirkungen:**
  - Jede Form von Herzrhythmusstörung, insbesondere ventrikuläre Extrasystolen, Kammertachykardie, AV-Block I.–III. Grades, Farbsehstörungen.
  - *Häufig:* Übelkeit, Erbrechen, Diarrhö, Bauchschmerzen.
  - *Selten:* ZNS-Störungen, allergische Reaktionen, Thrombozytopenie.
  - *Einzelfälle:* Mesenterialinfarkt, Gynäkomastie, Exantheme.
- **Kontraindikationen:** WPW-Syndrom, ventrikuläre Tachykardie, Kammerflimmern; AV-Block II. oder III. Grades; hypertrophe obstruktive Kardiomyopathie, akuter Herzinfarkt, Karditis, schwere Lungenerkrankung, Niereninsuffizienz.
- **Wirkungsverlauf:** WB 5–30 min i. v., 30–120 min p. o., WM 1–4 h i. v., 2–6 h p. o., WD 3–4 d.
- **Pharmakokinetik:** BV 70–80 %, VD 7,3 l/kg, PB 20–30 %;, 80 % werden unverändert renal eliminiert; HWZ 24–48 h.
- **Dosierung:**
  - *Schnellsättigung:* **0,4 mg initial i. v., danach je 0,2 mg nach 6, 12, 18, 24 h.**
  - *Erhaltungsdosis:* **0,25–0,375 mg/d.**

  Cave: Dosisreduktion bei älteren Patienten und bei Niereninsuffizienz!
- **Besonderheiten, Bemerkungen:**
  - Vermindertes Ansprechen auf Glykoside bei Hyperthyreose.
  - Chinidin, Amiodaron, Verapamil, Diltiazem und Dihydropyridine erhöhen die Digoxin-Plasmakonzentration.
  - Hyperkalzämie und Hypokaliämie verstärken die Glykosidwirkung.
  - Succinylcholin kann bei digitalisierten Patienten arrhythmogen wirken.
  - Nicht mischen mit anderen Injektions- oder Infusionslösungen.

  Therapeutische Plasmakonzentration: **0,7–2 µg/l (0,9–2,6 nmol/l).**

Digitoxin

- **Präparate:** z. B. Digimerck 0,1 mg/1 ml, 0,25 mg/1 ml; Tabletten à 0,1/0,07 mg.
- **Substanzklasse:** Herzglykosid.
- **Wirkungsmechanismus:** Hemmung der Na^+/K^+-ATPase → Zunahme an freiem Kalzium in der Herzmuskelzelle → Bindung von Tropomyosin → Aktin-Myosin-System kann wieder ineinandergleiten → indirekte vagomimetische Wirkung.
- **Wirkungen:** Positiv inotrop, negativ chronotrop, negativ dromotrop, Verlängerung der AV-Zeit.
- **Klinische Anwendung:** Herzinsuffizienz; Therapie und Rezidivprophylaxe von supraventrikulären tachykarden Arrythmien.
- **Unerwünschte Wirkungen:**
  - Jede Form von Herzrhythmusstörung, insbesondere ventrikuläre Extrasystolen, Kammertachykardie, AV-Block I.–III. Grades.
  - *Häufig:* Übelkeit, Erbrechen.

- *Selten:* Zentralnervöse Störungen, Thrombozytopenie, Diarrhö, abdominelle Beschwerden.
- *Einzelfälle:* Mesenterialinfarkt, Gynäkomastie, Exantheme, Farbsehstörungen.

▶ **Kontraindikationen:** WPW-Syndrom, ventrikuläre Tachykardie, Kammerflimmern, AV-Block II. oder III. Grades, schwere Bradykardie, hypertrophe obstruktive Kardiomyopathie, thorakales Aortenaneurysma.

▶ **Wirkungsverlauf:** WB 30 min i. v., 180–300 min p. o., WM 4–12 h i. v.

▶ **Pharmakokinetik:** BV 98–100 %, VD 0,4–0,7 l/kg, PB ca. 95 %; Ausscheidung unverändert und in metabolisierter Form bei Nierengesunden zu 60 % renal und zu 40 % fäkal; bei Niereninsuffizienz Zunahme der metabolisierten fäkalen Elimination; HWZ 7,5 d.

▶ **Dosierung:**
- *Aufsättigung:* **1. Tag 0,25–0,5 mg i. v.; 2. und 3. Tag 0,25 mg i. v.; ab 4. Tag Erhaltungsdosis.**
- *Erhaltungsdosis:* **0,07–0,1 mg/d (1 µg/kg KG/d) i. v. oder p. o.**

▶ **Besonderheiten/Bemerkungen:**

Cave: Keine Kalziuminjektionen bei digitalisierten Patienten!
- Bei rascher i. v. Aufsättigung Überwachung des Säure-Basen-Haushaltes (Azidosegefahr!).
- Erhöhung der Digitoxin-Plasmakonzentration durch Chinidin, Verapamil, Diltiazem.
- Wirkungsabschwächung durch Phenylbutazon, Phenobarbital, Phenytoin, Rifampicin und Spironolacton.
- Verstärkung der Toxizität durch Hyperkalzämie und Hypokaliämie.
- Erhöhte arrhythmogene Wirkung durch Sympathomimetika, Phosphodiesterasehemmer, Succinylcholin und Reserpin.
- Digitoxintherapie mindestens 7 d vor einer Kardioversion absetzen.
- Vermindertes Ansprechen auf Glykoside bei Hyperthyreose.
- Keine Dosisanpassung bei Leber- oder Niereninsuffizienz erforderlich.
- Digimerck-Ampullen enthalten 11 Vol.-% Ethanol.

Therapeutische Plasmakonzentration: 10–30 µg/l.

Dihydralazin

▶ **Präparate:** z. B. Nepresol Inject 25 mg Trockensubstanz.

▶ **Substanzklasse:** Antihypertonikum, arterieller Vasodilatator.

▶ **Wirkungsmechanismus:** Direkt relaxierender Effekt auf die glatte Gefäßmuskulatur der Arteriolen.

▶ **Wirkungen:** Periphere Vasodilatation, Reduktion des peripheren Gefäßwiderstands, antihypertensiv.

▶ **Klinische Anwendung:** Hypertensive Krise, Hypertonie (v. a. mit Nierenbeteiligung und malignem Verlauf), hypertensive Gestosen (Präeklampsie, Eklampsie).

▶ **Unerwünschte Wirkungen:**
- Tachykardie, Palpitationen, pektanginöse Beschwerden, Flush, Natrium- und Wasserretention, Ödeme.
- *Gelegentlich:* Hypotonie, Schwindel, Magen-Darm-Störungen.
- *Sehr selten:* Lymphknotenschwellungen, Blutbildveränderungen, Lupus-like-Syndrom, Polyneuropathie, Depression.
- *Einzelfälle:* Paralytischer Ileus, Agranulozytose.

▶ **Kontraindikationen:**
- Aortenaneurysma, Herzklappenstenosen, hypertrophe Kardiomyopathie.
- Isolierte Rechtsherzinsuffizienz infolge pulmonaler Hypertonie.
- Idiopathischer oder medikamentös induzierter Lupus erythematodes.

▶ **Wirkungsverlauf:** WB 5–20 min i. v., 10–30 min i. m., WM 10–80 min i. v., 20–80 min i. m., WD 2–4 h i. v., 2–8 h i. m.

- **Pharmakokinetik:** BV 40 % (langsame Azetylierer), 6 % (schnelle Azetylierer), VD 6–8 l/kg, PB 90 %; überwiegende Biotransformation in der Leber, nur 11–14 % werden unverändert renal ausgeschieden; HWZ 2 h.
- **Dosierung:**
  - Einzeldosis: **12,5–25 mg i. m. oder 6,25–12,5 mg langsam i. v., Wiederholungen frühestens nach 30 min oder als Dauertropfinfusion.**
  - Beginn mit kleinen Dosierungen; schrittweise Steigerung in Abhängigkeit von der Wirkung bis zu Höchstdosen von 100 mg/d.
- **Besonderheiten, Bemerkungen:**
  - Diuretika kupieren die durch Dihydralazin verursachte Natrium- und Wasserretention.
  - Bei Reflextachykardie evtl. gleichzeitig β-Blocker verabreichen.

Dobutamin

- **Präparate:** z. B. Dobutrex 250 mg Trockensubstanz, 250 mg/50 ml oder 500 mg/50 ml Infusionslösung.
- **Substanzklasse:** Synthetisches Katecholamin.
- **Wirkungsmechanismus:** Agonistische Wirkung überwiegend auf kardiale β_1-, schwächer auf α- und β_2-Rezeptoren.
- **Wirkungen:** Positiv inotrop, Steigerung des HZV ohne wesentliche RR-Zunahme, Abnahme des systemischen Widerstands, Senkung von Vor- und Nachlast, gering positiv chronotrop.
- **Klinische Anwendung:** Vorwärts- und/oder Rückwärtsversagen bei akuter oder akut dekompensierter chronischer Herzinsuffizienz (z. B. im Schock); Stressechokardiografie.
- **Unerwünschte Wirkungen:**
  - Erhöhte Kammerfrequenz durch beschleunigte AV-Überleitung bei Vorhofflimmern möglich.
  - Tachykardie, RR-Anstieg.
  - *Gelegentlich:* Ausgeprägter RR-Abfall, ventrikuläre Extrasystolen, Angina pectoris, Palpitationen, Kopfschmerzen, Übelkeit, Thoraxschmerzen, Hemmung der Thrombozytenfunktion, Erniedrigung des Serum-Kaliumspiegels, Bronchospasmus.
  - *Selten:* Ventrikuläre Tachykardie und Kammerflimmern.
- **Kontraindikationen:** Perikardtamponade, Pericarditis constrictiva, hypertrophe obstruktive Kardiomyopathie, schwere Aorten- oder Mitralstenose, Hypovolämie.
- **Wirkungsverlauf:** WB 1–2 min, WM 1–10 min, WD 10 min.
- **Pharmakokinetik:** VD 0,2 l/kg; extensive hepatische Metabolisierung, aber auch Methylierung und Konjugation im Gewebe; überwiegend renale Elimination der Metaboliten; HWZ 2–3 min.
- **Dosierung: Je nach Wirkung 2–10 µg/kg KG/min (*Perfusor:* 250 mg/50 ml; LR 2–8 ml/h).**
- **Besonderheiten, Bemerkungen:**
  - Die Kombination mit volatilen Anästhetika erhöht die Arrhythmiegefahr.
  - Bei Diabetikern evtl. Erhöhung des Insulinbedarfs (regelmäßige BZ-Kontrollen).
  - Nicht mischen mit alkalischen Lösungen (z. B. $NaHCO_3$, Furosemid).
  - Eine bestehende Hypovolämie vor oder während der Therapie ausgleichen.
  - *Toleranzentwicklung* bei Anwendungsdauer > 48–72 h.
  - Keine Wirkung auf Dopaminrezeptoren, keine Freisetzung von Noradrenalin.
  - Im kardiogenen Schock ist die gleichzeitige Gabe von Dobutamin und Dopamin sinnvoll.
  - Enthält Sulfit.

Dopamin

- **Präparate:** z. B. Dopamin Solvay 50 mg/5 ml, 200 mg/10 ml, 250 mg/50 ml, 500 mg/50 ml Infusionskonzentrat.
- **Substanzklasse:** Katecholamin.
- **Wirkungsmechanismus:** Erregung von Dopamin-, β- und α-Rezeptoren in aufsteigender Dosierung, Freisetzung von Noradrenalin.
- **Wirkungen:** Dosisabhängig.
  - *Niedrige Dosierung (0,5–5 µg/kg KG/min):* Vasodilatation der renalen, mesenterialen, zerebralen und koronaren arteriellen Gefäße, gesteigerte Nierendurchblutung (GFR und Urinausscheidung ↑). RR, Kontraktilität und Herzfrequenz bleiben i. d. R. unverändert (ggf. leichter RR-Abfall). Peripherer Gefäßwiderstand sinkt geringfügig, HZV unverändert oder leicht erhöht.
  - *Mittlere Dosierung (5–10 µg/kg KG/min):* Zunahme der myokardialen Kontraktilität, geringer Anstieg des systolischen RR durch Stimulation von β_1- und α-Rezeptoren (in geringem Maße auch von β_2-Rezeptoren). Die Herzfrequenz bleibt meist unverändert.
  - *Hohe Dosierung (10–20 µg/kg KG/min):* Deutliche Zunahme der α-mimetischen Wirkung mit RR-Anstieg, Zunahme des peripheren Widerstands, weiterhin positiv inotrop, erhöhtes HZV. Die Nierendurchblutung sinkt mit zunehmender Dosierung.
- **Klinische Anwendung:** Kardiogener, postoperativer, septischer und anaphylaktischer Schock.
- **Unerwünschte Wirkungen:**
  - *Häufig:* Extrasystolen, Übelkeit, Erbrechen, Palpitationen, Dyspnoe, Kopfschmerzen.
  - Tachykardie, Tachyarrhythmie, pektanginöse Beschwerden durch Erhöhung des myokardialen O_2-Verbrauchs.
  - Bei vorbestehender AVK kann Dopamin in mittlerer Dosierung zur peripheren Vasokonstriktion mit Gangrän der Akren führen.

  Cave: Ulkusblutung (Blutungsverstärkung möglich).
- **Kontraindikationen:** Tachyarrhythmie, Kammerflimmern, Phäochromozytom.
- **Wirkungsverlauf:** WB 2–4 min, WM 2–10 min, WD 1–5 min.
- **Pharmakokinetik:** VD 0,9 l/kg; Metabolisierung in Leber, Niere und Plasma durch COMT und MAO, partielle Metabolisierung zu Noradrenalin (niedrig dosiert bis zu 25 %); HWZ 2–12 min.
- **Dosierung:**
  - *Schock:* **3–20 µg/kg KG/min über Perfusor.**
  - *Drohendes Nierenversagen:* **1,5 µg/kg KG/min über Perfusor.**
  - *Perfusor:* **250 mg/50 ml; LR 2–17 ml/h.**
- **Besonderheiten, Bemerkungen:**

  Cave: Paravenöse Injektion kann zu Nekrosen führen → in große Vene infundieren.
  - *Die gleichzeitige Gabe* von Butyrophenonen, Phenothiazinen und Domperidon kann die spezifischen dopaminergen Effekte antagonisieren.
  - Volatile Anästhetika erhöhen die Gefahr von Rhythmusstörungen.
  - Phenytoin verstärkt RR-Abfall und Bradykardie.
  - Bei Gabe von MAO-Hemmern Reduktion der Normaldosis auf 1/10.
  - Nicht mischen mit alkalischen Lösungen (z. B. $NaHCO_3$, Furosemid).
  - Eine evtl. bestehende Hypovolämie vor oder während der Therapie ausgleichen.
  - Keine zentralen Wirkungen.
  - Rebound-Hypotonie nach Absetzen möglich (ausschleichend therapieren).
  - Enthält Sulfit.

Dopexamin

- **Präparate:** z. B. Dopacard 50-mg-/5-ml-Infusionslösungskonzentrat.
- **Substanzklasse:** Sympathomimetika.
- **Wirkungsmechanismus:** β_2-Agonist, peripherer Dopaminagonist an DA_1- und DA_2-Rezeptoren, indirektes Sympathomimetikum durch Hemmung der neuronalen Noradrenalin-Wiederaufnahme.
- **Wirkungen:** Positiv inotrop, diuretisch, natriuretisch; Nachlastsenkung; periphere, mesenteriale und renale Vasodilatation.
- **Klinische Anwendung:** Akuttherapie (bis max. 48 h) der schweren therapierefraktären Herzinsuffizienz.
- **Unerwünschte Wirkungen:**
  - Hypokaliämie, Hyperglykämie, lokal Thrombophlebitis (→ Gabe über ZVK!).
  - *Gelegentlich:* Tachykardie, RR-Abfall, Dyspnoe, Hypertonie, Übelkeit, Erbrechen, Tremor.
  - *Selten:* Ventrikuläre Tachykardien oder Extrasystolen, Vorhofflimmern, pO_2 ↓, Myokardischämie, Thrombozytopenie.
  - *Vereinzelt:* Anstieg des Lungenkapillardrucks (PCWP).
- **Kontraindikationen:** Volumenmangel, septischer Schock, instabile Angina pectoris, Aortenstenose, hypertrophe obstruktive Kardiomyopathie, Lungenembolie, Thrombozytopenie, Phäochromozytom, Therapie mit MAO-Hemmern.
- **Wirkungsverlauf:** WB 2–3 min i. v.
- **Pharmakokinetik:** Elimination 50 % renal, 50 % biliär; HWZ 6–7(–11) min.
- **Dosierung:**
  - *Perfusor* (50 mg/50 ml NaCl 0,9 %): **Initial 0,25 µg/kg KG/min, Titration in 0,25-µg-Schritten nach jeweils mindestens 10–15 min auf 1–2 µg/kg KG/min.**
  - Dopexamin-Zufuhr reduzieren, wenn pO_2 ↓ ↓ und/oder PCWP ↑ ↑ oder bei Tachykardie bzw. Tachyarrhythmie oder bei ischämischen EKG-Veränderungen.
  - Maximale Tagesdosis: 7 g/kg KG.
- **Besonderheiten/Bemerkungen:**

  Cave: Nicht anwenden bei Patienten mit Hypokaliämie oder Hperglykämie!
  - Therapie nur unter kontinuierlicher hämodynamischer Überwachung (EKG, HF, RR, HZV).
  - Keine Ampulle mit verfärbtem Inhalt benutzen!
  - Nicht mischen mit alkalischen Lösungen (z. B. $NaHCO_3$, Furosemid)!
  - Wirkungspotenzierung durch exogene Katecholamine!
  - Wirkungsabschwächung durch β-Blocker und Dopaminantagonisten.

Doxycyclin

- **Präparate:** z. B. Vibravenös.
- **Substanzklasse:** Antibiotikum, Tetrazyklin.
- **Klinische Anwendung:** Gesicherte Infektionen mit Mykoplasmen, Chlamydien, Rickettsien (Q-Fieber).

Cave: Nicht zur Behandlung schwerer Infektionen wie Meningitis, Endokarditis oder Sepsis.

- **Dosierung:** Initial 200 mg i. v., dann 1 × 100–200 mg i. v.
- **Weitere Informationen:** Siehe Tetrazykline (S. 281).

Enoximon

- **Präparate:** z. B. Perfan 100 mg/20 ml.
- **Substanzklasse:** Phosphodiesterasehemmer.
- **Wirkungsmechanismus:** Hemmung der Phosphodiesterase III → Erhöhung der myokardialen cAMP-Konzentration → Ca^{2+}-Freisetzung → Zunahme der Inotropie; Vasodilatation durch direkte relaxierende Wirkung auf die glatte Gefäßmuskulatur.
- **Wirkungen:** Positiv inotrop, Senkung der Vor- und Nachlast.

- **Klinische Anwendung:** Akutbehandlung einer schweren dekompensierten Herzinsuffizienz, die gegen Herzglykoside, Diuretika, Vasodilatatoren und/oder ACE-Hemmer refraktär ist.
- **Unerwünschte Wirkungen:** RR-Abfall, Herzrhythmusstörungen (supraventrikuläre und ventrikuläre Ektopien und Tachykardien).
- **Kontraindikationen:** Schwere hypertrophe obstruktive Kardiomyopathie, Aortenklappen- oder Pulmonalklappenstenose, Hypovolämie.
- **Wirkungsverlauf:** WM 10–30 min, WD 3–6 h.
- **Pharmakokinetik:** Metabolisierung zum pharmakologisch aktiven Metaboliten (Piroximon), renale Elimination; HWZ 2 h.
- **Dosierung: Initial 0,5–1 mg/kg KG i. v. als Bolus, aber nicht schneller als 10 mg/min. Danach Dauerinfusion mit 5–10 µg/kg KG/min.**
- **Besonderheiten/Bemerkungen:**
  - Sehr alkalische Lösung, inkompatibel mit allen Katecholaminen.
  - Verdünnung mit NaCl 0,9 %, da beim Auflösen in Glukose-5 %-Lösung oder beim Kontakt mit Glas Kristalle ausfällen können.

  Cave: Bei septischem Schock kann Enoximon anhaltende Hypotonien provozieren!

Eptacog alfa (aktivierter Faktor VII)

- **Präparate:** NovoSeven 1,2 / 2,4 / 4,8 mg pro Durchstechflasche.
- **Substanzklasse:** Rekombinanter Blutgerinnungsfaktor VIIa.
- **Wirkungsmechanismus/Wirkungen:** Aktivierter Faktor VII bildet mit freiem Tissue Factor einen Komplex → Aktivierung von Faktor X zu Faktor Xa → Umwandlung von Prothrombin zu Thrombin → Umwandlung von Fibrinogen zu Fibrin.
- **Klinische Anwendung:** Blutungen und chirurgische Eingriffe bei
  - Patienten mit angeborener Hämophilie und erworbenen Hemmkörpern gegen Blutgerinnungsfaktor VIII oder IX mit einem Antikörpertiter > 10 BU (= Bethesda Units).
  - Patienten mit Hemmkörper-Hämophilie und Antikörpertiter < 10 BU, bei denen mit einem starken Anstieg des Hemmkörpers bei Verabreichung von Faktor VIII oder IX zu rechnen ist.
- **Unerwünschte Wirkungen:**
  - Prokoagulatorische Effekte mit arteriellen Thrombosen (Myokardinfarkt, zerebrovaskuläre Insulte, Mesenterialinfarkt) oder venösen Thrombosen (Lungenembolie).
  - Unterhalten/Anstoßen einer disseminierten intravasalen Gerinnung bei Risikopatienten mit bereits aktivierter Gerinnung.
  - Hämorrhagien.
- **Kontraindikationen:** Allergie gegen Rinder-/Hamstereiweiß.
- **Dosierung:** Initial 90 µg/kg KG i. v. über 5 min; Repetitionsdosis 60–120 µg/kg KG alle 2–3 h; nach Sistieren der Blutung Intervalle schrittweise bis auf 8–12 h vergrößern. Behandlung über 2–3 d, ggf. auch bis zu 2 Wochen (bei sehr großen Wundflächen bzw. nach sehr großen Operationen).
- **Besonderheiten/Bemerkungen:** Teures Spezialmedikament; Anwendung nur in Absprache/Kooperation mit einem Hämatologen.

Ertapenem

- **Präparate:** z. B. Invanz.
- **Substanzklasse:** Carbapenem.
- **Wirkspektrum:** Wie Imipenem/Cilastatin.
- **Dosierung: 1 × 1 g/d i. v.**
- **Besonderheiten/Bemerkungen:** Wegen fehlenderDaten nicht bei höhergradiger Niereninsuffizienz einsetzen.

Erythromycin

- **Präparate:** z. B. Erythrocin.
- **Substanzklasse:** Antibiotikum, Makrolid.
- **Wirkspektrum:** Streptokokken, Pneumokokken, Listerien, Legionellen, Mykoplasmen, Chlamydien.
  Schwäche gegen: Enterokokken, H. influenzae; häufig Resistenzen bei Staphylokokken und Anaerobiern (je bis 50 %).
- **Dosierung: 4 × 0,25–1 g i. v./p. o.**
- **Weitere Informationen:** Siehe Makrolide (S. 279).

Esketamin

- Siehe Ketamin (S. 732).

Esmolol

- **Präparate:** z. B. Brevibloc 100 mg/10 ml (gebrauchsfertig); 2,5 g/10 ml (Konzentrat).
- **Substanzklasse:** β-Rezeptorenblocker.
- **Wirkungsmechanismus:** Selektive Blockade von adrenergen β_1-Rezeptoren.
- **Wirkungen:** Negativ chronotrop und inotrop, Verlängerung des AV-Intervalls; systolische RR-Senkung.
- **Klinische Anwendung:**
  - Supraventrikuläre Tachykardien, die nicht durch Reentry-Mechanismen bedingt sind.
  - Vorhofflimmern, -flattern, v. a. wenn eine schnelle Kontrolle der erhöhten Kammerfrequenz erwünscht ist.
  - Post- oder intraoperative Hypertension oder Tachykardie.
  - Myokardinfarkt, Sinustachykardie nach Myokardinfarkt.
- **Unerwünschte Wirkungen:**
  - *Häufig:* Hypotension (dosisabhängig).
  - *Gelegentlich:* Bradykardie, Verstärkung einer Herzinsuffizienz, Magen-Darm-Beschwerden, Verschlechterung von AVK oder Raynaud-Syndrom, Kopfschmerzen, Schwindel, Phlebitis.
  - *Selten:* Höhergradige AV-Blockierung, Lungenödem, Bronchospasmus.
- **Kontraindikationen:** Bradykardie, höhergradige SA- oder AV-Blockierung, Sick-Sinus-Syndrom, manifeste Herzinsuffizienz, kardiogener Schock.
- **Wirkungsverlauf:** WB 1–2 min, WM 5 min, WD 20–30 min.
- **Pharmakokinetik:** VD 3,4 l/kg, PB 55 %; schneller, fast vollständiger Abbau durch Hydrolyse vorwiegend in Erythrozyten; HWZ 9 min.
- **Dosierung:**
  - *Einleitungsdosis:* **500 µg/kg KG/min über 2–3 min, anschließend 50 µg/kg KG/min über 4 min.**
  - *Erhaltungsdosis:* **100–200 µg/kg KG/min.**

  Cave: Darf nicht länger als 24 h gegeben werden → auf alternative Medikamente umstellen!
- **Besonderheiten, Bemerkungen:**
  - Orale Antikoagulanzien und Morphine können die Esmolol-Plasmakonzentration erhöhen.
  - Verlängerte Wirkdauer von Succinylcholin und Pancuronium.
  - Keine Dosisanpassung bei Patienten mit Leber- oder Niereninsuffizienz notwendig.
  - Nicht mischen mit Furosemid, Diazepam oder Thiopental.
  - Rebound-Hypertonie bzw. Angina-pectoris-Anfälle ca. 30 min nach Absetzen möglich.
  - Kontinuierliche EKG- und RR-Überwachung während der Infusion!

Etomidat

- **Präparate:** z. B. Etomidat-Lipuro 20 mg/10 ml.
- **Substanzklasse:** Injektionsnarkotikum, karboxyliertes Imidazol.
- **Wirkungsmechanismus:** Nicht eindeutig geklärt, vermutlich Modifikation des GABA-Rezeptors.
- **Wirkungen:** Mit steigender Konzentration zunehmende Hemmung der neuronalen Aktivität im ZNS, sehr rasch narkotisch, geringe Senkung von ICP und CBF, sehr gering kreislaufwirksam (HZV ↑, RR ↓, Koronardilatation).
- **Klinische Anwendung:** Narkoseeinleitung; Kurznarkotikum für Kardioversion oder Repositionen.
- **Unerwünschte Wirkungen:**
  - Herzrhythmusstörungen, Krämpfe, geringe Atemdepression (dosisabhänig), Übelkeit, Erbrechen, Myoklonien, Dyskinesien, Schluckauf, Schüttelfrost.
  - *Häufig:* Injektionsschmerz.
  - *Selten:* Allergien, Bronchospasmus, Laryngospasmus, Anaphylaxie.
  - Verminderung der Kortikosteroid- und Aldosteronsynthese (→ nicht zur Langzeitsedierung bei Intensivpatienten einsetzen). Es gibt Hinweise für eine klinisch relevante Hemmung der Kortikosteroidsynthese bereits nach einmaliger Gabe (z. B. für die Intubation).
- **Kontraindikationen:** Porphyrie.
- **Wirkungsverlauf:** WB 30–60 s, WM 1 min, WD 3–10 min, kurze WD durch Umverteilung aus dem ZNS in Skelettmuskulatur und Fettgewebe.
- **Pharmakokinetik:** VD 4,5 l/kg, PB 76,5 %; überwiegend renale Elimination nach fast vollständiger hepatischer Metabolisierung (Esterasen, oxidative N-Dealkylierung) zu inaktiven Metaboliten; HWZ 5 h.
- **Dosierung: Zur Narkoseeinleitung 0,1–0,4 mg/kg KG i. v., fraktionierte Nachinjektion bis zu einer Gesamtdosis von 80 mg möglich.**
- **Besonderheiten, Bemerkungen:**
  - *Cave:* Bei Patienten mit zerebralem Krampfleiden sind prolongierte Myoklonien, Krampfanfälle und epileptiforme EEG-Veränderungen möglich.
  - Injektionsnarkotikum mit den geringsten hämodynamischen Nebenwirkungen.
  - Keine Analgesie, keine Histaminliberation, keine ausreichende Reflexdämpfung zur Intubation (Kombination mit Opioid, Relaxans).
  - Nicht intraarteriell injizieren.

Famciclovir

- **Präparate:** z. B. Famvir.
- **Substanzklasse:** Virostatikum.
- **Wirkspektrum:** VZV, andere Herpesviren.
- **Dosierung: 3 × 250 mg p. o. über 7 d bei Herpes zoster, über 5 d bei Herpes genitalis.** Dosisanpassung bei Niereninsuffizienz.

Fenoterol

- **Präparate:** z. B. Berotec-Spray 0,1 mg/0,2 mg pro Sprühstoß; Partusisten 0,5 mg/10 ml.
- **Substanzklasse:** β-Sympathomimetikum, Bronchospasmolytikum, Tokolytikum.
- **Wirkungsmechanismus:** Siehe Terbutalin (S. 766).
- **Klinische Anwendung:** Akute und chronisch obstruktive Atemwegserkrankungen; vorzeitige Wehentätigkeit.
- **Unerwünschte Wirkungen:**
  - *Häufig:* Feinschlägiger Tremor, Hypokaliämie.
  - *Gelegentlich:* Palpitationen, Unruhe, Tachykardie.
  - *Selten:* Miktionsstörungen, RR-Schwankungen, Hyperglykämie.
  - *Sehr selten:* Allergische Hautreaktionen, Gesichtsödem, Thrombopenie.

- *Einzelfälle:* Pektanginöse Beschwerden, ventrikuläre Extrasystolen.
- *In höherer Dosierung:* Vermehrte kardiovaskuläre Nebenwirkungen durch β_1-Agonismus.

▶ **Kontraindikationen:** Hypertrophe obstruktive Kardiomyopathie, Tachyarrhythmie, Thyreotoxikose.

▶ **Wirkungsverlauf:** WB wenige min per inhalationem und i. v., WM 10 min i. v., WD 3–5 h per inhalationem.

▶ **Pharmakokinetik:** BV 1,5 %, VD 1,5 l/kg, PB 40–55 %, 10–30 % der inhalierten Dosis gelangen in die tieferen Atemwege; der verschluckte Wirkstoffanteil wird überwiegend zu inaktiven Metaboliten verstoffwechselt, < 2 % werden unverändert renal eliminiert, der überwiegende Teil nach hepatischer Konjugation renal und fäkal; HWZ 6–7 h.

▶ **Dosierung:**
- *Spray:* **2 Hübe à 0,1 mg bzw. 1 Hub à 0,2 mg, evtl. nach 5 min wiederholen.**
- *i. v.:* **0,15 mg i. v., dann 1–2 µg/kg/h i. v.**

▶ **Besonderheiten, Bemerkungen:** *Cave:* Bei schwerer Hyperthyreose, Phäochromozytom, frischem Herzinfarkt, schwerer KHK, Myokarditis.
- Erhöhte Arrhythmiegefahr in Kombination mit volatilen Anästhetika.
- Verstärkter RR-Abfall in Kombination mit vasodilatatierenden Narkotika.
- Erhöhte Gefahr von Arrhythmie und Tachykardie durch gleichzeitige Gabe von Methylxanthinen, Anticholinergika, MAO-Hemmern, trizyklischen Antidepressiva.
- Gefahr von Lungenödem in Kombination mit negativ inotropen Medikamenten.
- Elektrolytkontrolle (Hypokaliämie!) bei hoch dosierter Anwendung sowie bei gleichzeitiger Verabreichung von Diuretika, Laxanzien oder Digitalis.
- Etwa 3-fach geringere β_2-Selektivität als Terbutalin und Salbutamol.

Nicht mischen mit Jonosteril Bas, Plasmasteril, Sterofundin,Tutofusin B.
- Mischbar mit Glukose 5 %, NaCl 0,9 %, Ringer-Lösung, Ringer-Laktat, Xylit 5/10 %.

Fentanyl

▶ **Präparate:** z. B. Fentanyl-Janssen 0,1 mg/2 ml; 0,5 mg/10 ml.

▶ **Substanzklasse:** Opiatanalgetikum, intravenöses Narkosemittel.

▶ **Wirkungsmechanismus:** Agonistische Wirkung überwiegend an µ-Opiat-Rezeptoren.

▶ **Wirkungen:** Analgetisch, sedativ.

▶ **Unerwünschte Wirkungen:**
- Atemdepression, Apnoe, Bronchospasmus.
- Bradykardie, RR-Abfall (v. a. bei zu rascher Injektion).
- Übelkeit, Erbrechen, Juckreiz.
- Obstipationsneigung, verzögerte Magenentleerung, Harnverhalt.
- Tonuszunahme des Sphincter oddi.
- Thoraxrigidität, Rigidität der Skelettmuskulatur, Myoklonien.
- Miosis.
- *Selten:* Laryngospasmus, allergische Reaktionen.

▶ **Klinische Anwendung:** Stärkste Schmerzzustände; Analgesie bei Beatmungspatienten, intravenösen und balancierten Anästhesieverfahren; Analgosedierung.

▶ **Kontraindikationen:** Krankheitszustände, bei denen eine Dämpfung des Atemzentrums vermieden werden muss.

▶ **Wirkungsverlauf:** *Analgesie:* WB 20–30 s i. v., < 8 min i. m., 4–10 min epidural/spinal, 12–18 min transdermal; WM 5–15 min i. v., WD 30–60 min i. v., 1–2 h i. m., bis 72 h transdermal; schneller Wirkungsverlust durch Umverteilung aus dem ZNS vorwiegend in das Fettgewebe.

▶ **Pharmakokinetik:** VD 3–4 l/kg, PB 80 %; Elimination nach fast vollständiger oxidativer N-Dealkylierung in der Leber, nur etwa 7 % werden unverändert renal ausgeschieden; HWZ dosisabhängig 1–6 h.

- **Dosierung:**
  - *Analgesie:* **1–2 µg/kg KG.**
  - *Narkoseeinleitung:* **2–10 µg/kg KG i. v.**
  - *Analgosedierung:* **Dauerinfusion 0,1–0,4 mg/h (5 Amp. à 0,5 mg/10 ml; LR 2–8 ml/h).**
  - *Dosisreduktion bei älteren Patienten und bei Niereninsuffizienz:* GFR 10–50 ml/min → 25 % Dosisreduktion; GFR < 10 ml/min → 50 % Dosisreduktion.
- **Besonderheiten, Bemerkungen:**
  - Analgesie kann durch Clonidin verlängert und verstärkt werden.
  - Bei Langzeitgabe Akkumulation in peripheren Speichern mit Gefahr der Remorphinisierung (*Cave:* Erneute Atemdepression!).
  - Relative Wirkstärke: 100–300.

  Antidot: Naloxon (S. 743).

Flecainid

- **Präparate:** z. B. Tambocor 50 mg/5 ml.
- **Substanzklasse:** Klasse-Ic-Antiarrhythmikum.
- **Wirkungsmechanismus:** Frequenzabhängige Hemmung des schnellen Natriumeinstroms in die Herzmuskelzelle (Phase 0 des Aktionspotenzials).
- **Wirkungen:** Negativ inotrop, Verlangsamung der anterograden und retrograden Erregungsleitung sowohl supra- als auch intraventrikulär.
- **Klinische Anwendung:**
  - Symptomatische supraventrikuläre Tachykardien, AV-junktionale Tachykardien, WPW-Syndrom, paroxysmales Vorhofflimmern.
  - Schwerwiegende symptomatische VES und Kammertachykardien.
- **Unerwünschte Wirkungen:**
  - RR-Abfall, Auslösung oder Verstärkung einer Herzinsuffizienz, Verstärkung von Herzrhythmusstörungen, Bradykardie, AV-Block, VES, Kammerflattern, Transaminasenanstieg.
  - *Häufig:* Visuelle Störungen (z. B. Doppelbilder), Übelkeit, Schwindel, Kopfschmerzen, Verwirrtheitszustand.
- **Kontraindikationen:**
  - Asymptomatische Rhythmusstörungen, nicht lebensbedrohliche Arrhythmien bei EF < 35 %.
  - Bradykardie, Sick-Sinus-Syndrom, QT-Syndrom.
  - Innerhalb der ersten 3 Monate nach Myokardinfarkt.
- **Wirkungsverlauf:** WB 1–6 h p. o., WD 12–30 h p. o.
- **Pharmakokinetik:** VD 8,7 l/kg, PB 40–50 %, BV 95 %; Metabolisierung in der Leber zu 2 Hauptmetaboliten ohne wesentliche Eigenwirkung, Ausscheidung über die Nieren, bis zu 25 % unverändert; HWZ 14–20 h (verlängert bei Herz-, Nieren- und Leberinsuffizienz).
- **Dosierung:**
  - *Initial:* **1 mg/kg KG langsam i. v., ggf. mit 0,5 mg/kg KG wiederholen.**
  - *Dauertherapie:* **300–400 mg/d i. v. verteilt auf 3–4 Gaben.**
- **Besonderheiten/Bemerkungen:**

  Cave:
  - Nicht kombinieren mit Substanzen mit starker Leitungsblockierung (z. B. Antiarrhythmika der Klasse Ia und III), Vorsicht bei AV-Block oder Schenkelblock (Schrittmacherschutz erforderlich).
  - Ampullen nur mit Glukoselösung verdünnen, nicht mit NaCl!
  - Durch Flecainid ausgelöste ventrikuläre Tachykardien können nicht mit elektrischer Kardioversion oder Pacing behandelt werden! Sie sprechen aber meist auf Lidocain an.
  - *Wirkungsverstärkung* bei gleichzeitiger Therapie mit Propranolol, Cimetidin oder Amiodaron.
  - *Dosisreduktion um 25 %* bei ausgeprägter Herz-/Leber-/Niereninsuffizienz.

- *Proarrhythmische Wirkung* vor allem (in 20 % der Fälle) bei i. v. Applikation.
- *Reserveantiarrhythmikum* bei lebensbedrohlichen und sonst therapierefraktären Rhythmusstörungen.
- *Therapeutische Plasmakonzentration:* 100–200 µg/l.

Flucloxacillin

- **Präparate:** z. B. Staphylex.
- **Substanzklasse:** β-Laktam-Antibiotikum.
- **Wirkspektrum:** Methicillinempfindliche Staphylococcus-aureus-Stämme.
- **Dosierung: 3–4 × 0,5–1 g p. o. oder 4 × 1–2 g i. v./i. m.**
- **Weitere Informationen:** Siehe Isoxazolylpenicilline (S. 276).

Fluconazol

- **Präparate:** z. B. Diflucan.
- **Substanzklasse:** Antimykotikum.
- **Wirkspektrum:**
  - Candida albicans, Kryptokokken.
  - *Unzureichend wirksam gegen:* Candida krusei, Candida glabrata, Aspergillus spp.
- **Dosierung: 1–2 × 200–800 mg p. o./i. v.**
- **Weitere Informationen:** Siehe Triazole (S. 284).

Flucytosin

- **Präparate:** z. B. Ancotil.
- **Substanzklasse:** Antimykotikum.
- **Wirkspektrum:** Candida spp., Cryptococcus neoformans, Torulopsis; Aspergillus spp. in Kombination mit Amphotericin B.
- **Dosierung: 4 × 37,5–50 mg/kg KG als Kurzinfusion über 20–40 min** (Dosisreduktion bei Niereninsuffizienz); bei Kombination mit Amphotericin B: Amphotericin-B-Dosis halbieren.

Flumazenil

- **Präparate:** z. B. Anexate 0,5 mg/5 ml; 1 mg/10 ml.
- **Substanzklasse:** Benzodiazepin-Antagonist, Imidazobenzodiazepin, Antidot bei Benzodiazepin-Überdosierung.
- **Wirkungsmechanismus:** Kompetition zu Benzodiazepin-Rezeptoragonisten.
- **Wirkungen:** Aufhebung der zentralen Effekte von Präparaten, die ihre Wirkung über den GABA-Benzodiazepinrezeptor-Cl^--Komplex entfalten.
- **Klinische Anwendung:**
  - Beendigung der durch Benzodiazepine eingeleiteten und aufrechterhaltenen Narkose/Sedierung bei stationären Patienten.
  - V. a. Benzodiazepinintoxikation.
  - Aufhebung einer paradoxen Reaktion auf Benzodiazepin-Gabe.
  - Differenzialdiagnose „unklares Koma".
- **Unerwünschte Wirkungen:**
  - Übelkeit, Erbrechen, Schwindel, Angstgefühl.
  - RR- und Herzfrequenzschwankungen.
  - Entzugserscheinungen bei vorbestehender Abhängigkeit.
  - Überschießender Hirndruckanstieg bei SHT und instabilem ICP.
  - *Selten:* Flush, vermehrtes Schwitzen, Singultus.
- **Kontraindikationen:**
  - Patienten mit Epilepsie, die Benzodiazepin als Zusatzmedikation erhalten.
  - Patienten mit Zeichen der Überdosierung zyklischer Antidepressiva.
  - Postoperative Phase bei Opiat- oder Muskelrelaxans-Überhang.
- **Wirkungsverlauf:** WB 1–2 min, WM 2–10 min, WD 45–180 min (abhängig von der Konzentration des eingenommenen Benzodiazepins).

- **Pharmakokinetik:** BV 15 %, VD 0,95 l/kg, PB 50 %; nach fast vollständiger hepatischer Metabolisierung überwiegend renale Elimination der inaktiven Metaboliten, nur 0,2 % werden unverändert renal eliminiert; HWZ 0,7–1,4 h (bei Leberinsuffizienz bis 7-fach verlängert).
- **Dosierung: Vorsichtig individuell nach Wirkung titrieren; initial 0,2 mg über 30 s i. v., dann 0,1 mg/min bis der Patient wacher wird;** *Maximaldosis:* 1 mg.
- **Besonderheiten, Bemerkungen:**
  - Keine Dosisanpassung bei Niereninsuffizienz und geriatrischen Patienten notwendig.
  - Bei Leberinsuffizienz sollte nach der Initialdosis die weitere Dosis verringert oder das Dosierungsintervall verlängert werden.
  - *Beachte:* Die HWZ von Benzodiazepinen ist wesentlich länger als die von Flumazenil → engmaschige Kontrolle über 2 h wegen der Gefahr der Resedierung.
  - Nach Möglichkeit in eine große Vene injizieren.

Fondaparinux

- **Präparat**: Arixtra 1,5 mg/0,3 ml-, 2,5 mg/0,5 ml/-, 5,0 mg/0,4 ml-, 7,5 mg/0,6 ml-, 10,0 mg/0,8 ml Injektionslösung, Fertigspritze
- **Substanzklasse**: Antikoagulanz.
- **Wirkungsmechanismus**: Bindung an Antithrombin → verstärkte Reaktivität von Antithrombin mit Faktor Xa → Hemmung von Faktor Xa.
- **Klinische Anwendung**:
  - Thromboseprophylaxe.
  - Instabile Angina pectoris oder Myokardinfarkt ohne Koronarintervention (PCI).
  - Tiefe Venenthrombose.
  - Lungenembolie.
- **Kontraindikationen**:
  - Akute klinisch relevante Blutungen.
  - Akute bakterielle Endokarditis.
- **Pharmakokinetik**: HWZ 17–21 h, 64–77 % wird unverändert renal ausgeschieden.
- **Dosierung**:
  - *Thromboseprophylaxe*: **2,5 mg s. c. 1 x/d, Kreatinin-Clearance 20–60 ml/min: 1,5 mg s. c. 1 x/d.**
  - *Instabile Angina pectoris oder NSTEMI*: **2,5 mg s. c. 1 x/d.**
  - *STEMI*: **2,5 mg i. v. initial, dann 2,5 mg s. c. 1 x/d.**
  - *Tiefe Venenthrombose/Lungenembolie*: **< 50 kg KG 5 mg s. c. 1 x/d, 50–100 kg KG 7,5 mg s. c. 1x/d, > 100 kg KG 10 mg s. c. 1 x/d.**
- **Besonderheiten/Bemerkungen:**
  - Verlängerte Wirkung und Akkumulation bei Niereninsuffizienz.
  - Anwendung bei Kreatinin-Clearance < 20 ml/min nicht empfohlen.

Foscarnet

- **Präparate:** z. B. Foscavir.
- **Substanzklasse:** Virostatikum.
- **Wirkspektrum:** HSV Typ 1 und 2, VZV, EBV, CMV, HBV, Retroviren inklusive HIV.
- **Dosierung: Über 2–3 Wochen 3 × 60 mg/kg KG über mind. 1 h i. v. im Abstand von 8 h; Erhaltungstherapie über weitere 7 d mit 1 × 120 mg/kg KG über 2 h i. v.**
- **Weitere Informationen:** Siehe Virustatika (S. 286).

Fosfomycin

- **Präparate:** z. B. Fosfocin.
- **Substanzklasse:** Antibiotikum.
- **Klinische Anwendung:** Alternative zur Behandlung von Staphylokokkeninfektionen; z. B. geeignet bei Osteomyelitis, Endokarditis oder Shunt-Meningitis.

- **Dosierung: 2–3 × 3–5 g (max. 20 g/d) als Kurzinfusion über 30 min.**
- **Weitere Informationen:** Siehe Fosfomycine (S. 282).

Furosemid

- **Präparate:** z. B. Lasix 20 mg/2 ml, 40 mg/4 ml, 250 mg/25 ml.
- **Substanzklasse:** Schleifendiuretikum.
- **Wirkungsmechanismus:** Blockade des Na^+/2-Cl^-/K^+-Ionen-Carriers auf der luminalen Seite im aufsteigenden Teil der Henle-Schleife der Niere.
- **Wirkungen:** Erhöhte Na^+-Ausscheidung und sekundär Ausscheidung osmotisch gebundenen Wassers, Steigerung der distalen tubulären K^+-Sekretion, Erhöhung der Kalzium- und Magnesiumausscheidung, Stimulation des Renin-Angiotensin-Aldosteron-Systems, Erweiterung der venösen Kapazitätsgefäße mit Senkung des LVEDP (bei erhöhtem Venendruck).
- **Klinische Anwendung:** Lungenödem, chronische Herzinsuffizienz, Hypertonie, Flüssigkeitsretention bei Leber- und Nierenerkrankungen, Hyperkalzämie, Hyperkaliämie, forcierte Diurese bei Vergiftungen, erhöhter Hirndruck.
- **Unerwünschte Wirkungen:**
  - Elektrolytstörungen (Hypokaliämie, Hyponatriämie, Hypokalzämie, Hypomagnesiämie).
  - Kreislaufbeschwerden (Kopfschmerzen, Schwindel, Sehstörungen) bis hin zum Kollaps.
  - Hämokonzentration bis hin zu Thrombosen, metabolische Alkalose, Hyperurikämie, hyperglykämische Zustände.
  - *Selten:* Verschiedene Hautreaktionen, Ototoxizität, Auslösung einer akuten Porphyrie, intrahepatische Cholestase.
  - *Sehr selten:* Aplastische Anämie, Agranulozytose, Thrombozytopenie, anaphylaktischer Schock, Pankreatitis.
- **Kontraindikationen:** Anurie, Sulfonamid-Allergie, Coma und Praecoma hepaticum, hepatorenales Syndrom, schwere Hypokaliämie, Hyponatriämie, Hypovolämie.
- **Wirkungsverlauf:** WB 15 min i. v. (Diurese), 5 min i. v. (Vasodilatation), 30–60 min p. o., WM 20–50 min i. v., 1–2 h p. o., WD 1 h i. v., 6 h p. o.
- **Pharmakokinetik:** BV 60–70 %, VD 0,2 l/kg, PB 91–98 %; Elimination zu 90 % renal (überwiegend unverändert, z. T. als inaktives Glukuronid); HWZ 50 min.
- **Dosierung:**
  - **Initial 20–40 mg i. v.; Wiederholung mit 20–80 mg i. v. je nach Therapieziel nach 1–2 h.**
  - **Bei Herzinsuffizienz: 20–200 mg i. v.**
  - **Maximale Tagesdosis: 2 000 mg.**
- **Besonderheiten, Bemerkungen:**
  - Die gleichzeitige Gabe von Glukokortikoiden vermindert den diuretischen Effekt und verstärkt den Kaliumverlust durch Furosemid.
  - NSAR können die antihypertensive Wirkung von Furosemid abschwächen.
  - Furosemid vermindert die renale Exkretion von Lithium.
  - Die Wirkung von Theophyllin oder curareartigen Muskelrelaxanzien kann verstärkt werden.
  - Oto-/nephrotoxische Wirkungen von Aminoglykosiden können verstärkt werden.
  - Furosemid-induzierte Hypokaliämie vergrößert die Gefahr der Digitalistoxizität.
  - Bei chronischer Niereninsuffizienz sind höhere Dosen zur Erzielung einer ausreichenden Diurese erforderlich.
  - Bei hoch dosierter Gabe nicht mehr als 4 mg/min injizieren.
  - Regelmäßige Kontrolle der Serum-Elektrolyte.
  - Gewichtsverlust durch verstärkte Urinausscheidung maximal 1 kg/d.

γ-Hydroxy-Buttersäure (GHB)

- **Präparate:** z. B. Somsanit 2 g/10 ml.
- **Substanzklasse:** Sedativum, Hypnotikum.
- **Wirkungsmechanismus:** Inhibitorischer Neurotransmitter mit Strukturanalogie zu Gamma-Amino-Buttersäure (GABA). Wirkung vermutlich über eigenständige GHB-Rezeptoren → Modulation der dopaminergen und serotinergen Aktivität des ZNS.
- **Wirkungen:** Sedativ, hypnotisch, schwach analgetisch, allgemeine Dämpfung der ZNS-Aktivität.
- **Klinische Anwendung:** Analgosedierung; Suppression der Entzugssymptomatik bei Alkohol- oder Opiatentzug.
- **Unerwünschte Wirkungen:**
  - Übelkeit, Erbrechen, leichte Atemdepression.
  - Bradykardie, leichter RR-Abfall, ggf. auch RR-Anstieg.
  - Hypokaliämie, Hypernatriämie, Alkalose (v. a. bei Niereninsuffizienz).
  - *Gelegentlich:* Myoklonien.
- **Kontraindikationen:** Hochgradige Niereninsuffizienz, schwere arterielle Hypertonie, Bradykardie, Alkoholintoxikation, Epilepsie.
- **Dosierung:**
  - *Narkose:* **60–90 mg/kg KG i. v.**
  - *Sedierung:* **30–50 mg/kg KG i. v. als Bolus über 10 min, Erhaltungsdosis 10–20 mg/kg KG/h i. v.**
- **Wirkungsverlauf:** WB wenige min i. v.
- **Pharmakokinetik:** Rasche Metabolisierung in der Leber zu CO_2 und H_2O; HWZ 20–25 min.
- **Besonderheiten, Bemerkungen:**
  - Kaum analgetisch wirksam.
  - *Vorteile:* Keine problematischen Metabolite, geringe Atem- und Kreislaufdepression.

  Antidot: Physostigmin (S. 755).

Ganciclovir

- **Präparate:** z. B. Cymeven.
- **Substanzklasse:** Virostatikum.
- **Wirkspektrum:** CMV, HSV, EBV, VZV.
- **Dosierung: 2 × 5 mg/kg KG i. v. über jeweils 1 h für 14–21 d.**
- **Weitere Informationen:** Siehe Virustatika (S. 285).

Gelatine

- Siehe Kapitel Volumenersatztherapie (S. 225).

Gentamicin

- **Präparate:** z. B. Refobacin.
- **Substanzklasse:** Antibiotikum, Aminoglykosid.
- **Wirkspektrum:**
  - Gramnegative Erreger (Enterobakterien, Pseudomonas), Staphylokokken.

  Nicht wirksam gegen: Anaerobier, Streptokokken, H. influenzae sowie im sauren bzw. anaeroben Milieu (Eiter, Abszess).
- **Dosierung: 1 × 3–5 mg/kg KG i. v.**
- **Weitere Informationen:** Siehe Aminoglykoside (S. 280).

Glukagon

- **Präparate:** z. B. GlucaGen 1 mg Trockensubstanz pro Inj.-Fl.
- **Substanzklasse:** Antihypoglykämikum.
- **Wirkungsmechanismus:** Funktioneller Antagonist des Insulins, Aktivierung der Adenylatzyklase in der Leber → Steigerung der cAMP-Synthese.
- **Wirkungen:** Glykogenolyse/Glukoneogenese → Blutzuckererhöhung, Fettsäureoxidation und -speicherung in Form von Triglyzeriden, positiv inotrop, Relaxation der glatten Muskulatur (Magen-Darm-Trakt, Bronchialsystem).
- **Klinische Anwendung:**
  - Schwere hypoglykämische Reaktionen.
  - Diagnostisches Hilfsmittel (z. B. Glukagontest, radiologische Untersuchung des GI-Trakts).
  - β-Blocker-Überdosierung.
- **Unerwünschte Wirkungen:** Arrhythmie, Tachykardie, Exantheme, Atembeschwerden, RR-Abfall, Flush, Übelkeit, Erbrechen, allergische Reaktionen. Bei *Überdosierung* Hypokaliämie.
- **Kontraindikationen:** Phäochromozytom; Glukagonom.
- **Wirkungsverlauf:** *Glukosesynthese:* WB 5–20 min i. v., i. m., s. c., WD 1–2 h.
- **Pharmakokinetik:** Abbau in Leber, Nieren und Plasma; HWZ 3–6 min.
- **Dosierung:**
  - *Hypoglykämie:* **0,5–1,0 mg i. v., i. m., s. c. (evtl. 1–2 × wiederholen).**
  - *β-Blocker-Intoxikation:* **Initial 3–5 mg i. v. bzw. 0,05–0,07 mg/kg KG i. v., anschließend 1–5 mg/h oder 0,07 mg/kg KG/h (< 24 h anwenden!).**
- **Besonderheiten, Bemerkungen:**
  - Verstärkung der antikoagulatorischen Wirkung von Kumarinderivaten.
  - Bei Insulinom oder Karzinoid kann es zur massiven Freisetzung von Insulin bzw. vasoaktiven Substanzen kommen.
  - Nicht wirksam bei Hypoglykämie, wenn kein Leberglykogen vorhanden ist.
  - Diabetiker, die Glukagon als Prämedikation in der Endoskopie oder Röntgendiagnostik erhalten, müssen sorgfältig betreut werden.
  - Enthält Phenol.

Glyceroltrinitrat

- **Präparate:** z. B. Nitrolingual-Pumpspray 0,4 mg/Sprühstoß; Nitrolingual 50 mg/50 ml.
- **Substanzklasse:** Organisches Nitrat, Koronartherapeutikum, Vasodilatator.
- **Wirkungsmechanismus:** Bildung von NO → Relaxation der glatten Muskulatur an Gefäßen, Bronchiolen, Darm, Gallenwegen, Uterus, Ureteren.
- **Wirkungen:** Vorlastsenkung, Verminderung des intrakardialen Füllungsdrucks, Reduktion des myokardialen O_2-Verbrauchs, Vasodilatation (auch in stenotischen epikardialen Gefäßen), in höherer Dosierung antihypertensiv durch Nachlastsenkung.
- **Klinische Anwendung:** Angina pectoris, Prinzmetal-Angina, Myokardinfarkt, Lungenödem, dilatative Kardiomyopathie, Senkung des Pulmonalisdrucks bei akuter Rechtsherzbelastung, hypertensive Krise mit kardialer Dekompensation.
- **Unerwünschte Wirkungen:**
  - RR-Abfall mit reflektorischer Tachykardie.
  - Vasomotorische Kopfschmerzen (durch Dilatation meningealer Gefäße), Flush, Schwindel, Schwäche.
  - *Gelegentlich:* RR-Abfall mit Verstärkung der Angina-pectoris-Symptomatik, Übelkeit, Erbrechen, allergische Hautreaktionen, Kollaps, Bradykardie.
- **Kontraindikationen:** Ausgeprägte Hypotonie (RR_{syst} < 90 mmHg); hypertrophe obstruktive Kardiomyopathie, konstriktive Perikarditis, Perikardtamponade; kardiogener Schock (Low Output).
  - *Cave:* Bei Aorten- und Mitralstenose, akutem Herzinfarkt mit RR_{syst} < 90 mmHg, Hirndruck, Hypovolämie.

- **Wirkungsverlauf:** WB 1–2 min i. v., 2–5 min sublingual, 30–60 min transdermal, WM 1–5 min i. v., 4–8 min sublingual, 2–3 h transdermal, WD 5–10 min i. v., 30–60 min sublingual, 18–24 h transdermal.
- **Pharmakokinetik:** BV 35 %, VD 3,3 l/kg, PB 60 %; Reduktion zu Di- und Mononitraten überwiegend in der Leber, aber auch in Erythrozyten und Gefäßendothel, Glukuronidierung und anschließende renale und biliäre Exkretion; HWZ 2–5 min i. v.
- **Dosierung:**
  - *Spray:* **2–3 Hübe à 0,4 mg, ggf. nach 15 min wiederholen.**
  - *Kapsel:* **1 Kapsel (à 0,8/1,2 mg) zerbeißen, ggf. nach 5–10 min wiederholen.**
  - *Intravenöse Dauerinfusion:* **0,75–10 mg/h i. v. (50 mg/50 ml; LR 1–8 ml/h).**
- **Besonderheiten, Bemerkungen:**
  - Verstärkt die Wirkung von Dihydroergotamin.
  - Kann die Heparinwirkung abschwächen.
  - Toleranzentwicklung bei kontinuierlicher Applikation möglich.
  - Bei Lungenödem Kombination mit Dobutamin bzw. Dopamin sinnvoll.
  - Abfall des p_aO_2 um 10 % möglich (erhöhtes pulmonales Shunt-Volumen).
  - Wirkungsverlust bei Verwendung von PVC-Kathetern.

Haloperidol

- **Präparate:** z. B. Haldol-Janssen 5 mg/1 ml.
- **Substanzklasse:** Neuroleptikum der Butyrophenon-Gruppe.
- **Wirkung, Wirkungsmechanismus:** Siehe Droperidol (S. 187).
- **Klinische Anwendung:**
  - Akute psychotische Syndrome, katatone Syndrome, delirante und andere exogen-psychotische Syndrome.
  - Chronisch verlaufende endogene und exogene Psychosen.
  - Psychomotorische Erregungszustände.
  - Zur Kombinationstherapie bei chronischen oder starken Schmerzen.
- **Unerwünschte Wirkungen:**
  - RR-Abfall (Vasodilatation durch periphere α-Blockade), extrapyramidal-motorische Störungen (Frühdyskinesien, Spätdyskinesien, Akathisie, Muskelspasmen, Myoklonien), Senkung der Krampfschwelle.
  - *Gelegentlich:* Tachykardie, Hypotonie, Erregungsleitungsstörungen, dosisabhängige Laktation (auch bei Männern), Potenz- und Zyklusstörungen.
  - *Selten:* Paradoxe Angstreaktionen, malignes neuroleptisches Syndrom.
  - *Einzelfälle:* Agranulozytose, Angioödem.
- **Kontraindikationen:** Komatöse Zustände, Parkinson-Syndrom, bekanntes malignes neuroleptisches Syndrom.
- **Wirkungsverlauf:** WB 10 min i. v., 10–30 min i. m., WM 30–45 min i. m., WD 5–8 h i. v., 12–38 h i. m., nach oraler Gabe Plasmaspitzenkonzentrationen nach 2–6 h.
- **Pharmakokinetik:** BV 60–70 %, VD 17–29 l/kg, PB 92 %; Metabolisierung in der Leber, Ausscheidung der Metaboliten überwiegend renal, 15 % via Fäzes, nur 1 % werden unverändert renal eliminiert; HWZ 13–40 h.
- **Dosierung:**
  - **5–10 mg langsam i. v., bei schweren Erregungszuständen bis 30 mg i. v., notfalls auch i. m.**
  - **Bei älteren Patienten vorsichtig dosieren: initial 1 mg i. v., titrieren nach Wirkung in 0,5–1 mg Schritten, maximal 2,5–5 mg i. v.**
  - **2,5–5 mg p. o., max. 20–30 mg/d p. o.**
- **Besonderheiten, Bemerkungen:**
  - Enzyminduzierende Arzneimittel wie Phenytoin, Phenobarbital, Carbamazepin, Rifampicin beschleunigen die Elimination von Haloperidol.
  - Haloperidol schwächt die Wirkung von Dopaminagonisten (Bromocriptin, L-Dopa) ab; die Wirkung von Dopaminantagonisten wird verstärkt.

- Die α-blockierende Wirkung hemmt die Vasokonstruktion durch Dopamin, Noradrenalin und Adrenalin. Besonders nach Adrenalingabe sind eine paradoxe Hypotension und Tachykardie möglich.
- Verstärkt die sedierende Wirkung von Benzodiazepinen und Opiaten (*Cave:* Atemdepression).
- Dosisreduktion bei geriatrischen Patienten.
- Bei Niereninsuffizienz ist keine Dosisanpassung notwendig.
- Die antipsychotische Wirkung erreicht ihr Maximum erst nach 1- bis 3-wöchiger Behandlung.
- Senkung der Krampfschwelle bei Epileptikern.

Antidot bei Frühdyskinesien: Biperiden (Akineton 5 mg langsam i. v.).

Heparin (unfraktioniert)

- **Präparate:** z. B. Liquemin N 5 000 I.E./0,5 ml; 25 000 I.E./5 ml.
- **Substanzklasse:** Antikoagulans.
- **Wirkung, Wirkungsmechanismus:** Bindung an Antithrombin III → beschleunigte Inaktivierung aktivierter Gerinnungsfaktoren (IXa, Xa, XIa, XIIa und Thrombin), Hemmung der Plättchenaggregation und der Blutgerinnung. In höheren Dosen Hemmung von Thrombin durch Bindung an Heparin-Kofaktor II (HCII). In sehr hohen Dosen Hemmung der Faktor X-Aktivierung durch Bindung an Faktor IXa. Freisetzung einer Lipoproteinlipase. Reduktion der Aldosteronbildung.
- **Klinische Anwendung:**
  - *Low-Dose-Therapie:* Verbrauchskoagulopathie, Thromboseprophylaxe, wenn die Therapie mit Vitamin-K-Antagonisten unterbrochen werden muss (z. B. Zahnextraktion).
  - *High-Dose-Therapie:* Initialbehandlung thromboembolischer Erkrankungen, primäre Thromboembolieprophylaxe, Rezidivprophylaxe nach Fibrinolysetherapie und Gefäßoperationen.
  - Extrakorporale Zirkulation, Dialyse.
- **Unerwünschte Wirkungen:**
  - *Heparin-induzierte Thrombozytopenie* (nichtimmunologische HIT Typ I, immunologische HIT Typ II), Blutungen (Gastrointestinaltrakt, Gehirn, Retroperitoneum, ableitende Harnwege, Haut).
  - *Lokale allergische Reaktionen* (Juckreiz, Rötung), selten lokale Heparin-Nekrose, Haarausfall (reversibel), Transaminasenanstieg.
  - *Osteopenie* (bei länger dauernder Behandlung).
  - *Sehr selten:* Generalisierte allergische Reaktionen, Anaphylaxie, Hyperkaliämie, metabolische Azidose.
- **Kontraindikationen:** Heparinallergie, HIT Typ II, Blutungen, schwere Gerinnungsstörungen, Abortus imminens.
- **Wirkungsverlauf:** WB sofort i. v., 20–30 min s. c., WM 2 min i. v., 2–5 h s. c., WD 12 h s. c. (dosisabhängig).
- **Pharmakokinetik:** VD 0,07 l/kg, PB 95 %; Elimination durch Abbau im retikuloendothelialen System, teilweise renal, hepatische Metabolisierung durch Heparinasen nicht gesichert; HWZ 1 h i. v., 2 h s. c. *Beachte:* Die Elimination von Heparin durch endotheliale Zellen ist ein sättigbarer Prozess. Wenn höhere kumulative Dosen verabreicht werden, kann die HWZ und die Wirkungsdauer deutlich ansteigen.
- **Dosierung:**
  - *Low Dose:* 15 000 I.E./d s. c. in 2–3 Gaben (200 I.E./kg KG/d).
  - *High Dose:* Initialer Bolus 5 000–10 000 I.E. i. v., weiter mit 1000–2 000 I.E./h (Perfusor: 25 000 I.E. auf 50 ml NaCl 0,9 %, LR 2–4 ml/h). *Ziel:* PTT 1,5–2,5-fach verlängert (zum Ausgangswert).
- **Besonderheiten, Bemerkungen:**

  Beachte: Bei Patienten mit erhöhtem Blutungsrisiko (z. B. nach größeren Operationen), die eine Heparin-Infusion benötigen, sollte kein initialer Bolus gegeben werden, da hierdurch schwere Blutungskomplikationen ausgelöst werden können (American College of Chest Physicians: Perioperative management of antithrombotic therapy, 2012). Es empfiehlt sich, lediglich die Dauerinfusion in moderater Dosierung zu starten (z. B. 1000 I. E./h) und dann engmaschig die aPTT zu kontrollieren (z. B. alle 4h).

- Glyceroltrinitrat kann evtl. die Wirkung von Heparin reduzieren (PTT-Kontrolle).
- Erhöhung der Butungsgefahr durch gleichzeitige Gabe von ASS (2,5-faches Risiko) und Dextran.
- Dosis für jeden Patienten individuell anhand der PTT anpassen!
- Bei Intensivpatienten vor Therapiebeginn AT III kontrollieren.
- Kontrolle der Thrombozyten vor und während der Therapie → frühzeitige Erkennung v. a. der HIT Typ II.
- Ersatzpräparate für Patienten mit vermuteter oder nachgewiesener HIT Typ II: Lepirudin (rekombinantes Hirudin) oder Orgaran (Danaparoid-Natrium). Für intravenöse Infusion (z. B. Koronarintervention, extrakorporale Verfahren, intraoperative Antikoagulation): Bivalirudin (S. 700).

Antidot: Protaminchlorid (S. 248).

Heparin (niedermolekular)

- **Substanzen:** Certoparin, Dalteparin, Enoxaparin, Nadroparin, Reviparin, Tinzaparin.
- **Präparate:** z. B. Mono-Embolex, Fragmin, Clexane, Fraxiparin, Clivarin, innohep.
- **Substanzklasse:** Antikoagulans.
- **Wirkungsmechanismus:** Stimulation der AT-III-Aktivität → Inaktivierung verschiedener Gerinnungsfaktoren inklusive Faktor IIa (Thrombin) und Faktor Xa. Im Vergleich zu unfraktioniertem Heparin geringere Hemmung von Faktor IIa und stärkere Inhibition von Faktor Xa. Hemmung von Faktor Xa verhindert die Umwandlung von Prothrombin zu Thrombin.
- **Wirkungen:** Hemmung thrombinvermittelter Reaktionen in der Gerinnungskaskade bei geringer Beeinflussung der plasmatischen Gerinnungszeiten (aktivierte partielle Thromboplastin-Zeit = PTT, Prothrombinzeit = PTZ = Quick-Wert), geringe Beeinflussung der Thrombozytenaggregation.
- **Klinische Anwendung:**
  - Thromboseprophylaxe (niedrige Dosierung).
  - Therapeutische Anticoagulation bei tiefer Beinvenenthrombose oder Lungenembolie (hohe Dosierung).
- **Unerwünschte Wirkungen:** Zunahme der Blutungsneigung mit erhöhtem Blutungsrisiko, Thrombozytopenie.
- **Kontraindikationen:** Blutende Magen-Darm-Ulzera, hämorrhagische Diathese, intrakraniale Blutung, ZNS-Operationen und andere Situationen, in denen eine Zunahme der Blutungsbereitschaft den Patienten gefährdet.
- **Wirkungsverlauf:** WM 4 h, WD > 12 h.
- **Dosierung:**
  - **Certoparin**:
    - Thromboseprophylaxe: **3 000 I. E. s. c. 1 x/d.**
    - Therapeutische Antikoagulation: **8 000 I. E. s. c. 2 x/d (alle 12 h).**
  - **Dalteparin**:
    - Thrombosephylaxe: **2 500–5.000 I. E. s. c. 1 x/d.**
    - Therapeutische Antikoagulation: **200 I. E./kg KG s. c. 1 x/d oder 100 I. E./kg KG 2 x/d. Maximal 18 000 I.E./24 h.**

    Beachte: Bei Patienten mit erhöhter Blutungsgefahr z. B. nach größeren Operationen **100 I. E. 2 x/d** bevorzugen (niedrigere Spitzenkonzentrationen).
  - **Enoxaparin**:
    - Thromboseprophylaxe: **20–40 mg s. c. 1 x/d.**
    - Therapeutische Antikoagulation: **1 mg/kg KG 2 x/d (alle 12 h).**

- **Nadroparin**:
  - Thromboseprophylaxe: **0,3 ml (2 850 I. E.) s. c. 1 x/d** (ggf. höhere Dosierung für große orthopädische Operationen).
  - Therapeutische Antikoagulation: **< 50 kg KG 0,4 ml 2 x/d; 50–59 kg KG 0,5 ml 2 x/d; 60–69 kg KG 0,6 ml 2 x/d; 70–79 kg KG 0,7 ml 2 x/d; 80–89 kg KG 0,8 ml 2x/d; ≥ 90 kg KG 0,9 ml s. c. 2 x/d.**
- **Reviparin**: Thromboseprophylaxe: **13,8 mg s. c. 1 x/d.**
- **Tinzaparin**: Thromboseprophylaxe: **3 500 I. E. (42,2 mg) s. c. 1 x/d.**

▶ **Besonderheiten/Bemerkungen:**
- *Verstärkte Blutungsneigung*, wenn gleichzeitig andere antikoagulatorisch wirkende Substanzen verabreicht werden.
- *Therapiekontrolle:* Bestimmung der Anti-Xa-Aktivität im Serum; aPTT ist ungeeignet, da sie auch bei erhöhter Blutungsneigung normale Werte zeigen kann.
- Inaktivierung durch Protamin ist nur in begrenztem Umfang möglich.

Beachte: Bei Niereninsuffizienz ist eine Dosisreduktion unter Monitoring der Anti-Xa-Aktivität erforderlich (renale Elimination). Bei hochgradiger Niereninsuffizienz kann es sinnvoll sein, auf unfraktioniertes Heparin auszuweichen.

Humanalbumin

▶ Siehe Kapitel Volumenersatztherapie (S. 225).

Hydrokortison

▶ **Präparate:** z. B. Hydrocortison 100-, 250-, 500-, 1 000-mg-Mischampulle.

▶ **Substanzklasse**: Glukokortikoid.

▶ **Wirkungen, Wirkungsmechanismus:** Siehe Dexamethason (S. 708).

▶ **Klinische Anwendung:**
- NNR-Insuffizienz.
- Schwere Stresssituationen (bei bekannter eingeschränkter NNR-Funktion).
- Adrenogenitales Syndrom (AGS).
- Einzelne Formen des Hirsutismus.

▶ **Unerwünschte Wirkungen:** Siehe Dexamethason (S. 708).

▶ **Kontraindikationen:** Systemische Infektionen, die nicht adäquat therapiert werden.

▶ **Wirkungsverlauf:** WM (biologischer Effekt) 2–8 h i. v., WD 8–12 h.

▶ **Pharmakokinetik:** BV 75 %, VD 0,4–0,7 l/kg, PB 90 % (in niedrigen Konzentrationen überwiegend an Transcortin, in höheren Konzentrationen Zunahme der Bindung an Albumin); Inaktivierung hepatisch und extrahepatisch, renale Elimination der wasserlöslichen Verbindungen nach hepatischer Glukuronidierung und Sulfatierung; HWZ 1,5 h, biologische HWZ 8–12 h.

▶ **Dosierung:**
- **100–500 mg i. v., evtl. Wiederholung in Abständen von 2, 4 und 6 h.**
- *Perioperative Substitution bei Kortikoid-Dauertherapie:*
  - **100 mg i. v. als Bolus vor Narkoseeinleitung, 100 mg intraoperativ, 100 mg postoperativ.**
  - *Oder:* **100 mg i. v. als Bolus vor Narkoseeinleitung, 200 mg/24 h über Perfusor.**
- *Postoperativ:* Reduzierung der Dosis um 20–50 % täglich.

Achtung: Bei Infekt Dosis verdoppeln!

▶ **Besonderheiten, Bemerkungen:**

Cave:
  - Nicht bei schweren Herpes-Infektionen, HBs-AG-positiver chronisch-aktiver Hepatitis, Parasitosen, systemischen Pilzinfektionen, schweren bakteriellen Erkrankungen ohne adäquate Chemotherapie.
  - Nicht mischen mit Heparin, Promethazin, Tetrazyklin!
- Teilweise Aufhebung der Muskelrelaxation (Curare-Typ).
- Im Einzelfall Anstieg von NSAR-Nebenwirkungen.

- In der Schwangerschaft Wirkungsabschwächung wegen vermehrter Bindungsproteine.
- Hydrokortison entspricht dem physiologischen Kortisol; die tägliche Eigenproduktion beträgt 15–60 mg, bei Stress und Infektionen erheblich mehr.
- Keine hepatische Aktivierung notwendig.
- Enthält je nach Präparat einen hohen Alkoholanteil.

Imipenem

- **Präparate:** z. B. Zienam.
- **Substanzklasse:** β-Laktam-Antibiotikum.
- **Wirkspektrum:**
  - Grampositive Keime (u. a. Staphylokokken, Enterokokken), gramnegative Keime, Pseudomonas aeruginosa, Anaerobier (u. a. Bact. fragilis).
  - *Nicht wirksam gegen:* Enterococcus faecium, Legionellen, Mykoplasmen, MRSA.
- **Dosierung: 3 × 0,5–1 g i. v.**
- **Weitere Informationen:** Siehe β-Laktam-Antibiotika, Carbapeneme (S. 278).

Insulin (Normalinsulin)

- **Präparate:** z. B. H-Insulin, Insulin Actrapid HM, Huminsulin Normal.
- **Substanzklasse:** Antidiabetikum (i. v. anwendbar).
- **Wirkungsmechanismus**: Hormon der β-Zellen des Pankreas, Wirkung auf Rezeptoren von Leber, Fettgewebe, Muskel; Erhöhung des Glukosetransports in Muskel und Fettzelle; Erhöhung des Aminosäuretransports in Muskel und Leber; Erhöhung der Kaliumaufnahme in den Intrazellularraum von Leber- und Muskelzelle.
- **Wirkungen**: Senkung des Blutzuckerspiegels, Förderung der Glykogen- und Proteinsynthese sowie der Triglyzerid-Bildung.
- **Klinische Anwendung:**
  - Diabetes mellitus Typ I, diabetische Ketoazidose und Coma diabeticum.
  - Typ-II-Diabetes bei Versagen der oralen Therapie oder bei Vorliegen schwerer Sekundärkomplikationen.
  - Schwere Infekte, Operationen, Gestationsdiabetes, Steroidbehandlung.
  - Schwere katabole Zustände.
  - Hoch dosierte Glukosetherapie bei parenteraler Ernährung.
- **Unerwünschte Wirkungen:**
  - Hypoglykämie (mit entsprechenden Symptomen).
  - Allergische Lokalreaktionen, in Einzelfällen Anaphylaxie.
  - Lipodystrophien und Lipohypertrophien an der Injektionsstelle.
  - Insulinödeme, reversible Sehstörungen.
- **Kontraindikationen:** Bekannte Allergie oder Paragruppenallergie (Methyl-4-hydroxybenzoat, m-Cresol, Phenol).
- **Wirkungsverlauf:** Abhängig von verwendetem Insulinpräparat, Dosis und Injektionsort, WB 15–30 min s. c., < 5 min i. v., WM 1–5 h s. c., WD 5–8 h.
- **Pharmakokinetik:** VD 0,66 l/kg, PB < 10 %; Metabolisierung in Leber und Niere, nur 18 % der produzierten Insulinmenge werden renal ausgeschieden; HWZ nach i. v. Gabe 4–5 min, bei s. c. Applikation von 10 I.E. 6–9 h.
- **Dosierung:**
  - Abhängig vom Blutzuckerspiegel, **meist 2–6 I.E./h über Perfusor;** bei Coma diabeticum (S. 432); **bei parenteraler Ernährung bis zu 1 I.E./4 g Glukose.**
  - *Perfusor:* **50 I.E. Altinsulin pro 50 ml NaCl 0,9 %; LR 2–6 ml/h.**
- **Besonderheiten, Bemerkungen:**
  - *Cave:* Stets K^+-Verschiebung nach intrazellulär beachten!
  - *Verminderte Insulinwirkung* durch Glukokortikoide, Schleifendiuretika, Diazoxid, Heparin und orale Kontrazeptiva möglich.
  - *Verstärkte Insulinwirkung* durch α- und β-Rezeptorenblocker, Methyldopa, Tetrazyklin, Haloperidol, Clofibrat und Allopurinol möglich.

Kaliumchlorid

- **Präparate:** z. B. m-Kaliumchlorid-Lösung salvia 20 mmol/20 ml-PE-Ampullen.
- **Substanzklasse:** Mineralstoff-/Kaliumpräparat.
- **Wirkungsmechanismus:** K^+-Ionen sind für die normale elektrische Erregbarkeit von Nerven- und Muskelzellen sowie für die Aktivität vieler Enzyme notwendig und an der Regulation des osmotischen Drucks und der renalen H^+-Ionenausscheidung beteiligt.
- **Wirkungen:** Erhöhung der K^+-Konzentration.
- **Klinische Anwendung:**
  - Hypokaliämie, v. a. bei hypochlorämischer alkalotischer Stoffwechsellage.
  - Coma diabeticum.
  - Als Zusatz zu kaliumfreien Infusionslösungen.
  - Bei ventrikulären Herzrhythmusstörungen in Verbindung mit Digitalisintoxikation und Hypokaliämie.
  - Zusatz zur hoch dosierten Glukoseinfusion bei parenteraler Ernährung.
- **Unerwünschte Wirkungen:**
  - Bei bestimmungsgemäßer Anwendung keine bekannt.
  - Bei Überdosierung Hyperkaliämie, Azidose.
  - Venenreizung, bei Paravasat Nekrosenbildung.
- **Kontraindikationen:** Hyperkaliämie.
- **Wirkungsverlauf:** WB sofort, WM und WD variieren.
- **Pharmakokinetik:** Ausscheidung zu 90 % mit dem Urin, zu 10 % über den Gastrointestinaltrakt.
- **Dosierung:**
  - **Entsprechend dem Defizit, max. 20–30 mmol/h bzw. 100–150 mmol/d.**
  - *Faustregel:* 100 mmol zugeführtes K^+ erhöhen das Serum-K^+ um 1 mmol/l.
- **Besonderheiten, Bemerkungen:**
  - *Cave:* Bei dekompensierter Herzinsuffizienz keine Bolusgabe wegen Gefahr des Herzstillstands!
  - Nur als Zusatz zu Infusionslösungen verwenden.
  - K^+ immer im Zusammenhang mit pH-Wert interpretieren.
  - *Merke:* Normokaliämie bei Azidose entspricht einer Hypokaliämie; Normokaliämie bei Alkalose entspricht einer Hyperkaliämie.
  - Langsam infundieren, um kurzzeitige Hyperkaliämien zu vermeiden.
  - Säure-Basen-Haushalt und Serum-Elektrolyte kontrollieren.
  - *Antidot:* Bei kardialen Nebenwirkungen im Rahmen einer Hyperkaliämie: 10–20 ml Kalziumglukonat 10 % i. v., ggf. zusätzlich 10–20 ml NaCl 5,85 % i. v.

Kalzium (Kalziumglukonat)

- **Präparate:** z. B. Calcium-Sandoz 10 % 90 mg (2,25 mmol Ca^{2+})/10 ml.
- **Substanzklasse:** Mineralstoffpräparat.
- **Wirkungsmechanismus:** Verringerung der Membranpermeabilität, Beteiligung am intrazellulären cAMP- und IP3-System, Steigerung der Gastrin-Freisetzung, Stimulation der Kortikosteroid-Produktion.
- **Wirkungen:** Übertragung von Hormonwirkung in Effektorzellen, positiv inotrop, Herzfrequenzabnahme beim Herzgesunden, Beteiligung am Aufbau der Knochen, Zähne und der Blutgerinnung, Hemmung der Phosphatresorption.
- **Klinische Anwendung:**
  - Hypokalzämie, Hyperphosphatämie, hypokalzämisch bedingte Tetanie.
  - Hyperkaliämie.
  - In der Herzchirurgie (Herz-Lungen-Maschine).
- **Unerwünschte Wirkungen:**
  - Übelkeit, Erbrechen, RR-Abfall.
  - *Selten:* GIT-Störungen, Obstipation, Symptome der Hyperkalzämie (S. 454).
  - *Bei zu schneller Gabe:* Herzrhythmusstörungen (SA- und AV-Block).

- **Kontraindikationen:** Nephrokalzinose, Hyperkalzämie, Hypophosphatämie, Herzglykosidtherapie (i. v. Ca^{2+}-Gabe).
- **Wirkungsverlauf:** WB < 30 s i. v., WM < 1 min i. v., WD 10–20 min i. v.
- **Pharmakokinetik:** PB 45 %; Verteilung und Ausscheidung unterliegen der natürlichen Ca^{2+}-Homöostase, Elimination gastrointestinal und renal.
- **Dosierung: Erwachsene max. 3 × 10 ml/d langsam i. v. (max. 10 ml/3 min). Am besten über große Vene geben, um Venenreizungen zu vermeiden.**
- **Besonderheiten, Bemerkungen:**
  Cave: Kalzium steigert die Digitalistoxizität.
  - Schleifendiuretika erhöhen die renale Ca^{2+}-Ausscheidung.
  - Im sauren Milieu (renal tubuläre Azidose) nimmt renale Exkretion von Ca^{2+} zu.
  - Abschwächung der Wirkung von Kalziumantagonisten.

Ketamin/Esketamin

- **Präparate:** z. B. Ketanest (Ketamin) 50 mg/5 ml, 200 mg/20 ml, 100 mg/2 ml, 500 mg/10 ml. Ketanest S (Esketamin) 25 mg/5 ml, 100 mg/20 ml, 50 mg/2 ml, 250 mg/10 ml, 1 250 mg/50 ml.
- **Substanzklasse:** Injektionsnarkotikum, intravenöses Analgetikum.
- **Wirkungsmechanismus:** Interaktion mit verschiedenen Rezeptoren (χ-Opiatrezeptoren, monoaminergen und cholinergen Rezeptoren, kompetetive Bindung an NMDA-Rezeptoren im ZNS.
- **Wirkungen:**
  - *Niedrig dosiert:* Stark analgetische Wirkung.
  - *Hoch dosiert:* Narkotische Wirkung, Erzeugung einer „dissoziativen Anästhesie" mit erloschenem Bewusstsein, aber erhaltener Spontanatmung und weitgehend erhaltenen Schutzreflexen.
  - Bronchodilatation, zentral sympathikoton (positiv inotrop, RR-Anstieg), direkt am Herz negativ inotrop.
- **Klinische Anwendung:**
  - Narkoseeinleitung und -aufrechterhaltung (v. a. bei instabiler Hämodynamik, Schock).
  - Analgosedierung.
  - Supplementierung einer Regionalanästhesie.
  - Alternatives Analgetikum bei opiatrefraktären Schmerzen.
  - Therapierefraktärer Status asthmaticus.
- **Unerwünschte Wirkungen:**
  - *Katecholaminfreisetzung* mit RR-Anstieg, Tachykardie, Erhöhung des myokardialen Sauerstoffverbrauchs, Arrhythmie, Laryngospasmus, Erhöhung des Pulmonalarteriendrucks.
  - *Häufig:* Anstieg des intrakranialen Drucks bei spontan atmenden Patienten, Erhöhung des intraokularen Drucks, Nystagmus, Diplopie, mäßige Atemdepression, Anstieg des Uterustonus und der Wehenfrequenz, erhöhter Muskeltonus, unangenehme psychische Nebenwirkungen (Alpträume, Halluzinationen, veränderte Wahrnehmung etc.).
  - *Gelegentlich:* Magen-Darm-Beschwerden, Hypersalivation, Myoklonien, Faszikulationen.
  - *Einzelfälle:* Anaphylaktoide Reaktionen.
- **Kontraindikationen:** Herzinfarkt, Angina pectoris, schwere arterielle Hypertonie, Aorten-/Mitralstenose, Präeklampsie, Eklampsie, Phäochromozytom.
- **Wirkungsverlauf:** WB < 30 s i. v., 3–4 min i. m. und rektal, WM 1 min i. v., 5–20 min i. m. und rektal, WD 5–15 min i. v., 15–30 min i. m. und rektal, WD Analgesie 40–60 min.
- **Pharmakokinetik:** VD 4 l/kg, PB 20–50 %; renale Elimination nach fast vollständigem hepatischem Abbau zu teilweise wirksamen Metaboliten, nur 2 % unveränderte Elimination; HWZ 2–4 h.

- **Dosierung:**
  - *Narkoseeinleitung:*
    - **Ketamin: 0,5–2 mg/kg KG i. v. oder 4–8 mg/kg KG i. m.**
    - **Esketamin: 0,5–1 mg/kg KG i. v. oder 2–4 mg/kg KG i. m.**
  - *Narkosefortführung:*
    - **Ketamin: 2–6 mg/kg KG/h als i. v. Dauerinfusion.**
    - **Esketamin: 0,5–3 mg/kg KG/h als i. v. Dauerinfusion.**
  - *Analgosedierung:*
    - **Ketamin: 0,7–1,5 mg/kg KG/h als i. v. Dauerinfusion.**
    - **Esketamin: 0,2–0,5 mg/kg KG/h als i. v. Dauerinfusion.**
  - *Analgesie:*
    - **Ketamin: 0,25–0,5 mg/kg KG i. v.**
    - **Esketamin: 0,125–0,25 mg/kg KG i. v.**
  - *Status asthmaticus:*
    - **Ketamin: 1–2 mg/kg KG i. v.**
    - **Esketamin: 0,5–1 mg/kg KG i. v., bei Bedarf bis 2,5 mg/kg KG i. v.**
- **Besonderheiten, Bemerkungen:**
  Cave: Bei rascher Injektion und hoher Dosierung Atemdepression bis zur Apnoe möglich!
  - Traditionell galt ein erhöhter intrakranialer Druck als Kontraindikation für Ketamin; diese wird für kontrolliert beatmete Patienten aufgrund neuerer Ergebnisse bestritten.
  - Keine Monotherapie mit Ketamin zur Narkose → z. B. Kombination mit Benzodiazepin oder Propofol zur Reduktion der unerwünschten Wirkungen.
  - Verminderung der Hypersalivation durch Prämedikation mit Atropin.

Levofloxacin

- **Präparate:** z. B. Tavanic.
- **Substanzklasse:** Antibiotikum, Chinolon.
- **Wirkspektrum:** Wie Ciprofloxacin (S. 703); v. a. H. influenzae, Staph. aureus, Enterobakterien, Chlamydien.
- **Dosierung: 1–2 × 100–200 mg p. o.**
- **Weitere Informationen:** Siehe Chinolone, Gyrasehemmer (S. 272).

Levosimendan

- **Präparate:** Simdax 12,5 mg/5 ml, 25 mg/10 ml Konzentrat zur Herstellung einer Infusionslösung.
- **Substanzklasse:** Kalziumsensitizer.
- **Wirkungsmechanismus:** Stabilisierung der Ca^{2+}-induzierten Konformationsänderung von Troponin C, Öffnung von ATP-abhängigen K^{+}-Kanälen in pulmonalen, kardialen und systemischen Gefäßen, in höherer Dosierung Hemmung der Phosphodiesterase III.
- **Wirkungen:** Positiv inotrop, Vasodilatation mit Senkung von Vor- und Nachlast, Senkung des pulmonalen Widerstands.
- **Klinische Anwendung:** Kurzzeitbehandlung der akut dekompensierten chronischen Herzinsuffizienz.
- **Unerwünschte Wirkungen:**
  - *Häufig:* RR-Abfall, Angina pectoris, Rhythmusstörungen, Kopfschmerzen, Hypokaliämie.
  - *Selten:* Palpitationen.
- **Kontraindikationen:** Schwere Leber- oder Niereninsuffizienz, Hypotonie, Tachykardie.
- **Wirkungsverlauf:** Nach Einzelgabe WB sofort i. v., WM 10–15 min i. v., WD 90–180 min.

- **Pharmakokinetik:** VD 0,2 l/kg, PB ca. 98 %; vollständige Metabolisierung in der Leber, Ausscheidung zu 54 % renal und zu 44 % fäkal; HWZ 1 h, HWZ der Metaboliten 75–80 h.
- **Dosierung:**
  - **0,05–0,2 µg/kg KG/min i. v. für 24 h.**
  - Abhängig von der hämodynamischen Stabilität kann zur Aufsättigung initial eine Bolusgabe erfolgen: **12–24 µg/kg KG über 10 min.**
- **Besonderheiten/Bemerkungen:**
  - Zum Zeitpunkt der Drucklegung ist Levosimendan noch nicht in Deutschland zugelassen. In Österreich ist das Medikament verfügbar.
  - Eine Dosisanpassung bei leichter Leber- oder Niereninsuffizienz erscheint nicht notwendig.
  - Bei Kindern ist die HWZ verlängert.

Lidocain

- **Präparate:** z. B. Xylocain 2 % 100 mg/5 ml, 20 % 1 000 mg/5 ml.
- **Substanzklasse:** Klasse-Ib-Antiarrhythmikum, Lokalanästhetikum.
- **Wirkungsmechanismus:** Frequenzabhängige Hemmung des schnellen Na^+-Einstroms (Phase 0 des Aktionspotenzials) in den Purkinje-Fasern.
- **Wirkungen:** Reduktion der ventrikulären Automatie durch Abflachung der Phase-4-Depolarisation; Verkürzung des Aktionspotenzials und der effektiven Refraktärzeit, Hemmung von Reentry-Mechanismen, geringe negativ inotrope Wirkung.
- **Klinische Anwendung:**
  - Schwerwiegende symptomatische Kammertachykardien oder Kammerflimmern (wenn Amiodaron nicht verfügbar ist).
  - Komplexe VES (Couplets, Salven, R-auf-T) nach Basistherapie.
  - Ventrikuläre Rhythmusstörungen als Folge einer Digitalisintoxikation.
  - Ventrikuläre Arrhythmien nach Myokardinfarkt.
  - Lokale und regionale Nervenblockade.
- **Unerwünschte Wirkungen:**
  - *Plasmakonzentrationen > 5 µg/ml:* Schwindel, Übelkeit, Benommenheit, Parästhesien, Sprachstörungen, Muskelzittern, Verwirrtheit, Tinnitus.
  - *Plasmakonzentrationen > 9 µg/ml:* Generalisierte Krampfanfälle, Psychosen, Bewusstlosigkeit, Atemdepression, RR-Abfall.
  - *Hohe Dosierung:* Negativ-inotrope Wirkung, Verstärkung von Herzrhythmusstörungen, Bradykardien, Sinusarrest, AV-Blockierungen.
- **Kontraindikationen:** AV-Block mit ventrikulärem Ersatzrhythmus, Lokalanästhetika-Unverträglichkeit.
- **Wirkungsverlauf:** WB 45–90 s i. v., WM 1–2 min i. v., WD 15–20 min i. v.
- **Pharmakokinetik:** VD 1,3 l/kg, PB 70 %; überwiegend hepatische Metabolisierung durch Deethylierung zu den teilweise aktiven Metaboliten Monoethylglycinexylidid (MEGX) und Glycinexylidid, nur 10 % werden unverändert renal eliminiert; HWZ 1,6 h, (HWZ MEGX 1,5–8 h).
- **Dosierung:**
  - **Initial 1,0–1,5 mg/kg KG i. v. als Bolus, ggf. Repetitionsdosen von 0,5–0,75 mg/kg KG i. v. nach 5–10 min bis zur Maximaldosis von 3 mg/kg KG.**
  - **Dauerinfusion nach initialer Aufsättigung: 2–4 mg/min i. v.**
- **Besonderheiten, Bemerkungen:**
  - Wirkungsverstärkung bei gleichzeitiger Therapie mit Propranolol, Cimetidin, Halothan.
  - Dosisreduktion um 50 % bei Herzinsuffizienz, kardiogenem Schock und Leberinsuffizienz.
  - Automatie von Ersatzrhythmen wird durch Lidocain stark unterdrückt → kein Lidocain bei AV-Block mit ventrikulären Ersatzrhythmen!

- Stets auf ausgeglichenes Serum-Kalium achten.
- Lidocain wirkt nicht bei supraventrikulären Rhythmusstörungen.

Therapeutische Plasmakonzentration: 1,5–6,4 µg/ml.

Linezolid

- **Präparate:** z. B. Zyvoxid.
- **Substanzklasse:** Antibiotikum, Oxazolidinon.
- **Klinische Anwendung:** Infektionen mit grampositiven Problemkeimen wie methicillinresistenten Staphylokokken (MRSA) oder vancomycinresistenten Enterokokken (VRE).
- **Dosierung: 2 × 600 mg p. o./i. v.**
- **Weitere Informationen:** Siehe Oxazolidinone (S. 280).

Lorazepam

- **Präparate:** z. B. Tavor 2 mg/ml.
- **Substanzklasse:** Benzodiazepin.
- **Wirkungsmechanismus:** Verstärkung der GABAergen Übertragung durch intrinsische Wirkung am Benzodiazepinrezeptor.
- **Wirkungen:** Anxiolyse, Sedierung, Unterdrückung epiletischer Anfälle.
- **Klinische Anwendung:**
  - Prophylaxe und Therapie des Alkoholentzugsdelirs.
  - Behandlung von Erregunszuständen.
  - Akutbehandlung epileptischer Anfälle.
  - Sedierung im Rahmen eines Analgosedierungskonzepts.
- **Unerwünschte Wirkungen:** Atemdepression.
- **Kontraindikationen:** Bewusstseinstrübung, wenn keine Möglichkeit besteht, den Patienten ggf. endotracheal zu intubieren.
- **Wirkungsverlauf:** WB 1–5 min i. v., WD 6–12 h.
- **Pharmakokinetik:** PB 80–90 %; Liquorkonzentration entspricht etwa 5 % der Plasmakonzentration; Metabolisierung durch Glukuronisierung, keine pharmakologisch aktiven Metaboliten; HWZ 12–16 h, verlängert bei schwerer Leberinsuffizienz.
- **Dosierung: 1–4 mg i. v. oder 2–4 mg p. o. nach Bedarf bzw. alle 6–8 h.**
- **Besonderheiten:**
  - Lorazepam ist eine hoch visköse Lösung → Verdünnung vor i. v. Injektion mit physiologischer NaCl-Lösung oder Aqua injectabile (Verhältnis 1:1).

  Praxistipp: Lorazepam aus der Ampulle möglichst blasenfrei aufziehen, dann die entsprechende Menge Verdünnung aufziehen. Durch langsamges Hin-und-her-Bewegen mischen; nicht schütteln, um Schaum- und Blasenbildung zu vermeiden.

Magnesiumsulfat

- **Präparate:** z. B. Mg 5-Sulfat Amp. 50 % 493 mg (20,25 mmol)/10 ml.
- **Substanzklasse:** Körpereigenes Elektrolyt.
- **Wirkungsmechanismus:** Funktioneller Kalziumkanal-Blocker, Dämpfung zentralnervöser und neuromuskulärer Funktionen, Wirkung auf Membran- und Mitochondrienintegrität.
- **Wirkungen:** Verlängerung von Aktionspotenzialdauer und Refraktärzeit, Verlangsamung der AV-Überleitung, Reduktion ektoper Erregung, Vasodilatation, antifibrillatorische Wirkung, Tokolyse.
- **Klinische Anwendung:**
  - Torsade-de-pointes-Tachykardie.
  - Refraktäres Kammerflimmern.
  - Maligne Herzrhythmusstörungen bei Vergiftungen mit trizyklischen Antidepressiva oder Digitalis.
  - Hypomagnesiämie.

- **Unerwünschte Wirkungen:**
  - Flush, Schwitzen, Übelkeit, Erbrechen, Wärmegefühl, Diarrhö.
  - AV-Block, Bradykardie, RR-Abfall (periphere Vasodilatation).
  - Abgeschwächte Muskeleigenreflexe und schlaffe Lähmungen, Lähmung der Atemmuskulatur, Kreislaufkollaps.
- **Kontraindikationen:** Hypermagnesiämie, Myasthenia gravis.
- **Wirkungsverlauf:** WB sofort i. v., WM nach einigen min, WD 30 min i. v.
- **Pharmakokinetik:** Ausscheidung renal; HWZ 4 h i. v.
- **Dosierung: 2–4 g (8–16 mmol) langsam i. v. bzw. als Kurzinfusion (z. B. in 100 ml NaCl 0,9 %) über 1 h, ggf. wiederholen (Gesamtdosen von 5–10 g wurden erfolgreich eingesetzt).**
- **Besonderheiten, Bemerkungen:**
  - Magnesiumkumulation bei Niereninsuffizienz möglich.
  - Wirkungsverstärkung von Kalziumantagonisten und Hypnotika.
  - *Beachte:* Hoch dosierte Magnesiumzufuhr kann einen Relaxanzienüberhang verstärken bzw. demaskieren.
  - Nicht mischen mit kalzium- oder phosphathaltigen oder alkoholischen Lösungen.
  - Klinisches Zeichen der *Überdosierung:* Muskeleigenreflexe (PSR, ASR) nicht mehr auslösbar.
  - *Antidot:* Kalziumglukonat 10 % 10–20 ml langsam i. v.

Mannitol

- **Präparate:** z. B. Mannitol-Infusionslösung 20 % 50 g/250 ml.
- **Substanzklasse:** Osmotherapeutikum.
- **Wirkungsmechanismus:**
  - Bindung von freiem Wasser durch Aufbau eines osmotischen Gradienten entlang der Blut-Hirn-Schranke, osmotische Diurese.
  - Abnahme der Blutviskosität → Zunahme des CBF → zerebrale Vasokonstriktion → Abnahme des zerebralen Blutvolumens → Senkung des ICP.
- **Wirkungen:** Senkung des ICP, Abnahme der Blutviskosität, Verbesserung der Mikrozirkulation.
- **Klinische Anwendung:**
  - Beginnendes akutes Nierenversagen.
  - Erhöhter intrakranialer Druck.
  - Glaukom.
  - Forcierte Diurese.
- **Unerwünschte Wirkungen:** Lungenödem, Tachykardie, Anaphylaxie, Kopfschmerzen, Schwindel, Fieber, Venenreizung, Hypernatriämie, Hypokaliämie.
- **Kontraindikationen:** Kardiale Dekompensation, Dehydratation, Azidose, Lungenödem, anhaltende Oligurie/Anurie.
- **Wirkungsverlauf:** WB 10–15 min, WM 30–60 min, WD 1–4 h.
- **Pharmakokinetik:** PB keine, VD 0,16–0,27 l/kg; 80 % werden unverändert renal eliminiert, der Rest zum Teil unverändert biliär; HWZ 1–2 h (große interindividuelle Varianz).
- **Dosierung:**
  - *Senkung des intrakranialen oder intraokulären Drucks:* **1,5–2,0 ml/kg KG i. v. über 10–15 min., Wiederholung im Abstand von 6 h.**
  - *Anregung der Diurese:* **180 ml/h, Tageshöchstdosis: 3 g/kg KG.**
- **Besonderheiten, Bemerkungen:**
  - *Cave:* Eine Hypervolämie kann durch Flüssigkeitseinstrom nach intravasal verstärkt werden.
  - Mannitol kann die Effekte depolarisierender Muskelrelaxanzien verstärken.
  - Nicht mit anderen Medikamenten mischen.
  - Infusion über ZVK dringend empfohlen (Reizung peripherer Venen durch hohe Osmolalität).

Meropenem

- **Präparate:** z. B. Meronem.
- **Substanzklasse:** β-Laktam-Antibiotikum.
- **Wirkspektrum:** Wie Imipenem/Cilastatin (S. 730).
- **Dosierung: 3 × 0,5–1 g i. v.**
- **Weitere Informationen:** Siehe β-Laktam-Antibiotika, Carbapeneme (S. 278).

Metamizol

- **Präparate:** z. B. Novalgin 1 g/2 ml, 2,5 g/5 ml.
- **Substanzklasse:** Analgetikum, Pyrazolderivat.
- **Wirkungsmechanismus:** Hemmung der Prostaglandin-Synthese.
- **Wirkungen:** Analgetisch, antipyretisch, Hemmung der Plättchenaggregation, in höherer Dosis auch spasmolytisch.
- **Klinische Anwendung:**
  - Akute und chronische starke Schmerzzustände.
  - Spastische Schmerzen an intestinalen Hohlorganen.
  - Tumorschmerzen.
  - Hohes Fieber, das auf andere Maßnahmen nicht anspricht.
- **Unerwünschte Wirkungen:**
  - RR-Abfall bis zum Schock, v. a. bei i. v. Injektion.
  - Auslösung eines Asthmaanfalls, anaphylaktoide Reaktionen, Hautreaktionen.
  - Agranulozytose, Leukozytopenie, Thrombozytopenie.
  - Natrium- und Wasserretention, Nierenfunktionsstörungen.
  - Übelkeit, Erbrechen.
- **Kontraindikationen:** Hepatische Porphyrie, Pyrazol-Überempfindlichkeit, Glukose-6-phosphat-Dehydrogenasemangel.
- **Wirkungsverlauf:** WB 1–8 min i. v., 20–40 min p. o., WD 3–5 h p. o.
- **Pharmakokinetik:** BV fast 100 %, VD 0,7 l/kg, PB 99 %; Metabolisierung zu zahlreichen, z. T. aktiven Metaboliten, die zu über 90 % renal eliminiert werden; HWZ 2–5 h.
- **Dosierung:**
  - *Einzeldosis:* **0,5–1 g i. v. alle 4–6 h; max. Tagesdosis: 6 g/d.**
  - *Perfusor:* **2 Amp. à 5 ml/2,5 g + 40 ml NaCl 0,9 %; LR 2 ml/h.**
- **Besonderheiten, Bemerkungen:**
  - Vorsicht bei vorgeschädigter Blutbildung und Hypotonie.
  - Bei gleichzeitiger Gabe von Chlorpromazin erhöhte Gefahr von Hypotonie und Hypothermie.
  - Senkung der Plasmakonzentration von Ciclosporin.
  - Dosisanpassung bei akutem Nierenversagen oder Schock notwendig.
  - Nicht mischen mit sauren Lösungen.
  - Wegen Gefahr von Agranulozytose und Leukozytopenie nur kurzfristig einsetzen.

Methohexital

- **Präparate:** z. B. Brevimytal Hikma 500 mg Trockensubstanz pro Injektionsflasche.
- **Substanzklasse:** Injektionsnarkotikum, Oxybarbiturat.
- **Wirkungsmechanismus:** Vermutlicher Angriffspunkt sind GABA-modulierte Chlorid-Kanäle → Hemmung exzitatorischer Nervenimpulse im ZNS.
- **Wirkungen:** Mit steigender Konzentration zunehmende Hemmung der neuronalen Aktivität im ZNS, sedativ, hypnotisch, antikonvulsiv, Senkung des ICP.
- **Klinische Anwendung:** Narkoseeinleitung, Sedierung, Analgosedierung.
- **Unerwünschte Wirkungen:**
  - Vasodilatation, venöses Pooling, negativ inotrop, RR-Abfall (dosisabhängig).
  - Ventrikuläre Extrasystolen, Reflextachykardie.
  - Dosisabhängige Atemdepression bis hin zur Apnoe.

- Übelkeit, Erbrechen, Krampfanfall, Schüttelfrost, Singultus.
- Motorische Unruhe; stärker als bei Thiopental (S. 769).
- *Selten:* Anaphylaxie.
- *Bei niedriger Dosierung:* Hyperreagibilität der Atemwege möglich (Husten, Laryngospasmus, Bronchospasmus), Histaminliberation.

▶ **Kontraindikationen:**
- *Allgemein:* Status asthmaticus, schwere obstruktive Lungenerkrankung, latente oder manifeste Porphyrie.
- *KI für die rektale Gabe:* Alter < 18 Mon., KG > 25 kg, Entzündungen im Darmbereich, geplante Darmoperationen.

▶ **Wirkungsverlauf:** WB 10–40 s i. v., < 5 min rektal, WM 45 s i. v., 5–10 min rektal, WD 5–15 min i. v., 30–90 min rektal, kurze WD durch Umverteilung aus dem ZNS in Skelettmuskulatur und Fettgewebe.

▶ **Pharmakokinetik:** BV 100 % i. m., 8–32 % rektal, VD 1 l/kg, PB 73 %; extensive Metabolisierung in der Leber, < 1 % werden unverändert renal eliminiert; HWZ 1–2 h.

▶ **Dosierung:**
- *Narkoseeinleitung (= Initialdosis):* **1–1,5 mg/kg KG i. v., Kinder 3–5 mg/kg KG i. v. oder 20–30 mg/kg KG rektal wenn KG < 25 kg.**
- *Repetition:* **⅓ der Initialdosis.**
- *Dauersedierung:* **1–4 mg/kg KG/h (500 mg/50 ml; LR 7–28 ml/h).**

▶ **Besonderheiten, Bemerkungen:**

Cave: Nicht mit Ringer-Laktat, Atropin und Succinylcholin mischen!

Beachte: *Langzeitanwendung* von Barbituraten führt zur Enzyminduktion in der Leber → beschleunigter Abbau von Kortikosteroiden, Phenytoin, Digitoxin, Kumarin-Derivaten.

- Keine klinisch relevante Enzyminduktion bei *kurzzeitiger Anwendung* zur Narkoseeinleitung.
- Dosisreduktion bei Leberinsuffizienz, alten Patienten, Kachexie und Hypovolämie.
- Keine ausreichende Reflexdämpfung zur Intubation (Kombination mit Opioid, Relaxans).
- Keine Analgesie, in geringen Dosierungen ggf. sogar Hyperalgesie.
- Bei Schock oder massiver Herzinsuffizienz Etomidat bevorzugen.

Cave: Nervenläsionen, Ulzerationen und Nekrosen bei paravenöser Injektion möglich; bei versehentlicher arterieller Injektion Gefahr der Gangränbildung.

- *Paradoxe Reaktionen* bei älteren Patienten möglich.

Methylprednisolon

▶ **Präparate:** z. B. Urbason solubile forte 250 mg, 1 000 mg Trockensubstanz.

▶ **Substanzklasse:** Glukokortikoid.

▶ **Wirkung, Wirkungssmechanismus:** Siehe Dexamethason (S. 708).

▶ **Klinische Anwendung:**
- Anaphylaktischer Schock, anaphylaktoide Reaktionen.
- Nachbehandlung bei Organtransplantationen.
- Akute NNR-Insuffizienz.
- Entzündliche Autoaggressionserkrankungen (Kollagenosen, rheumatoide Arthritis, Colitis ulcerosa, Morbus Crohn, Vaskulitiden, Autoimmunhepatitiden).
- Chronisch obstruktive Lungenerkrankung, Asthma bronchiale.
- Tumorhyperkalzämie.
- Adrenogenitales Syndrom.
- Nephrotisches Syndrom.

▶ **Unerwünschte Wirkungen, Kontraindikationen:** Siehe Dexamethason (S. 708).

▶ **Wirkungsverlauf:** WM (max. biologischer Effekt) 2–8 h i. v., WD 12–36 h.

▶ **Pharmakokinetik:** BV 80–90 %, VD 1–1,5 l/kg, PB 77 % (in niedrigen Konzentrationen überwiegend an Transcortin gebunden, in höheren Konzentrationen vermehrte

Bindung an Albumin); Inaktivierung hepatisch und extrahepatisch durch Reduktion der Doppelbindung, renale Elimination der wasserlöslichen Verbindungen nach hepatischer Glukuronidierung und Sulfatierung; HWZ 2–3 h, biologische HWZ 18–36 h.

▶ **Dosierung:**
- *Anaphylaktoide Reaktion, anaphylaktischer Schock, Asthmaanfall:* Je nach Schweregrad der Symptomatik **250 mg–1 g i. v.**
- *Abstoßungskrisen:* **30 mg/kg KG.**
- *Spinales Trauma* (S. 558): **Initial 30 mg/kg KG, nach 15 min Pause 5,4 mg/kg KG/h für 23 h.**

▶ **Besonderheiten, Bemerkungen:**

Cave: Verschlechterung einer schweren Hypertonie/Herzinsuffizienz möglich.
- Glukokortikoide Wirkstärke: 5–6; mineralokortikoide Wirkstärke: 0,8.
- Verminderte Wirkung von Glukokortikoiden durch Barbiturate, Rifampicin und Phenytoin.
- Östrogene können die Wirkungen von Glukokortikoiden verstärken.
- Glukokortikoide erhöhen das Risiko für stressbedingte oder NSAR-induzierte Ulzera.
- Nicht mischen mit anderen Pharmaka.

Metoclopramid

▶ **Präparate:** z. B. Paspertin 10-mg-Tabletten/Kapseln, 4-mg/ml-Tropfen, 10-mg/2-ml-, 50-mg/10-ml-Ampullen.

▶ **Substanzklasse:** Antiemetikum, Prokinetikum, Dopamin-Antagonist.

▶ **Wirkungsmechanismus:** Cholinerger Effekt auf die glatte Muskulatur des Gastrointestinaltraktes, dopaminantagonistische Wirkungen in der Area postrema und an peripheren Dopamin-Rezeptoren der glatten Muskelzellen, in hoher Konzentration Antagonismus am 5-HT_3-Rezeptor.

▶ **Wirkungen:** Antiemetisch, beschleunigte Magenentleerung und Dünndarmpassage.

▶ **Klinische Anwendung:**
- Motilitätsstörungen des oberen Magen-Darm-Trakts, Übelkeit, Brechreiz und Erbrechen.
- Diabetische Gastroparese.
- Gastroösophageale Refluxkrankheit.
- Zur Erleichterung der Duodenal- und Jejunalsondierung.
- Beschleunigung der Magenentleerung und Dünndarmpassage bei röntgenologischen Untersuchungen.
- Magenatonie nach Intoxikation, paralytischer Ileus.
- Migräne.

▶ **Unerwünschte Wirkungen:**
- Müdigkeit, Kopfschmerzen, Schwindel, Angst, Ruhelosigkeit, Durchfall, Obstipation, Schlaf- und Bewusstseinsstörungen, Depressionen, Gynäkomastie, Galaktorrhö, Zyklusstörungen.
- *Vereinzelt:* Malignes neuroleptisches Syndrom, dystonisch-dyskinetisches Syndrom (v. a. Schulter-Arm-Bereich bzw. Zungen-Schlund-Muskulatur; ***Antidot:*** Biperidin).
- *Einzelfälle:* Bei älteren Patienten Parkinsonismus, Spätdyskinesien, Späthyperkinesien, Akathisie.

▶ **Kontraindikationen:** Mechanischer Ileus, Perforationen und Blutungen im Magen-Darm-Trakt, prolaktinabhängige Tumoren.

▶ **Wirkungsverlauf:** WB 1–3 min i. v., 30–60 min p. o., WM < 1 h i. v., 1–2 h p. o., WD 1–2 h i. v., 3 h p. o.

▶ **Pharmakokinetik:** BV 30–80 %, VD 2,2–3,4 l/kg, PB 40 %; ca. 20 % werden unverändert, der Rest nach hepatischer Metabolisierung renal eliminiert; HWZ 2,6–5,4 h.

- **Dosierung:**
  - **1–3 × 10 mg/d i. v., 3 × 20–40 Tropfen/d; 3 × 1 Tablette/d; max. Therapiedauer 6 Monate.**
  - **Zur Diagnostik 10 min vor Untersuchungsbeginn 10–20 mg langsam i. v.**
- **Besonderheiten, Bemerkungen:**
  - Trizyklische Antidepressiva, Neuroleptika und MAO-Hemmer verstärken die extrapyramidalen Nebenwirkungen.
  - Wirkungsabschwächung von Anticholinergika.
  - Evtl. Verlängerung der Wirkdauer von Succinylcholin.
  - 50 %ige Dosisreduktion bei Kreatinin-Clearance < 40 ml/min.
  - Nicht mischen mit alkalischen Lösungen (z. B. $NaHCO_3$, Furosemid).
  - Dyskinesien lassen sich mit Biperiden behandeln.
  - Saft und Tropfen enthalten Parabene.

Metoprolol

- **Präparate:** z. B. Beloc i. v. 5 mg/5 ml, Tabletten à 100/50 mg.
- **Substanzklasse:** β-Rezeptorenblocker, Klasse-II-Antiarrhythmikum.
- **Wirkungsmechanismus:** Verminderung der sympathoadrenergen Stimulation des Herzens durch Kompetition mit Katecholaminen an β_1-Rezeptoren, in hohen Dosen auch an β_2-Rezeptoren; Suppression der Reninsekretion.
- **Wirkungen:** Negativ chronotrop/inotrop/dromotrop, antihypertensiv, Senkung des HMV und des myokardialen O_2-Verbrauchs.
- **Klinische Anwendung:**
  - Arterielle Hypertonie.
  - Angina pectoris, Akutbehandlung des Herzinfarkts, Postmyokardinfarktprophylaxe.
  - Tachyarrythmien, funktionelle Herz-Kreislauf-Beschwerden (hyperkinetisches Herzsyndrom, hypertone Regulationsstörungen).
  - Migräneprophylaxe.
- **Unerwünschte Wirkungen:**
  - *Gelegentlich:* Müdigkeit, Schwindel, Benommenheit, leichte Kopfschmerzen, Schwitzen, Alpträume, Claudicatio intermittens bei bis dahin asymptomatischer AVK, Impotenz, Magen-Darm-Beschwerden.
  - *Selten:* Verstärkter RR-Abfall (gelegentlich mit Bewusstlosigkeit), Bradykardie, AV-Überleitungsstörungen, Verstärkung einer Herzmuskelinsuffizienz, Mundtrockenheit, Hautreaktionen (v. a. Auslösung oder Verschlechterung einer Psoriasis), Bronchospasmus.
  - *Einzelfälle:* Veränderte Leberfunktionswerte, Hepatitis, Thrombozytopenie, Leukopenie, Überempfindlichkeitsreaktionen.
- **Kontraindikationen:** AV-Block II. und III. Grades, Sick-Sinus-Syndrom, höhergradige SA-Blockierungen; Bradykardie; Hypotonie, Schock; Herzinsuffizienz NYHA III und IV; Spätstadien peripherer Durchblutungsstörungen; metabolische Azidose; obstruktive Atemwegserkrankung.
- **Wirkungsverlauf:** WB < 5 min i. v., < 1 h p. o., WM 20 min i. v., 2–3 h p. o., WD 5–8 h i. v., p. o.
- **Pharmakokinetik:** BV 40 %, VD 5,5 l/kg, PB 12 %; extensive hepatische Metabolisierung zu inaktiven Metaboliten, nur 5–10 % werden unverändert renal eliminiert; HWZ 3–6 h.
- **Dosierung:**
  - *Akuttherapie:* **Bis zu 15 mg i. v. langsam titrieren, dann alle 6 h 25–50 mg oral für 48 h, danach Dauertherapie.**
  - *Dauertherapie:* **50–200 mg/d in 1–2 Einzeldosen.**
  - *Postmyokardinfarktprophylaxe:* **2 × 50–100 mg/d.**

- **Besonderheiten, Bemerkungen:**
  - Minderung des antihypertensiven Effekts durch NSAR möglich.
  - Wirkungsabschwächung von Dobutamin und Dopamin.
  - Wirkungsverstärkung von nichtdepolarisierenden und depolarisierenden Muskelrelaxanzien.
  - Bei Patienten mit Leberinsuffizienz kann eine Dosisreduktion notwendig werden; genaue Dosierungsrichtlinien liegen nicht vor.
  - Bei gleichzeitiger Therapie mit β-Blockern zeigen anaphylaktoide Reaktionen eine besonders schwere Symptomatik.
  - Maskierung der Warnsymptome einer Hypoglykämie möglich.

Metronidazol

- **Präparate:** z. B. Clont.
- **Substanzklasse:** Antibiotikum, Nitroimidazol.
- **Wirkspektrum:** Obligate Anaerobier, Protozoen (u. a. Trichomonaden, Amöben). *Schwäche gegen:* Aerobier, fakultativ anaerobe Bakterien, Proprionibakterien, Aktinomyceten.
- **Dosierung: 3 × 0,5 g i. v./p. o.**
- **Weitere Informationen:** Siehe Nitroimidazole (S. 281).

Mezlocillin

- **Präparate:** z. B. Baypen.
- **Substanzklasse:** β-Laktam-Antibiotikum, Acylureidopenicillin.
- **Wirkspektrum:** Enterokokken, Enterobakterien (außer Klebsiellen), Anaerobier; *kombiniert mit Sulbactam* zusätzlich Staphylokokken, Klebsiellen, Aerobier.
- **Dosierung:**
  - *Mezlocillin:* **3–4 × 2–4 g i. v.**
  - Kombination: **Plus 3–4 × 1 g Sulbactam.**
- **Weitere Informationen:** Siehe Acylureidopenicilline (S. 276).

Midazolam

- **Präparate:** z. B. Dormicum 15 mg/3 ml, 5 mg/5 ml.
- **Substanzklasse:** Benzodiazepin.
- **Wirkungsmechanismus:** Bindung an zentrale Benzodiazepin-Rezeptoren → Aktivierung des mit diesem funktionell gekoppelten GABA-Rezeptors → allosterische Modifikation mit Erhöhung der Öffnungsfrequenz des GABA-gesteuerten Chloridkanals → Verstärkung der GABA-Wirkung vorrangig am limbischen System und der Formatio reticularis.
- **Wirkung:** Anxiolytisch, sedativ, hypnotisch, muskelrelaxierend, antikonvulsiv, schlafanstoßend.
- **Klinische Anwendung:**
  - Akute Angst-, Spannungs-, Erregungs- und Unruhezustände.
  - Krampfanfälle, Status epilepticus, Fieberkrämpfe.
  - Analgosedierung.
  - Prämedikation.
- **Unerwünschte Wirkungen:**
  - Schwindel, Zephalgie, motorische Inkoordination, Verschlechterung kognitiver und psychomotorischer Funktionen, Thrombophlebitis, Neutropenie.
  - *Selten:* Nach schneller i. v. Gabe v. a. bei älteren Patienten Atemdepression, RR-Abfall, Bradykardie.
  - *Sehr selten:* Allergien.
  - *Einzelfälle:* Anämie, Panzytopenie, Thrombozytopenie.
- **Kontraindikationen:** Myasthenie; akutes Engwinkelglaukom; Porphyrie; spontan atmende Patienten, die durch Hypoventilation bzw. CO_2-Anstieg gefährdet sind (z. B. Patienten mit Hirndruckproblematik).

- **Wirkungsverlauf:** WB 30–60 s i. v., 15 min i. m., < 10 min p. o. und rektal, < 5 min intranasal; WM 3–5 min i. v., 15–30 min i. m., 30 min p. o., 10 min intranasal; 20–30 min rektal; WD 30–90 min i. v., 2–6 h p. o. und rektal.
- **Pharmakokinetik:** VD 0,8–1,7 l/kg, PB 94–98 %; überwiegend renale Ausscheidung nach fast vollständiger hepatischer Metabolisierung, nur 0,3 % werden unverändert renal eliminiert; HWZ 2–5 h.
- **Dosierung:**
  - *Prämedikation:* **3,75–7,5 mg p. o., 5–15 mg i. m.**
  - *Narkoseeinleitung:* **0,1–0,25 mg/kg KG i. v.**
  - *Sedierung:* **0,02–0,1 mg i. v. in fraktionierten Gaben, als Dauerinfusion 0,05–0,2 mg/kg KG/h i. v. (240 mg/48 ml [= 16 Amp.]; LR 1–3 ml/h).**
  - *Sedierung/Narkoseaufrechterhaltung:* Immer individuell nach Wirkung.
  - *Krampfanfall:* **7,5–15 mg i. v. oder i. m.** *Hinweis:* Notfalls rektale Applikation: 0,3–0,5 mg/kg KG (max. 10 mg).
- **Besonderheiten, Bemerkungen:**
  - Dosisreduktion bei älteren Patienten, Hypovolämie, Leberinsuffizienz, Einfluss von anderen atemdepressiven Faktoren!
  - Dosisreduktion um 50 % bei einer Kreatinin-Clearance < 10 ml/min.
  - Bei kumulativer Gabe deutlich verlängerte Wirkdauer möglich.
  - Atemdepression und RR-Abfall lassen sich durch vorsichtige Titration meist vermeiden.

Antidot: Flumazenil (S. 721).

Milrinon

- **Präparate:** z. B. Milrinon Stragen 10 mg/10 ml, 20 mg/20 ml.
- **Substanzklasse:** Phosphodiesterasehemmer.
- **Wirkungsmechanismus:** Hemmung der Phosphodiesterase III → Erhöhung der myokardialen cAMP-Konzentration → Ca^{2+}-Freisetzung → Zunahme der Inotropie; Vasodilatation durch direkte relaxierende Wirkung auf die glatte Gefäßmuskulatur.
- **Wirkungen:** Zunahme der Inotropie, Senkung von Vor- und Nachlast.
- **Klinische Anwendung:** Akutbehandlung schwerer dekompensierter Herzinsuffizienz, die gegen Herzglykoside, Diuretika, Vasodilatatoren und/oder ACE-Hemmer refraktär ist.
- **Unerwünschte Wirkungen:** Blutdruckabfall, Angina pectoris, Herzrhythmusstörungen, Abfall von Thrombozyten- und Erythrozytenkonzentration.
- **Kontraindikationen:** Hypovolämie, hypertrophe obstruktive Kardiomyopathie, schwere Aortenklappen- oder Pulmonalklappenstenose.
- **Pharmakokinetik:** Überwiegend renale Elimination; HZW 1–3 h.
- **Dosierung:**
  - *Initialdosis* **50 µg/kg KG i. v. über 10 min, anschließend Dauerinfusion mit 0,375–0,75 µg/kg KG/min.** *Max. Gesamtdosis:* 1,13 mg/kg KG/d.
  - *Dosisreduktion bei Niereninsuffizienz:* Kreatinin-Clearance (ml/min/1,73 m^2) → Infusionsrate (µg/kg/min). 50 → 0,43 | 40 → 0,38 | 30 → 0,33 | 20 → 0,28 | 10 → 0,23 | 5 → 0,2.

Molsidomin

- Siehe Kapitel Stabile Angina pectoris (S. 376).

Morphin

- **Präparate:** z. B. Morphin Merck 10 mg/1 ml, 20 mg/1 ml, 100 mg/10 ml.
- **Substanzklasse:** Opiat.
- **Wirkungsmechanismus:** Agonistische Wirkung überwiegend an µ-Opiat-Rezeptoren.
- **Wirkungen:** Analgetisch, sedierend, antitussiv, atemdepressiv, euphorisierend, Dilatation der Widerstands- und Kapazitätsgefäße.

- **Klinische Anwendung:** Analgesie bei starken und stärksten Schmerzen; kardial bedingtes Lungenödem.
- **Unerwünschte Wirkungen:**
  - Zentrale Atemdepression bis zur Apnoe, v. a. nach schneller i. v. Gabe.
  - Zentrale Vagusstimulation mit Miosis, Bradykardie, Übelkeit, Erbrechen.
  - Sedierung bis hin zur Somnolenz, Stimmungsveränderungen wie Euphorie, Dysphorie, Konfusion, Erregungszustände, Halluzinationen.
  - Hemmung des Hustenzentrums.
  - Vasodilatation (arteriell + venös → RR-Abfall, orthostatische Hypotonie) durch Histamin-Freisetzung (v. a. nach i. v. Gabe), gelegentlich begleitet von Palpitationen, Schweißausbrüchen, Bronchokonstriktion.
  - Tonuserhöhung der glatten Muskulatur (spastische Obstipation, Harnverhalt, Obstruktion des Sphincter oddi).
  - Nicht kardiogen bedingtes Lungenödem.
- **Kontraindikationen:** Spontan atmende Patienten, die durch Hypoventilation bzw. CO_2-Anstieg gefährdet sind (z. B. Patienten mit Hirndruckproblematik).
- **Wirkungsverlauf:** WB < 1 min i. v., 1–5 min i. m., 15–30 min s. c., 15–60 min epidural/intrathekal, WM 5–20 min i. v., 30–60 min i. m., 50–90 min s. c., 90 min epidural/intrathekal, WD 2–7 h i. v./i. m./s. c., 6–24 h epidural/intrathekal.
- **Pharmakokinetik:** BV 30 %, VD 1,0–4,7 l/kg, PB 20–35 %; extensive hepatische Metabolisierung unter Bildung eines aktiven Metaboliten (Morphin-6-Glukuronid), der bei ausgeprägter Niereninsuffizienz kumulieren kann, nur 10 % werden unverändert renal eliminiert; HWZ 2–4 h.
- **Dosierung:**
  - *i. v.:* **5–10 mg i. v. bzw. 0,05–0,1 mg/kg KG i. v.** (bei Bedarf alle 4–6 h).
  - *Perfusorschema:* **1 Amp. à 10 ml = 100 mg + 40 ml NaCl 0,9 %; LR 1–2 ml/h.**
  - *s. c., i. m.:* **10–30 mg s. c./i. m. (bei Bedarf alle 4–6 h).**
  - *Epidural:* **1–4 mg in 10–15 ml NaCl 0,9 % (bei Bedarf 2 × täglich).**
  - *Intrathekal:* **0,5–1 mg in 1–4 ml NaCl 0,9 %.**
- **Besonderheiten, Bemerkungen:** *Cave:* Bei eingeschränkter Atemfunktion, Gallenwegserkrankungen, Pankreatitis, Ureterkoliken, Prostatahypertrophie, obstruktiven und entzündlichen Darmerkrankungen, Ileus.
  - *Dosisanpassung bei Organinsuffizienz:*
    - *Niereninsuffizienz:* Kreatinin-Clearance 50–10 ml/min →Dosisreduktion um 25 %; Kreatinin-Clearance < 10 ml/min → Dosisreduktion um 50 %.
    - *Leberinsuffizienz:* Evtl. Dosisintervall um das 1,5- bis 2-Fache verlängern.
  - *Tageshöchstverschreibungsmenge* 200 mg für s. c./i. m./i. v. Applikation (400 mg in besonders schweren Fällen).
  - *Wirkungsabschwächung* von Diuretika durch verstärkte ADH-Freisetzung.
  - *Wirkungsverstärkung* von Muskelrelaxanzien und des blutdrucksenkenden Effekts bei gleichzeitiger Gabe von Antihypertensiva und Phenothiazinen.

  Hinweis: Die pharmakologischen Wirkungen von Morphin sind streng dosisabhängig, bei *langsamer Titration bis zur Schmerzfreiheit* ist so gut wie keine Atemdepression zu befürchten.
  - Gefahr der Auslösung von Entzugssymptomen bei Umstellung einer Morphin-Dauermedikation auf Therapie mit partiellen Opiatantagonisten (Tramadol, Pentazocin).
  - Morphin ist Referenzsubstanz bezüglich Wirkstärke und -profil („1“).

  Antidot: Naloxon (s. u.).

Naloxon

- **Präparate:** z. B. Naloxon 0,4 mg/1 ml.
- **Substanzklasse:** Opiatantagonist, Antidot.
- **Wirkungsmechanismus:** Naloxon hemmt die Bindung von Opiaten/Opioiden kompetitiv an den entsprechenden Opiat-Rezeptoren, größte Affinität zum µ-Rezeptor.

- **Wirkungen:** Keine wesentliche pharmakologische Eigenwirkung, Aufhebung von Opiatwirkungen.
- **Klinische Anwendung:**
  - Atemdepression und Dämmerzustände durch Opiate und synthetische Opioide.
  - Zur Differenzialdiagnose bei V. a. Opiatintoxikation (S.658).
  - Postoperative opioidinduzierte Atemdepression.
- **Unerwünschte Wirkungen:**
  - Bei zu schneller Antagonisierung Schwindel, Erbrechen, Schwitzen, Tachykardie, RR-Anstieg, Tremor, Krampfanfall, Herzrhythmusstörungen, Lungenödem.

  Cave: Bei Opiatabhängigen schweres akutes Entzugssyndrom!
- **Kontraindikationen:** Keine.
- **Wirkungsverlauf:** WB 1–2 min i. v., 15 min i. m. s. c., WM 5–15 min, WD 1–4 h.

  Beachte: WB bei durch Buprenorphin induzierter Atemdepression ≥ 30 min.
- **Pharmakokinetik:** VD 5 l/kg, PB 32–45 %; hepatische Konjugation und anschließende renale Ausscheidung der Metaboliten; HWZ 1–1,5 h.
- **Dosierung:** Bei bekannter oder vermuteter Opiatüberdosierung **0,4–2 mg i. v., Wiederholung nach 3 min bis zu 3 × möglich;** bei Intoxikation mit extrem hohen Opiatdosen oder mit Buprenorphin, Fentanyl oder Sufentanil, können Dosen von > 10 mg notwendig werden.
- **Besonderheiten, Bemerkungen:**
  - Opioide mit extrem hoher Affinität zum μ-Rezeptor (Fentanyl, Buprenorphin, Sufentanil) werden nur mit sehr hohen Dosen antagonisiert.
  - Die Opiat-/Opioidwirkung kann länger andauern als die von Naloxon (→ Rebound).
  - Eine vollständige Aufhebung der Opiatwirkung führt bei süchtigen Patienten zum akuten Entzugssyndrom.
  - Bei Patienten mit Hypertonie engmaschige RR-Kontrolle (*Cave:* RR ↑)!
  - Aufhebung der Atemdepression kommt vor Aufhebung der Analgesie.
  - Die Anwendung von Naloxon bei Alkoholintoxikation und septischem Schock wird kontrovers diskutiert.
  - Bleibt nach Gabe von 10 mg Naloxon die erwünschte Wirkung aus, ist die Diagnose Opiatüberdosierung" zu überdenken.

Natriumchlorid 0,9 %

- Siehe Kapitel Hyponatriämie (S.448).

Natriumthiosulfat

- **Präparate:** z. B. Natriumthiosulfat 1 g/10 ml, 25 g/100 ml.
- **Substanzklasse:** Antidot.
- **Wirkungsmechanismus:** Erhöhung des Substratangebots (Thiole) für das Enzym Rodonase.
- **Wirkungen:** Beschleunigung der Bildung von Thiocyanat aus Zyanid.
- **Klinische Anwendung:**
  - *Vergiftung durch Gase:* Blausäure, Rauchgas, Auspuffgas, Kokerei- und Gichtgas.
  - *Vergiftung durch Dämpfe:* Chlor, Brom, Jod, Stickstoffoxide, aliphatische und aromatische Nitroverbindungen, Kunststoffbrände.
  - *Vergiftung durch Grundstoffe:* Zyanide, Nitrile, Nitrite, aromatische Amine.
  - *Vergiftung durch Alkylanzien:* S-Lost, N-Lost, Überdosierung von Alkylanzien, die als Zytostatika verwendet werden, Schwermetalle, Thallium.
  - Cis-Platin-Nephrotoxizität.
- **Unerwünschte Wirkungen:**
  - Bei schneller i. v. Injektion Hypotonie möglich.
  - Übelkeit, Erbrechen, Diarrhö.
  - Überempfindlichkeitsreaktionen: Asthmaanfall, Bewusstseinsstörung, Schock, Kontaktdermatitis.

- **Kontraindikationen:** Asthma mit bekannter Sulfit-Überempfindlichkeit.
- **Wirkungsverlauf:** Langsamer Wirkungseintritt.
- **Pharmakokinetik:** Oxidation zu Sulfat, teilweise Einbau in endoge Schwefelverbindungen, etwa 30% werden unverändert renal eliminiert; HWZ 15–80 min, biologische HWZ 40 min.
- **Dosierung:**
  - Bei Therapie mit Nitroprussid-Natrium (S. 747) im Verhältnis 10:1 mischen.
  - *Vergiftungen mit Zyaniden, Nitrilen und Blausäure:* **Sofort 3–4 mg/kg KG 4-DMAP (= Dimethylaminophenol) und anschließend 50–100 mg/kg KG Natriumthiosulfat.**
  - *Vergiftungen mit Bromat oder Jod:* **100 mg/kg KG.**
  - *Vergiftungen mit alkylierenden Substanzen:* **Bis zu 500 mg/kg KG.**
- **Besonderheiten, Bemerkungen:**
  - Im Gegensatz zu 4-DMAP auch bei Mischintoxikationen mit CO anwendbar.
  - Geringe Toxizität, auch in hohen Dosierungen geringe Risiken (Gesamtdosen bis 50 g i. v. sind möglich).

Neostigmin

- **Präparate:** z. B. Neostigmin 0,5 mg/1 ml.
- **Substanzklasse:** Cholinesterasehemmer.
- **Wirkungsmechanismus:** Hemmung der Cholinesterase, Anstieg der Acetylcholin-Konzentration im synaptischen Spalt, direkte intrinsische Aktivität auf neuromuskuläre Rezeptoren.
- **Wirkungen:** Cholinerg, parasympathomimetisch.
- **Klinische Anwendung:**
  - Myasthenia gravis.
  - Antagonist für nichtdepolarisierende Muskelrelaxanzien.
  - Paralytischer Ileus.
- **Unerwünschte Wirkungen:**
  - Bronchospasmus, erhöhte Bronchialsekretion, Speichel- und Tränenfluss, Schweißausbruch.
  - Bradykardie, Übelkeit, Erbrechen, Diarrhö, Bauchkrämpfe, Muskelzittern, Muskelkrämpfe.
  - *Sehr selten:* Hautausschlag.
  - *Einzelfälle:* Herzstillstand.
- **Kontraindikationen:** Mechanische Verschlüsse der Verdauungs- oder Harnwege; Krankheitszustände, bei denen der Tonus der Bronchialmuskulatur erhöht ist.
- **Wirkungsverlauf:** WB 1–5 min i. v., WM 20 min i. v., WD bis 3 h i. v.
- **Pharmakokinetik:** VD 1,1 l/kg, PB vernachlässigbar; Hydrolysierung durch Cholinesterase, mehr als 50% werden nach i. v. Applikation unverändert renal eliminiert; HWZ 1 h.
- **Dosierung:**
  - *Antagonisierung nichtdepolarisierender Muskelrelaxanzien:* **0,5–2,0 mg je nach Blocktiefe mit 0,5 mg (10–30 µg/kg KG) Atropin als Mischung langsam i. v., Maximaldosis 5 mg.**
  - *Myasthenia gravis:* **0,5 mg langsam i. v., nach Bedarf steigern; 0,5 mg Atropin vorher i. v.**
  - *Paralytischer Ileus:* **0,5–1 mg als langsame i. v. Infusion in 250 ml NaCl 0,9%.**
- **Besonderheiten, Bemerkungen:**
  - Vorsicht bei Thyreotoxikose, Ulcus ventriculi, dekompensierter Herzinsuffizienz, Myokardinfarkt, Bradykardie, Diabetes mellitus, nach Magen-Darm-Operationen.
  - Wirkungsverstärkung von Opioiden und Barbituraten möglich.
  - Nicht kombinieren mit depolarisierenden Muskelrelaxanzien.
  - Bei Überdosierung sind cholinerge Krisen mit ausgeprägter Muskelschwäche möglich → Lebensgefahr wegen muskulärer Atemlähmung.

Netilmicin

- **Präparate:** z. B. Certomycin.
- **Substanzklasse:** Antibiotikum, Aminoglykosid.
- **Wirkspektrum:** Wie Gentamicin (S. 724).
- **Dosierung: 1 × 4–7,5 mg/kg KG i. v.**
- **Weitere Informationen:** Siehe Aminoglykoside (S. 272).

Nifedipin

- **Präparate:** z. B. Adalat 5/10/20-mg-Kapseln, 5-mg/50-ml-Infusionslösung.
- **Substanzklasse:** Kalziumkanal-Blocker vom Dihydropyridintyp.
- **Wirkungsmechanismus:** Hemmende Wirkung auf den langsamen Kalziumeinstrom in die Zelle (v. a. an Myokard und glatter Gefäßmuskulatur).
- **Wirkungen:** Vasodilatation durch Reduktion des Muskeltonus, Erweiterung der großen Koronararterien → verbesserte Myokardurchblutung; Senkung des peripheren Widerstands → Nachlastsenkung.
- **Klinische Anwendung:** Hypertonie, hypertensive Krise, Prinzmetal-Angina, Raynaud-Syndrom.
- **Unerwünschte Wirkungen:**
  - *Häufig:* Kopfschmerzen, Palpitationen, Schwindel, Tachykardie, Hypotension, Benommenheit, Knöchel- und Unterschenkelödeme.
  - *Gelegentlich:* Parästhesien, Juckreiz, paradoxe Zunahme pektanginöser Beschwerden, Venenreizung bei i. v. Gabe.
  - *Selten:* Überempfindlichkeitsreaktionen an der Haut, Magen-Darm-Störungen, Blutbildveränderungen, Gynäkomastie.
  - *Einzelfälle:* Leberfunktionsstörungen, Agranulozytose, exfoliative Dermatitis, Purpura, fotosensitive Dermatitis, anaphylaktische Reaktion, Hyperglykämie, Tremor.
  - Bei Niereninsuffizienz vorübergehende Verschlechterung der Nierenfunktion möglich.
- **Kontraindikationen:** Schock, schwere Herzinsuffizienz; höhergradige Aortenstenose.
- **Wirkungsverlauf:** WB 1–5 min sublingual, 20 min p. o., WM 20–45 min sublingual, 30 min p. o., WD 4–5 h sublingual, 6–8 h p. o.
- **Pharmakokinetik:** BV 45–65 %, VD 0,3–1,2 l/kg, PB 95 %; fast vollständige hepatische Metabolisierung, Ausscheidung der pharmakologisch inaktiven Metaboliten > 90 % renal, der Rest via Fäzes; HWZ 2–6 h.
- **Dosierung: Hypertensive Krise: Kapsel (10 mg) zerbeißen, ggf. Wiederholung nach 20 min; Perfusor: 0,63–1,25 mg/h.**
- **Besonderheiten, Bemerkungen:**
  - Wirkungsverminderung durch gleichzeitige Gabe von Rifampicin.
  - Cimetidin und Ranitidin können die Plasmakonzentration von Nifedipin erhöhen und die Elimination verzögern.
  - Nifedipin erhöht dosisabhängig die Digoxin-Plasmakonzentration um 10–20 %.
  - Bei Patienten mit Leberinsuffizienz können geringere Dosen zum Erreichen des gewünschten therapeutischen Effekts notwendig werden.
  - Bei Behandlungsbeginn reflektorische Tachykardie.
  - Die Infusionslösung muss lichtgeschützt infundiert werden.

Nimodipin

- **Präparate:** z. B. Nimotop S 10 mg/50 ml, Tabletten à 30 mg.
- **Substanzklasse:** Kalziumkanal-Blocker der 1,4-Dihydropyridin-Gruppe.
- **Wirkungsmechanismus:** Bindung an Ca^{2+}-Kanäle vom L-Typ und Blockierung des transmembranösen Ca^{2+}-Einstroms.

- **Wirkungen:** Antiischämisch, antivasokonstriktorisch, Relaxation der glatten Muskulatur mit „relativer Selektivität" für Hirnarterien.
- **Klinische Anwendung:** Prophylaxe und Therapie zerebraler Gefäßspasmen bei SAB.
- **Unerwünschte Wirkungen:** RR-Abfall, Bradykardie/Tachykardie, Kopfschmerzen, Nierenfunktionsverschlechterung, Herzrhythmusstörungen, Transaminasenanstieg, Venenreizung, Magen-Darm-Beschwerden.
- **Kontraindikationen:** Schwangerschaft.
- **Wirkungsverlauf:** WM 3 min i. v.
- **Pharmakokinetik:** BV 5–15 %, VD ca. 1 l/kg, PB 97–99 %; fast vollständige hepatische Metabolisierung, Ausscheidung der pharmakologisch inaktiven Metaboliten > 90 % renal, der Rest via Fäzes; HWZ 1,1–1,7 h.
- **Dosierung:**
  - *Perfusor:* **50 ml = 10 mg mit 15 µg/kg KG/h für 2 h initial (= 5 ml/h bei 70 kg), danach Erhöhung auf 10 ml/h (RR-Kontrolle).**
  - *Dauer der i. v. Therapie:* **14 d *oder* bis keine Vasospasmen mehr nachweisbar sind.**
  - *p. o.:* **6 × 2 Tbl./d für 7 d im Anschluss an die i. v. Therapie.**
- **Besonderheiten/Bemerkungen:**

  Cave:
    - Nicht bei generalisiertem Hirnödem und stark erhöhtem Hirndruck!
    - Möglichst nicht mit anderen Ca^{2+}-Antagonisten oder α-Methyldopa kombinieren.
    - Stets über ZVK applizieren!
    - Lichtgeschützt applizieren (schwarze Perfusorspritze und Infusionsleitung).
  - Erhöhung der Plasmakonzentration durch Cimetidin und Valproinsäure.
  - *In Kombination mit intravenösen β-Blockern* ggf. verstärkter RR-Abfall, gegenseitige Verstärkung der negativ inotropen Wirkung bis hin zur Herzinsuffizienz.
  - Täglich Therapiekontrolle durch transkraniale Dopplersonografie.
  - Beginn der Vorbehandlung zur Vasospasmusprophylaxe spätestens 4 d nach der Blutung.
  - Therapie auch im Stadium I nach Hunt und Hess, wenn Gefäßspasmen im transkraniellen Doppler nachweisbar sind, obwohl kein neurologisches Defizit vorliegt.
  - Nimotop S enthält 23,7 Vol.-% Alkohol.

Nitroglycerin

- Siehe Glyceroltrinitrat (S. 725).

Nitroprussid-Natrium

- **Präparate:** z. B. Nipruss 60-mg-Trockensubstanz.
- **Substanzklasse:** Antihypertensivum, Vasodilatator.
- **Wirkungsmechanismus:** Direkte Wirkung auf die glatte Gefäßmuskulatur von Arterien, Arteriolen und Venen.
- **Wirkungen:** Senkung des peripher-arteriellen Widerstands mit Senkung des arteriellen Blutdrucks (Nachlastsenkung), Dilatation der venösen Kapazitätsgefäße (Vorlastsenkung).
- **Klinische Anwendung:**
  - Hypertensive Krise; maligne und therapieresistente Hypertonie.
  - Kontrollierte Hypotension bei Operationen.
  - Hypertonien beim Myokardinfarkt.
- **Unerwünschte Wirkungen:**
  - Kopfschmerzen, Unruhe, Muskelzittern, Angina pectoris, Palpitationen, abdominelle Schmerzen, Schwindel, Schwächegefühl, Übelkeit, Erbrechen, Tachykardie.
  - Metabolische Azidose, Methämoglobinämie.
  - Gefahr der Thiocyanat-Vergiftung besonders bei Niereninsuffizienz.

- **Kontraindikationen:** Aortenisthmusstenose, Optikusatrophie, Tabak-Amblyopie, Vitamin-B_{12}-Mangel, metabolische Azidose, Hypothyreose.
- **Wirkungsverlauf:** WB 30–60 s, WM 1–2 min, WD 1–10 min.
- **Pharmakokinetik:** Freisetzung von Cyanid aus Nitroprussid → in der Leber Umwandlung durch das Enzym Rodonase in Thiocyanat → renale Ausscheidung von Cyanid und Thiocyanat (unverändertes Nitroprussid wird nicht eliminiert); HWZ Nitroprussid 3–4 min, HWZ Thiocyanat 3–4 d.
- **Dosierung:**
  - *Beginn* mit **0,25 µg/kg KG/min, alle 3–5 min Verdoppelung der Dosis bis zum gewünschten RR-Niveau.**
  - **Meist 3 µg/kg KG/min mit einem Dosisbereich von 0,5–10 µg/kg KG/min.**
  - *Protrahierte Anwendung* (mehrere Tage): **4 µg/kg KG/min** sollten *nicht* überschritten werden (Gefahr der Cyanidtoxizität)!
  - Im Verlauf einer 14-tägigen Therapie sollte eine **Gesamtdosis von 70 mg/kg KG** nicht überschritten werden!
- **Besonderheiten, Bemerkungen:**
  - *Cave:* Nitroprussid-Natrium immer mit Natriumthiosulfat im Verhältnis 1:10 kombinieren (getrennte venöse Zugänge)!
  - Stärkster Vasodilatator mit ausgeprägter RR-Senkung, daher kontinuierliches RR-Monitoring!
  - Die Infusionslösung muss *lichtgeschützt* infundiert werden!
  - Antihypertensiva, Sedativa und Narkotika können bei gleichzeitiger Gabe zu ausgeprägter Hypotension führen.
  - Bei Patienten mit eingeschränkter Nierenfunktion verlängert sich die HWZ von Thiocyanat auf etwa 9 d.
  - Unzureichende Blutdrucksenkung und Auftreten von Tachyphylaxie bzw. Toleranz sind eher bei jüngeren als bei älteren Hypertonikern zu erwarten.
  - Toxische Wirkungen ab Plasmakonzentration von Thiocyanat > 10–12 mg/dl.
  - Bei Therapiedauer > 2 d stets Plasmakonzentrationen von Thiocyanat und Cyanid kontrollieren.
  - *Antidot:* Bei RR-Abfall Dopamin; bei Cyanid-Vergiftung 4-Dimethylaminophenol (DMAP); bei Thiocyanat-Vergiftung Dialyse.

Noradrenalin

- **Präparate:** z. B. Arterenol 1 mg/1 ml, 25 mg/25 ml.
- **Substanzklasse:** Katecholamin, Sympathomimetikum.
- **Wirkungsmechanismus:** In „normaler“ Dosierung überwiegend Stimulation von α_1- und α_2-Rezeptoren bei geringer Wirkung auf β-Rezeptoren → Vasokonstriktion mit Erhöhung des systemarteriellen Widerstands. In sehr hoher Dosierung auch ausgeprägte β-mimetische Wirkung.
- **Wirkungen:** Positiv inotrop, Erhöhung des arteriellen und venösen Gefäßwiderstands mit ausgeprägtem RR-Anstieg, Herzfrequenzabnahme, *Verminderung* der Nieren-, Leber-, Hirn- und Muskeldurchblutung, *Zunahme* der Koronardurchblutung.
- **Klinische Anwendung:**
  - Volumenrefraktärer Schock.
  - Kardiogener Schock mit systolischem Blutdruck < 70 mmHg.
  - Induzierte Hypertension bei kritisch erhöhtem intrakranialem Druck.
  - Überdosierung von Vasodilatatoren.
  - Als vasokonstringierender Zusatz zu Lokalanästhetikalösungen.
- **Unerwünschte Wirkungen:**
  - Pektanginöse Beschwerden (erhöhter myokardialer O_2-Verbrauch), Palpitationen, starker RR-Anstieg mit Reflexbradykardie.
  - Ventrikuläre Rhythmusstörungen, Kammerflimmern.
  - Hyperglykämie, Übelkeit, Erbrechen, Hypersalivation, Harnretention.
  - Angstzustände, Zittern, Hautblässe.

- **Kontraindikationen:**
  - *Systemische Anwendung:* Hypertonie, Koronar- und Herzmuskelerkrankungen, sklerotische Gefäßveränderungen, Cor pulmonale; paroxysmale Tachykardie, hochfrequente absolute Arrhythmie; Thyreotoxikose, Phäochromozytom, schwere Nierenfunktionsstörung; Engwinkelglaukom, Prostataadenom mit Restharnbildung.
  - *Lokale Anwendung:* Paroxysmale Tachykardie, hochfrequente absolute Arrhythmie; Engwinkelglaukom.
- **Wirkungsverlauf:** WB < 1 min, WM 1–2 min, WD 2–10 min.
- **Pharmakokinetik:** VD 0,1–0,4 l/kg, PB 50 %; Abbau v. a. durch die Katecholamin-O-Methyl-Transferase (COMT) und gering durch Monoaminooxidasen (MAO), Ausscheidung 3–15 % unverändert renal; HWZ 1–3 min.
- **Dosierung: Durchschnittsdosis 0,1 µg/kg KG/min, Steigerung nach Wirkung bis zu 0,4 µg/kg KG/min (5 Amp. à 1 mg/ml + 45 ml NaCl 0,9 %; LR 2–17 ml/h).**
- **Besonderheiten, Bemerkungen:**
  - *Cave:* Bei gleichzeitiger Anwendung von Halothan oder Zyklopropan erhöhte Gefahr von Herzrhythmusstörungen!
  - Massive Wirkungsverstärkung bei gleichzeitiger Therapie mit MAO-Hemmern oder heterozyklischen Antidepressiva.
  - Nicht mischen mit alkalischen Lösungen (z. B. $NaHCO_3$, Furosemid)!
  - Bei spinalem Schock Verstärkung einer Bradykardie!
  - Bei Paravasat Hautnekrosen möglich.
  - Enthält Sulfit.

Ofloxacin

- **Präparate:** z. B. Tarivid.
- **Substanzklasse:** Antibiotikum, Chinolon.
- **Wirkspektrum:** Wie Ciprofloxacin (S. 703); insbesondere H. influenzae, Staph. aureus, Enterobakterien, Chlamydien.
- **Dosierung: 2 × 200–400 mg i. v. oder 2 × 250–500 mg p. o.**
- **Weitere Informationen:** Siehe Chinolone, Gyrasehemmer (S. 278).

Omeprazol

- **Präparate:** z. B. Antra 40-mg-Trockensubstanz, Antra MUPS 10-, 20-, 40-mg-Tabletten.
- **Substanzklasse:** Selektiver Protonenpumpenblocker.
- **Wirkungsmechanismus:** Omeprazol ist ein Pro-Drug, durch Protonierung Umwandlung in das wirksame Omeprazol-Sulfenamid → Hemmung der H^+/K^+-ATPase in Belegzellen des Magens.
- **Wirkungen:** Vollständige Hemmung der basalen und der stimulierbaren Säuresekretion, Verminderung des Sekretionsvolumens.
- **Klinische Anwendung:**
  - Stressulkus-Prophylaxe.
  - Ulcus duodeni, Ulcus ventriculi, Zollinger-Ellison-Syndrom.
  - Refluxösophagitis und Rezidivprophylaxe.
  - Helicobacter-pylori-Eradikation.
- **Unerwünschte Wirkungen:**
  - *Gelegentlich:* Kopfschmerzen, Diarrhö, Bauchschmerzen, Obstipation, Müdigkeit, Schwindel, periphere Ödeme.
  - *Sehr selten:* Exantheme, Juckreiz, Fotosensibilität, Transaminasenerhöhung, Hepatitis.
  - *Einzelfälle:* Interstitielle Nephritis, reversible Thrombo- bzw. Leukopenie, Panzytopenie, Gynäkomastie, reversible Pankreatitis.
- **Kontraindikationen:** Bekannte Überempfindlichkeit auf Omeprazol.

- **Wirkungsverlauf:** WB: 1 h nach 80 mg i. v. kann der gastrale pH-Wert auf > 4 ansteigen, WB: p. o. 2 h, WM 5 d p. o., WD: 24 h nach 40 mg p. o. ist die Säuresekretion noch um 48 % reduziert.
- **Pharmakokinetik:** BV 50 %, VD 0,3–0,4 l/kg, PB 95 %; nach hepatischer Metabolisierung (CYP IIC) überwiegend renale Elimination der unwirksamen Metaboliten, 16–19 % werden biliär ausgeschieden; HWZ 1–3 h.
- **Dosierung:**
  - *Ulcus duodeni, Ulcus ventriculi, Refluxösophagitis:* **10–80 mg/d p. o./i. v.**
  - *Zollinger-Ellison-Syndrom:* **Bis 240 mg/d.**
- **Besonderheiten, Bemerkungen:**
  - Verlangsamte Metabolisierung von Benzodiazepinen und Phenytoin.
  - Dosisreduktion bei chronischen Lebererkrankungen nicht unbedingt erforderlich.
  - Nur mit physiologischer Kochsalzlösung oder 5 % Dextrose mischen.
  - Bislang konnte kein Kausalzusammenhang zwischen der i. v. Applikation von Omeprazol und Sehstörungen bis hin zum Visusverlust belegt werden.
  - Nicht länger als 8 Wochen anwenden.

Orciprenalin

- **Präparate:** z. B. Alupent 5 mg/10 ml.
- **Substanzklasse:** Sympathomimetikum.
- **Wirkungsmechanismus:** Unspezifischer β-Agonismus (v. a. $β_2$-Rezeptoren).
- **Wirkungen:** Bronchospasmolytisch, positiv inotrop, positiv chronotrop.
- **Klinische Anwendung:**
  - Bradykarde Erregungsbildungs- und -leitungsstörungen.
  - Antidot bei relativer und absoluter Überdosierung von β-Rezeptorenblockern.
  - Digitalisinduzierte Bradykardie.
- **Unerwünschte Wirkungen:**
  - Tachykardie, Palpitation, feinschlägiger Tremor, Flush, Kopfschmerzen, Übelkeit, pektanginöse Beschwerden.
  - *Vereinzelt:* Allergische Hauterscheinungen, Psychosen, RR-Abfall, ventrikuläre Extrasystolen, Kammerflimmern, Wehenhemmung.
- **Kontraindikationen:** Hypertrophe obstruktive Kardiomyopathie, Tachyarrhythmie, schwere Hyperthyreose, Phäochromozytom.
- **Wirkungsverlauf:** WB sofort i. v., WM 1 min i. v., WD 1–5 min i. v.
- **Pharmakokinetik:** VD 700 l, PB 10 %; Orciprenalin wird nach Konjugation an Schwefelsäure und unverändert renal eliminiert; HWZ 2–16 min.
- **Dosierung:**
  - **0,25–0,5 mg langsam i. v.** *oder* **0,5–1,0 mg s. c./i. m.**
  - **Perfusor: 0,15–0,4 µg/kg KG/min.**
- **Besonderheiten, Bemerkungen:**
  - Schlecht steuerbares Medikament, relativ ungünstiges Wirkungsprofil, nur sehr selten indiziert.
  - Zur Bronchodilatation Präparate mit größerer $β_2$-Selektivität bevorzugen.
  - Vorsicht bei frischem Herzinfarkt, schweren organischen Herz- und Gefäßveränderungen.
  - Die Kombination mit volatilen Anästhetika erhöht die Arrhythmiegefahr.

  Antidot: β-Blocker.

Oxytocin

- **Präparate:** z. B. Syntocinon, 3 I.E./1 ml, 10 I.E./1 ml.
- **Substanzklasse:** Uterotonikum.
- **Wirkungsmechanismus:** Bindung an Oxytocin-Rezeptoren des Uterus und der Brustdrüse.

- **Wirkungen:** Erhöhung des Uterustonus, Auslösung rhythmischer Wehen, Verstärkung von Frequenz und Amplitude der Wehen v. a. bei hohen Östrogenkonzentrationen, Stimulation des Milchflusses, schwach antidiuretisch.
- **Unerwünschte Wirkungen:**
  - Hypertone oder hyperaktive Wehen bis zum „Tetanus uteri", Gefährdung des Fetus, Uterusruptur, Kopfschmerzen, Übelkeit, Erbrechen, Hyponatriämie.
  - *Selten:* Hypotonie, Hypertonie, Tachykardie, Anstieg des Herzminutenvolumens.
  - *Einzelfälle:* Anaphylaktischer Schock, Krampfanfälle, Herzrhythmusstörungen.
- **Klinische Anwendung in der Intensivmedizin:** Atonische Blutung nach Geburt und Kürettage.
- **Kontraindikationen:** Schwere Schwangerschaftstoxikose, Lageanomalien, mechanisches Geburtshindernis, Krampfwehen, drohende Uterusruptur, vorzeitige Plazentalösung, pathologisches CTG, Myom-Enukleation, Metroplastik.
- **Wirkungsverlauf:** WB sofort i. v., WM < 20 min i. v., WD 20–60 min i. v.
- **Pharmakokinetik:** VD 0,3 l/kg; Metabolisierung in Leber, Niere und laktierender Mamma überwiegend durch das in der Schwangerschaft gebildete Enzym Oxitocinase, Ausscheidung der pharmakologisch inaktiven Metaboliten hauptsächlich über die Niere; HWZ 2–10 min.
- **Dosierung:** Bei starker postpartaler Blutung 5 I.E. langsam i. v., ggf. anschließend 20 I.E. in 500 ml NaCl 0,9 % langsam infundieren, bis der Uterus gut kontrahiert ist.
- **Besonderheiten, Bemerkungen:**
  - Bei gleichzeitiger Halothan-Narkose verstärkter RR-Abfall.
  - Bei Anzeichen von Überdosierung langsamer infundieren bzw. Infusionsstopp; ggf. Tokolyse.

Pancuronium

- Siehe Kapitel Muskelrelaxation (S. 190).

Paracetamol

- Siehe Kapitel Analgesie (S. 178).

Penicilline

- Siehe Kapitel Einzelne antimikrobielle Substanzen (S. 275) sowie die Abschnitte zu den Einzelsubstanzen in diesem Kapitel.

Penicillin G = Benzylpenicillin

- **Präparate:** z. B. Penicillin G, Penicillin Grünenthal.
- **Substanzklasse:** β-Laktam-Antibiotikum.
- **Wirkspektrum:** Streptokokken, Pneumokokken, Meningokokken, Corynebakterien, Spirochäten, Anaerobier (außer Bact. fragilis).
- **Dosierung: 4 × 2–5 Mio. I.E. i. v./i. m.**
- **Weitere Informationen:** Siehe Penicillin G – Oralpenicilline (S. 275).

Penicillin V = Phenoxymethylpenicillin

- **Präparate:** z. B. Penicillin V, Isocillin, Megacillin.
- **Substanzklasse:** β-Laktam-Antibiotikum.
- **Wirkspektrum:** Wie Penicillin G (s. o.).
- **Dosierung: 3 × 0,6–1,5 Mio. I.E. p. o.**
- **Weitere Informationen:** Siehe Penicillin G – Oralpenicilline (S. 275).

Pethidin

- **Präparate:** z. B. Pethidin 50 mg/1 ml-Injektionslösung, 100 mg-Zäpfchen.
- **Substanzklasse:** Lang wirksames Opioidanalgetikum.
- **Wirkungsmechanismus:** Partiell agonistische Wirkung am µ-Rezeptor.
- **Wirkung:** Analgesie.

- **Klinische Anwendung:** Starke und sehr starke Schmerzen. Zur längerfristigen Analgosierung weniger geeignet; Einsatz vorwiegend zur postoperativen Schmerztherapie. Wirksam gegen postoperatives „Shivering".
- **Unerwünschte Wirkungen:**
  - Atemdepression, Bronchospasmus.
  - Sedierung, Schwindel, Verwirrtheit.
  - Übelkeit, Erbrechen, Obstipation, Harnverhalt.
  - Vagolytische Wirkung mit Auslösung von Tachykardien, ggf. auch Bradykardie.
  - Hypotonie.
  - Epileptische Anfälle durch Akkumulation von Norpethidin (s. u.).
- **Kontraindikationen:** Gleichzeitige Behandlung mit MAO-Hemmern, Lebensalter < 1 Jahr.
- **Wirkungsverlauf:** WD nach Einzeldosis 2–6 h.
- **Pharmakokinetik:** VD 2–3 l/kg, PB 60 %, BV 48–63 %; Spaltung und Demethylierung in der Leber, Konjugation mit anschließender renaler Ausscheidung; HWZ 3–8 h. ***Hauptmetabolit*** ist das pharmakologisch aktive Norpethidin (HWZ 8–12 h).
- **Dosierung: 12,5–50 mg i. v. alle 2–6 h bzw. 25–150 mg p. o. alle 3–8 h bzw. 100 mg rektal.** *Max. Gesamtdosis* 500 mg/24 h.
- **Besonderheiten/Bemerkungen:**
  - *Vergleich mit Morphin:* $^{1}/_{10}$ der Potenz von Morphin.
  - ***Cave:*** Hauptmetabolit Norpethidin kann v. a. bei Nierenfunktionsstörungen oder wiederholter Verabreichung hoher Dosen kumulieren und epileptische Anfälle hervorrufen.

Phenobarbital

- **Präparate:** z. B. Luminal 200 mg/1 ml.
- **Substanzklasse:** Antiepileptikum, Barbiturat.
- **Wirkungsmechanismus:** Hemmung der neuronalen Transmitterfreisetzung, Membranstabilisierung, Weiteres siehe Methohexital (S. 737).
- **Wirkungen:** Antikonvulsiv, Weiteres siehe Methohexital (S. 737).
- **Klinische Anwendung:** Grand-mal-Serie oder Grand-mal-Status: Medikament der 2. Wahl, wenn Phenytoin, Diazepam oder Clonazepam erfolglos.
- **Unerwünschte Wirkungen:**
  - Herzinsuffizienz, Obstipation.
  - *Häufig:* Benommenheit, Schwindelgefühl, Verwirrtheit.
  - *Selten:* Übelkeit, Erbrechen, Oberbauchbeschwerden.
  - *Nach Langzeittherapie:* Megaloblastenanämie, Osteopathie, erhöhte Blutungsneigung, Kreislaufstörungen (Kollaps).
- **Kontraindikationen:** Akute Alkohol-, Schlafmittel- und Schmerzmittelvergiftung.
- **Wirkungsverlauf:** WB 5 min i. v., WM 20–60 min i. v., 3–5 h i. m., 6–18 h p. o.
- **Pharmakokinetik:** BV 80–100 %, VD 0,66–0,88 l/kg (Erwachsene), 0,56–0,97 l/kg (Kinder), PB 40–60 %; Elimination zu ca. 25–70 % unverändert renal (höherer Anteil bei alkalischem Urin und Polyurie), ansonsten hepatische Metabolisierung durch Monooxygenasen; HWZ 60–150 h.
- **Dosierung:**
  - **200–400 mg langsam über mindestens 5 min i. v. oder i. m., ggf. 2- bis 3-mal nach jeweils 60 min wiederholen.**
  - *Perfusor:* **0,2–0,4 mg/kg KG/h, z. B. 400 mg auf 50 ml NaCl 0,9 % (8 mg/ml) → Laufrate 1,5–3 ml/h bei 60 kg KG.**
  - *Maximale Tagesdosis:* **800 mg/d.**
  - *Langzeittherapie:* **100–300–400 mg p. o.**
- **Besonderheiten/Bemerkungen:**
  - ***Cave:*** Bei schweren Herzmuskelschäden, schweren Leber- und Nierenfunktionsstörungen und bei akuter hepatischer Porphyrie.
  - *Wirkungsverstärkung* durch Valproinsäure.

- *Bei Langzeitanwendung* von Barbituraten → Induktion mikrosomaler Enzyme der Leber mit Beschleunigung des Metabolismus von Kortikosteroiden, Phenytoin, Digitoxin und Kumarinderivaten.
- Regelmäßige Kontrollen des Knochenstoffwechsels wegen einer möglichen Beeinflussung durch Phenobarbital.

Therapeutische Plasmakonzentration: **15–40 mg/l.**

Phenprocoumon

- **Präparate:** z. B. Marcumar 3 mg/Tablette.
- **Substanzklasse:** Antikoagulans.
- **Wirkungsmechanismus:** Hemmung der enzymatischen Reduktion des Vitamin-K-2,3-Epoxids zum aktiven Vitamin K.
- **Wirkungen:** Verminderte Bildung von aktiven Gerinnungsfaktoren (II, VII, IX, X) und von Protein C und S in der Leber.
- **Klinische Anwendung:** Behandlung und Prophylaxe von Thrombose und Embolie.
- **Unerwünschte Wirkungen:**
  - *Häufig:* Blutungen, v. a. Mikrohämaturie und Zahnfleischbluten.
  - *Gelegentlich:* Nasenbluten, Hämatome nach Verletzungen und Blutungen aus dem Magen-Darm-Trakt, Hepatitiden.
  - *Selten:* Lebensbedrohliche Blutungen; Übelkeit, Appetitlosigkeit, Erbrechen, Diarrhö, Exanthem.
  - *Einzelfälle:* Dauerschäden je nach Ort und Ausdehnung der Blutung möglich, Hautnekrosen, Leberparenchymschäden.
- **Kontraindikationen:**
  - Hämorrhagische Diathese, schwere Leberparenchymerkrankungen, schwere Thrombozytopenie.
  - Fixierte und behandlungsrefraktäre Hypertonie (> 200/105 mmHg).
  - V. a. oder bekannte Läsion des Gefäßsystems, z. B. Ulzera im Magen-Darm-Bereich, Apoplexie.
  - Traumen oder chirurgische Eingriffe am ZNS, Retinopathien mit Blutungsrisiko, Hirnarterienaneurysma.
  - Floride Endocarditis lenta, Perikarditis, kavernöse Lungentuberkulose.
  - Nach urologischen Operationen, solange Makrohämaturie besteht.
- **Wirkungsverlauf:** WB 8–12 h, WM 1–5 d, WD 2–10 d.
- **Pharmakokinetik:** BV 100 %, VD 0,12 l/kg, PB 99 %; überwiegende Metabolisierung in der Leber, Ausscheidung 15 % unverändert renal, geringe Mengen biliär; HWZ 6–7 d.
- **Dosierung:** Je nach gewünschtem INR oder Quick (Ziel-INR 2,0–4,5 o. Ziel-Quick 15–30 %), erste Bestimmung *vor* Therapie; am 1. Tag 12–18 mg, am 2. Tag 6–12 mg, am 3. Tag Kontrolle, Erhaltungsdosis i. d. R. 1,5–4,5 mg.
- **Besonderheiten, Bemerkungen:**
  - *Wirkungsabschwächung* durch Barbiturate, Phenytoin, Carbamazepin, Rifampicin, Colestyramin.
  - *Wirkungsverstärkung* bei gleichzeitiger Anwendung von Lokalanästhetika, ASS, Antibiotika (via Vitamin-K-Mangel infolge Zerstörung der gastrointestinalen Flora), Disulfiram, Allopurinol, anabole Steroide, Phenylbutazon.
  - Therapiebeginn überlappend zur Heparintherapie durchführen.
  - Regelmäßige INR- bzw. Quick-Kontrollen obligat.

Antidot: PPSB (S. 231), Vitamin K.

Phenytoin

- **Präparate:** z. B. Phenhydan 250 mg/5 ml.
- **Substanzklasse:** Antiepileptikum, Klasse-Ib-Antiarrhythmikum.
- **Wirkungsmechanismus:** Bindung an spezifische Rezeptoren der neuronalen Zellmembran → Hemmung von Na^+-Kanälen → erschwerte Ausbreitung des elektri-

schen Potenzials entlang des Axons, durch Hyperpolarisation stabilisierender Effekt auf Membranen zentraler und peripherer Nerven.

- **Wirkungen:** Hemmung der Ausbreitung von Krampfpotenzialen in Großhirnrinde, antikonvulsiv, antiarrhythmisch.
- **Klinische Anwendung:**
  - Status epilepticus, Anfallserien.
  - Prophylaxe von Krampfanfällen bei neurochirurgischen Eingriffen.
  - Schwerwiegende symptomatische ventrikuläre tachykarde Herzrhythmusstörungen bei Digitalisintoxikation.
  - Tic douloureux bei Trigeminusneuralgie.
- **Unerwünschte Wirkungen:**
  - Gingivahyperplasie, Osteopathie, morbilliformes Exanthem, Einschränkung des Reaktionsvermögens, Schlafstörungen, Libidoverlust, Nystagmus, Fingertremor, Diplopie, Schwindel, Ataxie, Verschlechterung von Herz- und Ateminsuffizienz, Alopezie, Chloasmen, Hypertrichose, Lupus-like-Syndrom, megaloblastäre Anämie, hämolytische Anämie.
  - *Selten:* Asystolie, AV-Block, Unterdrückung des Kammerersatzrhythmus, Polyneuropathie.
  - *I Einzelfälle:* Kammerflimmern, schwere allergische Reaktionen.

  Cave: Bei schneller i. v. Injektion Gefahr von RR-Abfall und bedrohlichen Herzrhythmusstörungen!
- **Kontraindikationen:** SA-, AV-Block II. und III. Grades; Sick-Sinus-Syndrom; vorbestehende schwere Schädigung der Blutzellen und des Knochenmarks.
- **Wirkungsverlauf:** WB einige min i. v., WM 1–2 h i. v., WD 10–15 h i. v.
- **Pharmakokinetik:** BV 90 %, VD 0,5–0,7 l/kg, PB > 90 %; extensive Metabolisierung (Hydroxylierung) in der Leber, nur 5 % werden unverändert renal eliminiert, 15 % der Substanz werden via Fäzes ausgeschieden; HWZ dosisabhängig 7–60 h.
- **Dosierung:**
  - *Status epilepticus:* **250 mg über 10 min i. v., anschließend Dauerinfusion mit 750 mg über 6 h. Bei mangelndem Erfolg der Initialdosis Dosissteigerung bis auf 20 mg/kg KG möglich;** ***Maximaldosis:*** **1 500 mg/d.**
  - *Prophylaxe von Krampfanfällen:* **3 × 125 mg p. o. oder i. v.**
  - *Herzrhythmusstörungen:* **125 mg über 5 min i. v., Wiederholung nach 30 min;** ***Maximaldosis*** **750 mg/d.**
- **Besonderheiten, Bemerkungen:**

  Cave:
    - Injektion nur unter permanenter Überwachung von RR, EKG und neurologischem Status!
    - Nicht innerhalb der ersten 3 Monate nach Myokardinfarkt oder bei eingeschränkter Herzleistung (EF < 35 %)!
    - Nicht mischen mit anderen Pharmaka (Phenytoin ist stark alkalisch)!
  - *Erhöhung der Phenytoin-Plasmakonzentrationen* durch Benzodiazepine, Allopurinol, Amiodaron, NSAR, α-Blocker, Cimetidin, Heparin, Omeprazol, Sulfonamide, trizyklische Antidepressiva.
  - *Verkürzung der HWZ* von Phenobarbital, Carbamazepin, Ciclosporin A, Glukokortikoiden, Herzglykosiden, Doxycyclin, Furosemid, Levodopa, Östrogenen, oralen Antikoagulanzien, Paracetamol, Sulfonylharnstoffen, Theophyllin, Verapamil, Vitamin D_3.
  - *Verzögerte Ausscheidung von Phenytoin* bei chronischen Lebererkrankungen → Dosisanpassung!
  - Bei Niereninsuffizienz ist die PB herabgesetzt → beschleunigte Elimination möglich.
  - Aufgrund der nichtlineraren Kinetik sollte die Dosis um nicht mehr als 25–50 mg/d alle 2 Wochen erhöht werden.
  - Regelmäßige Kontrolle der Plasmakonzentrationen.

  Therapeutische Plasmakonzentration: **5–20 µg/ml.**

Physostigmin

- **Präparate:** z. B. Anticholium 2 mg/5 ml.
- **Substanzklasse:** Parasympathomimetikum, Antidot.
- **Wirkung, Wirkungsmechanismus:** Cholinerg, reversible Hemmung der Cholinesterase.
- **Klinische Anwendung:** Zentrales anticholinerges Syndrom; zentrale anticholinerge Symptomatik bei Intoxikationen.
- **Unerwünschte Wirkungen:**
  - Bei schneller i. v. Injektion oder Überdosierung Krampfanfall, Übelkeit, Erbrechen, Diarrhö, Hypersalivation, Bradykardie, cholinerge Krise.
  - Allergie, evtl. anaphylaktischer Schock, Asthmaanfall.
- **Kontraindikationen:**
  - Mechanischer Ileus oder mechanischer Harnverhalt.
  - Asthma bronchiale, Diabetes mellitus und koronare Herzerkrankungen.
- **Wirkungsverlauf:** WB 2 min i. v., WM 5 min i. v., WD 20–45 min.
- **Pharmakokinetik:** BV 80 %, VD 0,7 l/kg; hydrolytische Spaltung durch Cholinesterasen (Leber, Serum); HWZ 12–40 min.
- **Dosierung:**
  - *Zentrales anticholinerges Syndrom:* **Initial 0,04 mg/kg KG langsam i. v. bis max. 2 mg. Wiederholung bei Bedarf mit 0,02 mg/kg KG nach 30–90 min oder Perfusor mit 6 mg über 3 h.**
  - *Zentrale anticholinerge Symptomatik bei Intoxikationen:* **2–6 mg langsam i. v., anschließend Dauerinfusion mit 2–3 mg/h.**
  - *Maximaldosis:* **12 mg/d.**
- **Besonderheiten, Bemerkungen:**
  - Applikation unter EKG- und RR-Kontrolle.
  - Nebenwirkungen sind durch Atropin aufhebbar (in halber Dosierung des Physostigmins).
  - Enthält Sulfit.

  Antidot: Atropin.

Piperacillin

- **Präparate:** z. B. Pipril (+ Tazobactam = Tazobac).
- **Substanzklasse:** β-Laktam-Antibiotikum, Acylureidopenicillin.
- **Wirkspektrum:** Wie Mezlocillin (S. 741), zusätzlich Pseudomonas aeruginosa; *plus Tazobactam* zusätzlich Staphylokokken, Klebsiellen, Anaerobier.
- **Dosierung:**
  - *Piperacillin:* **3–4 × 2–4 g i. v.**
  - *Piperacillin + Tazobactam:* **3–4 × 4,5 g i. v.**
- **Weitere Informationen:** Siehe Acylureidopenicilline (S. 276).

Piritramid

- **Präparate:** z. B. Dipidolor 15 mg/2 ml.
- **Substanzklasse:** Analgetikum, Opioid.
- **Wirkung, Wirkungsmechanismus:** Analgetisch, sedierend, antitussiv. Agonistische Wirkung überwiegend an μ-Opiat-Rezeptoren.
- **Klinische Anwendung:** Starke und sehr starke akute und chronische Schmerzen.
- **Unerwünschte Wirkungen:**
  - Atemdepression, Bronchospasmus.
  - Bradykardie, RR-Abfall (bei rascher i. v. Gabe).
  - Übelkeit, Erbrechen, Obstipation, Harnverhalt, Tonuszunahme des Sphincter oddi.
  - Miosis.
- **Kontraindikationen:** Störungen des Atemzentrums oder der Atemfunktion.
- **Wirkungsverlauf:** WB 1–5 min i. v., 10–15 min i. m., WM 0,5–1 h i. m., WD 6 h i. m.

- **Pharmakokinetik:** VD 4,7 l/kg, PB 94,5 %; extensive Metabolisierung in der Leber, Ausscheidung der Metaboliten renal und via Faeces, nur 1,4 % werden unverändert renal eliminiert; HWZ 8 h.
- **Dosierung: 0,05–0,15 mg/kg KG i. v. bzw. 0,2–0,4 mg/kg KG i. m., ggf. alle 6–8 h wiederholen.**
- **Besonderheiten, Bemerkungen:**
  - Kann die Wirkung von Pancuronium und Vercuronium verstärken.
  - MAO-Hemmer 10 d vorher absetzen.
  - Lang wirkendes Opiat, vorwiegend zur postoperativen Schmerztherapie.
  - *Vergleich mit Morphin:*
    - Atemdepression in äquianalgetischer Dosis vergleichbar.
    - Stärker sedierend.
    - Verursacht weniger Übelkeit und Erbrechen.
    - Wirkt kaum euphorisierend.
    - Relative Wirkstärke: 0,7.

  Antagonist: Naloxon.

PPSB

- Siehe Kapitel Transfusionstherapie (S. 231).

Prednisolon

- **Präparate:** z. B. Solu-Decortin 10 / 25 / 50 / 100 / 250 / 500 / 1000 mg Pulver.
- **Substanzklasse:** Glukokortikoid.
- **Wirkung, Wirkungsmechanismus:** Siehe Dexamethason (S. 708).
- **Klinische Anwendung:**
  - Anaphylaktischer Schock, anaphylaktoide Reaktionen.
  - Reizgasinhalation.
  - Nachbehandlung bei Organtransplantationen.
  - Akute NNR-Insuffizienz.
  - Entzündliche Autoaggressionserkrankungen (z. B. Kollagenosen, rheumatoide Arthritis, Colitis ulcerosa, Morbus Crohn, Vaskulitiden, Autoimmunhepatitiden).
  - Chronisch obstruktive Lungenerkrankung, Asthma bronchiale.
  - Tumorbedingte Hyperkalzämie.
  - Nephrotisches Syndrom.
- **Unerwünschte Wirkungen, Kontraindikationen:** Siehe Dexamethason (S. 708).
- **Wirkungsverlauf:** WM (max. biologischer Effekt) 2–8 h i. v., WD 12–36 h.
- **Pharmakokinetik:** BV 100 %, VD 1 l/kg, PB 70–90 % (in niedrigen Konzentrationen überwiegend an Transcortin, in höheren Konzentrationen Zunahme der Bindung an Albumin); Inaktivierung hepatisch und extrahepatisch durch Reduktion der Doppelbindung, renale Elimination der wasserlöslichen Verbindungen nach hepatischer Glukuronidierung und Sulfatierung; HWZ 3 h, biologische HWZ 18–36 h.
- **Dosierung:**
  - *Anaphylaktischer Schock:* **1 g i. v.**
  - *Lungenödem nach Reizgasinhalation:* **Initial 1 g i. v., evtl. nach 6, 12, 24 h wiederholen, dann ausschleichen mit 150 mg/24 h für 2 d, 75 mg/24 h für 2 d etc.**
  - *Status asthmaticus:* **Initial 100–500 mg i. v., alle 6 h wiederholen, dann ausschleichen bis zur Erhaltungsdosis.**
- **Besonderheiten, Bemerkungen:**

  Cave: Eine schwere Hypertonie/Herzinsuffizienz kann negativ beeinflusst werden!
  - Verminderte Wirkung von Glukokortikoiden durch Barbiturate, Rifampicin und Phenytoin.
  - Östrogene können die Wirkungen von Glukokortikoiden verstärken.
  - Glukokortikoide erhöhen das Risiko für stressbedingte oder durch NSAR induzierte Ulzera.

- Nicht mischen mit anderen Pharmaka!
- Bei Dosen > 7,5 mg über 3–4 d ausschleichend therapieren.
- Glukokortikoide Wirkstärke: 4–5.
- Mineralokortikoide Wirkstärke: 0,8.

Promethazin

- **Präparate:** z. B. Atosil 50 mg/2 ml, 25-mg-Filmtablette, Sirup.
- **Substanzklasse:** Phenothiazin-Derivat, Psychopharmakon, Antihistaminikum.
- **Wirkungsmechanismus:** Blockierung von β-, H_1- und Muskarin-Rezeptoren.
- **Wirkungen:** Sedierend, antiemetisch, antiallergisch, bronchodilatatorisch, vernachlässigbar neuroleptisch.
- **Klinische Anwendung:**
  - Sedierung bei Unruhezuständen.
  - Prämedikation.
  - Zur antiemetischen Behandlung.
- **Unerwünschte Wirkungen:**
  - *Gelegentlich:* Magen-Darm-Störungen, Miktionsstörungen, Sekretionsstörungen der Speichel- und Schweißdrüsen, vermehrter Tränenfluss, Durstgefühl, Akkomodationsstörungen, Hautreaktionen, Fotosensibilisierung, Störungen der Hämatopoese, Bradykardie, Tachykardie, RR-Abfall, Erregungsleitungsstörungen, Provokation zerebraler Krampfanfälle.
  - *Sehr selten:* Auslösung eines Glaukomanfalls, allergische Reaktionen, Cholestase.
  - *Einzelfälle:* Dyskinesien, Thrombosen, malignes neuroleptisches Syndrom, Agranulozytose.
- **Kontraindikationen:**
  - Akute Alkohol-, Schlafmittel-, Analgetika- und Psychopharmakaintoxikation.
  - Schwere Blutzell- oder Knochenmarksschädigung.
  - Kreislaufschock oder Koma.
  - Kinder < 2 Jahre.
- **Wirkungsverlauf:** WB 2–5 min i. v., WM < 2 h i. v., WD 4–6 h i. v.
- **Pharmakokinetik:** BV 25 %, VD 10–16 l/kg, PB 90 %; extensive Metabolisierung in der Leber (Hauptmetabolit *ohne* H_1-antagonistische Wirkung), Elimination der Metaboliten über Galle und Niere; HWZ 7–14 h.
- **Dosierung:** *p. o.:* **1–3 × 1–2 Tabletten./d; 1–3 × 5–25 Tropfen/d; 1–3 × 1–3 Teelöffel Sirup/d;** *i. m.:* **1–3 × 50 mg/d (nur in Ausnahmen 1–3 × 25 mg langsam i. v.).**
- **Besonderheiten, Bemerkungen:**
  - *Cave:*
    - Bei Prostatahyperplasie, Harnretention, Pylorusstenose, Engwinkelglaukom, Parkinson.
    - Hypotonie, Hypertonie, Bradykardie, KHK oder anderen klinisch relevanten kardialen Störungen.
  - Bei durch Promethazin induzierter Hypotension ist *Noradrenalin* Mittel der Wahl.
  - Keine Dosisanpassung bei Niereninsuffizienz!
  - Im Senium eher niedriger dosieren.
  - Mögliche Erhöhung der Krampfbereitschaft kann Dosisanpassung von Antiepileptika erforderlich machen.
  - Paradoxe Reaktionen bei älteren Patienten (Dehydratationen) und Kindern möglich.
  - Keine s. c. oder intraarterielle Applikation wegen Gefahr von Nekrosen und Gangrän.

Propicillin

- **Präparate:** z. B. Baycillin.
- **Substanzklasse:** β-Laktam-Antibiotikum.
- **Wirkspektrum:** Wie Penicillin G (S. 751).
- **Dosierung: 3 × 1 g p. o.**
- **Weitere Informationen:** Siehe Penicillin G – Oralpenicilline (S. 275).

Propofol

- **Präparate:** z. B. Disoprivan 1 % 200 mg/20 ml, 500 mg/50 ml, Disoprivan 2 % 1 000 mg/50 ml.
- **Substanzklasse:** Injektionsnarkotikum.
- **Wirkungsmechanismus:** Verstärkung der GABA-Wirkung am GABA-Rezeptor.
- **Wirkungen:** Mit steigender Konzentration zunehmende Hemmung der neuronalen Aktivität im ZNS → Sedierung, Hypnose.
- **Klinische Anwendung:** Einleitung und Aufrechterhaltung einer Narkose.
- **Unerwünschte Wirkungen:**
  - RR-Abfall (Vasodilatation), Atemdepression.
  - *Häufig:* Exzitationssymptome (Spontanbewegungen, Muskelzuckungen).
  - *Gelegentlich:* Bradykardien bis Asystolie, Husten.
  - *Selten:* Anaphylaxie, Übelkeit, Erbrechen, Kopfschmerzen, epileptiforme Anfälle (bis 6 h postoperativ), schmerzhafte Venenreizung.
  - *Einzelfälle:* Lungenödem.
- **Kontraindikationen:**
  - Bekannte Allergie gegen Soja- oder Erdnussprodukte.
  - Nicht zugelassen zur Allgemeinanästhesie bei Kindern < 1 Lebensmonat!
  - Zur Langzeitsedierung nicht zugelassen für Patienten < 17 Jahre.
- **Wirkungsverlauf:** WB 30–45 s, WM 1 min, WD 5–10 min, Wirkungsverlust durch Abfall der Plasmakonzentration bei Umverteilung in periphere Kompartimente.
- **Pharmakokinetik:** VD 60 l/kg, PB 98 %; renale Elimination nach fast vollständiger hepatischer Konjugation an Glukuron- oder Schwefelsäure, weniger als 2 % unverändert mit den Fäzes; HWZ 2 h.
- **Dosierung:**
  - *Narkoseeinleitung:* **1,5–2,5 mg/kg KG i. v.**
  - *Narkosefortführung:* **6–10 mg/kg KG/h i. v.**
  - *Langzeitsedierung:* **1–4 mg/kg KG/h i. v. für *maximal 7 d!* Perfusor: 500 mg/50 ml mit LR 7–28 ml/h.**
- **Besonderheiten, Bemerkungen:**
  - 1 ml Disoprivan 1 % enthält 0,1 g Fett.
  - Dosisreduktion bei Myokardinsuffizienz, alten Patienten und Hypovolämie.
  - Keine Dosisreduktion bei Leber- oder Niereninsuffizienz notwendig.
  - Nicht mit anderen Injektionslösungen oder Infusionslösungen mischen.
  - Keine Analgesie, keine Histaminliberation.
  - Angenehme Einschlafphase und sehr rasches komplettes Aufwachen.
  - Das Risiko, bei Dauersedierung ein Propofol-Infusionssyndrom zu entwickeln, steigt bei Dosierungen > 4 mg/kg/h.

  Beachte: Bei ersten Anzeichen des Propofol-Infusionssyndroms (Rhabdomyolyse, metabolische Azidose, Hyperkaliämie, Herzversagen) das Medikament sofort absetzen!

Protamin

- Siehe Kapitel Antikoagulation (S. 248).

Pyridostigmin

- **Präparate:** z. B. Mestinon 25 mg/5 ml.
- **Substanzklasse:** Cholinesterasehemmer.
- **Wirkung, Wirkungsmechanismus:** Siehe Neostigmin (S. 745).
- **Klinische Anwendung:**
  - Antagonisierung von nichtdepolarisierenden Muskelrelaxanzien.
  - Darmatonie, atonische Obstipation, Meteorismus, Harnverhaltung.
  - Paralytischer Ileus.
  - Myasthenie.
- **Unerwünschte Wirkungen, Kontraindikationen:** Siehe Neostigmin (S. 745).
- **Wirkungsverlauf:** WB 2–5 min i. v., < 15 min i. m., WM 15 min i. v./i. m., WD 90 min i. v., 2–4 h i. m.
- **Pharmakokinetik:** VD 1,4 l/kg; Metabolisierung in der Leber, Ausscheidung zu 80–90 % renal, 50 % als unveränderter Wirkstoff, zu 7 % via Fäzes; HWZ 1,5 h i. v., 3,3 h p. o.
- **Dosierung:**
  - *Antagonisierung nichtdepolarisierender Muskelrelaxanzien:* **100–300 µg/kg KG je nach Blocktiefe gemischt mit 0,5 mg Atropin (10–30 µg/kg KG) langsam i. v.;** *Maximaldosis:* **20 mg.**
  - *Darmatonie, atonische Obstipation, Meteorismus, Harnverhalt:* **0,2–0,4 mg i. m. alle 4 h.**
  - *Myasthenia gravis:* **2–5 mg s. c. oder i. m. täglich.**
- **Besonderheiten, Bemerkungen:**
  - *Cave:* Bei Thyreotoxikose, Ulcus ventriculi, dekompensierter Herzinsuffizienz, Myokardinfarkt, Bradykardie, Diabetes mellitus, nach Magen-Darm-Operationen.
  - Weitere siehe Neostigmin (S. 745).

Quinupristin/Dalfopristin

- **Präparat:** Synercid (enthält 150 mg Quinupristin und 350 mg Dalfopristin).
- **Substanzklasse:** Streptogramin-Antibiotikum.
- **Wirkspektrum:** Grampositive Kokken inklusive VRE, MRSA, Moraxella catarrhalis, Legionellen, Mykoplasmen, Chlamydien.
- **Dosierung: 3 × 7,5 mg/kg KG i. v.**
- **Weitere Informationen:** Siehe Streptogramine (S. 280).

Ranitidin

- **Präparate:** z. B. Zantic 50 mg/5 ml, 150/300-mg-Filmtablette.
- **Substanzklasse:** H_2-Rezeptorantagonist.
- **Wirkungsmechanismus:** Kompetition mit Histamin am H_2-Rezeptor.
- **Wirkungen:** Hemmung der histaminvermittelten Magensäuresekretion, zytoprotektiver Effekt auf Magen- und Duodenalschleimhaut.
- **Klinische Anwendung:**
  - Ulcus duodeni, Ulcus ventriculi, Zollinger-Ellison-Syndrom.
  - Peptische Refluxösophagitis.
  - Prophylaxe und Therapie stressbedingter Schleimhautläsionen im oberen Gastrointestinaltrakt.
  - Therapie anaphylaktischer/anaphylaktoider Reaktionen in Kombination mit H_1-Rezeptorantagonisten.
- **Unerwünschte Wirkungen:**
  - *Gelegentlich:* Kopfschmerzen, reversibler Transaminasenanstieg, Cholestase, Diarrhö, Obstipation, Hautausschlag.
  - *Selten:* Juckreiz, Müdigkeit, Schwindel, Übelkeit, Hepatitis.
  - *Sehr selten:* Arthralgie, Myalgie, Tachykardie, Bradykardie, Asystolie, AV-Block.

- *Vereinzelt:* Erythema multiforme, Verwirrtheitszustände, akute Überempfindlichkeitsreaktionen, Laryngospasmus, Leuko-, Neutro-, Thrombo- oder Panzytopenie, Agranulozytose, aplastische Anämie.

- **Kontraindikationen:** Akute Porphyrie.
- **Wirkungsverlauf:** WB 15 min i. v., 1 h p. o., WM 1–2 h i. v., 2–3 h p. o., WD 6–8 h i. v., 8–12 h p. o.
- **Pharmakokinetik:** BV 50 %, VD ca. 1–2 l/kg, PB 10–19 %; geringe Metabolisierung, Ausscheidung nach i. v. Gabe zu 70–80 %, nach oraler Gabe zu 30–50 % unverändert renal; HWZ 2–3 h i. v.
- **Dosierung:**
  - *Narkosevorbereitung:* **1 h präoperativ 50 mg langsam i. v.**
  - *Refluxösophagitis, Ulzera:* **1–2 × 300 mg p. o., 4 × 50 mg/d i. v.**
  - *Ulkusprophylaxe:* **150 mg/d p. o., 2–3 × 50 mg/d i. v.**
- **Besonderheiten, Bemerkungen:**
  - Verlangsamte Elimination von Benzodiazepinen, Phenytoin, Glibenclamid (nicht so ausgeprägt wie bei Cimetidin).
  - Abschwächung der antimykotischen Wirkung von Ketoconazol.
  - Bei Kreatinin-Clearance < 50 ml/min beträgt die max. Tagesdosis 150 mg.
  - Bei schwerer Leberinsuffizienz steigt die orale Bioverfügbarkeit um etwa 20 %, eine Dosisreduktion ist trotzdem meist nicht erforderlich.
  - Nicht mischen mit fruktosehaltigen Lösungen.
  - Bei zu schneller Injektion kann es zu Übelkeit und Erbrechen kommen.
  - *Beachte:* Die Anhebung des Magensaft-pHs über 3,5 kann nach 3–7 d v.a bei Intensivpatienten zur Besiedlung des Mageninhalts mit gramnegativen Keimen führen.
  - 4-fach höhere Potenz als Cimetidin.

Remifentanil

- **Präparat:** Ultiva 1 mg/2 mg/5 mg Trockensubstanz pro Ampulle.
- **Substanzklasse:** Opioid.
- **Wirkungsmechanismus:** µ-Opioidrezeptor-Agonist.
- **Wirkungen:** Analgesie.
- **Klinische Anwendung:**
  - Kurzfristige Analgesie bei schmerzhaften Interventionen.
  - Analgesie im Rahmen einer Analgosedierung, wenn rasches Erwachen von Bedeutung ist.
- **Unerwünschte Wirkungen:** Hypotonie, Bradykardie, Asystolie, Atemdepression, Atemstillstand, Thoraxrigidität bei schneller Bolusinjektion, Übelkeit, Erbrechen, Juckreiz.
- **Kontraindikationen:** Bekannte Allergie; nicht vorhandene Reanimations- und Beatmungsmöglichkeit.
- **Wirkungsverlauf:** WB 30–60 s, WD 5–10 min.
- **Pharmakokinetik:** PB 70 %, VD 350 ml/kg; Hydrolyse durch unspezifische Plasma- und Gewebeesterasen (nicht Plasmacholinesterase) zu einem Karbonsäure-Metaboliten (pharmakologische Aktivität nicht relevant), der renal eliminiert wird; Eliminations-HWZ 2 h beim Gesunden, effektive HWZ 3–10 min.
- **Dosierung: Dauerinfusion mit 0,1–0,7 µg/kg/min.**
- **Besonderheiten/Bemerkungen:** Bei älteren und/oder exsikkierten/hypovolämischen Patienten sehr vorsichtig dosieren.

Reproterol

- **Präparat:** Bronchospasmin 0,09 mg/Amp.
- **Substanzklasse:** β_2-Rezeptoragonist, Bronchospasmolytikum.
- **Wirkungsmechanismus:** Adrenerge Stimulation von β_2-Rezeptoren, in hohen Dosen auch β_1-agonistisch; Aktivierung der Adenylatzyklase → Anreicherung von cAMP.

- **Wirkungen:** Bronchodilatation, Tokolyse, Vasodilatation, Steigerung der Glykogenolyse und Lipolyse, verstärkte mukoziliäre Clearance.
- **Klinische Anwendung:** Kurzfristige Behandlung des schweren bronchospastischen Anfalls und des Status asthmaticus.
- **Unerwünschte Wirkungen** (überwiegend dosisabhängig):
  - Tremor, Palpitationen, Tachykardie, RR-Abfall, Unruhe, Kopfdruck, Muskelkrämpfe, Übelkeit, Schlafstörungen, Hypokaliämie.
  - *Selten:* Angina pectoris, Herzrhythmusstörungen bis hin zum Kammerflimmern, Hyperglykämie.
- **Kontraindikationen:** Akuter Herzinfarkt, hypertrophe obstruktive Kardiomyopathie, Hyperthyreose, Phäochromozytom.
- **Pharmakokinetik**: 65 % renale Elimination, HWZ 1–1,5h, PB 60 %
- **Dosierung**:
  - *Intravenöse Injektion*: 0,09 mg (= 1 Amp.) langsam i. v. (Wiederholung nach 10 min möglich).
  - *Intravenöse Dauerinfusion*: 5 Amp. (= 0,45 mg) auf 50 ml NaCl 0,9 %, LR 2–10 ml/h (= 0,018–0,09 mg/h).
- **Besonderheiten/Bemerkungen**: Nach intravenöser Dauerinfusion wird eine ausschleichende Reduzierung der Infusionsrate über 6–24 h empfohlen, um einen Rebound-Effekt zu verhindern.

Reteplase

- **Präparat:** Rapilysin 10 I. E./Ampulle.
- **Substanzklasse:** Fibrinolytikum, Thrombolytikum.
- **Wirkungsmechanismus:** Reteplase ist eine gentechnische hergestellte Variante des humanen Gewebsplasminogen-Aktivators, siehe Alteplase (S. 694).
- **Wirkungen:** Fibrinolyse in und auf Thromben/Emboli.
- **Klinische Anwendung:** Thrombolyse bei Myokardinfarkt.
- **Unerwünschte Wirkungen:** Generalisierte Blutungsneigung, Reperfusionsarrhythmien, RR-Abfall.
- **Kontraindikationen:** Siehe Alteplase (S. 694).
- **Wirkungsverlauf:** Wiedereröffnung verschlossener Gefäße meist innerhalb von 60–90 min.
- **Pharmakokinetik:** HWZ 13–16 min.
- **Dosierung: 10 Einheiten als Initialbolus langsam i. v., 30 min später erneuter Bolus von 10 Einheiten i. v. Gleichzeitig Standardtherapie mit Heparin und Acetylsalicylsäure.**

Rifampicin

- **Präparate:** z. B. Rifa.
- **Substanzklasse:** Antibiotikum, Tuberkulosemittel.
- **Klinische Anwendung:** Kombinationsbehandlung bei Tbc, Lepra, Infektionen mit multiresistenten Staphylokokken, penicillinresistenten Pneumokokken.
- **Dosierung: 1 × 10 mg/kg KG p. o.**
- **Weitere Informationen:** Siehe Ansamycine (S. 281).

Ringer-Laktat

- Siehe Kapitel Volumenersatztherapie (S. 224).

Rocuronium

- Siehe Kapitel Muskelrelaxation (S. 191).

Roxithromycin

- **Präparate:** z. B. Rulid.
- **Substanzklasse:** Antibiotikum, Makrolid.
- **Wirkspektrum:** Wie Erythromycin (S. 717).
- **Dosierung: 2 × 150 mg p. o. (nüchtern).**
- **Weitere Informationen:** Siehe Makrolide (S. 271).

rt-PA

- Siehe Alteplase, rt-PA (S. 694).

Salbutamol

- **Präparate:** z. B. Sultanol Dosier-Aerosol 0,1 mg/Sprühstoß; Sultanol Fertiginhalat 1,25 mg/Amp oder 2,5 mg/Amp.
- **Substanzklasse:** β_2-Sympathomimetikum, Bronchospasmolytikum.
- **Wirkungsmechanismus:** Adrenerge Stimulation von β_2-Rezeptoren, in hohen Dosen auch β_1-agonistisch; Aktivierung der Adenylatzyklase → Anreicherung von cAMP.
- **Wirkungen:** Bronchodilatation, Tokolyse, Vasodilatation, Steigerung der Glykogenolyse und Lipolyse, verstärkte mukoziliäre Clearance.
- **Klinische Anwendung:** Chronisch obstruktive Atemwegserkrankungen, Asthma bronchiale, Bronchospasmus.
- **Unerwünschte Wirkungen** (überwiegend dosisabhängig):
  - Tremor, Palpitationen, Tachykardie, RR-Abfall, Unruhe, Kopfdruck, Muskelkrämpfe, Übelkeit, Schlafstörungen, Hypokaliämie.
  - *Hinweis:* Paradoxer Abfall des pO_2 um ca. 10 % durch Zunahme der Ventilations/Perfusionsinhomogenität möglich.
  - *Selten:* Angina pectoris, Herzrhythmusstörungen bis hin zum Kammerflimmern, Hyperglykämie.
- **Kontraindikationen:** Akuter Herzinfarkt, hypertrophe obstruktive Kardiomyopathie; Hyperthyreose.
- **Wirkungsverlauf:** WB 5–15 min per inhalationem, 15–60 min p. o., WM 30–60 min per inhalationem, 1–3 h p. o., WD 3–4 h per inhalationem, 6–8 h p. o.
- **Pharmakokinetik:** BV 40 %, VD 3,4 l/kg, PB 10 %; Ausscheidung fast ausschließlich renal, teils unverändert (zu 20 % nach oraler Einnahme, zu 50–60 % nach i. v. Gabe), teils nach hepatischer Sulfatierung; HWZ 2,7–5 h.
- **Dosierung:** ***Per inhalationem:*** **4 × /d 1–2 Sprühstöße bzw. 4 × /d 1 Ampulle Fertiginhalat (1,25–2,5 mg) per Vernebler.** Beim akuten Asthmaanfall ggf. alle 30–60 min wiederholen.
- **Besonderheiten, Bemerkungen:**
  - Wirkungsabschwächung bei gleichzeitiger Gabe von β-Blockern oder Sulfonylharnstoffen.
  - Eine salbutamolbedingte Hypokaliämie kann durch Diuretika verstärkt werden.
  - Bei hyperthyreoter Stoffwechsellage können die Symptome der Schilddrüsenüberfunktion verstärkt werden.
  - Kombination mit Theophyllin erhöht die Gefahr von Herzrhythmusstörungen.

Sotalol

- **Präparate:** z. B. Sotalex i. v. 40 mg/4 ml.
- **Substanzklasse:** Antiarrhythmikum der Klassen II und III, β-Rezeptorenblocker.
- **Wirkungsmechanismus:** β-Rezeptorenblocker ohne ISA und ohne Organspezifität, Verminderung der sympathoadrenergen Stimulation des Herzens durch Kompetition mit Katecholaminen an β_1- und β_2-Rezeptoren, Verlängerung des monophasischen Aktionspotenzials und der Refraktärzeit im Arbeitsmyokard, Suppression der Reninsekretion.

- **Wirkungen:** Negativ inotrop/chronotrop/dromotrop, antiarrhythmisch, antihypertensiv.
- **Klinische Anwendung:**
  - Symptomatische tachykarde supraventrikuläre Herzrhythmusstörungen wie z. B. AV-junktionale Tachykardien, supraventrikuläre Tachykardien bei WPW-Syndrom oder paroxsymales Vorhofflimmern.
  - Schwerwiegende symptomatische ventrikuläre tachykarde Herzrhythmusstörungen.
- **Unerwünschte Wirkungen:**
  - Bradykardie, RR-Abfall, proarrhythmische Wirkungen, ventrikuläre Tachyarrhythmien, Torsades-de-pointes, AV-Überleitungsstörungen, Progression einer Herzinsuffizienz, Benommenheit, Müdigkeit, Schwindel, Alpträume, Bronchospasmus.
  - *Gelegentlich:* Kribbeln, Kältegefühl an den Gliedmaßen, Claudicatio intermittens bei bis dahin asymptomatischer AVK, Impotenz, Magen-Darm-Beschwerden.
  - *Selten:* Muskelschwäche, Muskelkrämpfe.
  - *Sehr selten:* Vorübergehende Sinuspause.
  - *Einzelfälle:* Synkopen, Psoriasis, psoriasiforme Exantheme, veränderte Leberfunktionswerte, Hepatitis, Thrombozytopenie, Leukozytopenie, Überempfindlichkeitsreaktionen.
- **Kontraindikationen:**
  - Sick-Sinus-Syndrom, Sinusbradykardie, SA-Block, AV-Block II. bis III. Grades, vorbestehende QT-Verlängerung.
  - Manifeste Herzinsuffizienz, kardiogener Schock, frischer Herzinfarkt.
  - Obstruktive Atemwegserkrankungen.
  - Ketoazidose, metabolische Azidose.
  - Allergie gegen Sotalol oder Sulfonamide.
- **Wirkungsverlauf:** WB 1 h p. o., WM 2–4 h p. o., WD 12–18 h p. o.
- **Pharmakokinetik:** BV 90 %, VD 1,6–2,4 l/kg, PB 0 %; Ausscheidung zu 90 % unverändert renal; HWZ 15 h (7–18 h).
- **Dosierung:** ***Initial:*** **20 mg i. v. über 5 min; nach 20 min evtl. weitere 20 mg;** ***Maximaldosis:*** **1,5 mg/kg KG.**
- **Besonderheiten, Bemerkungen:**
  - *Cave:* Bei Patienten mit Durchblutungsstörungen oder einer Psoriasis in der Eigen- oder Familienanamnese.
  - *Bei Niereninsuffizienz* Anpassung von Dosis und/oder Therapieintervall entsprechend der GFR unter Berücksichtigung der klinischen Wirksamkeit.
  - Verstärkte Wirkung von curareartigen Muskelrelaxanzien möglich.
  - Verstärkung der negativ inotropen Wirkung u. a. durch Narkotika, Antiarrhythmika der Klasse I, Verapamil, Diltiazem.
  - Die gleichzeitige Gabe von Chlorpromazin kann die Plasmakonzentrationen beider Substanzen erhöhen.
  - Maskierung der Warnsymptome einer Hypoglykämie möglich.

Streptokinase

- **Präparate:** z. B. Kabikinase, Streptase, Streptokinase Braun 100 000 I.E., 250 000 I.E., 750 000 I.E., 1 500 000 I.E. Trockensubstanz pro Flasche.
- **Substanzklasse:** Fibrinolytikum, Thrombolytikum.
- **Wirkungsmechanismus:** Bildung eines Aktivatorkomplexes mit Plasminogen → Spaltung/Aktivierung von Plasminogen zu Plasmin (indirekte 2-Phasen-Aktivierung). Plasmin spaltet Fibrin und Fibrinogen, die prokoagulatorischen Faktoren V und VIII und den Fibrinolyse-Inhibitor α2-Antiplasmin.
- **Wirkungen:** Fibrinolyse in und auf Thromben oder Emboli, antikoagulatorische Wirkung durch Spaltprodukte von Fibrin und Fibrinogen, Abnahme der Plasmaviskosität.

- **Klinische Anwendung:** Thrombolyse bei Myokardinfarkt, Lungenembolie, tiefe Venenthrombose, arterielle Gefäßverschlüsse.
- **Unerwünschte Wirkungen:** Generalisierte Blutungsneigung, allergische Reaktionen.
- **Kontraindikationen:** Siehe Alteplase (S. 694); zusätzlich: Streptokokkeninfekt oder Therapie mit Streptokinase in den letzten Monaten.
- **Wirkungsverlauf:** Wiedereröffnung verschlossener Gefäße meist innerhalb von 20–120 min.
- **Pharmakokinetik:** HWZ 23–29 min.
- **Dosierung:**
  - *Myokardinfarkt:* **1,5 Mio. I.E. i. v. über 60 min.**
  - *Lungenembolie:* **1,5 Mio. I.E. i. v. über 30 min, danach 1,5 Mio. I.E. über 120 min, anschließend Heparinperfusor.**
  - *Tiefe Beinvenenthrombose:* **250 000 I.E. i. v. über 30 min, dann 100 000 I.E./h für bis zu 6 d.**
- **Besonderheiten/Bemerkungen:**
  - Anaphylaktoide und febrile Reaktionen sind unter Streptokinasetherapie keine Rarität → *Therapie:* Glukokortikoide, Antipyretika, in schweren Fällen Abbruch der Therapie.
  - Verringerte Wirkung durch *Antikörper gegen Streptokinase* nach Infektionen mit β-hämolysierenden Streptokokken oder nach vorausgegangener Streptokinase-Therapie möglich. Maximale Antikörperkonzentration nach 7–10 d, anschließend sinkt sie über mehrere Monate wieder ab → Streptokinasetherapie nicht länger als 6 d, erneute Zufuhr nicht vor 6–12 Monaten.

Succinylcholin

- **Präparate**: z. B. Succinylcholin 2 % 100 mg/5 ml.
- **Substanzklasse**: Depolarisierendes Muskelrelaxanz.
- **Wirkmechanismus:** Agonistische, nur einige Minuten anhaltende, depolarisierende (Acetylcholin-agonistische) Wirkung über nikotinerge Acetylcholinrezeptoren an der motorischen Endplatte.
- **Wirkungen:** Rasche, kurz wirksame Relaxierung der quergestreiften Muskulatur.
- **Unerwünschte Wirkungen:**
  - Kaliumfreisetzung; *Cave:* Lebensbedrohliche Hyperkaliämie möglich!
  - Herzrhythmusstörungen.
  - Muskelfaszikulationen.
  - Anstieg des Augeninnendrucks.
  - Wirkungsverlängerung bei Cholinesterasemangel oder -defekten.
- **Kontraindikationen:**
  - Hyperkaliämie (Plasma-Kalium-Konzentration > 5,5 mmol/l).
  - Längere Immobilisation (Aufenthalt auf der Intensivstation > 2 Tage!).
  - Verbrennungen, Polytrauma.

  Achtung: Bei der Akutversorgung von Verbrennungs-/Polytrauma-Patienten ist die Verwendung von Succinylcholin *nicht* kontraindiziert – in den ersten 24–48 h nach Trauma sind bisher keine hyperkaliämischen Komplikationen bekannt geworden.
  - Länger bestehende Lähmungen, traumatischer Querschnitt.
  - Ausgedehnte Muskelschäden (z. B. Crush-Syndrom, Muskelnekrosen bei Kompartment-Syndrom, Purpura fulminans u. a.).
  - Neuromuskuläre Erkrankungen.
  - Disposition zu maligner Hyperthermie (S. 593).
  - Allergie gegen Succinylcholin.
- **Klinische Anwendung:** Erleichterung der endotrachealen Intubation.
- **Wirkungsverlauf:** Anschlagzeit 45–60 s, Wirkdauer bis zur Vollerholung 10–12 min.
- **Pharmakokinetik:** Spaltung durch die unspezifische Plasma-Cholinesterase in Succinylmonocholine und weiter in Cholin und Bernsteinsäure.
- **Dosierung: 1–1,5 mg/kg KG i. v.**

Sufentanil

- **Präparate:** z. B. Sufenta 0,25 mg/5 ml.
- **Substanzklasse:** i. v. Narkosemittel, Opiatanalgetikum.
- **Wirkung, Wirkungsmechanismus:** Analgetisch, sedierend. Agonistische Wirkung überwiegend an μ-Opiatrezeptoren.
- **Klinische Anwendung:**
  - Anästhesie in Kombination mit endotrachealer Intubation und Beatmung.
  - Analgetische Komponente in Kombinationsnarkosen.
  - Analgosedierung.
- **Unerwünschte Wirkungen:**
  - Atemdepression, Apnoe, Bradykardie, RR-Abfall.
  - Miosis, Euphorie.
  - Übelkeit, Erbrechen, Juckreiz, Obstipationsneigung, Tonuszunahme des Sphincter oddi.
  - Thoraxrigidität, Rigidität der Skelettmuskulatur, Myoklonie.
  - *Selten:* Laryngospasmus, allergische Reaktionen, Asystolie.
- **Kontraindikationen:** Akute hepatische Porphyrie; Krankheitszustände, bei denen eine Dämpfung des Atemzentrums vermieden werden muss.
- **Wirkungsverlauf:** WB 1–3 min i. v., WM 4 min i. v., WD 20–45 min i. v.
- **Pharmakokinetik:** VD 2,9 l/kg, PB 92 %; extensive Biotransformation in Leber und Dünndarm, nur 2 % werden unverändert renal eliminiert; HWZ 2–5 h.
- **Dosierung:**
  - *Kombinationsnarkose:* Einleitung 0,5–1,0 μg/kg KG i. v.; Erhaltungsdosis 0,15–0,7 μg/kg KG nach Klinik.
  - *Monoanästhesie:* Einleitung 7–20 μg/kg KG i. v., Erhaltung 0,35–1,4 μg/kg KG nach Klinik.
  - *Analgosedierung:* 0,75–1,0 μg/kg KG/h bei beatmeten Patienten bzw. 0,25–0,35 μg/kg KG/h unter Spontanatmung.
- **Besonderheiten, Bemerkungen:**
  - Signifikante Änderungen der Pharmakokinetik bei Leber- und Niereninsuffizienz konnten nicht nachgewiesen werden.
  - Bei älteren Patienten ist eine Dosisreduktion empfehlenswert.
  - Kurz wirkendes Opiat mit starker sedierender Komponente und vergleichsweise geringen hämodynamischen Nebenwirkungen.
  - Keine Immunsupression, Hämolyse oder Histaminfreisetzung.
  - Relative Wirkstärke: 1 000–1 500.

  Antagonist: Naloxon (S. 743).

Sugammadex

- **Präparat:** Bridion 100 mg/ml (2-ml- oder 5-ml-Ampulle).
- **Substanzklasse:** Muskelrelaxans-Antagonist
- **Wirkungsmechamismus:** Komplexbildung zirkulierender Muskelrelaxanzmoleküle mit dem ringförmigen Sugammadex-Molekül (Cyclodextrin) → rascher Abfall der Konzentration freier Muskelrelaxansmoleküle im Plasma und an der motorischen Endplatte.
- **Wirkung:** Umgehende Aufhebung der Wirkung von Rocuronium und Vecuronium. Keine Wirkung auf andere Muskelrelaxanzien.
- **Klinische Anwendung:** Aufhebung einer durch Rocuronium oder Vecuronium induzierten neuromuskulären Blockade. Sofortige Antagonisierung von Rocuronium, wenn die endotracheale Intubation unmöglich ist.
- **Kontraindikationen:** Schwere Niereninsuffizienz (Kreatinin-Clearance < 30 ml/min).
- **Pharmakokinetik:** VD 11–14 l; Elimination unverändert renal; HWZ 1,8 h

- **Dosierung:**
  - Direkt nach Injektion einer vollen Intubationsdosis: **16 mg/kg KG i. v.**
  - Abklingende, aber noch intensive neuromuskuläre Blockade (Post-tetanic Count 1–2): **4 mg/kg KG i. v.**
  - Erkennbare, aber noch inkomplette Erholung der neuromuskulären Übertragung (mindestens 2 Reizantworten bei Train-of-four-Stimulation): **2 mg/kg KG i. v.**
- **Besonderheiten:**
  - Nach Injektion von Sugammadex ist für 24 h keine Anwendung von Rocuronium/ Vecuronium möglich. Ist dennoch eine erneute Muskelrelaxation erforderlich, muss auf Alternativen wie Atracurium/Cisatracurium zurückgegriffen werden.
  - Toremifen, Flucloxacillin und Fusidinsäure können Rocuronium und Vecuronium aus dem Komplex verdrängen und dadurch die Erholung der neuromuskulären Übertragung verlangsamen.

Sulbactam

- Siehe Ampicillin (S. 696) und Mezlocillin (S. 741).

Sulfamethoxazol

- Siehe Cotrimoxazol (S. 706).

Tazobactam

- Siehe Piperacillin (S. 755).

Teicoplanin

- **Präparate:** z. B. Targocid.
- **Substanzklasse:** Glykopeptid-Antibiotikum.
- **Wirkspektrum:** Wie Vancomycin (S. 774).
- **Dosierung:** Initial 1–3 × 400 mg i. v., dann 1–2 × 200–400 mg i. v. (über mindestens 1 h infundieren).
- **Weitere Informationen:** Siehe Glykopeptid-Antibiotika (S. 279).

Terbutalin

- **Präparate:** z. B. Bricanyl 0,5 mg/1 ml.
- **Substanzklasse:** β-Sympathomimetikum, Bronchospasmolytikum.
- **Wirkungsmechanismus:** Adrenerge Stimulation von β_2-Rezeptoren, in hohen Dosen auch β_1-agonistisch; Aktivierung der Adenylatzyklase → Anreicherung von cAMP.
- **Wirkungen:** Erschlaffung der glatten Muskulatur in den Bronchien und Blutgefäßen, Relaxation der Uterusmuskulatur, Hemmung der Freisetzung von Mediatoren aus den Mastzellen, Steigerung der mukoziliären Clearance im Bronchialsystem, positiv inotrop und chronotrop.
- **Unerwünschte Wirkungen:**
  - *Häufig:* Feinschlägiger Tremor, Hypokaliämie.
  - *Gelegentlich:* Palpitationen, Unruhe, Tachykardie.
  - *Selten:* Miktionsstörungen, RR-Schwankungen, Hyperglykämie.
  - *Sehr selten:* Allergische Hautreaktionen, Gesichtsödem, Thrombopenie.
  - *Einzelfälle:* Pektanginöse Beschwerden, ventrikuläre Extrasystolen.
  - *In höherer Dosierung:* Zunahme der kardiovaskulären Nebenwirkungen durch β_1-Agonismus.
- **Klinische Anwendung:** Akute und chronisch obstruktive Atemwegserkrankungen.
- **Kontraindikationen:** Hypertrophe obstruktive Kardiomyopathie, Tachyarrhythmie, Thyreotoxikose.
- **Wirkungsverlauf:** WB 5–15 min s. c., WM 30 min s. c., WD 3–4 h s. c.
- **Pharmakokinetik:** VD 1 l/kg, PB 25 %; Sulfatierung und Glukuronidierung in der Leber, renale Ausscheidung; HWZ 3–4 h.
- **Dosierung: 0,25 mg s. c. bis zu 4 × /d;** ***max. Einzeldosis:*** **0,5 mg s. c.**

- **Besonderheiten, Bemerkungen:**
  Cave:
  - Bei schwerer Hyperthyreose, Phäochromozytom, frischem Herzinfarkt, schwerer KHK, Myokarditis.
  - Bei hoch dosierter Anwendung sowie bei gleichzeitiger Verabreichung von Diuretika, Laxanzien oder Digitalis Elektrolytkontrolle (Hypokaliämie!).
  - Erhöhte Arrhythmiegefahr in Kombination mit volatilen Anästhetika.
  - Verstärkter RR-Abfall in Kombination mit vasodilatierenden Narkotika.
  - Erhöhte Gefahr von Arrhythmie und Tachykardie durch gleichzeitige Gabe von Methylxanthinen, Anticholinergika, MAO-Hemmern und trizyklischen Antidepressiva.
  - Gefahr von Lungenödem in Kombination mit negativ inotropen Medikamenten.
  - Nicht zur i. v. Applikation zugelassen.

Tetrazykline

- Siehe Kapitel Einzelne antimikrobielle Substanzen (S. 281) sowie die Abschnitte zu den Einzelsubstanzen in diesem Kapitel.

Theodrenalin/Cafedrin

- **Präparate:** z. B. Akrinor 200 mg Cafedrin + 10 mg Theodrenalin/2 ml.
- **Substanzklasse:** Antihypotonikum.
- **Wirkungsmechanismus:** Stimulation der β-Rezeptoren.
- **Wirkungen:** Mobilisierung von Blutreserven aus dem kapazitiven Venensystem, positiv inotrop, lang anhaltender RR-Anstieg ohne Zunahme des peripheren Widerstands.
- **Klinische Anwendung:** Primäre und sekundäre Hypotonie; orthostatische Kreislaufregulationsstörungen.
- **Unerwünschte Wirkungen:** Palpitationen, Tachykardie, Stenokardie; ventrikuläre Rhythmusstörungen.
- **Kontraindikationen:** Hypertonie, Mitralstenose, Engwinkelglaukom, Thyreotoxikose, Phäochromozytom, Prostataadenom mit Restharnbildung.
- **Wirkungsverlauf:** WB sofort i. v., 5–10 min i. m., 30–45 min p. o., WM 3–5 min i. v., 10–15 min i. m., 60–75 min p. o., WD 1–4 h i. v., 3–6 h i. m., ca. 6 h p. o.
- **Pharmakokinetik:** BV 30 %; Hauptmetabolit ist Norephedrin, nach oraler Verabreichung werden 7 % unverändertes Cafedrin und ca. 40 % der verabreichten Dosis als Norephedrin wiedergefunden; HWZ 1 h.
- **Dosierung: In akuten Situationen 0,25–1 Amp. i. v. über mindestens 2 min verabreichen (→ Amp. mit 8 ml NaCl 0,9 % auf 10 ml aufziehen und hiervon initial 2–4 ml injizieren).**
- **Besonderheiten, Bemerkungen:**
  Cave: Bei schwerer KHK können pektanginöse Beschwerden verstärkt werden.
  - Halothan erhöht die Gefahr von Rhythmusstörungen.
  - MAO-Hemmer 14 Tage vorher absetzen.
  - Bei Hypotonie durch Volumenmangel nicht indiziert!
  - Enthält Sulfit.

  Antidot: β-Blocker.

Theophyllin

- **Präparate:** z. B. Bronchoparat 200 mg/10 ml.
- **Substanzklasse:** Methylxanthin, Broncholytikum.
- **Wirkungsmechanismus:** Im therapeutischen Bereich Antagonismus an Adenosin-Rezeptoren und Hemmung der Phosphodiesterase mit Anstieg von cAMP, Freisetzung endogener Katecholamine, Mobilisierung intrazellulären Kalziums.

- **Wirkungen:**
  - Relaxation der glatten Bronchialmuskulatur und der Pulmonalgefäße, Steigerung der mukoziliären Clearance.
  - Hemmung der Freisetzung von Mediatoren aus Mastzellen und Abschwächung der provozierten Bronchokonstriktion, Verstärkung der Zwerchfellkontraktion, direkte Stimulation des medullären Atemzentrums.
  - Gefäßdilatation, Relaxation der glatten Muskulatur von Gallenblase und Gastrointestinaltrakt, Inhibierung der Kontraktilität des Uterus.
  - Steigerung der Diurese.
  - Positiv inotrop und chronotrop.
  - Zentral stimulierend (koffeinartige Wirkung).
- **Klinische Anwendung:** Chronisch obstruktive Atemwegserkrankungen; Asthma bronchiale; zentrales Atemanaleptikum.
- **Unerwünschte Wirkungen:**
  - Kopfschmerzen, Erregungszustände, Tremor, Unruhe, Schlaflosigkeit.
  - Tachykardie, Tachypnoe, Arrythmie, Palpitationen, RR-Abfall.
  - Übelkeit, Erbrechen, Magenschmerzen, Durchfall.
  - Hypokaliämie, Hyperglykämie, Hyperurikämie, Anstieg von Serum-Kalzium und Kreatinin.
  - Bei Plasmaspiegeln > 20 µg/ml verstärkt toxische Nebenwirkungen wie Krampfanfälle, plötzlicher RR-Abfall, ventrikuläre Arrhythmien, schwere Magen-Darm-Erscheinungen bis zu intestinalen Blutungen (durch gesteigerte gastrale Säureproduktion).
  - Durch die Trägersubstanz Ethylendiamin selten Urtikaria, Bronchospasmus, Lymphadenopathie und Fieber.
- **Kontraindikationen:** Keine absoluten Kontraindikationen.
- **Wirkungsverlauf:** WB wenige min i. v., 15–30 min. p. o.
- **Pharmakokinetik:** BV 95 %, VD 0,3–0,7 l/kg, PB 60 %; fast vollständige hepatische Metabolisierung zu teilweise aktiven Metaboliten (3-Methylxanthin), nur 7–13 % werden unverändert renal eliminiert; HWZ 3,6–12,8 h, hohe interindividuelle Variabilität:
- *HWZ verkürzt* bei Rauchern (ca. 3 h) sowie bei gleichzeitiger Einnahme von Enzyminduktoren.
- *HWZ verlängert* bei Leberzirrhose, schwerer Herzinsuffizienz, Cor pulmonale und Influenza-B-Infektion.
- **Dosierung:**
  - Idealerweise anhand der Theophyllin-Plasmakonzentration (s. u.) sowie des therapeutischen Effekts.
  - Orale Erhaltungsdosis in der Regel **11–13 mg/kg KG (Idealgewicht).**

  Hinweis: Die Dosierung erfolgt nach Idealkörpergewicht, da Theophyllin nicht vom Fettgewebe aufgenommen wird.
  - *Im Notfall:*
    - **2,5–3 mg/kg KG i. v. über 20–30 min bei Vorbehandlung mit Theophyllin.**
    - **4,0–4,6 mg/kg i. v. über 20–30 min ohne Vorbehandlung mit Theophyllin.**
    - ***Perfusor:* 0,2–0,8 mg/kg KG/h (200 mg/10 ml + 40 ml NaCl 0,9 %; LR 4–14 ml/h).**
- **Besonderheiten, Bemerkungen:**

  Cave: Keine schnelle i. v. Injektion! → Gefahr von plötzlichem RR-Abfall, Synkope und Asystolie.
  - *Vorsicht bei* instabiler Angina pectoris, Neigung zu tachykarden Arrhythmien, schwerem Bluthochdruck, hypertropher obstruktiver Kardiomyopathie, Hyperthyreose, epileptischem Anfallsleiden, Ulcus duodeni und ventriculi, schweren Leber- und Nierenfunktionsstörungen, Porphyrie.
  - *Verzögerter Abbau bei gleichzeitiger Therapie* mit Gyrasehemmern, Makrolid-Antibiotika, Verapamil, Diltiazem, Cimetidin, Ranitidin, Allupurinol, Propranolol, Interferon, Kontrazeptiva.

- *Beschleunigter Abbau bei* Rauchern, Schnellmetabolisierern und bei Begleitmedikation mit Phenobarbital, Carbamazepin, Phenytoin, Rifampicin.
- Halothan erhöht die Gefahr von Rhythmusstörungen.
- Wirkungsabschwächung von Diazepam durch Theophyllin.
- Keine Dosisanpassung bei Niereninsuffizienz notwendig.
- Bei Leberzirrhose, Cor pulmonale, dekompensierter Linksherzinsuffizienz kann eine Dosisreduktion von 50 % notwendig werden.
- Bei Patienten > 60 Jahre ist die Theophyllin-Clearance durchschnittlich um 30 % vermindert (initiale Dosis 400 mg/d).
- Bei i. v. Theophyllin-Gabe ist die Konzentrationsbestimmung basal sowie 1, 12 und 24 h nach Beginn der Infusion zu empfehlen.
- Im Steady-State therapeutisches Drug-Monitoring alle 3 Monate, bei Infekten sofort.
- Kann im Notfall auch oral sowie über den Tubus gegeben werden.

Therapeutische Plasmakonzentration: 8–20 µg/ml.

Thiamazol

- Siehe Kapitel Hyperthyreose (S. 436).

Thiopental

- **Präparate:** z. B. Trapanal 0,5 g-/2,5 g-Durchstechflasche.
- **Substanzklasse:** Injektionsnarkotikum, Thiobarbiturat.
- **Wirkung, Wirkungsmechanismus:** Siehe Methohexital (S. 737).
- **Klinische Anwendung:** Narkoseeinleitung; Sedierung.
- **Unerwünschte Wirkungen:**
  - Vasodilatation, venöses Pooling, negativ inotrop, RR-Abfall (dosisabhängig).
  - Ventrikuläre Extrasystolen, Reflextachykardie.
  - Dosisabhängige Atemdepression bis hin zur Apnoe.
  - Übelkeit, Erbrechen, Krampfanfall, Schüttelfrost, Singultus.
  - Motorische Unruhe (Husten, Schluckauf, Muskelbewegungen).
  - *Selten:* Anaphylaxie.
  - *Bei niedriger Dosierung:* Hyperreagibilität der Atemwege möglich (Husten, Laryngospasmus, Bronchspasmus), Histaminliberation.
- **Kontraindikationen:** Status asthmaticus, schwere obstruktive Lungenerkrankung; latente oder manifeste Porphyrie.
- **Wirkungsverlauf:** WB 10–20 s i. v., WM 30–40 s, WD 5–15 min, kurze WD durch Umverteilung aus dem ZNS in Skelettmuskulatur und Fettgewebe.
- **Pharmakokinetik:** VD 2,5 l/kg, PB 50–80 %; überwiegend renale Elimination nach fast vollständiger hepatischer Oxidation; HWZ 9–12 h (bei Schwangeren bis zu 260 h).
- **Dosierung:**
  - *Narkoseeinleitung:* **2–10 mg/kg KG i. v.**
  - *Dauersedierung* **2–3 mg/kg KG/h (Anpassung nach Wirkung).**
- **Besonderheiten, Bemerkungen:**

  Cave: Nicht intraarteriell oder extravasal injizieren – Gefahr der Gewebsnekrose!
  - In der Intensivmedizin nur bei Spezialindikationen, z. B. Hirndruckproblematik, Grand-mal-Status.

  Beachte: *Langzeitanwendung* von Barbituraten führt zur Enzyminduktion in der Leber → beschleunigter Abbau von Kortikosteroiden, Phenytoin, Digitoxin, Kumarinderivaten.
  - Keine klinisch relevante Enzyminduktion bei *kurzzeitiger Anwendung* zur Narkoseeinleitung.
  - *Bei repetetiver oder Langzeit-Applikation* deutliche Zunahme der WD (durch Aufsättigung peripherer Speicherkompartimente); nach Langzeitinfusion verzögertes Erwachen (bis zu Tagen nach Infusionsende).

- Nicht mischen mit Ringer-Laktat, Atropin, Succinylcholin.
- Keine ausreichende Reflexdämpfung zur Intubation (→ Kombination mit Opioid und/oder Relaxans erforderlich!)
- Dosisreduktion bei schlechtem Allgemeinzustand, hohem Alter, Hypovolämie, eingeschränkter kardialer Reserve, Ileus, Hypoproteinämie.
- Paradoxe Reaktionen bei älteren Patienten möglich.
- Keine Analgesie, in geringen Dosierungen ggf. sogar Hyperalgesie.

Ticagrelor

- **Präparat:** Brilique 90 mg Filmtabletten.
- **Substanzklasse:** Thrombozytenaggregationshemmer.
- **Wirkungsmechanismus:** Hemmung des $P2Y_{12}$ ADP-Rezeptors → reversible Hemmung der ADP-vermittelten Thrombozytenaktivierung und -aggregation.
- **Klinische Anwendung:** Prävention atherothrombotischer Komplikation bei akutem Koronarsyndrom bzw. Myokardinfarkt.
- **Unerwünschte Wirkungen:**
  - Blutungskomplikationen.
  - Dyspnoe.
  - Bradykardien.
  - Anstieg des Serum-Kreatinins.
  - Anstieg der Serum-Harnsäure.
- **Kontraindikationen:**
  - Akute pathologische Blutung.
  - Intrakranielle Blutung in der Vorgeschichte.
  - Mäßige bis schwere Leberfunktionsstörungen.
- **Wirkungsverlauf:** WB 0,5 h, Wirkmaximum nach 2–4 h, WD 2–8 h.
- **Pharmakokinetik:** BV 36 %, VV 87,5 l, PB 99 %. Metabolisierung durch CYP3A4 mit pharmakologisch aktivem Metaboliten. Primär hepatische (biliäre) Elimination. HWZ 7 h (8,5 h für aktiven Metaboliten).
- **Dosierung: Initial 180 mg einmalig, dann 90 mg 2 x/d.**
- **Besonderheiten/Bemerkungen:**
  - Die gleichzeitige Anwendung von starken CYP3A4-Inhibitoren (z. B. Ketoconazol, Clarithromycin, Nefazodon, Ritonavir, Atazanavir) kann zu einem erheblichen Anstieg der Ticagrelor-Konzentration führen und ist laut Fachinformation kontraindiziert.
  - Patienten sollten zusätzlich zu Ticagrelor auch Aspirin einnehmen (Dual Antiplatelet Therapy).

Tinidazol

- **Präparate:** z. B. Simplotan.
- **Substanzklasse:** Antibiotikum, Nitroimidazol.
- **Wirkspektrum:** Wie Metronidazol (S. 741).
- **Dosierung: 1 × 1–2 g p. o. über 5–6 Tage.**
- **Weitere Informationen:** Siehe Nitroimidazole (S. 281).

Tobramycin

- **Präparate:** z. B. Gernebcin.
- **Substanzklasse:** Antibiotikum, Aminoglykosid.
- **Wirkspektrum:** Wie Gentamicin (S. 724); gute Aktivität gegen Pseudomonas.
- **Dosierung: 1 × 3–5 mg/kg KG i. v.**
- **Weitere Informationen:** Siehe Aminoglykoside (S. 280).

Tramadol

- **Präparate:** z. B. Tramal 50 mg/1 ml, 100 mg/2 ml.
- **Substanzklasse:** Opioidanalgetikum.
- **Wirkung, Wirkungsmechanismus:** Analgetisch. Bindung an zerebrale und spinale μ-, χ- und δ-Opiatrezeptoren, Hemmung der Wiederaufnahme von Noradrenalin und Serotonin.
- **Klinische Anwendung:** Mäßige starke bis starke Schmerzen.
- **Unerwünschte Wirkungen:**
  - *Häufig:* Schwindelgefühl, Benommenheit, Müdigkeit, Kopfschmerzen, Übelkeit, Erbrechen, Obstipation, Mundtrockenheit, Schwitzen.
  - *Selten:* Euphorie.
  - *Sehr selten:* Zerebrale Krampfanfälle, Palpitationen.
  - *Einzelfälle:* Anaphylaktoide Reaktionen.
- **Kontraindikationen:** Akute Alkohol-, Schlafmittel-, Analgetika-, Psychopharmakaintoxikation.
- **Wirkungsverlauf:** WB 5–10 min p. o. (Tropfen), WM 0,5–1 h p. o., WD 3–7 h p. o.
- **Pharmakokinetik:** BV 65 %, VD 3 l/kg, PB 20 %; überwiegende Metabolisierung in der Leber zum pharmakologisch wirksamen O-Demethyl-Tramadol, etwa 30 % werden unverändert renal eliminiert; HWZ 6 h.
- **Dosierung:**
  - *Einzeldosis:* **50–100 mg langsam i. v./p. o./s. c./rektal bzw. 0,7 mg/kg KG.**
  - *Tageshöchstdosis:* **ca. 400 mg bzw. 5,6 mg/kg KG.**
- **Besonderheiten, Bemerkungen:**
  - *Cave:* Bei Abhängigkeit, erhöhtem Hirndruck, Störungen des Atemzentrums oder der Atemfunktion.
  - Nicht mischen mit Diclofenac, Indometacin, Phenylbutazon, Diazepam, Flunitrazepam.
  - Wirkungsverstärkung durch MAO-Hemmer.
  - Bei einer Kreatinin-Clearance < 30 ml/min Dosisintervall bei Dauertherapie von 12 h einhalten; maximale Gesamttagesdosis auf 200 mg beschränken.
  - Bei schwerer Leberinsuffizienz Dosierung von 50 mg/12 h zur längerfristigen Therapie empfohlen.
  - In therapeutischen Dosen keine relevante Atemdepression.
  - Tramadol erhöht den Druck im Pankreas-Gallengangsystem nicht.
  - Reduktion von Übelkeit und Erbrechen durch langsame Injektion; ggf. vorher Gabe eines Antiemetikums (z. B. 10 mg Metoclopramid).
  - Ggf. zusätzliche Gabe eines peripheren Analgetikums sinnvoll.
  - Relative Wirkstärke: 0,05.
  - Enthält Parabene.
  - *Antidot der Atemdepression:* Naloxon (S. 743).

Tranexamsäure

- **Präparate:** z. B. Cyclokapron 500 mg/5 ml, 1000 mg/10 ml.
- **Substanzklasse:** Antifibrinolytikum.
- **Wirkungsmechanismus:** Komplexbildung mit Plasminogen → Hemmung der Bindung von Plasminogen an Fibrin/Fibrinogen → Hemmung der Aktivierung von Plasminogen zu Plasmin (z. B. durch tPA) → Abnahme/Hemmung der fibrinspaltenden Wirkung von Plasmin.
- **Klinische Anwendung:**
  - Blutungen unter fibrinolytischer Therapie.
  - Blutungen durch Hyperfibrinolyse bei großen Operationen oder schwerem Trauma bzw. Massivtransfusion.

- **Unerwünschte Wirkungen:**
  - Thromboembolische Komplikationen (Lungenembolie, zerebrovaskulärer Insult).
  - Gastrointestinale Störungen (Übelkeit, Erbrechen, Diarrhö).
  - Bei zu schneller Injektion RR-Abfall.
- **Kontraindikationen:**
  - Massive Blutungen aus dem oberen Harntrakt (speziell bei Hämophilie).
  - Akute Thrombosen oder thromboembolische Erkrankungen.
- **Pharmakokinetik:** Ausscheidung unverändert renal; HWZ 2–3 h.
- **Dosierung:**
  - **1 g bzw. 15 mg/kg KG langsam i. v. alle 6–8 h.**
  - Dosisanpassung bei Niereninsuffizienz:
    - Serum-Kreatinin 120–249 µmol/l (1,35–2,82 mg/100 ml): 10 mg/kg KG i. v. alle 12 h.
    - Serum-Kreatinin 250–500 µmol/l (2,82–6,65 mg/100 ml): 10 mg/kg KG i. v. alle 24 h.
    - Serum-Kreatinin > 500 µmol/l (> 5,65 mg/100 ml): 5 mg/kg KG i. v. alle 24 h.
- **Besonderheiten, Bemerkungen:**
  - Kann mit NaCl 0,9 %, Glukose 5 % und Ringer-Lösung gemischt werden.

Trimethoprim

- Siehe Cotrimoxazol (S. 706).

Trometamol, THAM, Tris-Puffer

- **Präparate:** z. B. Tris 36,34 % 60 mmol (7,27 g)/20 ml.
- **Substanzklasse:** Lösung zur Korrektur des Säure-Basen-Haushalts (Azidosen).
- **Wirkungsmechanismus:** Akzeptor von H^+-Ionen → Vermehrung von HCO_3^-, auch intrazellulär als Puffer wirksam.
- **Wirkungen:** Ausgleich einer azidotischen Stoffwechsellage, schwach osmotisch diuretisch, harnalkalisierend, Senkung des pCO_2.
- **Klinische Anwendung:**
  - Metabolische Azidose (v. a. bei Hypernatriämie).
  - Alkalisierung des Harns bei Intoxikation mit schwachen Säuren (z. B. Barbiturate, Acetylsalicylsäure).
  - Therapierefraktäre intrakraniale Druckerhöhung.
- **Unerwünschte Wirkungen:**
  - Hypoglykämie, passagere Hyperkaliämie mit anschließender Hypokaliämie, Hypotonie, Erbrechen.
  - Reizungen und Entzündungen der Venenwand, Venenspasmen, Thrombophlebitis, Thrombose.
  - Atemdepression (v. a. bei hoher Dosierung, rascher Infusion sowie bei Patienten mit chronischer respiratorischer Azidose).
- **Kontraindikationen:** Alkalose, Anurie, Urämie, Hyperkaliämie.
- **Wirkungsverlauf:** *Azidose:* WB sofort i. v. (intrazellulärer Effekt erst nach Verteilung in alle Kompartimente), WD kurz; *ICP:* WB sofort, WM 60 min.
- **Pharmakokinetik:** VD > Extrazellularraum, keine PB; praktisch keine Metabolisierung, Elimination fast ausschließlich via glomeruläre Filtration in protonierter Form; HWZ 6 h, bei eingeschränkter Nierenfunktion deutlich verlängert.
- **Dosierung:**
  - *Azidose:*

    Formel: Base-Excess (in mmol/l) × kg KG ÷ 10 = ml Tris 36,34 %.
    - Maximale Infusionsgesschwindigkeit: 1 mmol/kg KG/h.
    - Maximale Tagesdosis: 5 mmol/kg KG.
  - *Hirndruck:* 1–2 mmol/kg KG/h bis zum maximalen arteriellen pH von 7,6.
- **Besonderheiten, Bemerkungen:**

  Cave: Gefahr von Gewebenekrosen → streng intravenös verabreichen!

- Nicht zur Behandlung eines erhöhten ICP zugelassen. Es besteht jedoch ein Konsens über eine mögliche „Ultima-ratio-Therapie" mit Trometamol (siehe auch AWMF-Leitlinie).
- Wirkungsverstärkung von Antidiabetika.
- Beschleunigte Ausscheidung von sauren Medikamenten.
- Verzögerte renale Ausscheidung von basischen Medikamenten.
- Genaue Richtlinien zur Dosisanpassung bei Niereninsuffizienz liegen nicht vor (→ engmaschige Kontrollen der Serum-Elektrolyte, Säure-Basen-Parameter, EKG-Monitoring).
- Überwachung der Atemfunktion während der Therapie; die Möglichkeit zur künstlichen Beatmung sollte gegeben sein.
- Nur verdünnt als Zusatz zu Infusionslösungen verwenden.
- Aufgrund des des pH-Wertes von 10,2 nicht mit anderen Medikamenten mischen!

Urapidil

- **Präparate:** z. B. Ebrantil 25 mg/5 ml, 50 mg/10 ml.
- **Substanzklasse:** α-Rezeptorantagonist, synthetisches Antihypertonikum.
- **Wirkungsmechanismus:** Antagonismus an peripheren postsynaptischen α_1-Rezeptoren, zentraler 5HT-1A-Rezeptor-Agonismus sowie zentraler α_1-Rezeptor-Antagonismus → Senkung des Sympathikotonus.
- **Wirkungen:** Senkung des systolischen und diastolischen RR, Verminderung des peripheren Gefäßwiderstands.
- **Klinische Anwendung:**
  - Hypertensive Notfälle (z. B. krisenhafter RR-Anstieg), schwere bzw. schwerste Formen der Hypertonie, therapieresistente Hypertonie.
  - Kontrollierte RR-Senkung bei Hochdruckpatienten peri- und/oder postoperativ.
- **Unerwünschte Wirkungen:**
  - Orthostatische Dysregulation, Palpitationen, Arrhythmien, Stenokardien, Dyspnoe, Kopfschmerzen, Schlafstörungen, Mundtrockenheit, Schwindelgefühl, Übelkeit, Erbrechen, Schweißausbruch, Unruhe, Müdigkeit.
  - *Selten:* Juckreiz, Exanthem, verstärkter Harndrang, Harninkontinenz.
  - *Einzelfälle:* Thrombozytopenie.
- **Kontraindikationen:** Aortenisthmusstenose; AV-Shunt (außer Dialyse).
- **Wirkungsverlauf:** WB 5 min i. v., WM 60 min i. v., WD 4–6 h i. v.
- **Pharmakokinetik:** BV 78 %, VD 0,6–1,2 l/kg, PB 80 %; 50–70 % werden in der Leber biotransformiert, nur 10–15 % werden unverändert renal eliminiert; HWZ 4–7 h.
- **Dosierung:**
  - **10–50 mg langsam i. v. unter ständiger RR-Kontrolle, ggf. nach 5–10 min wiederholen.**
  - *Perfusor:* **2–10 µg/kg KG/min.**
- **Besonderheiten, Bemerkungen:**
  - Cimetidin erhöht die Plasmakonzentration von Urapidil und kann dessen antihypertensiven Effekt verstärken.
  - Nicht mischen mit alkalischen Lösungen (z. B. $NaHCO_3$, Furosemid).
  - Mischbar mit NaCl 0,9 %, Glukoselösung, Ringer-Lösung, Sterofundin.
  - Nicht länger als 7 d i. v. anwenden!

Urokinase

- **Präparate:** z. B. Actosolv, Alphakinase, Corasev, rheotromb, Ukidan, Urokinase (enthalten 10 000–1,5 Mio. I.E. pro Flasche).
- **Substanzklasse:** Fibrinolytikum, Thrombolytikum.
- **Wirkungsmechanismus:** Urokinase spaltet Plasminogen zu Plasmin (direkte Aktivierung). Plasmin spaltet Fibrin und Fibrinogen, die prokoalulatorischen Faktoren V und VIII und den Fibrinolyse-Inhibitor α2-Antiplasmin.

- **Wirkungen:** Fibrinolyse in und auf Thromben und Emboli, antikoagulatorische Wirkung durch Spaltprodukte von Fibrin und Fibrinogen, Abnahme der Plasmaviskosität.
- **Klinische Anwendung:** Thrombolyse bei Myokardinfarkt, Lungenembolie, tiefe Venenthrombose, arterielle Gefäßverschlüsse.
- **Unerwünschte Wirkungen:** Generalisierte Blutungsneigung, allergische Reaktionen.
- **Kontraindikationen**: Siehe Alteplase (S. 694).
- **Wirkungsverlauf:** Wiedereröffnung verschlossener Gefäße meist innerhalb von 20–120 min, WD mehrere Stunden, antikoagulatorische Effekte können bis zu 24 h andauern.
- **Pharmakokinetik:** HWZ 10–20 min.
- **Dosierung:**
  - *Myokardinfarkt:* **1,5 Mio. I.E. als Kurzinfusion, dann weitere 1,5 Mio. I.E. über 60 min, gleichzeitig Vollheparinisierung.**
  - *Lungenembolie:* **1 Mio. I.E. als Bolus über 10 min, danach 2 Mio. I.E. über 2 h, gleichzeitig Vollheparinisierung.**
  - *Tiefe Beinvenenthrombose:* **500 000 I.E. i. v. über 20 min, dann 100 000 I.E./h für bis zu 14 d.**
- **Besonderheiten/Bemerkungen:** Körpereigene Substanz, allergische Reaktionen treten seltener auf als bei Streptokinase.

Vancomycin

- **Präparate:** z. B. Vancomycin CP Lilly.
- **Substanzklasse:** Glykopeptid-Antibiotikum.
- **Wirkspektrum:** Nur grampositive Bakterien (Staphylokokken, Enterokokken, Pneumokokken, Corynebakterien, Clostridien).
- **Dosierung: 2 × 1 g (alternativ 4 × 0,5 g) i. v.; bei pseudomembranöser Kolitis 4 × 125 mg p. o.**
- **Weitere Informationen:** Siehe Glykopeptid-Antibiotika (S. 272).

Vecuronium

- Siehe Kapitel Muskelrelaxation (S. 191).

Verapamil

- **Präparate:** z. B. Isoptin 5 mg/2 ml.
- **Substanzklasse:** Kalziumkanal-Blocker, Antiarrhythmikum Klasse IV.
- **Wirkungsmechanismus:** Hemmende Wirkung auf den langsamen Kalziumeinstrom in die Zelle, v. a. am Myokard und an der glatten Gefäßmuskulatur.
- **Wirkungen:** Verlängerung der Überleitungszeit am AV-Knoten, negativ inotrop, negativ chronotrop, Vasodilatation mit Abnahme des totalen peripheren Widerstands, antihypertensiv.
- **Klinische Anwendung:**
  - Paroxysmale supraventrikuläre Tachykardie, Vorhofflimmern oder -flattern mit schneller AV-Überleitung (außer bei WPW-Syndrom).
  - KHK, instabile Angina pectoris (Crescendo-Angina, Ruheangina).
  - Arterielle Hypertonie.
  - Hypertrophe obstruktive Kardiomyopathie.
- **Unerwünschte Wirkungen:**
  - AV-Blockierungen, Sinusbradykardie, Sinusstillstand mit Asystolie, periphere Ödeme, arterioläre Dilatation (Flush), Hyperprolaktinämie mit Galaktorrhö.
  - *Häufig:* Übelkeit,Völlegefühl, Obstipation.
  - *Gelegentlich:* Entwicklung oder Verschlechterung einer Herzinsuffizienz, übermäßiger RR-Abfall, allergische Reaktionen, Kopfschmerzen, Schwindel, Benommenheit, Müdigkeit, Parästhesien, Neuropathie, Tremor, Flush, Hautrötung, Wärmegefühl.

- *Selten:* Bronchospasmus, Palpitationen, Tachykardie, Tinnitus, Erbrechen.
- *Sehr selten:* Muskelschwäche, Muskel- oder Gelenkschmerzen, Purpura.
- *Einzelfälle:* Ileus, Photodermatismus, Gingivahyperplasie.

- **Kontraindikationen:** Herz-Kreislauf-Schock, manifeste Herzinsuffizienz (NYHA III/IV), SA- bzw. AV-Block I. bis III. Grades, Sick-Sinus-Syndrom, Hypotonie, Bradykardie; Vorhofflimmern/-flattern bei gleichzeitigem Vorliegen eines WPW-Syndroms, akuter Herzinfarkt, ventrikuläre Tachykardien mit breitem QRS-Komplex (> 0,12 s), progressive Muskeldystrophie.
- **Wirkungsverlauf:** WB 2–5 min i. v., 30 min p. o., WM 10 min i. v., 1–2 h p. o., WD 30–60 min i. v., 3–7 h p. o.
- **Pharmakokinetik:** BV 10–30 %, VD 4–7 l/kg, PB 90 %; hepatischer Abbau zum schwach wirksamen Norverapamil und inaktiven Metaboliten, die überwiegend renal ausgeschieden werden, nur 3–4 % werden unverändert renal eliminiert; HWZ 2–7 h (kann bei Langzeittherapie auf bis zu 16 h ansteigen).
- **Dosierung:**
  - *Initial:* **5 mg i. v. über 2 min, ggf. nach 5–10 min wiederholen.**
  - *Perfusor:* **0,05–0,1 mg/kg KG/h; 5–10 mg/h (10 Amp. à 5 mg/2 ml + 30 ml NaCl 0,9 %; LR 4–7 ml/h).**
- **Besonderheiten, Bemerkungen:**
  - *Cave:* Kombination mit β-Rezeptorenblocker kann zur Asystolie führen → niemals Verapamil und β-Blocker nacheinander intravenös applizieren!
  - Cimetidin erhöht die Plasmakonzentration von Verapamil.
  - Enzyminduktoren wie Rifampicin oder Barbiturate können die Verapamil-Plasmakonzentrationen erniedrigen.
  - Verapamil erhöht die Plasmakonzentrationen von Digoxin und Digitoxin.
  - Wirkungsverstärkung von Antikoagulanzien und Thrombozytenaggregationshemmern.
  - Dosisreduktion bei stark eingeschränkter Leberfunktion (Leberzirrhose) um 50 % bei i. v. Applikation bzw. um bis zu 80 % bei p. o. Gabe.
  - Dosisreduktion um 25–50 % bei Kreatinin-Clearance von < 10 ml/min.
  - Nicht mischen mit alkalischen Lösungen (z. B. $NaHCO_3$, Furosemid).

Voriconazol

- **Präparate:** z. B. VFEND.
- **Substanzklasse:** Antimykotikum, Azol.
- **Wirkspektrum:** Aspergillen, Candida (auch bei Fluconazol-Resistenz), Fusarium spp., Dermatophyten, Cryptococcus neoformans.
- **Dosierung: 1. Tag 2 × 6 mg/kg KG i. v., dann 2 × 4 mg/kg KG/d i. v.**
- **Besonderheiten/Bemerkungen:** Indiziert v. a. bei Patienten mit progressiven, möglicherweise lebensbedrohlichen Infektionen.
- **Weitere Informationen:** Siehe Antimykotika (S. 283).

Zidovudin

- **Präparate:** z. B. AZT, Retrovir.
- **Substanzklasse:** Virostatikum, Nukleosidanalogon.
- **Wirkspektrum:** Retroviren (HIV u. a.).
- **Dosierung:** 2 × 250 mg p. o.
- **Weitere Informationen:** Siehe Tab. 41.3.

44 Anhang

O. Zuzan

44.1 Formeln

Körperoberfläche

Tab. 44.1 • **Körperoberfläche (nach Du Bois).**

Abkürzung	Berechnung
BSA, KOF	KOF (m^2) = Gewicht $(kg)^{0,425}$ × Körpergröße $(cm)^{0,725}$/139,2

Atmung, Ventilation, Oxygenierung

Tab. 44.2 • **Atmung, Ventilation, Oxygenierung.**

	Abkürzung	Berechnung	Referenzbereich
Arterieller Sauerstoffpartialdruck	p_aO_2		70–100 mmHg unter FiO_2 = 0,21 (Raumluft)
Sauerstoffsättigung	S_aO_2	$\frac{Hb_{oxy}}{(Hb_{oxy} + Hb_{desoxy} + Hb_{CO} + Hb_{Cn})}$	> 96 %
Partielle Sauerstoffsättigung (Pulsoxymetrie)	S_pO_2	$\frac{Hb_{oxy}}{(Hb_{oxy} + Hb_{desoxy})}$	> 96 %
Arterieller Sauerstoffgehalt	c_aO_2	$(Hb \times S_aO_2 \times 1{,}36) + (p_aO_2 \times 0{,}003)$	20 ml/100 ml; 200 ml/l
Gemischtvenöser Sauerstoffpartialdruck	$p\bar{v}O_2$		35–40 mmHg
Gemischtvenöse Sauerstoffsättigung	$S\bar{v}O_2$		70–75 % (unter Raumluft)
Gemischtvenöser Sauerstoffgehalt	$c\bar{v}O_2$	$(Hb \times S_vO_2 \times 1{,}36) + (p_vO_2 \times 0{,}003)$	15 ml/100 ml; 150 ml/l
Pulmonalkapillärer Sauerstoffgehalt	c_cO_2	$(Hb \times S_cO_2 \times 1{,}36) + (p_AO_2 \times 0{,}003)$	21 ml/100 ml; 210 ml/l
Alveolärer Sauerstoffpartialdruck	p_AO_2	$(p_{atm} - pH_2O) \times FiO_2 - (\frac{P_aCO_2}{RQ})$ p_{atm} = atmosphärischer Druck = 760 mmHg; pH_2O = Wasserdampfdruck = 47 mmHg	105 mmHg
Alveolo-arterielle Sauerstoffdruckdifferenz	$AaDO_2$	$p_AO_2 - paO_2$	bei FiO_2 0,21 < 10–12 mmHg

Tab. 44.2 • **Fortsetzung**

	Abkürzung	Berechnung	Referenzbereich
Arterio-venöse Sauerstoffgehaltsdifferenz	$a\bar{v}DO_2$	$C_aO_2 - C_vO_2$	5 ml/100 ml; 50 ml/l
Sauerstoffaufnahme, -verbrauch	$\dot{V}O_2$	$a\bar{v}DO_2 \times CO$	250 ml/min
Sauerstoffangebot	$\dot{Q}O_2$, DO_2	$C_aO_2 \times CO$	1000 ml/min
Arterieller CO_2-Partialdruck	p_aCO_2		35–45 mmHg
Respiratorischer Quotient	RQ	$\frac{\dot{V}_{CO_2}}{\dot{V}_{O2}}$	0,8
CO_2-Produktion	$\dot{V}_{CO_2}$		200 ml/min
Endexpiratorischer CO_2-Partialdruck	$etCO_2$		33–44 mmHg
Ventilations-Perfusions-Verhältnis		$\frac{\dot{V}_A}{\dot{Q}_T}$	0,8
Alveoläre Ventilation	$\dot{V}_A$	$(V_T - V_D) \times AF$ V_T = Atemzugvolumen	4,2–4,5 l/min
Totraumvolumen	V_D		
• anatomisch • funktionell			• 120–140 ml • 150–170 ml
Totraumquotient		$\frac{V_D}{V_T}$	0,25–0,4 ml

Hämodynamik

Tab. 44.3 • **Hämodynamik.**

	Abkürzung	Berechnung	Referenzbereich
Blutdruck (systolisch/diastolisch)	BP, AP, SAP, DAP		100–140 mmHg/ 60–90 mmHg
Arterieller Mitteldruck	MAP	DAP + ⅓ x (SAP-DAP)	70–105 mmHg
Zentraler Venendruck	ZVD, CVP		2–8 mmHg
Systemischer Gefäßwiderstand	SVR	$(MAP - \frac{ZVD}{CO}) \times 80$	$900–1400\ dyn \times sec \times 10^{-5}$
Pulmonalarterieller Druck (systolisch/diastolisch)	PAP		15–30 mmHg/ 4–12 mmHg
Pulmonalarterieller	$\overline{PAP}$, MPAP		9–16 mmHg

Tab. 44.3 • **Fortsetzung**

	Abkürzung	Berechnung	Referenzbereich
Mitteldruck			
Pulmonaler Gefäßwiderstand	PVR	$(\overline{PAP} - \frac{PCWP}{CO}) \times 80$	150–250 dyn × sec × 10^{-5}
Pulmonalkapillärer Verschlussdruck	PCWP		5–12 mmHg
Herzminutenvolumen	CO, HMV, HZV, $\dot{Q}_T$	Ficksche Gleichung: $\dot{Q}_T = \frac{VO_2}{CaO_2 - C\bar{v}O_2}$	5–6 l/min
Herzindex	CI	$\frac{CO}{m^2\ \text{Körperoberfläche}}$	2,8–4,2 l/min/m^2
Schlagvolumen	SV	$\frac{CO}{HF}$	60–70 ml/Schlag
Ejektionsfraktion	EF	$\frac{SV}{EDV}$	0,6–0,65
Pulmonaler Rechts-Links-Shunt	$\dot{Q}_S/\dot{Q}_T$	$\frac{C_cO_2 - C_aO_2}{C_cO_2 - C_{\bar{v}}O_2}$	2–8 %
Linksatrialer Druck	LAP		6–12 mmHg
Linksventrikuläre Arbeit	LCW	CI × MAP × 0,0144	3,8 ± 0,4 kg × m/m^2
Rechtsatrialer Druck	RAP		2–6 mmHg
Rechtsventrikuläre Arbeit	RCW	CI × MPAP × 0,0144	0,6 ± 0,06 kg × m/m^2
Koronarer Perfusionsdruck	CPP	DAP – PCWP	60–80 mmHg
Intrakranieller Druck	ICP		0–15 mmHg
Zerebraler Perfusionsdruck	CPP	MAP – ICP	60–90 mmHg
Zerebraler O_2-Verbrauch	$CMRO_2$	CBF × $avDO_2$	3–3,5 ml/min × 100 g
Zerebraler Blutfluss	CBF		45–50 ml/min × 100 g

Niere

Tab. 44.4 • Niere.

Abkürzung	Berechnung	Referenzbereich
Clearance (Abk.: C)	Clearance [ml/min] = (U × V) / (P × t) U = Urinkonzentration der Substanz, V = Urinvolumen, P = Plasmakonzentration der Substanz, t = Zeit	
Kreatinin-Clearance (Abschätzung)	$C_{Kreatinin}$ ≈ (150 – Alter) × Körpergewicht [kg]/ Serumkreatinin [µmol/l]	95–120 ml/min

44.2 Normalwerte

Serum-Parameter Erwachsene

Tab. 44.5 • Serum-Parameter Erwachsene.

	konventionell	SI-Einheit
Alanin-Aminotransferase s. GPT		
Albumin	3,5–5,5 g/dl	35–55 g/l
alkalische Phosphatase (AP)	65–220 U/l	
Ammoniak	w: 25–94 µg/dl m: 19–80 µg/dl	w: 15–55 µmol/l m: 11–48 µmol/l
α-Amylase	< 120 U/l	
Aspartat-Aminotransferase s. GOT		
Bilirubin gesamt	0,2–1,1 mg/dl	3,4–18,8 µmol/l
Bilirubin direkt	0,05–0,3 mg/dl	0,9–5,1 µmol/dl
Blutbild		
Erythrocyten	4,5–6,3 × 10^6/mm^3	4,5–6,3 × 10^{12}/l
MCV (mittl. Zellvolumen)	85–99 µm^3	85–99 fl
MCH (Hb_E, mittl. Zellhämoglobin)	26–32 pg	26–32 pg
MCHC (mittl. korpuskuläre Hämoglobin-Konz.)	32–36 g/dl	320–360 g/l
Retikulozyten	7–15 pro 10^3 Ery	
Leukozyten, gesamt	4–10 × 10^3/mm^3	4–10 × 10^9/l
Basophile	0–1 %	
Eosinphile	2–4 %	
Lymphozyten	24–40 %	
Monozyten	2–10 %	
Neutrophile, segmentkernige	50–70 %	

Tab. 44.5 • **Fortsetzung**

	konventionell	**SI-Einheit**
Neutrophile, stabkernige	3–5 %	
Thrombozyten	150–440 × 10^3/mm^3	150–440 × 10^9/l
Hämatokrit	w: 37–47 % m: 42–52 %	w: 0,37–0,47 m: 0,42–0,52
Hämoglobin	w: 12–16 g/dl m: 14–18 g/dl	w: 120–160 g/l w: 140–180 g/
CO-Hämoglobin	< 2 % des Hb	
Hämoglobin, freies	< 1 mg/dl	< 10 mg/l
Hämoglobin, glykosiliertes (HbA_{1C})	3,5–6 % des Hb	
Methämoglobin	< 1,5 % des Hb	
Blutgase, arteriell:		
Basenüberschuss (BE)	± 3 mval/l	± 3 mmol/l
Bikarbonat (St.-Bic.)	21–27 mval/l	21–27 mmol/l
pCO_2	35–45 mmHg	4,67–6,00 kPa
pH	7,35–7,45	
pO_2	90–100 mmHg	12,0–13,3 kPa
Calcium, gesamt (Ca^{++})	4,2–5,2 mval/l	2,1–2,7 mmol/l
Calcium, ionisiert	2,0–3,0 mval/l	1,0–1,5 mmol/l
Chlorid (Cl^-)	95–110 mval/l	95–110 mmol/l
Cholesterin	< 220 mg/dl	< 5,7 mmol/l
Cholinesterase	3 000–8 000 U/l	
Cortisol (8^{00}, nüchtern)	5–25 µg/dl	0,14–0,69 µmol/l
Cortisol-Tagesprofil (8^{00}, 14^{00}, 19^{00}, 23^{00} Uhr)	Cortisol (23^{00} Uhr) < ½ × Cortisol (8^{00} Uhr)	
Cortisol, 60 min nach 0,25 mg ACTH (Synacthen®)	↑ auf mind. 2 × Basiswert	
Creatinkinase (CK)	< 80 U/l	
Creatinkinase-Isoenzym MB (CK-MB)	< 6 % der CK	
C-reaktives Protein	< 1 mg/dl	< 10 mg/l
Eisen	w: 60–140 µg/dl m: 80–150 µg/dl	w: 11–25 µmol/l m: 14–27 µmol/l
Eiweiß gesamt	6–8,4 g/dl	60–84 g/l
Eiweißelektrophorese		
Albumin	60–73 %	

Tab. 44.5 • **Fortsetzung**

	konventionell	**SI-Einheit**
α_1-Globulin	1,5–4,0 %	
α_2-Globulin	5–9 %	
β-Globulin	7–12 %	
γ-Globulin	10–18 %	
Elastase, granulozytäre (Tagesmittel aus 2 Werten, gültig 5.-21. Tag [chir. Intensivpatienten])		< 85 µg/l
Folsäure	2–14 µg/l	4,5–31,7 mmol/l
Ferritin 20–50 Jahre		25–200 µg/l
Ferritin 65–90 Jahre		10–650 µg/l
Gerinnung		
AT III	75–100 %	
Einzelfaktoren V-XIII	70–100 %	
Fibrinogen	160–400 mg/dl	5,9–11,8 µmol/l
Fibrin(ogen)-Spaltprodukte:		
D-Dimer	< 500 ng/ml	
FSP-Latex	< 10 µg/ml	
Staphylokokken-Clumping	< 10 µg/ml	
partielle Thromboplastinzeit (PTT)	26–40 s	
Reptilasezeit	< 20 s	
Thrombinkoagulasezeit	< 22 s	
Thrombinzeit (TZ)	15–22 s	
Thromboplastinzeit (Quick)	70–100 %	
Thromboplastinzeit (INR) (International Normalized Ratio)	1,25–1,0	
Gamma-Glutamyltranspeptidase (γGT)	w: 4–18 U/l, m: 6–28 U/l	
Glukose (nüchtern)	70–120 mg/dl	3,9–6,7 mmol/l
Glutamatdehydrogenase (GLDH)	1–4 U/l	
GOT	w: < 15 U/l m: < 18 U/l	
GPT	w: < 17 U/l m: < 22 U/l	
Hämopexin	50–120 mg/dl	0,5–1,2 g/l
Haptoglobin	100–150 mg/dl	1,0–1,5 g/l

Tab. 44.5 • **Fortsetzung**

	konventionell	SI-Einheit
Harnsäure	2,6–6,4 mg/dl	180–450 µmol/l
Harnstoff	10–55 mg/dl	1,7–9,3 mmol/l
Kalium	3,5–5,0 mval/l	3,5–5,0 mmol/l
Kolloid-osmotischer Druck	20–30 mmHg	2,7–4,0 kPa
Kreatinin	0,5–1,2 mg/dl	44–106 µmol/l
Laktat	5,7–22 mg/dl	0,63–2,44 mmol/l
Laktatdehydrogenase (LDH)	120–240 U/l	
Leucinarylamidase (LAP)	16–32 U/l	
Lipoprotein X (LPX)	0	
Lipase	30–180 U/l	
Magnesium	1,6–2,4 mg/dl	0,8–1,6 mmol/l
Natrium	135–150 mval/l	135–150 mmol/l
Osmolalität		275–300 mosm/kg
Parathormon		< 90 pmol/l
Phosphat, anorganisches (PO_4^{3-})	2,5–4,8 mg/dl	0,8–1,6 mmol/l
Phosphatase, alkalische	50–190 U/l	
Phosphatase, saure	< 10 U/l	
Procalcitonin	< 0,1 ng/ml	
Thyreotropin (TSH), basal	0,3–3,5 mU/l	
TSH 30 min nach 200 µg TRH (Relefact®) i. v.	Anstieg um 3–25 mU/ml	
Thyroxin, gesamt (T 4)	4,4–12,8 µg/dl	57–165 nmol/l
Thyroxinbindungsindex	0,85–1,25	
Trijodthyronin (T 3)	100–200 ng/dl	1,5–3,0 nmol/l
Transferrin	200–400 mg/dl	2,0–4,0 g/l
Triglyzeride	70–200 mg/dl	0,83–2,3 mmol/l
Vitamin B12	200–900 pg/ml	150–660 pmol/l
Zink	75–140 µg/dl	11,5–21,5 µmol/l

Liquor

Tab. 44.6 • Liquor.

	konventionell	SI-Einheit
Albumin	10–30 mg/dl	100–300 mg/l
Chlorid	115–132 mval/l	115–132 mmol/l
Eiweiß	15–45 mg/dl	150–450 mg/l
Glukose (abhängig vom BZ!)	45–75 mg/dl	2,5–4,2 mmol/l
Laktat		< 2 mmol/l
pH		7,30–7,35
Zellzahl	< 12/3	< 4/μl

Urin

Tab. 44.7 • Urin.

	konventionell	SI-Einheit
α-Amylase	< 600 U/l	
α-Aminolävulinsäure	< 5,3 mg/24 h	< 40 μmol/24 h
Calcium (Ca^{++})	< 20 mval/24 h	< 10 mmol/24 h
Chlorid (Cl^-)	120–240 mval/24 h	120–240 mmol/ 24 h
Clearance-Werte: • $C_{Harnstoff}$ • $C_{Kreatinin}$ • $C_{Phosphat}$	 • 38–66 ml/min • 70–160 ml/min • 5,4–16,2 ml/min	
Eiweiß	< 70 mg/24 h	< 0,07 g/24 h
Glukose	< 0,5 g/24 h	
Harnsäure	< 1 g/24 h	< 6 mmol/24 h
Harnstoff	18–25 g/24 h	3–4,2 mmol/24 h
Harnstoff-N	9–12 g/24 h	6–8 mmol/24 h
Kalium (K^+)	< 120 mval/24 h	< 120 mmol/24 h
Katecholamine: • Metanephrin • Vanillinmandelsäure • 17-Hydroxykortikoide	 • < 1,3 mg/24 h • < 8 mg/24 h • 3–10 mg/24 h	 • < 7,7 μmol/24 h • < 40 μmol/24 h • 8,3–27,6 μmol/24 h
Kreatinin	0,6–2,1 g/24 h	5,3–18,5 mmol/24 h
Magnesium (Mg^{++})	1,2–24 mval/24 h	0,6–12 mmol/24 h
Myoglobin	< 85 ng/ml	
Natrium (Na^+)	50–200 mval/24 h	50–200 mmol/24 h
Osmolalität		< 1200 mosm/kg
Phosphat, anorganisch	0,7–1,2 g/24 h	23–40 mmol/24 h
Phorphobilinogen (Schwartz-Watson)	0,4–2,4 mg/24 h	1,8–10,6 μmol/24 h

Tab. 44.8 • Umrechnung verschiedener Druck-Einheiten.

von ↓ nach →	kPa	mmHg	cmH_2O	bar/mbar
kPa		(kPa) × 7,5 = (mmHg)	(kPa) × 10 = (cmH_2O)	(kPa) × 0,01 = (bar)
mmHg	(mmHg)/ 7,5 = (kPa)		(mmHg) × 1,36 = (cmH_2O)	(mmHg)/0,75 = (mbar)
cmH_2O	(cmH_2O) × 0,098 = (kPa)	(cmH_2O) × 0,735 = (mmHg)		(cmH_2O) × 0,98 = (mbar)
bar/mbar	(bar) × 101,3 = (kPa) (mbar) × 0,1 = (kPa)	(mbar) × 0,75 = (mmHg)	(mbar) × 1,02 = (cmH_2O)	

44.3 Empfehlenswerte Internetadressen

Tab. 44.9 • Empfehlenswerte Internetadressen

Internetadresse	Inhalte
www.acid-base.com	Acid-Base-Tutorial; detaillierte Informationen zum Säure-Basen-Haushalt
www.acidbase.org	Online-Lehrbuch zur Interpretation des Säure-Basen-Haushalts unter Verwendung der Strong-Ion-Difference (SID) (Stewart's Ansatz)
www.chestnet.org	American College of Chest Physicians.
www.facs.org	American College of Surgeons
www.american-heart.de	American Heart Association; Empfehlungen und Leitlinien zu Kardiologie und Reanimation
www.americanheart.org	American Heart Association (englische Homepage); Sämtliche Leitlinien und Empfehlungen können heruntergeladen werden.
www.thoracic.org	American Thoracic Society
www.awmf.org	Arbeitsgemeinschaft der Wissenschaftlichen Medizinischen Fachgesellschaften e. V.; eine Vielzahl klinischer Leitlinien
www.ardsnet.org	ARDS Clinical Network; Informationen zum ARDS
www.kompendium.ch	Arzneimittelkompendium der Schweiz
www.arztbibliothek.de	Arztbibliothek; Wissensportal der Kassenärztlichen Bundesvereinigung und der Bundesärztekammer
www.aezq.de	Ärztliches Zentrum für Qualität in der Medizin
www.akdae.de	Arzneimittelkommission der deutschen Ärzteschaft; Leitlinien und Stellungnahmen zur Arzneimitteltherapie
www.anzics.com.au	Australian and New Zealand Intensive Care Society
www.braintrauma.org	Brain Trauma Foundation; Leitlinien zum Schädel-Hirn-Trauma
http://bsac.org.uk	British Society for Antimicrobial Chemotherapy; Empfehlungen zur Behandlung von Infektionskrankheiten

Tab. 44.9 • **Fortsetzung**

Internetadresse	Inhalte
www.bag.admin.ch	Bundesamt für Gesundheit BAG.
www.bundesaerztekammer.de	Bundesärztekammer; Richtlinien, Leitlinien und Empfehlungen
www.bfarm.de	Bundesinstitut für Arzneimittel und Medizinprodukte
www.bmg.bund.de	Bundesministerium für Gesundheit.
www.cdc.gov	Centers for Disease Control and Prevention; Informationen und Richtlinien zu Krankenhaushygiene und nosokomialen Infektionen.
www.cochrane.de	Das Deutsche Cochrane Zentrum
www.thecochranelibrary.com	The Cochrane Library; Evidenz-basierte Übersichten und Empfehlungen
www.criticalcarenutrition.com	Critical Care Nutrition; Umfangreiche Informationen und Leitlinien zur Ernährung in der Intensivmedizin
www.dgai.de	Deutsche Gesellschaft für Anästhesiologie und Intensivmedizin e. V.; Leitlinien und weitere Informationen
www.dgem.de	Deutsche Gesellschaft für Ernährungsmedizin
www.dggg.de	Deutsche Gesellschaft für Gynäkologie und Geburtshilfe
www.dgiin.de	Deutsche Gesellschaft für Internistische Intensivmedizin und Notfallmedizin
www.dgim.de	Deutsche Gesellschaft für Innere Medizin
www.dgni.de	Deutsche Gesellschaft für Neurointensiv- und Notfallmedizin
www.dgn.org	Deutsche Gesellschaft für Neurologie
www.divi-org.de	Deutsche Interdisziplinäre Vereinigung für Intensiv- und Notfallmedizin; Informationen und Leitlinien
www.dgk.org	Deutsche Gesellschaft für Kardiologie – Herz- und Kreislaufforschung; Kardiologische Leitlinien
www.pneumologie.de	Deutsche Gesellschaft für Pneumologie und Beatmungsmedizin
www.dgu-online.de	Deutsche Gesellschaft für Unfallchirurgie
www.dso.de	Die Deutsche Stiftung Organtransplantation; Bundesweite Koordinierungsstelle für Organspende
www.east.org	Eastern Association for the Surgery of Trauma; Richtlinien zur Versorgung von Traumapatienten
www.ecdc.europa.eu	European Centre of Disease Prevention and Control
www.erc.edu	European Resuscitation Council; Richtlinien zur Reanimation
www.ersnet.org	European Respiratory Society
www.euroanesthesia.org	European Society of Anaesthesiology
www.escardio.org	European Society of Cardiology; Kardiologische Richtlinien
www.espen.org	European Society for Clinical Nutrition and Metabolism; Leitlinien zur Ernährung
www.esicm.org	European Society of Intensive Care Medicine; Intensivmedizinische Leitlinien, Empfehlungen und Informationen

Tab. 44.9 • **Fortsetzung**

Internetadresse	Inhalte
www.uems.net	European Union of Medical Specialists
www.eurotransplant.org	Eurotransplant International Foundation; Vermittelt und koordiniert den Austausch von Spenderorganen im Einzugsgebiet
www.fachinfo.de	Fachinformationen über Medikamente (DocCheck Password erforderlich)
www.grc-org.de	German Resuscitation Council bzw. Deutscher Rat für Wiederbelebung; Aktuelle Richtlinien zur Reanimation in deutscher Sprache
www.goeg.at	Gesundheit Österreich GmbH; Nationales Forschungs- und Planungsinstitut für das Gesundheitswesen
www.idsociety.org	Infectious Diseases Society of America; Richtlinien und Empfehlungen zur Behandlung von Infektionskrankheiten
www.ics.ac.uk	Intensive Care Society. Britische Gesellschaft für Intensivmedizin.
www.itaccs.com	International Trauma Anesthesia and Critical Care Society
www.iqwig.de	Institut für Wirtschaftlichkeit und Qualität im Gesundheitswesen
www.hopkinsguides.com	John Hopkins Antibiotics Guide; Umfangreiche Informationen über Antibiotika bzw. antibiotische Therapie; Kostenpflichtige Registrierung erforderlich
www.learnicu.org	Informationsportal der Society of Critical Care Medicine; Umfangreiche Informationen und Lernmaterialien inklusive Videoclips und Podcasts
www.leitlinien.de	Leitlinien-Informations- und Recherchedienst
www.versorgungsleitlinien.de	Nationale Versorgungsleitlinien
www.guideline.gov	National Guideline Clearinghouse; Sammlung Evidenz-basierter Leitlinien
www.nice.org.uk	National Institute for Clinical Excellence; Britische Leitlinien
www.p-e-g.org	Paul-Ehrlich-Gesellschaft; Empfehlungen und Leitlinien zur antibiotischen Chemotherapie
www.pei.de	Paul-Ehrlich-Institut; Informationen und Bekanntmachungen zu Arzeimitteln und Blutkomponenten
www.ake-nutrition.at	Österreichische Arbeitsgemeinschaft für klinische Ernährung
www.asdi.ac.at	Österreichisches Zentrum für Dokumentation und Qualitätssicherung in der Intensivmedizin
www.oegari.at	Österreichische Gesellschaft für Anaesthesiologie, Reanimation und Intensivmedizin
www.chirurgie-ges.at	Österreichische Gesellschaft für Chirurgie
www.intensivmedizin.at	Österreichische Gesellschaft für internistische und allgemeine Intensivmedizin und Notfallmedizin
www.oegim.at	Österreichische Gesellschaft für Innere Medizin
www.goeg.at	Österreichisches Bundesinstitut für Gesundheitswesen
www.pharmnet-bund.de	Arzneimittel-Informationssystem des Bundes und der Länder

Tab. 44.9 • **Fortsetzung**

Internetadresse	**Inhalte**
www.pubmed.gov	Literaturdatenbank des U.S. National Library of Medicine
www.rki.de	Robert-Koch-Institut; Informationen zu Infektionskrankheiten und Krankenhaushygiene
www.rote-liste.de	Rote Liste Medikamenten-Datenbank (DocCheck Password erforderlich)
www.samw.ch	Schweizerische Akademie der Medizinischen Wissenschaften
www.sgar-ssar.ch	Schweizerische Gesellschaft für Anästhesiologie und Reanimation
www.swisscardio.ch	Schweizerische Gesellschaft für Kardiologie.
www.pneumo.ch	Schweizerische Gesellschaft für Pneumologie
www.swissmedic.ch	Schweizerisches Heilmittelinstitut
www.swisstransplant.org	Schweizerische Nationale Stiftung für Organspende und Transplantation
www.fsod.ch	Schweizerische Stiftung für die Organspende
www.sccm.org	Society of Critical Care Medicine
www.survivingsepsis.org	Surviving Sepsis Campaign; Leitlinien zur Therapie der Sepsis
www.resuscitation.ch	Swiss Resuscitation Council
www.swiss-icu.ch	Swiss Society of Intensive Care Medicine
www.trauma.org	Informationen zur Behandlung von Trauma-Patienten
www.wsacs.org	World Society of the Abdominal Compartment Syndrome

Sachverzeichnis

A

B

C

D

E

H

I

L

M

Q

R

T

W

X

Z

Regionen der Deutschen Stiftung Organtransplantation (DSO)

Region (Bundesländer)	Adresse	24 h-Rufnummer für Spendermeldung
Nord (Bremen, Hamburg, Niedersachsen, Schleswig-Holstein)	Berliner Allee 20, 30 175 Hannover Tel.: + 49 69 677 328 1001 Fax: + 49 69 677 328 1088	0800 77 88 099
Nord-Ost (Berlin, Brandenburg, Mecklenburg-Vorpommern)	Straße des 17. Juni 106–108, 10 623 Berlin Tel.: + 49 69 677 328 2001 Fax: + 49 69 677 328 2099	0 800 488 00 88
Ost (Sachsen, Sachsen-Anhalt, Thüringen)	Walter-Köhn-Straße 1A, 04 356 Leipzig Tel.: + 49 69 677 328 3 001 Fax: + 49 69 677 328 3 088	0800 44 33 033
Nordrhein-Westfalen (Nordrhein-Westfalen)	Lindenallee 29–41, 45 127 Essen Tel.: + 49 69 677 328 7 001 Fax: + 49 69 677 328 7 099	0800 33 11 33 0
Mitte (Hessen, Rheinland-Pfalz, Saarland)	Haifa-Allee 2, 55 128 Mainz Tel.: + 49 69 677 328 6 001 Fax: + 49 69 677 328 6 099	0800 66 55 456
Bayern (Bayern)	Marchioninistraße 15, 81 377 München Tel.: + 49 69 677 328 4 001 Fax: + 49 69 677 328 4 099	0 800 376 366 67
Baden-Württemberg (Baden-Württemberg)	Kriegerstraße 6, 70 191 Stuttgart Tel.: + 49 69 677 328 5 001 Fax: + 49 69 677 328 5 099	0800 80 50 888

Giftinformationszentralen

Ort	Telefon	Institution
Berlin	030-19 240	Giftnotruf Berlin www.giftnotruf.de
Bonn	0228-19 240	Informationszentrale gegen Vergiftungen www.gizbonn.de
Erfurt	0361-730 730	Gemeinsames Giftinformationszentrum der Länder Mecklenburg-Vorpommern, Sachsen, Sachsten-Anhalt und Thüringen www.ggiz-erfurt.de, info@ggiz-erfurt.de
Freiburg	0761-19 240	Vergiftungs-Informations-Zentrale Freiburg www.giftberatung.de
Göttingen	0551-19 240	Giftinformationszentrum Nord www.giz-nord.de
Homburg/ Saar	06 841-19 240	Informations- und Behandlungszentrum für Vergiftungen des Saarlandes www.uniklinikum-saarland.de/giftzentrale
Mainz	06 131-19 240	Giftinformationszentrum (GIZ) der Länder Rheinland-Pfalz und Hessen www.giftinfo.uni-mainz.de
München	089-19 240	Giftnotruf München www.toxinfo.org
Nürnberg	0911-398-2451	Giftinformationszentrale am Klinikum Nürnberg www.klinikum-nuernberg.de
Wien	0043-1-406 43 43	Vergiftungsinformationszentrale (VIZ) www.goeg.at/de/VIZ
Zürich	0041-145	Schweizerisches Toxikologisches Informationszentrum www.toxi.ch